U0976485

Neonatal Surgery

Contemporary Strategies from Fetal Life to the First Year of Age

新生儿外科手术学

原著　[意] Mario Lima　[瑞士] Olivier Reinberg

主译　黄柳明　王宪强　邢国栋

中国科学技术出版社

·北　京·

图书在版编目（CIP）数据

新生儿外科手术学 /（意）马里奥・利马 (Mario Lima) 等原著；黄柳明，王宪强，邢国栋主译．北京：中国科学技术出版社，2025. 5. -- ISBN 978-7-5236-1332-0

Ⅰ．R726.1

中国国家版本馆 CIP 数据核字第 2025ZV2212 号

著作权合同登记号：01-2024-4726

First published in English under the title
Neonatal Surgery: Contemporary Strategies from Fetal Life to the First Year of Age
edited by Mario Lim, Olivier Reinberg
Copyright © Springer Nature Switzerland AG 2019
This edition has been translated and published under licence from Springer Nature Switzerland AG.
All rights reserved.

策划编辑 孙　超　焦健姿
责任编辑 孙　超
文字编辑 张　龙
装帧设计 佳木水轩
责任印制 徐　飞

出　　版 中国科学技术出版社
发　　行 中国科学技术出版社有限公司
地　　址 北京市海淀区中关村南大街 16 号
邮　　编 100081
发行电话 010-62173865
传　　真 010-62173081
网　　址 http://www.cspbooks.com.cn

开　　本 889mm × 1194mm　1/16
字　　数 892 千字
印　　张 36
版　　次 2025 年 5 月第 1 版
印　　次 2025 年 5 月第 1 次印刷
印　　刷 北京盛通印刷股份有限公司
书　　号 ISBN 978-7-5236-1332-0/R・3458
定　　价 428.00 元

（凡购买本社图书，如有缺页、倒页、脱页者，本社销售中心负责调换）

译者名单

主　译　黄柳明　王宪强　邢国栋

副主译　唐维兵　周崇高　钭金法

译　者　（以姓氏汉语拼音为序）

曹剑英　解放军总医院第七医学中心
陈　辉　解放军总医院第七医学中心
成　伟　首都医科大学附属北京儿童医院
丛　霆　解放军总医院第七医学中心
董春娟　天津市儿童医院
钭金法　浙江省儿童医院
杜春霞　南京儿童医院
段　炼　解放军总医院第七医学中心
葛文超　解放军总医院第七医学中心
韩金宝　首都医科大学附属北京儿童医院
黄柳明　首都医科大学附属北京儿童医院
李　广　解放军总医院第七医学中心
李桂影　中国医学科学院整形外科医院
李文超　解放军总医院第七医学中心
李　智　华中科技大学同济医学院附属同济医院
梁　明　解放军总医院第七医学中心
刘　钢　解放军总医院第七医学中心
刘　军　解放军总医院耳鼻咽喉头颈外科医学部
刘　伟　山东省立医院
刘雪来　首都儿科研究所附属儿童医院
刘长青　首都医科大学附属北京儿童医院
马云鹤　解放军总医院第七医学中心
马　柱　新疆医科大学第一附属医院
任红霞　山西省儿童医院
申　州　解放军总医院第七医学中心
孙小刚　山东大学第二医院
唐维兵　南京儿童医院
陶元东　解放军总医院第七医学中心

田　爽　解放军总医院第七医学中心
王　磊　西安市儿童医院
王宪强　解放军总医院第七医学中心
王振栋　解放军总医院第七医学中心
王　政　解放军总医院第七医学中心
卫　任　解放军总医院第一医学中心
魏延栋　首都儿科研究所附属儿童医院
吴　冰　解放军总医院第七医学中心
吴　镝　中国医学科学院整形外科医院
武玉睿　首都儿科研究所附属儿童医院
肖元宏　解放军总医院第七医学中心
谢华伟　解放军总医院第七医学中心
邢国栋　解放军总医院第七医学中心
叶　茂　首都儿科研究所附属儿童医院
余梦楠　解放军总医院第七医学中心
余珍珠　解放军总医院第七医学中心
张洪钿　解放军总医院第七医学中心
张鹏飞　解放军总医院第七医学中心
张　震　首都儿科研究所附属儿童医院
周崇高　湖南省儿童医院

内容提要

本书引进自 Springer 出版社，是一部全面介绍新生儿外科手术的专业著作。全书共十篇50章，内容涉及新生儿期及1岁以内婴儿的颌面外科、呼吸系统、消化系统、泌尿生殖系统、神经系统，涵盖了新生儿先天畸形及其他需要外科干预疾病的诊断和治疗，同时增加了新生儿麻醉、内环境稳态、生命支持的相关内容，引入了新生儿微创外科教育理念。本书可为新生儿外科从业者开展临床工作提供强有力的理论支持和技术指导，具有较高的实用参考价值，适合小儿外科专业医生、医学生学习阅读。

主译简介

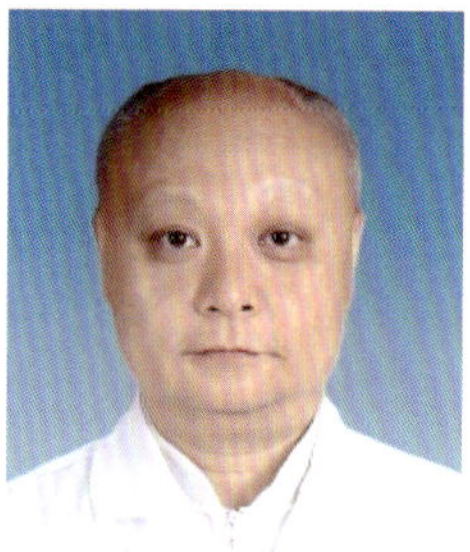

黄柳明

医学博士，主任医师，首都医科大学附属北京儿童医院急诊中心及普外移植科主任，中国人民解放军总医院第七医学中心小儿外科专家，历任小儿普外科、新生儿外科主任。中华医学会和中国医师协会小儿外科分会委员，中国医师协会新生儿分会新生儿外科专业委员会主任委员，北京医师协会小儿外科分会副会长，北京医学会小儿外科常务委员，妇幼微创外科协会新生儿学组副组长，《中华小儿外科杂志》《临床小儿外科杂志》编委，《发育医学杂志》副主编。曾留学奥地利因斯布鲁克大学医学院及中国香港大学 Queen Mary 医院。从事小儿外科临床工作近 30 年，在国内率先开展小儿微创手术、复杂消化道畸形、儿童肝移植、肝母细胞瘤肺转移手术，在低出生胎龄、低体重早产儿手术及坏死性小肠结肠炎等新生儿手术方面有较深的学术和临床研究造诣。荣获军队科技成果二等奖 1 项，省部级科技进步奖 8 项，荣立三等功 1 次。以第一作者及通讯作者身份发表医学论文 60 余篇，参编医学专著 10 余部。

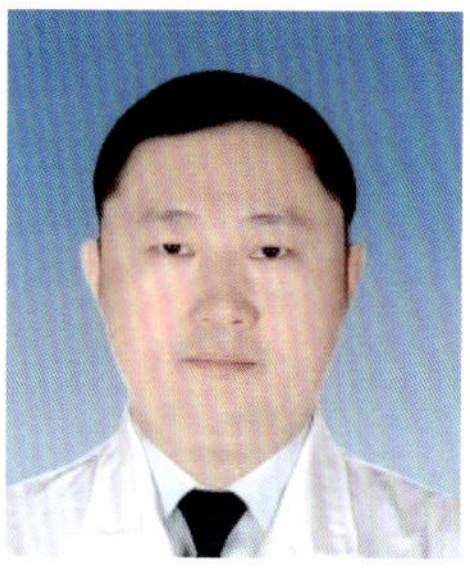

王宪强

医学博士，副主任医师，硕士研究生导师，中国人民解放军总医院第七医学中心小儿普通外科主任。毕业于山东大学医学院，师从董家鸿院士。国际儿童内镜协会（IPEG）会员，中国生物工程学会生命科学支撑技术专委会委员，中国医师协会新生儿外科分会委员，中国研究型医院学会儿童肿瘤委员会委员，*Artificial Intelligence in Gastrointestinal Endoscopy*、*Journal of Cancer Research And Therapeutics*、*iLIVER* 及《中国现代普通外科进展》《临床小儿外科杂志》《重庆医科大学学报》编委/通讯编委。近年来，主要从事儿童腹部肿瘤的手术和微创治疗，开展儿童肝移植工作。先后主持国家自然科学基金、北京市自然科学基金面上项目等科研基金项目。申领国家发明专利 6 项。以第一作者及通讯作者身份发表学术论文 70 余篇，主编专著 5 部。

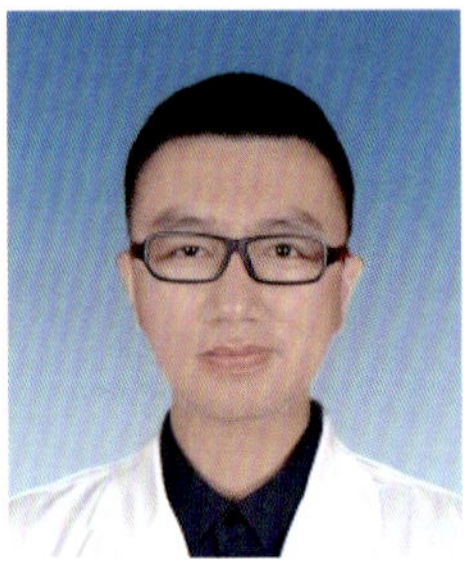

邢国栋

中国人民解放军总医院儿科医学部儿童普通外科副主任医师。毕业于首都医科大学，从事小儿外科专业临床工作 10 余年，主要专业方向为儿童普外科、新生儿外科，致力于儿童胆道闭锁、先天性胆总管囊肿、肛门直肠畸形等先天性结构畸形的微创治疗。申领国家实用新型专利 5 项、发明专利 2 项。其研究课题“儿童胆道畸形”获北京医学科技奖、全国妇幼健康科学技术奖等多项奖项。以第一作者及通讯作者身份发表学术论文 10 余篇。

译者前言

Neonatal Surgery: Contemporary Strategies from Fetal Life to the First Year of Age 由国际知名新生儿外科专家 Mario Lima 教授和 Olivier Reinberg 教授主编，百余位相关领域专家学者共同编著。有幸受中国科学技术出版社邀约，我们组织了国内 10 余家知名医院的数十位译者联合翻译了本书。

本书是一部全面介绍新生儿外科手术的著作。全书共十篇 50 章，内容涉及新生儿期及 1 岁以内婴儿的颌面外科、呼吸系统、消化系统、泌尿生殖系统、神经系统，涵盖了新生儿先天畸形及其他需要外科干预疾病的诊断和治疗，同时增加了新生儿麻醉、内环境稳态、生命支持的相关内容，引入了新生儿微创外科教育理念，可为初次涉入本专业的新生儿外科从业者开展临床工作提供强有力的理论支持和指导，对于临床工作经验丰富的医生同样具有较高的参考价值。本书内容翔实，逻辑严密，是著者团队的呕心之作，代表了新生儿外科技术的新进展和高水准。

本书知识全面，内容丰富，阐释精练，图文并茂，书中涉及除心脏外科之外的所有新生儿外科专业，是新生儿外科的专科参考书。对每种疾病的流行病学、病因、发病机制、临床表现、诊断、检查、治疗均有详细介绍，对该疾病的术后干预和临床管理也进行了充分阐释，同时还体现了新生儿外科学的前沿理念，有助于新生儿及小儿外科学专业从业者精准高效地开展临床手术。

译者们秉承着专业严谨的态度，在翻译过程中反复审校，但由于中外术语规范及语言表达习惯有所不同，中文翻译版中可能遗有疏漏或偏颇之处，恳请广大读者指正。

他山之石，可以改玉。希望此书对广大新生儿外科医生的工作有所裨益、有所启迪，有助于临床工作的开展，造福患儿。

黄柳明　王宪强　邢国栋

目 录

第一篇 总论

第二篇 头颈部

第三篇 胸部

第四篇 胃肠部分

第五篇　肝脏与胆道

第六篇　前腹壁缺损

第七篇　肿瘤

第八篇　泌尿生殖系统

第九篇　神经系统

第十篇　其他

第一篇　总　论

General

第1章　新生儿外科概论

Introduction to Neonatal Surgery

Olivier Reinberg　著
黄柳明　译

1989年，英国对围术期死亡的国家受信调查（British National Confidential Enquiry into Perioperative Deaths，NCEPOD）认定，“儿科医生和普通外科医生必须认识到，小婴儿不仅在体型上与其他患者不同，而且他们在病理学和管理方面存在完全不同的问题”[1]。

作为儿童外科医生，我们坚信儿童绝不是缩小版的成年人，对于新生儿来说更是如此。新生儿有一些独特的问题，需要非常特殊的知识、手术管理策略和专门为他们设计的设备。儿童外科医生必须了解患者及其亲属的特殊需求，必须学习与其他专家进行团队合作，必须创造条件来跟踪患者从出生到成年，因为治疗不会随着疾病的治愈而结束，甚至要到孩子成年后才趋于终结。

随着胎儿诊断的快速发展，很多出生缺陷不再是出生时被确诊，而是在产前即可诊断，即使有些患儿由于不良预后而计划终止妊娠。强烈建议产前团队、新生儿科医生和儿童外科医生之间直接联系，以确保传递给父母的信息的连续性。

我们现在生活在循证医学（evidence-based medicine，EBM）时代，最好的证据来自前瞻性试验。不幸的是，与可能操作数百个类似病例的成年普通外科医生相比，儿童外科医生实施的手术种类繁多，但每种手术很少。因此，在新生儿中进行的关于手术指征和手术方式的研究很少能得到随机对照试验的支持，大多数仅能依靠回顾性研究和儿童外科医生偏好的支持。Hall和Pierro试图总结一些最常见的新生儿外科疾病（如食管闭锁、先天性膈疝、肠闭锁、肛门直肠畸形、腹壁肌层缺损、先天性肺部病变、先天性巨结肠、腹股沟疝、坏死性小肠结肠炎、幽门狭窄）的EBM随机对照试验（randomized controlled trial，RCT）（Ⅰ级证据）。他们的审查强调了一个事实，即缺乏支持其中许多干预措施的质量证据基础。仅在新生儿外科疾病（如先天性膈疝、坏死性小肠结肠炎、幽门狭窄和腹股沟疝）中进行了少数随机对照试验，所有这些试验都基于儿童外科不同手术中心之间的合作，他们深信合作对于促进多中心前瞻性研究的重要性[2]。

1999年，Hardin和Stylianos着手研究儿童外科文献的现状及其在确定最佳临床实践方面的价值。他们通过Medline找到了1998年3月1日前发表的9373篇参考文献。经过审查，只有34项研究（0.3%）被归类为前瞻性、随机、对照研究[3]。12年后，Ostlie和St Peter在2010年进行了一项类似的研究，收集了1999年1月—2009年12月发表在英文文献中的所有随机对照试验（不包括移植、肿瘤学和其他一般亚专科），得出的结论是随机对照试验代表不到0.05%的出版物涉及儿童外科手术（每200篇文章<1个试验）[4]。令

人担忧的是，尽管人们对 EBM 的教育和公众期望有所增加，但它们在 21 世纪也出现了类似的不足。

在最近的一次演讲中，Juan Tovar 提出儿童外科在多大程度上需要将其治疗态度和操作建立在坚实的研究背景上[5]。这在临床研究领域尤其困难，因为所涉及的许多疾病的患病率很低，而且患者是未成年人，无权自行为随机研究提供知情同意。至于实验室研究，基础科学家几乎对这个专业没有兴趣。这种情况只能通过与其他医院/国家的网络合作进行前瞻性随机研究，以及由儿童外科医生和（或）与其他科学家联合进行的基础研究来改善[5]。

在 NCEPOD 关于围术期儿科死亡的报告中提出的三项特别的建议中[1]，第一项是“外科医生和麻醉师不应偶尔进行儿科实践”。这也是 1995 年欧洲医学专家联盟（European Union of Medical Specialists，EUMS）的声明：“救治儿童患者的外科医生应该在儿童外科接受足够的培训，他们还应该继续定期接触这类患者。”新生儿手术应该只由专科的外科医生和麻醉师执行，他们的儿科工作量足以保持高水平的手术能力并允许对住院医师进行培训。先天性出生缺陷导致 3%～6% 的妊娠活产复杂化。以与显著死亡率/发病率相关的结构性出生缺陷为例，先天性膈疝是最常见的畸形之一，活产婴儿为 1/（2000～3000）。因此，在先天性膈疝疾病方面接受培训并保持其专业知识的机会很低。除了这些事实之外，缩短的培训时间和低年资医生关于小时数的“新政”对培训有严重影响。

这意味着新生儿畸形需要集中在一些中心，以允许足够的病例负荷，支持和反对这样的大型区域专科儿科中心存在争议。集中化的好处包括专业知识的集中、合适的随叫随到的顾问、支持服务的开发和培训。不利之处包括远离家乡的儿童及其家人，以及当地专业知识的丧失。集中化的好处远远超过必须将儿童带到地区儿科重症监护中心的不利影响[6]。不幸的是，这些措施在很多地方不能顺利实施。

如今，在真实病例上进行操作训练是不可接受的。新技术，即微创手术和模拟器，通过使用模拟技术，在安全环境中进行培训、实践和测试，从而降低了初学者和患者的风险。并为护理质量的提升、动物模型使用的限制、有限的病例数量、医学法律压力和成本效益提供支持。在这方面已有许多模型可供选择。具有可靠模型的机械模拟器的有效性已被证明是有效的，包括肥厚性幽门狭窄（Plymale，2010）、腹膜阴道闭合器（Breaud，2014）、肾盂成形术（Breaud，2014）、食管闭锁（Maricic 和 Bailez，2012；Barsness，2014）和先天性膈疝（Barsness，2013）。他们已经转向现实的交互式模型。具有电子辅助设备和虚拟现实环境的计算机化现代技术为机械模拟器提供了新的工具。

我们现在有了评估认知/临床技能、技术技能和社会/互动技能的工具，而且我们已经看到了这在新生儿手术中是多么重要。尽管病例数量较少，外科模拟器（机械、计算机化、虚拟）和模型（动物和交互式）是学习、训练、评估外科技能和保持他的专业知识的适当工具。

成为一名儿童外科医生需要完成医疗系统中最长的培训计划之一，并且可能是最广泛的，因为他们必须学习各种各样的手术，但每个手术数量都很少。成人外科医生的专业化通常侧重于身体的特定器官或区域，而儿科手术涉及特定的年龄组。儿科医生受过训练，可以在身体的任何部位进行手术，因此他们似乎可能是最后的全科外科医生。他们必须要求医院为他们提供现代工具，以避免在真正的患儿身上进行培训。毫无疑问这很昂贵，但正如哈佛法学院的 Bok Derek 所说：“如果你认为教育很昂贵，那就试试无知吧！”他们必须学习团队合作和多中心合作，这将是新一代儿童外科医生所面临的挑战，以促进儿科手术单位之间的合作并创建合作网络以进行具有足够样本量的多中心前瞻性研究。

尽管面临这些艰巨的挑战，他们仍然是勇敢

的先行者，就像您可能是本书的读者一样。我们需要新生儿外科医生，具有良好的动机、训练有素，希望将他们的技能和知识传授给未来的人。

参考文献

[1] NCEPOD (National Confidential Enquiry into Perioperative Deaths). Health Serv Manage. 1990;86(5):203.
[2] Hall NJ, Eaton S, Pierro A. The evidence base for neonatal surgery. Early Hum Dev. 2009;85:713–8.
[3] Hardin WD, Stylianos S, Lally KP. Evidence-based practice in pediatric surgery. J Pediatr Surg. 1999;34(5):908–13.
[4] Ostlie DJ, St Peter SD. The current state of evidence-based pediatric surgery. J Pediatr Surg. 2015;45:1940–6.
[5] Tovar JA. Research in pediatric surgery. E-Mem Acad Natl Chir. 2016;15(3):67–70. http://www.academiechirurgie. fr/emem emoires/005_2016_15_3_067x070. pdf.
[6] Arul GS, Spicer RD. In where should paediatric surgery be performed? Arch Dis Child. 1998;79(1): 65–70; discussion 70–2.

第2章　新生儿麻醉要点：新生儿稳态、液体治疗、电解质平衡、血管通路、ECMO、支气管镜检查和疼痛

Anesthesiological Considerations: Stabilization of the Neonate, Fluid Administration, Electrolyte Balance, Vascular Access, ECMO, Bronchoscopy, and Pain in Neonates

Fabio Caramelli　Maria Teresa Cecini　Monica Fae　Elisa Iannella　Maria Cristina Mondardini　著
葛文超　译

虽然麻醉学有所进展，但新生儿麻醉仍然是麻醉学最具挑战的领域之一，因为新生儿解剖学、病理生理学和药理学的独特性，再加上体重轻且更脆弱，新生儿麻醉不仅需要丰富的专业知识，还需要极强的操作技能。

新生儿和婴儿麻醉相关死亡率从20世纪60年代的1/10 000急剧下降到现在的1/100 000，但远高于成人麻醉的相关死亡率（1/1 000 000）。

这证明了该患者群体的特殊脆弱性，主要是由于气道管理困难、先天性疾病或综合征、合并症，以及可能是早产儿等因素。

此外，发育中的大脑似乎容易受到麻醉药物的损害[1, 2]。来自实验室、动物研究及人类流行病学和队列研究[3–6]证明了突触发生过程中麻醉药通过引起凋亡造成的神经毒性，这会导致长期的神经认知功能受损。

2016年12月14日，美国食品药品管理局（Food and Drug Administration，FDA）对3岁以下儿童进行麻醉或镇静发出警告声明[7]。然而，麻醉药物对人体神经毒性的假设尚未得到证实，至少单次和短时间的麻醉没有明确的神经毒性[8, 9]，因此，几个欧洲麻醉学会没有发布类似的警告[10]。

同时，这一问题还关注了确保新生儿全身麻醉的安全性和较好的围术期临床管理。Safetots倡议（http://www.safetots.org/）强调，麻醉管理不当与神经疾病风险之间存在因果关系。

事实上，一些围术期事件可能会导致脑部疾病。Safetots倡议针对预防神经损伤提出了10N原则。10N原则提供了临床目标的简单模型：无恐惧（No fear）、正常血容量（Normovolemia）、正常血压（Normotension）、正常心率（Normal heart rate）、正常血氧（Normoxemia）、正常血碳酸（Normocapnia）、正常血钠（Normonatremia）、正常血糖（Normoglycemia）、正常体温（Normothermia）和无术后不适（No postoperative discomfort）[11]。Safetots推荐将10N原则用于维持生理稳态。

药理学知识的发展，新型小型医疗设备的出

现，对上述麻醉安全性的质疑，以及最重要的超声在麻醉领域的日益普及，这些导致局部麻醉逐渐增加，包括对婴幼儿的局部麻醉。

正在进行的 GAS 试验的初步结果证明，即使没有镇静药物，也可以采用非药物分散注意力的简便方法实施这些安全有效的技术[8]。

接下来将在每个部分中简要介绍新生儿解剖和生理学的特点及其随时间的变化，包括体液平衡和身体成分。

一、外科紧急情况和稳态

随着过去 20 年来新生儿医疗的进步，过去大多数需要紧急手术的疾病不再需要立即手术。

这种变化的原因之一是术前足够的稳态时间能够改善预后，使患儿手术时状态最佳。

考虑到转运对危重新生儿的生理储备具有挑战性，所以如果必须转运，患儿的稳态则更为重要。

事实上，与那些在子宫内转运的胎儿相比，需要新生儿重症监护的分娩后宫外转移的婴儿风险更大[12]。

稳态是基于潜在病理学及其病理生理学的临床状况和生理功能的优化，同时针对并存疾病（如先天性心脏病）进行治疗，只有这样做其他努力才有意义。

稳态的基本概念在内外科急症（详细的病史询问、详尽的体格检查和 ABCDE 的管理）中始终同一，如保持正常体温、对抗呼吸功能不全、优化血容量和心输出量。

监测、呼吸和心脏支持、液体和电解质治疗、最佳镇痛是稳态的基石，稳态的具体策略应在手术室进行，避免临床恶化。

事实上，维持生理稳态是麻醉安全的关键。需要足够经验以避免或尽量减少并发症和不良事件，尤其是容易出现低血压、低氧合、容易受到麻醉药物影响的新生儿。

围术期不仅要避免低血压、低碳酸血症和低氧血症，还要避免高氧血症和低钠血症，尤其是新生儿，这至关重要。低血压、低碳酸血症、低氧血症、高氧血症和低钠血症都可能导致亚临床神经元损伤：①低血压和低碳酸血症可导致脑灌注不足；②新生儿低氧血症的耐受时间很短，因为其耗氧量大而氧储备少[13]。

先天性膈疝（congenital diaphragmatic hernia，CDH）是维持生理稳态的范式。

大约每 3000 名婴儿中就有 1 名患有先天性膈疝[14]。

该疾病的特征是腹腔内脏器疝入胸腔和肺发育不全。肺发育不全与相关的肺动脉高压和心室功能障碍或发育不全是导致与 CDH 相关并发症和死亡（病死率为 30%～40%）的主要原因。

目前的策略是推迟手术至心肺功能稳定，这表明手术无法纠正这些因素[15]。

首先，分娩后应立即对婴儿进行气管插管，而不是面罩呼吸囊通气，并放置鼻胃管以避免可能限制肺扩张的肠扩张[15]。

不建议常规使用表面活性剂[16]。最近一项比较常规机械通气与高频振荡通气治疗先天性膈疝的随机临床试验（VICI 试验）[17] 表明，在机械通气时间、是否需要体外膜肺氧合（extracorporeal membrane oxygenation，ECMO）、吸入性一氧化氮（inhaled nitric oxide，iNO）、西地那非、强心药和治疗失败的次数方面，与高频振荡通气（high-frequency oscillatory ventilation，HFOV）相比，传统通气似乎更佳。

这些结果表明，尽量减少肺损伤比使用什么策略更重要。

然而，通气并不是改善氧合的唯一方法，还需要强心药和肺血管扩张药来维持更好的体循环压和肺动脉压，减少右向左的分流。

超声心动图可以监测肺动脉高压、右心室舒张功能、左心室功能障碍或发育不全对治疗的反应，不仅可以预测预后[18, 19]，还有助于临床管理。

iNO 是最常用的肺血管扩张药[20]，虽然不能改善生存或减少 ECMO 的应用，但在某些情况下，能够提高动脉血氧分压[21]。

肺动脉高压的治疗药物还有米力农、西地那非、前列环素、吸入伊洛前列素、波生坦，但这些药物对主要结局有积极影响的证据很少[22-26]。

然而，如前所述，应同时管理血流动力学、心功能不全和肺动脉高压，以便在稳定期逐渐获得更好的氧合和灌注，同时减少通气并发症。

从这个角度来看，前列腺素 E1 也可改善血流动力学，在严重酸碱平衡紊乱和右心室功能障碍的情况下扩张动脉导管减轻心室负荷[27, 28]。

目前没有生理稳定的标准定义，但我们团队提出了 5 种不同的依据呼吸和血气的指标来指导手术时机[29]。超声心动图可以增加这些指标的可靠性[30, 31]。

二、新生儿围术期的液体管理和电解质平衡

液体和电解质治疗是新生儿手术患者治疗的重要组成部分，准确理解生长需求的变化对认识出生到儿童期许多药代动力学变化至关重要。

麻醉医生应该考虑发育方面的一些因素。

从出生前到 1 岁，体内总水分（total body water，TBW）发生显著变化。在胎龄 24 周时，婴儿的 TBW 含量接近总体重（body weight，BW）的 85%，这是由于细胞外液（extracellular fluid，ECF）容量大（40%～50%，成人的这一比例仅 20%）[32]。对于足月小于胎龄儿（small for gestational age，SGA），该百分比降至总体重的 75%；早产儿的 TBW 含量高于适于胎龄儿（appropriate for gestational age babies，AGA）[33]。

出生后，多余的 TBW 被动员和排出，早产新生儿在出生后的第 1 周可能会减掉 10%～15% 的体重。细胞内液（intracellular fluid，ICF）比例相对增加。这意味着细胞外水分与 TBW 含量同时下降，从足月出生时的 45% 下降到 1 岁时的 20%～25%。ECF 包含血浆（占 BW 的 4%～5%，所有年龄比例相似）和细胞间质液体。

小儿和成人的细胞外和细胞内电解质成分相似，但由于婴儿的 ECF 含量较高，因此婴儿每千克体重的钠和氯含量高于成人，而钾含量低于成人。

此外，新生儿的肝脏（储存糖原）重量和肌肉（储存蛋白质）重量较低，因此在禁食期间通过糖原分解和糖异生维持正常血糖的能力较低。

出生后体液的变化主要是通过调节肾脏排泄水钠（由于心房利尿钠肽分泌增加，肾小管对醛固酮不敏感）[34, 35]。

足月新生儿的肾小球滤过率约为成人的 25%，因此新生儿排泄水的能力较低。肾功能未完全发育，特别是钠清除能力受限。因此，新生儿的肾脏浓缩和稀释尿液的排泄能力有限，因此即使脱水状态也无法浓缩尿液[36, 37]。

相对于体重，新生儿血容量大、新陈代谢快和液体进出大。这些变化对围术期药物治疗、液体管理、电解质需求和葡萄糖需求具有重要意义。

尤其对接受大手术的新生儿，发生脱水、低钠血症和低血糖、高血糖的风险更大[38]。

低钠血症是术后最常见的电解质紊乱[39]。最近的研究表明，低钠血症的原因是低渗溶液的应用和抗利尿激素（antidiuretic hormone，ADH）释放导致的多种非渗透性刺激[40]。严重的低钠血症会导致脑水肿，脑水肿主要表现为意识水平下降，定向力障碍，严重时会出现癫痫、永久性残疾甚至死亡[41]。因此，应该避免术中和术后早期输注低渗液体以预防低钠血症[42]。

由于围术期长时间禁食、呕吐、腹泻、发热及胸腹部手术术中组织大面积显露导致液体大量流失，因此液体需求会增加。因此，手术新生儿的液体管理的目标是提供基础代谢需求（维持补液）、补充术前禁食和丢失液体（补充补液）和补充术中丢失液体（替代补液）。

从概念上讲，维持、补充和替代补液之间的区别有助于术中补液管理。尽管补液治疗的病理生理基础的研究充分，但在新生儿方面仍存在争议。

液体治疗的目标是维持或恢复新生儿血容量、组织灌注、代谢等正常生理状态及电解质和酸碱平衡[43]。

液体管理的最佳方案仍然存在争议，主要关注点包括液体类型、液体的理想组成成分及补液量[44]。

在任何情况下，新生儿麻醉医生必须记住，患儿的术前禁食时间应尽可能短，防止新生儿脱水、酮症酸中毒和不适[45]。

最近发表的研究建议新生儿术中使用低浓度葡萄糖（1%～2.5%）等渗平衡溶液，这与欧洲共识声明指南一致。研究表明，围术期应用低浓度葡萄糖等渗平衡溶液可以维持葡萄糖水平在可接受的范围且能预防电解质失衡[46]。

由于新生儿肾功能发育不成熟，因此大多数合成胶体均不宜使用。胶体分子量大，不能被肾脏过滤，因此代谢时间无法预测，会一直存在于血浆中。

5% 白蛋白是维持新生儿胶体渗透压的金标准，仍然是容量替代治疗中最常用的液体。

补液"适当的量"仍然不确定，新生儿需要大约 10ml/（kg·h）的补液速度[47]。

评估术中补液效果最有用的参数是平均动脉压、心率、毛细血管充盈时间、核心 – 外周温度梯度、碱缺失和血糖水平。中心静脉压和尿量不能预测真正的液体反应性。

大手术应进行定时（每小时）进行血气分析以评估酸碱状态（碱剩余、乳酸）和血糖水平。建议新生儿使用注射泵或输液泵，以避免术中意外超负荷补液。

术后需对接受静脉输液治疗的新生儿进行规律评估，包括每天体重测量、体液平衡评估、血浆电解质和葡萄糖水平。

三、药理学

新生儿的药代动力学和药效动力学往往难以预测，与胎龄、出生后年龄、共存疾病和遗传多态性有关的个体差异和多样性很大。事实上，药理学数据通常缺乏，是通过异速生长方程根据成人数据推断出来的，该方程具有校正代谢功能成熟程度的校正因子[48]（框 2–1）。

新生儿不仅分布容积增加，而且出生时代谢及消除能力降低，这取决于胎龄且随着时间迅速变化[49, 50]。

麻醉药的药效动力学还受到神经元连接、功能性相互关系、局部血流和正在发育大脑中 $GABA_A$ 受体数量的快速变化的影响[51]。

新生儿的药物通常是超说明书使用的，只有少数用于住院新生儿的药物（＜5%）获得了 FDA 的批准，并且麻醉药物均没有更新 29 周以上胎龄早产儿的说明[52, 53]。

与成人相比，新生儿的给药和稀释误差范围更窄，药物种类和剂量错误的发生率更高，这增加了麻醉药等低治疗指数药物的临床风险[54]。

此外，成人麻醉监测系统未经验证可用于新生儿，因此无法测量麻醉药的药效动力学目标[55]。

因此，临床评估在麻醉管理中保持着举足轻重的作用。

框 2–1　Hill 模型的异速生长方程及校正因素

$$y=a\times 体重^{PWR}$$

y 代表目标变量（如清除）
a 代表异速系数
PWR 代表异速指数
从成人公式估计值来看，单靠异速生长不足以预测新生儿和婴儿药物的清除。Hill 模型引入成熟因子（maturation factors，MF）来描述成熟。

$$MF=PMA^{Hill}/（TM_{50}^{Hill}+PMA^{Hill}）$$

TM_{50}= 成熟半衰期
Hill 系数与成熟曲线的斜率有关
$P=P_{std}\times F_{size}\times MF\times OF$
P= 药代动力学参数
P_{std}= 标准体型健康成人 P 值
F_{size}=（W/70）^{PWR}
OF= 器官功能

在这种情况下，吸入麻醉药仍然是新生儿麻醉医生的首选，因为吸入麻醉药功能多样、可控性好和药代动力学单一，不依赖于多种器官。

四、新生儿血管通路

建立满意的血管通路在新生儿中通常具有挑战性[56]，但现在在急诊和重症监护中对患儿稳态至关重要。

如今，超声（ultrasound，US）大大提高了血管通路建立的成功率[57]，但是由于新生儿身高体重小，因此需要高频（>10MHz）小型线阵探头，还应该包括多普勒功能和缩放功能，多普勒功能用于检查血管闭塞和血栓形成。

可以在超声短轴视图（short-axis view，SAX）或纵向视图或长轴视图（longitudinal view or long-axis view，LAX）中看到血管，SAX 的探头与血管方向垂直，看到血管横截面，LAX 与血管方向平行，看到血管长轴。

根据所选进针显像方法，所有针体在超声波下显影为平面内（in-plane，IP）进针，针体与超声波垂直为平面外（out-of-plane，OOP）进针。

平面内进针可以清楚地看到针的运动和位置，但保持针体在超声波平面内比较困难。

（一）外周和中心静脉置管

有几种不同的外周和中心静脉置管的方法，不同静脉置管的选择取决于胎龄、身高体重、穿刺部位是否可用、潜在病理学，以及最重要的血管通路需要的持续时间和适应证。

外周和中心静脉导管可以根据穿刺部位和导管尖端位置（脐、外周、经外周中心和中心）和预期使用时间（短期、长期和永久）进行分类。

1. 脐静脉导管

推荐将脐静脉作为紧急静脉通路用于新生儿复苏，出生后几天放置脐静脉导管（umbilical catheters，UC）较为简单，有时出生后 1 周也可以放置。脐静脉导管的用途与其他中心静脉通路一样，但必须在 5～7 天后拔除[58]。

UC 置管的适应证是低胎龄（<29 周）或更大胎龄（>29周），在外周静脉通路建立困难的情况下需要机械通气（mechanical ventilation，MV）、全肠外营养（total parenteral nutrition，TPN）、血流动力学支持或静脉输液[59]。

强烈建议根据超声测量的下腔静脉直径和导管尖端位置来选择导管尺寸。导管尖端位置高更好，这时导管通过静脉导管进入下腔静脉，影像学显示位于膈肌上方的 $T_{6\sim9}$。导管尖端在心脏中可能导致心脏穿孔、心包积液伴心脏压塞、致命性心律失常、腔内血栓形成或胸腔积液。

脐静脉导管放置在门静脉系统可能导致坏死性小肠结肠炎、结肠穿孔、坏死和肝血肿、穿透门静脉系统血管的肝囊肿和门静脉高压。发展方向是在超声引导下将脐静脉导管放至最佳点。50% 的患者 24～48h 内出现 UC 移位。

2. 外周静脉导管

外周静脉导管通常置入上下肢或某些特定情况头皮的浅静脉。外周静脉导管（Peripheral Venous Catheters，PC）适用于胎龄 31 周以上的早产儿或需要 6 天内短时间非高渗液体治疗的足月儿。

除了钢针外，还可以使用长套管（小中线）和长外周导管（中线），这些情况下可以将导管推进放置到大血管，从而可以放置更长的时间，并用于输注更高渗的溶液。

外周通路也可以通过外科静脉切开建立（通常选用大隐静脉）。这种方法过去经常使用，现在仅在其他外周、中心静脉和骨髓腔置管失败的紧急情况下发挥有限的作用。

骨髓腔置管：当其他静脉通路建立失败且情况危及生命时，骨髓腔置管发挥重要作用。

新生儿首选的骨髓腔是胫骨近端，其次是胫骨远端和股骨远端[60]。

美国外科医师学会高级创伤生命支持（Advanced Trauma Life Support，ATLS）手册中的儿科复苏指南建议，如果新生儿无法快速建立脐静脉通路，则应建立骨髓腔通路以防循环衰竭[61]。

3. 经外周中心静脉置入导管

与上文长外周导管一样，经外周中心静脉置入导管（peripherally inserted central catheters，PICC）尖端可置于中心位置（上腔静脉与右心房的交界处）。

通常，超声引导下选择一条合适的静脉，进行消毒和铺单。使用可拆卸针头、可退针套管或半 Seldinger 技术进行静脉穿刺，然后将导管置入静脉并缓慢推进至所需位置。必须进行放射或超声影像学检查或腔内心电图证实导管尖端位置。

PICC 同时有外周导管（感染风险低、置入期间并发症少）和中心导管的优点（使用时间长，可以输注高渗溶液）。

PICC 的主要缺点是初次插管和置入细口径导管后的并发症可能会影响采血、输血和快速输液。血栓形成和导管闭塞（发生风险 10%）是 PICC 最常见的机械并发症，甚至有血管破裂和血栓栓塞的报道。

然而，Cochrane 回顾分析表明，PICC 的使用改善了新生儿的营养，并且没有任何证据表明全身感染等不良事件增加 [62]。

4. 经中心静脉置入导管（central-inserted central catheter，CICC）

中心静脉［颈内静脉（internal jugular，IJV）；锁骨下静脉（subclavian，SV）；股静脉（femoral vein，FM）］可以通过解剖标志直接经皮穿刺置管，但超声引导技术可以降低并发症发生风险。

静脉穿刺后，使用 Seldinger 技术和 J 形尖端的无创伤导丝将导管置入静脉。然而，对于较小患者，J 形尖端的半径接近或大于静脉，使导丝置入困难 [63, 64]。

当外周静脉建立失败，或者患者需要中长期 TPN、给药或强心药、血流动力学监测时，选择中心静脉导管。

无论是何处的中心静脉，都必须使用 X 线验证导管尖端位置。对于放置在上腔静脉（superior vena cava，SVC）中的导管，尖端应在心包外 [1]，以避免心包穿孔或心脏压塞 [2] 或平行于血管壁导致穿孔。对于下腔静脉（inferior vena cava，IVC）的导管，尖端应低于肾静脉水平，避免影响肾静脉回流。

血流动力学监测时，中心静脉导管尖端应放置在右心房的上部，但这会增加心律失常、血栓形成和穿孔的风险。

穿孔、感染和血栓形成是中心静脉通路的三大晚期并发症。IJV 或 SV 的早期并发症包括移位、误穿动脉、血肿或出血、气胸或血胸。

穿刺及导管管理技术应严格遵循要求以避免感染。建议最大限度地保持无菌。超声引导操作时同样必须无菌。皮下隧道可降低感染的发生率 [65]。

现在推荐使用 2% 氯己定进行消毒，尤其是早产儿。过去 10 年，多项研究表明，2% 氯己定优于聚维酮碘（由于碘的重吸收而有害），可用于穿刺点的长期消毒 [66]。

任何固定导管的策略都会降低感染和血栓形成的风险。因此，强烈建议使用非缝合装置来固定导管并使用半渗透透明敷料，在穿刺点使用异丙烯酸胶。

肝素用于预防导管相关血栓形成和闭塞的有效性和安全性尚未达成共识。事实上，预防性持续使用肝素似乎并不能降低血栓形成的风险，但可能可以减少导管闭塞并延长使用时间 [67]。

然而，根据 Cochrane 回顾分析 [68] 和 RCT[69]，美国胸科医师学会（American College of Chest Physicians，ACCP）于 2012 年发布的婴幼儿抗血栓治疗和血栓预防指南 [70] 推荐，在没有预防措施（1A 级）或间歇性局部溶栓（2C 级）的情况下持续输注 0.5U/（kg · h）普通肝素用于维持导管通畅。

（二）动脉置管

尽管有无创监测技术，但危重新生儿或行大手术的新生儿管理中通常需要留置动脉导管用于连续血流动力学监测和采血。

最常用的动脉置管位置是脐动脉、桡动脉和

股动脉。应谨慎选择肱动脉（终末动脉，近正中神经），但是有一项研究表明，肱动脉穿刺置管的并发症发生率与桡动脉相同[71]。由于冲洗管路会增加脑栓塞的风险，颞动脉不再用于动脉置管。在新生儿中，胫后动脉和足背动脉易于置管。

动脉置管的主要并发症是神经损伤和缺血。缺血可能与血管痉挛（通常是暂时的）、血栓形成（更危险，但通常在导管拔除和治疗后几周血流恢复）和栓塞有关[1-3]。

ACCP 指南也建议预防性输注普通肝素以延长导管通畅的时间，避免血栓形成。建议的常用剂量为 0.5U/（ml・h），1ml/h，脐动脉除外［0.25～1U/ml，25～200U/（kg・d）］[70]。

五、新生儿支气管镜检查

新生儿的气道问题通常会危及生命，并且在诊断和管理中充满挑战。

气道问题可能是先天的也可能是后天的，大致可分为气道阻塞或气体交换。

多加怀疑有助于早期诊断。考虑气道问题的可能性并检查是否存在以下症状或体征。

- 反复发作的喘鸣或喘息。
- 慢性咳嗽。
- 反复发作的发绀。
- 危及生命的事件。
- 喂养困难且发育迟缓。
- 多次尝试拔管失败。
- 相关的先天性异常，尤其是心脏缺陷。
- 先天性畸形。
- 反复发生的吸入性肺炎。
- 胸部 X 线显示持续性肺不张或肺叶过度充气。

支气管镜检查对于确定气道问题的范围和严重程度及制定治疗策略至关重要[72]。

支气管镜检查可以使用床边的软支气管镜或手术室的硬支气管镜完成。

（一）软支气管镜

对于气道狭窄、有肺部疾病和呼吸储备很少的新生儿，可能可以进行床旁软支气管镜（flexible bronchoscopy，FB）检查，但也可能需要在手术室进行全身麻醉下的硬支气管镜检查。

1. 适应证

FB 能够了解气道的解剖和动态信息，还能进行细胞学和微生物学研究。FB 的适应证是无法用无创方法解释的症状或放射学异常，以及需要从下呼吸道获取样本[73]。

(1) 持续喘鸣：持续喘鸣的主要原因是喉软骨软化，其在 1 岁以内有愈合趋势，因此通常不需要内镜纠正。如果出现与综合征或畸形相关的非典型表现，则建议进行全面检查，因为可能存在解剖学、先天性或后天性异常。

(2) 持续性 / 复发性肺不张：最常见的原因是黏液堵塞、异物、先天性心脏病的外在压迫和炎症性肉芽组织。

(3) 治疗措施：FB 可用于解决分泌物残留或黏液堵塞引起的肺不张。影像学复张的比例不固定，一般不高于 50%。

(4) 困难和选择性适应证：支气管镜可作为颅面畸形和多发性畸形综合征，以及选择性支气管插管的选择。

2. 禁忌证

FB 的适应证应个体化，评估每位患者的风险和收益。

支气管镜的绝对禁忌证有严重的难治性低氧血症、血流动力学不稳定、未纠正的出血倾向、未签署知情同意。

相对禁忌证取决于团队的经验或医院的重症监护水平，主要包括极早产新生儿、伴有支气管侧支循环增加的先天性发绀型心脏病、严重的肺动脉高压或凝血功能改变。

3. 并发症

新生儿 FB 通常是安全的。可能的并发症取决于患者的风险因素、手术类型、镇静或麻醉不足、尺寸不合适及医生的经验不足。

（二）硬支气管镜

FB 在儿科支气管镜检查中逐渐占据主导地

位，虽然在大多数医院 FB 已取代硬支气管镜（rigid bronchoscopy，RB），但 RB 仍应用广泛。根本原因是儿童异物堵塞多发。

另外，尽管有用于新生儿和婴儿的新的超细支气管镜，但当通气不足、需要进行大范围活检或需要通过消除黏液堵塞来解决肺不张时，RB 仍是有效的诊断及治疗工具。

RB 的大多数适应证是治疗性的，包括局部气道阻塞的内镜治疗、异物取出和气道治疗操作。

RB 可用于孤立性或复发性气管食管瘘的围术期管理，因为 RB 可以确认和开放病变气道部位，便于手术操作 [74]。

儿科 RB 在大多数医院不是常规操作，因此，学习这种技术通常需要特定的培训 [75]。

1. 中央气道梗阻

喉、气管和主支气管是导致管腔狭窄的从肿瘤到炎性病变等多种外科疾病的发生部位。当不能应用激光、置入内置假体或其他疗法来治疗时，RB 是内镜下的最佳选择。

在气道严重狭窄（管腔狭窄 80% 以上，患者因窒息而面临生命危险），RB 可以立即恢复通气，从而挽救生命。RB 可以扩张、开放气道、逐渐扩张炎症性狭窄。

如果阻塞位于喉部，RB 能避免气管切开；当阻塞位于气管颈段以下时，RB 是唯一的选择。

2. 异物取出

RB 是安全快速取出儿童气道异物的最佳方法。尽管有研究支持 FB[76] 的优点，但 FB 对婴幼儿来说操作复杂，因此 RB 是首选，RB 的优点包括全身麻醉、辅助通气、器械更大和配件多样。

理想的操作是先用 FB 寻找和确定异物，然后用 RB 取出，最后用 FB 排除残留异物。在临床和（或）放射学诊断明确时，直接使用 RB。

3. 并发症

RB 并发症发生的原因有支气管镜本身的仪器、使用的药物、通气技术、病理学、内镜医师的经验和操作种类。

六、体外生命支持

体外生命支持（extracorporeal life support，ECLS），也称为 ECMO，是改良传统生命支持方法的一种暂时的心肺转流方法。当积极的治疗和机械通气无法维持氧合和灌注时，ECMO 可以弥补心脏循环和（或）肺功能的不足，直到身体恢复然后不再需要 ECMO。因此，ECMO 是预测死亡率为 80%～100% 的患者的抢救措施。

使用新生儿 ECMO 的适应证是严重的呼吸衰竭和（或）严重的循环功能不全，最大程度内科治疗（包括 INO、HFOV 和表面活性剂）无效，但病因可能是可逆的。

随着膜肺氧合器进入临床，长时间的 ECMO 逐渐可行。因此，1975 年，Bartlett 及其同事报道了 ECMO 首次成功治疗 1 例严重呼吸窘迫的新生儿患者 [77, 78]。

取得初步成果后，许多前瞻性随机试验和一项非对照试验表明，对新生儿而言，ECMO 治疗的存活率优于常规治疗。但在成人中进行的类似 RCT 未证实相同的结果 [79–83]。

体外生命支持组织（extracorporeal life support organization，ELSO）成立于 1989 年。10 年后，其注册数据显示，1988—1998 年间接受 ECMO 治疗的 12 175 名呼吸衰竭新生儿患者的存活率约为 80%，而新生儿呼吸衰竭的死亡率预计约为 80%[84]。

尽管取得了这些结果，以及 ECMO 技术发生改进（具有悬浮技术的离心泵、肝素结合回路、套管和泵的小型化、双腔导管等），但是 ELSO 注册信息和许多随机研究显示新生儿 ECMO 的使用正在减少，这可能是因为吸入型 NO、HFOV 和表面活性剂的临床应用逐渐减少了 ECMO 的需求 [85]。

80% 的 ECMO 病例初步诊断有呼吸系统疾病，其他病例有心脏疾病。4% 的 ECMO 用于体外心肺复苏（extracorporeal cardiopulmonary resuscitation，eCPR）[85]。

这意味着现在应用 ECMO 的患者更加复杂、不稳定、胎龄较小或体重较轻，并且需要比过去更长的支持时间。

因此，与之前相比，应用 ECMO 的患者并发症和死亡率要高一些。

新生儿的呼吸 ECMO涉及两种情况，即新生儿原发性肺动脉高压（primary pulmonary hypertension of the newborn，PPHN）（特发性 PPHN、胎粪吸入综合征、新生儿急性呼吸窘迫综合征、B 族链球菌败血症和窒息）和先天性膈疝，但预后可能因病因（胎粪吸入综合征预后更好，CDH 预后更差）和插管时的不同胎龄而有很大差异。

CDH 仍然是 ECMO 的适应证，但系统回顾并未显示出 ECMO 的益处 [86–88]。这可能与难以预测 PPHM 的可逆性和相关的肺发育不全有关，因为 ECMO 的疗效取决于此。ECMO 是一种支持手段，而不是治疗措施。

观察 / 预期肺 – 头比（observed-to-expected lung-to-head ratios，O/E LHR）和 MRI 肺总量（total lung volume，TLV）可以预测 ECMO 的需要和死亡率 [89, 90]，但与发病率或 PPHN 没有显著相关 [91]。

然而，Zalla 及其同事在 2015 年提出，不仅应考虑总生存率，还应考虑基础疾病差异导致的生存率差异 [92]。

目前，没有单一的检查或指标可以预测疾病的可逆性，也没有强有力的 RCT 来帮助解决 CDH 中 ECMO 管理的所有问题，但是许多作者和机构提出了类似的 ECMO 应用指征 [93–95]。

这些应用标准可能有助于 ECMO 的决策，但英国的一项大型综述建议，采用当时的应用标准无法确定 ECMO 在 CDH 中的生存获益 [86]。

然而，应用 ECMO 之前氧饱和度＞85% 且 PCO_2＜65mmHg 的患者对复苏无早期反应与较差的预后密切相关，某些医院将其认为是 ECMO 的相对排除标准 [96]。

很难确定 CDH 患者应用 ECMO 的持续时间，可能为 3～4 周内，但即使肺部预后满意，也可能需要更久的 ECMO 支持时间 [97]。

新生儿 ECMO 的应用要求为 [98] 孕周≥34 周，出生体重≥2000g，无明显凝血障碍或未控制出血，无颅内大出血（1 级颅内出血），机械通气低于 10～14 天，肺损伤可逆，没有致命的畸形，没有严重的无法治愈的心脏畸形，内科治疗失败。

呼吸 ECMO 的决策取决于通气损伤程度与呼吸机支持效果之间的比率。通常的 ECMO 启动标准是吸气峰压＞35cmH_2O，肺泡 – 动脉（lveolar-arterial，A-a）梯度 600～624mmHg 且持续 4～12h，最重要的是导管后气体测定 5 次（每次间隔 30～60min）中至少 3 次氧合指数（oxygenation index，OI）＞40。

可能需要 ECMO 的其他情况有：长时间（＞48h）内科治疗仍无法脱离纯氧，持续发生失代偿，严重缺氧性呼吸衰竭伴急性失代偿（PaO_2＜40mmHg）且对干预无反应、严重肺动脉高压伴右心室功能障碍和（或）左心室功能障碍及药物抵抗性低血压 [98]。

禁忌证与特定的收益风险比有关。根据 ELSO 指南，可以分为绝对禁忌证和相对禁忌证（表 2–1）。

体外回路通常有两种模式：①静脉 – 静脉通路，血液从中心静脉抽出，泵入 ECMO 系统进行氧合，然后从同一级或另一部位中心静脉泵回；②静脉 – 动脉通路，血液通过右颈总动脉进入主动脉弓泵回。

第一种方法仅提供呼吸支持，通过增加组织氧合来改善血流动力学。

第二种方法还提供循环支持，通过泵回血流增加心输出量（但增加左心室后负荷，有时会加重潜在的心力衰竭）。

此外，心脏切开术后休克时，首选右（± 左）心房和主动脉直接插管，和成人 ECMO 一样 [99]，但在这种情况下需要胸骨切开，增加相关的感染风险。

表 2-1 ECMO 绝对和相对禁忌证

绝对禁忌证	相对禁忌证
致命的染色体疾病（包括 13- 三体、18- 三体但不包括 21- 三体）或其他致命性疾病	不可逆转的器官损伤（除非考虑器官移植）
不可逆的脑损伤	＜2kg
未控制的出血	＜34 周妊娠龄（颅内出血的发生率增加）
Ⅲ级或以上脑室内出血	机械通气大于 10～14 天

虽然两种模式具有特定的优点和缺点，但是模式的选择通常首先取决于血管内径和解剖结构，以及是否存在血流动力学不稳定。

如前所述，VA（血管通路）模式可提供循环支持，但向心肌提供的氧合血液较少，并且颅内出血和癫痫发作增加而导致全身栓塞的风险增加；VV 模式有助于降低肺动脉压力，将氧合血液直接泵入肺动脉，但要求泵流量更高、新生儿体重＞2.5kg、严格控制回路位置以避免再循环。

一些非随机对照研究表明 VV ECMO（除外心脏病患者）预后更好，但这些数据可能有上述原因导致的 VV ECMO 选择偏倚 [100, 101]。

事实上，尽管 VV 模式可能有好处，但最常用的方法仍然是外科插管和颈内静脉及颈动脉结扎的 VA ECLS（ELSO 注册的这一比例为 72%）。

这可能表明现在行呼吸 ECMO 的患者血流动力学不稳定性更严重。然而，新的双腔插管越来越多，因为它可以通过一次插管（通常为 IJV）实现静脉 – 静脉通路。

在 ECMO 开始之前，必须对患者进行抗凝治疗。在开始时，通常会快速纠正氧合和二氧化碳，必须严格控制高氧、低碳酸血症及其危险影响。

在稳定阶段，必须减少通气并降低吸气正压（positive inspiratory pressure，PIP）。液体超负荷很常见，必须积极治疗，治疗无效可通过回路使用连续肾脏替代疗法（continuous renal replacement therapy，CRRT）[102]。

由于神经系统并发症风险高，因此应常规通过经颅超声进行详细的神经监测，并通过近红外光谱法（near-infrared spectrometry，NIRS）持续评估脑氧合。

ECMO 仍然是一种并发症风险非常高的操作，因此只有在没有这种体外支持就会死亡风险极高的情况下才应该使用。

主要并发症与血栓形成和出血之间的平衡维持困难（由于通路异物和基础疾病）、感染风险高和 ECMO 的免疫抑制有关。

然而，ECMO 首次成功应用 40 多年后，尽管新生儿严重呼吸或心脏功能不全的内外科治疗有所改善，但新生儿 ECMO 仍然是唯一的循证策略，对危重患者仍然至关重要。

七、新生儿疼痛

在没有镇痛的情况下进行有创操作导致新生儿发生代谢和激素反应，这些反应是引发证明新生儿感知和表现疼痛能力研究的主要因素 [103]。

研究表明，所有年龄（胎儿、早产儿、足月新生儿、婴儿、幼儿）对疼痛都有明确的感知和反应，个体出生时即具有伤害感受系统的解剖结构和活跃功能 [104]。

发育不成熟的新生儿更容易受到疼痛刺激的影响。事实上，这些新生儿的抑制传导通路尚未完全髓鞘化，对感觉刺激和有害刺激的辨别能力较弱。

随着新生儿的发育，对不同刺激的辨别能力

逐渐成熟，通过认知能力、适应、记忆力、情感和情绪影响来处理信息的能力也会成熟。

出生时，中枢神经系统(central nervous system，CNS）尚未完全发育。从胎龄 24 周起，开始突触发生和突触连接网络的发育。

人类的“大脑发育激增期”从孕期后 3 个月开始，至少持续到出生后第 2 年。

在此期间，除了分化、成熟和神经元迁移，还观察到基因决定的细胞自杀过程。过多的神经元和未能实现目标连接的神经元通过凋亡清除。只有接受足够营养因子的神经元才能存活。

神经递质是参与神经元存活的营养因子，包括谷氨酸等兴奋性神经递质和 GABA 等抑制性神经递质。

突触发生是一个活动依赖性过程，神经元活动的过度抑制可能形成诱导细胞凋亡的信号。

镇静性麻醉药物通过 NMDA 受体拮抗药或 $GABA_A$ 受体激动剂降低神经元活性。

理论上讲，这些药物作用于发育中的神经元会改变体内平衡，将细胞凋亡从一种生物学现象转变为一种病理状态，对神经认知发育产生短期和长期的后遗症。

这种现象已在临床前研究中的豚鼠和非人类灵长类动物的大脑中得到证实，但尚未在人类中得到证实，至少在单次接触麻醉药物时没有这种作用[8, 9]。

重症监护的危重新生儿有时需要重复或长期给药，但缺乏相关研究数据，并且没有证据表明镇痛药的安全性[105, 106]。

然而已经发现，经历过早期、反复和长期疼痛的新生儿在神经认知发育和疼痛反应改变方面具有发育后遗症的高风险。暴露于刺激的时间越长，新生儿调节和强化频繁激活的神经元回路的能力越低，并且更有可能出现疼痛记忆。

因此密切关注进行有创操作的新生儿疼痛的防治至关重要。

疼痛管理的第一步是疼痛评估。

新生儿急性疼痛的评估使用了算法，其中一些对早产儿同样有效，如早产儿疼痛评分（Premature Infant Pain Profile，PIPP）量表。这是一个简单易用的观察量表，它分析生理参数（$SatO_2$、心率）的变化和新生儿最典型的疼痛表现，即哭泣和面部表情。

新生儿急性疼痛的管理必须依靠药物，辅以特定的非药物技术，包括三种类型刺激（口腔、触觉和听觉）的感觉渗透[107]。

在新生儿中，由于功能器官成熟程度不同，镇痛药及其他药物的药代动力学和药效动力学与成人不同。药物代谢因酶不成熟而减慢，肾脏排泄减少，这可能导致药物和活性代谢产物的蓄积。基因多态性也影响药代动力学，导致酶的活性差异、模式不同。

因此，某些特定药物不同个体的代谢速度不同。这导致药物反应的个体差异很大：对一些个体来说无效，而对另一些个体来说，药物毒性风险大。

已经发现可待因有这种现象，并怀疑曲马多、氢可酮和羟考酮也有这种现象[108]。

吗啡的活性代谢物 M6G 是吗啡镇痛作用的主要物质，但新生儿的葡萄糖醛酸苷酶尚不成熟，因此体内产生 M6G 的总量不确定。

遗传差异也是决定结合受体形态变化的药效动力学的影响因素。

药效动力学的不确定要求用药谨慎，应根据临床反应进行小剂量滴定。

对不依赖肝肾功能代谢的药物研究将目光聚集经组织酯酶代谢的瑞芬太尼，组织酯酶出生时就已经存在并发挥作用。然而，瑞芬太尼的快速代谢可能存在治疗中断和暂停的问题。此外，血流动力学反应和胸壁强直是两个主要的不良反应。

区域椎管内麻醉和周围神经阻滞是术中和术后疼痛管理的有效策略，尤其是专用于新生儿的设备的改进、超声引导技术的使用、新的更安全的局部麻醉药的出现。

然而，区域麻醉具有挑战性，尤其是区域麻醉用于新生儿需要专业知识和经验。建议权衡风险和收益并细心谨慎地进行 [109, 110]。

非阿片类镇痛药物通常能够减少阿片类药物的用量，在轻微疼痛时可以替代阿片类药物。非甾体抗炎药不能用于新生儿，因为其引起肾灌注减少、血栓形成倾向、血小板功能障碍和胃黏膜损伤。

对乙酰氨基酚是新生儿使用最多的非阿片类镇痛药。

由于 CYP2E1 酶的功能不成熟和由此导致的毒性代谢物浓度低，因此肝源性药物过量和代谢物 NAPQI 蓄积的风险非常低。Allegaert 在 2011 年 [111] 研究了对乙酰氨基酚最新静脉制剂的药代动力学指标，如清除率、分布容积和半衰期，发现 10mg/（kg・6h）对乙酰氨基酚对＞32 周胎龄的新生儿来说是最佳剂量。

之前的一项研究建议足月新生儿对乙酰氨基酚的用量更大，为 15mg/（kg・6h），高胆红素血症时减量 [112]。

鉴于上述情况，新生儿急性疼痛的最佳治疗必须多模式，以尽量减少不良反应，增强协同作用，达到最大效果。

八、结论

虽然麻醉和重症监护的相关知识不断进步，新的专用医疗设备越来越多，但是新生儿独特的脆弱性使其麻醉和重症监护仍然具有挑战性。

还有许多悬而未决的问题和话题有待讨论。由于缺乏循证依据，所以直到目前，目前许多决策还是基于病理生理学知识和临床“常识”做出的。

目前有成年患者相关的良好的循证医学依据，和成年患者一样，应进行新生儿患者的进一步研究以获得更好的循证依据，在更大程度上改善新生儿麻醉和围术期重症监护的预后。

参考文献

[1] Sanders RD, Hassell J, Davidson AJ, Robertson NJ, Ma D. Impact of anaesthetics and surgery on neurodevelopment: an update. Br J Anaesth. 2013;110(Suppl 1):i53-72.

[2] Disma N, Mondardini MC, Terrando N, Absalom AR, Bilotta F. A systematic review of methodology applied during preclinical anesthetic neurotoxicity studies: important issues and lessons relevant to the design of future clinical research. Paediatr Anaesth. 2016;26:6-36.

[3] DiMaggio C, Sun LS, Li G. Early childhood exposure to anesthesia and risk of developmental and behavioral disorders in a sibling birth cohort. Anesth Analg. 2011;113:1143-51.

[4] Ing C, DiMaggio C, Whitehouse A, Hegarty MK, Brady J, von Ungern-Sternberg BS, et al. Long-term differences in language and cognitive function after childhood exposure to anesthesia. Pediatrics. 2012;130:e476-85.

[5] Ing CH, DiMaggio CJ, Malacova E, Whitehouse AJ, Hegarty MK, Feng T, et al. Comparative analysis of outcome measures used in examining neurodevelopmental effects of early childhood anesthesia exposure. Anesthesiology. 2014;120:1319-32.

[6] Flick RP, Katusic SK, Colligan RC, Wilder RT, Voigt RG, Olson MD, et al. Cognitive and behavioral outcomes after early exposure to anesthesia and surgery. Pediatrics. 2011;128:e1053-6.

[7] FDA Drug Safety Communication. www.fda.gov/ Drugs/ DrugSafety/ucm532356.htm. Accessed 21 Apr 2017.

[8] Davison AJ, Disma N, de Graaff JC, et al., GAS Consortium. Neurodevelopmental outcome at 2 years of age after general anaesthesia and awake-regional anaesthesia in infancy (GAS): an international multicentre, randomised controlled trial. Lancet. 2016;387:239-50.

[9] Sun LS, Li G, Miller TL, et al. Association between a single general anesthesia exposure before age 36 months and neurocognitive outcomes in later childhood. JAMA. 2016;315:2312-20.

[10] Hansen TG. Use of anesthetics in young children Consensus statement of the European Society of Anaesthesiology (ESA), the European Society for Paediatric Anaesthesiology (ESPA), the European Association of Cardiothoracic Anaesthesiology (EACTA), and the European Safe Tots Anaesthesia Research Initiative (EuroSTAR). Paediatr Anaesth. 2017;27(6):558-9. https://doi.org/10.1111/pan.13160.

[11] Weiss M, Hansen TG, Engelhardt T. Ensuring safe anaesthesia for neonates, infants and young children: what really matters. Arch Dis Child. 2016;101:650-2.

[12] Fowlie PW, Booth P, Skeoch CH. Moving the preterm infant. BMJ. 2004;329(7471):904-6q.

[13] McCann ME, Soriano SG. Perioperative central nervous system injury in neonates. Br J Anaesth. 2012;109(Suppl I):160-7.

[14] Kotecha S, Barbato A, Bush A, Claus F, Davenport M,

et al. Congenital diaphragmatic hernia. Eur Respir J. 2012;39(4):820-9.
[15] Reiss I, Schaible T, van den Hout L, Capolupo I, Allegaert K, van Heijst A, et al. Standardized postnatal management of infants with congenital diaphragmatic hernia in Europe: the CDH EURO Consortium consensus. Neonatology. 2010;98:354-64.
[16] Van Meurs K, Congenital Diaphragmatic Hernia Study Group. Is surfactant therapy beneficial in the treatment of the term newborn infant with congenital diaphragmatic hernia? J Pediatr. 2004;145:312-6.
[17] Snoek KG, Capolupo I, van Rosmalen J, Hout Lde J, Vijfhuize S, Greenough A, Wijnen RM, Tibboel D, Reiss IK, CDH EURO Consortium. Conventional mechanical ventilation versus high-frequency oscillatory ventilation for congenital diaphragmatic hernia: a randomized clinical trial (the VICI-trial). Ann Surg. 2016;263(5):867-74.
[18] Moenkemeyer F, Patel N. Right ventricular diastolic function measured by tissue Doppler imaging predicts early outcome in congenital diaphragmatic hernia. Pediatr Crit Care Med. 2014;15:49-55.
[19] Aggarwal S, Stockmann P, Klein MD, Natarajan G. Echocardiographic measures of ventricular function and pulmonary artery size: prognostic markers of congenital diaphragmatic hernia? J Perinatol. 2011;31:561-6.
[20] Kinsella JP. Inhaled nitric oxide in the term newborn. Early Hum Dev. 2008;84:709-16.
[21] The Neonatal Inhaled Nitric Oxide Study Group (NINOS). Inhaled nitric oxide and hypoxic respiratory failure in infants with congenital diaphragmatic hernia. Pediatrics. 1997;99:838-45.
[22] Patel N. Use of milrinone to treat cardiac dysfunction in infants with pulmonary hypertension secondary to congenital diaphragmatic hernia: a review of six patients. Neonatology. 2012;102:130-6.
[23] Noori S, Friedlich P, Wong P, Garingo A, Seri I. Cardiovascular effects of sildenafil in neonates and infants with congenital diaphragmatic hernia and pulmonary hypertension. Neonatology. 2007;91:92-100.
[24] Atz AM, Wessel DL. Sildenafil ameliorates effects of inhaled nitric oxide withdrawal. Anesthesiology. 1999;91:307-10.
[25] De Luca D, Zecca E, Vento G, De Carolis MP, Romagnoli C. Transient effect of epoprostenol and sildenafil combined with iNO for pulmonary hypertension in congenital diaphragmatic hernia. Paediatr Anaesth. 2006;16:597-8.
[26] Goissen C, Ghyselen L, Tourneux P, Krim G, Storme L, Bou P, et al. Persistent pulmonary hypertension of the newborn with transposition of the great arteries: successful treatment with bosentan. Eur J Pediatr. 2008;167:437-40.
[27] Buss M, Williams G, Dilley A, Jones O. Prevention of heart failure in the management of congenital diaphragmatic hernia by maintaining ductal patency. A case report. J Pediatr Surg. 2006;41:e9-11.
[28] Shiyanagi S, Okazaki T, Shoji H, Shimizu T, Tanaka T, Takeda S, et al. Management of pulmonary hypertension in congenital diaphragmatic hernia: nitric oxide with prostaglandin-E1 versus nitric oxide alone. Pediatr Surg Int. 2008;24:1101-4.
[29] Gentili A, Giuntoli L, Bacchi Reggiani ML, et al. Neonatal congenital diaphragmatic hernia: respiratory and blood-gas derived indices in choosing surgical timing. Minerva Anestesiol. 2012;78:1117-25.
[30] Di Nardo M, De Matteis GM, Cecchetti C, Pasotti E, Tomasello C, Marano M, et al. Echocardiographic evaluation and clinical management of ductal shunting in hemodynamically unstable preterm neonates without congenital heart disease in the pediatric intensive care unit. Minerva Anestesiol. 2010;76:209-14.
[31] Galante D. Echocardiography as a reliable tool in neonates with ductal shunting. Minerva Anestesiol. 2010;76:178-80.
[32] Friis-Hansen B. Body water compartments in children: changes during growth and related changes in body composition. Pediatrics. 1961;28:169-81.
[33] Hartnoll G, Bétrémieux P, Modi N. Body water content of extremely preterm infants at birth. Arch Dis Child Fetal Neonatal Ed. 2000;83(1):F56-9.
[34] Martinerie L, Pussard E, Foix-L'Helias L, Petit F, Cosson C, Boileau F, Lombe's M. Physiological partial aldosterone resistance in human newborns. Pediatr Res. 2009;66(3):323-8.
[35] Mir T, Laux R, Henning-Hellwage H, Liedke B, Heinze C, von Buelow H, Laer S, Weil J. Plasma concentrations of amino terminal pro atrial natriuretic peptide and amino terminal pro brain natriuretic peptide in healthy neonates: marked rise and rapid increase after birth. Pediatrics. 2003;112(4):896-9.
[36] Drukker A, Guignard J-P. Renal aspects of the term and preterm infant: a selective update. Curr Opin Pediatr. 2002;14:175-82.
[37] Aly H, Davies J, El-Dib M, Massaro A. Renal function is impaired in small for gestational age premature infants. J Matern Fetal Neonatal. 2013;26(4):388-91.
[38] Moritz ML, Ayus JC. Hyponatremia in preterm neonates: not a benign condition. Pediatrics. 2009;124:e1014-6.
[39] Oh GJ, Sutherland SM. Perioperative fluid management and postoperative hyponatremia in children. Pediatr Nephrol. 2016;31(1):53-60.
[40] Bailey AG, McNaull PP, Jooste E, Tuchman JB. Perioperative crystalloid and colloid fluid management in children: where are we and how did we get here? Anesth Analg. 2010;110:375-90.
[41] Brazel PW, McPhee IB. Inappropriate secretion of antidiuretic hormone in postoperative scoliosis patients: the role of fluid management. Spine (Phila Pa 1976). 1996;21:724-7.
[42] Edjo Nkilly G, Michelet D, Hilly J, Diallo T, Greff B, Mangalsuren N, Lira E, Bounadja I, Brasher C, Bonnard A, Malbezin S, Nivoche Y, Dahmani S. Postoperative decrease in plasma sodium concentration after infusion of hypotonic intravenous solutions in neonatal surgery. Br J Anaesth. 2014;112(3):540-5.
[43] National Clinical Guideline Centre. IV Fluids in children: intravenous fluid therapy in children and young people in hospital. NICE Guideline No. 29. National Institute for Health and Care Excellence(UK); 2015. https://www.nice.org.uk/guidance/ng29.
[44] Bailey A, McNaull P, Jooste E, Tuchman J. Perioperative crystalloid and colloid fluid management in children:

where are we and how did we get there? Anesth Analg. 2010;110:375-90.
[45] Frykholm P, Schindler E, Sümpelmann R, Walker R, Weiss M. Preoperative fasting in children: review of existing guidelines and recent developments. Br J Anaesth. 2018;120(3):469-74.
[46] Sümpelmann R, Becke K, Brenner S, Breschan C, Eich C, Höhne C, Jöhr M, Kretz FJ, Marx G, Pape L, Schreiber M, Strauss J, Weiss M. Perioperative intravenous fluid therapy in children: guidelines from the Association of the Scientific Medical Societies in Germany. Paediatr Anaesth. 2017;27(1):10-18.9.
[47] Datta PK, Pawar DK, Baidya DK, Maitra S, et al. Dextrose-containing intraoperative fluid in neonates: a randomized controlled trial. Paediatr Anaesth. 2016;26(6):599-607.
[48] Allegaert K, et al. Maturational pharmacokinetics of single intravenous bolus of propofol. Pediatr Anesth. 2007;17:1028-34.
[49] Anderson BJ. Pharmacology in the very young: anaesthetic implications. Eur J Anesthesia. 2012;29:261-70.
[50] Allegaert K, van de Velde M, van den Anker J. Neonatal clinical pharmacology. Pediatric Anaesth. 2014;24:30-8.
[51] Anderson BJ. My child is unique; the pharmacokinetics are universal. Pediatric Anaesth. 2012;22:530-8.
[52] Laughon MM, Avant D, Tripathi N, Hornik CP, Cohen-Wolkowiez M, Clark RH, et al. Drug labeling and exposure in neonates. JAMA Pediatr. 2014;168:130-6.
[53] Nasr VG, Davis JM. Anesthetic use in newborn infants: the urgent need for rigorous evaluation. Pediatric Res. 2015;78:2-6.
[54] Thomas J. Reducing the risk in neonatal anesthesia. Pediatric Anaesth. 2014;24:106-13.
[55] Cornelissen L, Kim SE, Purdon PL, Brown EN. Berde CB Age-dependent electroencephalogram (EEG) patterns during sevoflurane general anesthesia in infants. Elife. 2015;4:e06513.
[56] Rhondali O, Attof R, Combet S, Chassard D, de Queiroz Sigueira M. Ultrasound-guided subclavian vein cannulation in infants: supraclavicular approach. Paediatr Anaesth. 2011;21:1136-41.
[57] Sigaut S, Skhiri A, Stany I, Golmar J, Nivoche Y, Constant I, et al. Ultrasound guided inter-nal jugular vein access in children and infant: a meta-analysis of published studies. Paediatr Anaesth. 2009;19:1199-206.
[58] Anderson J, Leonard D, Braner D, et al. Umbilical vascular catheterization. N Engl J Med. 2008;359:e18.
[59] Chapter 44. Venous access: umbilical vein catheterization In: Gomella TL, Cunningham MD, Eyal FG. Neonatology, management, procedures, on-call problems, diseases, and drugs. LANGE, clinical manual. 7th ed. New York: McGraw-Hill Education; 2013. p. 316-23.
[60] Chokshi NK, Nguyen N, Cinat M. Access in the neonatal and paediatric patient. In: Wilson SE, editor. Vascular access: principles and practice. 5th ed. Philadelphia, PA: Lippincott Williams & Wilkins; 2009. p. 139-49.
[61] American College of Surgeons Committee on Trauma. Advanced trauma life support student course manual. 9th ed. Chicago, IL: American College of Surgeons; 2012.
[62] Ainsworth SB, Clerihew L, McGuire W. Percutaneous central venous catheters versus peripheral cannulae for delivery of parenteral nutrition in neonates. Cochrane Database Syst Rev. 2007;(3):CD004219.
[63] Merchaoui Z, Lausten-Thomsen U, Pierre F, Ben Laiba M, Le Saché N, Tissieres P. Supraclavicular approach to ultrasound-guided brachiocephalic vein cannulation in children and neonates. Front Pediatr. 2017;5:211.
[64] Lausten-Thomsen U, Merchaoui Z, Dubois C, Eleni Dit Trolli S, Le Saché N, Mokhtari M, Tissières P. Ultrasound-guided subclavian vein cannulation in low birth weight neonates. Pediatr Crit Care Med. 2017;18(2):172-5.
[65] Huang EY, Chen C, Abdullah F, Aspelund G, Barnhart DC, Calkins CM, et al., 2011 American Pediatric Surgical Association Outcomes and Clinical Trials Committee. Strategies for the prevention of central venous catheter infections: an American Pediatric Surgical Association Outcomes and Clinical Trials Committee systematic review. J Pediatr Surg. 2011;46(10):2000-11.
[66] Chaiyakunapruk N, Veenstra DL, Lipsky BA, Saint S. Chlorhexidine compared with povidone-iodine solution for catheter-site care: a meta-analysis. Ann Intern Med. 2002;136(4):792-801.
[67] Shah PS, Kalyn A, Satodia P, Dunn MS, Parvez B, et al. A randomized, controlled trial of heparin versus placebo infusion to prolong the usability of peripherally placed percutaneous central venous catheters (PCVCs) in neonates: the HIP (Heparin Infusion for PCVC) study. Pediatrics. 2007;119(1):e284-91.
[68] Shah PS, Shah VS. Continuous heparin infusion to prevent thrombosis and catheter occlusion in neonates with peripherally placed percutaneous central venous catheters. Cochrane Database Syst Rev. 2008;(2):CD002772.
[69] Birch P, Ogden S, Hewson M. A randomised, controlled trial of heparin in total parenteral nutrition to prevent sepsis associated with neonatal long lines: the Heparin in Long Line Total Parenteral Nutrition (HILLTOP) trial. Arch Dis Child Fetal Neonatal Ed. 2010;95(4):F252-7.
[70] Monagle P, Chan AKC, Goldenberg NA, Ichord RN, Journeycake JM, Nowak-Göttl U, Vesely SK. Antithrombotic therapy in neonates and children: antithrombotic therapy and prevention of thrombosis, 9th ed: American College of Chest Physicians Evidence-Based Clinical Practice Guidelines. Chest. 2012;141(2 Suppl):e737S-801S.
[71] Schindler E, Kowald B, Suess H, et al. Catheterization of the radial or brachial artery in neonates and infants. Paediatr Anaesth. 2005;15:677-82.
[72] Mok Q. Airways problem in neonates—a review of the current investigations and management strategies. Front Pediatr. 2017;5:1-10, art. 60.
[73] Soyer T. The role bronchoscopy in the diagnosis of airway disease in children. J Thorac Dis. 2016;8(11):3420-6.
[74] Lal DR, Gadepalli SK, Downard CD, et al. Perioperative management and outcomes of esophageal atresia and tracheoesophageal fistula. J Pediatr Surg. 2017;52(8):1245-51.
[75] Leong AB, Green CG, Kurland G, Wood RE. A survey of training in pediatric flexible bronchoscopy. Pediatr Pneumolog. 2014;49(6):605-10.
[76] Rignini CA, Morel N, Karkas A, Reyt E, et al. What

is the diagnosis value of flexible bronchoscopy in the initial investigation of children with suspected foreign body aspiration? Int J Pediatr Otorhinolaryngol. 2007;71: 1383-90.

[77] Bartlett RH, Gazzaniga AB, Jefferies MR, Huxtable RF, Haiduc NJ, Fong SW. Extracorporeal membrane oxygenation (ECMO) cardiopulmonary support in infancy. Trans Am Soc Artif Intern Organs. 1976;22:80-93.

[78] Bartlett RH. Esperanza: the first neonatal ECMO patient. ASAIO J. 2017;63(6):832-43.

[79] Bartlett RH, Roloff DW, Cornell RG, et al. Extracorporeal circulation in neonatal respiratory failure: a prospective randomized study. Pediatrics. 1985;76:479-87.

[80] Schumacher RE, Roloff DW, Chapman R, Snedecor S, Bartlett RH. Extracorporeal membrane oxygenation in term newborns: a prospective cost benefit analysis. ASAIO J. 1993;39:873-9.

[81] O'Rourke PP, Crone R, Vacanti J, et al. Extracorporeal membrane oxygenation and conventional medical therapy in neonates with persistent pulmonary hypertension of the newborn: a prospective randomized study. Pediatrics. 1989;84:957-63.

[82] UK Neonatal EMCO Trial Group. UK collaborative randomized trial of neonatal extracorporeal membrane oxygenation. Lancet. 1996;348:75-82. https:// doi. org/10.1016/S0140-6736(96)04100-1.

[83] Van Heijst AF, van der Staak FH, Geven WB, et al. Results of extracorporeal membrane oxygenation in 100 newborns with cardiorespiratory insufficiency. Ned Tijdschr Geneeskd. 1999;143:356-60.

[84] Roy BJ, Rycus P, Conrad SA, Clark RH. The changing demographics of neonatal extracorporeal membrane oxygenation patients were reported to the Extracorporeal Life Support Organization (ELSO) Registry. Pediatrics. 2000;106(6):1334-8.

[85] International Summary of ELSO Registry Report. Extracorporeal Life Support Organization (ELSO), Ann Arbor, MI, Jan and July 2017.

[86] Davis PJ, Firmin RK, Manktelow B, et al. Long-term outcome following extracorporeal membrane oxygenation for congenital diaphragmatic hernia: the UK experience. J Pediatr. 2004;144:309-15.

[87] Morini F, Goldman A, Pierro A. Extracorporeal membrane oxygenation in infants with congenital diaphragmatic hernia: a systematic review of the evidence. Eur J Pediatric Surg. 2006;16:385-91.

[88] Mugford M, Elbourne D, Field D. Extracorporeal membrane oxygenation for severe respiratory failure in newborn infants. Cochrane Database Syst Rev. 2008;3:CD001340.

[89] Jani JC, Peralta CF, Nicolaides KH. Lung-to-head ratio: a need to unify the technique. Ultrasound Obstet Gynecol. 2012;39:2-6.

[90] Jani J, Nicolaides KH, Keller RL, et al. Observed to expected lung area to head circumference ratio in the prediction of survival in fetuses with isolated diaphragmatic hernia. Ultrasound Obstet Gynecol. 2007;30:67-71.

[91] Russo FM, Eastwood MP, Keijzer R, et al. Lung size and liver herniation predict need for extracorporeal membrane oxygenation but not pulmonary hypertension in isolated congenital diaphragmatic hernia: systematic review and meta-analysis. Ultrasound Obstet Gynecol. 2017;49:704-13.

[92] Zalla JM, Stoddard GJ, Yoder BA. Improved mortality rate for congenital diaphragmatic hernia in the modern era of management: 15 year experience in a single institution. J Pediatric Surg. 2015;50:524-7.

[93] Logan JW, Rice HE, Goldberg RN, et al. Congenital diaphragmatic hernia: a systematic review and summary of best-evidence practice strategies. J Perinatal. 2007;27: 535-49.

[94] Inpatient management standards for CDH: Scottish Diaphragmatic Hernia Clinical Network, 2013. http://www.sdhcn.scot.nhs.uk/wp-content/uploads/sites/19/2017/01/SDHCN-IN-PATIENTGUIDELINES-25.09.12.pdf. Accessed 4 Jul 2017.

[95] Puligandla PS, Skarsgard ED. The Canadian Pediatric Surgery Network congenital diaphragmatic hernia evidence review project: developing national guidelines for care. Pediatric Child Health. 2016;21:183-6.

[96] Benjamin JR, Bizzarro MJ, Cotton CM. Congenital diaphragmatic hernia: updates and outcomes. NeoReviews. 2011;12:e439-52.

[97] Kays DW, Islam S, Richards DS, et al. Extracorporeal life support in patients with congenital diaphragmatic hernia: how long should we treat? J Am Coll Surg. 2014;218: 808-17.

[98] ELSO Guidelines for cardiopulmonary extracorporeal life support extracorporeal life support organization, version 1.4, Ann Arbor, MI, Dec 2017. www. elsonet.org.

[99] Baiocchi M, Caramelli F, Frascaroli G. ECMO for postcardiotomic shock. In: Sangalli F, Patroniti N, Pesenti A, editors. ECMO-extracorporeal life support in adults. Milano: Springer; 2014.

[100] Anderson HL, Snedecor SM, Otsu T, Bartlett RH. Multi-centre comparison of conventional veno-arterial access versus veno-venous double-lumen catheter access in newborn infants undergoing extra-corporeal membrane oxygenation. J Pediatric Surg. 1993;28(4):530-534 (discussion 534-5).

[101] Gauger PG, Hirschl RB, Delosh TN, Dechert RE, Tracy T, Bartlett RH. A matched pairs analysis of veno-arterial and veno-venous extracorporeal life support in neonatal respiratory failure. ASAIO J. 1995;41(3):M573-9.

[102] Chen H, Yu R-G, Yin N-N, Zhou J-X. Combination of extracorporeal membrane oxygenation and continuous renal replacement therapy in critically ill patients: a systematic review. Crit Care. 2014;18(6):675.

[103] Anand KJ, Sippel WG, Schofield NM, Aynsley-Green A. Does halothane anaesthesia decrease the metabolic and endocrine stress responses of newborn infants undergoing operation? Br Med J (Clin Res Ed). 1988;296(6623): 668-72.

[104] Anand KJS, Hickey PR. Pain and its effects in the human neonate and fetus. N Engl Med. 1987;317:1321-9.

[105] Taddio A, Katz J, Ilersich AL, Koren G. Effect of neonatal circumcision on pain response during subsequent routine vaccination. Lancet. 1997;349:599-603.

[106] Davidson A, Flick RP. Neurodevelopmental implications of the use of sedation and analgesia in neonates. Clin

Perinatol. 2013;40:559-73.
[107] Locatelli C, Bellieni CV. Sensorial saturation and neonatal pain: a review. J Matern Fetal Neonatal Med. 2017;23:1-5.
[108] Crews KR, Gaedigk A, Dunnenberger HM, et al. Clinical Pharmacogenetics Implementation Consortium guidelines for cytochrome P450 2D6 genotype and codeine therapy: 2014 update. Clin Pharmacol Ther. 2014;95(4):376-82.
[109] Calder A, Bell GT, Andersson M, et al. Pharmacokinetic profiles of epidural bupivacaine and ropivacaine following single-shot and continuous epidural use in young infants. Paediat Anaesth. 2012;22(5):430-7.
[110] Suresh S, De Oliveira GS Jr. Blood bupivacaine concentrations after transversus abdominis plane block in neonates: a prospective observational study. Anesth Analg. 2016;122(3):814-7.
[111] Allegaert K, Palmer GM, Anderson BJ. The pharmacokinetics of intravenous paracetamol in neonates: size matters most. Arch Dis Child. 2011;96(6):575-80.
[112] Palmer GM, Atkins M, Anderson BJ, et al. I.V. acetaminophen pharmacokinetics in neonates after multiple doses. Br J Anaesth. 2008;101(4):523-30

第3章　新生儿成像

Imaging in Neonates

Filomena Carfagnini　Laura Greco　Donatella Vivacqua　Gianluca Rasetto
Antonio Poerio　Michelangelo Baldazzi　著
吴　冰　译

新生儿外科疾病（胸部和腹部）的诊断需要使用不同的设备，不同设备之间既有优势互补，又能发挥各自的特性。

多数新生儿的相关疾病常只需要超声即可进行产前诊断，必要时可使用胎儿 MRI 进行补充。

产后的首选检查是超声及常规 X 线，包括 X 线平片、对比剂检查，其中后者主要用于胃肠道和泌尿系疾病的诊断。

MRI 作为一种补充性的诊断技术，其优点是没有电离辐射，可进行多平面成像，获得多权重的参数图像，并具有较高的组织分辨率，其局限性是序列较多、扫描时间较长，患儿需要保持镇静或者接受麻醉。

CT 因其自身的高空间分辨率，已成为一种非常可靠的诊断方式，但由于辐射剂量高，对新生儿年龄阶段的适应证有限，仅适用于极少数胸部疾病的诊断。

在接下来的内容中，我们将分别讨论在新生儿年龄段的胸、胃肠和泌尿生殖系统疾病诊断，强调每个部位不同成像技术的征象，以及它们之间的关系，目的是确定最佳影像诊断及可重复性好的方法。

一、新生儿胸部影像

新生儿胸部疾病的诊断可采用多种诊断技术，并且每一种都有其特性，可以回答针对性的临床问题。

新生儿手术病变的诊断通常于产前进行，胎儿超声和胎儿 MRI 可提供很大帮助，特别是在非常复杂的情况时（如先天性膈疝和高气道阻塞），常需要做计划转运至三级中心或进行特殊的产科技术［如产时子宫外胎儿手术治疗（ex-utero intrapartum therapy，EXIT）］。如在先天性膈疝时，胎儿 MRI 可提供定位信息（病变位于左侧或右侧）、疝出的器官有哪些、肺体积和成熟度、是否有纵隔移位、羊水过多和其他相关病理信息[1]。

所有主要的诊断性检查都有助于诊断新生儿胸部病变，首选检查方法是胸部平片及超声，进一步检查则选择 MRI，而 CT 仅用于使肺扩张或纵隔增宽的病变，如先天性肺发育不良的术前计划，以及不明原因的严重呼吸窘迫。

（一）X 线照相

新生儿出生后，一线的检查仍然是数字信号或模拟信号的胸部 X 线成像，这种检查相对便宜，易于实行，而且普及广泛。医生也可以较快获得胸片的影像信息，而且专业的操作人员可以将辐射剂量控制到非常低。

X 线检查的常规体位是仰卧位、单一的前后投照。更多的体位，如水平 X 线束照射的横向侧位和侧卧位也同样有助于医生诊断。X 线光束的准直应尽可能窄，以避免其他器官和组织暴露于射线下。

胸部 X 线可以较容易的区分出引起新生儿呼吸窘迫的是内科病因还是外科病因；在许多情况下，它都能证实一些病理的产前初步影像诊断是否正确。通过胸部 X 线片，还可以评估患者的肺扩张度和透光度、心脏大小和纵隔轮廓，以及导管、气管内置管和胸腔引流管的位置。一侧胸腔内可见的高透光度和纵隔轮廓的移位都可用来判断是否为气胸（图 3–1）。如果高透光度区域局限于局部肺实质，应考虑囊性的发育不良(图 3–2)、先天性大叶过度膨胀或支气管闭锁的可能，当然这些诊断也需要通过二线的检查来明确。

胸腔积液或膨胀性肿块、支气管囊肿、肺隔离症或囊肿呈液体状的初期囊性发育不良，则可表现为肺部透过度减低。

此外，胸部 X 线检查也能显示由一些胸部罕见病变所导致的纵隔轮廓扩张，如淋巴管瘤病、胸腺肿瘤、椎旁肿瘤（如神经母细胞瘤、节细胞神经母细胞瘤和神经节细胞瘤）。还能显示出先天性横膈疝这一特殊疾病的特征，包括后侧膈疝（即 Bochedalek 疝）和前侧膈疝(即 Morgagni 疝)，以及其他罕见的横膈疝类型。

（二）超声检查

胸部的超声检查是用高分辨率的多频换能器进行的，包括凸面或线性的探头[2]。它没有电离辐射，也不需要注射镇静剂，这些特点使它成为新生儿影像领域的常用诊断工具。此外，儿童骨骼的低骨化度使得它的应用面比成人要宽。超声检查的局限性主要是操作者依赖性高。

超声在胸腔积液的鉴别和定量方面非常有效，并引导胸腔穿刺术。超声是评估胸腔积液最可靠的技术，可区分均匀、无回声的液性积液，以及复杂的积液，后者表现为碎片回声、移动纤维蛋白束、间隔或蜂窝状外观[3]。

它的应用现已扩展到实质性病变和纵隔检查。它能够评估膈肌轮廓，在膈疝的情况下分析是有哪些腹部器官疝入胸腔，并识别实性的肺病变、纵隔肿块和先天性肺畸形（如肺隔离症）。依靠彩色多普勒技术，超声能在不使用血管内对比剂的情况下评估血管。

最后，它在诊断那些可能累及颈部的病变时，如淋巴管瘤和腮部畸形，也是至关重要的。根据不同的回声，它可以诊断出可能导致病变突然扩大的出血情况，以及所引发的气道受压或移位。当正常的均质液性内容物变得凝集并出现液面时，就要怀疑出现了这些并发症。

（三）MRI

多年来，MRI 一直仅被认为是检查肺实质的实验性研究性技术。之所以这样认为，是因为呼吸和心跳导致的运动伪影会使 MRI 在检查肺部

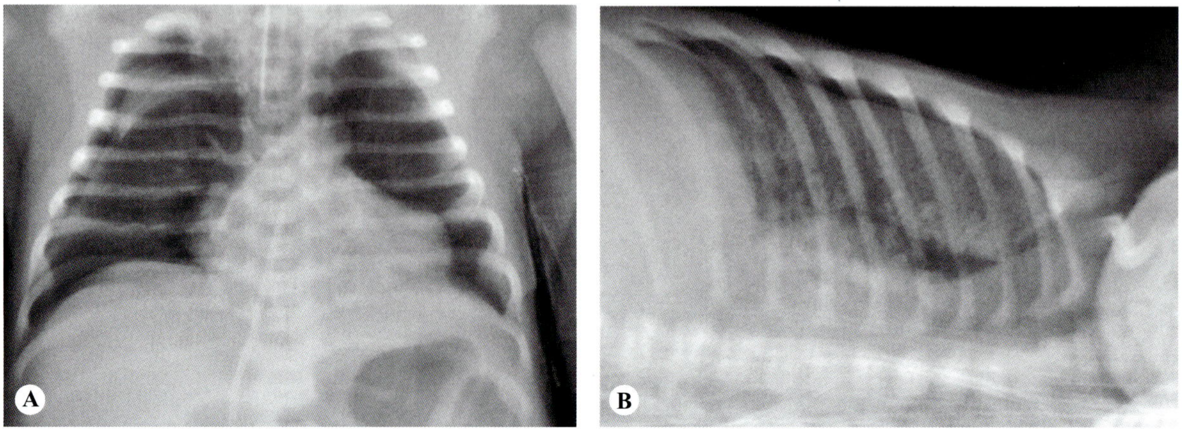

▲ 图 3–1　新生儿正位胸部 X 线片显示双侧气胸和纵隔气胸（A）和左侧卧位确认右侧气胸（B）

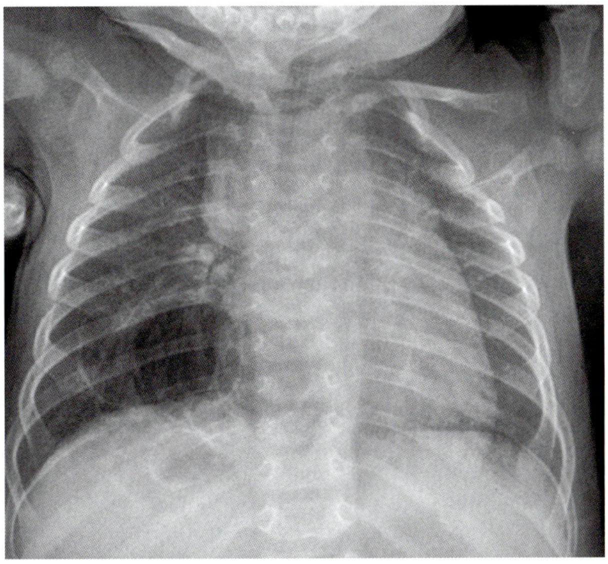

▲ 图 3-2 新生儿胸部 **X** 线片显示右叶下部有多个含气囊性病变

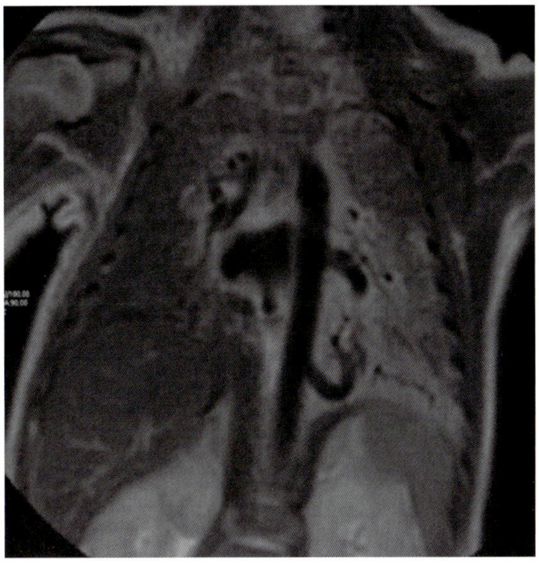

▲ 图 3-3 出生 3 天的新生儿的产后 **MRI**，显示左下叶肺隔离症，通过病灶内流空图像识别供血动脉和引流静脉

时的图像质量较差。

然而，多年来，随着快速序列（如 TSE 的 T_2 加权成像）的发展，运动伪影减少技术（如多叶片技术），以及呼吸触发序列的使用，扩大了 MRI 在胸部研究中的适应证。

MRI 没有电离辐射，因此，它在确定新生儿出生后的先天性肺畸形中起着重要作用，包括气道畸形疾病，如先天性肺气道畸形（congenital pulmonary airway malformations，CPAM），以及血管疾病，如肺隔离症。例如，CPAM 的特征是 T_2 加权序列中可见圆形、高信号区域；肺隔离症是一个信号强度不同的肺区域，信号强度高于周围的健康的肺实质，同时病灶区域内可见血管流空效应。黑血血管造影序列可在不需要静脉注射对比剂的情况下，帮助医生识别出常起源于膈上或膈下主动脉的隔离肺的输入动脉血管（图 3-3）。

我们可以在儿童镇静或自然睡眠状态下对其进行 MRI 检查，而不需要麻醉，因此新生儿刚出生的最初几天就可以进行 MRI 检查，而手术计划所需的 CT 检查，则可推迟几个月，到术前再做。

胸部 MRI 最重要的应用领域之一是检查纵隔肿物（如胸腺囊性畸胎瘤、纵隔淋巴管瘤、胸膜心包囊肿、食管囊性重复畸形），特别是后纵隔肿物（如神经母细胞瘤）。

（四）CT

CT 是研究胸部病变的金标准[4]，但由于其辐射剂量高，在新生儿中这种诊断方法的用途非常有限，只有少数临床适应证。

CT 检查可在短时间内获取大量影像数据，而且更薄的扫描层厚允许原始数据多平面重建。因此，CT 能够检查气道并为虚拟内镜创建三维重建图像，以识别血管（特别是当怀疑存在血管环和肺动脉吊带等血管异常时），最重要的是，能较好地评估肺实质及其内的病变（如囊性实质畸形、支气管源性囊肿、肺隔离症、肺叶过度膨胀或支气管闭锁）[5]。

综上所述，CT（静脉注射对比剂）是研究先天性肺发育不良的二线检查，包括对于那些限期手术的疾病，以及需要术前计划的“择期”手术类的疾病。其中前者包括引起纵隔移位的畸形，如先天性肺叶过度充气和先天性肺气道畸形[5, 6]。

先天性肺过度膨胀（也称为先天性大叶性肺气肿）的特征是半侧胸廓扩张，过度膨胀的低密度的肺叶，其内可伴稀疏分布的肺血管，患侧胸腔相邻肺叶会有不同程度的不张，纵隔向健侧胸腔移位。诊断时不需要测量患侧肺叶的 CT 值，视觉评估通常就足以识别出肺过度充气状态。在新生儿出生后的早期阶段，由于其残留的肺液清除能力受损，肺 CT 值可能会增加，接近软组织，但随着肺残留液体的吸收，肺叶的 CT 值会逐渐减小。

先天性肺气道畸形的 CT 表现取决于囊实性成分的占比，以及是否伴有感染。CPAM 是多个大小不一的薄壁或厚壁、充满空气或液体的囊肿，扩大受累的单个肺叶或多个肺叶，并使纵隔移位到患侧胸腔。其中Ⅲ型表现为实性肿块，非常罕见。当囊内容物感染或出血时，可看到较高、相当于软组织或厚壁的密度。偶尔可以看到囊内气 - 液平面，但不一定代表感染。

较大的 CPAM 需要与囊性胸膜肺母细胞瘤做鉴别诊断（图 3–4），后者在 CT 检查中表现为肺周围的实性、囊性或混合密度肿块，通常在肺下部邻近胸膜处，相关表现包括胸腔积液和纵隔向健侧移位。肿物病灶内的实性成分在静脉注射对比剂后可增强。横断面成像应包含纵隔，因为可能发生肺门淋巴结转移。

在其他病例中，非紧急情况下的 CT 检查可推迟到婴儿出生后的第 3～6 个月再进行。目前文献报道的涉及支气管闭锁、肺隔离症、非复杂性先天性肺气道畸形和各种混合病变[5, 7]。

在支气管闭锁中，空气通过侧支进入患处，导致患处过度充气、滞留，而患处支气管中产生的黏液分泌物积聚又会导致黏液嵌塞（形成黏液囊肿），这种情况下，CT 可以确诊，它可以非常准确地显示肺段支气管过度充气和黏液嵌塞。在某些病例中，支气管闭锁的远端可以看到包含气体和液体的囊性病变，即严重扩张的支气管。

肺隔离症可以是叶内型或叶外型[8, 9]。叶内型肺隔离症的 CT 表现包括均匀或不均匀的实性肿块，伴有或不伴有囊性改变；也可表现为多个含气或液的小囊性病变的集合体，呈现为一个边界清晰的囊性肿块，或者有气液水平的大空洞病变；病变周围常见肺气肿改变。静脉注射对比剂可以更好地显示体动脉的血供，最常见的供血动脉来自远端胸主动脉，静脉引流经肺静脉进入左心房。在叶外型肺隔离症中，CT 表现为均匀、界限分明、圆形、卵球形或三角形肿块，有时伴有内部囊性区域；动脉血供通常是来自体循环

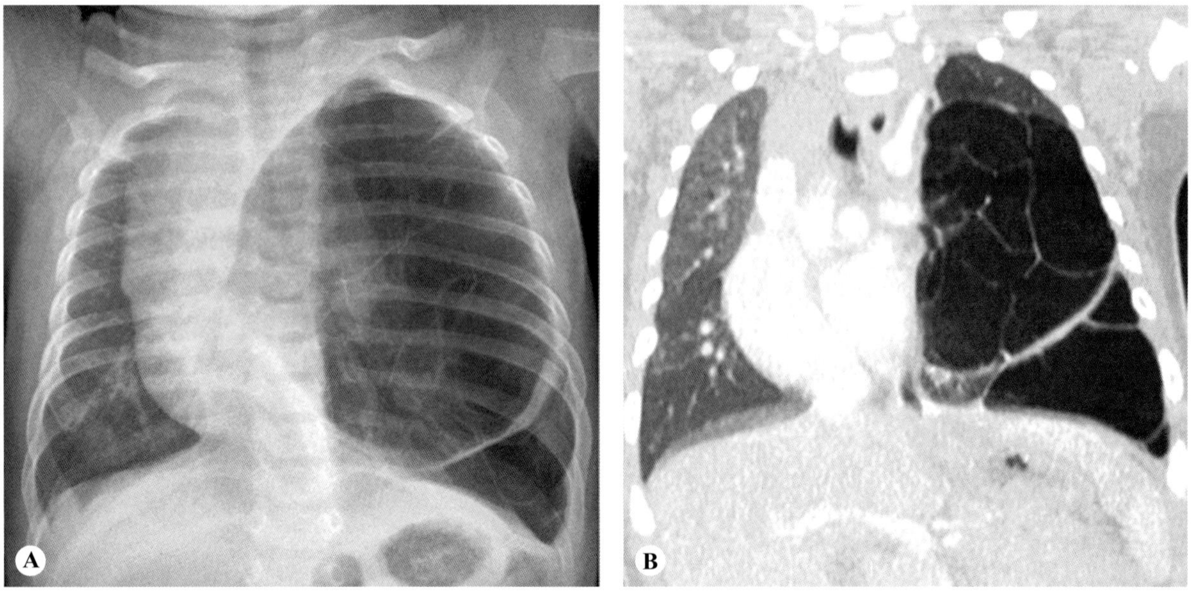

▲ 图 3–4 胸膜肺母细胞瘤

胸部 X 线片（A）和 CT 冠状重建（B）显示多个囊肿占据左半胸腔，挤压中线并将纵隔推向右侧

（上腹主动脉或下胸主动脉），而静脉引流通常是下腔静脉或奇静脉系统，偶尔是通过冠状动脉或门静脉回流。CPAM 囊肿与气道相通，其血管供应来自肺循环，然而，也有许多 CPAM 由体循环血管供血的病例，这时候就很难区分 CPAM 和肺隔离症，因为它们是重叠的畸形（混合病变）（图 3–5）。从放射学的角度来分析，无法区分是体循环供血的 CPAM，还是肺隔离症。

最后，CT 还可用于研究纵隔和胸部肿块，特别是在难以探查的区域（如肺尖、膈肌附近、邻近胸壁或中央气道），并评估软组织、血管和气道浸润程度。然而，在这些情况下，推荐使用 MRI，它有类似 CT 的诊断价值，并且没有辐射。

二、新生儿胃肠道成像

目前新生儿消化系统最重要的诊断技术仍然是腹部 X 线平片和常规的造影检查 [10, 11]。

近年来，超声在儿童影像中也发挥着越来越重要的作用，无论在急诊检查还是在选择性检查中，都被认为是临床评估之外的首选方法。

MRI 仅适用于某些特定的病例，尤其是在评估有复杂的畸形病变或存在广泛性疾病时。而 CT 几乎只是特殊时才用，没有明确的适应证 [12, 13]。

我们也必须要明白，许多胃肠道异常在产前即可诊断，这也往往会改变和影响产后的诊断策略。

（一）X 线照相

消化系统中存在的气体是一种天然对比剂，在新生儿阶段进行的常规 X 线摄影中有广泛的应用 [10–14]。

新生儿出生后，气体在几个小时内就可充满整个消化道。这些气体首先在几分钟内充盈胃腔，然后在大约 3h 内向小肠蔓延，最后在 6～8h 后见于乙状结肠、直肠。新生儿肠道气体充盈过程的中断提示有梗阻，通常说明肠道存在闭锁情况，但也发生在胎粪肠梗阻或腹膜炎、先天性巨结肠疾病和结肠功能不成熟的情况下。以上这些情况都可以通过合理运用常规放射学检查而得到

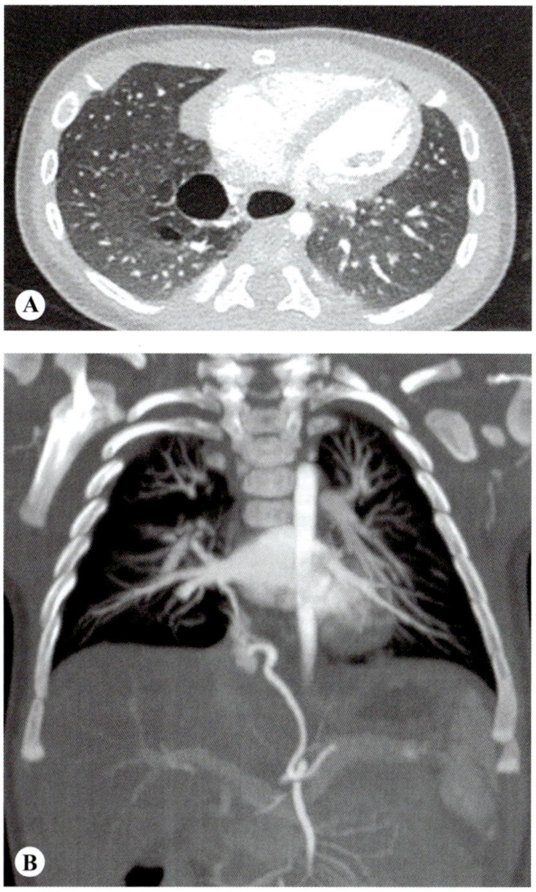

▲ 图 3–5 轴位（A）和冠状位 MIP 重建（B）CT 显示混合病变中的囊性病变和全身动脉供应

有效诊断（图 3–6），即使在可疑的病例中，腹部平片也可指导之后的诊断流程。

梗阻可能是不完全性的，如狭窄情况，网膜、重复、肠旋转不良、腹膜带和神经节细胞缺乏症；这些病理情况可迟一些发生，并且常需要其他方法来辅助诊断。

新生儿年龄段的腹部 X 线只采用仰卧位前后位；只有在某些情况下，需增加水平投照的侧卧位像，用于识别气液平面，显示气腹；在后一种情况下，可以使用水平光束的左侧卧位投照。

无论如何明确，所有气腹病例都是明确的放射学诊断，其他可以确诊的情况包括重度梗阻、十二指肠闭锁（双泡征）、较少见的幽门闭锁（单泡征）、空肠闭锁（表现为梗阻近段有少数肠襻扩张，远段完全的肠道无功能状态）。

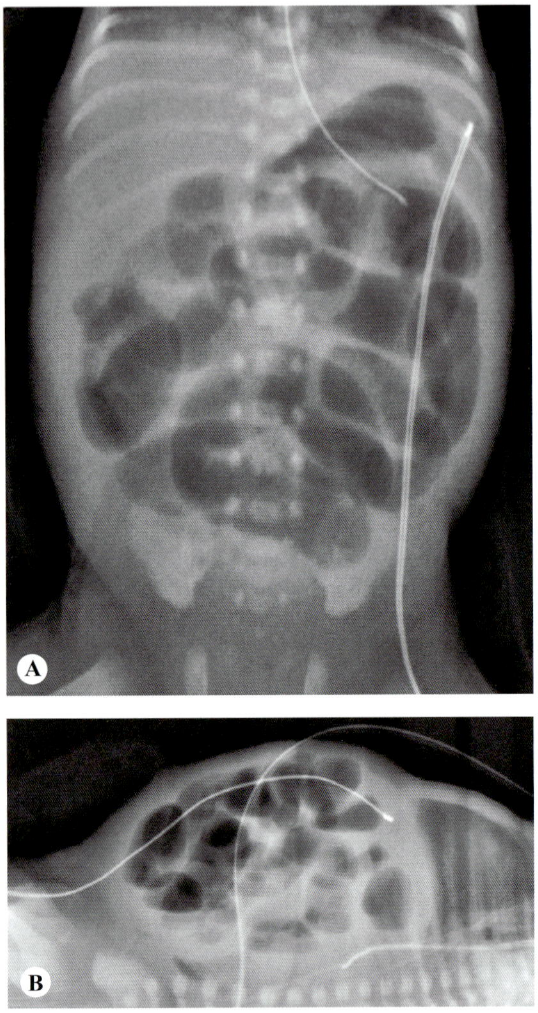

▲ 图 3-6 腹部 X 线片

仰卧位前后位（A）和横向位（B）显示低位肠梗阻，可见许多伴有气液平面的扩张肠襻

通常这些情况都不需要在 X 线照相后再进行放射学检查，因为这通常没有帮助，并且造影检查在肠梗阻时是禁忌的。

腹部 X 线片结合胸部 X 线片对食管闭锁也有诊断作用，由于羊水过多，胎儿肠道腔内液体减少，以及无法检测到胎儿胃，产前超声并不能排除患儿患有这种疾病。

在胸片前后和侧位片上，食管闭锁影像学表现为食管近端的一个充满气体的盲袋。

影像学评估应包括腹部，以显示胃肠道积气的存在与否，进而判断是否存在瘘管，并对气管食管闭锁进行分类[15]。Ⅰ型和Ⅱ型可观察到胃肠中完全没有气体，而在Ⅲ和Ⅳ型中通常存在胃肠道气体。

坏死性小肠结肠炎（necrotizing enterocolitis，NEC）是新生儿中最常见的获得性、危及生命的胃肠道疾病之一，尤其是在极低出生体重的早产儿中[11, 14–16]。在 NEC 中，肠扩张是一种非特异性、早期且最常见的发现，这一征象在腹部平片显示的最好，并且可能是许多轻到重度患者的唯一征象。扩张通常是由于肠梗阻引起，可能是弥漫性或局灶性的，这取决于肠受累的程度。此外，扩张的程度通常与疾病的临床严重程度密切相关，在连续检查中扩张肠襻的分布与临床进展相关。一个预后较差的征象是扩张肠襻从广泛扩张转变为不对称分布，表现为扩张部位变得更局限。更令人担忧的是，如果在随访的腹部平片中，不对称的情况持续存在，扩张的肠襻与固定的肠襻保持相同的外观。这表明发生全层坏死，并可能先于腹膜炎等临床症状的恶化。由于这些原因，肠扩张的程度和分布模式是早期诊断和随访的最重要的征象。

在 NEC 中，肠壁内气体的出现也是可能先于临床症状的早期征象。尽管肠壁内气体也可能出现于其他新生儿疾病中，但它最常见于 NEC，因此被认为是 NEC 的一种特异的征象。然而，并不是所有 NEC 病例都存在肠壁内气体，它多见于远端小肠和大肠，因此最常见于右下腹。

肠壁内气体的数量并不总与 NEC 患者的临床严重程度相关，而气体的消失也并不总代表患者临床症状有所改善。在腹部平片上，肠壁内气体可弥漫或局部出现，呈线性或圆形透亮区；圆形透亮区代表黏膜下层的壁内气体，弥漫分布时可能呈气泡状；线性透亮区，通常呈曲线状，代表浆膜下的壁内气体（图 3-7）。

在 NEC 中的门静脉积气是肠壁内气体通过肠壁静脉进入门静脉系统形成的，它的出现并不一定提示病情危重。然而，与肠壁内气体一样，门静脉气体也可能迅速出现或消失，它的消失也并一定与临床症状的改善相关联。在仰卧位腹部

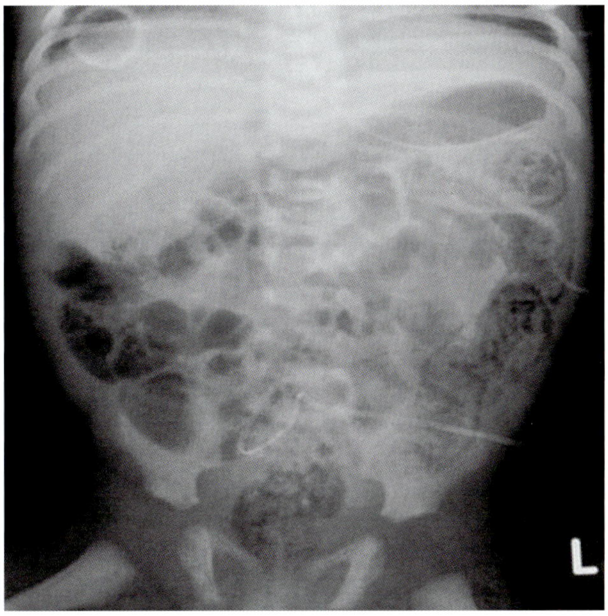

▲ 图 3-7 腹部 X 线片，NEC 患儿左结肠壁大量黏膜下和浆膜下积气

平片上，门静脉积气表现为分支、线状、透光的血管影，可从门静脉主干区域向肝左右叶周边走行，其范围取决于门静脉气体存在的数量。

当需要在横侧俯卧位行腹部平片检查，以评估穹窿及其与会阴的距离时，腹部平片在肛门直肠畸形检查中就能发挥重要作用[11-13]。此外，还能用于检查常见于尾部退化综合征或不同综合征中的其他骨骼异常的骶尾部异常（VACTERL 联合畸形）。

（二）对比检查

对比检查可用于评估一些先天性胃肠道疾病。对于新生儿疾病来说，主要包括上消化道（upper gastrointestinal，UGI）的系列检查，小肠造影（small bowel followthrough，SBFT），水溶性对比剂灌肠，以及目前已经使用较少的钡灌肠检查[10-15]。

Loopogram 检查（逆行性尿路造影）在有造口的儿童中有重要作用。

现代儿科放射学家的目标是与外科医生密切合作，使用正确的技术，在最低剂量下对选定的患者进行检查，以解决特定的诊断问题。

目前常用的是能捕获最后图像的连续透视技术或带有捕获所获得序列的脉冲透视技术。高剂量的标准曝光仅适用于诊断复杂病例或需要更明确的解剖细节的病例（如微小气管食管瘘）。

不推荐优先使用钡剂。在新生儿，尤其是早产儿，以及存在误吸风险或怀疑穿孔的情况下，建议使用低渗透压水溶性的非离子对比剂。

在上消化道检查中不应使用高渗透压的水溶性碘对比剂，因为有误吸风险和随之而来的严重并发症（如急性肺水肿）。对于疑似胎粪肠梗阻或胎粪栓塞综合征的新生儿，灌肠是首选的治疗方法。

对于近端消化道，目前应用对比检查的主要的新生儿手术适应证为气管食管瘘和部分严重梗阻的情况，如十二指肠网膜、环状胰腺、十二指肠和空肠狭窄，以及先天性肠旋转不良；然而，对比检查在中肠扭转诊断中已很少使用，目前主要的依靠超声检查。

在患有气管食管瘘的新生儿中，食管造影（作为上消化道检查的一部分）是 H 型气管食管瘘的金标准检查，主要用于那些大多数在检查时就已有误吸情况或正靠辅助通气的新生儿。

值得注意的是，即使是高质量的食管造影也不一定能显示出隐匿的瘘管，有时还需要进行支气管镜检查。同样，支气管镜检查也可能会漏掉对比研究发现的瘘管。因此，这些检查是互补的。

对于疑似胃食管反流病（gastroesophageal reflux disease，GERD）的新生儿和婴儿，24h pH 探针是目前明确儿童反流病诊断的主要方法；然而，许多检查科室仍然需要 UGI 造影来确认其基础胃肠道解剖是否正常。

尽管小肠造影临床应用率已经很少，但当需要了解有关小肠通畅的情况，以及疑似亚急性梗阻时，仍可进行小肠造影以指导择期肠道切除和手术计划。

这项检查开始时也会针对上消化道进行检查，然后以适当的时间间隔采图来获取一系列图像，以解决特定的临床问题。

近几年来，对下消化道的对比检查没有取得实质性的变化，水溶性对比灌肠和钡剂灌肠仍然是影像学的主要检查手段。灌肠检查可较好的提示肠梗阻，尤其是针对下段梗阻。

一般来说，通过放射学检查，会较容易诊断出高位肠梗阻，其表现为少量扩张的肠襻，比十二指肠闭锁的扩张肠襻数量多，比回肠闭锁或其他原因的低位肠梗阻少。腹腔下部是没有气体的。患者通常不需要进一步的放射学检查，当然也仍可行钡灌肠检查，以排除肠下段的第二和第三闭锁区域。近端闭锁空肠孤立的情况下，结肠的大小是正常的，因为闭锁远端的剩余小肠分泌充足的肠道分泌物使得结肠直径在正常范围。

新生儿低位肠梗阻定义为发生在远端回肠或结肠的梗阻，临床症状包括呕吐、腹胀和无法排出胎粪。回肠和结肠闭锁、胎粪性肠梗阻或腹膜炎、先天性巨结肠和结肠功能不成熟会明确出现梗阻症状。肛门直肠畸形也是低位肠梗阻的一个重要原因，但一般在体格检查中就已经有明显的相关体征了。

由于存在许多扩张的肠襻，低位梗阻通常在腹部造影中很明显，一般来讲，区分回肠和结肠梗阻是非常困难的。通过钡灌肠可以很容易地做出这种区分，这有助于确定功能性小结肠的存在（图 3-8），提示可能存在旋转不良的盲肠位置，并显示结肠闭锁中梗阻的程度。在回肠闭锁中，结肠的位置是正常的，但直径很小。

结肠闭锁通常与回肠远端阻塞难以区分，尤其是当闭锁位于升结肠时。钡灌肠检查通常显示远端细小结肠在闭锁部位阻碍钡逆行流动。

胎粪性肠梗阻是由于胎粪嵌塞引起的结肠和下段小肠腔内梗阻的结果，是囊性纤维化的最早的临床表现。对比灌肠可显示累及整个大肠有功能性的细小结肠，特别是右半结肠或回肠远端的胎粪滞留所致的胎粪颗粒。因要保证治疗效果，胎粪性肠梗阻是少数几种采用高渗透压水溶性碘化对比剂进行灌肠的儿科疾病之一。利用对比剂

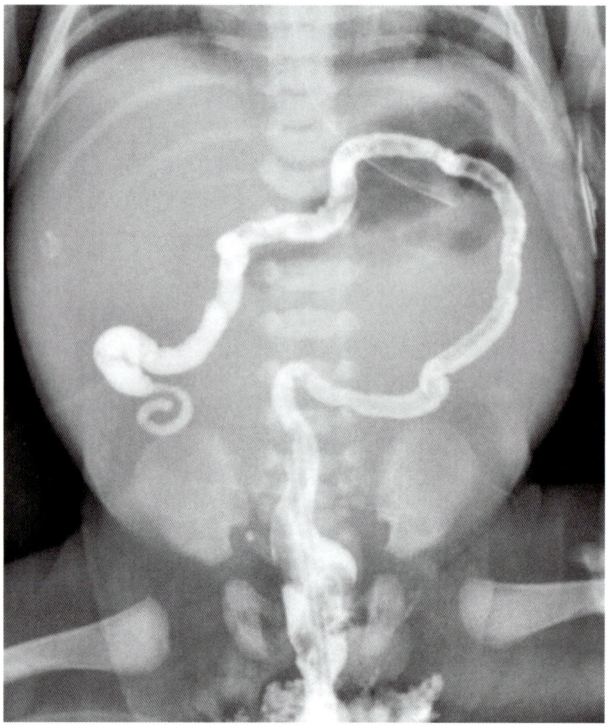

▲ 图 3-8　钡剂灌肠检查显示回肠闭锁的新生儿重度的功能性微小结肠

的高渗透压，可从周围组织吸入大量液体，然后在肠道内溶解浓缩的胎粪。因此，灌肠既是诊断性的，也是治疗性的，可以在操作中或操作后排出胎粪。

胎粪性腹膜炎是由宫内肠穿孔引起的化学性腹膜炎，常与小肠闭锁、胎粪性肠梗阻、肠扭转和肠套叠等潜在疾病有关，尽管有些病例是特发性的 [17]。受挤压的肠内容物引发强烈的腹膜炎反应，导致致密纤维化组织形成，这种组织经常钙化，并且这种特征性的腹膜钙化能够在出生前用超声发现，也可以在出生后用腹部造影和超声识别。胎粪性腹膜炎的钙化物可通过未闭的腹膜鞘突入阴囊，在阴囊内产生钙化性肿块。

先天性巨结肠病是一种低位肠梗阻，病因是结肠的一个节段缺乏正常的肌间神经节细胞 [11-13]。神经节细胞缺乏的范围从肛管向近端延伸，多数病例累及直肠及乙状结肠。超短节段病（局限于内括约肌区域的神经节细胞缺乏症）是非常罕见的，整个消化道的神经节细胞缺乏症也同样少

见。先天性巨结肠新生儿的蠕动波不通过神经节段，导致出生后几天内就出现结肠功能障碍。

先天性巨结肠病的患儿的 X 线摄影结果与其他形式的低位小肠梗阻相似，即结肠和小肠内多变的含气扩张，并且常伴有气液平面。通常很难准确识别结肠，直肠则一般不含气体。钡灌肠显示结肠短而通畅的结肠，直径正常。结肠狭窄和扩张部分之间呈倒锥形的过渡区是最具特征性的影像学表现（图 3-9）。

新生儿梗阻的一个常见原因是结肠功能尚不成熟，尤其发生在早产儿、母亲在分娩期间接受过镁制剂和镇静剂治疗及母亲患有糖尿病的新生儿身上。它包括几个具体病变，最典型的是小左结肠综合征和胎粪栓塞综合征。受累患儿腹胀，排空困难，有时伴有呕吐。典型的肠管扩张比器质性梗阻症状轻。这种情况可以利用对比灌肠方法同时满足诊断和治疗需求。通常，灌肠后可有临床方面的改善，在接下来的几小时到几天中，梗阻的影像学表现和临床症状逐渐好转。对于胎粪栓塞综合征，可采用高渗水溶性对比剂进行灌肠。

（三）超声检查

超声是评价新生儿胃肠道的一种极好的影像学手段，因此被认为是临床评价的一种延伸，同时在急诊情况下也可作为一种选择性检查[18, 19]。

超声检查的优点是没有电离辐射和易于获得，而主要缺点是依赖于操作者和缺乏可重复性。它是重症监护病房里一种极好的床旁成像工具，也可用于指导治疗操作（如胎粪肠梗阻的灌肠）。

在过去的几十年里，超声技术的进步，特别是高分辨率线性探头的改进，极大地提高了胃肠超声成像的质量，从而对其诊断产生了积极的影响。同样，多普勒技术的进步，对正常和病理性的胃肠结构小血管内缓慢流动的情况能更好地进行描述和定量。

除传统的经腹探查外，其他不太常见的探查方式有时也是必要的，并在特定的疾病情况下应

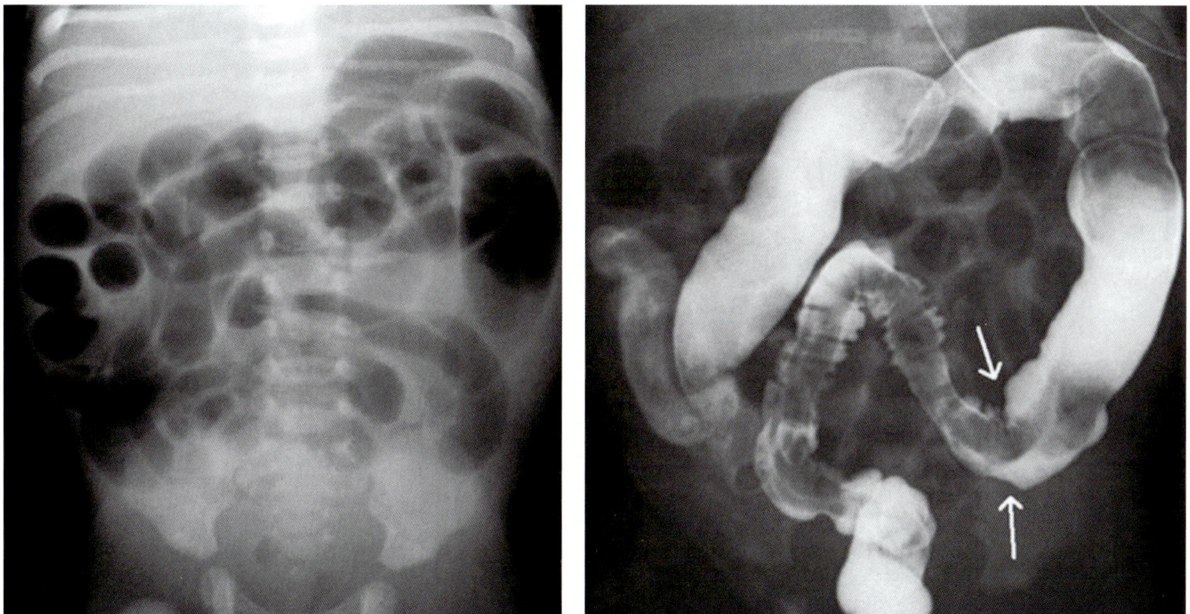

▲ **图 3-9 先天性巨结肠的腹部 X 线片（A）和钡剂灌肠（B）**

注意图 B 中结肠狭窄和扩张部分之间的交界区（白箭）

用，如气管食管闭锁时使用的胸骨上和纵隔超声来探查食管上部；在肛门直肠或泄殖腔畸形中，可经会阴超声入路评价肛管或远端直肠袋的位置及其与皮肤表面的距离。

1. 上消化道

新生儿食管闭锁通常通过正位和侧位 X 线诊断，但超声检查也可以为外科医生提供额外的宝贵信息。除了腹部和心脏超声检查能起到了探查试管闭锁相关异常的作用外，通过食管给予少量生理盐水后，也可改善纵隔超声检查，从而达到能显示食管上端盲端管壁的长度、形态和结构的效果。当然，气管食管瘘很少能通过超声检查出来。

尽管想要完整显示位于心脏后方的整个食管远端长度是困难的，但通过上腹部超声入路，贲门和邻近的食管远端形态通常很容易观察到。

对于疑似胃食管反流病的新生儿和婴儿中，超声检查是一种使用广泛、无创且灵敏度高的方法，它可以提供有用的解剖和功能信息，尽管其实际作用仍存在争议。胃食管反流和胃食管反流病定义的问题复杂性与许多因素有关，包括难以区分生理性和病理性胃食管反流，以及很难在胃食管反流与胃食管反流病相关症状或并发症之间建立两者的因果关系。

通常认为超声是确认或排除肥厚性幽门狭窄诊断的首选方式，因为它可以直接观察到管腔和周围的肌肉组织[20]。肥厚性幽门狭窄（hypertrophic pyloric stenosis，HPS）的诊断基于超声形态学和动态发现，最重要的标准是幽门肌增厚＞3mm，幽门长度＞18mm，以及未见幽门环管腔开口（图 3-10）。

当胃重复囊肿具有由局部液体形成厚壁分层超声表现时，通常很容易识别。可将胃排空以便于凸显囊肿与胃壁的密切关系。

超声评估食管胃交界处、胃部和幽门后，下一步是沿着十二指肠走行检查 D_3 位置，通常它在腹主动脉和肠系膜上动脉之间通过；也可以确定十二指肠空肠交界处的正常位置位于主动脉的左侧。

2. 小肠和大肠

超声可用于识别肠道旋转不良[21, 22]。过去几年，钡灌肠和上消化道影像学检查常用来评价十二指肠形态、十二指肠－空肠结合部位置和盲肠位置，并且至今仍被认为是检查的金标准[21-23]。实际上，除了这些利用 X 线的侵入性检查外，彩色多普勒超声检查也被用来识别肠道旋转不良和位置的异常。超声学最著名的发现是明确了肠系膜上动脉（superior mesenteric artery，SMA）和肠系膜上静脉（superior mesenteric vein，SMV）之间的异常关系，尽管其正常位置也并不排除存在异常的中肠旋转。此外，超声检查认为十二指肠第三部分的正常位置是排除肠旋转不良相对于

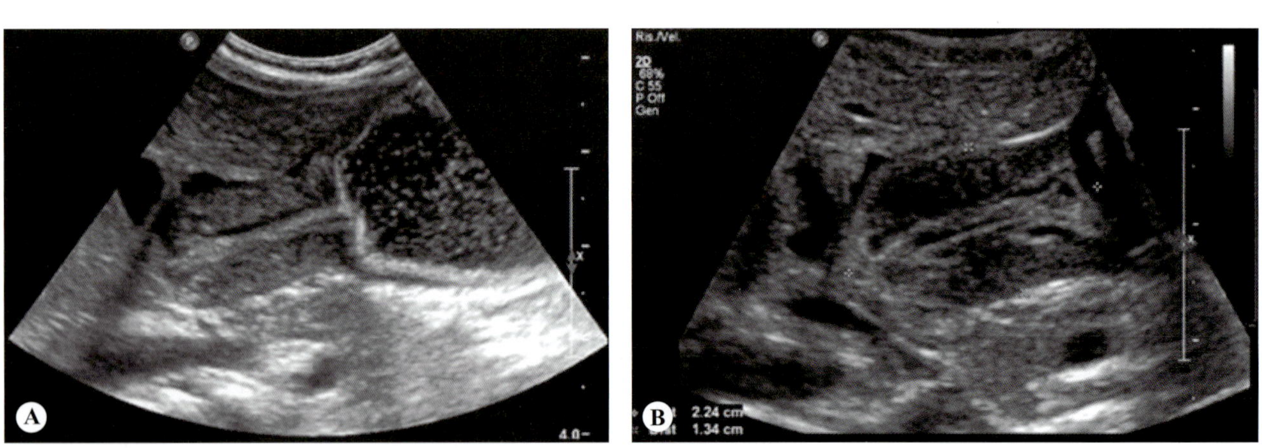

▲ 图 3-10　超声检查显示肥厚性幽门狭窄中幽门肌增厚而无管腔开口

肠系膜血管位置的更可靠的标志。

中肠扭转是新生儿急腹症最常见的原因，也是肠道旋转不良的常见后果，这属于危及生命的紧急情况。因此及时做出早期诊断对这种疾病的治疗至关重要，能及时避免发生肠梗阻和坏死的风险。如果不及时诊断和治疗，它会导致患有短肠综合征患者死亡，即使幸存也需终生依赖全肠外营养。

因此，学习识别中肠扭转的超声发现是非常重要的，肠扭转时，可出现肠系膜上静脉和肠系膜缠绕肠系膜上动脉时产生顺时针方向，并在横断面图像上表现出旋涡状外观。彩色多普勒血流超声检查中的增强血管信号利于观察病变（图 3-11）。

对于具有典型旋涡征表现的新生儿，通常不需要额外的影像学检查，此征象的出现即提醒外科医生需制订紧急手术计划。超声检查对于这个年龄组的优势是显而易见的，因为它可以直接在重症监护病房的床边进行，并且没有电离辐射的问题。

新生儿肠梗阻的诊断或对这些疾病的产前诊断是基于临床体征，腹部平片所能观察到的放射学征象出现在 12～24h 后，在远端肠梗阻中，影像学表现可能会出现的更晚。

超声检查可以提供重要的附加信息[10-14]。首先，它可以显示梗阻，即近端肠襻（直径为 16～40mm）严重扩张，壁薄，蠕动增加，充满液体，间断有回声密集的气体颗粒。远端肠管萎缩至 3～4mm，伴有回声密集或靶样的粪便内容物。

此外，超声检查可以评估结肠大小及其内容，这可以推测梗阻发生的可能部位，从而能明确在发生低位肠梗阻的情况下是否需要进行对比剂灌肠。在近端的小肠闭锁中，结肠有正常管径（9～14mm），而在远端小肠闭锁和胎粪性肠梗阻中很容易识别微小结肠（3～5mm）。也存在重度的微小结肠，但小肠扩张较少且蠕动较少。最重要的发现是扩张肠襻的特征性外观，其内含有异常胎粪：厚厚的胎粪粘在肠壁上，导致肠壁表现为假性增厚。右下腹的远端肠襻很小（3～4mm），并且由于含胎粪颗粒，具有靶征的外观。

结肠水灌肠可用于胎粪栓综合征和小左结肠综合征中。

除了小肠梗阻外，在伴有单个或多个胎粪假性囊肿和游离腹腔积液胎粪性腹膜炎中还可观察到肝、脾、阴囊和腹膜钙化[17]。

有时，超声检查会明确梗阻的原因，无论是内在原因（如存在十二指肠蹼）还是外在原因（如消化道重复囊肿或环状胰腺）[24]。

会阴超声可准确测量肛门直肠畸形患者直肠末端和会阴之间的距离[25]。此外，可以对伴有生殖泌尿道和畸形发育不良的患者行超声检查；因此，所有患有先天性肛门直肠畸形的患者都应在

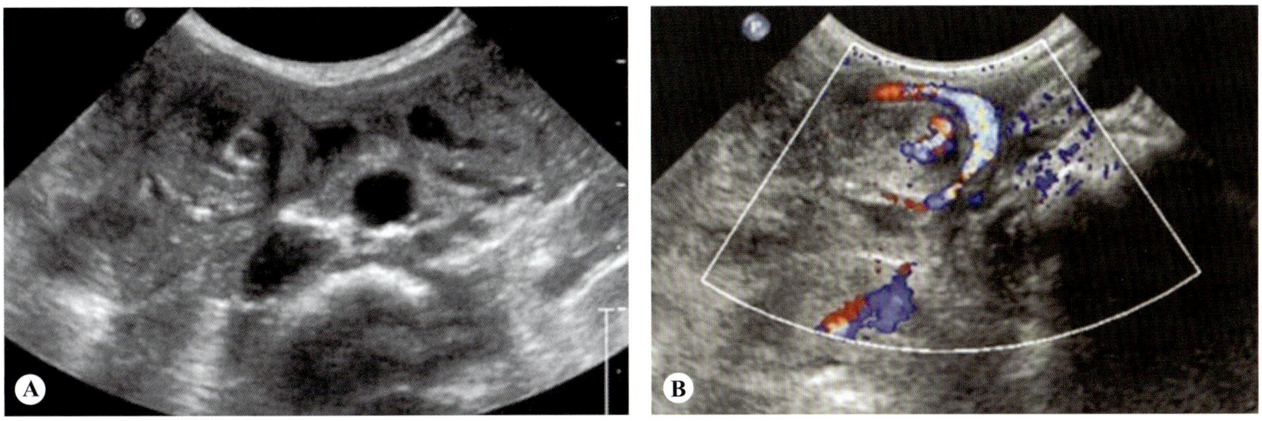

▲ 图 3-11 超声检查（A）和彩色多普勒超声（B）显示旋涡征，肠系膜上静脉和肠系膜以顺时针方向缠绕肠系膜上动脉

新生儿早期进行泌尿生殖系和脊柱超声检查作为筛查检查。

超声检查目前仍不是用于坏死性小肠结肠炎的常规和随访诊断方法，但它可以提供腹部 X 线平片无法提供的信息，其结果也可能影响 NEC 的临床路径[16, 26]。与 X 线摄影一样，超声可以显示肠壁内气体、门静脉气体和腹腔内游离气体；然而，与普通腹部 X 线摄影相比，腹部超声，包括彩色多普勒超声的主要优势在于可以显示腹腔内液体、肠壁厚度和肠壁灌注情况[27]。

能够提示腹腔内液体是超声检查相对于普通腹部 X 线摄影的第一个主要优势：无论肠腔内积液或是肠腔外积液，或者游离于腹膜腔内还是包裹性积液（都具有鉴别优势）。

腹部超声应用于 NEC 患者的第二个主要优势：能够直接观察肠壁并评估肠壁厚度、回声强弱和蠕动。

随着肠壁增厚和变薄，肠壁的正常回声（所谓的肠道特征）消失，并且因为肠襻严重受累，可能很难从肠管的回声中分辨出肠壁。肠壁增厚伴随着全壁厚回声增强。然而，这是一种非特异性体征，它也可见于其他肠壁弥漫水肿的情况，可不伴有炎症或缺血。

腹部超声（包括彩色多普勒）应用于 NEC 患者的第三个主要优势：能够直接评估肠壁的动脉灌注，以推断单个肠襻的动力。

彩色多普勒可识别三类血流：正常、血流丰富和缺血。充血是继发于肠道炎症的肠壁血管和肠系膜血管扩张的结果，具有特定的流动形式（“斑马”模式、Y 模式和环型模式）（图 3–12）。

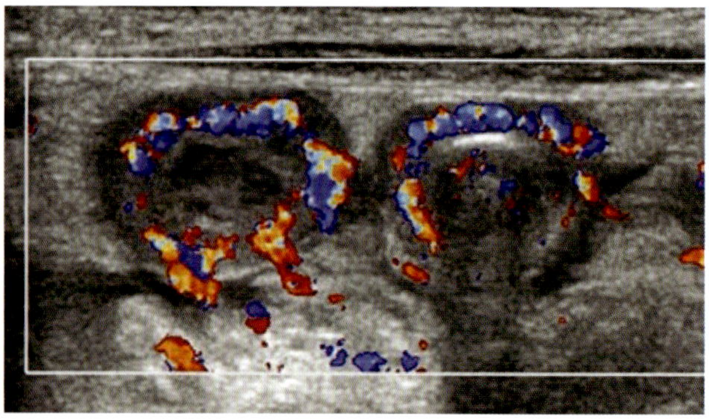

▲ **图 3–12　彩色多普勒超声显示两个增厚的肠壁和环型血流高灌注**

当在肠壁中没有发现彩色多普勒信号时，提示缺血。肠壁变薄和灌注不足反而高度提示肠道不能存活，并且在腹部平片能显示出气腹之前超声就可能观察到此现象。由于穿孔后死亡率较高，在穿孔发生之前及早发现严重缺血或坏死的肠襻可以降低 NEC 的患病率和死亡率。

3. 其他疾病

超声检查是初步评估新生儿持续性黄疸的首选影像学检查方式。在胆道闭锁中，最常见的现象之一是禁食数小时后胆囊结构缺失或变小（＜1.5cm）或空胆囊。大约 2/3 的胆道闭锁新生儿存在胆囊缺失。三角索征（定义为肝门处沿着门静脉的三角形或管状回声灶，厚度超过 4mm）也是其特征性表现。然而，这些发现可能难以将此体征与炎症或肝硬化引起的门静脉周围弥漫性回声区分开来。胆道闭锁诊断中已描述的其他体征还包括胆总管缺失、肝动脉肥厚［直径为（2.2 ± 0.59）mm］和彩色多普勒超声（color Doppler sonography，CDS）显现的肝包膜下血流增加。

胆总管囊肿是非常罕见的先天性胆管系统的囊状或梭形扩张，通常根据 Todani 分类分为 5 种类型。Ⅰ型胆总管囊肿最常见，发生比率高达 80%～90%。胆总管囊肿通常伴有胆汁淤积性黄疸，但也可能出现腹痛和发热。由于胆总管囊肿通常与胆总管和胰管的异常相通，上行性胆管炎和（或）由胆管中的胰腺分泌物反流引起胰腺炎是此病最常见的并发症。

其他并发症还包括肝硬化、门静脉高压症和自发性囊肿破裂。

因为完全切除囊肿通常是首选治疗方法，所以影像学在确定疾病范围和指导手术方法方面起着重要的作用。超声可以很容易地识别胆管扩张的位置和程度。由于扩张的胆管中的含有淤滞胆汁，这就为发现泥沙样胆汁或胆结石提供了可能性。由于Ⅴ型胆总管囊肿（Caroli 病）与常染色体隐性遗传多囊肾病有关，因此这类患者也应检查肾脏。

最终超声检查还可用于检查其他病变情况，如疝、重复囊肿和肠系膜囊肿，以及肿瘤和肿瘤样病变。

（四）MRI

MRI 的主要特点是提供具有组织对比度很高的多平面图像，也没有电离辐射的问题，但是检查时可能需要使用镇静剂。

良性膨胀性病变最初常通过超声诊断，或者在产前就已诊断，所以 MRI 对于新生儿属于二级检查。最常见的病变包括肠系膜囊肿、肠重复囊肿和淋巴管瘤，MRI 检查可以确认这些病变，并提供宝贵和更详细的术前解剖信息[24]（图 3–13）。

尽管罕见，但在新生儿期可能发生肿瘤性病变，如肝母细胞瘤、神经节神经瘤和神经母细胞瘤。这时候，MRI 不仅可用于术前计划，还可用于病变的分期。

在先天性胆管畸形中，从胆管闭锁到胆总管囊肿，MRI 的使用都是非常重要的，特别是胆管造影序列，它可以在不使用对比剂的情况下评估胆管树的情况（图 3–14）。

在胆道闭锁中，肝胆动态扫描（hepatobiliary scintigraphy，HBS）和磁共振胰胆管造影（magnetic resonance cholangiopancreatography，MRCP）可能发挥作用，后者仅用于胆管扩张的情况。对于胆道囊肿，MRI（包括 MRCP）是目前最准确的术前成像方式，可以显示疾病的范围，以及囊肿与周围组织的关系。

最后，MRI 对研究肛门直肠的异常非常有帮助，特别是在新生儿或婴儿的肛门修复术之前进行术前评估，以及在术后存在持续问题的儿科患者[28]。在镇静状态下进行检查，可以通过多平面直接观察远端直肠和相关肌肉组织（肛提肌、耻骨直肠肌、外括约肌）来更准确地评估直肠末端的实际平面。

当 X 线检查或超声检查异常时，MRI 用于显示可能相关的椎管内病变，如脊髓拴系、尾部退化综合征、脊髓积水或终丝脂肪瘤。还可以评估其他相关病变，如骶尾部发育不全、腰椎或肾脏异常。

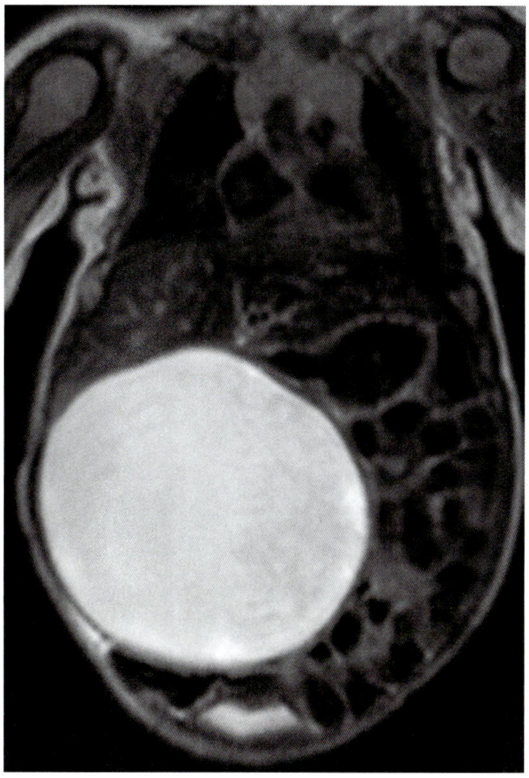

▲ 图 3–13 冠状位 MRI T_2 加权像显示右腹部有一个巨大的肠系膜囊肿

（五）CT

CT 是一项有高度辐射的检查，因此是一种Ⅱ级诊断技术，在新生儿期没有显著应用。有一种非常罕见的例外，即那些需要对胸部和腹部血管解剖进行评估的情况。

三、新生儿泌尿生殖成像

与身体其他部位一样，泌尿生殖系统检查从产前超声检查开始，通常最先关注肾脏、泌尿道和生殖器畸形，这些畸形占了新生儿先天性畸形的 1/3 以上。

通常复查的产前超声检查与彩色多普勒成像相结合，能够评估畸形的类型和严重程度。

然而，在一些复杂的病例或多畸形综合征或

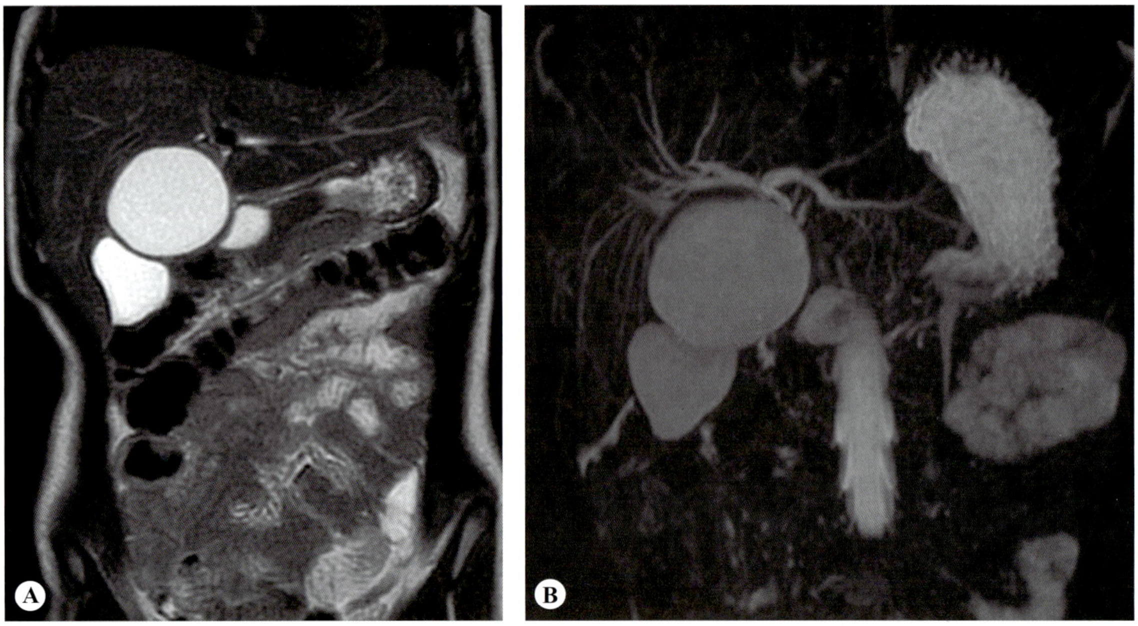

▲ 图 3-14 一个少见的胆总管憩室病例，冠状位 MRI T_2 加权像（A）和 MRCP（B）

羊水过少时，可能需要行胎儿 MRI 检查以实现更准确的评估，提高产后临床治疗管理水平。

MRI 比较有用的外科疾病包括多囊肾、后尿道瓣膜（评估输尿管肾积水及常伴发的肾发育不良）、肾脏肿块、神经性膀胱及其相关的疾病（脊髓脊膜膨出）、巨膀胱 - 小结肠（梅干腹综合征的腹壁测量）、泄殖腔外翻、泌尿生殖窦疾病和扩张性疾病，以及最常见的卵巢肿块。

（一）超声检查

患者出生后，超声常常是明确诊断的唯一检查，也是指导后续诊疗流程的关键，这也大大减少了患儿对其他检查的需求 [29–34]。

超声是一项实时、操作者依赖性高的检查，需要检查者有丰富的经验且受过儿科放射学培训。高分辨率、多个频段（3～18MHz）的探头有助于对泌尿系统和生殖系统进行细致的检查。

1. 泌尿系统

对于泌尿道，检查者必须对处于发育中的肾脏的外观变化有所了解。在产前阶段，肾脏保持其典型的胎儿期的分叶状改变，表现为凹痕或波浪轮廓。肾皮质在这段时间内呈相对肝脏的高回声改变，尤其是早产儿，正常的皮质与髓质区别明显。与皮质相比，髓锥体的回声相对较低，肾窦由于缺乏脂肪或者含量少而不显像。只有当肾盂和输尿管扩张且无回声时才能看到。还需要评估膀胱的大小和形态，测量其壁厚，以及向腔内生长的程度。除了典型的应用外，还有一些与泌尿系统研究有很大相关性的较新应用；例如，使用经会阴入路的高频线性探头评估男性尿道、女性阴道和周围结构。

彩色多普勒研究也非常重要，它可以快速全面地了解血管解剖，以及评估血流速度和方向。彩色多普勒检查还可以直接可视化尿道喷射情况。

多普勒超声可提供血流剖面的详细信息；在新生儿中，它的特点是生理性的低流速，高阻率指数，以及舒张峰值速度降低。

多普勒检查在测量灌注改变时，也可以提供间接的评估，这已经在新生儿肾静脉血栓形成（受累肾脏会有较高的阻率指数）、肾动脉狭窄或肾衰竭的血流变化中得到证实。

能量多普勒检查显示的是血流量，而不是血流速度，这在肾周围血管的评估中特别重要。

它的使用可以诊断局灶性灌注缺损（肾梗死、节段性肾盂肾炎）或皮质灌注弥漫性减少。

超声检查可以识别几种先天性生殖器官疾病，首先是数量异常（肾发育不全）、位置异常（单纯异位）和器官的异常融合（马蹄肾、交叉融合异位和重复肾）；手术对这些畸形基本也都无能为力。

另外，产前诊断出的肾积水是新生儿超声更常见的指征之一。先天性肾积水可能继发于器质性或功能性原因（图 3-15）。梗阻的器质性原因包括肾盂输尿管连接部梗阻（ureteropelvic junction obstruction，UPJO）、输尿管膀胱移行处梗阻（ureterovesical junction obstruction，UVJ）、单纯性输尿管膨出和后尿道瓣膜。

功能性原因包括梅干腹综合征和膀胱输尿管反流。

对于产前诊断为严重双侧肾积水的新生儿，出生后第 1 天就需要进行超声检查，尤其对于伴有输尿管肾积水和（或）疑似膀胱异常或尿道瓣膜的患儿。

相反，对于中度双侧肾积水或单侧肾积水（伴或不伴有输尿管扩张）的产前诊断，由于泌尿系统不成熟，有低估病变的存在和低估严重性的风险，超声检查可以推迟到生后的第 1 周进行。

单纯的超声无法区分梗阻性尿路病变和反流性疾病，因此明确诊断需要后续影像学检查。

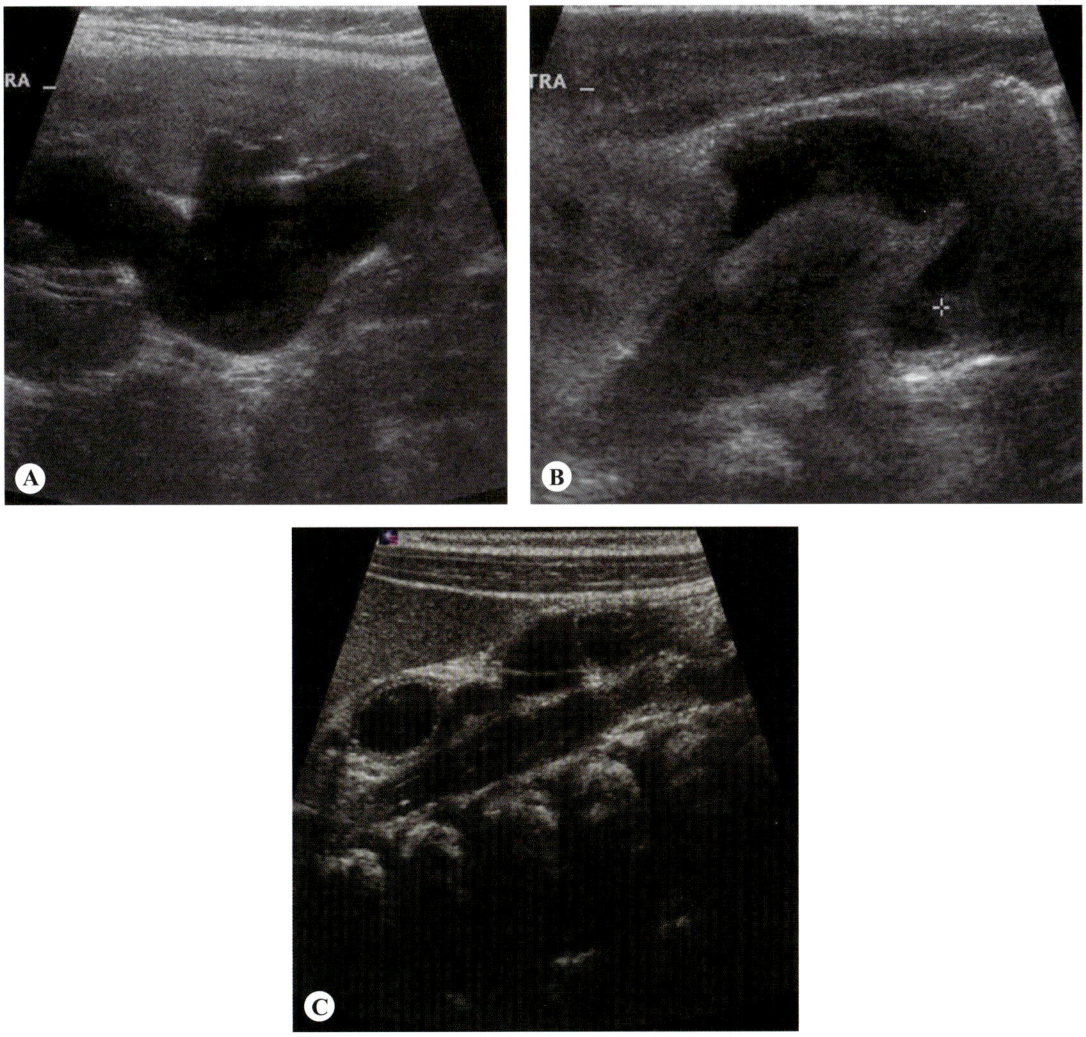

▲ **图 3-15　出生时的超声检查**

可见严重输尿管肾积水，黏膜层增厚强烈提示膀胱输尿管反流只有在某些情况下，超声成像才能明确地直接诊断阻塞性疾病（如严重的盆腔球囊样扩张），相应的输尿管大小没有改变。这个征象强烈提示肾盂输尿管连接部梗阻。此外，输尿管肾积水伴黏膜层增厚，则强烈提示膀胱输尿管反流。

在肾囊性病变中，多囊性发育不良肾（multicystic dysplastic kidney，MCDK）是一种非遗传性发育异常，被认为是早期宫内尿路梗阻的结果，外科手术可能有意义。

膨胀性疾病的诊断也常采用超声；在新生儿中，这些疾病虽然罕见，但多累及肾脏（中胚层肾瘤、肾母细胞瘤病）。

2. 生殖系统

由于母体和胎盘激素的影响，女性的内部生殖器在出生时很明显。2～3个月后，子宫变小，容易漏诊畸形。因此，在怀疑有女性生殖器畸形时，应在出生后不久进行检查。

女性生殖道的先天性异常是由米勒管发育异常引起的，伴或不伴有尿生殖窦或泄殖腔的联合异常。

生殖器和尿道之间存在发育关系，所以这两个系统中的病变经常并存。对于所有患有多囊性发育不良肾、单侧肾发育不良或单肾的女性患儿，以及疑似或明显的生殖器或泄殖腔畸形或先天性肾上腺增生的新生儿，都应进行内生殖器的全面超声检查。经腹部和会阴的检查方法需要适当大小的弯曲阵列换能器和高分辨率线性换能器。在新生儿中，阴道充盈或直肠充盈（称为超声检查）将有助于准确地描绘解剖结构，特别是在较复杂的畸形中。

阴道、宫颈和子宫的大小、形态和位置，包括重复子宫和宫颈或阴道梗阻，在排尿前后都应进行描述。如果有梗阻迹象，应评估梗阻部位到会阴口的距离。

女性泌尿生殖系统畸形可能是单独存在的，也可能与其他异常相关，特别是脊柱或骨骼畸形。对于双性人、尿生殖窦或泄殖腔畸形等复杂畸形，应将患儿转诊至专门的儿科中心做进一步检查和治疗。

健康女性新生儿卵巢内直径达10mm的小而无回声的滤泡囊肿是正常现象，通常没有病理意义。在新生儿期，有时甚至可以看到较大的卵巢囊肿，通常是产前或产后超声检查偶然发现的，它们可能在产后表现为盆腔或腹盆腔肿块。通常，这些囊肿在出生后几周内就会消退，不会引起并发症。较大的卵巢囊肿的并发症包括囊肿内出血、卵巢扭转，以及偶尔在腹股沟疝中出现的卵巢绞窄。

单纯性、非复杂性囊肿的超声表现为无回声无分隔的薄壁囊腔，还有一个表现是子囊征。

出血性囊肿和与附件扭转相关的囊肿表现为复杂性囊肿，包含多个分隔、低回声、凝结的血液和（或）液平面；扭转的其他表现包括回声壁增厚和扭曲的血管蒂。

当在复杂的附件肿块内出现高回声病灶并伴有声影时，可以做出卵巢畸胎瘤的特异性诊断。

包含卵巢和输卵管的腹股沟斜滑动疝在新生儿中并不少见，这种情况血管受损的风险会增加。超声是确定腹股沟疝内容物的可靠方法，将有助于进一步的管理。

在男性新生儿中，超声在睾丸扭转中起重要作用（图3-16）。它通常发生在精索水平，并且患侧的阴囊内容物会发生绞窄，受累的阴囊红肿，睾丸增大。虽然围产期最常见的是单侧扭转，但也会发生双侧扭转。睾丸通常在出生时就已经坏死，因此不太可能进行手术挽救。相反，当出生后发生睾丸扭转或仅局部缺血时，睾丸可能是存活的，可以通过手术挽救。

超声对鞘膜外的（睾丸）扭转的发现取决于扭转的持续时间。新近发生的扭转的表现包括增大的不均质睾丸，同时具有低回声和高回声区域。慢性的扭转表现为轻度增大或正常大小的低回声睾丸，伴有外周回声反射，考虑是因为白膜钙化。阴囊皮肤增厚和鞘膜积液伴斑点状回声和（或）分隔是常见的表现。睾丸和精索中常不存在多普勒信号，尽管实际在多普勒成像中可以看

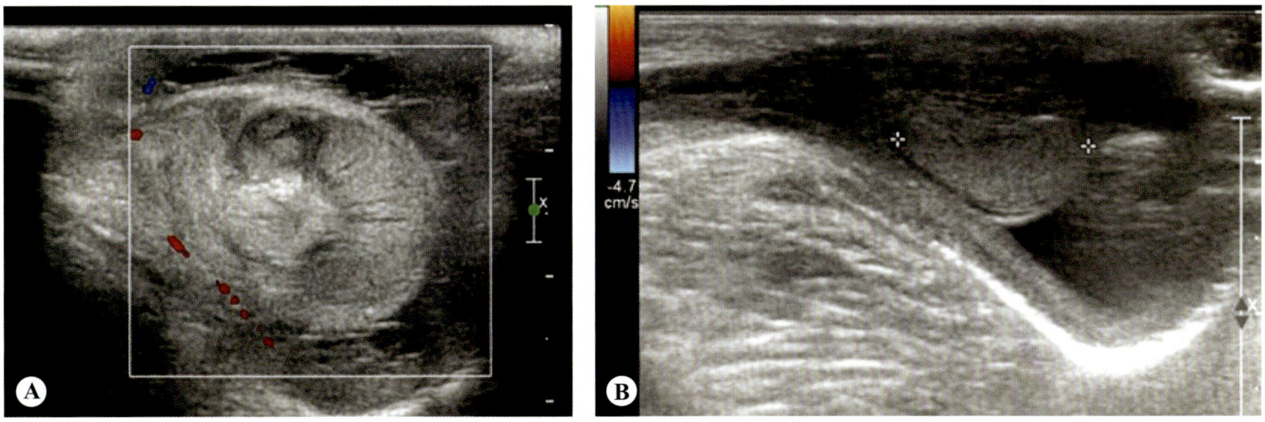

▲ 图 3-16 新生儿阴囊超声检查

A. 彩色多普勒评估显示增大的异质睾丸，具有低回声和高回声区域，无血管信号；B. 对侧睾丸正常

到一些小的血流。在其他先天性单睾症病例中，对侧睾丸可表现为代偿性肥大。

超声也用于有鞘膜积液的新生儿和婴儿，这与鞘膜突未闭有关，使腹膜液进入阴囊。如果鞘膜突在睾丸上方和腹股沟环下方闭合，则鞘膜积液可以在精索周围呈环状或囊状。

在胎粪性腹膜炎的超声检查中可以见到阴囊睾丸外钙化，通常在鞘膜被膜层之间，为伴有声影的高回声灶。隐睾症也可以使用超声检查，出生时最常见于早产男婴。睾丸下降可以在从腹膜后下降到阴囊过程中的任何位置停止；在大多数情况下，隐睾位于腹股沟管内或腹股沟内环近端，而很少位于腹部。隐睾的萎缩很常见，超声检查中睾丸比正常位置的对侧睾丸更小、回声更低。

此外，通过显示阴囊中蠕动液体或充满空气的肠襻，以及正常的睾丸和附睾。超声有助于腹股沟疝的诊断，这在早产儿中更常见。蠕动有利于肠道存活，而疝出的肠道中没有蠕动和血流提示缺血改变。当大网膜也延伸到腹股沟管时，疝表现为复杂回声肿块。

（二）造影检查

造影检查包括排泄式膀胱尿道造影（voiding cystourethrography，VCUG）和排泄式尿路超声造影（voiding urosonography，VUS）[35-39]。

排泄式膀胱尿道造影至今仍是诊断膀胱输尿管反流和男性尿道疾病的首选检查（图 3-17）。检查需要放置无球囊导尿管，然后在膀胱内注射高浓度、不透射线的对比剂，直到膀胱完全充盈。要评估男性尿道情况，扫描野必须包括从肾脏到尿道的所有泌尿系统结构，并在排尿期间和拔管后获取图像。重点是这是一种有辐射检查，而且无法屏蔽性腺，因此，VCUG 必须使用脉冲透视技术进行检查，在理想情况下使用最低的脉冲设置，可以显著降低辐射剂量。

出于放射防护的原因，排泄式尿路超声造影的应用越来越广泛，这可能是由于引入了第二代超声对比剂，它是在导尿后注入膀胱，类似于 VCUG。这种对比剂能产生高增强和强谐波响应，但最重要的是，它们对超声波束的机械冲击具有更高的抵抗力，能延长检查时间来进行可能的回流检测（图 3-18）。

（三）MRI

在新生儿中，MRI 具有非常特殊的适应证，通常作为二级检查来评估复杂的泌尿生殖系统畸形情况（膀胱外翻序列征、泄殖腔、泌尿生殖窦异常、生殖器先天性异常），更多的时候是作为尿路梗阻的功能性研究[40-48]。对于后者，它目前是唯一无须电离辐射即可详细了解泌尿系统解剖和功能信息的诊断技术。

无论如何，必须考虑到 MRI 是二级检查，需要使用镇静 / 麻醉剂和静脉对比剂，所以通常仅

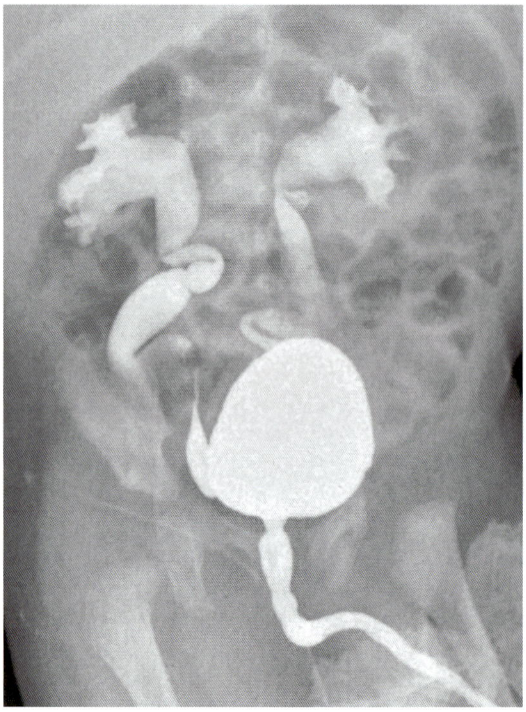

▲ 图 3-17 **VCUG 显示男性新生儿严重的双侧反流和正常的尿道**

在有限的疾病中选择。

由于顺磁对比剂给药与肾源性系统性纤维化之间存在关系，所以在儿童中，特别是新生儿和婴儿阶段，使用顺磁对比剂时需要非常谨慎，并严格遵守预防措施。

功能性尿路 MRI 需要患者在初始准备阶段注射水合呋塞米，然后进行前后对比序列采集。造影前成像是评估泌尿道解剖最重要的阶段。采用 TSE T_2WI 和 3D T_2WI 序列执行；后者用于生成 MIP 和 VR 图像，从而实现肾盂 – 肾盏系统和输尿管的最佳可视化。

生成的图像对于评估集合系统的梗阻、双系统和复杂的解剖变异、膀胱异常（包括输尿管膨出和异位输尿管插入）非常有用。相同的序列在功能不佳的系统或无功能肾脏中也很重要，这些肾脏在动脉期很少或没有显示，这与闪烁扫描研究中发生的情况相似。

在接下来的强化阶段中（静脉期和排泄期）可以动态研究泌尿系统。通常在使用对比剂后，采集连续的动态图像，直到排泄系统完全增强。

获得的高分辨率图像有利于 3D VR 重建，达到肾皮质、髓质、盆腔系统和输尿管进入膀胱的最佳可视化效果。

后处理阶段可以通过各种肾功能参数来测量，特别是肾通过时间、肾盏通过时间、时间 – 强度曲线、不同的肾功能和肾小球滤过率（glomerular filtration rate，GFR）。这些是非常重要的参数，类似于闪烁成像研究中使用的参数。

最后，在新生儿和婴儿中使用 MRI，可以更好地评估肿块，尤其是通过超声检查诊断的肾脏肿块（图 3-19）。

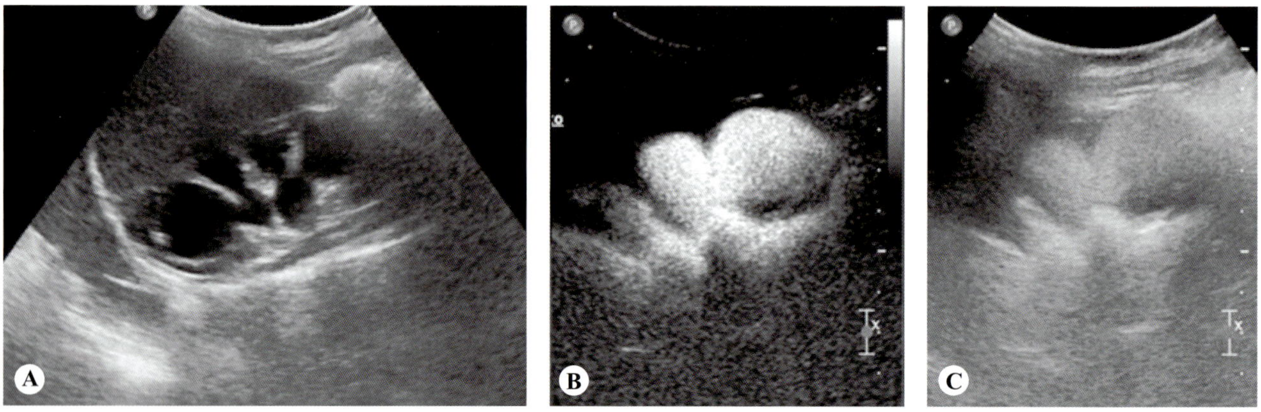

▲ 图 3-18 **尿路超声造影**

超声造影前检查（A）和超声造影后检查（B），以获得最佳的 VUR 显示效果

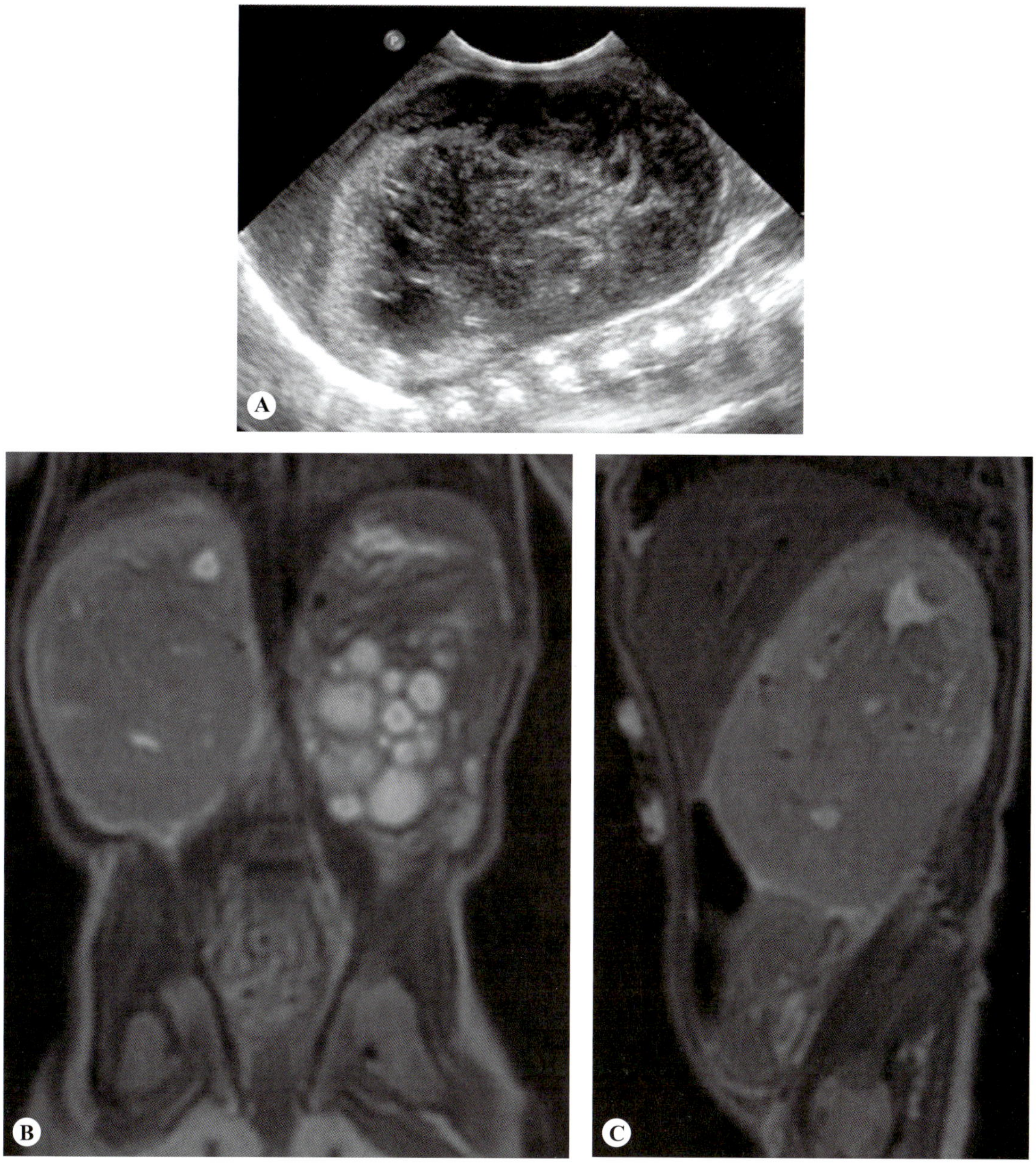

▲ 图 3-19　**A 至 C. US（A）和 MRI（B 和 C）显示右肾巨大肿块（肾母细胞瘤）；B. 对侧多囊肾**

（四）其他诊断技术

普通胶片和静脉尿路造影几乎从儿科放射学中已经不用了，因为通过超声或 MRI，以及核医学可以获得相同或更高水平的解剖学和功能信息。

CT 的主要缺点是辐射剂量高，根据 ALARA 原则，只有在其他较少或无辐射成像技术无法获得相同诊断信息的情况下（极少数），才应在儿童中使用 CT。

这也是 CT 在新生儿和婴儿中没有发现明显使用指征的原因。

参考文献

[1] Cannie M, Jani J, De Keyzer F, et al. Magnetic resonance imaging of the fetal lung: a pictorial essay. Eur Radiol. 2008;18(7):1364-74.

[2] Coley BD. Pediatric chest ultrasound. Radiol Clin North Am. 2005;43:405-18.

[3] Wernecke K. Ultrasound study of the pleura. Eur Radiol. 2000;10:1515-23.

[4] Siegel MJ. Multiplanar end three-dimensional multidetector row CT of thoracic vessels and airways in the paediatric population. Radiology. 2003;229:641-50.

[5] Langston C. New concepts in the pathology of congenital lung malformations. Semin Pediatr Surg. 2003;2:17-37.

[6] Kim WS, Lee KS, Kim IO, et al. Congenital cystic adenomatoid malformation of the lung. CT pathologic correlation. Am J Roentgenol. 1997;168:47-53.

[7] Kuhn C, Kuhn JP. Coexsistence of bronchial atresia and bronchogenic cyst: diagnostic criteria and embryologic considerations. Pediatr Radiol. 1992;22:568-70.

[8] Laurin S, Hagertrand I. Intralobar bronchopulmonary sequestration in the newborn—a congenital malformation. Pediatr Radiol. 1999;29:174-8.

[9] Lee EY, Siegel MJ, Sierra LM, et al. Evaluation of angio architecture of pulmonary sequestration in pediatrics patients using 3D MDCT angiography. Am J Roentgenol. 2004;183:183-8.

[10] Berrocal T, Torres I, Gutieerrez J, et al. Congenital anomalies of the upper gastro-intestinal tract. Radiographics. 1999;19:855-72.

[11] Berrocal T, Lamas M, Gutieerrez J, et al. Congenital anomalies of the small intestine, colon, and rectum. Radiographics. 1999;19:1219-36.

[12] Ryan S, Donoghue V. Gastrointestinal pathology in neonates: new imaging strategies. Pediatr Radiol. 2010;40:927-31.

[13] Hiorns MP. Gastrointestinal tract imaging in children: current techniques. Pediatr Radiol. 2011;41:42-54 53.

[14] Leighton JA, Wallace MB. Update on small bowel imaging. Gastroenterology. 2007;132:1651-4.

[15] Laffan EE, Daneman A, Ein SH, et al. Tracheoesophageal fistula without esophageal atresia: are pull-back tube esophagograms needed for diagnosis? Pediatr Radiol. 2006;36:1141-7.

[16] Epelman M, Daneman A, Navarro OM, et al. Necrotizing enterocolitis: review of state-of-theart imaging findings with pathologic correlation. Radiographics. 2007;27:285-305.

[17] Saleh N, Geipel A, Gembruch U, et al. Prenatal diagnosis and postnatal management of meconium peritonitis. J Perinat Med. 2009;37:535-8.

[18] Lobo ML, Roque M. Gastrointestinal ultrasound in neonates, infants and children. Eur J Radiol. 2014;83:1592-600.

[19] Veyrac C, Baud C, Prodhomme O, et al. US assessment of neonatal bowel (necrotizing enterocolitis excluded). Pediatr Radiol. 2012;42(Suppl 1):S107-14.

[20] Hernanz-Schulman M. Pyloric stenosis: role of imaging. Pediatr Radiol. 2009;39(S):134-9.

[21] Nagdeve NG, Qureshi AM, Bhingare PD, et al. Malrotation beyond infancy. J Pediatr Surg. 2012;47:2026-32.

[22] Applegate KE. Evidence-based diagnosis of malrotation and volvulus. Pediatr Radiol. 2009;39:S161-3.

[23] Epelman M. The whirlpool sign. Radiology. 2006;240:910-1.

[24] Hur J, Yoon CS, Kim MJ, et al. Imaging features of gastrointestinal tract duplications in infants and children: from oesophagus to rectum. Pediatr Radiol. 2007;37:691-9.

[25] Haber HP, Seitz G, Warmann SW, et al. Transperineal sonography for determination of the type of imperforate anus. AJR Am J Roentgenol. 2007;189:1525-9.

[26] Silva CT, Daneman A, Navarro OM, et al. Correlation of sonographic findings and outcome in necrotizing enterocolitis. Pediatr Radiol. 2007;37:274-82.

[27] Faingold R, Daneman A, Tomlinson G, et al. Necrotizing enterocolitis: assessment of bowel viability with color doppler US. Radiology. 2005;235:587-94.

[28] McHugh K. The role of radiology in children with anorectal anomalies; with particular emphasis on MRI. Eur J Radiol. 1998;26:194-9.

[29] Riccabona M. Potential of modern sonographic techniques in paediatric uroradiology. Eur J Radiol. 2002;43:110-21.

[30] Riccabona M, Avni FE, Blickman JG, et al. Imaging recommendations in paediatric uroradiology. Minutes of the ESPR workgroup session on urinary tract infection, fetal hydronephrosis, urinary tract ultrasonography and voiding cystourethrography. Barcelona, Spain, June 2007. Pediatr Radiol. 2008;38:138-45.

[31] Riccabona M, Avni FE, Blickman JG, et al. Imaging recommendations in paediatric uroradiology, Part II. Minutes of the ESPR uroradiology task force session on childhood obstructive uropathy, high-grade fetal hydronephrosis, childhood haematuria, and urolithiasis in childhood. Pediatr Radiol. 2009;39:891-8.

[32] Riccabona M. Urinary tract imaging in infancy. Pediatr Radiol. 2009;39:S436-45.

[33] Darge K, Grattan-Smith JD, Riccabona M. Pediatric uroradiology: state of the art. Pediatr Radiol. 2011;41:82-91.

[34] Riccabona M, Avni FE, Dacher JN, et al. ESPR uroradiology task force and ESUR paediatric working group: Imaging and procedural recommendations in paediatric uroradiology, Part III. Minutes of the ESPR uroradiology task force mini-symposium on intravenous urography, uro-CT and MR-urography in childhood. Pediatr Radiol. 2010;40:1315-20.

[35] Darge K. Voiding urosonography with ultrasound contrast agents for the diagnosis of vesicoureteric reflux in children. I. Procedure. Pediatr Radiol. 2008;38:40-53.

[36] Darge K. Voiding urosonography with US contrast agents for the diagnosis of vesicoureteric reflux in children. II. Comparison with radiological examinations. Pediatr Radiol. 2008;38:54-63.

[37] Darge K, Troeger J. Vesicoureteral reflux grading in contrast enhanced voiding urosonography. Eur J Radiol. 2002;43:122-8.

[38] Darge K, Moeller RT, Trusen A, et al. Diagnosis of

vesicoureteric reflux with low-dose contrastenhanced harmonic ultrasound imaging. Pediatr Radiol. 2004;35:73-8.
[39] Ward VL, Strauss KJ, Barnewolt CE, et al. Pediatric radiation exposure and effective dose reduction during voiding cystourethrography. Radiology. 2008;249:1002-9.
[40] Grattan-Smith JD, Little SB, Jones RA. MR urography evaluation of obstructive uropathy. Pediatr Radiol. 2008;38:S49-69.
[41] Grattan-Smith JD, Little SB, Jones RA. Evaluation of reflux nephropathy, pyelonephritis and renal dysplasia. Pediatr Radiol. 2008;38:S83-105.
[42] Perez-Brayfield MR, Kirsch AJ, Jones RA, et al. A prospective study comparing ultrasound, nuclear scintigraphy and dynamic contrast enhanced magnetic resonance imaging in the evaluation of hydronephrosis. J Urol. 2003;170:1330-4.
[43] Vivier PH, Blondiaux E, Dolores M, et al. Functional MR urography in children. J Radiol. 2009;90:11-9.
[44] Riccabona M. Potential of MR imaging in the paediatric abdomen. Eur J Radiol. 2008;68:235-44.
[45] Khrichenko D, Darge K. Functional analysis in MR urography—made simple. Pediatr Radiol. 2010;40:182-99.
[46] Mendichovszky IA, Marks SD, Simcock CM, et al. Gadolinium and nephrogenic systemic fibrosis: time to tighten practice. Pediatr Radiol. 2008;38:489-96.
[47] Grattan-Smith JD, Jones RA. MR urography in children. Pediatr Radiol. 2006;36:1119-32.
[48] Jones RA, Schmotzer B, Little SB, et al. MRU postprocessing. Pediatr Radiol. 2008;38:S18-27.

第 4 章　基于模拟技术的新生儿外科微创手术培训

Neonatal Surgical Education in Minimally Invasive Surgery Based on Simulation

Maximiliano Maricic　María Marcela Bailez　著
刘　钢　译

新生儿微创手术（neonatal minimally invasive surgery，NMIS）需要在新生儿和微创技术两方面都接受高水平的培训。针对每个新生儿外科疾病的病理学都需要进行渐进式的以目标为导向的课程。在培训的每个阶段都要强制性地对理论和实践内容进行评估。手术技能培训通常在高级外科医生的监督下在手术室进行，有条件的话，还可以在动物模型中进行。但是学习曲线是困难的。而这些在专家们手中可以简单有效进行的手术每年能提供年轻医生训练的数量有限，就成了影响医生进步的重要因素。

模拟训练被用作学习微创手术（minimally invasive surgery，MIS）时中的补充工具。它允许在安全、标准化和受控的环境中进行培训，而不会损害患者的安全。模拟的目标是将获得的技能最终应用到手术室，改善患者的治疗效果。

尽管本文中没有针对这一最终目标的循证研究结果，但是资深作者从 2013 年开始将模拟定期训练纳入了我们的儿童外科住院医师课程，以改善新生儿微创手术的学习曲线，创建了微创手术教育奖学金。

我们采用螺旋式教育方法，逐步增加程序的复杂性，但我们在培训的各个阶段反复强化 MIS 的基本概念，并从一开始就融入缝合技能的训练。

一、NMIS 课程包括儿童外科培训计划中的模拟训练

在规划课程内容时，应将新生儿 / 婴儿微创手术视为高难度的手术。必须重视渐进式培训的理念，在正式开展新生儿微创手术之前必须严格完成包括模拟训练在内的基础和中级微创手术培训课程。我们理解这可能会根据每个地区的需求或计划而改变，如以前的普通外科住院医师是否是被要求参加儿科手术培训。

一个有效的培训项目应该是一种有计划、循序渐进、用特定的方式来进行的技能训练。学生成绩和进步的充分评估系统每个阶段都要强制性进行汇报。合适的训练计划应当使医生逐渐地进行更加复杂和精细的操作。

腔镜医生的第一堂课应该包括微创手术的最基本知识，如设备和仪器、电外科、人机工程学和腔镜下缝合技术。

考虑到这一点，我们开发了不同级别的模拟

培训，本培训不仅提供给不同住院医师项目的课程，而且还提供给出于不同原因需要微创手术培训的儿童外科医生。

我们设计了 3 个级别的模拟课程，课程采用难度循序渐进的方式。我们还采用不需要动物模型的低成本方式分别创建了混合基础模拟器、中级模拟器和新生儿专用模拟器，其中一些已经发布并验证了实用性。

二、课程内容

每门课程都有认知和基于模拟操作的技能内容。在技能模拟阶段开始之前，虚拟共享认知方面并开展讨论。根据所处不同的培训阶段，我们使用不同类型的内镜训练设备，如具有 $8dm^3$ 操作空间的设备用来模拟成人（图 4–1），具有 $500 \sim 800cm^3$ 操作空间的高级设备，如 Pediatric Toronto 模型[1]（图 4–2），以及专门开发的操作空间为 $100 \sim 500cm^3$[2]（图 4–3）用于新生儿的模型，已经验证实用。

（一）1 级：基础或基本技能课程

它包括人体工程学原理、电外科、设备和仪器、体内和体外缝合技术、穿刺孔放置、常用步骤策略和团队合作。

训练目标包括使用双手进行显露和解剖，正

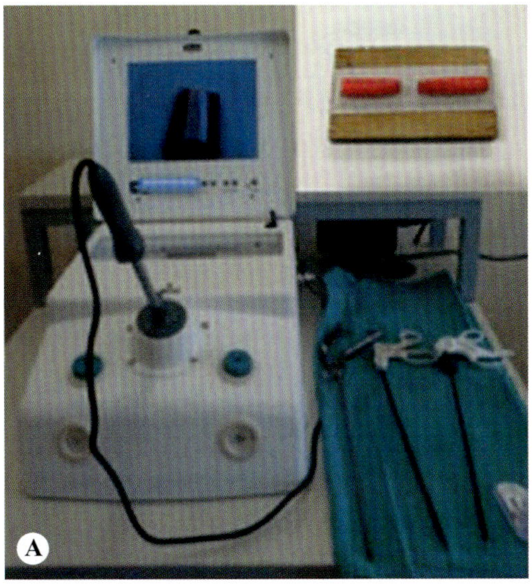

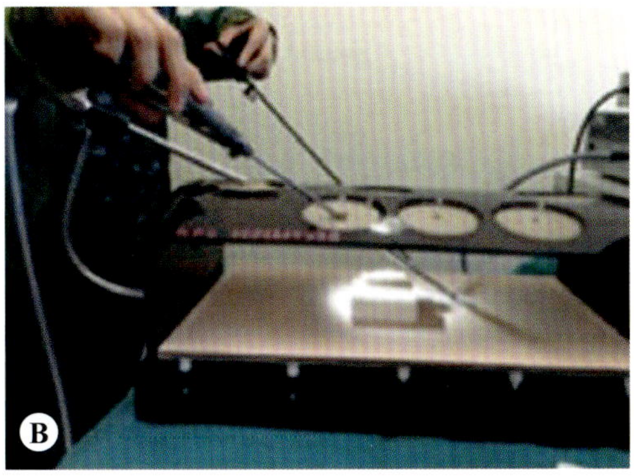

▲ 图 4–1　初始箱式训练器 $8dm^3$

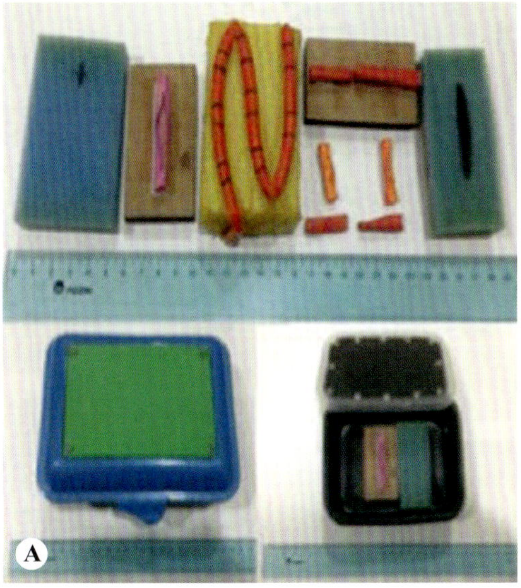

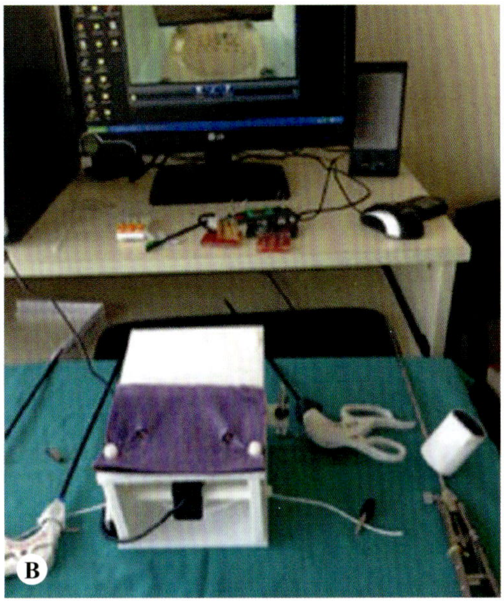

▲ 图 4–2　高级箱式训练器

自行开发和多伦多模型（下）操作空间：$500 \sim 800cm^3$

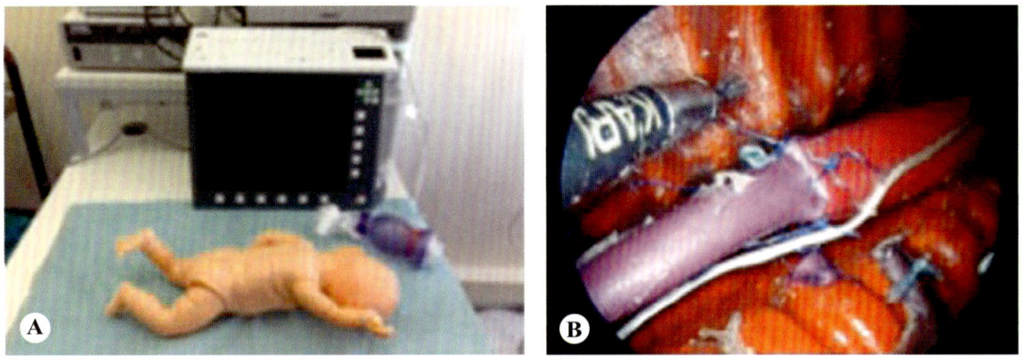

▲ 图 4–3　新生儿高级模拟设备（自行开发）

操作空间 100～500cm^3

确使用光源、镜头，抓取组织、抓持缝针，以及体外 Roeder 结的打法和体内打方结的技术。

参与培训者在 3 天内完成 32h 训练，每小时进行一次轮换。针对每个训练者进行监督，避免出现不适当的操作，同时教授专业的方法和技巧以缩短学习曲线，并反馈的获得数据以保证达到目标。

针对每个训练者进行监督避免了不适当的操作，提供了分享方法与技巧的机会，以缩短学习曲线，并确保达到预先设定的目标。我们通常在这个培训阶段使用虚拟培训设备（图 4–4）并召开研讨会，使大家掌握有关电外科、仪器和设备的认知内容和实践概念。

（二）微创手术的缝合和结扎

我们认为在开始使用特定模型之前，要确认学员已经掌握了腔镜下的血管分离与结扎的基本技能，包括缝线结扎和闭合器的使用。大家已经知道有多种打结方法。我们出于培训的目的，决定将其中一些标准化。

体外打结：这一技术可以应对大量情况，用途广泛，需要足够的协调性、精确度和对组织的保护。我们教授如何避免使用推结器等特定的工具，而使用马里兰解剖器或持针器滑动它。例如，它们可用于膈肌折叠术或直肠尿瘘修补术时直肠的修复。

方结和外科结是我们用于训练的主要体内打结法，其练习可培养协调性和操作的精细性。

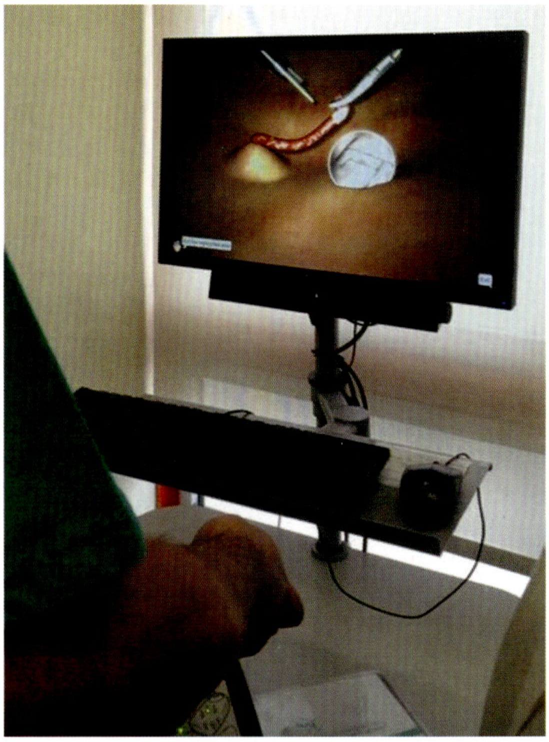

▲ 图 4–4　虚拟设备

体内滑动结：这种结在体内和体外都可以使用。它专为需要逐渐将组织牵拉到一起的缝合（如食管闭锁）而设计。大多数专业的新生儿腔镜外科医生都使用这种结。我们将其安排在 2 级和 3 级课程中。

最初我们分别教授每一种结的打法，但最终目标是为学生提供许多工具，使其在面对不同组织和不同条件下都有最佳选择。

（三）2 级：高级课程

这部分课程里我们开始进行两种操作的训练：一是对硅胶管（图 4–5）的缝合（方结技术），二是在使用血管填充技术的活组织（把猪或牛的肾脏或肺放入训练器）上进行解剖和血管结扎与缝扎。

认知内容包括新的观念、更先进的技术、胸腔镜检查和其他体内缝合技术，如连续缝合和体内滑动结。

我们把塑料模拟器的腹部打开，在里面放入一块动物内脏来模拟 Nissen 手术、结肠活检术、结肠切除术和胆囊切除术。这些模型还用于模拟 1 级课程中的安全套管置入技术（图 4–6）。

只有在经过基本和高级培训后，可以进入动物模拟课程，即在教师的指导下开展动物手术（胆囊切除术、输卵管切除术、Nissen 手术、肾切除术和膈肌缝合术）。我们按照生物伦理委员会关于使用实验动物的规定，使用 10kg 仔猪，并在麻醉下进行操作。在过去的 2 年中，我们用从肉店获得的屠宰后动物的活组织块代替了实验动物，制作了混合模型（图 4–6）。这降低了成本并消除了使用活体动物所涉及的伦理问题。

（四）3 级：新生儿高级课程

这是一个单纯为开展新生儿 / 婴儿微创手术进行的培训课程，不仅包括操作技能，还包括模拟团队管理行为和仪器设备的养护工作。在安全环境中使用这些脆弱的人体工程学仪器对于获得迅速和有效的操作至关重要。在课程期间，教师将帮助参与者保护仪器和人体工程学设备，使大家能进行快速、有效和安全的操作，操作时需把模拟器当作是真正的患者一样爱护。

必须完成 1 级和 2 级训练后才能接触 3 级训练。在 3 级训练中使用无生命模拟还是活体模拟操作都被细化成很多课程，学员们不必在完成基本练习及参加缝合课程之前参与。那样做不仅投入产出比不高，还可能会导致学习过程中的挫

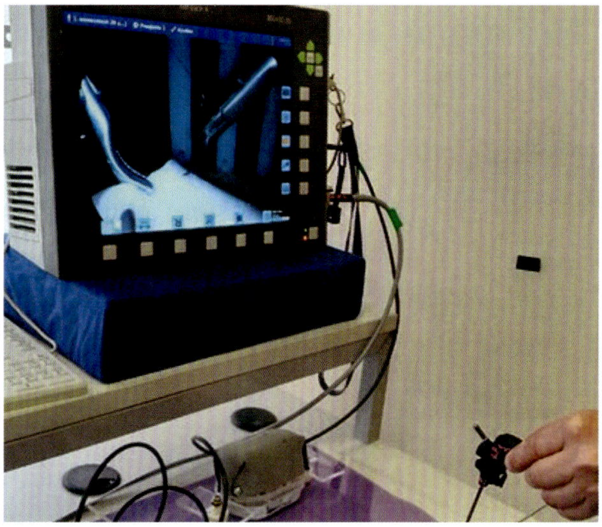

▲ 图 4–5　缝合技术评价

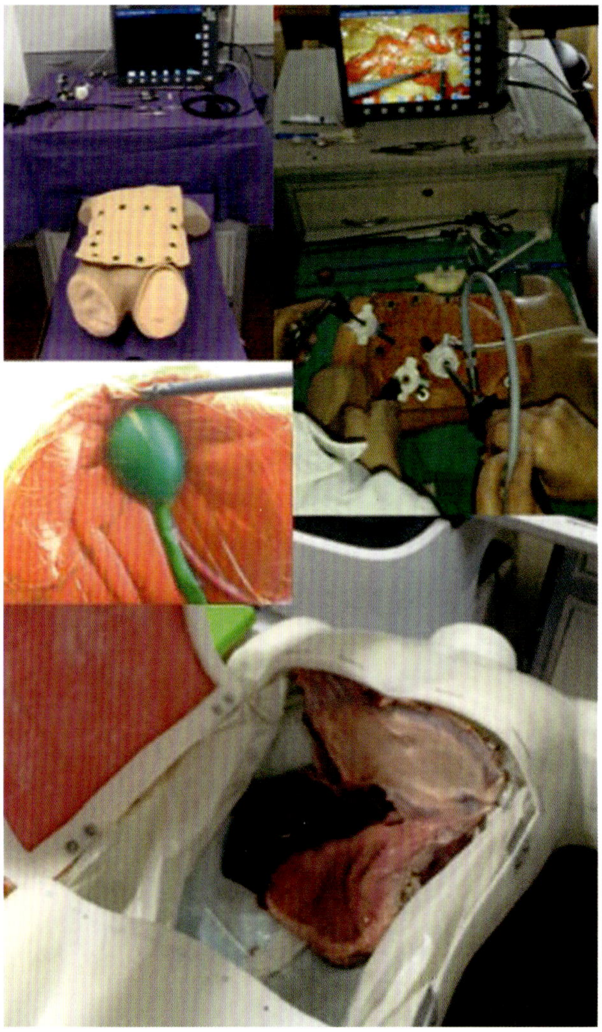

▲ 图 4–6　混合模型 1

败感。

普通学员完成常规训练器的基本缝合并合格后，其中一少部分才能使用模拟婴儿或新生儿腹部或胸部的小容量训练器进行模拟练习。例如，在空间大约 800cm^3 的多伦多模型 [1] 内练习包括分离、切开、用细针和细线进行体外和体内缝合等操作。这是一个受 FLS 启发而设计的有网络摄像头的训练器，可以练习分离、切开，以及体外和体内缝合技术。

我们机构使用的第一个新生儿 MIS 模型是由 Karen Diefenbach 在耶鲁大学担任儿童外科研究员时开发的（图 4–5）。该模型现在是与 IPEG 共享的教育项目的一部分。

鉴于可用于 3 级课程的培训模型数量不足，我们从 NMIS 的专业知识中得到启发，开发了自己的新生儿培训模型，其操作空间为 40～400cm^3。

我们的第一位 MIS 见习研究员受他女儿玩具的启发，改装了玩具娃娃的塑料手提包，并在洗手护士的帮助下开发了简单的新生儿训练器，用于在狭小的空间内练习手法与缝合技术。

到目前为止，我们已经为新生儿和婴儿的特定外科手术开发了模拟器：食管闭锁伴气管食管瘘（tracheoesophageal fistula，TEF/EA）、十二指肠闭锁（duodenal atresia，DA）、先天性膈疝修补术、肺叶切除术、胆总管囊肿切除术后肝空肠吻合术（图 4–7 至图 4–11）。

学员们要挑战高难度的任务，在极其狭小的空间（如＜50cm^3）内，高度模拟新生儿特定疾病状态下的解剖学环境中，完成对于纤细组织的缝合操作。

每个模型分配两个参与者合作。这加强了团队的协调能力，而且有利于感受使用 30° 迷你内镜的价值。一般使用符合人体工程学的 3mm 短器械。讲师对操作方法和技巧给予提示，同时进行疾病临床方面的讨论。通过考试和对操作的现场评估两种方式对培训结果进行汇总和评价。

三、NMIS 培训中的教师、模拟器和打结方法

（一）导师

进行有效培训的基本基础是，在每个培训阶段都有适当的计划、训练有素的教师和对应的模拟器。

我们培训项目的优势之一是培训教师，他们是开展 NMIS 的儿童外科医生。他们都必须完成关于课程和教学方法的培训。与此同时，他们也是将来培训其他教师的人。

如前所述，教师的职责非常明确。他们陪伴在教育过程的各个阶段，不断强化关于患者护理、人体工程学、特定技术和团队合作的概念，并不断向学生提供反馈。

（二）模拟器

使用高保真度的模拟器可以明显增强培训效果，但是这样花费很高。我们的大多数模拟器都很便宜。受到在新生儿 MIS 方面经验的启发，我们开发了第一个特定模型 [2] 并得到了验证。

在上一个模拟器（CDH）中，我们使用 3D 打印技术制作了胸腔。将其与离体动物组织相结合，可以明显提高仿真度（图 4–9）。

培训中使用活体组织可以给练习能量装置提供条件，使触觉感受更加逼真。

1. 食管闭锁 / 气管食管瘘 [2]（图 4–7）

该模型包括一个用来模拟体重为 2000～3500g 的新生儿假人，一套模拟右侧胸和纵隔的配件。配件包括气管、肋骨、带有气管食管瘘的近远端食管、迷走神经、奇静脉和纵隔胸膜。模拟肺可以用复苏袋充气或连接到呼吸机以模拟手术期间的肺运动。

这是一个完全没有活体组织的低成本模型，由乳胶硅胶和塑料制成。该模型再现了食管闭锁修复的所有步骤。

(1) 操作孔的放置。

(2) 奇静脉的解剖和结扎。

(3) 气管食管瘘的解剖和结扎。

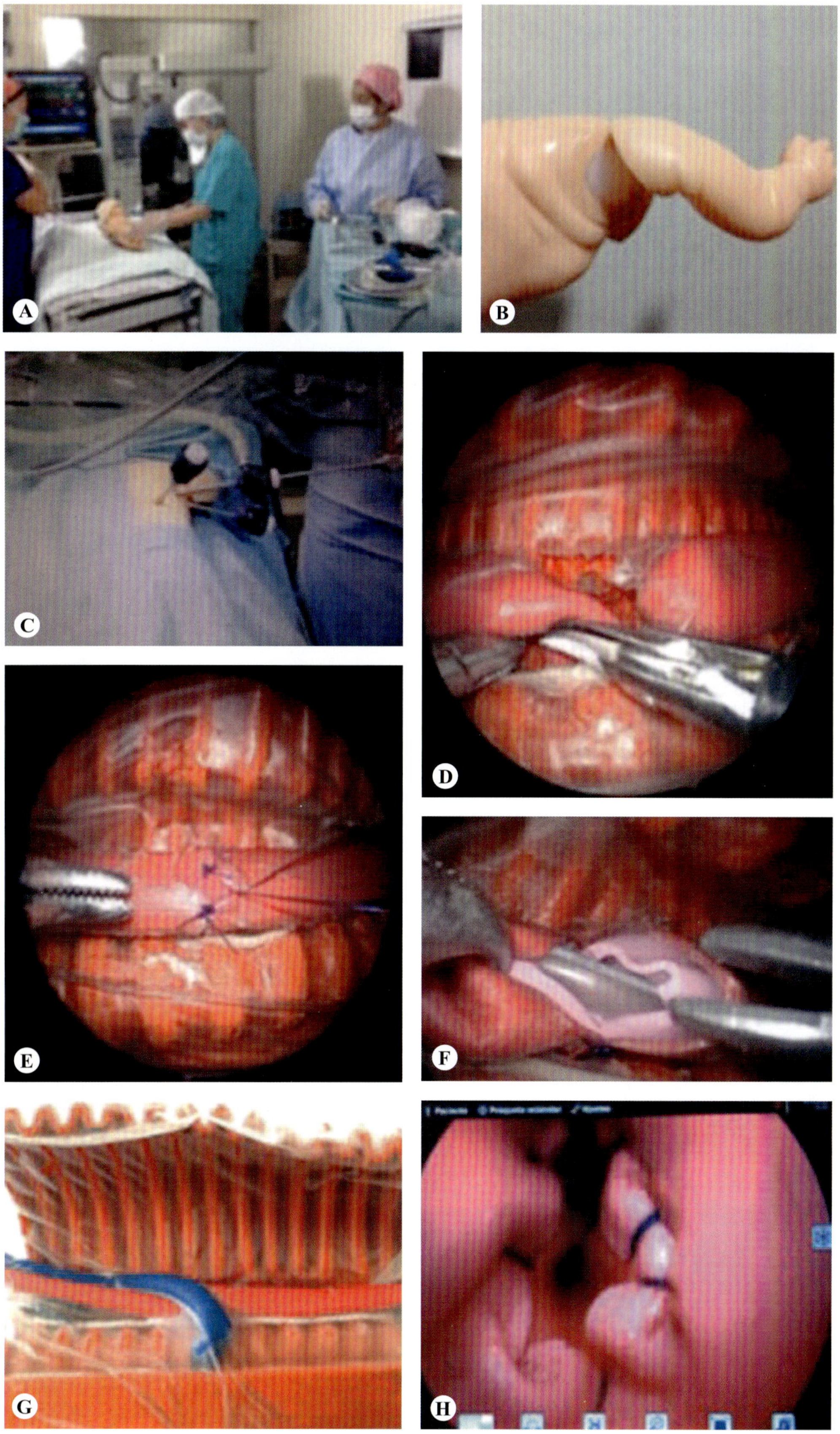

▲ 图 4–7　食管闭锁伴气管食管瘘模型

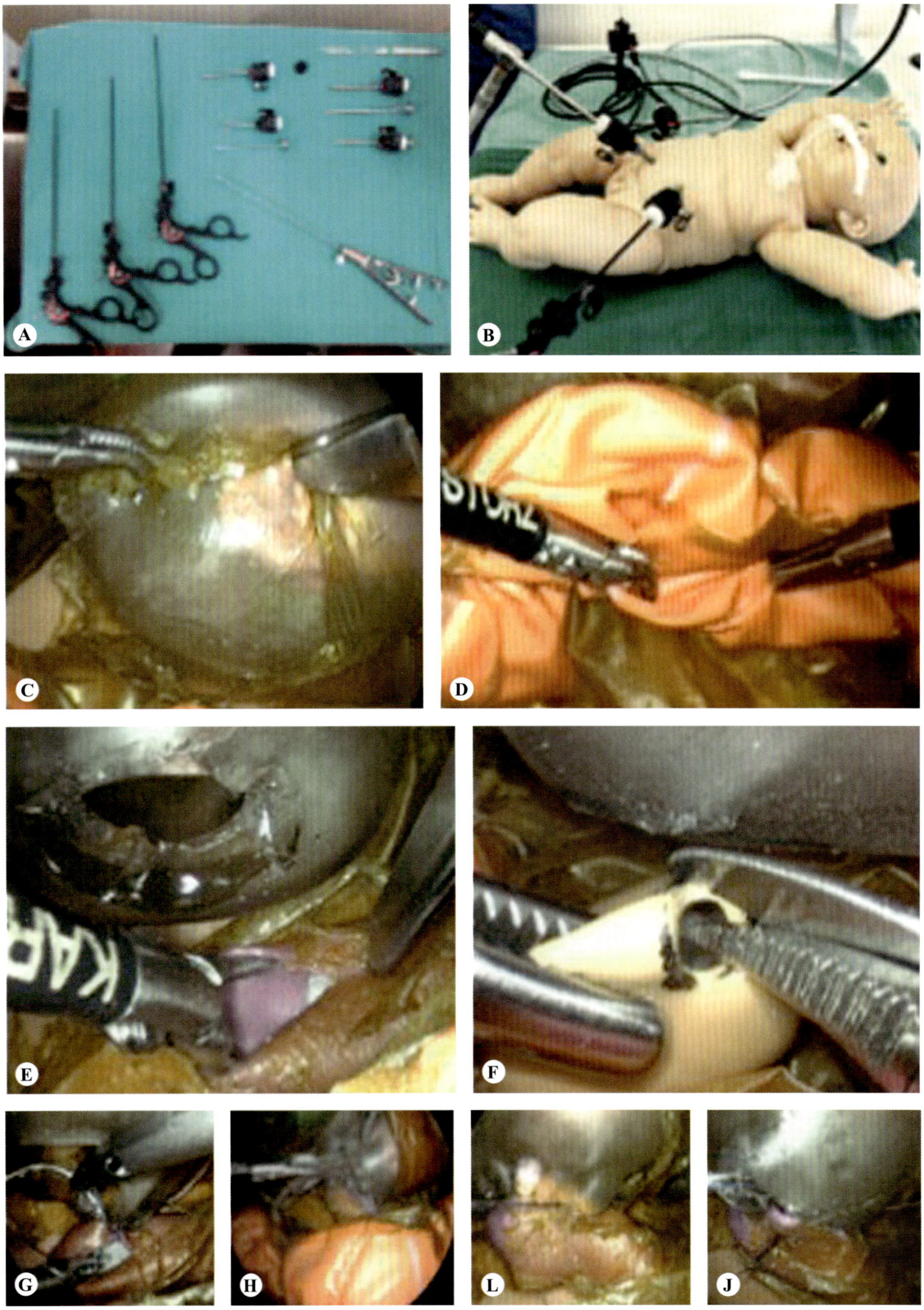

▲ 图 4-8　十二指肠闭锁模型

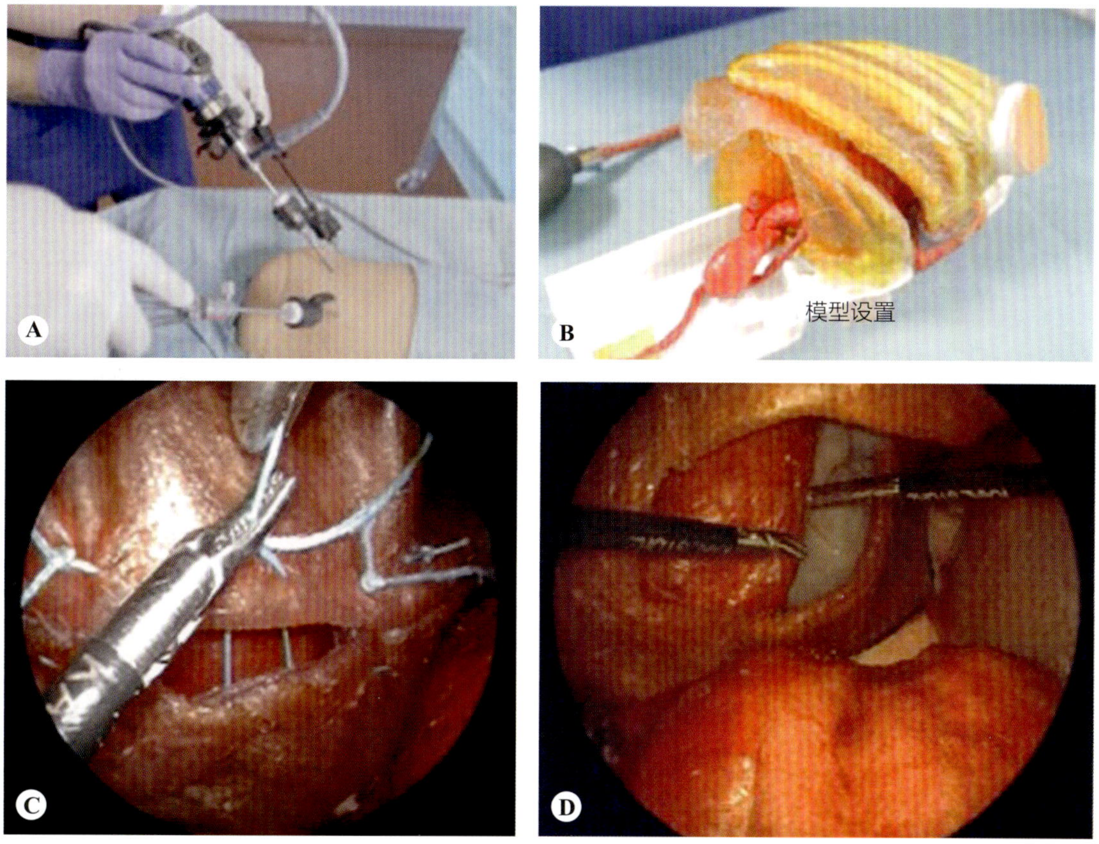

▲ 图 4-9 先天性膈疝修复模型

(4) 近端食管盲端的解剖和切开。

(5) 食管端端吻合（模拟了肌层和黏膜）。

(6) 经吻合口探针的放置。

(7) 吻合口的检查和内镜评估。

2. 十二指肠闭锁[3]（图 4-8）

该模型包括一个假人来模拟 4500g 的婴儿，其内部在正常解剖位置放置由硅胶和乳胶制成的模型来模拟Ⅲ型十二指肠闭锁。使用这个模型中训练步骤具体如下。

(1) 操作孔的放置。

(2) 近端十二指肠的解剖。

(3) 远端十二指肠的解剖。

(4) 端侧吻合。

(5) 吻合口的检查和内镜评估。

该模型还可以结合使用来自屠宰动物的活体组织，并且事先把这些活组织加工好来模拟疾病状况。

3. 先天性膈疝修补[4]（图 4-9）

这是一个无活体组织的模型，用于训练通过胸腔镜膈疝修补术来治疗左侧先天性膈疝，当然也可以模拟右侧膈疝。它易于携带，是一种由聚乳酸、硅、纺织品和乳胶等合成材料制成的低成本模型。

该模型的底座是一个通过 3D 打印技术制作的左半胸结构，其数据源于对一个 4000g 婴儿的 CT 检查结果。另外还有一个模拟上腹部的基座，附带一个包括下方三根肋骨的配件。

心脏、肺和纵隔固定在与其解剖部位相似的位置。把制造了相应缺损的膈肌固定在配件上，离体的腹部脏器放置在基座并通过缺损放入胸腔。两个部件组装在一起并由一层硅胶覆盖。可以模拟各种不同类型的膈疝（不同的位置和大小），包括有疝囊或没有疝囊的。还可以训练使用补片修补膈疝。这个模型也可以结合使用活体

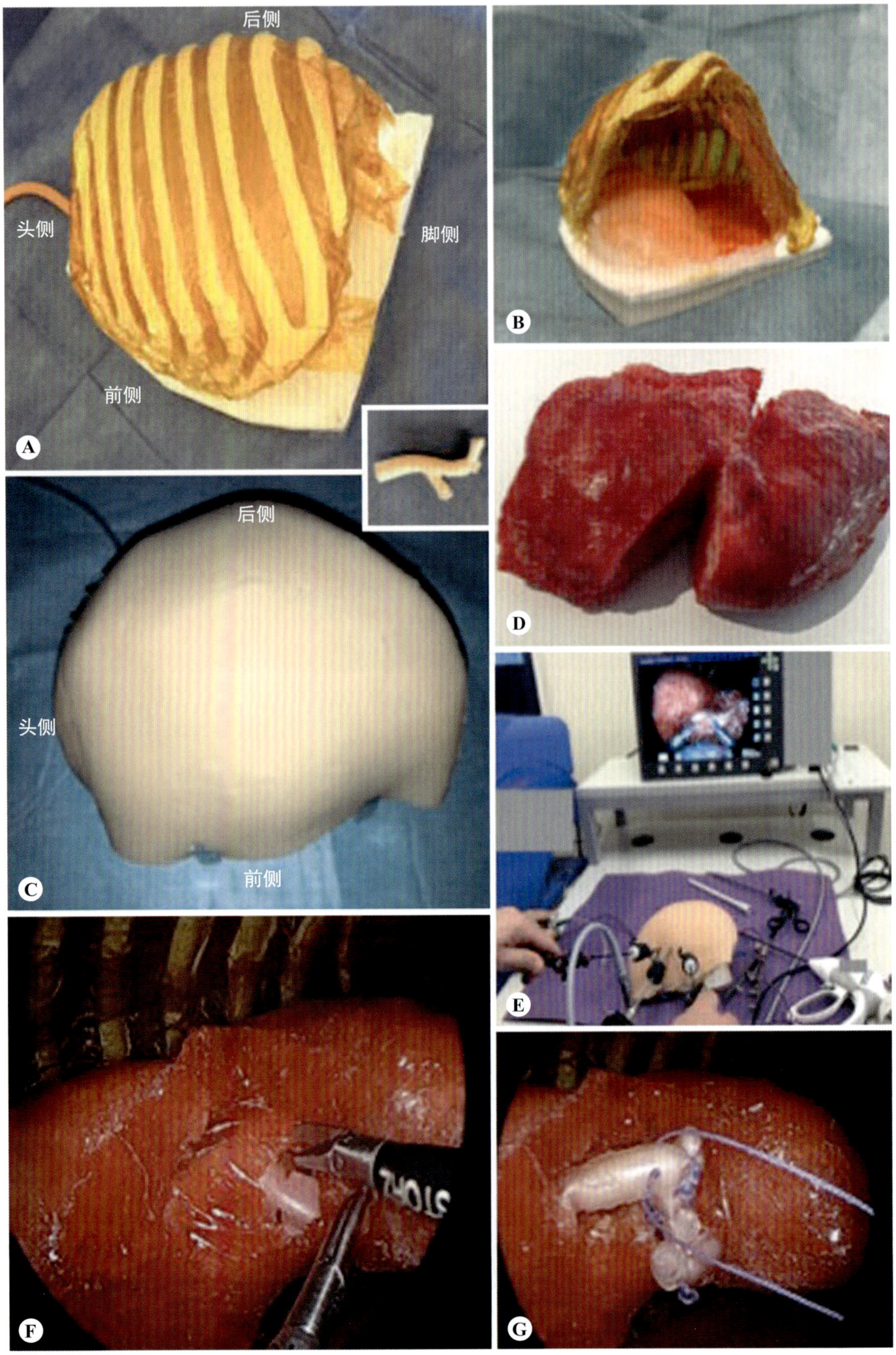

▲ 图 4-10　肺叶切除模型

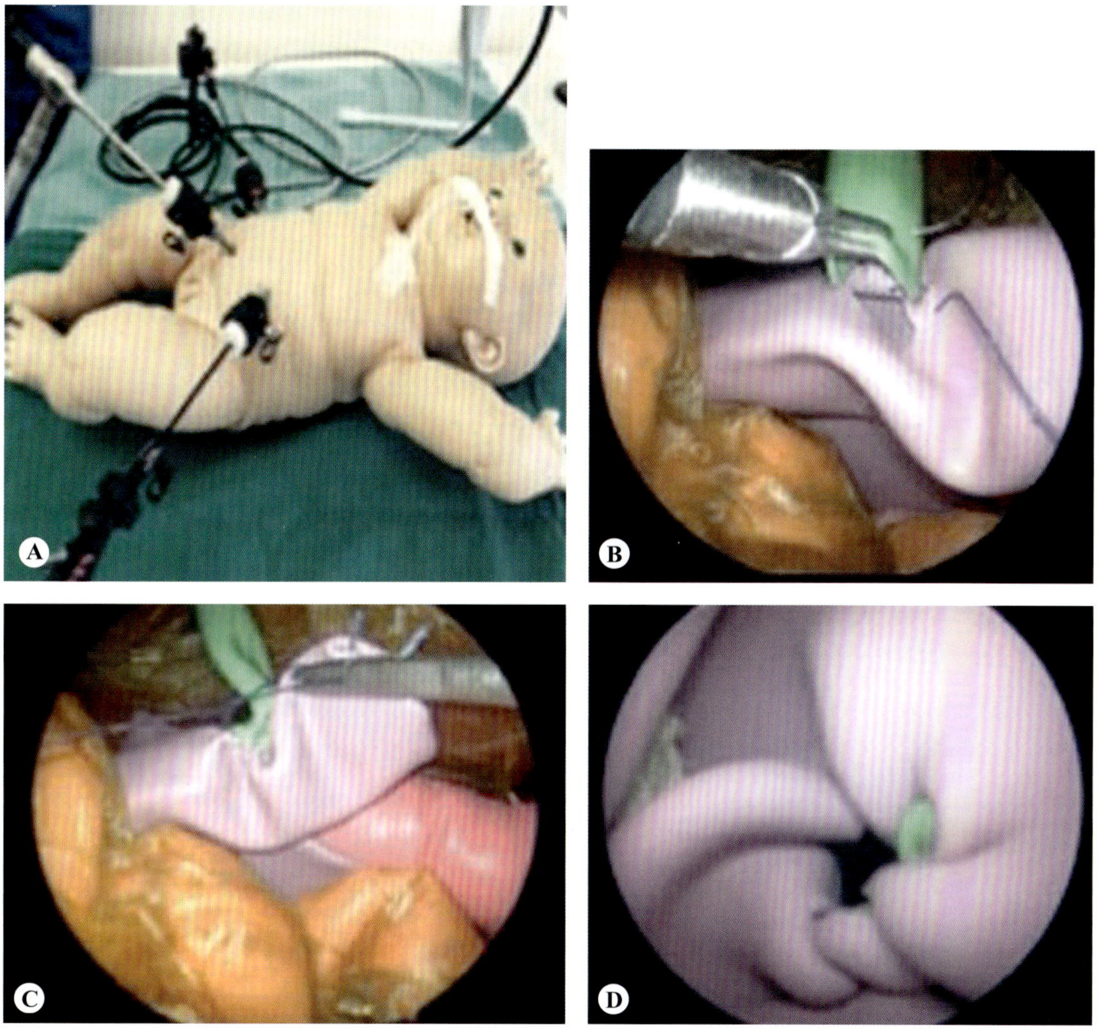

▲ 图 4-11　肝总管空肠吻合模型

组织，如用活体组织模拟膈肌。

4. 肺叶切除（图 4-10）

这是一个完全无活体组织的模型，可以用来训练不同类型的肺叶切除术。根据要练习的肺叶切除术的类型，把血管和支气管结构按照正常解剖部位进行摆放。由于材料是合成的，所以不能使用能量装置；此模拟器主要提供解剖、缝合及缝合器的培训。根据要进行的手术要求，使用 3D 打印制作的右侧或左侧半胸模型，其数据来源于一名 6000g 婴儿的胸部 CT。如 Kathy Barsness[6] 所述，该模型还可以结合使用来自农场动物的活体组织，其缺点是解剖结构难以模仿。

5. 肝总管空肠吻合术（胆总管囊肿）（图 4-11）

与十二指肠闭锁模型类似，这本质上是一个练习缝合的模型。当切除了胆总管囊肿，空肠 Roux-Y 吻合也完成后，这个模型用来练习肝总管空肠吻合这样精细的端侧吻合术。学员要把肠襻穿过结肠系膜并固定，然后采用间断或连续缝合完成肝总管空肠吻合。开始时使用硅胶管或橡胶管练习，然后使用活组织。必须用内镜检查评价吻合口完成情况。

（三）打结

文献中已经描述了多种腔镜下打结的方法。我们将其中一些标准化以便于进行教学。我们认为外科医生有必要掌握不同打结方法，只有这样，手术中需要缝合时才能很好地解决打结技术的问题。

体外滑动结：很多情况下可以采用这种打结方法，其用途广泛，操作上需要足够的协调性、精确度，以及对组织的保护。

方结或外科结：在我们的训练中把它作为最先学习和最主要的体内打结法，这种练习可以为镜下操作的协调性和准确性打下基础，还允许我们练习很多技巧，使打的结规范，而且避免不必要的动作。然后，我们从大的模拟器改到小的模拟器进行训练。

Gladiator 结：这种结是方结的改进，可以使用同一只手打结。

体内滑动结：这种结非常有用，是进行包括新生儿手术在内的大量手术的重要工具。

我们一开始是因为教学目的而分别教授每一种打结方法，但最终目标是为学生提供大量工具，使其针对不同的组织选择最佳的打结方法，并可以根据手术的需要结合使用各种方法。

四、结论

新生儿微创手术培训是一项挑战。课程中必须模拟器练习，以弥补儿童病例少的缺点来改善学习曲线。

我们知道世界各地都有公司在出售培训工具，并强调这些工具都是由致力于 MIS 培训的工作组开发的[5-8]。我们继续开发我们自己的新生儿专用训练模型，这不仅使我们能够不断提高操作技能，而且还可以在新的技术或技巧方面取得进步。当然所有的改进都需要有临床数据的支持。技能训练的初始阶段应包括使用大容量模拟器（根据 FLS-SAGES 的建议）和虚拟训练器，来训练双手的灵巧性和手眼协调能力，同时练习的触觉敏感性或器械对手的反馈，以及内镜下缝合技术。任何学员都要完成高级 MIS 缝合技术培训后，才能接触新生儿模型。

考虑到训练工具的质量，我们让学员从低成本模型开始练习基本技能，在其操作技能经评价合格后，再进一步使用 3D 打印制作的模型及活体组织。根据我们的培训计划，全体学员在进行动物模型训练之前，都要在无生命模型上熟练掌握双手的操作及缝合技能。

最近几年，我们已经用混合模型取代了动物模型。一个积极主动的教师团队帮助实现了课程中要求的具体目标。团队中的手术助理护士发挥了意想不到的作用，他们有效地指导学员站位安排和模型的安装，对同龄人的教育起到良好的效果。

参考文献

[1] Azzie G, et al. Development and validation of a pediatric laparoscopic surgery simulator. J Pediatr Surg. 2011;46:897-903.
[2] Maricic MA, Bailez MM, Rodriguez SP. Validation of an inanimate low cost model for training minimal invasive surgery (MIS) of esophageal atresia with tracheoesophageal fistula (AE/TEF) repair. J Pediatr Surg. 2016;51:1429-35.
[3] Bailez MM, Maricic M, Aguilar JJ, Flores P, Losada P, Debbag R, Schiavo P. Low-cost simulation model for training MIS repair of duodenal atresia combined with telementoring technology: initial assessment. J Laparoendosc Adv Surg Tech B, Videosc. Published online Dec 2016. https://doi.org/10.1089/vor.2016.0381.
[4] Maricic MA, Bailez MM. Inanimate model to train for the thoracoscopic repair of all varieties of left congenital diaphragmatic hernia (CDH). Epublication WebSurg.com. 2018;18(7). http://websurg.com/doi/vd01en5252.
[5] Heinrich M, Tillo N, Kirlum H-J, et al. Comparison of different training models for laparoscopic surgery in neonates and small infants. Surg Endosc. 2006;20:641.
[6] Barsness KA, Rooney DM, Davis LM. Collaboration in simulation: the development and initial validation of a novel thoracoscopic neonatal simulator. J Pediatr Surg. 2013;48(6):1232-8.
[7] Barsness KA, Rooney DM, Davis LM, Chin AC. Validation of measures from a thoracoscopic esophageal atresia/tracheoesophageal fistula repair simulator. J Pediatr Surg. 2014;49(1):29-32; discussion 32-3.
[8] Fahy AS, Fok K-H, Gavrilovic B, Farcas M, Carrillo B, Gerstle JT, Azzie G. Refinement in the analysis of motion within low-cost laparoscopic simulators of differing size: implications on assessing technical skills. J Pediatr Surg. 2018. https://doi.org/10.1016/j. jpedsurg.2018.08.014.

第二篇　头颈部

Head and Neck

第 5 章　先天性鼻后孔闭锁

Congenital Choanal Atresia

Pedro Saraiva Teiga　Kishore Sandu　Lluís Nisa　著
刘　军　译

先天性鼻后孔闭锁（choanal atresia，CA）是一种以后鼻孔不通气为特征的疾病，后鼻孔也称为 choana（来自希腊语漏斗）。对于不完全的闭锁应使用术语“后鼻孔狭窄”。为描述清晰，本文仅使用 CA。后鼻孔的骨框架由颅侧的蝶骨体、后侧的腭骨水平部分、内侧的犁骨和外侧的内侧翼板构成。

CA 在 60%～70% 的病例是单侧，并且右侧多见，通常伴有同侧的鼻中隔偏移。与以前认为的不同，大多数 CA 具有混合的骨性闭锁和膜性闭锁成分，大约只有 1/3 是骨性 CA。活产儿 CA 的发病率为 1∶(5000～7000)，男女比例为 2∶1[1-3]。

经典地描述了 4 种 CA 胚胎学模型：①鼻颊膜的持续存在；②颊咽膜持续存在；③鼻后孔中胚层异常粘连；④神经嵴元素的生长方向错误和迁移[4, 5]。虽然确切的胚胎学机制仍有待完全阐明，但患有神经嵴病理如 CHARGE 综合征或 Treacher Collins 综合征（Treacher Collins syndrome，TCS）的患者经常出现 CA 的事实支持了神经嵴胚胎学理论。这两种综合征都以面部骨骼发育不全、腭裂、中耳和外耳缺陷为特征，其中大部分可以通过神经嵴元素的异常迁移来解释。神经嵴的衍生物包括骨骼和软骨[6]。从胚胎学的角度来看，面部结构在发育的前 12 周内发育。神经嵴细胞在发育的第 3～4 周迁移，并在面部的形成中发挥重要作用。随着时间的推移，鼻颊膜将原始口腔（口凹）和鼻腔分开。鼻颊膜通常会分裂以形成鼻腔的后开口（即原始后鼻孔）。随后，颅面发育导致后鼻孔向后移位。人们认为神经嵴细胞的异常迁移确实可能是多种畸形的原因。从胚胎学、分子学和遗传学的角度来看，神经嵴疾病患者临床表现的异质性仍不清楚[7, 8]。

CA 的诊断依赖于鼻内镜检查和 CT 检查。

大约 50% 的 CA 病例，与其他先天性畸形有关[3, 9]。

一、诊断方法

（一）临床表现

CA 的表现取决于单侧与双侧的临床表现。双侧 CA 可显著表现为新生儿窒息，或者伴有间歇性发绀的轻度呼吸窘迫，通常通过哭泣缓解。这是因为新生儿在生命的最初 4～6 周内是专门用鼻呼吸的，考虑到会厌的上位和垂直位置，以及舌头与上腭的完全接触。在某些情况下，呼吸窘迫可能出现在喂食的情况下，喂食困难可能导致喂食时窒息或呼吸和吞咽不协调。在出生后立即经口插管的儿童中，可以首先在拔管失败的情况下发现双侧 CA。

相比之下，单侧CA在出生时常常无症状，因为它通常不会出现呼吸道症状。对于持续性单侧鼻塞、单侧鼻漏或慢性/复发性鼻窦炎患者，单侧CA确实需要高度怀疑。在某些情况下，单侧CA的诊断是在生命后期。

（二）相关合并症

CA通常与其他先天性畸形相关，无论是否在综合征背景下。更具体地说，大约1/3的CA患者存在喉软化、气管软化和（或）声门下狭窄。大约20%的患者在多发性畸形综合征的情况下会有CA。因此，必须以多学科的方式接诊患有CA的儿童。

1. CHARGE综合征

CHARGE代表缺损、心脏缺陷、后鼻孔闭锁、生长发育迟缓、生殖器发育不全和耳朵异常。CHARGE综合征也称为Hall-Hittner综合征，可作为常染色体显性遗传和自发性先天性疾病发生，估计活产儿发病率为1/（12 000～15 000）。大约2/3的患者具有*CHD7*基因突变，该基因编码染色质重塑蛋白。由于CA和发绀型心脏缺陷，患有CHARGE综合征的新生儿通常在出生时出现发绀。唯一的治疗方法是手术修复受影响的器官。CHARGE综合征患者在出生后第1年的死亡率很高，总体预后取决于CA、心脏缺陷和气管食管瘘是否同时存在[10, 11]。

2. Treacher Collins综合征

TCS或Franceschetti-Klein综合征是一种常染色体显性遗传疾病，估计活产儿发病率为1/（10 000～50 000），主要是由于*TCOF1*突变。TCS的特点是面部骨骼发育不全、单侧双侧CA、外耳异常、缺损，在某些情况下，中耳畸形会导致传导性聋。TCS患者智力正常[6]。

（三）诊断方法

CA的诊断主要是根据临床表现。呼吸窘迫新生儿的高度怀疑指数应提示对气道进行系统的内镜检查。CA可以通过柔性或刚性经鼻内镜检查或经口通过120°鼻咽镜来诊断。CT检查是一种重要的辅助诊断方法，可以准确定位狭窄及其程度，排除新生儿鼻塞的鉴别诊断。CT检查最好在适当的鼻塞缓解后进行和吸入停滞的分泌物，这些甚至有助于操作规划和操作指导[2, 12]。先天性CA的重要鉴别诊断包括梨状孔狭窄、脑膨出和表皮样囊肿、脊索瘤和横纹肌肉瘤等肿瘤[12, 13]。

二、治疗

CA新生儿治疗方法的第一步是气道管理。CA（尤其是双侧）可在出生时出现气道呼吸窘迫。在这种情况下，一些新生儿会立即进行经口插管。然而，这种方法不是最理想的，因为CA的最终治疗需要尽早进行手术矫正。由于CA需要很高的怀疑指数才可能考虑诊断，并且一些研究表明早期手术很少成功，因此对CA新生儿插管可能会延长插管留置时间延长。如果及早发现，插管的替代方法是McGovern乳头管，它由一个适应的乳头组成，乳突固定在新生儿的嘴里，并且有一个大开口。新生儿可以通过穿过McGovern乳头的饲管喂食。因此，理想的手术时机应同时避免过早手术（在7—10日龄之前，因为在非常狭窄的鼻道中进行手术操作很困难，并且会导致医源性增加口腔黏膜损伤）和长时间插管。只有在早期手术治疗失败或有潜在合并症的儿童，尤其是患有CHARGE综合征的儿童中，才应考虑气管切开术[14]。当在较大的鼻道中手术相对容易时，单侧CA在以后（>3岁）得到更好的治疗。

有许多外科手术可以明确治疗CA，包括经鼻封闭、开放技术和经口手术技术。技术的选择取决于患者因素和外科医生的考虑。

最早的手术方法是经鼻穿刺后扩张。穿刺适用于主要是膜性封闭的CA，并且可以用内镜引导。尽管再狭窄率相对较高，但通常在穿刺后进行术后支架植入。光纤输出的CO_2/KTP或二极管激光可以作为膜狭窄的一种选择。穿刺显然不适合单纯骨性封闭或主要为骨性封闭的CA[15]（图5-1）。经腭入路同样可行，并且成功率很高（儿

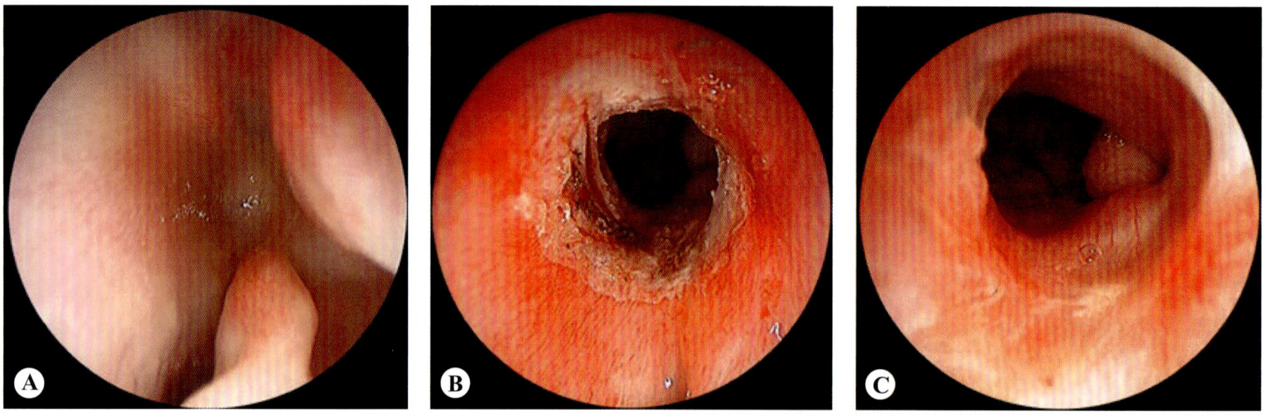

▲ 图 5-1 A. 完全性单侧后鼻孔闭锁；B. 使用 CO_2 光纤和 0° 内镜进行处理；C. 6 个月后患者的鼻内镜检查

乎 90%）。然而，相关的并发症，包括牙齿反咬合、口鼻瘘和腭咽功能不全，会导致经腭入路手术的支持者减少。此外，这种方法不适合年幼口腔形态较小且面部骨骼生长的儿童[12, 15]。

内镜修复逐渐成为标准的治疗方法。减轻鼻腔充血后，2.9mm 硬性内镜可以将器械引导至鼻孔。用于耳部手术的耳科手术套件在狭窄通路干预中效果最佳，如在 CA 中。同时通过内镜和显微耳科冷光源仪器需要足够的专业知识。提起外侧黏膜瓣以显露和移除闭锁的骨板。在双侧 CA 的情况下，将后犁骨的一部分使用微钻或后咬钳去除，以形成一个共同的单个后鼻孔开口或新孔[14-17]（图 5-2）。

手术的成功率为 67%～88%[18]。在 CA 修复后，仅确定了数量有限的相当不一致的预后因素。一项回顾性研究[19]探讨了 46 名 CA 儿童修复后的预后。在这些儿童中，28 人患有双侧 CA，18 人患有单侧 CA，并且在 40% 的病例中伴有其他异常（主要是 CHARGE 综合征）。尽管纳入的患者数量有限，但作者确定首次手术时患儿体重＞2.3kg，初次手术的支架尺寸＞3.5mm 且留置持续时间超过 12 周，并且没有相关的面部异常是有利的预后因素。其他影响预后的因素可能包括胃食管反流、首次手术时年龄小于 7—10 日龄、缺乏术后随访[20]。

支架的使用、支架的持续时间和支架的种类仍然是有争议的问题。每个鼻孔都可以使用软硅胶管（气管导管），并且必须固定在前中隔软骨上以避免移位。在支架就位期间，孩子确实有一段艰难的时期，需要足够的护理。通常，支架会保留 2～3 周。几项研究表明，术后无论是否进行支架置入，再狭窄率没有差异[18, 21, 22]。类似的争议也适用于丝裂霉素 C 的应用。到目前为止，还没有适当的研究来证明它的益处[3]。

尽管存在争议，但普遍认为用盐水冲洗的术后护理、密切的临床随访和去除结痂是获得最佳结果的关键[20]。这些程序最好在手术室中进行，在全身麻醉下，并使用适当的内镜设备。在对后鼻孔进行手术矫正后，大多数患者将需要进行几次额外的扩张手术。作者使用常规血管成形术球囊或泌尿科扩张器进行此类扩张。在这种扩张过程中，必须避免损伤颅底、鼻咽后部、颅椎交界处、鼻中隔和鼻甲。

用渐进增大尺寸的金属尿道探条在内镜引导下通过鼻侧，使用 120° 内镜经口扩张后鼻孔。我们发现以这种方式进行的后鼻孔扩张非常有效且安全。在我们未发表的数据中，在首次后鼻孔矫正手术后，所有患者都需要进行 2～10 次扩张手术，以达到适合年龄且无不适症状的后鼻孔大小（图 5-3 和图 5-4）。

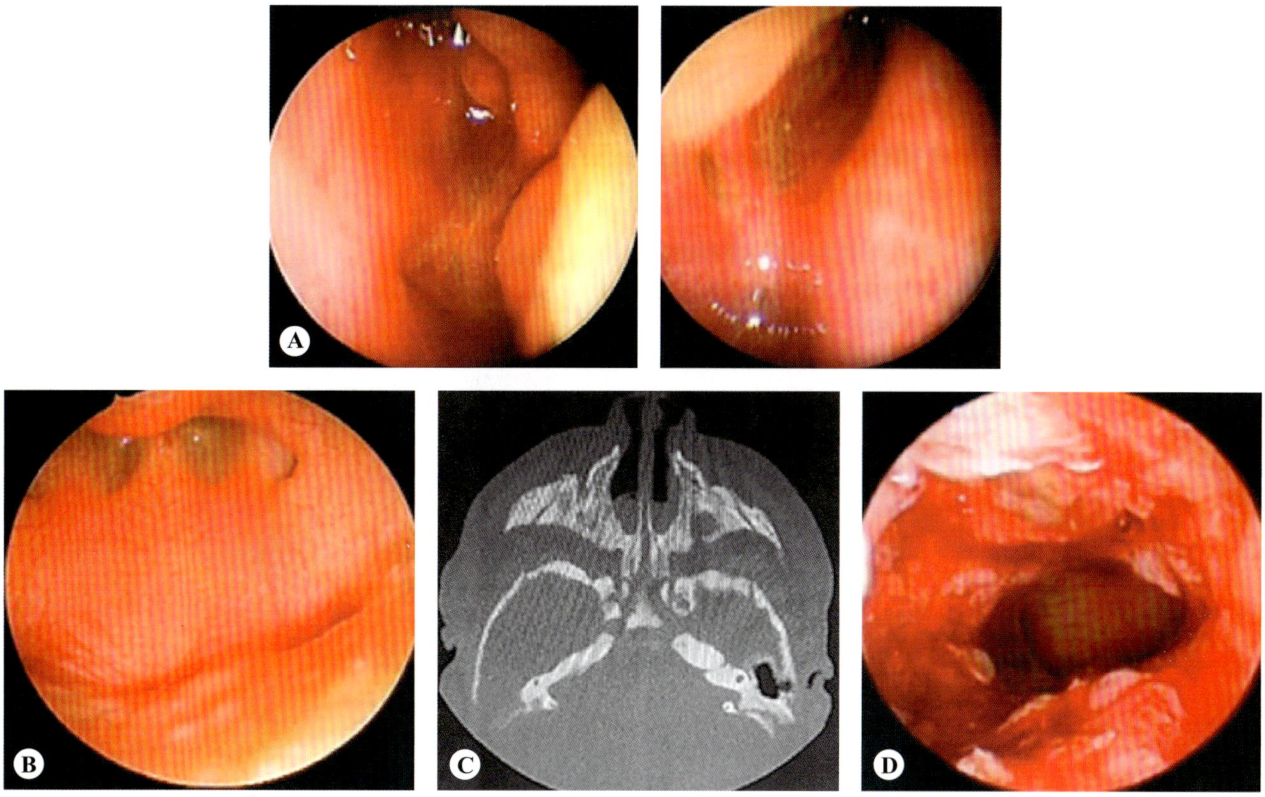

▲ 图 5-2　**4 日龄的早产女孩，2kg**

A. 0° 内镜前鼻镜检查；B. 使用 120° 内镜经口逆行观察鼻后孔；C. 轴位 CT 显示双侧鼻后孔骨性闭锁；D. 鼻中隔后部切除后显示常见的新鼻后孔

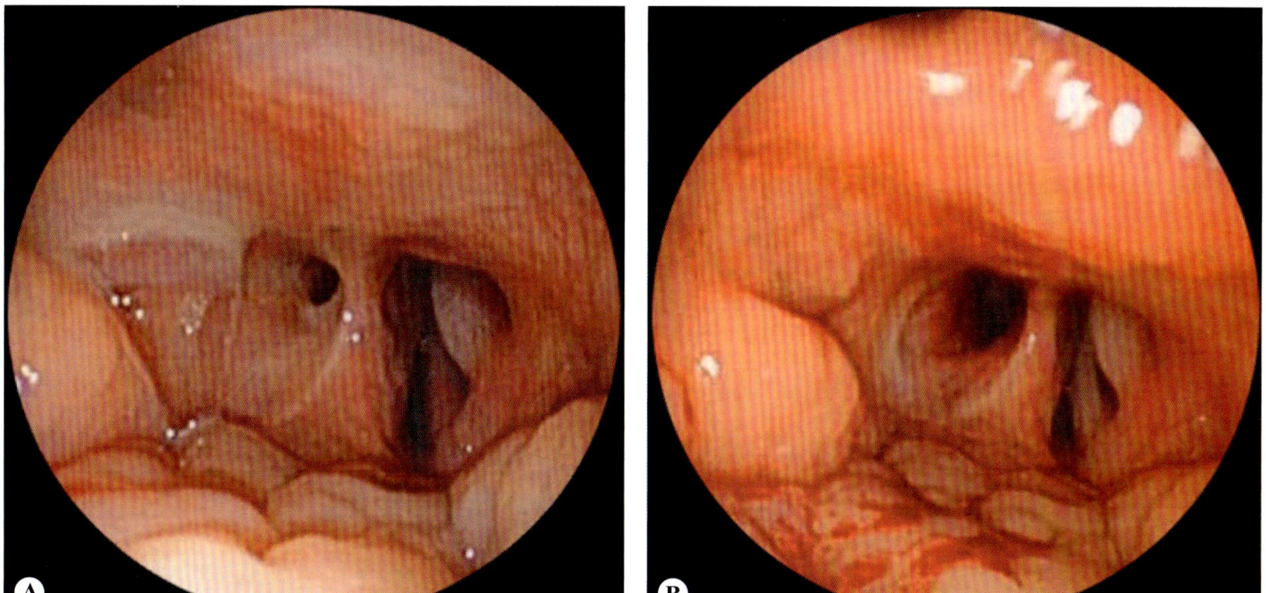

▲ 图 5-3　**A.** 单侧后鼻孔狭窄；**B.** 采用经口的 **120°** 内镜使用尿道探条扩张和可视化

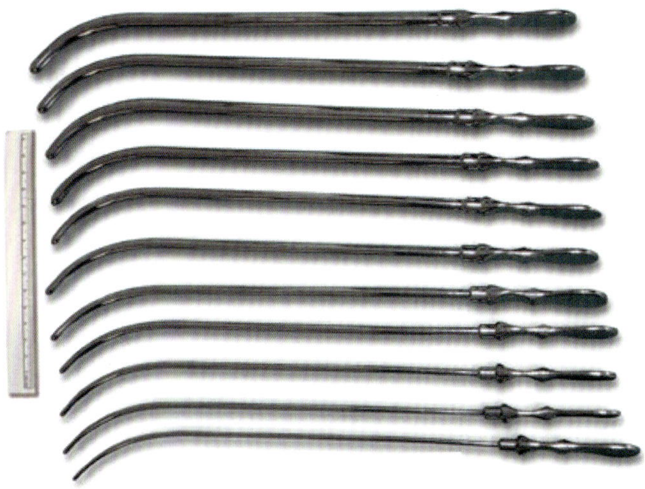

◀ 图 5-4　尿道探条

参考文献

[1] Deutsch E, Kaufman M, Eilon A. Transnasal endoscopic management of choanal atresia. Int J Pediatr Otorhinolaryngol. 1997;40:19-26.

[2] Brown OE, Burns DK, Smith TH, Rutledge JC. Bilateral posterior choanal atresia: a morphologic and histologic study, and computed tomographic correlation. Int J Pediatr Otorhinolaryngol. 1987;13:125-42.

[3] Kwong KM. Current updates on choanal atresia. Front Pediatr. 2015;3:52.

[4] Hengerer AS, Strome M. Choanal atresia: a new embryologic theory and its influence on surgical management. Laryngoscope. 1982;92:913-21.

[5] Hengerer AS, Brickman TM, Jeyakumar A. Choanal atresia: embryologic analysis and evolution of treatment, a 30-year experience. Laryngoscope. 2008;118:862-6.

[6] Kadakia S, Helman SN, Badhey AK, Saman M, Ducic Y. Treacher Collins Syndrome: the genetics of a craniofacial disease. Int J Pediatr Otorhinolaryngol. 2014;78:893-8.

[7] Trainor PA. Craniofacial birth defects: the role of neural crest cells in the etiology and pathogenesis of Treacher Collins syndrome and the potential for prevention. Am J Med Genet A. 2010;152A:2984-94.

[8] Koletzko B, Majewski F. Congenital anomalies in patients with choanal atresia: CHARGE-association. Eur J Pediatr. 1984;142:271-5.

[9] Sanlaville D, Verloes A. CHARGE syndrome: an update. Eur J Hum Genet. 2007;15:389-99.

[10] Blake KD, Prasad C. CHARGE syndrome. Orphanet J Rare Dis. 2006;1:34.

[11] Bergman JE, Janssen N, Hoefsloot LH, Jongmans MC, Hofstra RM, van Ravenswaaij-Arts CM. CHD7 mutations and CHARGE syndrome: the clinical implications of an expanding phenotype. J Med Genet. 2011;48:334-42.

[12] Ramsden JD, Campisi P, Forte V. Choanal atresia and choanal stenosis. Otolaryngol Clin N Am. 2009;42:339-52, x.

[13] Benjamin B. Evaluation of choanal atresia. Ann Otol Rhinol Laryngol. 1985;94:429-32.

[14] Asher BF, McGill TJ, Kaplan L, Friedman EM, Healy GB. Airway complications in CHARGE association. Arch Otolaryngol Head Neck Surg. 1990;116: 594-5.

[15] Gujrathi CS, Daniel SJ, James AL, Forte V. Management of bilateral choanal atresia in the neonate: an institutional review. Int J Pediatr Otorhinolaryngol. 2004;68:399-407.

[16] Park AH, Brockenbrough J, Stankiewicz J. Endoscopic versus traditional approaches to choanal atresia. Otolaryngol Clin N Am. 2000;33:77-90.

[17] Uri N, Greenberg E. Endoscopic repair of choanal atresia: practical operative technique. Am J Otolaryngol. 2001;22:321-3.

[18] Durmaz A, Tosun F, Yldrm N, Sahan M, Kvrakdal C, Gerek M. Transnasal endoscopic repair of choanal atresia: results of 13 cases and meta-analysis. J Craniofac Surg. 2008;19:1270-4.

[19] Friedman NR, Mitchell RB, Bailey CM, Albert DM, Leighton SE. Management and outcome of choanal atresia correction. Int J Pediatr Otorhinolaryngol. 2000;52:45-51.

[20] Teissier N, Kaguelidou F, Couloigner V, Francois M, Van Den Abbeele T. Predictive factors for success after transnasal endoscopic treatment of choanal atresia. Arch Otolaryngol Head Neck Surg. 2008;134:57-61.

[21] Bedwell JR, Choi SS. Are stents necessary after choanal atresia repair? Laryngoscope. 2012;122:2365-6.

[22] Velegrakis S, Mantsopoulos K, Iro H, Zenk J. Long-term outcomes of endonasal surgery for choanal atresia: 28 years experience in an academic medical centre. Eur Arch Otorhinolaryngol. 2013;270:113-6.

第 6 章　口面裂和 Pierre Robin 序列征

Facial Cleft and Pierre Robin Sequence

Anthony S. de Buys Roessingh　Oumama El Ezzi　Georges Herzog　Martin Broome　著

吴　镝　李桂影　译

一、胚胎学、流行病学和遗传学

原发腭位于上唇和牙槽突区域，是有切牙固定的上颌骨部分。大约在妊娠的第 7 周先形成原发腭[1-6]。畸形可导致不完全唇裂、完全唇裂和牙槽嵴裂。继发腭由前方的骨性结构和后方的软组织组成。根据所涉及的区域，可分为多种类型的腭裂，如悬雍垂裂、软腭裂、腭裂（cleft palate，CP）和 Pierre Robin 序列征（Pierre Robin sequece，PRS）。原发性和继发腭畸形形成的裂隙可以是单侧或双侧的。黏膜下裂是一种特殊类型的腭裂，可涉及软腭肌肉和骨性硬腭，并且伴有悬雍垂裂。软腭肌肉功能出现异常，患者可能出现言语、吞咽甚至中耳问题[7]（图 6–1 至图 6–4）。

每 750 名新生儿中就有 1 名新生儿出现唇腭裂，并且它的发病率在不同的种族中是有差异的。唇腭裂的原因尚不清楚，可能是由多种原因引起。但大多数唇腭裂似乎是由遗传和环境因素引起的[6]。唇腭裂可以是单纯性的，可以作为综合征一部分，可以与特定疾病相关，可以与染色体异常（如三体性）相关。对于非综合征性单侧唇腭裂（unilateral cleft lip and palate，UCLP）和双侧唇腭裂（bilateral cleft lip and palate，BCLP），诱发原因不同，如吸烟、酒精和苯妥英钠和丙戊酸等抗癫痫药物[8, 9]。还可能是由扰胚胎发育的致畸物引起，如风疹病毒、沙利度胺、可的松和抗癫痫药物[9]。对动物的研究已经证明了皮质类固醇等物质的致畸作用。饮食不足导致的维生素 A 缺乏或过量与动物的裂隙有关，尤其是腭裂。叶酸似乎在预防包括唇腭裂在内的多种先天畸形中发挥重要作用[10]。

UCLP 是最常见的，并且占所有唇腭裂病例的 37%～50%[11]。单纯腭裂占所有病例的 25%～40%，单纯唇裂（cleft lip，CL）占病例的 20%。唇腭裂在亚洲人的发病率是欧洲人的 2 倍，在黑人中的发病率则为欧洲人的一半。CP 在女孩中的发病率是男孩的 2 倍，而 UCLP 在男孩中的发病率是女孩的 2 倍。社会条件相对贫困的地方发病率似乎更高[12]。

UCLP 有 22% 的风险伴发其他相关畸形，CP 有 33% 的风险伴发其他相关畸形。在同卵双胞胎中，患有唇腭裂的风险为 25%～45%。在异卵双胞胎中，患有唇腭裂的风险是 5%。没有遗传家族史的孩子患有唇裂的风险为 3%～5%。在 UCLP 病例中，70% 为单纯性唇腭裂，5%～8% 表现为染色体异常（尤其是双侧唇腭裂），22% 伴有其他身体异常[13]。在常染色体显性遗传家系和常染色体隐性遗传家系中，孩子患有唇腭裂的风险分别为 50% 和 25%[14]。

包括唇裂伴或不伴腭裂的综合征有

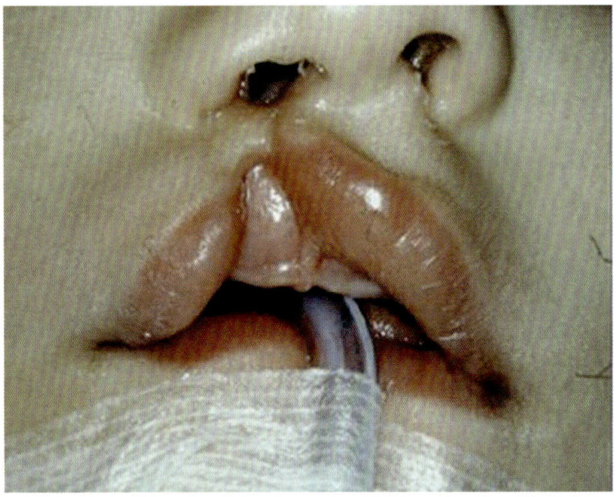

▲ 图 6-1　唇裂或唇 – 牙槽嵴裂

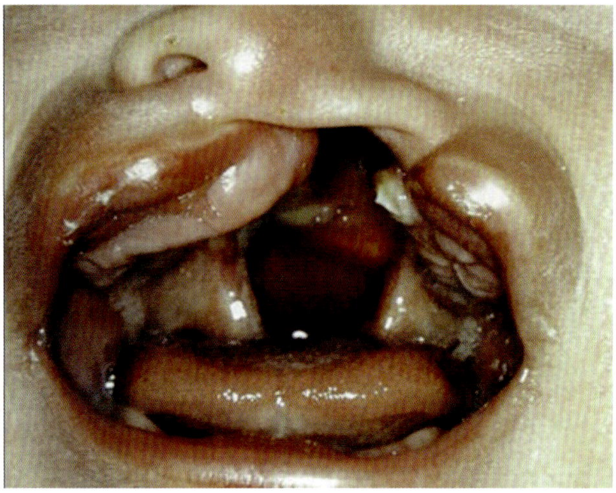

▲ 图 6-2　单侧唇裂 – 牙槽嵴裂 – 腭裂

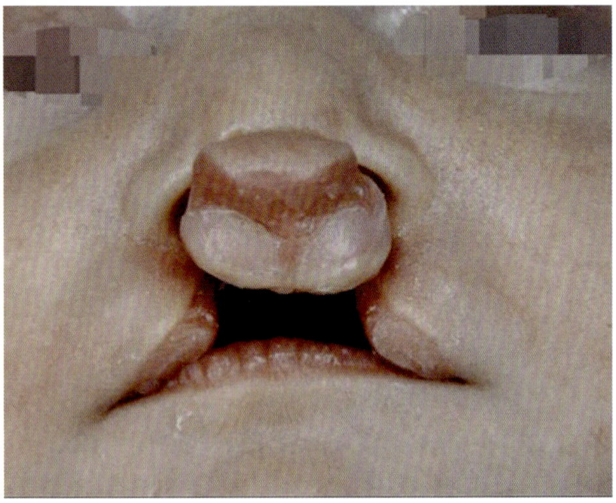

▲ 图 6-3　双侧唇裂 – 牙槽嵴裂 – 腭裂

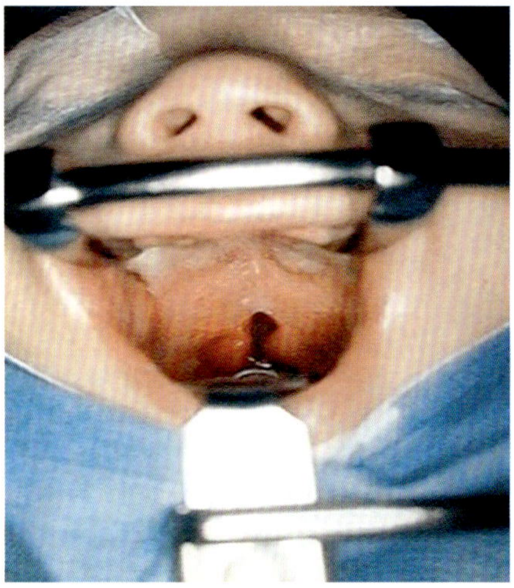

▲ 图 6-4　带有悬雍垂裂的腭裂

Stickler 综合征（常染色体显性遗传、腭裂）、Franceschetti 综合征（常染色体显性遗传）、Opitz 综合征（与 X 染色体相关、器官距离过远、尿道下裂）、唇裂 – 外胚层发育不良［先天性缺指、外胚层发育不良、唇裂（ectodermal dysplasia，EEC）］、OFD1（腭裂、错构瘤、舌头畸形、面部和四肢畸形），以及合并不同基因突变，如 *PVRL1*、*MSX1*（4p16）、*FGFR1*、*TBX22*（裂隙和舌系带过短）和 *IRF6*（Van der Woude，80% 下唇瘘）的腮裂 – 眼 – 面综合征（包括唇裂的 BOF）。导致裂隙的染色体疾病还包括唐氏综合征、13- 三体和 18- 三体综合征、4p 缺失综合征（伴有远距、人中短、头皮缺损、耳凹）和 22q11.22 缺失综合征，后者也称为腭 – 心 – 面综合征（口面裂，DiGeorge 综合征），伴有腭裂、短睑裂、小耳朵、鼻翼发育不全和锥形心脏缺陷。单基因病表现为 CHARGE 联合征（眼缺损、后鼻孔闭锁、小阴茎、心脏缺陷）、EEC 综合征、Fryns 综合征（膈疝、面部粗糙、手指发育不全）、Opitz 综合征、腘翼状胬肉综合征（唇凹、腘网、生殖器异常）和 Van der Woude 综合征。

二、产前诊断

产前诊断有助于帮助父母做好准备。超声检

查是相当可靠的，但影像学图像不是照片，腭裂并不是那么容易就被发现的，即使是3D图像也必须进行仔细解读。然而，由于其患病率高，通过产前检查排除患病的可能性是非常重要的。早在妊娠12周就可以确定患有唇腭裂，但通常我们在妊娠20周时明确诊断。在多数情况下，唇腭裂的产前诊断能够让准父母们能够更好地面对和接受未来婴儿的面部畸形[15]。我们不应低估畸形的严重程度，其早期诊断使唇腭裂团队与准父母们建立联系，以便为他们提供信息和早期支持。如有必要，还可以在患儿出生前提供有价值的心理援助。

产前超声检查还可以对小颏/颌后缩做出诊断。这种早期诊断使医生能够考虑到患有PRS的可能性。父母应该准备好面对患儿可能出现的呼吸和（或）喂养问题。对于存在双侧唇腭裂或可疑的相关畸形时，建议进行羊膜腔穿刺术，然后进行细胞遗传学分析，目的是排除与唇腭裂相关的最常见的遗传疾病。

在明确诊断后，外科医生和团队与父母之间必须进行第一次讨论，以便让后者做好准备。讨论会涉及引起唇腭裂的各种原因、手术修复的时间计划表和随访时间，特别是关于言语障碍和正畸的治疗。如果认为有必要，还可以安排每月与家长进行讨论。治疗团队和家长之间建立的有效对话，可以建立起彼此的信任。这是家庭和治疗团队长期序列治疗的开始。这时还可以给家长提供同样患有唇腭裂的父母互助小组的信息[16]。

在患儿出生时，应确保助产士已得知其产前诊断，并确保产房内保持着积极的氛围。由于父母通常已被事先告知预期的胎儿畸形，因此可以在平静的气氛中进行分娩。必须要避免母亲和孩子出现任何情况的分离。

三、婴儿喂养

婴儿的喂养困难取决于畸形的类型和严重程度，还取决于婴儿的体重和营养，以及其是否有能力吸吮。

出生时，唇裂婴儿可能会通过母乳或奶瓶正常喂养。但对于患有腭裂的婴儿，从解剖学上讲，母乳喂养是不太可能的，因为软腭肌肉发育不良意味着吸吮能力减弱[17]。即使宝宝刚出生时体重比较大，几天后就可能会变得虚弱，是由于无法吸吮造成是体重减轻。出生时患有PRS的婴儿由于还存在呼吸困难会更加明显[18]。

如果存在喂养问题，腭护板可能会有所帮助。腭护板需要正畸医生制作印模，通常需要患儿在出生后尽快到医院，以使其形状与腭部完美贴合。宝宝在几小时或几天内就能很快适应。腭护板由丙烯酸树脂制成，具有硬质的外部结构和与黏膜接触的更柔软灵活的内层（图6-5）。腭护板可能有几个优点：有利于奶瓶喂养，但不利于母乳喂养；将舌头保持在正常位置，通过防止舌头进入裂隙来发挥上颌骨的生长潜力；保护腭裂手术后的缝线，并给予父母信心[19]。

喂养困难的患者被定义为体重无法增加、喂养时间延长（持续超过45min）及需要使用导管进行营养支持。喂养困难的标准分为两类：Ⅰ级，使用奶瓶和腭护板喂养，也可以母乳喂养（时间<45min）；Ⅱ级，部分使用奶瓶和腭护板喂养，配合使用鼻胃管[20]。

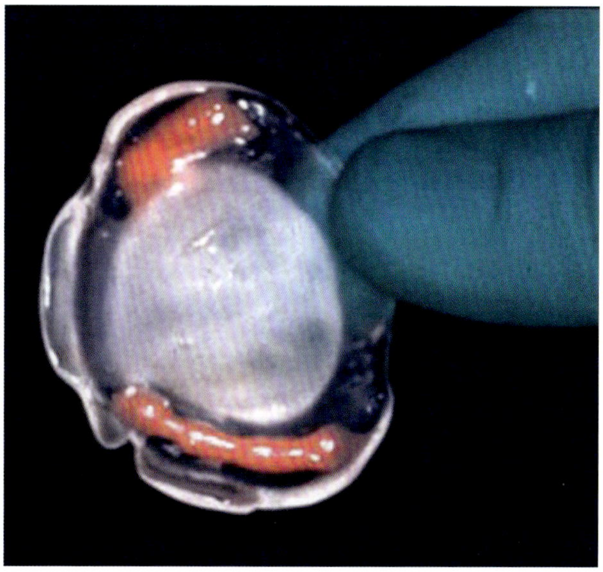

▲ 图6-5 边缘有可吸收胶的腭护板

四、Pierre Robin 序列征和综合征

1923 年，法国口腔科医生 Pierre Robin 描述了一组因舌头位于口咽后部（舌后坠）而导致口咽梗阻的患者。这些患者还患有 CP 和小 / 缩颌畸形。对这三个特征构成了 PRS 的主要诊断标准。下颌发育不全（小颌畸形）似乎是导致舌后坠、腭裂和呼吸窘迫级联事件的触发因素，因此被称为“序列”（图 6–6）。这种类型 PRS 的病因被认为是存在羊水过少或羊膜索，而羊膜索会导致胎儿下巴受压并造成下颌后缩[21]。术语“综合征”是指一系列在程度和表现形式上有变化的畸形[22]。每 8500 例新生儿中就有 1 例患有 PRS[21]。

舌后坠通常是导致咽部梗阻的原因[23]。由于这种解剖异常，这些儿童有很高的风险出现严重呼吸功能不全和长期缺氧[24]。气道梗阻的病理生理学机制一方面可以通过脑干尚不成熟来解释[23]，另一方面可以通过引起呼吸困难的解剖学异常来解释，特别是正常大小的舌头后缩并插入软腭，颏舌肌和其他咽旁肌的神经肌肉损伤，咽内侧壁下垂，咽侧壁内收[24]。在患儿的生长过程中，随着下颌骨的生长，气道梗阻会减轻，咽旁肌的协调性随着自主舌头控制的提高而改善。几个月后，下颌骨的追赶性生长改善了这些儿童的预后。

通常可以观察到两种类型的 PRS：单纯性 PRS 和综合性 PRS。单纯性 PRS 占所有病例的 40%，其特征是这三种解剖异常孤立发生，并且没有任何其他畸形出现。综合性 PRS 占所有病例的 60%，与其他畸形有关，如各种综合征、染色体异常、致畸产物或神经肌肉疾病[23]。这种类型的 PRS 预后较差。还有第三种 PRS，与结缔组织发育不良有关[24]。

为了避免分娩危象，必须在胎儿出生时就已预见到咽部梗阻的可能性，因为舌头可能会阻塞口咽部的上气道，从而影响呼吸。PRS 婴儿气道梗阻的严重程度差异很大。气道管理成功的关键是多学科团队的准确监测和治疗。初始治疗的目标是尽量减少任何情况的气道梗阻，以防止患儿缺氧并促进其正常的神经发育[22, 25, 26]。

呼吸梗阻的治疗可以选择保守治疗或手术治疗。我们通过医疗实践经验采取了不同治疗方式。当上气道梗阻较轻时，可采取俯卧位等保守治疗方式。这种体位对婴儿来说是有效的，因为

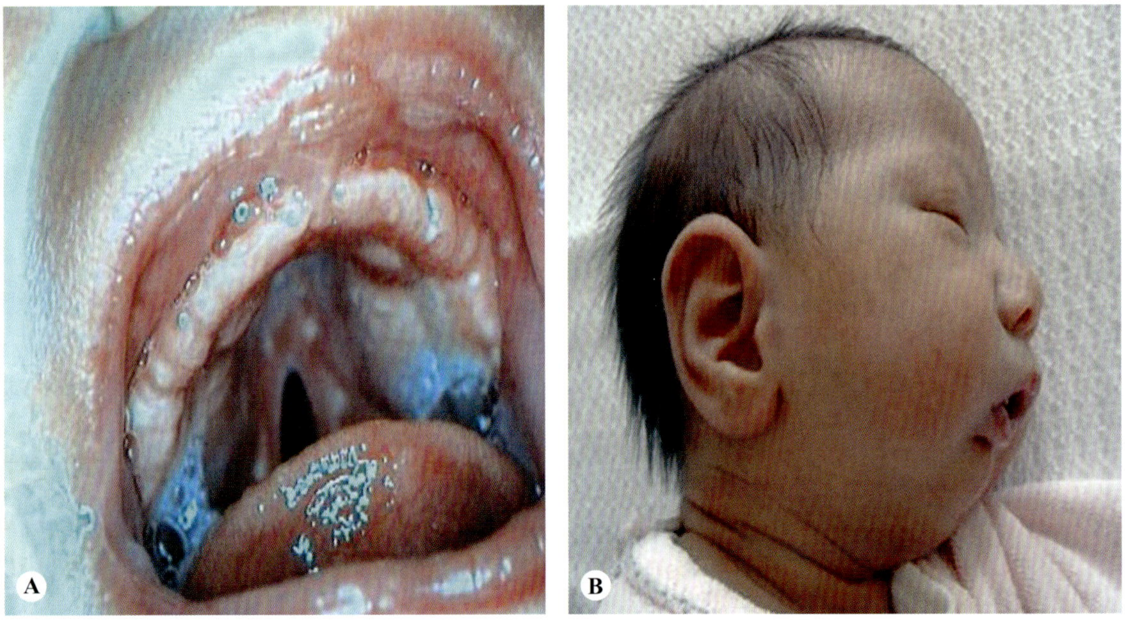

▲ 图 6–6　Pierre Robin 综合征

它可以防止舌头坠入下咽部，可以帮助患有轻度至中度呼吸梗阻的 PRS 婴儿，但在严重的情况下这肯定是不够的[27]。

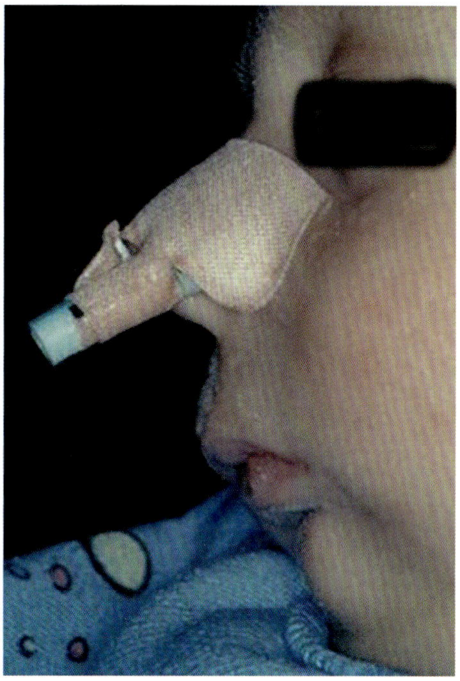

▲ 图 6–7 PRS 的咽管

对问题的准确评估取决于临床观察、监测和血气控制相结合。呼吸窘迫的临床标准是精神激动、呼吸困难、呼吸急促、肋间凹陷、气管牵曳、喘鸣及体位性气道梗阻。通过氧饱和度对患有呼吸系统并发症的儿童进行评估。通过脉搏血氧仪连续监测其血氧饱和度。正常的静脉血气值是 pH 7.4、$PaCO_2$ 40mmHg、PaO_2 100mmHg 和 HCO_3^- 24mmol/L。如果监测结果不佳，则可以实施多导睡眠图。可以对上呼吸消化系统进行全面的内镜检查，以排除其他可能导致气道梗阻的可治疗原因[25]，但必须考虑到呼吸困难儿童所面临的麻醉风险。必须进行密切随访以预防长期或慢性缺氧后导致的神经系统后遗症[27]。胃食管反流（gastroesophageal reflux，GER）在婴儿中很常见，但在有神经发育问题的儿童中更为常见。可以在进行多导睡眠图的期间放置 pH 探针，以便在开始用药前使得 GER 客观化。

其他的保守治疗是指进行持续气道正压通气（continuous positive airway pressure，CPAP）和使用咽通气管（pharyngeal tube，PT）或喉罩通气（laryngeal mask airway，LMA）[27, 28]。通常先使用 CPAP，如果效果不佳再使用 PT。即使在很长一段时间内，只要管道位置正确，PT 就是一种安全治疗（图 6–7）。

在 X 线辅助下插入鼻咽通气管，以确保深度准确。然后将其固定在脸颊上。要选择合适的管径以避免造成鼻孔狭窄。这种治疗方法通常需要住院治疗，但可以根据父母和孩子的状况在家中进行后续治疗。相对长期使用鼻咽通气道可能是合适的，随着孩子变得成熟，即体重增加，肌肉张力得以改善，神经系统逐渐成熟。LMA 是一种用于呼吸梗阻的通气支持方法。它可用于气道梗阻的长期治疗[29]。LMA 的优点是易于插入，并且无须喉镜。它的侵入性要小于气管插管。它避免了由于长时间插管引起的声带水肿和声门下狭窄。它能使患者吞咽并加强颏舌肌和咽旁肌肉，但它确实存在喉痉挛和咳嗽的风险。

气管插管可能会非常困难和复杂，可能会导致气胸、皮下气肿或死亡。应避免进行气管插管，因为这些患者存在拔管困难。然而，这种治疗方法可以拯救患有严重呼吸窘迫的新生儿。

手术方式包括舌固定术[30]、舌唇粘连术（tongue-lip adhesion，TLA）[31]、气管切开术或下颌骨牵引术[32]。当气道梗阻不能通过保守治疗得以缓解时，建议对患者进行手术干预，如舌固定术、TLA 或气管切开术。舌固定术仅能缓解因舌头后坠引起的气道梗阻，而对其他机制引起的气道梗阻患者疗效甚微。特别是舌固定术[30]是非生理性的，会造成喂养困难。它存在将舌缝合在正确位置的困难，有将舌头牵拉过远，伤口感染和 Wharton 导管损伤，嘴唇和下巴变形、下巴和唇部留下瘢痕，以及牙齿退化的风险。带有支撑杆的下颌牵引术[32]可以让孩子横向移动头部。疼痛和紧张是由颈部张力过高引起的。这种方法会迫使孩子卧床不起，喂养也存在问题。随之而来的面部生长障碍尚不清楚。

喂养困难是气道梗阻和吞咽不成熟的直接后果。但由于存在软腭开合困难和吸吮困难，即使呼吸问题得到解决，喂养问题也会持续存在。这些问题通常不是永久性的，会随着生长而消失。有几种可能的治疗措施可供选择，如俯卧位或鼻胃管喂养[20]。腭护板可以辅助这些孩子进食。但是，只有在呼吸问题解决后才能尝试用腭护板进行正常喂养。Caouette 和 Laberge[20] 根据其特定的呼吸和喂养问题将 PRS 患者分为三类：俯卧位呼吸充足和奶瓶喂养（第 1 类），俯卧位呼吸充足但需要管饲的喂养困难（第 2 类），以及需要气管插管的呼吸窘迫和管饲（第 3 类）。三类 PRS 的死亡率分别为 1.8%、10% 和 41%。Caouette Laberge 发现综合征性 PRS 患儿的死亡率为 22.8%，单纯性 PRS 序列征患儿的死亡率为 5.9%（b）。

出生时患有腭 – 心 – 面综合征的儿童存在 22q/11.22 微缺失，即 22 号染色体长臂的第 11 条带缺失，这是一种遗传性疾病，患病率为 1/（1800～5000），80% 是散发的。它曾被称为 CATCH 22 关联征：心脏畸形、面部异常、胸腺异常、腭裂和低钙血症[33]。这些儿童有 70% 的风险患有腭裂伴先天性心脏畸形、面部异常、牙齿异常、眼部畸形、精神运动和学习障碍，以及与腭裂、脊柱侧弯和多指畸形相关的软腭功能不全。及早诊断这种综合征非常重要，以便为患者和家人提供足够的医疗和心理支持。如果孩子在生命的最初几年已经得到帮助，那么发育的预后是相当好的。

五、一期手术

（一）历史因素

第一次唇裂手术被认为是在公元 390 年实施的。Jehan Yperman（1295—1351）是第一个描述唇裂修复的人。“bec-de-lièvre”（harelip）一词在法国由著名外科医生 Ambroise Paré 使用，他是四位国王（François 一世、Henry 二世、François 二世和 Charles 九世）的医生。18 世纪出现了有关软腭、软腭裂缝合和唇部成形术前进行软腭一期缝合术的新技术的发展（Dessault，1798）。在 19 世纪，儿位外科医生发展了腭部手术。Collis（1868）是第一个描述唇整形术的人。在 20 世纪 30 年代，麻醉学的进步使新技术得以发展，Victor Veau 是其中的先驱之一[34]。

（二）手术年龄

单纯唇裂修复的理想年龄仍然是一个存在争论的话题。由于儿科麻醉的进步，手术可以在患者年龄很小的时候进行。麻醉最好在患儿 3 月龄后进行，此时患儿的呼吸反射正常，组织发育更好。出于麻醉和手术的原因，这段时间似乎是进行手术的正确和安全时间。手术在全身麻醉下进行，通常使用气管插管。气管插管有助于防止液体渗入气管。气管插管从口腔插入，并牢固地粘在下唇上。这个位置允许在上腭手术中使用开口器，并使外科医生可以检查唇修复的对称性。

对出生时完全性唇腭裂儿童的手术顺序可能会有很大差异，这取决于当地的外科学教育和经验。可能选择在患儿 4 月龄时一次性完成唇裂和腭裂手术修复，或者在 5—6 月龄时先进行唇裂修复，然后在 1 岁时进行腭裂修复。Malek 手术[2] 是在 3 月龄时进行软腭修复，在 5 月龄时进行前方硬腭裂和唇裂修复；对于双侧唇腭裂，则是在 3 月龄时进行软腭修复，在 5 月龄时一侧硬腭和唇部修复，在 7 月龄时进行另一侧手术。出生时患有 CP 的儿童在 4—6 月龄时进行闭合。对于患有 UCLP 和 BCLP 的儿童，犁骨瓣可用于重建软腭的鼻腔层。只要外科医生保持良好的手术记录，所有手术方式都可以实施。

（三）手术准备

孩子固定在手术台的一端。头部靠在一个过伸位的可调节的支撑上。在肩膀下方放置垫子使颈部保持伸展。外科医生站在手术台的尽头，助手在右侧，麻醉师在左侧。婴儿的眼睛用带有一滴凡士林的无菌胶带封住。手术从对唇部修复的绘图开始。通常用盐酸布比卡因 – 肾上腺素浸润组织，以促进黏膜骨膜破坏，进行唇部修复，并通过血管收缩剂的暂时止血作用而减少出血。手术设备包括上腭裂手术所需的特定器械，特别是可调节的 Veau 开口器、用于离断钩形突的 Trélat 钝钩、有角度的 Adson 钳和 Veau 牙挺。对于腭部手术，我们使用 4–0 和 5–0 可吸收缝合线，对于唇部手术，我们使用可吸收单丝缝合线和双极电凝 [2, 34]。

（四）原则

现代手术的主要目的是矫正明显的唇部缩短。自 20 世纪 50 年代以来，皮瓣技术是最广泛使用的修复方法。1848 年，Mirault 在 Vermilion 地区研究皮瓣。他的学生 Jalaguier（1910）和 Veau[34] 致力于减少过度瘢痕。1945 年，多伦多的 Le Mesurier[35] 描述了一种四边形皮瓣手术，它代表了由 Hagedorn 最初描述的手术技术的改良版本。1952 年，Tennison[36] 引入了三角形皮瓣法以保护 Cupid 弓；在 1985 年，Millard 提出了另一种基于横向三角形瓣的皮瓣，用于单侧裂隙以保持 Cupid 弓和对称性 [4]。

外科医生关心的问题之一必然是裂侧唇部高度与正常唇部的对称性，通常会实施基于 Z 成形术原理的外科手术（图 6–8）。必须要用数学精度计算两侧之间的精确对称性。必须要去除没有肌肉的皮肤。肌肉纤维的方向取决于切口的轮廓，因此必须将两侧的肌肉缝合在一起，因为肌皮瓣是在一定程度的旋转下使用的。对于切口必须考虑将要重新插入的肌肉纤维的最终方向 [37, 38]。

在双侧裂隙中，Cupid 弓几乎不存在，并且必须要重建出来。唇部手术可以在一期或两期手术实施。如果在一期手术中实施，两侧都有切口，组织的广泛剥脱可能会损害骨骼结构和软组织的血管供应。它可能会导致嘴唇下部和中间部分的血液供应不足，导致坏死。因此，唇部缝合应分为两期进行，间隔约 2 个月 [37, 38]。鼻小柱短是典型的畸形之一。两期唇部成形术都很难修正鼻小柱短小，建议可以将其推迟到以后进行。患儿的口腔前庭很浅，可以在两期唇成形术中转移

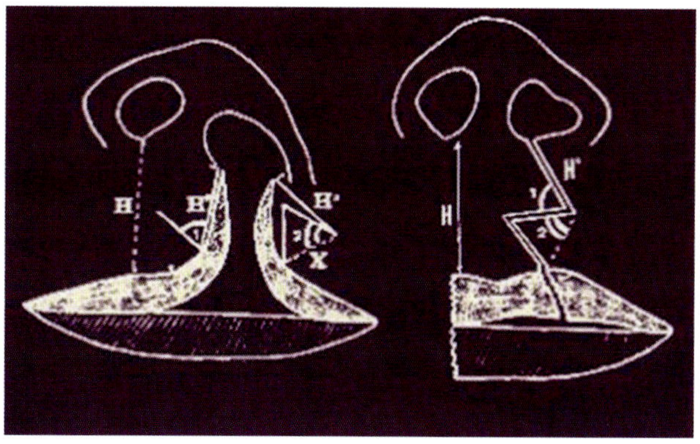

▲ **图 6–8 Malak 手术后的 Z 成形术**

黏膜瓣来重建 [39]。

（五）唇部成形术

唇部定点是手术中的一个重要步骤。术前准确测量能帮助外科医生获得令人满意的唇部高度。术前设计的错误会严重影响最终结果。术前必须要设计正常的唇高，对于单侧唇裂来说相对简单，但对于双侧唇裂来说则比较困难。如要使用三角瓣成形术，则必须确定 Cupid 弓的精确位置，缝合后健侧和患侧唇高一致。对于双侧唇裂，由于没有可参考的唇高，因此，唇高以一期手术为准，二期手术时用卡尺测量从鼻翼基部垂线上的高度来进行确定。在 Malek 手术中，这一步骤是以 Z 成形术的原理为基础（图 6–9），由于设计了两个三角形皮瓣，因此在两点之间获得了额外的长度。在切开之后，皮瓣的转移延长了唇高，从而获得所需的额外长度 [37, 38]。

在 Le Mesurier[35] 手术中，这一步骤的名字“四边形皮瓣成形术”则混淆了这个问题。实际上，Le Mesurier 所描述的下方皮瓣也是一种三角形皮瓣，特征是在其顶点处成 90°。然而，这一技术已不再使用，因为它没有保留 Cupid 弓。

在 Millard[4] 手术中，也包含了 Z 成形术。将裂隙内侧一个蒂部在上的小三角形皮瓣与裂隙外侧一个大三角形皮瓣交叉转移，延长唇高。

在 Tennison[36] 手术中，从裂隙外侧分离的三角形皮瓣要插入在裂隙内侧切口中。这种术式的主要问题是对三角形皮瓣大小充分测量，以使

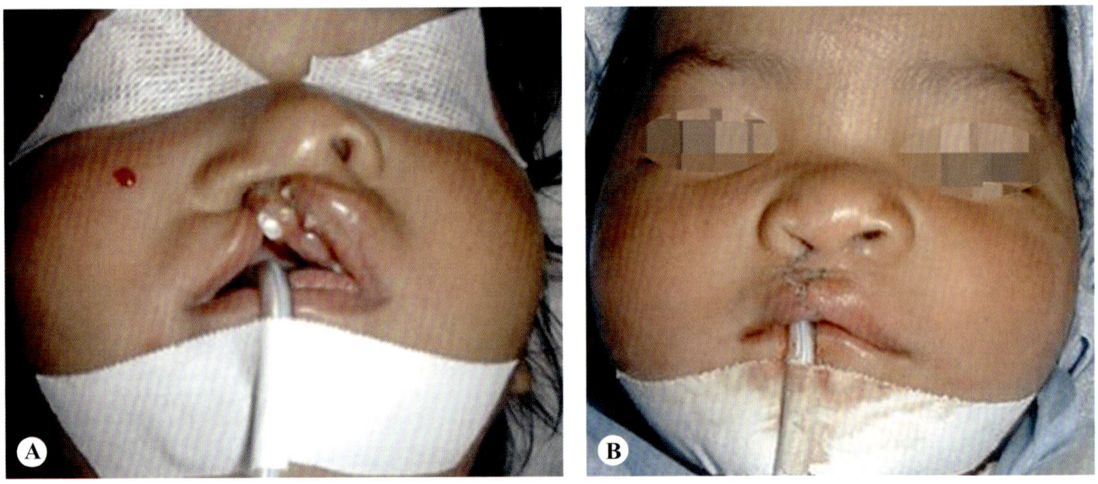

▲ 图 6-9 手术前（A）和（B）后的唇 - 齿槽嵴裂示例

裂侧唇高与健侧唇高相对应。这个过程是比较直观的。

在根据 Malek 下三角瓣术式 [40]，角 A 和角 B 为等腰三角形。这种基于等边三角形皮瓣的方法可以有一些变化，如倒三角成形术或双 Z 成形术，这些在发育程度较差的情况下可以使用。对于倒 Z 字形成形术，三角形皮瓣插入唇上部，这个位置通常比较薄。对于双 Z 成形术，当唇部发育的比较差时，会设计出一个比较大的等边三角形。

（六）腭裂修复：腭成形术

腭裂手术必须在患儿 18 月龄之前进行，以促进语言习得能力。多年来使用最广泛的术式由 Veau 引入，称为 Wardill 腭成形术 [34]。将两个厚的黏骨膜瓣完全用于闭合硬腭裂口。这种手术由于黏骨膜的剥离会产生医源性并发症，特别是在完全唇腭裂的情况下。由于黏骨膜的剥离和纤维化瘢痕组织的形成导致硬腭骨组织去血管化，瘢痕会引起上颌后缩。当在出生后的最初几个月内进行手术时，这一点会更加明显 [34, 41]。腭裂可以是 U 形或 V 形，或者表现软腭黏膜连续的悬雍垂裂，称为黏膜下裂（图 6–10 至图 6–12）。

（七）腭成形术

对于腭成形术，沿着裂隙边缘切开直到悬雍垂，以形成两个黏膜瓣（图 6–13）。用 Trélat 牙挺折断翼钩以减轻腭帆张肌腱膜的张力，分裂软腭肌肉层和黏膜层，及时电凝止血。将软腭肌肉向侧推动，分离鼻腔侧黏膜。这时形成了口腔层和鼻腔层，用 5–0 或 4–0 可吸收线缝合鼻腔黏膜层。一般从最前端开始缝合，并将线结系在鼻腔侧。每一针都必须包含骨膜，以确保固定牢固。建议采用褥式缝合。

当无法直接缝合鼻腔黏膜时，可以使用犁骨黏膜来重建鼻腔层，这是由 Veau 和 Petit 教授所提出的方法。从前到后分离犁骨黏膜和鼻腔黏膜，一直持续到张力减弱的地方，可以在这一点上直接缝合鼻腔黏膜 [41, 42]。

（八）腭缝合术

腭缝合术是一种非常可靠的传统手术，可以关闭整个上腭。这种手术必须推迟到上颌骨发育良好才能实施。它确实会产生瘢痕和上颌后缩。在这种手术中，沿裂隙两侧纵向切开，通常延伸至骨性穹窿。以弧形切口起自上颌结节后方，沿牙槽弓内侧延续，并止于前颌骨（图 6–14）。在用 Trélat 钩将钩形突断裂后，接下来的步骤是分离黏膜骨膜。从前到后从鼻腔层开始缝合。同样，应将犁骨黏膜瓣和鼻黏膜瓣先缝合在一起（图 6–15），最后修复悬雍垂裂 [40, 41]。

Furlow 手术 [43] 应用了反向双 Z 成形术，并有效延长软腭。该手术能够使软腭肌肉后移，主

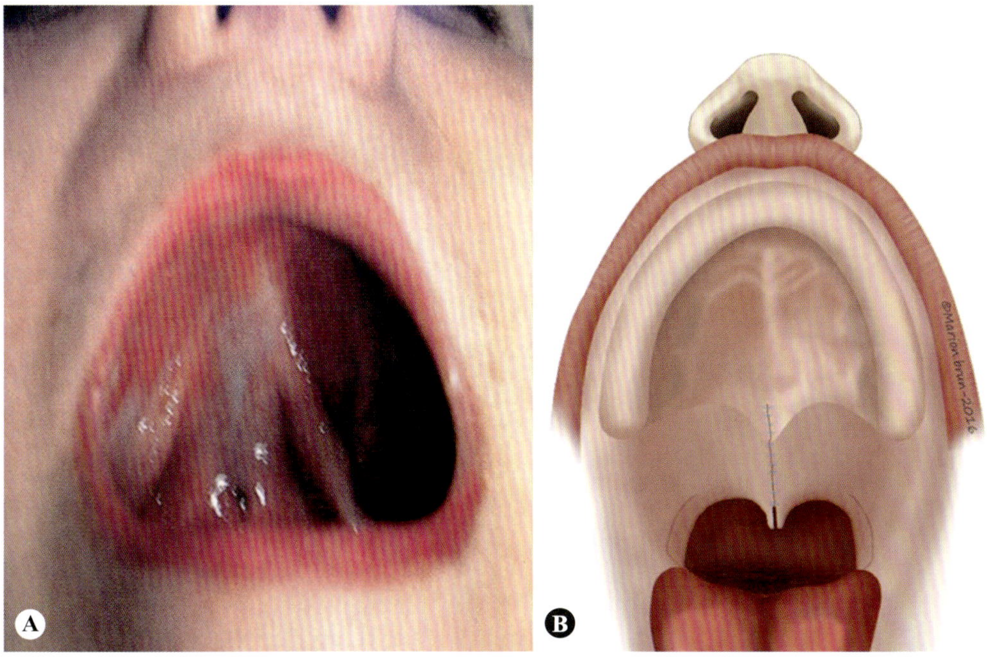

▲ 图 6-10　黏膜下裂伴悬雍垂裂

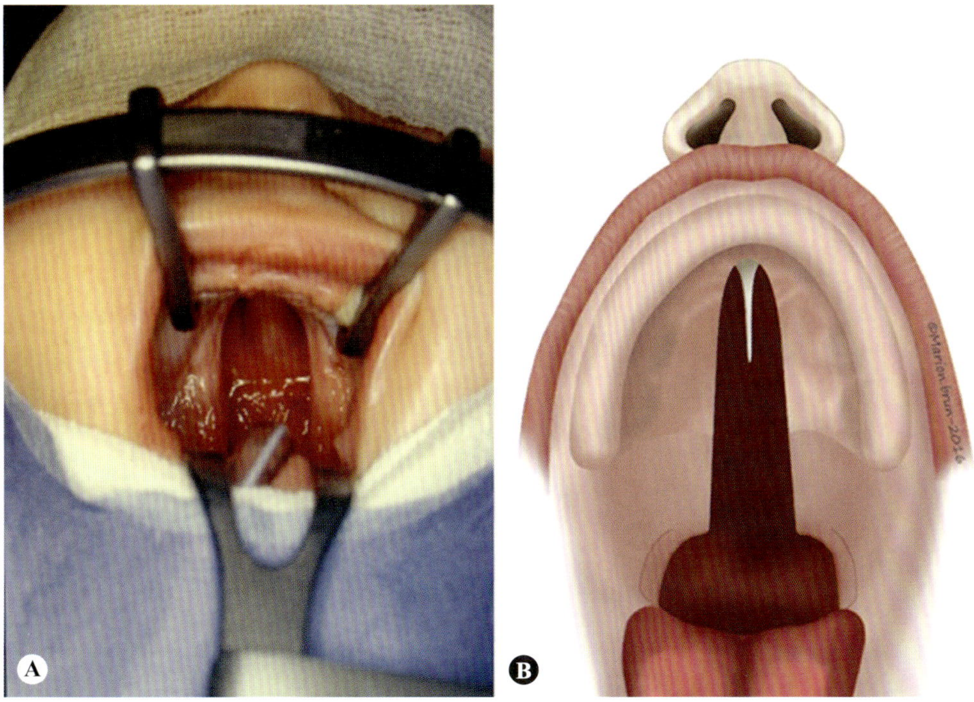

▲ 图 6-11　巨大 U 形腭裂

要是腭帆提肌。对肌肉进行解剖，然后直接端端缝合以重建提肌肌肉吊带。该术式对肌肉的广泛解剖成为纤维化的来源。它在不使用黏骨膜瓣的情况下延长了软腭，减少了造成上颌后缩的因素。更精确的肌肉缝合使软腭收缩功能提高。该手术以 Z 成形术为基础，口腔和鼻腔黏膜层设计切口。由于这种技术能使软腭延长，因此也可用于治疗腭咽闭合功能不全。

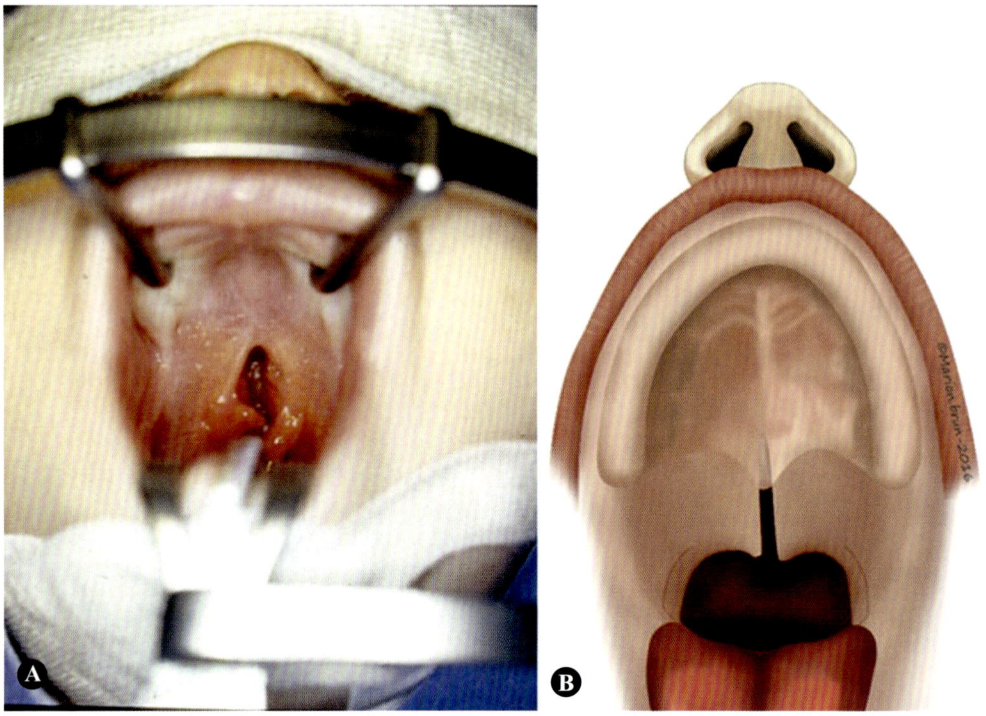

▲ 图 6-12 V 形腭裂

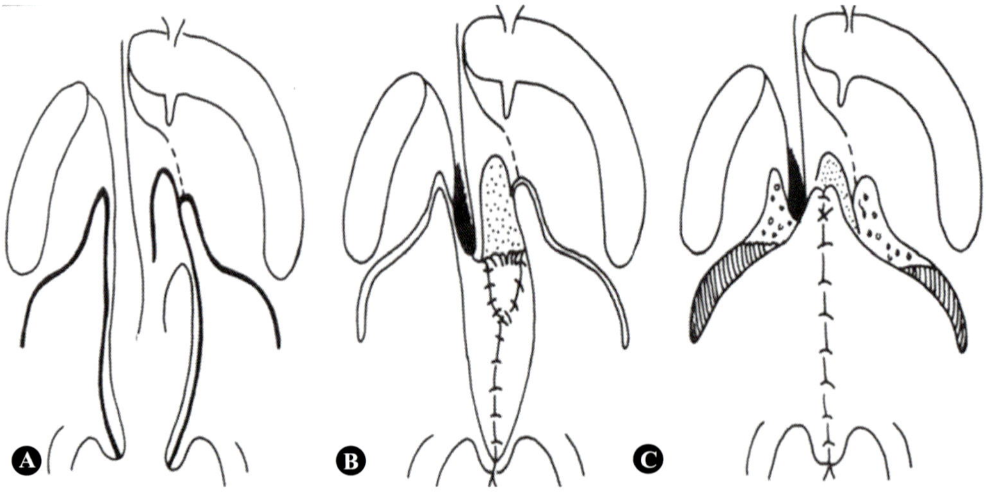

▲ 图 6-13 腭成形术示意图

六、耳鼻喉问题

婴儿早期的正常听力对于语言理解和应用及协助认知发展至关重要。为了能够良好地融入社会，患儿必须要尽早获得清晰的语音功能[44]。

由于腭咽功能障碍和分泌性中耳炎（secretory otitis media，OMS）等问题，出生时患有 UCLP/BCLP 或 CP 的部分儿童比出生时没有唇腭裂的儿童有更多的言语和听力问题[7]。OMS 的高患病率及其相关的听力损失可能会影响患儿语言能力的发展，并导致言语活动减少[45, 46]。由 OMS 引起的听力损失可以是持续性的，也可以是复发性的，程度有所不同，并且可影响一只或两只耳

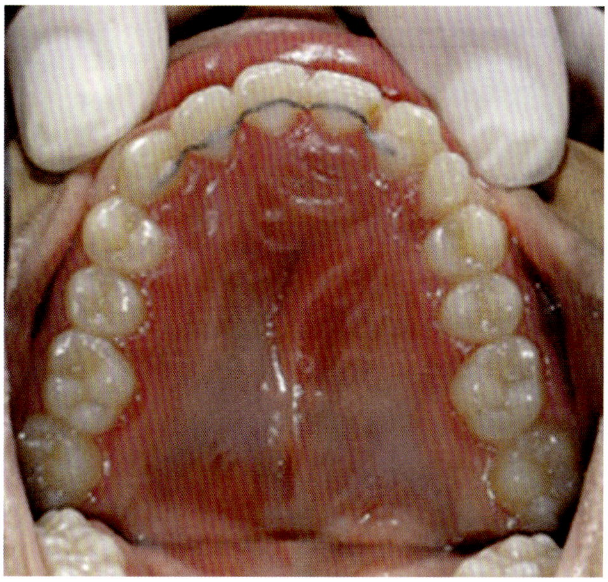

▲ 图 6-14　中间存在少量瘢痕组织的术后腭部
裂口闭合，黏膜骨膜破坏最小且无侧腭瘢痕组织形成

朵。对 OMS 的诊断可能很困难，因为伴有积液的中耳炎是一种在中耳出现液体而没有感染迹象和症状的疾病。

许多研究表明，即使唇腭裂儿童在手术后，其咽鼓管功能仍可能受损[47]。OMS 与咽鼓管的功能性梗阻有关，这是由腭帆张肌和腭帆提肌的解剖学和生理学变化所致。腭裂儿童的腭帆张肌和腭帆提肌插入裂隙边缘。这种方向异常会引起咽鼓管开闭合功能障碍，从而损害中耳功能。在没有正常压力的情况下，中耳腔内充满黏液分泌物，鼓膜回缩。中耳分泌物或鼓膜回缩 / 穿孔的存在会导致声音传播困难。因此，这种解剖和生理完整性受损可能会阻碍患儿口头语言的获得和发展。为了在最初的几个月和几年内发展语言能力，保留充气乳突似乎是至关重要的[48]。Grant 等表明，97% 的腭裂儿童患有 OMS[49]。即使在唇腭裂修复后，OMS 的发生率似乎仍然很高，可高达 90%[47]。

鼓膜造孔术 / 手术置管能使积液排出，从而在中耳腔内提供通气和压力平衡。置管还有争议，因为还没有明确它们的适应证和正确的置入时间。鼓室测压法一直是用于评估中耳是否存在积液的最常见且被广泛接受的方法。它似乎对检测 OMS 具有很高的灵敏度和良好的特异度[50, 51]。因此，根据儿童的不同年龄来考虑 OMS 是否置管是至关重要的。对中耳的细致检查也至关重要。应在显微镜下用显微手术刀切开小切口进行置管，预防性使用置管对改善听力的效果尚未得

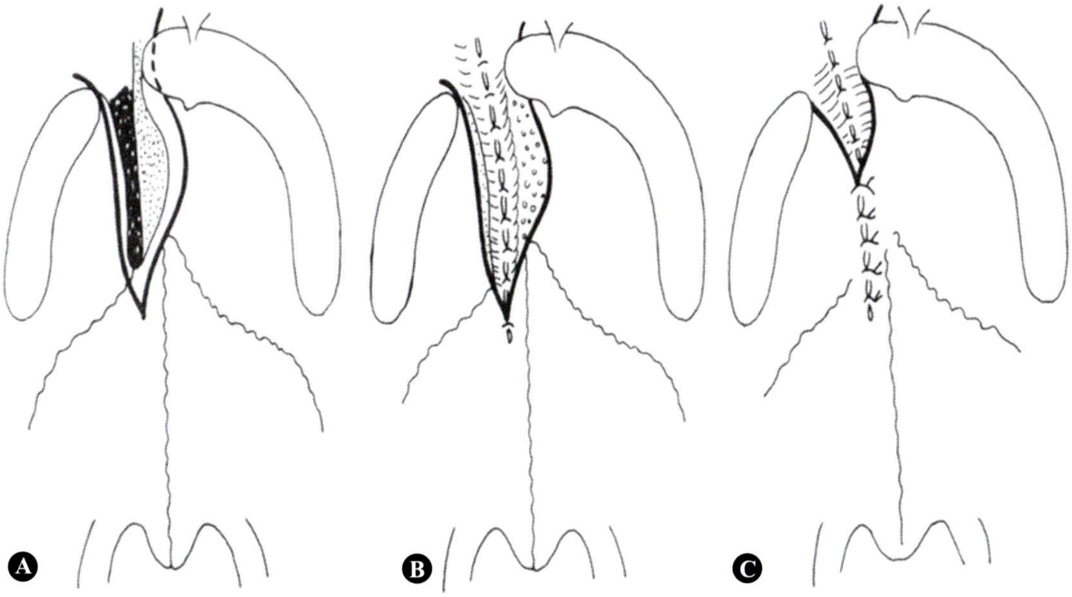

▲ 图 6-15　腭缝合术示意

到证实。

鼓膜置管和腭成形术可以在同一次麻醉下进行。值得注意的是，置管的并发症有很多，如鼓膜穿孔、鼓膜瘢痕（鼓膜硬化）和胆脂瘤。Kay等的研究表明，如患者年龄较小，反复置管及留置时间长，都会导致鼓膜穿孔的发生率增高[52]。Goudy等发现在腭裂患者中鼓膜置管后，传导性听力损失的发生率为25%，胆脂瘤的发生率为5.9%[45]。Shapiro等发现，在腭裂儿童中与鼓膜置管相关的鼓室穿孔发生率约为64%[53]。但根据Shaw的说法，患有腭裂和置管的儿童与患有腭裂而没有置管的儿童相比具有更好的语言习得和预后[54, 55]。

鼓室测量法和测听

腭裂儿童要在不同年龄段进行听力评估，并根据个人需求在接下来的几年中进行复查。在对于鼓室和听力测试结果的评价中，耳鼻喉科必须考虑到孩子的认知和语言能力，以及他们在检查时可能会感到疲倦的可能性。如果是传导性听力损失则予以报告，但不包括感音神经性或混合性听力损失。根据孩子的年龄，也可以在同一天进行语音评估。

七、言语

言语是社会融入和同伴接受的基石[44]。为了良好地融入社会，患儿必须尽早获得清晰的语音。出生时患有UCLP和CP的儿童语言的主要特征是鼻腔共振异常。由于腭咽功能不全（velopharyngeal insufficiency，VPI）引起的鼻共振会降低语音的音量和清晰度。VPI是软腭和咽后壁闭合不全所致，其病因可以是解剖相关（腭裂）、神经源性或医源性（腺样体切除术后）相关[56]。VPI的评估始于彻底的言语和语言评估，并且可以通过仪器检查加以补充。发音错误（包括代偿性发音错误）会使病情恶化。

感知语言评估本质上是主观的。如果说通过仪器对VPI进行评估比感知评估更加客观，但是目前在临床实践中还没有任何一种仪器可以替代主观语言评估[57]。在文献中，语言分级方法也并未达成一致。在法语国家，评估VPI或鼻漏气的参考通常是Borel-Maisonny[58]评分（表6–1）。合格的言语病理师在唇腭裂病理学方面经验丰富，他们所进行的感知语言评估仍是主要手段。

孩子们应该在有父母在场的安静游戏室内接受评估。首先应对上呼吸道进行评估，包括是否存在打鼾、张口呼吸、呼吸暂停和鼻气道梗阻。

然后，应评估高鼻音、低鼻音、可闻鼻漏气、语音质量、与VPI相关的发音准确度和可懂度。可以用鼻音计测量单独音素是否存在鼻漏气，也可以再荧光镜下进行腭咽评估。视频联合鼻咽内镜检查是一种能够在孩子讲话过程中直接观察腭咽运动的技术[59]，但它需要孩子的配合，这并不容易实现，并且对于这项检查的解释是主观或依赖于操作者的。荧光屏电影摄像检查可提供腭咽的动态可视化，但需要暴露于高强度辐射下。理想的方法必须是可靠、可重复、实用、无创的，并且能够对VPI的严重程度进行分级。目前没有一种技术能提供重复性结果，包括我们在内的大多数团队，通过感知评估和鼻音计相结合对孩子进行评估。Borel-Maisonny评分为1/2型或更差的儿童应转诊至家附近的言语治疗师，并由大学医院的专家每年看诊一次以评估其进展。

表6–1　发音相关Borel-Maisonny分类

0型	没有发音
1型	发音极佳，无鼻漏气
1/2型	发音好，间歇性鼻漏气，可懂度好
2型	发音伴有持续的鼻漏气
2b型	发音伴有持续的鼻漏气，但可懂度好，无社交不适感
2M型	发音伴有持续的鼻漏气，可懂度差
2/3型	发音伴有持续的鼻漏气和代偿性构音，可懂度差
3型	持续性代偿性构音，无可懂度

发音错误根据其解剖起源分为几类：唇、牙槽、腭、软腭、鼻、咽和声门。在评估过程中，要为每个解剖区域记录停止音、擦音、塞擦音等代偿发音，还要记录其他发音问题，如辅音的简化、替换或缺失（表 6–2）。

语言治疗旨在加强腭咽肌肉复合体功能，并且可以从患儿 1 岁开始该项治疗（“指导”）[60]。通过适龄游戏，提高父母对于自己在患儿语言习得方面所起的积极作用的认识，可以使患儿尽早获得控制呼吸和正确摆放唇舌的能力。语言治疗课程只能起到这么多作用，患儿必须还要在家定期进行日常锻炼以完成治疗。为了提高腭咽肌肉复合体的活动度和力量，必须对患儿进行持久的语言治疗。

腭裂手术修复后，相当多的先天性腭裂患者存在持续性腭咽功能障碍，因为咽侧壁活动性在 VPI 中也起着重要作用，尽管具有良好的软腭功能，咽侧肌的有限内收可能导致持续性 VPI。如果语言治疗不成功，可以通过修复或手术治疗腭咽功能障碍 [61]。两种主要的外科手术方式是咽后壁瓣和腭咽肌瓣成形术 [62]。推荐采用咽瓣手术的标准是以感知分析为基础的：高鼻音、弱压力性辅音、咽部肌肉组织收缩减弱和鼻漏气。

八、正畸和牙槽骨移植

唇腭裂由于牙齿形成、萌出和最终位置产生的异常破坏了牙槽突的连续性。所有乳牙和恒牙在形状、大小、数量和位置方面都可能会受到影响。受影响最大的主要是侧切牙，即与唇腭裂直接相邻的牙齿。牙齿可能出现牙釉质发育不全，这意味着牙冠畸形伴有钙化或脱矿质，并且牙齿可能会错位，并伴有不同程度的旋转不良或倾斜 [63]。也可能会存在多生齿，有时会发生错颌。一期手术产生的瘢痕也可能影响上颌骨和牙槽突的生长及牙齿的位置 [64]。

正畸治疗的适应证是追求功能性和美观性。一般来说，只有当有恒牙时，才建议对患儿进行正畸治疗。矫正即将替换的牙齿是没有用的。乳牙持续到大约 7 岁。在此期间，建议家长有必要维持患儿口腔卫生。对于所有儿童来说，要强制其进行牙齿护理以预防龋齿，一旦出现乳牙，必须用软毛牙刷刷牙，以使孩子习惯定期清理口腔卫生。由于这个阶段是暂时的，通常不会治疗孩子的牙齿错位。混合牙列会从孩子的 7 岁持续到 12 岁。当齿槽嵴裂存在时，大多数情况下会有牙齿缺失（尖牙、门牙、臼齿）、牙齿发育不全或位置不正，此时正畸治疗与计划的牙槽骨移植相关 [65, 66]。

总而言之，积极治疗的第一阶段涉及追求牙弓形态的正常化，这是通过在利用骨植入物移植之前，利用不对称扩张实现的 [65, 67]。通常情况下，除极少数情况外，即使切牙位置不正，在植入移植物之前它也不会对齐。骨移植的目的是闭合牙槽突中的裂缝。恒牙，尤其是尖牙，会在上

表 6–2　与腭咽功能不全相关或无关的代偿现象

单纯的发音错误，与 VPI 无关	重度发音错误	声音问题	代偿运动	附加音
发音困难	代偿构音	低鼻音	面部扭曲	鼾声
发音后置	声门音	高鼻音		张口呼吸
辅音缺失	声音粗哑	声音粗哑		咔嗒音
擦音错误 高鼻音 发音位置后移				

颌骨形成后出现。骨移植使牙槽突基本能够正常发育，从而为相邻牙齿的发育和稳定提供了必要的环境条件，这些牙齿需要固定在充足的骨骼中[68]。必须要仔细考虑有关牙槽骨移植物（alveolar graft，GOA）的计划，即便其移植的确切时间并不总是确定的，并且在儿童之间差异很大。人们普遍认为，牙槽骨移植应在9岁或10岁之前进行，但有些团队在5岁左右就更早地开展了该项移植。用于移植的松质骨必须取自患儿的正常骨内部，通常取自髂嵴或下颌骨。该移植物将在牙槽嵴裂边缘之间的牙槽嵴中形成骨桥，并允许恒牙长入。只有患儿的自体骨才有能力形成骨桥。在尖牙明确萌出之前进行骨移植是很重要的，因为没有骨的话尖牙将无法正常萌出。

第二阶段从骨移植物（自体移植物）的完全愈合开始。该阶段主要是为了美观，其目的是对齐上门牙和尖牙。用保持器将排列整齐的牙齿加以稳固，该保持器由细钢丝制成，并且用复合树脂粘合到牙齿的舌侧[62, 69]。这种治疗可以很好地愈合骨骼，以及整合移植物。恒尖牙/门牙能够在基本正常的骨骼环境中自然萌出，然后可以进行正畸对齐，大幅提高尖牙和侧切牙稳定的概率。

第三阶段于12岁左右开始。它与上下颌关系以及错颌相关。在这种情况下，单纯的正畸治疗是不够的，需要进行颌面手术。为了将正畸和手术治疗相结合，可以将其描述为3部分：①佩戴牙套的准备阶段；②手术矫正阶段；③精准正畸治疗（图6–16）。

固定式正畸牙套是矫正错位牙齿的治疗方法。即便使用高效的固定式牙套，矫正结果的质量也取决于患者和父母的配合程度。从口腔卫生开始。牙套的存在助长了大量细菌（菌斑）滋生，从而导致龋齿和牙周病。

一般来说，将干预措施尽量减少是很重要的，以免引起患者不配合。必须与多学科团队来商议治疗的时间安排。建议在骨骼的生长发育阶段进行正畸治疗。保守治疗的持续时间不仅要考虑其最终结果，还要考虑到孩子的行为和忍受能力。必须避免采用长期且疗效不佳的保守治疗手段，这不仅是为了孩子和家人着想，也是考虑到成本问题。

九、颌面手术

在生长过程中，只要保守治疗对咬合关系在美学和功能上有效果，上下颌间就会保持良好的关系。但在10%～20%的病例中，上颌骨生长缺陷是明显的，通过头影测量分析可以证实这一点（图6–17）。必须要定期进行这些测量，因为各个部位的骨骼生长速度可能不同，并且原本良好且美观的咬合关系可能会在孩子青春期迅速恶化。上颌骨和下颌骨必须在外观和功能方面实现和谐生长[63]。如果不这样的话，只靠保守治疗是不够的，并且有必要进行手术治疗，手术方式为上颌前移术（LeFort Ⅰ），联合或不联合下颌后移术（矢状面）。这种手术治疗必须与正畸治疗相结合，并在患儿生长期（16—18岁）结束时实施。

在唇腭裂患儿中经常能发现由于上颌骨生长受阻而导致的上颌骨后缩。这些孩子通常合并特征性的凹面外观，这是由上唇支撑减弱引起面中部发育不足所导致的，一般在患儿青春期加重。

根据一些学者的观点，正如在从未接受手术修复的唇腭裂患儿中所观察到的那样，这些生长缺陷是唇腭裂本身所固有的[70, 71]。然而，这些研究颇有争议，并且许多学者认为，上颌骨生长缺陷主要是医源性引起的，是一期手术修复的结果[72]。Liao和Mars[73]对比了对两类儿童随访的结果，一类是出生时患有UCLP且仅接受唇部手术的儿童，另一类是出生时患有UCLP并接受唇部和腭部手术的儿童，他们得出的结论是，一期上腭手术是引起上颌后缩的主要原因。

因此，在初次手术期间必须特别小心，以避免黏骨膜抬高。在上腭手术切口的外侧，只有一小块裸露的骨性硬腭会自发地继发愈合。如果最初几个月的手术过于激进，黏膜骨膜过度抬高，大面积的上颌骨保留下来发生继发愈合，瘢痕组

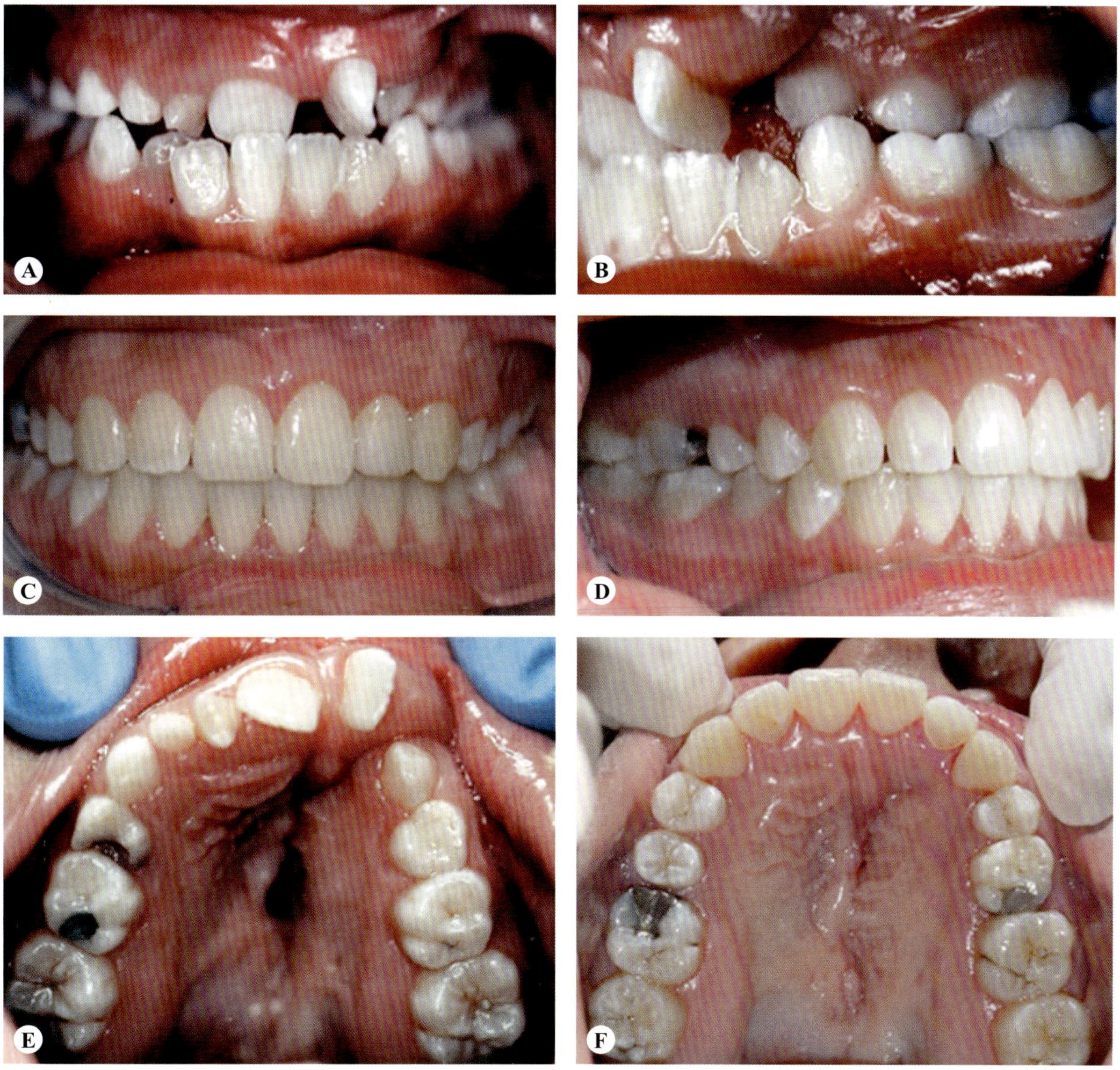

▲ 图 6-16　随访期间牙齿位置的演变

A 和 B. 治疗开始时；C 和 D. 治疗结束时；E 和 F. 牙槽骨移植前后。注意移植前是否存在口鼻瘘

织的数目因此大大增加，导致上颌后缩和骨骼生长困难。

矫正面部不协调的正颌手术是对出生时患有 UCLP 的儿童进行正常随访过程的一部分。在计划实施矫正手术时，要考虑多方面因素，如面部轮廓、颌间差异和牙槽关系。但是，由于没有标准化协议，手术的选择通常是主观的，这就可以解释为什么难以比较在不同治疗中心获得的结果 [74, 75]。Ross 等在 1987 年 [76] 比较了 UCLP 儿童的侧位头影测量片，这些儿童接受了不同的手术方式，对于采用 Malek 术式和传统术式的儿童，其影像学表现出非常相似的效果和测量结果。

是否需要实施正颌手术的客观指标可以基于对侧位头影测量片所分析的有用数据，上下颌骨之间及其颅底位置关系的角度用 SNA、SNB 和 ANB 表示（S 即蝶鞍点，N 即鼻根点，A 即上颌骨牙槽突基部深处的点，B 即下切牙与颏部之间最凹陷的点）；前后颏部发育不良可以根据 Wits 评估（从 A 点和 B 点垂直于咬合平面的垂线）进行评估，并且上唇到 e 平面（从鼻尖到下巴画的

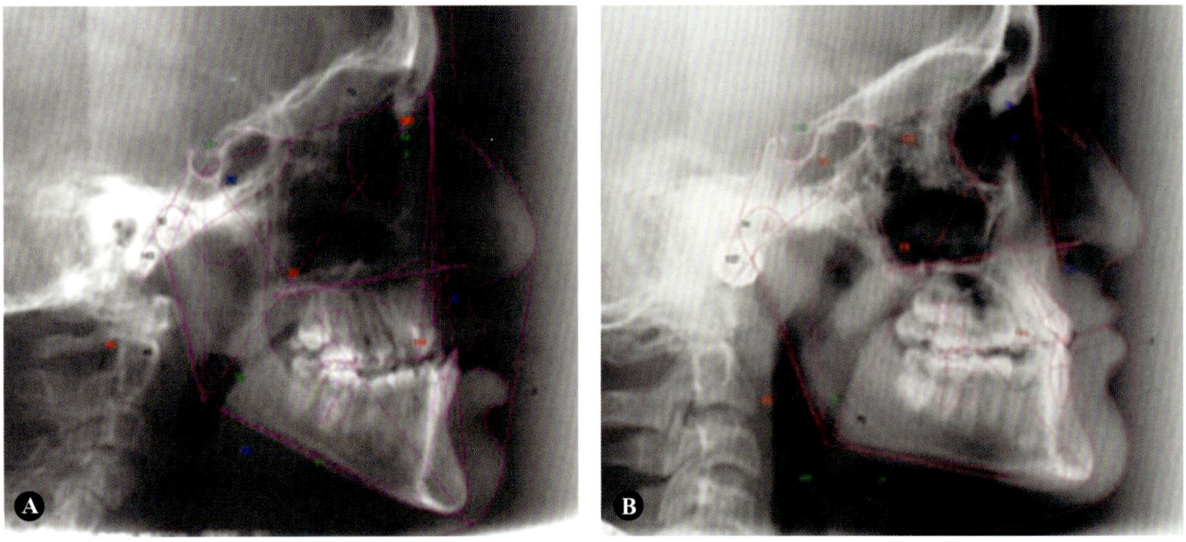

▲ 图 6-17 上颌后缩且对侧面有严重影响的患者的侧位头影测量片（A），以及上颌后缩情况相似但对侧面影响较弱的患者的侧位头影测量片（B）

线）的距离为最常用的标准。对于那些侧位头影测量片结果较好但面部美感较差的儿童，也可以考虑实施正颌手术进行矫正，虽然正颌手术的指征主要是主观的，并且还需要进行家庭讨论。

因此，可以实施正颌手术以矫正这些牙颌面畸形[77]。LeFort Ⅰ截骨术上颌前移是最常见的正颌手术。由于瘢痕组织可能导致裂隙两侧的上颌弓发生横向塌陷，因此这种前移并不总是能够整体完成。在这些情况下，上颌骨需要分成 2～3 个部分。文献报道中对 UCLP 实施 LeFort Ⅰ截骨术的适应证频率为 22%～48.3%[75]。这些差异可能源于不同的治疗方案，也取决于患者是否获得充分的术前正畸治疗。用于在某种程度上来说，确定是否需要实施正颌手术的标准也是主观的，因此不同手术团队之间可能会存在差异。

十、心理影响

患儿的出生本身会改变家庭的和谐关系，并且孩子的到来也会引起心理和生理上的剧变，专家将其称为成熟的危机。对于大多数人来说，生育计划意味着充满梦想、极高期盼和一部分自我满足。父母在孩子出生前通过超声检查“见到”他们的事实强化了这些期望和梦想，那是因为新生儿突然可以被描绘出来，并且这些是真实表象的基础。文献表明，大多数父母希望尽早了解婴儿预期的缺陷，以便学会面对现实问题。在确诊后，他们会克服担忧和焦虑，并需要时间来接受现实。在随访和与医疗团队交流的过程中，他们将接受确诊时的震惊，并准备迎接他们的宝宝。如今，外科手术的进步使得父母们可以期望追求更高的审美和功能效果。

心理问题在患儿出生前就开始出现了。父母要么无法想象他们孩子的脸，要么脑海里会存在很多图像和幻想。每一位父母，哪怕只是一瞬间，都有想过中止妊娠，这种想法会带来强烈的责备感。父母经常会出现一个疑问，即他们的孩子是否可能存在另一种畸形，尤其是关于大脑的畸形。父母必须战胜诊断和恐惧才能接受孩子。他们对“为什么”及“怎么做”充满疑问。因此，有能力的人必须给父母建立信心并让他们放心。医疗团队对于能够胜任治疗唇腭裂畸形的知识是必不可少的[5, 78]。

诊断的宣布是非常微妙的，在诊断过程中，特别是在用词方面，在场的人必须表现出得体和尊重。通过产前讨论将为妊娠的后续阶段提出建议，并为父母提供有关母亲分娩场所的信息。例如，对于可疑的 Pierre Robin 序列征，在有儿科麻醉师和儿科复苏技术的特定医院进行分娩是非常重要的。必须提到患儿的呼吸和喂养问题，以便让父母了解到在全裂或腭裂的情况下，母乳喂养等是不可能的。必须还要提到美容随访、语言发展困难、预期手术的性质和规划 [15]。个人的资源和特殊性发挥着重要作用。孩子的未来及亲子关系是无法预测的。

在大多数情况下，确诊带来的创伤可以通过强烈的图像或某种保护罩以亲代的方式表达出来。如果这些现象持续时间过长，这可能类似于具有回避、侵犯感和植物性神经系统反应的特征性症状的创伤后压力。随着时间的推移，我们观察到家长逐渐接受作为父母的角色，并且通常会表现为过度保护行为。

孩子或青少年将在他生命的不同时期面临各种困难插曲，如上学、与同龄人的关系、青春期、与女朋友或男朋友的关系等。在特殊时期可能还需要第三方的干预。

发现未出生的孩子存在缺陷，如唇腭裂，这无疑会让父母感到震惊。这是一个痛苦的事情，并且往往会引起心理问题。某些父母会产生一种罪恶感、失控感，以及作为父母的失职感，这很可能会对儿童的心理情感发展产生影响 [5, 15, 16]。因此从产前确诊的那一刻起就对父母提供心理支持是有用的。儿童本人，即青少年的社交技能也可能受到影响，导致他们出现焦虑、自尊心低下或抑郁的表现。

在每次多学科咨询过程中，专家提供的心理咨询有助于发现危险情况并制订适合每个孩子的支持计划。

十一、二期手术

5—10 岁的第一次二期手术被认为是一期手术的补充。它首先包括咽瓣或咽成形术和口鼻瘘的闭合。如果鼻小柱或鼻翼畸形特别不美观，也可以实施早期鼻整形术。

10 岁后的后期手术包括牙齿修复（属于正畸医生的业务范畴）和牙槽骨移植（属于颌面外科医生的业务范畴），联合或不联合上颌前移术。可以通过唇成形术来矫正嘴唇以达到美学目的，特别是在患有 BCLP 的情况下，这种患者存在嘴唇中央部分的肌肉缺失。在上颌骨最终生长后，如果可能的话，可以实施延长鼻小柱的鼻整形术（特别是双侧唇腭裂患者）、纠正单侧唇腭裂患者不对称鼻翼的矫正术以及唇部手术。

（一）咽成形术和咽瓣

当继续治疗不能够再度改善孩子的言语能力时，建议实施二期手术。腭裂手术必须在患儿 18 月龄之前进行，以促进其语言习得 [79]。如果手术在这个年龄之后实施则会获得非常差的发音结果 [79–81]。然而，手术会引起伴有下颌后缩的瘢痕形成，并且上腭可能会变短、无力或僵硬。VPI 是软腭和咽后壁闭合不全所致。由 VPI 引起的鼻腔共振会降低语音的音量和清晰度。

可能实施的手术类型包括：①在咽后间隙注射自体脂肪以缩小软腭后间隙 [82]；②通过单纯的腭成形术重建解剖结构，可与 Z 成形术相结合 [83]；③通过上、下或侧面的咽瓣（图 6–18）延长上腭 [84–87]；④咽成形术，伴或不伴有上腭后移 [86, 88]；⑤通过颊瓣（颊肌）延长上腭 [89, 90]。

用于治疗 VPI 的外科手术都旨在延长软腭。目的是纠正腭咽功能障碍，在中央不完全的阻塞腭咽通气道，留下两个狭窄的侧孔以供鼻通气。咽后壁瓣手术首先由 Schönborn[91] 和 Sanvenero-Rosselli[92] 最先开展。从椎前筋膜掀起一个宽阔的蒂在上的咽瓣，缝合到切开的软腭组织的鼻侧（图 6–18），供区直接闭合。从中线切开软腭，将咽瓣包括它的肌肉层缝合到软腭的鼻黏膜上。Fischer Brandies 和 Nejedlo[93] 对这项手术进行了改良，因为在其原始术式中，由于肉芽愈合、瘢痕收缩和床层狭窄，造成在咽壁背侧和软腭之间形成的蒂部太窄。改良后的术式需要在软腭背侧制作两个黏膜瓣以覆盖咽瓣并增加其宽度，从而形成宽大的瓣。这种改良会带来更好的腭咽肌肉闭合，以及改善患儿的言语功能。然而，有报道

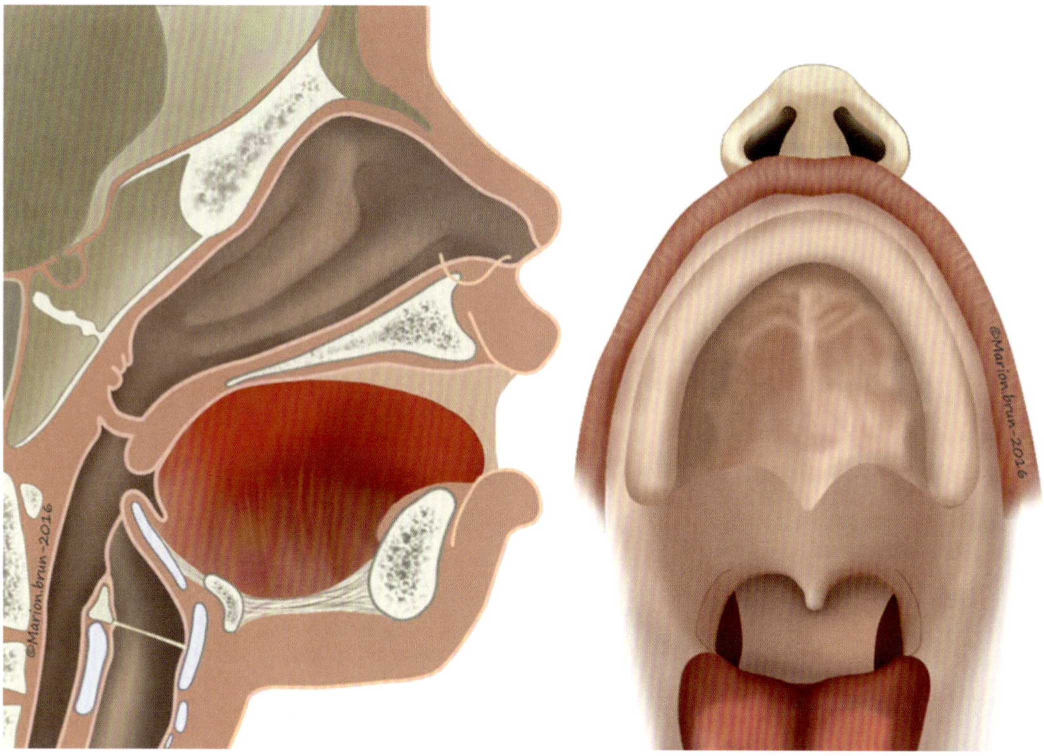

▲ **图 6-18 由 Schönborn 在 1865 年[91] 和 Sanvenero-Rosselli[92] 描述的基于颅的咽瓣**

从椎前筋膜切开一个宽阔的颅底咽瓣并将其抬高，缝合到切开的软组织的鼻侧

称，气道梗阻和阻塞性睡眠呼吸暂停与咽瓣手术相关[7]。必须要在手术前后进行多道描记法或多导睡眠图检查。

由于咽瓣收缩程度和瘢痕收缩程度的变化，并不总是能够准确预测到腭咽侧方孔的最终尺寸。当高鼻音持续存在时，这种手术显然是失败的。这可能是手术设计有误和（或）咽侧壁运动不足导致的结果[85]。手术设计的失误包括咽瓣太窄、咽瓣短而差或瘢痕收缩[83]。手术失误还可能会造成腭咽瓣太宽，导致低鼻音和睡眠呼吸暂停。腭咽机制的术前评估对于选择何种类型的咽瓣是必要的，以便使得咽瓣能在患儿说话时更好地协助闭合腭咽端口。Barot 等[94] 报道称，在超过 9 年的时间里因腭咽功能障碍而接受咽瓣手术的患者中有 15% 需要翻修。Witt 等[89] 报道了接受腭咽瓣或括约肌咽成形术的儿童的相同结果。术后检查是必要的，以检查 1 个月后持续存在的鼻塞和睡眠呼吸暂停情况。

手术成功的定义是消除明显的高鼻音或口腔共振，以及通过鼻内镜检查发现腭咽完全闭合的器质性证据。腭咽评估通常在手术后 4 个月进行。手术失败的定义是在感知语言评估过程中观察到的持续性高鼻音和（或）鼻湍流，以及在术后至少 6 个月后进行的鼻镜检查所证实的腭咽闭合不全。

（二）口鼻瘘

腭瘘仍然是早期一期上腭手术的主要并发症。这些瘘孔似乎并不完全与有缺陷的手术方式有关。显然，缝合线的薄弱无力可能是一个诱发因素。骨穹窿上方鼻黏膜的单层闭合更容易发生腭瘘。口腔侧的第二层闭合能显著降低瘘的发生率，但并不能同时消除它们的发生。主要原因之一是儿童在口腔完全闭合后可在口腔内产生的正负压。最好的预防措施是以双层缝合为基础的缝合技术。然而，当实施常规手术时，在牙槽后方总是有一个区域仅被一层口腔黏膜覆盖。已经形成了许多治疗方法来帮助预防这些瘘的形成。一种简单的解决方案是使用假体进行封闭，可以将充填器留在原位一段时间以实现令人满意的愈合效果。

当瘘确实存在时，它们永远都不会自发闭合。首先带来的后果是，液体或软食物（如牛奶或水）会通过鼻子漏出。当巧克力食物从鼻孔落下时，被称为“巧克力征”。过短或瘢痕性软腭也可造成经鼻孔的食物通道。带来的第二个后果是语言障碍，称为鼻音，意思是说话时空气从鼻子里漏出。言语治疗师必须区分 VPI 和通过瘘从口腔中漏出的空气。瘘孔封闭的指征在于其后果的严重程度，但语言治疗师必须对儿童进行随访，以确保没有出现因漏气所致的代偿现象（表 6–2）。有一种瘘孔封闭的手术是以整个上腭的黏膜骨膜的高度为基础。仅仅简单封闭瘘孔是不可能的。必须尽可能地推迟瘘孔封闭的时间，以尽量减少对上颌骨生长的不利影响。

（三）唇成形术

UCLP 儿童唇部的二期手术通常在 Cupid 弓不完美或修复的唇部高度太短时实施。针对第一种情况，手术很简单，只需对白色皮肤部分进行局部矫正和对齐。针对第二种情况，鼻子到嘴唇的距离不甚满意，必须再次计算“正常嘴唇”的高度并与对侧进行比较。嘴唇的高度是用卡尺在距外鼻翼基部的垂直线上测量外缘的高度来确定的。在大多数情况下，修复后的嘴唇很短，必须通过 Z 成形术将嘴唇到鼻孔的皮肤切开。必须再次确定 Cupid 弓的精确位置，并调整三角瓣成形术，以使嘴唇的上缘和 Cupid 弓的外上点与鼻孔设置的中间参考点对齐。

在双侧唇腭裂的情况下，不存在正常参考值，并且嘴唇可能过短：必须通过在两侧行 Z 成形术将嘴唇皮肤切开至鼻孔[37, 38]。由于分离了两个共享同一边的三角形皮瓣，因此在两点之间获得了额外的长度。在切开后，皮瓣的交换获得所需的附加长度。在大多数情况下，肌肉在人中部分是分开的。在这些情况下，必须切开上唇并将肌肉缝合在一起，要尽可能去除唇中间的瘢痕组织。

（四）鼻成形术

早期鼻成形术由不同的外科医生在一期手术修复（即唇成形术）过程中进行，但效果仍在评估中。热塑板可在手术后使用数周。中期鼻成形术在患儿 5—10 岁时进行。这类患儿有严重的鼻畸形，并常伴有心理和社会问题。因此，在我们的多学科会议上讨论了这种类型的手术干预。必须要考虑客观和主观上的手术适应证。该手术包括通过鼻孔内切口重新定位鼻翼软骨[95]。热塑板也可以使用数天或数周。晚期鼻成形术计划在患儿成长结束时实施。在正畸治疗完成后再接受手术是明智的。该手术会在鼻子下方制造小切口，并且需要取耳软骨移植物。该手术还可以纠正鼻中隔偏曲。热塑板也可以使用数天或数周。

该手术并不容易实施，并且耗费时间。它意味着多年随访过程中的最后一步，一期手术确实会决定面部和骨骼的生长，从而决定鼻成形术的成功。

十二、支持互助团队和多学科团队

多学科唇腭裂治疗团队由一名儿童外科医生、一名整形外科医生、一名儿科耳鼻喉科专家、一名颅面外科医生、一名正畸医生、一名言语治疗师和一名心理学家组成。遗传学家和妇科医生也出于合作目的参与讨论。必须将孩子及其父母视作为其所需。

当面对有时看似矛盾的信息时，父母可能会有动摇，特别是在各种治疗方法和手术时间方面。唇腭裂治疗团队必须提供强力的帮助，随时准备应答父母的信息需求（表 6–3）。家长协会也可能会很有帮助。

表 6-3 唇腭裂患儿的基本随访

何时	何事	何人
产前	• 信息 • 心理学帮助 • 遗传咨询	• 儿童外科医生 • 心理学者
出生	• 信息 • 营养问题	• 儿童外科医生 • 护士 • 正畸医生（牙斑）
3 个月	• 一期手术	• 儿童外科医生
5—10 月龄	• 一期手术	• 儿童外科医生
18 月龄—3 岁	• 体检 • 家长指导	• 儿童外科医生 • 耳鼻喉科、儿科医生 • 正畸医生
3 岁	小结	团队
3—9 岁	• 随访 • 指导（谈话） • 二期手术：口鼻瘘、咽成形术 • 早期二期手术（鼻部）	• 团队 • 儿童外科医生
9 岁	正畸	团队
6—10 岁	骨移植	• 颌面外科医生 • 正畸医生
12—18 岁	• 随访 • 二期手术：LeFort 截骨术、鼻成形术、唇成形术	• 团队 • 儿童外科医生 • 耳鼻喉科医生
18—20 岁	遗传咨询	团队

参考文献

[1] Tessier P. Anatomical classification of facial, craniofacial and laterofacial clefts. J Maxillofac Surg. 1976;4:69-92.

[2] Malek R. Classification and anatomo-clinical forms. In: Malek R, editor. Lesions, pathophysiology and primary treatment cleft and lip palate. London: Martin Dunitz; 2000. p. 17-26.

[3] Jackson IT. Cleft lip and palate. In: Mustardé JC, Jackson IT, editors. Plastic surgery in infancy and childhood. London: Longman Group UK Limited; 1988. p. 1-43.

[4] Millard R. The naming and classifying of clefts. In: Millard R, editor. Cleft Craft, the evolution of its surgery. Boston, MA: Little, Brown and Company; 1976. p. 41-52.

[5] Stock NM, Feragen KB. Psychological adjustment to cleft lip and/or palate: a narrative review of the literature. Psychol Health. 2016;31:777-813.

[6] Bezerra JF, Oliveira GH, Soares CD, et al. Genetic and non-genetic factors that increase the risk of non-syndromic cleft lip and/or palate development. Oral Dis. 2015;21(3):393-9.

[7] Persson C, Elander A, Lohmander-Agerskov A, et al. Speech outcomes in isolated cleft palate: impact of cleft extent and additional malformations. Cleft Palate Craniofac J. 2002;39:397-408.

[8] Gilboa SM, Broussard CS, Devine OJ, et al. Influencing clinical practice regarding the use of antiepileptic medications

during pregnancy: modeling the potential impact on the prevalence of spina bifida and cleft palate in the United States. Am J Med Genet C Semin Med Genet. 2011;157: 234-46.

[9] De Roo LA, Wilcox AJ, Lie RT, et al. Maternal alcohol binge-drinking in the first trimester and the risk of orofacial clefts in offspring: a large population-based pooling study. Eur J Epidemiol. 2016;31:1021-34.

[10] Millacura N, Pardo R, Cifuentes L. Effects of folic acid fortification on orofacial clefts prevalence: a meta-analysis. Public Health Nutr. 2017;23:1-9.

[11] Mossey PA, Little J, Steegers-Theunissen R, et al. Genetic interactions in nonsyndromic orofacial clefts in Europe-EUROCRAN study. Cleft Palate Craniofac J. 2016;20: 39-399.

[12] Funato N, Nakamura M. Identification of shared and unique gene families associated with oral clefts. Int J Oral Sci. 2017;9(2):104-9. https://doi.org/10.1038/ijos.2016.56.

[13] Ludwig KU, Ahmed ST, Böhmer AC, et al. Meta-analysis reveals genome-wide significance at 15q13 for nonsyndromic clefting of both the lip and the palate, and functional analyses implicate GREM1 as a plausible causative gene. PLoS Genet. 2016;11:e1005914.

[14] Hagberg C, Larson O, Milerad J. Incidence of cleft lip and palate and risks of additional malformations. Cleft Palate Craniofac J. 1998;35(1):40-5.

[15] Rey-Bellet C, Hohlfeld J. Prenatal diagnosis of facial clefts: evaluation of a specialised counselling. Swiss Med Wkly. 2004;134:640-4.

[16] Herzog G. Psychological impact and antenatal diagnosis on the future parents. In: Herzog G, editor. Smile. Pully: Triton Printers; 2011.

[17] Baudon JJ, Renault F, Goutet JM, et al. Motor dysfunction of the upper digestive tract in Pierre Robin sequence as assessed by sucking-swallowing electromyography and esophageal manometry. J Pediatr. 2002;140:6.

[18] Myer CM, Reed JM, Cotton RT, et al. Airway management in Pierre Robin sequence. Otolaryngol Head Neck Surg. 1998;118:630-5.

[19] Müller-Hagedorn S, Buchenau W, Arand J. Treatment of infants with syndromic Robin sequence with modified palatal plates: a minimally invasive treatment option. Head Face Med. 2017;13:4.

[20] Caouette-Laberge L, Bayet C, Larocque Y. The Pierre Robin sequence: review of 125 cases and Evolution of treatment modalities. Plast Reconstr Surg. 1994;93:934-42.

[21] Taylor MRG. The Pierre Robin Sequence: a concise review for the practicing paediatrician. Pediatr Rev. 2000;22:4.

[22] Cohen MM Jr. Robin sequences and complexes: causal heterogeneity and pathogenetic/phenotypic variability. Am J Med Genet. 1999;84:311-5.

[23] Sher AE. Mechanisms of airway obstruction in Robin sequence implications for treatment. Cleft Palate Craniofac J. 1992;29:224-31.

[24] Jamshidi N, Macciocca I, Dargaville PA. Isolated Robin sequence associated with a balanced t (2;17) chromosomal translocation. J Med Genet. 2004;41:e12004.

[25] Schaefer RB, Arun KG. Airway management in patients with isolated Pierre Robin Sequence during the first year of life. J Craniofac Surg. 2003;14:462-7.

[26] Li HY, Lo LJ, Chen KS, et al. Robin Sequence: review of treatment modalities for airway obstruction in 110 cases. Int J Otorhinolaryngol. 2002;65:45-51.

[27] Marcellus L. The infant with Pierre Robin Sequence: review and implications for nursing practice. J Ped Nurs. 2001;16:23-34.

[28] de Buys Roessingh AS, Herzog G, Hohlfeld J. Respiratory distress in Pierre Robin: successful use of pharyngeal tube. J Ped Surg. 2007;42:1495-9.

[29] Yao C-T, Wang J-N, Tai Y-T, et al. Successful management of a neonate with Pierre-Robin syndrome and severe upper airway obstruction by long term placement of a laryngeal mask airway. Rescucitation. 2004;61:97-9.

[30] Argamaso RV. Glossopexy for upper airway obstruction in Robin sequence. Cleft Palate Craniofac J. 1992;29:232-8.

[31] Denny AD, Amm CA, Schaefer RB. Outcomes of tongue-lip adhesion for neonatal respiratory distress caused by Pierre Robin Sequence. J Craniofac Surg. 2004;15:819-23.

[32] Easter B, Wood C, Eppley BL, et al. Mandibular traction system for adjunctive management of airway insufficiency in infants with Pierre Robin malformation sequence. Am J Occup Ther. 1991;191:941-3.

[33] Vieira TP, Monteiro FP, Sgardioli IC, et al. Clinical features in patients with 22q11.2 deletion syndrome ascertained by palatal abnormalities. Cleft Palate Craniofac J. 2015;52: 411-6.

[34] Veau V. Chirurgie. In: Veau V, editor. Bec-de-lièvre. Paris: Masson et Cie; 1938. p. 95-109.

[35] Le Mesurier AB. A method of cutting and suturing the lip in the treatment of complete unilateral clefts. Plast Reconstruct Surg. 1949;4:1.

[36] Tennison CW. The repair of unilateral cleft lip by the strencil method. Plast Reconstruct Surg. 1952;9:115.

[37] Malek R. Surgical repair: other procedures. In: Malek R, editor. Lesions, pathophysiology and primary treatment cleft and lip palate. London: Martin Dunitz; 2000. p. 139-42.

[38] Skoog T. Cleft lip. In: Skoog T, editor. Plastic surgery. Stuttgart: Georg Thieme; 1974. p. 94-123.

[39] Meyer R. Residual deformities of the columella. In: Meyer R, editor. Secondary rhinoplasty. Berlin: Springer; 2002. p. 247-71.

[40] Malek R. Primary treatment. In: Malek R, editor. Lesions, pathophysiology and primary treatment cleft and lip palate. London: Martin Dunitz; 2000. p. 51-89.

[41] Malek R. First stage: early primary veloplasty. In: Malek R, editor. Lesions, pathophysiology and primary treatment cleft and lip palate. London: Martin Dunitz; 2000. p. 139-42.

[42] Morris HL, Bardach J, Ardinger H, et al. Multidisciplinary treatment results for patients with isolated cleft palate. Plast Reconstr Surg. 1993;92:842-51.

[43] Furlow LT Jr. Cleft palate repair by double opposing Z-plasty. J Plast Reconstr Surg. 1986;78:724.

[44] Neimann GS, Duncan DS. Perceptions of social and vocational acceptable of adults with facial disfigurement and velopharyngeal insufficiency. Presented at the American Cleft Palate-Craniofacial Association Annual Meeting, New York, 1986.

[45] Goudy S, Lott D, Canady J, Smith RJ. Conductive

hearing loss and otopathology in cleft palate patients. Otorhinolaryngol Head Neck Surg. 2006;6:946-8.
[46] Flynn T, Möller C, Jönsson R, et al. The high prevalence of otitis media with effusion in children with cleft lip and palate as compared to children without clefts. Int J Pediatr Otorhinolaryngol. 2009;73:1141-446.
[47] Doyle WJ, Reilly JS, Jardini L, et al. Effect of palatoplasty on the function of the eustachian tube in children with cleft palate. Cleft Palate J. 1986;23:63-8.
[48] Valtonen H, Dietz A, Qvarnberg Y. Long-term clinical audiologic and radiologic outcomes in palate cleft children treated with early tympanostomy for otitis media with effusion: a controlled prospective study. Laryngoscope. 2005;115:1512-6.
[49] Grant HR, Quiney RE, Mercer DM, et al. Cleft palate and glue ear. Arch Dis Child. 1998;63:176-9.
[50] Sheean P, Miller I, Sheehan JN, et al. Incidence and outcome of middle ear disease in cleft lip and/or cleft palate. Int J Pediatr Otorhinolaryngol. 2003;67:785-93.
[51] Watters GWR, Jones JE, Freeland AP. The predictive values of tympanometry in the diagnosis of middle ear effusion. Clin Otolaryngol. 1997;22:343-5.
[52] Kay DL, Nelson M, Rosenfeld RM, et al. Meta-analysis of tympanostomy tube sequelae. Otolaryngol Head Neck Surg. 2001;124:374-80.
[53] Shapiro S. Otology findings of an Inuit population of cleft palate children. J Otolaryngol. 1998;17:101-2.
[54] Shaw R, Richardson D, McMahon S. Conservative management of otitis media in cleft palate. J Craniomaxillofac Surg. 2001;31:316-20.
[55] El Ezzi O, Herzog G, Broome M, et al. Grommets and speech at three and six years in children born with total cleft or cleft palate. Int J Pediatr Otorhinolaryngol. 2015;79:2243-7.
[56] Stewart KJ, Ahmad T, Razzell RE, et al. Altered speech following adenoidectomy: a 20 year experience. Br J Plast Surg. 2002;55:469-73.
[57] McWilliams BJ, Morris HL, Shelton RJ. Cleft palate speech. BC Decker: Philadelphia, PA; 1990.
[58] Borel-Maisonny S. L'insuffisance vélaire, point de vue de l'orthophoniste. Reeduc Orthophon. 1975;13:61-81.
[59] Shprintzen RJ. Evaluation of velopharyngeal insufficieny. Otolaryngol Clin North Am. 1989;22:519-36.
[60] Trichet C, de Buys Roessingh AS, Herzog G. Fentes labio-palatines: guidance orthophonique au sein de l'équipe pluridisciplinaire. Archives de Pédiatrie. 2010;17:790-9.
[61] Marsh JL, Wray RC. Speech prosthesis versus pharyngeal flap: a randomized evaluation of the management of VP incompetency. Plast Reconstr Surg. 1980;65:592-4.
[62] Shprintzen RJ, Lewin M, Croft C. A comprehensive study of pharyngeal flap surgery: tailor made flaps. Cleft Palate J. 1979;16:46-55.
[63] Herzog G. Dental sequelae—orthodontics. In: Herzog G, editor. Smile. Pully: Triton Printers; 2011.
[64] Broome M, Herzog G, Hohlfeld J. Influence of the primary cleft palate closure on the future need for orthognathic surgery in unilateral cleft lip and palate patients. J Craniofac Surg. 2010;21:1615-8.
[65] Long RE, Semb G, Shaw WC. Orthodontic treatment of the patient with complete clefts of lip, alveolus and palate: lessons of the past 60 years. Cleft Palate Craniofac J. 2000;37:533.
[66] Rygh P, Tindlund R. In: Turvey TA, Vig KWL, Fonesca RJ, editors. Facial clefts and craniofacial synostosis. Principles and management. Philadelphia, PA: WB Saunders; 1995.
[67] Scolozzi P, Verdeja R, Herzog G, et al. Maxillary expansion using transpalatal distraction in patients with unilateral cleft lip and palate. Plast Reconstruct Surg. 2007;119:2200-5.
[68] Daskalogiannakis J, Ross RB. Effect of alveolar bone grafting in the mixed dentition on maxillary growth in complete unilateral cleft lip and palate patients. Cleft Palate Craniofac J. 1997;34(5):455-8.
[69] Herzog G. Feeding the baby. In: Herzog G, editor. Smile. Pully: Triton Printers; 2011.
[70] Bishara SE, Jakobsen JR, Krause JC, et al. Cephalometric comparisons of individuals from India and Mexico with unoperated cleft lip and palate. Cleft Palate J. 1986;23:116-25.
[71] Shetye PR. Facial growth of adults with unoperated clefts. Clin Plast Surg. 2004;31:361-71.
[72] Capelozza Filho L, Normando AD, da Silva Filho OG. Isolated influences of lip and palate surgery on facial growth: comparison of operated and unoperated male adults with UCLP. Cleft Palate Craniofac J. 1996;33:51-6.
[73] Liao YF, Mars M. Long-term effects of palate repair on craniofacial morphology in patients with unilateral cleft lip and palate. Cleft Palate Craniofac J. 2005;42:594-600.
[74] Good PM, Mulliken JB, Padwa BL. Frequency of Le Fort I osteotomy after repaired cleft lip and palate or cleft palate. Cleft Palate Craniofac J. 2007;44:396-401.
[75] Daskalogiannakis J, Mehta M. The need for orthognathic surgery in patients with repaired complete unilateral and complete bilateral cleft lip and palate. Cleft Palate Craniofac J. 2009;46:498-502.
[76] Ross RB. Treatment variables affecting facial growth in complete unilateral cleft lip and palate. Cleft Palate J. 1987;24:5-77.
[77] Chigurupati R. Orthognathic surgery for secondary cleft and craniofacial deformities. Oral Maxillofac Surg Clin North Am. 2005;17:503-17.
[78] Posnick JC, Witzel MAS, Dagys AP. Management of jaw deformities in the cleft patient. In: Bardach J, Morris HL, editors. Multidisciplinary management of cleft lip and palate. Philadelphia, PA: WB Saunders; 1990.
[79] de Buys Roessingh AS, Dolci M, Zbinden-Trichet C, et al. Success and failure for children born with facial cleft in Africa: a 15-year follow-up. World J Surg. 2012;36:1963-9.
[80] de Buys Roessingh AS, Cherpillod J, Herzog G, et al. Speech prognosis and need of pharyngeal flap for non syndromic vs syndromic Pierre Robin Sequence. J Ped Surg. 2008;43:668-74.
[81] de Buys Roessingh AS, Cherpillod J, Trichet C, Hohlfeld J. A comparison of the effect of a cranial-based pharyngeal flap on the speech of children born with a total cleft, an isolated cleft palate or a short palate. J Oral Maxillofac Surg. 2006;64:1736-42.
[82] Leuchter I, Schweizer V, Hohlfeld J, et al. Treatment of velopharyngeal insufficiency by autologous fat injection. Eur Arch Otorhinolaryngol. 2010;267:977-83.
[83] Brothers DB, Dalston RW, Peterson HD, et al. Comparison

of the Furlow double-opposing Z-platoplasty with the Wardill-Kilner procedure for isolated clefts of the soft palate. Plast Reconstr Surg. 1995;95:969-77.
[84] Karling J, Henningsson G, Larson O, et al. Comparison between two types of pharyngeal flap with regard to configuration at rest and function and speech outcome. Cleft Palate Craniofac J. 1999;36:154-65.
[85] Karling J, Henningsson G, Larson O, et al. Adaptation of pharyngeal wall adduction after pharyngeal flap surgery. Cleft Palate Craniofac J. 1999;36:166-72.
[86] Barone CM, Shprintzen RJ, Strauch BS, et al. Pharyngeal flap revision: flap elevation from a sacred posterior pharynx. Plast Reconstr Surg. 1994;93:279-84.
[87] Becker M, Svenson H, Sarnäs KV, et al. Wardill procedures for primary palate repair in patients with isolated cleft palate-speech results. Scand J Plast Reconstr Surg Hand Surg. 2000;34:27-32.
[88] Argamaso RV, Shprintzen RJ, Strauch B, et al. The role of lateral pharyngeal wall movement in flap surgery. Plast Reconstr Surg. 1980;66:214-8.
[89] Witt PD, Myckatyn T, Marsh JL. Salvaging the failed pharyngoplasty: intervention outcome. Cleft Palate Craniofac J. 1998;35:447-53.
[90] Ahl R, Harding-Bell A, Wharton L, et al. The buccinator mucomuscular flap: an in-depth analysis and evaluation of its role in the management of velopharyngeal dysfunction. Cleft Palate Craniofac J. 2016;53:177-84.
[91] Schönborn. zit n.Sanvenero-Rosselli, 1865.
[92] Sanvenero-Rosselli G. Die Gaumenplastik unter Verwendung von Pharynxlappen Langenbecks. Arch Klein Chir. 1960;56:295.
[93] Fischer-Brandies E, Nejedlo I. A modification of the Sanvenero-Rosselli velopharyngoplasty. J Craniomaxillofac Surg. 1991;21:19-21.
[94] Barot LR, Cohen MA, Larossa D. Surgical indications and techniques for posterior pharyngeal flap revision. Ann Plast Surg. 1986;16:527-31.
[95] Meyer R. Residual deformities of the ala. In: Meyer R, editor. Secondary rhinoplasty. Berlin: Springer; 2002. p. 295-309.

第 7 章　巨舌症

Macroglossia

Pedro Saraiva Teiga　Kishore Sandu　Lluís Nisa　著
刘　军　译

巨舌症被定义为异常扩大的舌头（来自希腊语巨大 + 舌头）。巨舌症早在公元前 1550 年就在古埃及莎草纸尹伯斯中被记载。

从临床角度来看，巨舌症的特征是舌在静止时超出牙齿或牙槽嵴，尽管存在其他定义和标准[1]。从这个意义上说，巨舌症的两个主要分类在临床上是有用的。Myer 分类法[1]根据语言受累程度区分局部巨舌症和整体巨舌症。相比之下，Vogel 分类[2]将真正的巨舌症定义为具有潜在组织学改变的扩大的舌头。相对巨舌症是指与口腔周围的其他结构成比例的异常扩大的舌头（图 7–1）。

巨舌症最常在潜在疾病的情况下内遇到，无论是先天性还是后天性。孤立的先天性巨舌症罕见但也可能存在[3]。巨舌症可能完全无症状或出现流口水和发音障碍等轻微症状，而严重的巨舌症可能导致吞咽困难、上呼吸道阻塞和阻塞性睡眠呼吸暂停。

先天性巨舌症的主要病因是唐氏综合征、Beckwith-Wiedemann 综合征、原发性淀粉样变性和先天性甲状腺功能减退。获得性原因可能包括创伤、肿瘤和炎症或感染性疾病。

鉴于巨舌症通常是几种情况下的相关发现之一，因此很难确定巨舌症的确切患病率。

巨舌症的治疗取决于其严重程度和临床表现。治疗的可能包括缓解流口水的症状、言语治疗或对最严重的病例进行舌头的手术缩减。

一、诊断方法

儿童巨舌症诊断方法的目标必须解决以下 3 个基本问题。

- 建立诊断并更具体地区分真正与相对巨舌症。
- 评估合并症的存在。
- 评估巨舌的解剖和功能影响。

出现症状及其强度取决于巨舌症的严重程度和临床背景（表 7–1）。如前所述，巨舌症可以严格的无症状或存在流口水或发音受损。巨舌症还可以影响口腔和咽部吞咽阶段，并导致喂养问题和幼儿可能的支气管吸入。最后，严重的巨舌症也会导致上呼吸道阻塞，尤其是在仰卧位。在睡眠期间，这可能导致打鼾和呼吸道阻塞性睡眠呼吸暂停综合征（obstructive sleep apnea syndrome，OSAS）。由于嘴巴不断张开而不断显露口腔黏膜可能导致口角炎、溃疡或舌炎。据报道，先前存在的巨舌症急性加重导致局部并发症，如坏死，通常在创伤后发生[4]。

如果没有及时得到恰当的解决，巨舌症会导致牙骨骼畸形，如开合、前突、咬合不正、反殆、后牙颊侧倾斜、下颌或上颌弓的其他改变。从长

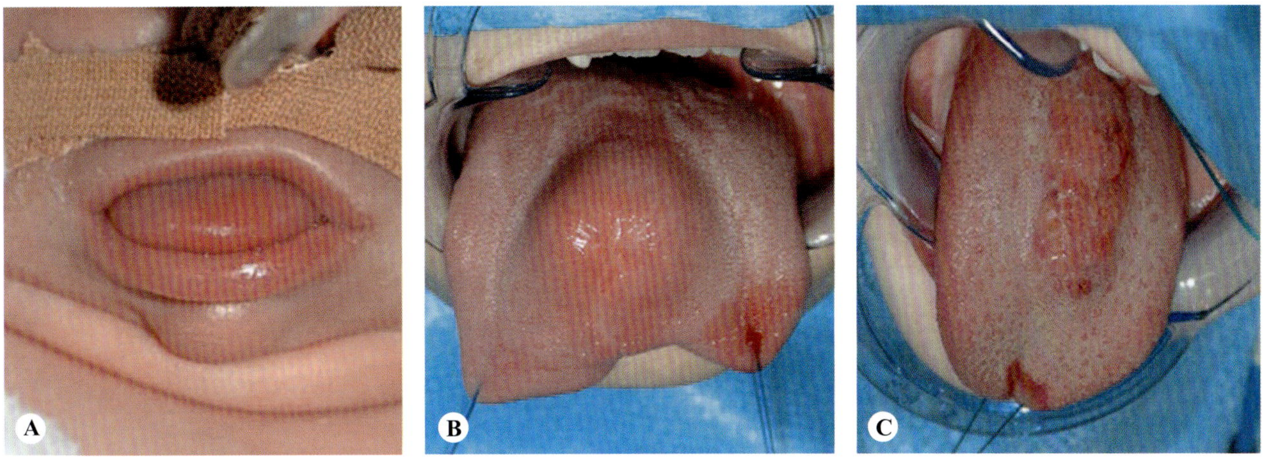

▲ 图 7-1　**A. Beckwith Wiedemann 综合征中的广义巨舌症；B 和 C. 局部巨舌；B. 舌前重复性囊肿；C. 舌错构瘤**
经许可转载，引自 Dr. Anthony De Buys Roessingh

表 7-1　临床特征

气道阻塞	• 阻塞性睡眠呼吸暂停 • 支气管吸入
吞咽困难、言语清晰度障碍	• 舌炎 • 扇形舌（舌裂） • 舌尖坏死 • 疼痛 • 流口水
颞颌关节疼痛	
牙齿畸形	• 3 类错位咬合 • 空位咬合 • 反咬合 • 后牙颊侧倾斜
面部畸形	• 上颌 / 下颌弓宽度增加 • 下颌前突 • Spee 的突出或反向曲线（分别在上颌或下颌弓中） • 不对称舌头的面部不对称
心理	

远来看，容易出现颞下颌关节功能障碍。

（一）诊断方法

儿童巨舌症的诊断首先是基于临床病史和体格检查。应获取有关妊娠、出生和家庭疾病的全面病史。先天性巨舌症的产前诊断有时在超声检查中很明显，显示舌头伸出嘴唇[5]。

必须记住，新生儿的舌头往往相对较大。然而，先天性巨舌症通常在出生时就很明显，尤其是在出现气道或吞咽障碍症状的情况下。例如，患有相对巨舌症的儿童就是如此，如具有 Pierre Robin 序列征的儿童[6]。然而，重要的是要记住，儿童的巨舌症可能会慢慢发展，甚至需要几个月到几年的时间。因此，必须对患有巨舌症的儿童进行随访，以确保在需要时进行适当的干预。

由于巨舌症可导致牙骨骼畸形，因此应考虑由口腔或颅面外科医生对所有巨舌症病例进行评估，无论是绝对的还是相对的巨舌症。

临床检查应仔细评估舌头的大小和活动度，以及经鼻咽喉软镜检查以评估舌根和上呼吸道，可以与功能性内镜评估相结合，从而评估疑似吞咽障碍儿童的吞咽情况（functional endoscopic evaluation of swallowing，FEES）[7]。

补充研究应以临床情况为指导，可能包括染色体研究、尿黏多糖或甲状腺功能评估。影像学检查最常用于血管或淋巴管畸形、肿瘤或其他引起局限性巨舌的原因，以便获得对病变范围 / 血管供应的术前评估[8]。

关于巨舌症的遗传病因，建议新生儿和幼儿通过腹部超声检查和 Beckwith-Wiedemann 综合征的遗传学研究进行评估。一项关于巨舌症遗传病因的研究报道显示，巨舌症是近 2/3 的患者（中位年龄为 5 个月）进行基因检查的主要考虑因素 [3]。

（二）相关合并症

必须认识到，巨舌症最常由许多潜在原因引起，无论是否在更广泛的条件下。因此，必须在包括耳鼻喉科医生、儿科医生、遗传学家和颌面外科医生在内的多学科团队的背景下诊治巨舌症的儿童。儿童广泛性巨舌症主要见于先天性疾病，主要是唐氏和 Beckwith-Wiedemann 综合征及黏多糖症。更罕见的原因包括先天性甲状腺功能减退和系统性淀粉样变性（后者在儿童中极为罕见）。异位舌甲状腺同样会导致先天性局部巨舌症。巨舌症的其他原因包括淋巴血管畸形，其最常见于出生后的第 1 年内并缓慢进展。

这里简要讨论一些巨舌症的常见原因。

1. 唐氏综合征

唐氏综合征是一种众所周知的疾病，也是最常见的发育遗传原因损害，由 21 号染色体三体突变引起。其估计活产儿发病率约为 1/650[9]。巨舌症被认为是唐氏综合征儿童的标准特征。然而，这些患者通常具有中面部和下颌发育不全，因此导致口腔较小。几项研究表明，患有唐氏综合征的儿童的舌头比相通年龄的对照组小，同时口腔的骨骼也更小。因此，唐氏综合征儿童的舌头尺寸大于健康儿童 [10, 11]。

2. Beckwith-Wiedemann 综合征

Beckwith-Wiedemann综合征（Beckwith-Wiedemann syndrome，BWS）由染色体 11p15 上关键调控基因甲基化引起的器官过度生长综合征组成。活产儿发病率为 1 :（10 000～15 000）[12-14]。在头部和颈部区域，BWS 在超过 95% 的病例和耳垂折痕合并有巨舌症。患有 BWS 的儿童巨舌症往往很明显，并且会有咀嚼和吞咽障碍。在最严重的情况下，甚至可能会影响呼吸 [15, 16]。

此外，研究表明，患有 BWS 孩子的父母通常会担心大舌头突出、流口水和理解力受损所造成的负面社会影响。除了美观外，巨舌症往往与一般社会的学习困难有关。BWS 儿童往往具有与年龄相适应的智力 [17, 18]。

重要的是，BWS 儿童巨舌症会随着年龄的增长而改善，因此必须根据个体情况仔细评估手术适应证 [18]。患有 BWS 的儿童有严重的术后低血糖风险 [19]。

3. 黏多糖贮积症

黏多糖贮积症（mucopolysaccharidosis，MPS）是一组由溶酶体酶功能缺陷引起的代谢疾病，其组织学特征是黏多糖在软组织中的积累。迄今，临床上主要有 9 种类型已经描述了新的 MPS。MPS 的诊断基于临床检查和测量尿液黏多糖 [20]。MPS 通常以口面部改变为特征，尤其是牙齿萌出延迟和巨舌，以及扁桃体和腺样体肥大。患有 MPS 的儿童通常具有严重的阻塞性呼吸暂停。

4. 系统性淀粉样变性

淀粉样变性是一组全身性疾病，其特征是不溶性淀粉样纤维沉积在组织的细胞外基质内。淀粉样变性最常见的形式是轻链（lightchain，AL）淀粉样变性，由单克隆免疫球蛋白轻链沉积引起。淀粉样蛋白沉积物可以是全身性或局部于特定器官。通常在全身性疾病的情况下，头部和颈部区域内最常受累的部位是喉部和舌头 [21, 22]。大约 40% 的病例发生 AL 淀粉样变性的巨舌症，其他类型的淀粉样变性也同样会发生 [23-25]。

5. 先天性甲状腺功能减退症

先天性甲状腺功能减退症（congenital hypothyroidism，CH）的特点是出生时甲状腺激素产生不足，最常见于腺体发育问题（发育不全或不发育）或激素生物合成受损。CH 可以是暂时性或永久性的。在后者中，正常的甲状腺功能通常发生在生命的最初几个月内。CH 可在综合征背景下诊断，尤其是患有唐氏综合征的儿童 [26]。CH 有多种根本原因。例如，在一小部分病例中，TTF-2 的突变会导致甲状腺发育不全。CH 活产婴儿的发病率为 1 :（3000～4000），最常在新生儿筛查中诊断 [27]。临床上，CH 具有广泛的表现，并可能影响多个器官。然而，最常见的临床表现是巨舌症、脐疝和皮肤改变[28, 29]。在CH的背景下，巨舌症出现在出生时或更经常出现在儿童生长发育时。此外，患有CH的儿童通常会出现乳牙列受损、面部垂直生长、长度减少和颅底角。

6. 淋巴畸形

在大约75%的病例中，淋巴畸形会影响头部和颈部区域。由于感染或创伤，淋巴畸形可能在出生时出现或在生命后期出现，通常在生命的前2年内出现[30]。淋巴管畸形分为大囊性（>2cm）或微囊性（<2cm）。淋巴管畸形是局限性巨舌症相对常见的原因[31]。

（三）诊断流程

出现一般性巨舌症的儿童，没有明显的诊断，应该接受全面的身体检查以确定根本病因。排除了唐氏综合征等明显原因或BWS的诊断可能具有特异性后，应进行分子检测（如果是临床要求的）。在看似孤立的巨舌症的情况下，腹部超声可以为BWS的诊断提供依据。如果有病理结果，则应使用分子检测来确诊。

从功能的角度来看，耳鼻喉科医生和口腔外科医生的作用至关重要。如前所述，可以进行FEES和诊断检查以排除OSAS，然后将功能影响分类为轻度（没有真正的功能影响）、中度或重度。这应该为决策过程提供重要信息(图7-2)。

局限性巨舌症病例最常通过组织学检查和（或）影像学进行评估。

必须强调的是，跨学科合作对儿童巨舌症的诊断和治疗至关重要。

二、治疗

（一）非手术治疗

药物治疗的适应证仅限于可治疗的巨舌症的潜在病因，如甲状腺功能减退或淀粉样变性[32]。

已经提出了几种治疗淋巴畸形的保守方法，包括放疗、硬化疗法、冷冻疗法和西罗莫司或类固醇激素注射[33]。电灼、栓塞和结扎等微创方法同样可行[33, 34]。

尽管缺乏强有力的证据，但急性舌头肿胀(如在淋巴畸形时外伤）可以通过抬高头部，最终添加类固醇激素和（或）抗生素进行保守治疗[35]。

言语和吞咽治疗可能是巨舌症和言语/吞咽障碍儿童的首选方法。然而，在肌肉肥大或增生的情况下，尚没有被证明有效的保守治疗。

（二）手术治疗

巨舌症儿童的手术治疗指征一直存在争议。人们普遍认为，在进食障碍的患者中，呼吸和言语障碍是手术的主要候选者。此外，还应考虑改善牙齿排列不良、错殆和美容问题考虑[3, 36, 37]。事实上，一项针对美国儿童缩小舌体手术的全国性调查表明，虽然有气道或喂养困难的儿童往往在出生后的第1年内接受手术治疗，但在出生后第2年内的适应证越来越多地以咬合和颅面问题为主[36]。

如前所述，在进行任何外科手术之前，应记住，在轻度巨舌症病例中，正常的下颌和中面部生长可能会改善临床症状，从而避免手术。在气道受损的情况下，有时可能需要进行气管切开术（图7-2）。

任何对舌头的手术方法都旨在使舌头的大小尽可能接近正常，即舌头在静止时保留在下牙弓的后面，但可以润湿突出的嘴唇[38–40]。应特别注意舌头的活动性、咀嚼和吞咽（即吞咽的口腔和咽部阶段）。其他重要特征显然是发音、味觉和美观方面的考虑。

从这个意义上说，舌头的外科解剖学知识是必不可少的。舌头由8块肌肉组成，4块内在和4块外在。去除肌肉块时，必须同时保留舌头的内在和外在功能。神经血管舌供应，即舌动脉、神经及舌下神经（CN Ⅻ），从后侧和侧方进入舌头并向前走形而不越过中线[41]。

局灶性或局部巨舌症的形式，如淋巴畸形可以根据病变的位置通过部分舌体切除来治疗。切除技术（图7-3和图7-4）包括前楔形、中央椭圆形、侧舌切除术或黏膜下切除（即保留黏膜）。一些作者主张对此类病变使用CO_2激光[42]。

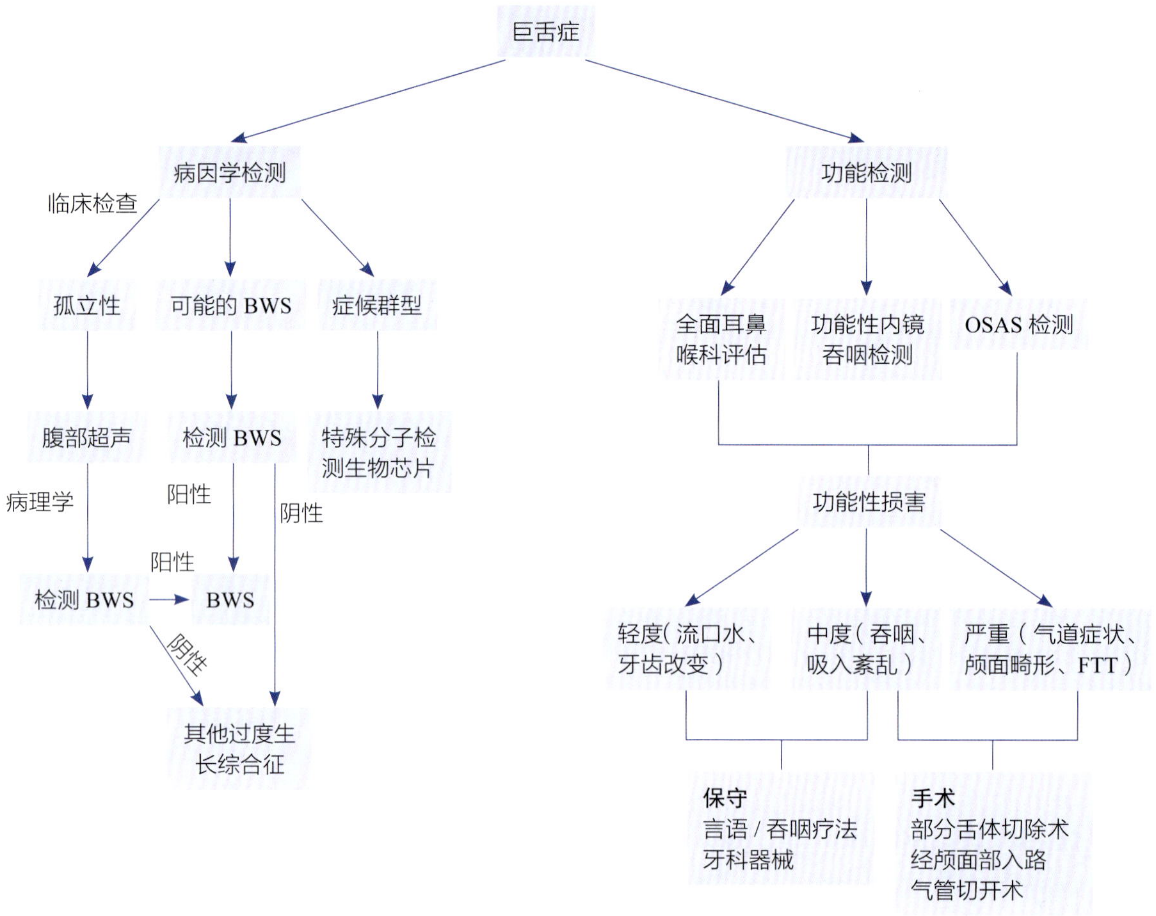

▲ 图 7-2　巨舌症诊断和治疗方法的流程

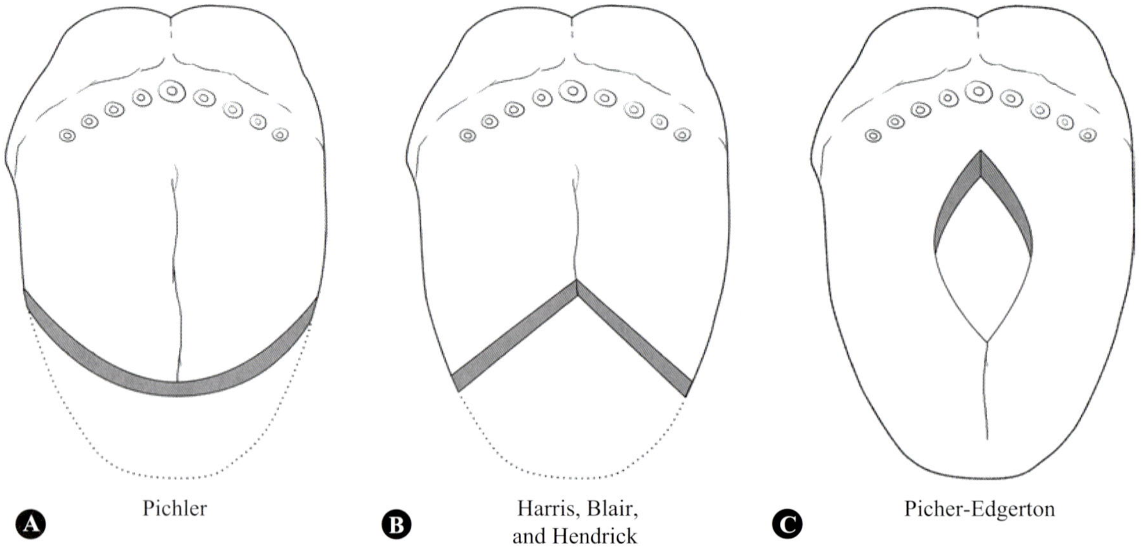

▲ 图 7-3　舌体缩小技术的类型

A. Pichler；B. Harris，Blair，and Hendrick；C. Picher-Edgerton；

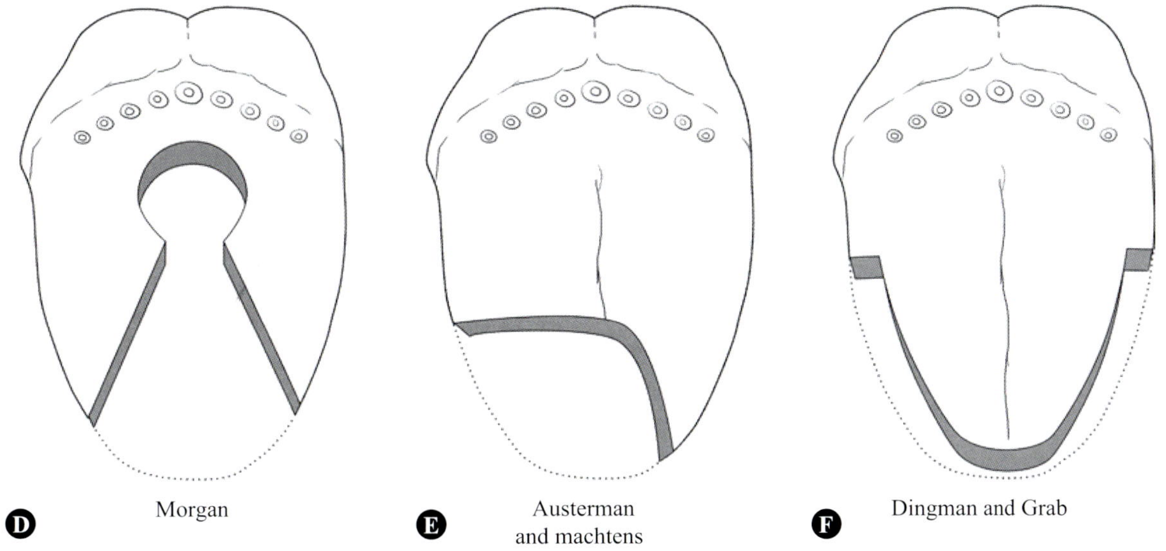

▲ 图 7-3（续）　舌体缩小技术的类型

D. Morgan；E. Austerman and Machtens；F. Dingman and Grab

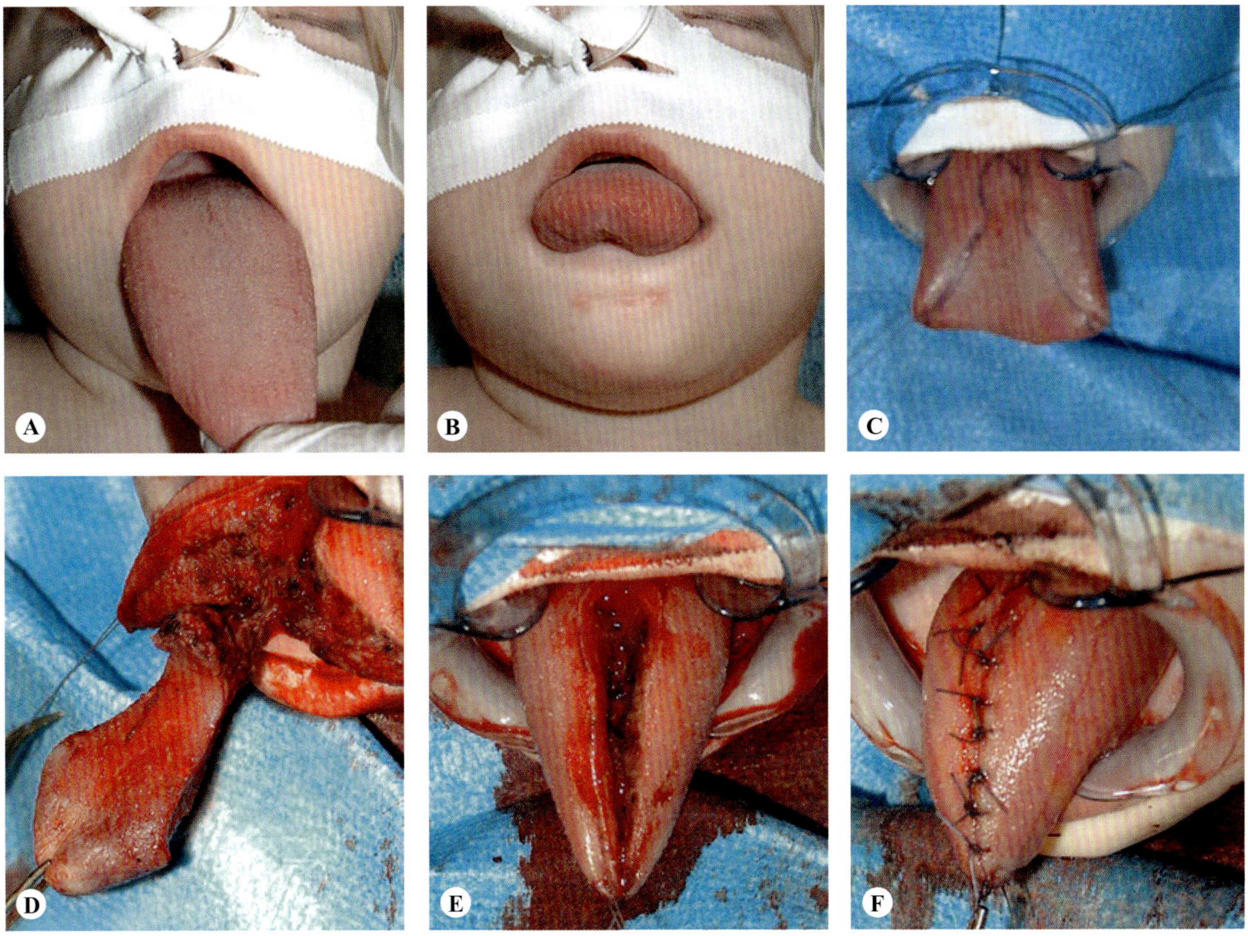

▲ 图 7-4　使用锁孔技术对患有 **Beckwith-Wiedemann** 综合征婴儿的巨舌症进行手术治疗

A 和 B. 巨舌；C. 标记的舌头切口；D 和 E. 舌质缩小；F. 舌体切口缝合（经许可转载，引自 Dr. Anthony De Buys Roessingh）

如前所述，唐氏综合征儿童的相对巨舌症是由颅底较短和上腭发育不全所致。

因此，治疗方法应着重关注口腔容积的正畸增长和早期颌骨的向前生长。因此，每个患有唐氏综合征和有症状的巨舌症的孩子都应该由口腔外科医生进行评估。口腔矫治器可能是老年和依从性好的患者 OSAS 令人关注的辅助治疗手段，但对年幼婴儿的作用显然非常有限[43]。

参考文献

[1] Myer CM 3rd, Hotaling AJ, Reilly JS. The diagnosis and treatment of macroglossia in children. Ear Nose Throat J. 1986;65:444-8.
[2] Vogel JE, Mulliken JB, Kaban LB. Macroglossia: a review of the condition and a new classification. Plast Reconstr Surg. 1986;78:715-23.
[3] Prada CE, Zarate YA, Hopkin RJ. Genetic causes of macroglossia: diagnostic approach. Pediatrics. 2012; 129: e431-7.
[4] Lahiri A, Kok K, Sharp I, Nishikawa H. Acute exacerbation of macroglossia leading to necrosis of the anterior third of the tongue. J Plast Reconstr Aesthet Surg. 2006;59:871-3.
[5] Williams DH, Gauthier DW, Maizels M. Prenatal diagnosis of Beckwith-Wiedemann syndrome. Prenat Diagn. 2005;25:879-84.
[6] Sidman JD, Sampson D, Templeton B. Distraction osteogenesis of the mandible for airway obstruction in children. Laryngoscope. 2001;111:1137-46.
[7] Leder SB, Karas DE. Fiberoptic endoscopic evaluation of swallowing in the pediatric population. Laryngoscope. 2000;110:1132-6.
[8] Arrive L, Monnier-Cholley L, Mouhadi SE. Imaging appearance of lymphatic malformations. AJR Am J Roentgenol. 2017;208:W29.
[9] Bunt CW, Bunt SK. Role of the family physician in the care of children with Down syndrome. Am Fam Physician. 2014;90:851-8.
[10] Uong EC, McDonough JM, Tayag-Kier CE, Zhao H, Haselgrove J, Mahboubi S, et al. Magnetic resonance imaging of the upper airway in children with Down syndrome. Am J Respir Crit Care Med. 2001;163:731-6.
[11] Guimaraes CV, Donnelly LF, Shott SR, Amin RS, Kalra M. Relative rather than absolute macroglossia in patients with Down syndrome: implications for treatment of obstructive sleep apnea. Pediatr Radiol. 2008;38:1062-7.
[12] Weksberg R, Nishikawa J, Caluseriu O, Fei YL, Shuman C, Wei C, et al. Tumor development in the Beckwith-Wiedemann syndrome is associated with a variety of constitutional molecular 11p15 alterations including imprinting defects of KCNQ1OT1. Hum Mol Genet. 2001;10:2989-3000.
[13] Shuman C, Beckwith JB, Weksberg R. Beckwith-Wiedemann syndrome. In: Adam MP, Ardinger HH, Pagon RA, et al., editors. GeneReviews((R)). Seattle, WA: University of Washington; 1993.
[14] Weksberg R, Shuman C, Beckwith JB. Beckwith-Wiedemann syndrome. Eur J Hum Genet. 2010;18:8-14.
[15] McManamny DS, Barnett JS. Macroglossia as a presentation of the Beckwith-Wiedemann syndrome. Plast Reconstr Surg. 1985;75:170-6.
[16] Elliott M, Bayly R, Cole T, Temple IK, Maher ER. Clinical features and natural history of Beckwith-Wiedemann syndrome: presentation of 74 new cases. Clin Genet. 1994;46:168-74.
[17] Shipster C, Morgan A, Dunaway D. Psychosocial, feeding, and drooling outcomes in children with Beckwith Wiedemann syndrome following tongue reduction surgery. Cleft Palate Craniofac J. 2012;49:e25-34.
[18] Brioude F, Kalish JM, Mussa A, Foster AC, Bliek J, Ferrero GB, et al. Expert consensus document: clinical and molecular diagnosis, screening and management of Beckwith-Wiedemann syndrome: an international consensus statement. Nat Rev Endocrinol. 2018;14:229-49.
[19] Wiedemann HR. [Familial malformation complex with umbilical hernia and macroglossia—a “New Syndrome”?]. Journal de genetique humaine. 1964;13:223-32.
[20] Muenzer J. Overview of the mucopolysaccharidoses. Rheumatology. 2011;50(Suppl 5):v4-12.
[21] Kerner MM, Wang MB, Angier G, Calcaterra TC, Ward PH. Amyloidosis of the head and neck. A clinicopathologic study of the UCLA experience, 1955-1991. Arch Otolaryngol Head Neck Surg. 1995;121:778-82.
[22] Kyle RA, Bayrd ED. Amyloidosis: review of 236 cases. Medicine. 1975;54:271-99.
[23] Cowan AJ, Skinner M, Berk JL, Sloan JM, O’Hara C, Seldin DC, et al. Macroglossia—not always AL amyloidosis. Amyloid. 2011;18:83-6.
[24] Penner CR, Muller S. Head and neck amyloidosis: a clinicopathologic study of 15 cases. Oral Oncol. 2006;42:421-9.
[25] Mardinger O, Rotenberg L, Chaushu G, Taicher S. Surgical management of macroglossia due to primary amyloidosis. Int J Oral Maxillofac Surg. 1999;28:129-31.
[26] Roberts HE, Moore CA, Fernhoff PM, Brown AL, Khoury MJ. Population study of congenital hypothyroidism and associated birth defects, Atlanta, 1979-1992. Am J Med Genet. 1997;71:29-32.
[27] Rastogi MV, LaFranchi SH. Congenital hypothyroidism. Orphanet J Rare Dis. 2010;5:17.
[28] Grant DB, Smith I, Fuggle PW, Tokar S, Chapple J. Congenital hypothyroidism detected by neonatal screening: relationship between biochemical severity and early clinical features. Arch Dis Child. 1992;67:87-90.

[29] Alm J, Hagenfeldt L, Larsson A, Lundberg K. Incidence of congenital hypothyroidism: retrospective study of neonatal laboratory screening versus clinical symptoms as indicators leading to diagnosis. Br Med J. 1984;289:1171-5.
[30] Bloom DC, Perkins JA, Manning SC. Management of lymphatic malformations. Curr Opin Otolaryngol Head Neck Surg. 2004;12:500-4.
[31] Orvidas LJ, Kasperbauer JL. Pediatric lymphangiomas of the head and neck. Ann Otol Rhinol Laryngol. 2000;109:411-21.
[32] Dudhia SB, Dudhia BB. Undetected hypothyroidism: a rare dental diagnosis. J Oral Maxillofac Pathol. 2014;18:315-9.
[33] Hellmann JR, Myer CM 3rd, Prenger EC. Therapeutic alternatives in the treatment of life-threatening vasoformative tumors. Am J Otolaryngol. 1992;13:48-53.
[34] Lackner H, Karastaneva A, Schwinger W, Benesch M, Sovinz P, Seidel M, et al. Sirolimus for the treatment of children with various complicated vascular anomalies. Eur J Pediatr. 2015;174:1579-84.
[35] Saah D, Braverman I, Elidan J, Nageris B. Traumatic macroglossia. Ann Otol Rhinol Laryngol. 1993;102:729-30.
[36] Simmonds JC, Patel AK, Mader NS, Scott AR. National trends in tongue reduction surgery for macroglossia in children. J Craniomaxillofac Surg. 2018;46:498-503.
[37] Kadouch DJ, Maas SM, Dubois L, van der Horst CM. Surgical treatment of macroglossia in patients with Beckwith-Wiedemann syndrome: a 20-year experience and review of the literature. Int J Oral Maxillofac Surg. 2012;41:300-8.
[38] Wang J, Goodger NM, Pogrel MA. The role of tongue reduction. Oral Surg Oral Med Oral Pathol Oral Radiol Endod. 2003;95:269-73.
[39] Siddiqui A, Pensler JM. The efficacy of tongue resection in treatment of symptomatic macroglossia in the child. Ann Plast Surg. 1990;25:14-7.
[40] Costa SA, Brinhole MC, da Silva RA, Dos Santos DH, Tanabe MN. Surgical treatment of congenital true macroglossia. Case Rep Dent. 2013;2013:489194.
[41] Davalbhakta A, Lamberty BG. Technique for uniform reduction of macroglossia. Br J Plast Surg. 2000;53:294-7.
[42] Bloom DC, Perkins JA, Manning SC. Management of lymphatic malformations and macroglossia: results of a national treatment survey. Int J Pediatr Otorhinolaryngol. 2009;73:1114-8.
[43] Gail Demako B. Oral appliance treatment in a patient with down syndrome. J Dental Sleep Med. 2014;1:2.

第 8 章　颈正中区和侧区囊肿及颈窦
Midline and Lateral Cysts and Sinuses of the Neck

Francesco Fascetti-Leon　Piergiorgio Gamba　著
吴　镝　李桂影　译

一、颈正中区肿块

甲状舌管囊肿（thyroglossal cyst，TC）是源自甲状舌管的残余结构。甲状舌管从舌背面的舌盲孔延伸至锥状叶再到甲状腺。1723 年，Vater 第一次描述这一现象，并将其命名为“舌管”[1-4]。

甲状腺胚胎学研究表明，在妊娠第 4～7 周期间舌形成后，憩室会向尾端移动。甲状腺原基起自第四和第五腮囊。甲状腺原基沿着颈部下行，同时第二腮弓形成舌骨。甲状舌管向下和向后环绕骨骼，然后继续下降到甲状舌骨膜前。在 50% 的人中，该管的残余结构可能以锥状叶的形式存在。

7% 的成年人的甲状舌管没有完全消退。

囊性病变可能发生在残余甲状舌管的任何位置。

甲状舌管囊肿是儿童期颈正中区肿块的最常见原因，在大多数报道中占 70%～75%。在新生儿期，其临床表现是很罕见的。一半的甲状舌管囊肿在 20 岁内可以得到诊断和治疗。

囊肿通常表现为偶然发现的无症状软组织肿块。由于感染引起的囊肿自发破裂会使少数患者表现为脓肿或出现间歇性引流窦道。在这些情况下，手术切开和引流可能只起到暂时的治疗效果。

体格检查可提示颈正中区肿块，肿块触诊时有弹性，吞咽时可沿着舌骨上下活动。

颈部超声检查有助于明确诊断，是明确正常发育的甲状腺的必要检查。最常见的鉴别诊断是皮样囊肿、淋巴结、峡部甲状腺腺瘤、甲状腺癌、异位甲状腺和脂肪瘤（表 8–1）。

表 8–1　颈部肿块的主要诊断

侧　区	正中区
• 淋巴结	• 淋巴结
• 神经源性肿瘤	• 皮样囊肿
• 血管瘤	• 异位唾液腺
• 腮腺和唾液腺肿大	• 甲状舌管囊肿
• 腮裂囊肿	• 异位甲状腺
• 软组织肉瘤	• 异位胸腺
• 畸胎瘤	
• 淋巴管瘤	

甲状舌管囊肿很少需要 CT 或 MRI 来明确诊断。细针前列活检可用于区分 TC 与皮样结节或淋巴结[3, 4]。

甲状舌管囊肿的感染和肿瘤变性风险是手术切除的主要适应证[5, 6]。改良后的 Sistrunk 术式是最常用的方法（图 8–1）。它涉及切除囊肿、舌骨的中央部分，以及终止于舌盲孔的肌肉组织管道。经口触诊舌根可以帮助外科医生确定解剖的终端[7]。

甲状舌管囊肿在新生儿期的临床表现极为罕见。据报道，在这个年龄诊断出的大多数甲状舌管囊肿都位于甲状舌管的上端。其中有1～8例甲状舌管囊肿是“靠近舌的”（图8–2）。

在这些情况下，新生儿的临床表现与儿童或成人不同，因为近舌甲状舌管囊肿通常会因上气道梗阻而引起呼吸窘迫。这些婴儿会出现喘鸣。在手术室直接行喉镜检查显示舌根处有肿块。颈部CT可用于进行病因检查。通过抽吸囊肿内容物进行内镜治疗可以迅速解决症状。在这种情况下，内镜袋形缝合术可能是最终的治疗方法[8–10]。

与其他颈部肿块的鉴别诊断见表8–1。

二、侧区囊肿和颈窦

鳃部残余结构（囊肿和窦）占先天性颈部病变的24%。

从妊娠第4～8周，胚胎颅部的中胚层形成鳃弓。鳃弓外部衬有外胚层，内部衬有内胚层。外层形成鳃裂，而内层形成鳃囊。鳃弓和鳃裂是四个（第四个是成对的）。第一和第二鳃弓相当长，而第三鳃弓和第四鳃弓则深入胚胎壁（图8–3）。

如果鳃裂和鳃囊未能闭合，则可能会出现与皮肤和黏膜相通的瘘管或囊肿（表8–2）。颈部的大部分侧瘘和囊肿起源于第二鳃弓（90%）。

这种分布在亚洲人群中有所不同，据报道，超过50%的病例发生了第三和第四弓瘘。

超过90%的患者病灶位于左侧，双侧病变占1%。

瘘管在皮肤的开口可以指示其起点和内部终点（图8–4）。

通常很难根据手术结果来区分第三和第四鳃弓的瘘管与喉神经的关系。它们应该被视作一个整体，即“梨状窝瘘”。梨状窝瘘可以在新生儿或儿童期的出现临床表现。在第一组中，患者可能因较大的颈部肿块压迫或喉部和气管偏移而出现呼吸窘迫，而第二组则倾向于出现颈部感染。

在大多数情况下，CT或MRI可用于明确诊断。由于存在封闭管腔的水肿，在扫描前对比瘘管很少能提供帮助，瘘管切除术是最常用的治疗方法，特别是对于第一鳃弓残余组织。对于第二至第四弓瘘，内镜治疗已获得普及，特别是针对第三和第四弓瘘。内镜辅助可能会有所帮助，即通过刚性镜将亚甲蓝注射到咽部瘘口中。

大的肿块通常需要颈部开放手术才能予以切

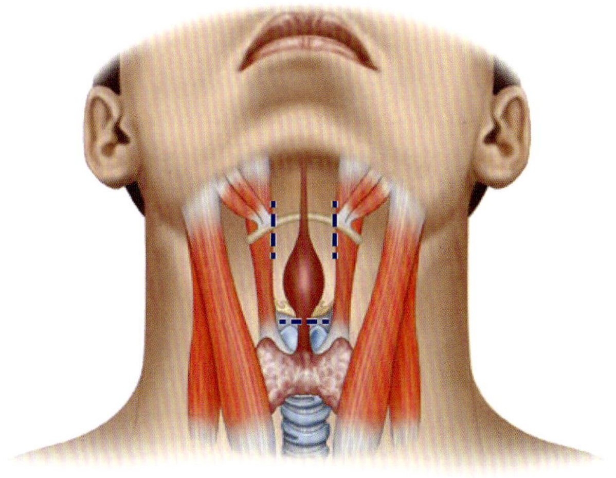

▲ 图8–1　Sistrunk改良手术中的甲状舌管囊肿的常见部位及切除边缘（断线）

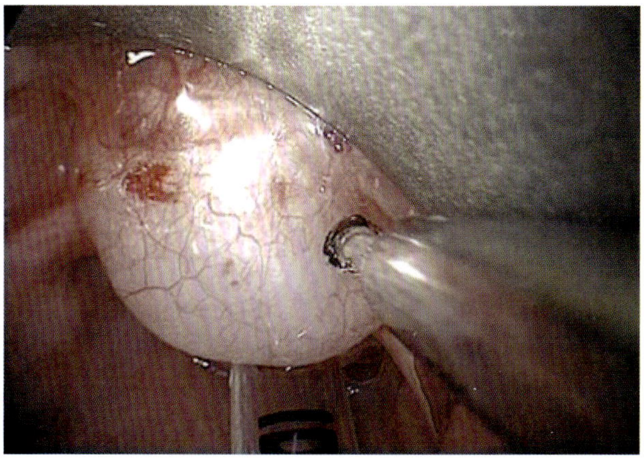

▲ 图8–2　新生儿甲状舌管囊肿表现为舌盲孔水平的囊肿
囊肿的内镜视图和用于袋形缝合术的激光探头（图片由Manuelli, ENT Department, Azienda Ospedaliera Università, Padova, Italy提供）

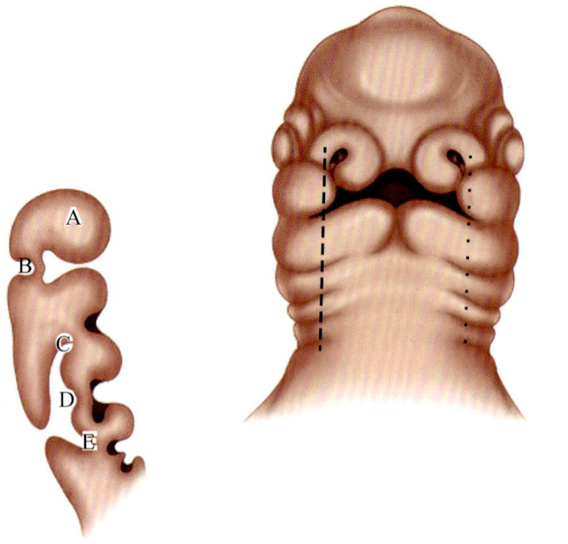

▲ **图 8-3　胚胎和腮结构**

A. 下颌突；B. 第一腮裂；C. 第二腮裂；D. 第三腮裂；E. 第四腮裂

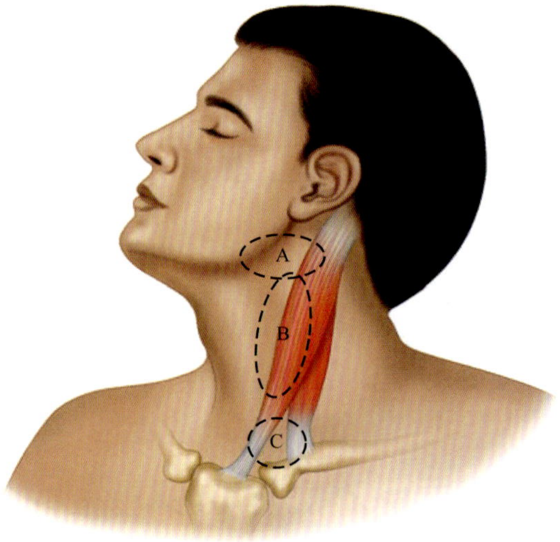

▲ **图 8-4　皮肤开口有助于预测管道的起源，腮瘘开口的常见部位**

A. 第一腮瘘；B. 第二腮瘘；C. 第三至第四腮瘘

除。针对梨状窝瘘，已提出内镜下 CO_2 激光烧灼术，其术后复发率尚可接受。在这些情况下可以重复内镜治疗。建议对所有从颈外侧皮肤切除瘘管后复发的病例进行内镜评估。

6% 的患者在切除第一弓瘘后会出现暂时性面瘫。据报道，在出现第三和第四鳃弓残余结构的患者中，暂时性喉返神经损伤的发生率相同 [11-14]。

表 8-2　源自腮弓的结构和可能的瘘口

第一腮弓	下巴、脸颊、上唇外侧、耳轮、耳屏、中耳、咽鼓管、乳突细胞、耳道、鼓膜	瘘管通入耳道和中耳
第二腮弓	对耳屏、对耳轮、舌骨小翼、咽	瘘管开口于扁桃体窝
第三和第四腮弓	舌骨翼、胸腺和下甲状旁腺（第三）、上甲状旁腺（第四）	瘘管开口于梨状窦（颅端第三，尾端第四）

参考文献

[1] Smith CD. Cysts and sinuses of the neck. In: O'Neill JA, et al., editors. Pediatric surgery. 5th ed. St Louis, MO: Mosby; 1998. p. 757-71.
[2] Spitz L. Thyroglossal cyst and fistula. In: Spitz L, et al., editors. Operative pediatric surgery. 6th ed. London: Hodder Arnold; 2006. p. 53-8.
[3] Hollwarth ME. Thyroglossal duct cyst. In: Puri P, et al., editors. Pediatric surgery, Springer atlas series. Berlin: Springer; 2006. p. 3-6.
[4] Geller KA, Cohen D, Koempel JA. Thyroglossal duct cyst and sinuses: a 20-year Los Angeles experience and lessons learned. Int J Pediatr Otorhinolaryngol. 2014;78:264-7.
[5] Vassilatou E, Proikas K, Margari N, Papadimitriou N, Hadjidakis D, Dimitriadis G. An adolescent with a rare midline neck tumor. J Pediatr Hematol Oncol. 2014;36:407-9.
[6] Proia G, Bianciardi Valassina MF, Palmieri G, Zama M.

Papillary carcinoma on a thyroglossal duct cyst: diagnostic problems and therapeutic dilemma. A case report. Acta Otorhinolaryngol Ital. 2014;34(3):215-7.
[7] Sistrunk WE. Technique of removal of cysts and sinuses of the thyroglossal duct. Surg Gynecol Obstet. 1928;46:109-12.
[8] Diaz MC, Stormorken A, Christopher NC. A thyroglossal duct cyst causing apnea and cyanosis in a neonate. Pediatr Emerg Care. 2005;21:35-7.
[9] Kuint J, Horowitz Z, Kugel C. Laryngeal obstruction caused by thyroglossal duct cyst presenting at birth. Am J Perinatol. 1997;176:1193-6.
[10] Byard RW, Bourne AJ, Silver MM. The association of lingual thyroglossal duct remnants with sudden death in infancy. Int J Pediatr Otorhinolaryngol. 1990;20:107-12.
[11] Leboulanger N, Ruellan K, Nevoux J, Pezzettigotta S, Denoyelle F, Roger G, Garabedian E-N. Neonatal vs delayed-onset fourth branchial pouch anomalies. Arch Otolaryngol Head Neck Surg. 2010;136:885.
[12] Li W, Xu H, Zhao L, Li X. Branchial anomalies in children: a report of 105 surgical cases. Int J Pediatr Otorhinolaryngol. 2018;104:14-8.
[13] James A, Stewart C, Warrick P, Tzifa C, Forte V. Branchial sinus of the piriform fossa: reappraisal of third and fourth branchial anomalies. Laryngoscope. 2007;117:1920-4.
[14] Garrel R, Jouzdani E, Gardiner Q, Makeieff M, Mondain M, Hagen P, Crampette L, Guerrier B. Fourth branchial pouch sinus: from diagnosis to treatment. Otolaryngol Head Neck Surg. 2006;134:157-63.

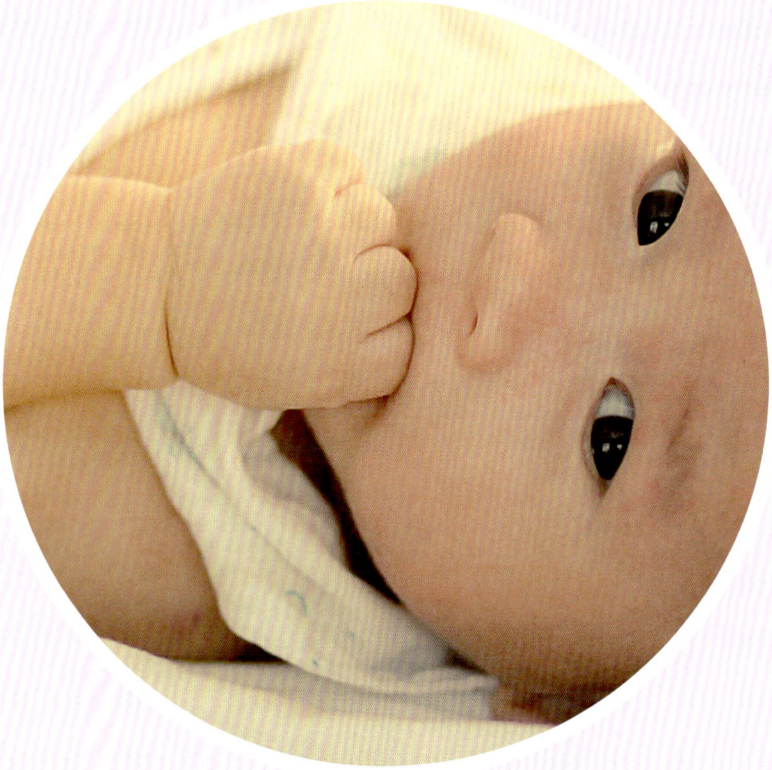

第三篇 胸 部

Chest

第9章 先天性胸廓畸形

Congenital Thoracic Deformities

Giovanna Riccipetitoni　Sara Costanzo　Francesca Destro　著
李文超　陈　辉　王振栋　译

一、概述和分类

先天性胸壁畸形（chest wall malformations，CWM）包含一系列复杂的胸廓异常，包括不影响患者健康和生活质量的畸形到危及生命的畸形[1-3]。

CWM 发生在骨骼发育异常和（或）胸腔形成过程中。胸腔的形成发生在胚胎腔形成之后（大约在妊娠第 4 周）。在妊娠第 5 周开始时，肺芽在心包腹膜管的尾部和侧面迅速生长，从而诱导胸壁和胸膜心包膜的发育。胸骨则是在妊娠第 6 周发育。胸骨的复杂发育可以简化为三个阶段：形成、软骨化和骨化[4]。胸骨形成始于间充质，其中成对的平行间充质带从侧板迁移并在妊娠第 10 周时在中线融合。一旦胸骨板融合，软骨化立即开始。骨化开始约在妊娠的第 6 个月期间。它发生在孤立的中心，从胸骨柄开始，随后在第 7 个月发生在胸骨体中部，最后在出生后第 1 年内发生在胸骨下部。剑突将在 5—18 岁发生骨化，多个骨化中心直到青春期后才会完全合并。

胸部畸形也可能是后天获得的，继发于其他破坏胸壁的疾病。获得性胸壁畸形通常发生在之前的胸部手术（例如，在儿童任何时期进行的开胸手术引起的肋骨融合，继发于胸骨切开伤口感染的胸骨分离）或后外侧膈疝修补术（Bochdalek）或脊柱畸形（即脊柱后凸、半椎骨、楔形椎骨、椎体分割缺陷）。继发性 CWM 也可能在针对先天性肺部畸形进行的胎儿手术后发生，如胸腔穿刺术或胸腔羊膜腔分流术[5]。

支气管肺发育不良是早产的常见并发症（图 9-1），患者的胸壁可因不同程度的前后方向扁平而出现明显变形。造成这种现象的原因尚不完全清楚，虽然综合多种因素，如长期存在的肺功能异常、存在肋骨脱矿、骨折、慢性胸骨回缩，这在婴儿任何原因的呼吸窘迫中都很常见，可能导致胸部扁平[6,7]。

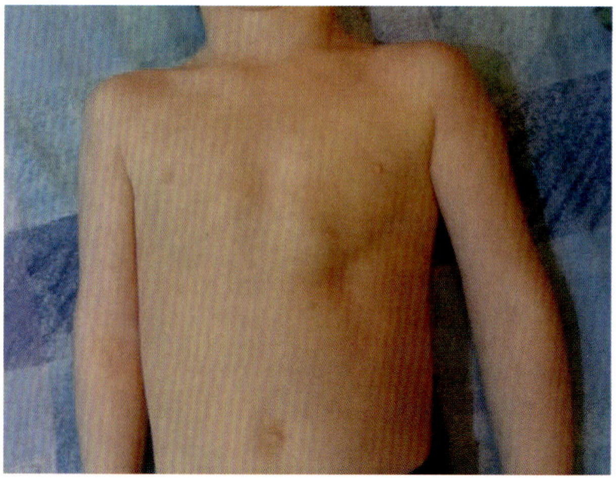

▲ 图 9-1　支气管肺发育不良早产儿单侧肋骨畸形

2006 年，Eduardo Acastello 提出了 CWM 最直接、完整的分类，根据异常的起源将 CWM 分为五种类型[8, 9]（表 9–1）。

表 9–1　胸壁畸形的 Acastello 分类

Ⅰ型	软骨异常	漏斗胸
		鸡胸
		简单
Ⅱ型	肋骨异常	复杂
		综合症状（总是复杂的）
		波兰综合征
Ⅲ型	软骨肋骨异常	胸腔连体双胞胎
Ⅳ型	胸骨异常	胸骨裂
		锁骨
Ⅴ型	锁骨 – 肩胛骨异常	肩胛
		结合

目前，很难准确确定 CWM 的总体发病率。这是由多种因素造成的，其中包括它们的广谱性，以及一些甚至没有得到医疗关注的轻度畸形的不良记录。然而，其中大多数的具体发病率已在已发表的文献中明确确定，并将在随后对每种畸形的分析中进行详细说明。

Ⅰ型畸形最为常见，占整个范围的 90% 以上。

CWM 很少在产前得到明确诊断。三维超声提供了一种可视化胎儿骨骼发育不良（如 Jeune 综合征）的方法。可以根据检测到的其他异常情况间接怀疑其他 CWM。例如，在波兰综合征中存在一只前臂、一只手发育不全或在胸骨异常中出现异位心脏[10–12]。

需要对每位就诊的 CWM 患者进行详细评估[13]。它应该从询问个人和家族史开始，因为在多达 30% 的患者中可以发现家族病例。必须与相关畸形的存在高度相关，这些畸形会影响重要器官（如心脏和肺），并可能允许诊断出一种综合征形式（马方综合征、梅干腹综合征等）。必须始终记录检测的时间、其演变过程和可能的相关症状。

患者的体格检查必须准确。在不同位置（站立、正面和侧视图、背侧视图）的检查将提供最相关的数据，以便对畸形的类型、对称性或不对称性、改变的程度（轻度、中度或重度）进行分类、功能受损、继发性畸形（脊柱后凸、脊柱侧弯）和姿势缺陷（脊柱侧弯姿势）。

胸部测量值的确定在规范医学观察方面具有基本价值，要评估的胸部测量值包括以下内容。

- 胸围：呼气期间，从胸前部穿过乳头并向后部肩胛角下方区域的测量。
- 乳头间距离：它分别测量两个乳头之间的距离，以及从半胸骨线到每个乳头的距离，并用于评估胸部的对称性或不对称性。
- 胸廓指数：它是胸部前后径与横向径之比（在乳头水平处测量）乘 100。

影像学研究对于完成诊断检查是必要的[14]。胸部双位片（正面和侧面）可以提供有关类型、产生的改变及变化程度的基本信息；例如，它可以识别畸形肋骨的形式或胸廓形状的改变；它也可用于长期术后随访。第二级成像技术，如有或没有三维重建的 MRI 或 CT，通常用于更好地定义畸形的解剖结构。

每种畸形对心肺的影响程度是可变的，取决于每种病理的特定特征。每个患有 CWM 的患者都应进行心脏评估，至少包括心电图检查和心脏超声检查；在评估先天性心脏病的存在及其可能的功能影响后，专家将确定以下步骤。

尽管在 3 岁之前通常无法进行适当的呼吸功能评估，但必须始终要求进行肺病学评估。

鉴于这组患者的其他骨骼异常（如先天性脊柱侧弯和椎体畸形）的高发病率，需要骨科评估完成了对 CWM 儿童的评估。

在治疗方面，并非所有 CWM 畸形都需要手术矫正。每种病理学都有其特定的治疗适应证，因此确定正确的治疗时机至关重要，以实现最佳的美学和功能结果[15]。

二、漏斗胸

漏斗胸（pectus excavatum，PE）特征是存在与最低软骨胸骨关节畸形相关的不同深度的胸骨凹陷。PE 是最常见的胸部畸形，其发病率为活产儿的 1/（100～1000），约占所有 CWM 的 90%。它在男性中的发生率高于女性，比例为（3～5）：1。大约 95% 的病例发生在白种人患者中，而亚洲裔、非洲裔美国人和西班牙裔患者仅有少数 PE 病例。PE 最常见于先天性畸形，并在出生后第 1 年出现（86%）（图 9-2 和图 9-3），而在其余病例中，则在发育后期出现；在最后一组患者中，常与肌肉结缔组织畸形有关，如马方综合征和 Ehlers-Danlos 综合征。生长期间自发消退的情况非常罕见，更典型的过程是逐渐恶化，在快速垂直生长和青春期阶段逐渐或更加剧烈。

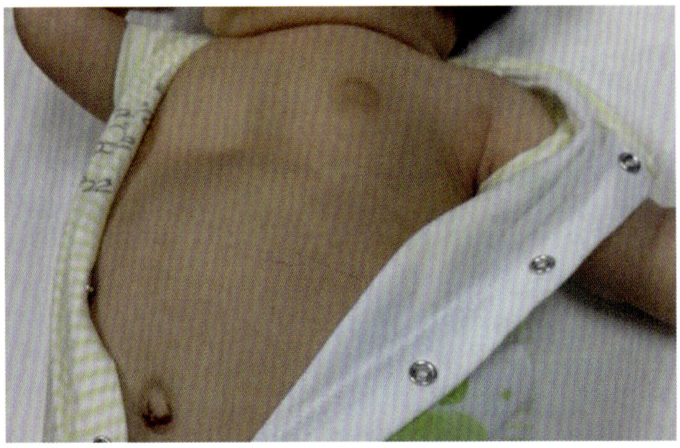

▲ 图 9-2　漏斗胸新生儿

图片由Dr. Michele Torre，G.Gaslini Children's Hospital，Genoa，Italy提供

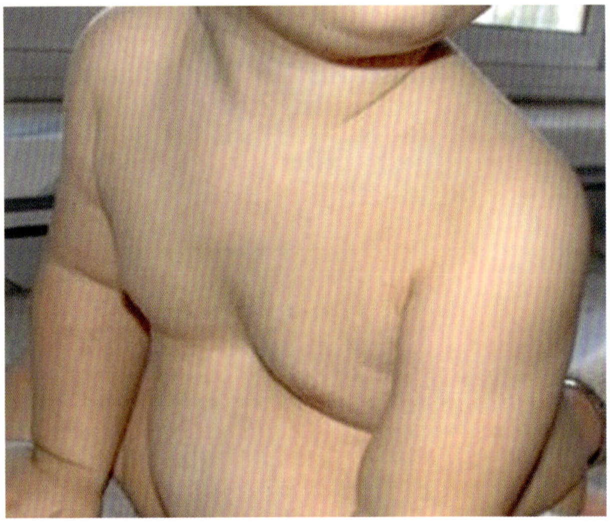

▲ 图 9-3　漏斗胸婴儿

图片由 Dr. Michele Torre，G.Gaslini Children's Hospital，Genoa，Italy 提供

（一）发病机制

漏斗胸的病因尚不明确，目前存在多种假说。肋软骨过度生长可能是导致漏斗胸发展的发病机制。还有一种机制是胸骨后部与横膈的异常束缚，该理论得到后外侧先天性膈疝修补术后 33% 的获得性肺栓塞发生率的支持。已经证实了漏斗胸的肋软骨中存在Ⅱ型胶原蛋白疾病，以及在软骨和结缔组织的代谢中发挥作用的一些基因的过度表达或下调，如胶原基因、基质金属蛋白酶、TNF-α 和细丝蛋白[16, 17]。尽管没有确诊的染色体异常，但在多达 40% 的病例中存在家族性复发，从而支持其遗传易感性[18]；更多的是，我们很少能观察到漏斗胸家族中存在其他 CWM。已经提出了 4 种不同的可能遗传模式：常染色体显性遗传、常染色体隐性遗传、X 连锁隐性遗传和复合遗传。

（二）病理生理学

在严重畸形的情况下，可能会产生诸多生理影响。许多研究试图阐明漏斗胸对呼吸和心脏功能的影响[19]。胸部 CT 和 MRI 检查常显示心脏向左移位，右心室或心房受压，因胸骨旋转和后移而变形，超声心动图显示不同程度的功能障碍。由于二尖瓣环的变形，二尖瓣脱垂和二尖瓣反流很常见[20]。

肺功能测试可以发生变化，更多的情况是在压力条件下而不是在休息时发生[21]。漏斗胸最常见的模式是限制性模式，但阻塞性或混合模式也并不少见。患者易疲劳的一个可能解释的原因是呼吸效率较低的机制[22, 23]。使用运动分析技术，确定漏斗胸患者在缺损区域的胸壁运动显著受损，腹部对呼吸活动的贡献增加[24]。其他研究也支持这样的理论，即运动能力受限是由于漏斗胸的压缩效应导致右心充盈减少的原因。

在一些患有先天性膈疝的新生儿或患有呼吸阻塞（支气管软化症、肥大扁桃体）的儿童中可以观察到漏斗胸。这些特殊的漏斗胸病例是唯一可以在婴儿期改善的病例。漏斗胸通常在出生时是轻微的，并且随着时而逐渐进展，特别是在青春期前和青春期。

（三）临床评估

必须收集完整的病史，包括有关胸壁畸形的发病和进展的问题，以及调查可能存在的症状、相关病症和家族病例。大多数患有漏斗胸的幼儿是无症状的，但随着他们运动增多，特别是青春期前和青少年早期，可能会出现运动不耐受和缺乏耐力。

应详细描述漏斗胸的形态[25, 26]。畸形可描述为对称或不对称，不对称通常与必须强调的胸骨旋转有关。

漏斗胸在形态上可分为以下几类。

- 峡型：是一种严重的漏斗胸，胸骨有一条很深的长管，通常极度旋转。这种类型通常是不对称的。
- 钻孔头或杯形：局部畸形，位于胸骨下部，通常是对称的。据观察，钻孔头型是漏斗胸最常见的变体（67%），更常见的是对称的（80%），位于中线右侧（80%），并涉及下胸骨（99%）。
- 碟形：一种弥漫性凹陷，涉及整个前胸，胸部通常非常平坦。它可以是对称或不对称的。
- 横向漏斗胸：凹陷是横向的，位于胸骨下方。
- 偏心漏斗胸：胸骨凹陷与中线偏心。它是不对称漏斗胸的最高程度。
- 喇叭形胸部：下肋骨在凹陷的胸骨两侧张开。
- 漏斗胸 – 鸡胸：是一种合并畸形，胸部凹陷，胸骨边缘一侧软骨单侧或双侧突出。
- 高位漏斗胸：非常罕见的漏斗胸，位于胸骨上部；下胸骨是正常的。

不同角度（正面、左右侧面、左右倾斜）的照片记录对这些患者的随访非常有帮助。彻底的胸部和心脏体格检查完成了这些儿童评估的第一部分[27]。

（四）检查和成像

胸部 CT 或 MRI、肺功能检查和心脏评估（包括心电图和超声心动图）是 PE 患者评估的常规部分[28]。

随着时间的推移，已经开发了几个在 CT 和 MRI 上计算的数字指标，以帮助量化 PE 的严重程度[29–31]。最相关的包括以下内容。

- Haller 指数（haller index，HI）：1987 年，J. Haller 等[32]计算出肋骨的横向最大直径除以畸形最深点的前后直径。PE 患者的诊断标准是＞3.25。
- 胸骨凹陷指数（sternal depression index，SDI）：胸部左侧最大内矢状径与脊柱前表面与胸骨最深部分后缘之间的最小距离之比。SDI＜2.4 为轻度胸骨畸形，SDI 2.4～2.9 为中度胸骨畸形，SDI＞2.9 为严重胸骨畸形。
- 不对称指数（asymmetry index，AI）：左右胸腔前后径之比乘 100。如果 AI 是＜–0.05 或＞0.05，则认为胸壁不对称

其他：修正指数（correction index，CI）、偏心指数（eccentricity index，EI）等。

漏斗胸导致心脏移位到左半胸。为了测量心脏受压程度的具体指标，在CT 或MRI 上已计算出心脏受压指数（cardiac compression index，CCI）和心脏不对称指数（cardiac asymmetry index，CAI）。

（五）管理

修复的最佳年龄是 10—14 岁，因为此时胸腔更具延展性，因此可以快速恢复、得到更好的结果及更低的复发率，因为在肌肉骨骼成熟过程中杆保持在原位[33, 34]。在生命的最初几年内固定漏斗胸可能是不必要的，它可能会带来复发或术后严重并发症的风险，如获得性 Jeune 综合征[35]。

三、鸡胸

鸡胸是胸骨和肋软骨突出畸形（图 9–4）。它是第二常见的胸壁畸形，在北美其发病率估计比漏斗胸低 5 倍。尽管在其他国家鸡胸更为常见，如在阿根廷，约占已报道胸壁畸形病例的 55%。男性多见（4∶1）。大多数为散发病例，但据报道，约 26% 的病例可有家族遗传；在某些家族中，可以同时出现鸡胸和漏斗胸病例。

（一）发病机制

病因不明。鸡胸的起源被认为与漏斗胸相似，与结缔组织发育异常有关，因此它经常与其他骨骼异常疾病（如脊柱侧弯）（12%）和某些遗传倾向相关。鸡胸可以是孤立的疾病，也可以是综合征（如波兰综合征）或结缔组织疾病的一部分。

（二）分类

鸡胸可分为以下几类。

- 1 型，下位胸骨凸出：是最常见的类型；突起位于胸骨下，在胸骨 – 剑突交界处最突出（“锥体”或“龙骨胸”）；它通常是对称的。这种类型的鸡胸可能与肋骨的横向凹陷有关。
- 2 型，上位胸骨突出：突出位于乳头连线上方。这类畸形称为 Currarino Silverman 综合征或球形鸽胸，其特征是高度对称的胸部隆起畸形，胸骨短而厚，胸骨下 1/3 处凹陷[36]。它的外观是上部鸡胸和下部漏斗胸，胸骨在侧位图上通常是 S 形的。
- 还有一种罕见类型单侧鸡胸：它是不对称的，包括肋软骨的突出，除了软骨胸骨关节，通常伴随着一侧胸骨较对侧胸骨呈旋转（30°–60°–90°）畸形。

（三）临床表现和影像学

与漏斗胸相比，鸡胸通常发现较晚。只有大约 1/6 的患者在出生后第 1 年内表现出隆凸畸形，而近 1/2 的鸡胸患者在青春期前或青春期被诊断。这种畸形在出生时可能是轻微的，但在快速生长期通常会迅速加重。

大多数鸡胸患者是无症状的，严重患者可能会有不同程度的胸痛主诉。心肺功能影响比漏斗胸小。只有 18% 的变异“球形鸽胸”与先天性心脏病有关。

影像学研究包括前后位和侧位胸片，CT 检查仍是鸡胸影像学评估的金标准。尽管一些放射

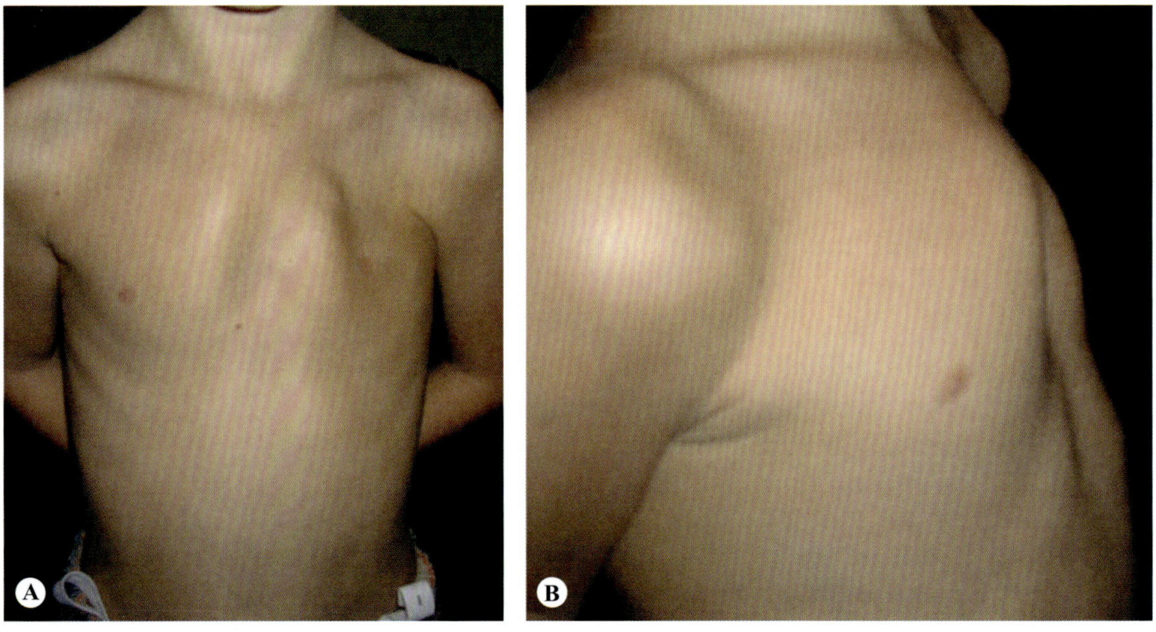

▲ 图 9–4　不对称鸡胸的正位图和侧位图

类索引推荐可在 CT 上测量，但在临床中使用频率要比漏斗胸少。

（四）治疗

鸡胸通常不行早期治疗。无论是通过矫形支具保守治疗[37, 38]，还是采用不同手术方式[39]，都可推迟到至少学龄前或青少年早期。

四、肋骨异常

肋骨异常占胸壁畸形的 3.2%。它们分为简单和复杂。

简单的畸形涉及 1 根或 2 根肋骨，最多 3 根不连续的肋骨，伴有孤立的畸形。对胸廓的影响是有限的。

复杂的畸形会影响胸部的大部分区域，影响呼吸动力学。

后面的划分见表 9–2。

（一）简单的肋骨异常

发育不全和肋骨发育不全：它们是罕见的孤立畸形，或者更常见的是综合征的一部分（波兰综合征，13– 三体综合征，大脑肋下颌综合征）。患者无症状，可以行保守治疗，在患儿生长过程中行放射和临床评估。

额外肋骨：超过 24 根肋骨。多出的肋骨通常有对应颈椎，有残端、单侧或双侧的。它不常见的，可能是综合征的一部分。大多数患者（70%）无症状。在有症状的病例中，体征和症状不取决于肋骨大小，可能与血管或神经受累有关（动脉痉挛和感觉疼痛异常）。体格检查显示锁骨上间隙有肿物。胸部 X 线可确诊。无症状患者不需要治疗。有症状的情况下可进行手术，切除额外的肋骨。

分叉肋骨：肋骨远端的分叉。这是不常见的，通常是单一的。在大多数情况下是拍片发现。有时在软骨畸形区域有肋骨肿物和疼痛。胸部 X 线可以诊断。手术针对有症状的患者（疼痛）或出于美观原因患者，它包括切除分叉肋骨和变形软骨。

肋骨融合：以 2 根肋骨融合为特征，通常是

表 9–2　肋骨异常的分类和发生率

肋骨异常	简单	单侧（45.3%）	• 发育不全 • 肋骨发育不全 • 额外肋骨 • 分叉肋骨 • 肋骨融合 • 变形肋骨
		双肋（2.6%）	
	复杂	合并（10.7%）	
		奇特（5.5%）	
		融合（29.4%）	
		综合征（6.5%）	• Jeune • Jarcho-Levin • 大脑肋下颌综合征 • 其他

偶然发现。胸部 X 线可显示涉及的肋骨和融合程度。必要时使用 CT 进行评估（图 9–5）。在对患者进行评估时，重要的是要检测是否存在畸形、椎体骨折和脊柱侧弯的程度。手术的必要性取决于弯曲的进展程度。

变形肋骨：随着肋弓前端增宽、骨刺或整个肋长不规则而改变肋形态。患者在胸前壁或外壁出现小肿物并伴有局部疼痛（图 9–5）。

（二）双肋异常

双侧畸形包括同侧或对侧两种独特的畸形。在两根肋骨发育不全的情况下，呼吸和症状出现可有矛盾。随访时生长期间的临床评估和胸部 X 线检查很重要。手术包括肋骨分离、自体肋骨 / 假体和肌肉皮瓣移植。

（三）复杂的肋骨异常

奇特的畸形：不遵循特定模式的畸形被定义为奇怪。它们极为罕见，每个患者都是一个独特的病例。可能有肋骨发育不全、融合或肋间空间扩大伴肺疝。右侧比左侧受影响更大。55% 的病例可有脑积水和脊髓脊膜膨出。临床表现取决于畸形的程度。患有严重畸形的儿童其胸廓解剖结

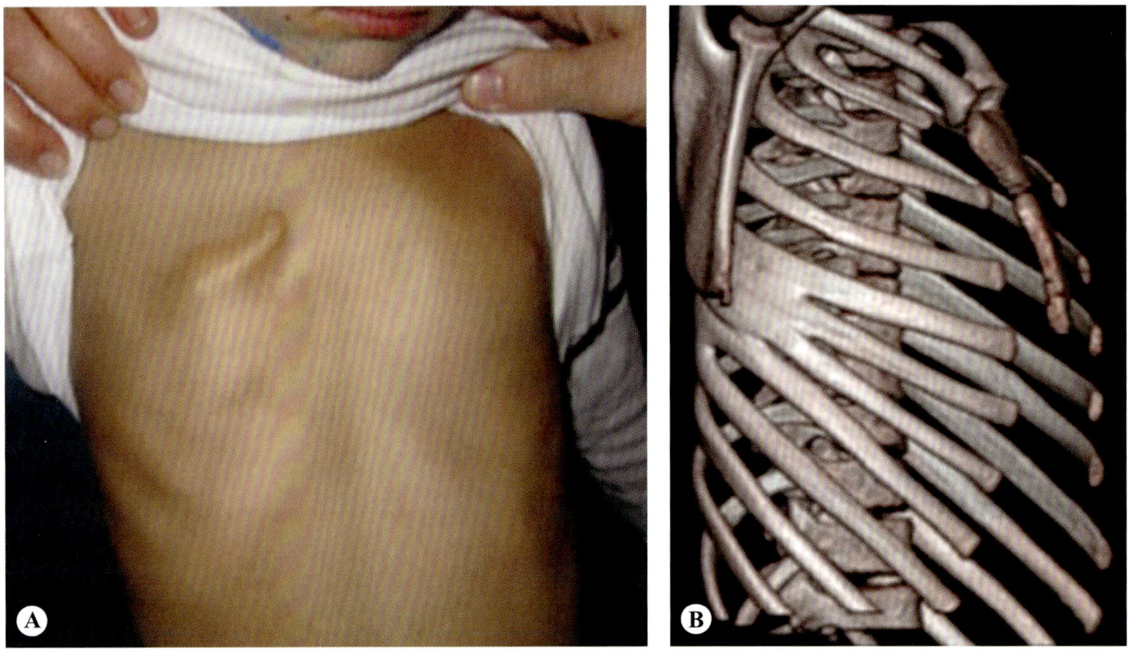

▲ 图 9-5　肋骨异常示例

额外肋骨畸形患者（A）和肋骨融合的 CT+ 三维重建（B）（图片由 Dr. Michele Torre,G.Gaslini Children's Hospital，Genoa，Italy 提供）

构会发生改变，并有患缩窄性胸椎疾病的风险。心肺功能的参与总是可能的。新生儿可能有呼吸窘迫，需要机械通气。之后哺乳期间出现症状，并且与肺部后遗症（发育不良）有关。少数患者无症状，但胸廓始终异常。胸部 X 线可确定顶叶改变的程度。脊柱也应检查。必要时，可手术切除肋骨。

肋骨融合：肋骨融合是先天性的以任何脊柱节段的三个或更多肋骨融合为特征的畸形。它可能会导致胸壁或脊柱出现不同程度的畸形。在 90% 的病例中很少见，并且与椎体异常有关。出生后不久，胸廓畸形可能很明显。限制性呼吸道症状是年长患者的典型特征。胸部 X 线可识别畸形的位置和特征。评估脊柱是很重要的。如果出现严重的脊柱侧弯或其他畸形，则需要进行手术。

（四）综合性肋骨异常

在该组中，肋骨异常是特定综合征的一部分。

1. Jeune 综合征

它也被称为窒息性胸廓营养不良，一种先天性畸形（常染色体隐性遗传），胸小，四肢短，骨盆发育不良。幸运的是，许多儿童不会出现呼吸性窒息并在新生儿期存活下来。

发病率是 1/（100 000～130 000），男女发病率相当。

患者表现为狭窄的钟形胸部和突出的腹部（图 9-6）；肋骨短，肋软骨交界处不通过腋前线。肋软骨呈念珠状，锁骨固定且水平。这样会减少呼吸运动并造成腹部 / 膈呼吸。通气不足会导致缺氧和呼吸窘迫。严重程度不一，有时会导致新生儿死亡。

肾脏和肝脏改变很常见，由于肾小球硬化或肾小管囊性发育不良和肝纤维化或肝硬化导管异常引起的从 2 岁开始的进行性肾病。胰腺囊肿很少见。骨盆很小，影像学异常在生长过程中逐渐减少。在新生儿中，股骨头和其他骨骼发生早产性骨化可导致生长迟缓。先天性心脏病、视网膜变性和长头畸形不太常见。

根据临床表现确定分为两种类型。

(1) Ⅰ型，主要类型（70%）：主要类型包括

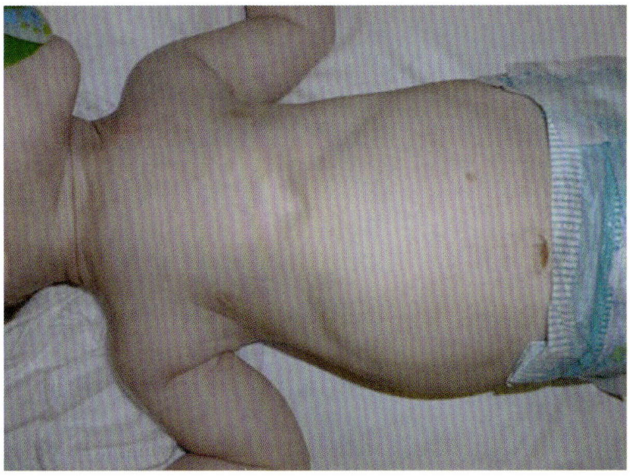

▲ 图 9-6 患有 Jeune 综合征的新生儿

图片由 Dr. Michele Torre, G. Gaslini Children's Hospital, Genoa, Italy 提供

胸阔变小、僵硬、缩窄和腹部呼吸的患者。在这些情况下，呼吸系统症状早发（严重的新生儿窘迫），并且患者在出生后不久就需要机械通气。第 1 年的死亡率很高。患者需要通过手术扩大胸腔连同呼吸机支持以增加肺活量。矫正可以早期避免长时间的机械通气并提高生存率。自出生后最初几个月开始进行初步和阶段性修复计划。手术可行正中胸骨切开术，术中行骨移植或假体补片置入。目的是通过正中胸骨切开术扩大胸腔，并用不同的刚性材料保持两个胸骨节段打开。在新生儿期进行胸骨切开术，并用假体补片闭合缺损。一旦患者稳定（婴儿期），贴片就会被同源植入物取代。植入物包括甲基丙烯酸甲酯和异体骨。钛补片已用于阶段性手术。垂直可扩张假体钛肋骨可改善胸壁运动，它们可连接到肋骨和脊柱并逐步延长。这种技术可能导致脊柱侧弯，患者需要行长期随访（图 9-7）。

尽管症状可立即缓解，但手术似乎不会影响长期结果和死亡率。唯一改进的地方是产前超声诊断允许咨询并可导致终止妊娠的数量增加。

(2) Ⅱ型，次要类型（30%）：在这些患者中，肋骨是中间畸形，无或轻微症状。影像学异常往往会随着时间的推移而减少。体格检查可考虑该综合征。胸部 X 线显示具有钟形结构小而窄的胸廓。肋骨和锁骨是水平的。后面的形状像自行车车把，而且位置很高。在 CT+ 三维重建扫描中可以看到这些改变。骨盆 X 线显示小骨盆和不规则的髋臼顶（三叉戟）。髂骨翼小而呈方形。

某些学者将胸围的测量与预后联系起来，周长<28cm 与不良预后相关。胸廓测量可能与在某些患者中检测到肺发育不全的原因有关。无论轻度还是重度患者，胸阔的扩张度很小。

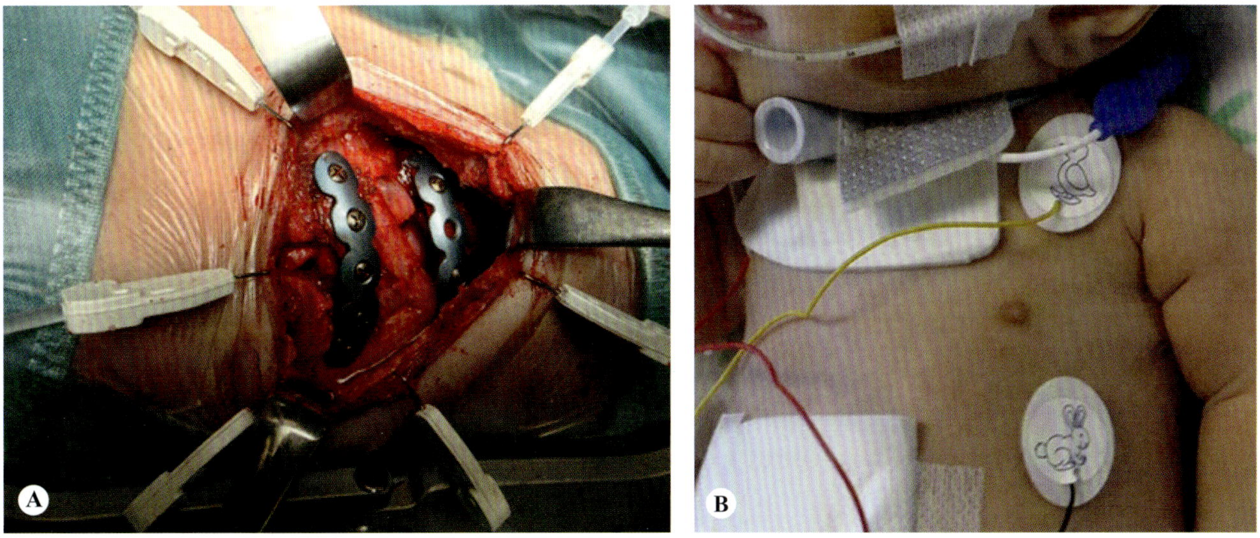

▲ 图 9-7 Jeune 综合征：术中和术后图片

图片由 Dr. Michele Torre, G. Gaslini Children's Hospital, Genoa, Italy 提供

此类型无或轻微症状的患者无须治疗。

2. Jarcho-Levin 综合征

它被称为肋椎发育不良或半椎体综合征，其特征是胸廓短小，椎体和肋骨异常。遗传为常染色体隐性遗传，男性多见。

半椎骨通常涉及几乎所有脊柱，椎体融合或缺失。椎体异常使胸廓变形并导致后肋弓在肋椎交界处融合。肋骨的形状和数量异常。外形呈短蟹形胸廓。

新生儿有呼吸窘迫，发展为呼吸衰竭，其中大多数在 1 岁内死亡。常伴有先天性心脏病和泌尿系统异常（肾积水、输尿管和尿道狭窄）。很少有胃肠道畸形。由于背腰柱短，胸部 X 线显示蟹形。迄今为止，还没有任何手术矫正的先例。

3. 脑肋下颌综合征

这种综合征也称为肋骨分节症。它很少见，以小头畸形、小颌畸形和肋骨异常为特征。遗传类型尚未明确，但它与软骨发育异常有关。只有肋骨的痕迹。典型的肋骨异常是后肋弓再生障碍，伴有纤维化、肌肉纤维钙化。肋骨缺损程度不一，因为它受影响的肋骨数量不同。胸廓短而扁平，畸形可加重舌下垂和气管软骨发育不全，从而导致严重的呼吸窘迫。40% 的患者在出生后数月内死亡。在幸存者中，50% 患者有中度智力低下。患者可伴有椎体畸形、脊柱侧弯、足部畸形和髋关节脱位。

4. 其他

罕见的Ⅱ型先天性胸部畸形包括已报道但不符合任何标准分类的畸形。它们具有不同的特点，需进行个性化的治疗。

五、波兰综合征

波兰综合征（Poland syndrome，PS）以 Alfred Poland 爵士在 1841 年的描述命名[40]，是一种罕见的先天性异常综合征，发病率为 1/（20 000～30 000）。其主要诊断标准是胸大肌发育不全或发育不全，尽管其表现可能非常多变，并且常伴有与、胸壁、乳房和上肢的其他同侧畸形。PS 几乎总是单侧发病，右侧占 2/3；双侧病例罕见[41]。男性多见，男女比例为 2∶1。主要为散发病例，约有 4% 的病例为家族遗传[42]。

（一）发病机制

波兰综合征的病因不明。目前主流假说认为可能是胚胎期锁骨下动脉和椎动脉的血管供应中断造成，它由遗传和环境因素共同决定，导致相应区域的不同畸形[43]。家族性病例的发现提出了不同遗传模式可能的遗传病因学假设，尽管目前尚未发现特定遗传基因[44]。

（二）临床表现和评估

波兰综合征表现多样。100% 的患者存在胸大肌部分或全部缺陷，并且胸廓畸形通常在出生时就很明显（图 9-8A）[10]。

- 其他临床特征包括以下方面[45]。
- 其他胸壁肌肉异常：在某些类型中大于 90% 的病例会影响胸小肌，少部分也可以有前锯肌、背阔肌、斜方肌、菱形肌和腹直肌的受累。
- 胸壁异常：可能出现肋骨畸形、发育不全和异常，如漏斗胸、波兰综合征或两者兼有；在肋骨发育不全的情况下，特别是多根（最常见的是第三和第四根肋骨），可能会出现肺凸出和反常呼吸运动。
- 乳房发育不全或发育不全：大多数波兰综合征患者可有乳房受累，女性多见，并且范围从不同程度的乳房发育不全到乳腺完全缺失和无乳头，通常伴有该区域皮下组织的发育不全（图 9-8B）。
- 上肢异常[46, 47]：手指短缩（短指）（图 9-8E）、手指连接（并指）和两者的组合（短并指）是常见的手部畸形，亦可有其他手部畸形，约占波兰综合征患者半数以上。
- 其他骨骼畸形：脊柱侧弯等脊柱畸形、Sprengel 畸形（先天性小肩胛骨抬高）等。
- 心脏 / 肾脏异常：不常见，并且症状轻微。右移位可见于左侧波兰综合征肋骨畸形患者，可能由左侧多处肋骨发育不全患者胚胎期的机械因素引起[48]。
- 据报道，其他综合征（如 Moebius 和 Klippel-

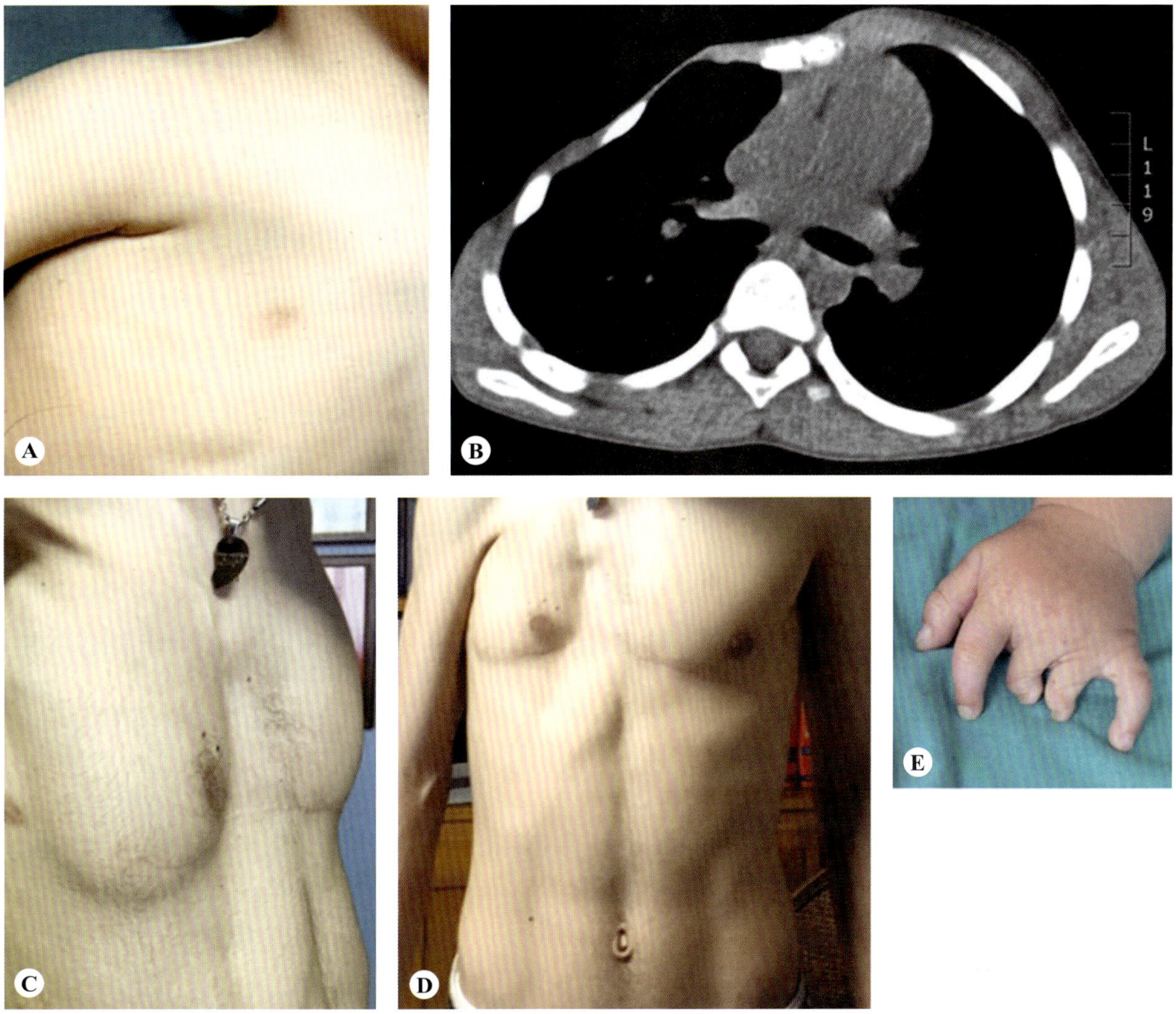

▲ 图 9-8　**Polan 综合征**

A. 患者的胸壁不对称，右侧胸壁畸形；B. 右侧波兰综合征的 CT；C 和 D. 同一患者长期随访的术后照片；E. 波兰综合征中的短指畸形

Feil 综合征）与波兰综合征[49]相关。

表现多样性要求对所有 PS 患儿采用多学科协作。诊断性检查包括尽早评估所有可能受影响的器官组织。早期几乎不需要行手术矫正。然而，由于患儿需要数年的分阶段治疗[50]（图 9-8C 和 D）（手部手术，恢复胸腔结构完整性，改善胸部外观，乳房植入物等），应尽早告知家属所有手术可能性的正确信息。

六、胸骨异常

胸骨异常很少见，包括相对轻微的异常，如部分胸骨裂缝，也包括比较严重的胸部异常。比较严重的异常，可以分为 4 个类型，包括颈部心脏异位、胸部心脏异位、胸腹心脏异位、胸骨裂或胸骨双裂。在心脏异位中，心脏的位置是异常的[51]。

（一）胸部心脏异位

胸部心脏异位呈现裸露的心脏（完全裸露在胸腔外的心脏），没有组织结构覆盖心脏（如心包、皮肤等）。心脏有一个凸出的心尖。心脏内部的结构异常是常见的。也可能与上腹壁缺陷（脐膨出、直肠分离、腹腔脏器膨出）关联出现。

胸骨可能部分或完全分裂，心脏从缺损处突出。这种情况（胸廓心脏异位）与心脏异位不同，后者的心脏位于胸内原位，解剖结构正常，并且被正常皮肤覆盖。

中线部位的躯干组织缺失和胸腔容积小使得在治疗和修复这种畸形时变得困难，并且存在心力衰竭的风险。复位矫正（初步复位或阶段修复）应在患儿出生后的几天内进行。有多种不同的手术方法已经报道，包括使用皮瓣、假体网片、肋骨移植和胸肌皮瓣。膈肌松解和心包从胸壁前附着体上分离，有助于闭合心包。在所有矫正修复成功的病例中，在心脏周围构建形成部分前部腔隙，可以避免心力衰竭。心脏内部结构的变异和存在相关腹部缺陷，这严重影响患者的预后。这些因素比正确选择术式对患者的预后影响更大。术后并发症包括移植物的感染和脱出。

（二）颈部心脏异位

颈部心脏异位与胸部心脏异位的区别在于心脏异位的位置更加向上。心脏从颈部的根部伸出体外，常常与口相融合，常常伴有很多颅面异常或其他严重畸形。这种病例预后很差，手术矫正修复也非常困难。

（三）胸腹部心脏异位

胸腹异位心脏表现为心脏被薄而有色的皮肤覆盖。它与胸骨裂有关。胸段心脏异位未见严重的前心旋转，但心脏在胸腔内移位，其下方有膈肌和心包缺损。相关联的描述是躯干组织缺损、膈肌异常、心脏内部畸形和腹壁缺损（脐膨出、直肠分离）。这种心脏异位通常是 Cantrell 五联症的一部分（胸骨下裂、由于横膈发育缺陷导致的半月形前横膈肌缺损、壁层心包缺失、相邻或完全分离的脐膨出、腹疝或直肠分离，并且大多数患者有比较严重的先天性心脏病，最常见的是法洛四联症或左心室憩室）。通过手术进行矫正修复是可行的。患儿的长期存活率要高于其他类型的心脏异位。治疗的第一步是闭合皮肤以避免感染、纵隔炎、脐膨出。初次组织闭合或假体网状闭合需要及早进行校正。腹直肌距离修补部位比较远，所以难以获得良好的初级闭合效果。

（四）胸骨裂或双裂胸骨

胸骨裂是由妊娠第 6 周左右开始的间充质细胞融合过程中的缺陷引起的。这种异常中，心脏在胸腔中处于原位，但胸骨裂或部分融合（图 9–9）。该病皮肤覆盖正常，心包完整。该病为特发性疾病，占所有胸部畸形的 0.15%，以女性为主（表 9–3）。

胸骨裂可以分为完全胸骨裂和部分胸骨裂[52]。部分胸骨裂可以分为上部分胸骨裂和下部分胸骨裂。上部分胸骨裂往往是独立发生，整形修复相对容易；下部分胸骨裂常常是完全胸骨裂并导致心脏异位。其他相关缺陷包括血管发育不良、PHACE 综合征、中线融合缺陷和 Cantrell 五联征（心脏、心包、膈肌、前腹壁缺陷）（图 9–10）。

PHACE 综合征是一种病因不明的神经皮肤疾病。该首字母缩略词指的是 PHACE 最常见的特征：颅后窝畸形、面部大血管瘤、脑动脉异常、心血管异常和眼部异常。

当腹部发育异常，如胸骨裂开或者发生脐

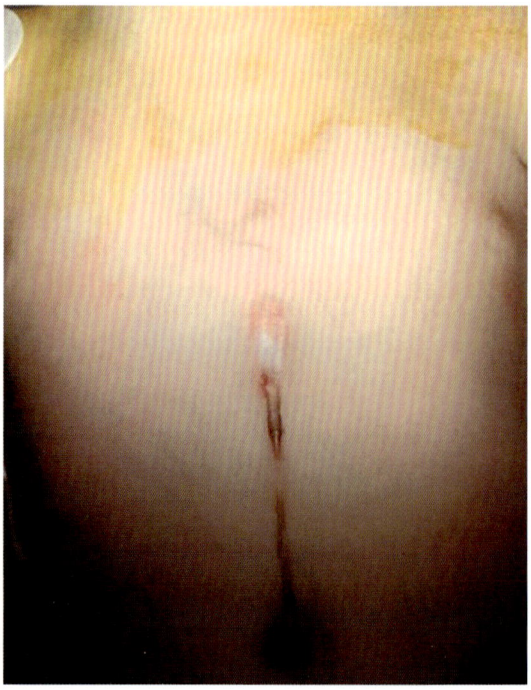

▲ 图 9–9　有胸骨裂的新生儿

表 9-3　胸骨裂类型和频率分布	
上部分胸骨裂	67%
完全胸骨裂	19.5%
下部分胸骨裂	11%
胸骨裂孔	2.5%

上裂时，则可以使用 PHACES 的首字母缩略词。PHACE 的显著特征是存在一个或多个大的婴儿面部血管瘤，占据至少一个面部节段。脑血管异常可能是最常见的皮外特征。鉴于涉及几个器官系统，建议采用多学科的方法来进行疾病监测和治疗。特别是对受影响婴儿的评估检查，应该包括上呼吸道的内镜评估和大脑 MRI 检查。

内部的心脏缺陷是不常见。胸骨中部的融合缺陷被称为胸骨裂孔。胸骨裂决定了呼吸过程中存在胸廓的矛盾运动，并有导致纵隔脏器损伤的风险。因此，建议在新生儿期进行手术矫正。手术进行修复缺陷时存在困难，主要是胸部很小，不能容纳心脏，进而有引起心力衰竭的风险。

一些新生儿无症状，但是由于呼气时内脏突出，进而表现为中线胸廓膨出。

年长患者出现呼吸系统症状，如呼吸困难、咳嗽、呼吸窘迫和反复发作的呼吸道感染。无症状患者通常有部分缺陷，需要修复手术，为心脏提供保护性覆盖（创伤相关损伤的高风险）。

常见的几种关联，最常见的是从脐部到胸骨下部分缺损（脐上中缝）的带状瘢痕、表面皮肤异常、心脏缺陷（22%）和血管异常（9%）。

婴儿期的早期修复很重要，因为胸部的可塑性很好。首选治疗方法是一期闭合。由于胸部僵硬，一期闭合困难或难以完成时，可以使用替代方案。替代方案包括使用假体［假体材料，如 Gore-Tex 或 Gore、DualMesh、磷酸钙水泥（图 9-11）、聚酯，或者各种自体移植物，如骨移植物插入、肌瓣插入］、部分或全部胸腺切除术[53]、软骨切除术、滑动软骨切开术和锁骨脱位。

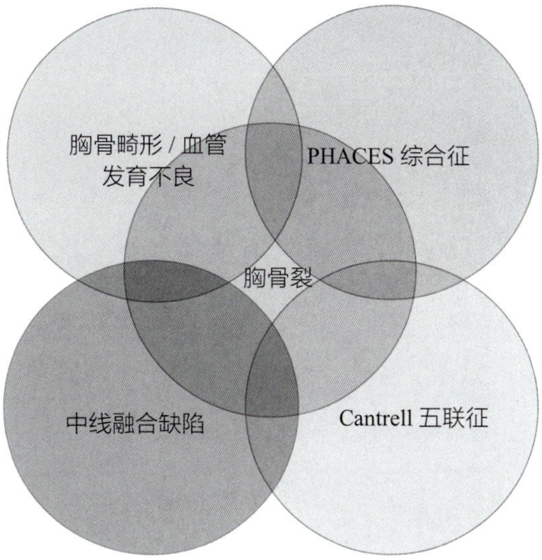

▲ 图 9-10　胸骨裂与其他罕见综合征 / 关联之间的关系
引自 Torre et al.Phenotypic spectrum and management of sternal cleft: literature review and presentation of a new series.Eur J Cardiothorac Surg.2012;41(1): 4-9

在大多数研究序列中，一期修复是在出生后 3 个月内进行的。出生后 1 岁以内，被认为是进行修复手术的最佳年龄。

术前应进行评估，排除可能导致主要并发症的相关异常，并明确胸部解剖结构。一些异常是明显的（颌面部血管瘤、唇裂或腭裂、漏斗胸、胸前皮赘、脐上缝、腹裂、胸前壁结缔组织痣）。其他缺陷（心脏异常、主动脉缩窄、眼部异常、颅后窝异常、隐藏的血管瘤）也需要进行检查。术前检查包括胸部 X 线检查和胸部 CT 检查（图 9-12），心脏结构和功能评估（心电图和超声心动图）。部分病例应进行神经影像检查和眼科检查。完成遗传基因评估和筛选。手术前，喉 - 气管支气管镜检查可以发现声门下血管瘤。

对于手术，用中线垂直切口从颈静脉切迹延伸到缺损的末端（图 9-11）。解剖向下进行显露胸骨。在胸骨上缘处分离颈前带状肌，把两个半部分胸部从胸膜和心包上分离。在部分胸骨裂的下部做一个 U 形切口，促进闭合。胸骨棒接近中线，并尽可能用不可吸收缝线缝合（图 9-13）。

报道的并发症是胸骨解剖过程中的心包或胸

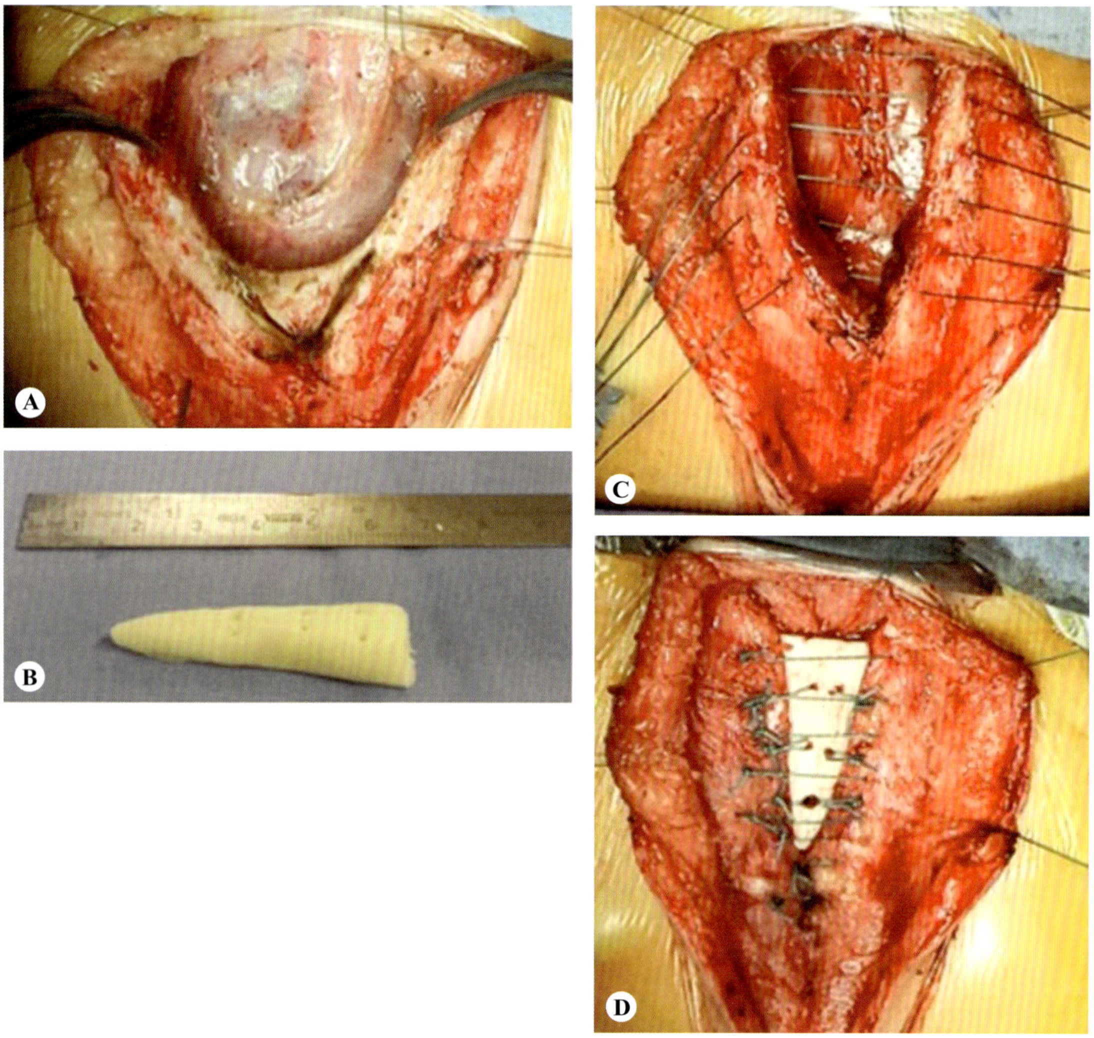

▲ 图 9-11 使用磷酸钙骨水泥中的假体（B）对胸骨裂（A）进行修复（C 和 D）

膜撕裂、胸骨后血肿和气胸。对于女性患者，应注意避免损伤乳腺。伴有严重相关异常的患者会发生与肿瘤相关的不良事件。没有复发的报道。

由于患者可能会发展为其他先天性胸壁畸形（如漏斗胸），因此需要进行密切的随访。

七、锁骨 – 肩胛骨异常

锁骨 – 肩胛骨畸形占所有先天性胸廓畸形的 0.5%，分为锁骨畸形、肩胛骨畸形和联合畸形。

（一）锁骨畸形

锁骨畸形起源于锁骨生长或结构的改变，在一侧或两侧可能是再生障碍、发育不全或畸形。锁骨畸形可以是孤立的（简单的），也可以是综合征关联的一部分。它们通常只引起很少的功能改变，除非与肩胛骨和（或）上肋骨的其他畸形相关联。在几种综合征中，如假性甲状旁腺功能减退症（Albright）、Holt-Oram 和 Pierre-Marie 综合征等，锁骨异常可作为其临床表现的一部分，它通常与其他骨骼畸形有关。这些患儿的胸部上部狭窄，横径减小。从功能上讲，这些改变促成了上胸部不典型的位置移动，如将肩膀靠向胸前。该区域的肌肉也可能受累，呈现发育和嵌入异常。在新生儿期，由于胸部狭窄，可能会出现呼吸系统疾病。胸部 X 线显示一侧或两侧锁骨缺失或发育不全。锁骨畸形可以与鸡胸或漏斗胸相关。

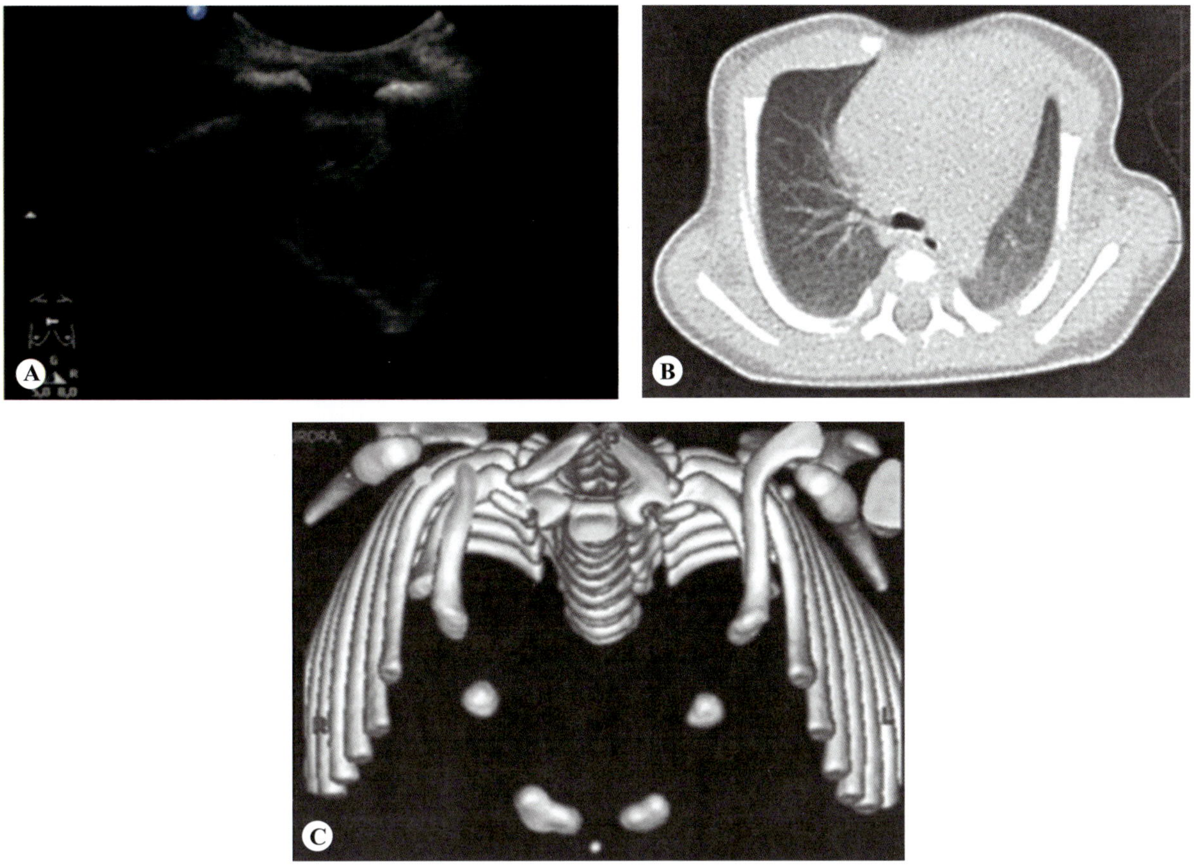

▲ 图 9-12 A. 超声显示近端分离的“V 形”胸骨；B 和 C. 胸骨畸形的 CT 评估：胸骨中部和近端分离，肋骨发育不全

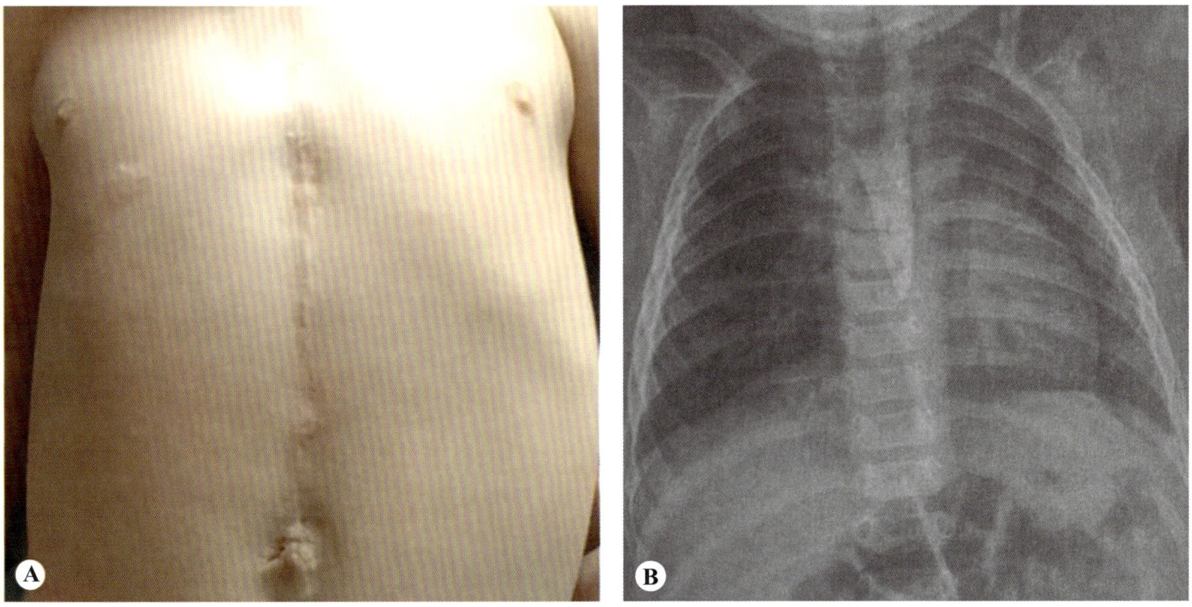

▲ 图 9-13 使用磷酸钙骨水泥修复胸骨裂后的术后照片

（二）肩胛骨畸形

肩胛骨异常的特点是肩胛骨的发育异常和位置改变，同时有关节活动度的改变。畸形在出生时发生，其严重程度是可变的；它们通常是单方面的。它们被归类为简单、发育不全或翼状肩胛骨或综合征。可能导致肩胛翼的综合征包括肌肉营养不良或其他肌肉发育不全的疾病，如波兰综合征。它可能与漏斗胸、鸡胸、脊柱侧弯、椎骨和肋骨畸形有关。

Sprengel 畸形的特点是单侧或双侧肩胛骨的位置异常升高，伴有肩关节活动异常。这种畸形是由于肩胛骨未能从颈部的胎儿位置下降到后外侧面的正常位置导致的。

该畸形在女性中更为常见（女性与男性比为 4∶1）。它偶尔发生，但是会呈现明显的常染色体显性遗传模式。受累肩胛骨发育不全，垂直直径减小，水平宽度明显增加。与肩胛骨相连的肌肉通常也发生改变，最常见的是斜方肌、三角肌、菱形肌、肩胛上提肌和前锯肌，从而限制肩部运动的幅度。

肩胛骨畸形也可能是 Klippel-Feil 综合征的一部分，该综合征常表现为颈椎异常、活动受限的典型短颈、背部畸形和腰骶椎畸形、肋骨异常、上肢和下肢畸形、少数病例有心血管畸形。

胸部 X 线正侧位片，胸部 CT 及胸壁三维重建是首选的影像检查。当怀疑有椎管内脊髓病变时，需要进行 MRI 检查。鉴别诊断包括肩膀不对称的其他原因，如脊柱侧弯、下肢不对称和分娩相关臂丛神经损伤或麻痹。

手术治疗的目的是改善肩部的功能和美观。如有需要，建议在出生后 9—18 月龄进行手术。

（三）合并畸形

合并畸形是最常见的畸形，其特征是锁骨和肩胛骨缺损。畸形可以是单侧，也可以是双侧。合并畸形包括锁骨畸形和肩胛骨畸形所有的亚型。

八、脊柱畸形

脊柱的正常发育包括椎骨的纵向生长和轴向生长[54]。

- 骨骼生长（肌肉发育轴的生长）。
- 脊柱在纵向和轴向平面上对称生长，防止畸形（脊柱侧弯）的发展。脊柱侧弯是椎体旋转超过 10° 的脊柱侧弯。根据脊柱侧弯的起病原因，可以把脊柱侧弯分为特发性脊柱侧弯、先天性脊柱侧弯、神经肌肉性脊柱侧弯、骨病性脊柱侧弯和肿瘤性脊柱侧弯。
- 保护脊髓神经，确保孩子发育过程到成熟没有神经系统并发症。
- 脊柱生理弯曲的发育，使站立姿势保持适当的平衡。

脊柱和胸廓关系密切，两者之间，一个改变，都会在另一个反映出来。在通常情况下，胸廓的发育是一个动态过程，这个过程涉及胸骨、肋骨、脊柱和膈肌。在出生后的第 1 年里，胸廓的生长速度非常快。任何阻碍胸廓发育的因素都会降低胸廓容积，尤其是在幼儿期。

胸部的形态也随着生长而改变：胸腔出生时呈圆柱形，肋骨水平；它呈椭圆形，2 年时呈肋骨斜向，10 年时呈矩形。我们已经确定，50% 的胸腔容积的增长发生在前 10 年，另外 50% 是在 16 岁时完成的。胸腔、胸腔容积和肺泡的纵向或前后生长的改变将产生呼吸衰竭综合征。

脊柱和胸部畸形可以划分以下类型。

- 原发。
  - 前部畸形（漏斗胸、鸡胸等）。
  - 结缔组织畸形（马方综合征）。
  - 肋骨融合和变异畸形。
- 继发。
  - 胸壁：肋骨切除、肋骨融合。
  - 胸内容物：脓胸后回缩、肺切除术、膈肌麻痹。

半椎体是椎体异常的一种，是由椎体的一半缺失造成的。它是先天性脊柱侧弯的常见原因。

先天性脊柱侧弯的进展速度和侧弯最终的严重程度取决于半椎体的类型、位置、半椎骨的数量及半椎体之间的关系。半椎体属于脊柱分段异常，它可能是一个椎体受累，也可能涉及多个椎体。半椎体相关联的疾病有很多，包括 Aicardi 综合征、锁骨颅骨发育不良、腹裂、Gorlin 综合征、胎儿肾盂扩张、Jarcho Levin 综合征、OEIS 复合体、VACTERL 联合畸形和黏多糖贮积症。

参考文献

[1] Acastello E. Patologías de la pared torácica en pediatría. Buenos Aires: Edimed; 2011.
[2] Al-Qattan MM. Classification of hand anomalies in Poland's syndrome. Br J Plast Surg. 2001;54(2):132-6.
[3] Baban A, Torre M, Bianca S, Buluggiu A, Rossello MI, Calevo MG, Valle M, Ravazzolo R, Jasonni V, Lerone M. Poland syndrome with bilateral features: case description with review of the literature. Am J Med Genet A. 2009;149A(7):1597-602. https://doi. org/10.1002/ajmg.a.32922.
[4] Baban A, Torre M, Costanzo S, Gimelli S, Bianca S, Divizia MT, Sénès FM, Garavelli L, Rivieri F, Lerone M, Valle M, Ravazzolo R, Calevo MG. Familial Poland anomaly revisited. Am J Med Genet A. 2012;158A:140.
[5] Bavinck JNB, Weaver DD. Subclavian artery supply disruption sequence: hypothesis of a vascular etiology for Poland, Klippel-Feil and Mobius anomalies. Am J Med Genet. 1986;23(4):903-18.
[6] Berdel AL, Henrich W. Antenatal sonographic features of Poland syndrome on 2- and 3-dimensional sonography. J Ultrasound Med. 2010;29(4):679-80.
[7] Blanco FC, Elliott ST, Sandler AD. Management of congenital chest wall deformities. Semin Plast Surg. 2011;25(1):107-16.
[8] Breysem L, Smet MH, Van Lierde S, Devlieger H, De Boeck K. Bronchopulmonary dysplasia: correlation of radiographic and clinical findings. Pediatr Radiol. 1997;27(8):642-6.
[9] Cartoski MJ, Nuss D, Goretsky MJ, Proud VK, Croitoru DP, Gustin T, Mitchell K, Vasser E, Kelly RE Jr. Classification of the dysmorphology of pectus excavatum. J Pediatr Surg. 2006;41(9):1573-81.
[10] Catena N, Divizia MT, Calevo MG, Baban A, Torre M, Ravazzolo R, Lerone M, Sénès FM. Hand and upper limb anomalies in Poland syndrome: a new proposal of classification. J Pediatr Orthop. 2012;32(7):727-31.
[11] Coln E, Carrasco J, Coln D. Demonstrating relief of cardiac compression with the Nuss minimally invasive repair for pectus excavatum. J Pediatr Surg. 2006;41(4):683-6.
[12] Colombani P. Preoperative assessment of chest wall deformities. Semin Thorac Cardiovasc Surg. 2009;21(1): 58-63.
[13] Creswick HA, Stacey MW, Kelly RE Jr, Gustin T, Nuss D, Harvey H, Goretsky MJ, Vasser E, Welch JC, Mitchell K, Proud VK. Family study of the inheritance of pectus excavatum. J Pediatr Surg. 2006;41(10):1699-703.
[14] Currarino G, Silverman FN. Premature obliteration of the sternal sutures and pigeon-breast deformity. Radiology. 1958;70(4):532-40.
[15] Daltro P, Fricke BL, Kline-Fath BM, Werner H, Rodrigues L, Fazecas T, Domingues R, Donnelly LF. Prenatal MRI of congenital abdominal and chest wall defects. AJR Am J Roentgenol. 2005;184(3):1010-6.
[16] Edwards DK 3rd, Hilton SW. Flat chest in chronic bronchopulmonary dysplasia. AJR Am J Roentgenol. 1987;149(6):1213-6.
[17] Feng J, Hu T, Liu W, Zhang S, Tang Y, Chen R, Jiang X, Wei F. The biomechanical, morphologic, and histochemical properties of the costal cartilages in children with pectus excavatum. J Pediatr Surg. 2001;36(12):1770-6.
[18] Fokin AA, Steuerwald NM, Ahrens WA, Allen KE. Anatomical, histologic, and genetic characteristics of congenital chest wall deformities. Semin Thorac Cardiovasc Surg. 2009;21(1):44-57.
[19] Haje SA, Harcke HT, Bowen JR. Growth disturbance of the sternum and pectus deformities: imaging studies and clinical correlation. Pediatr Radiol. 1999;29(5):334-41.
[20] Haller JA, Colombani PM, Humphries CT, Azizkhan RG, Loughlin GM. Chest wall constriction after too extensive and too early operations for pectus excavatum. Ann Thorac Surg. 1996;61(6):1618-24.
[21] Haller JA, Kramer SS, Lietman SA. Use of CT scans in selection of patients for pectus excavatum surgery: a preliminary report. J Pediatr Surg. 1987;22(10):904-6.
[22] Kaplan KM, Spivak JM, Bendo JA. Embryology of the spine and associated congenital abnormalities. Spine J. 2005;5(5):564-76.
[23] Kelly RE Jr, Mellins RB, Shamberger RC, Mitchell KK, Lawson ML, Oldham KT, Azizkhan RG, Hebra AV, Nuss D, Goretsky MJ, Sharp RJ, Holcomb GW 3rd, Shim WK, Megison SM, Moss RL, Fecteau AH, Colombani PM, Cooper D, Bagley T, Quinn A, Moskowitz AB, Paulson JF. Multicenter study of pectus excavatum, final report: complications, static/ exercise pulmonary function, and anatomic outcomes. J Am Coll Surg. 2013;217(6):1080-9.
[24] Kelly RE Jr, Quinn A, Varela P, Redlinger RE Jr, Nuss D. Dysmorphology of chest wall deformities: frequency distribution of subtypes of typical pectus excavatum and rare subtypes. Arch Bronconeumol. 2013;49(5):196-200.
[25] Kilda A, Basevicius A, Barauskas V, Lukosevicius S, Ragaisis D. Radiological assessment of children with pectus excavatum. Indian J Pediatr. 2007;74(2):143-7.
[26] Kim HC, Choi H, Jin SO, Lee JJ, Nam KW, Kim IY, Nam

KC, Park HJ, Lee KH, Kim MG. New computerized indices for quantitative evaluation of depression and asymmetry in patients with chest wall deformities. Artif Organs. 2013;37(8):712-8.
[27] Kim M, Lee KY, Park HJ, Kim HY, Kang EY, Oh YW, Seo BK, Je BK, Choi EJ. Development of new cardiac deformity indexes for pectus excavatum on computed tomography: feasibility for pre- and post-operative evaluation. Yonsei Med J. 2009;50(3):385-90.
[28] Kolvekar SK, Simon N, Kolvekar T. Diagnosis in chest wall deformities. J Vis Surg. 2016;2:103.
[29] Kotzot D, Schwabegger AH. Etiology of chest wall deformities—a genetic review for the treating physician. J Pediatr Surg. 2009;44(10):2004-11.
[30] Lawson ML, Mellins RB, Paulson JF, Shamberger RC, Oldham K, Azizkhan RG, Hebra AV, Nuss D, Goretsky MJ, Sharp RJ, Holcomb GW 3rd, Shim WK, Megison SM, Moss RL, Fecteau AH, Colombani PM, Moskowitz AB, Hill J, Kelly RE Jr. Increasing severity of pectus excavatum is associated with reduced pulmonary function. J Pediatr. 2011;159(2):256-61.
[31] Lees RF, Caldicott WJH. Sternal anomalies and congenital heart disease. Am J Roentgenol. 1975;124:423-7.
[32] Merchant AM, Peranteau W, Wilson RD, Johnson MP, Bebbington MW, Hedrick HL, Flake AW, Adzick NS. Postnatal chest wall deformities after fetal thoracoamniotic shunting for congenital cystic adenomatoid malformation. Fetal Diagn Ther. 2007;22(6):435-9.
[33] Nuss D. Minimally invasive surgical repair of pectus excavatum. Semin Pediatr Surg. 2008;17(3):209-17.
[34] Nuss D, Kelly RE. Congenital chest wall deformities, Chapter 20. In: Holcomb III GW, Murphy JP, editors. Ashcraft's pediatric surgery. V ed. Philadelphia, PA: Saunders Elsevier; 2010. p. 249-65.
[35] Martinez-Ferro M, Fraire C, Bernard S. Dynamic compression system for the correction of pectus carinatum. Semin Pediatr Surg. 2008;17(3):194-200.
[36] Obermeyer RJ, Goretsky MJ. Chest wall deformities in pediatric surgery. Surg Clin North Am. 2012;92(3):669-84.
[37] Park HJ, Lee IS, Kim KT. Extreme eccentric canal type pectus excavatum: morphological study and repair techniques. Eur J Cardiothorac Surg. 2008;34(1):150-4.
[38] Parker DL, Mitchell PR, Holmes GL. Poland-Moebius syndrome. J Med Genet. 1981;18(4):317-20.
[39] Poland A. Deficiency of the pectoral muscles. Guy's. Hosp Rep. 1841;6:191-3.
[40] Rahmani R, Sterling CL, Bedford HM. Prenatal diagnosis of Jeune-like syndromes with two-dimensional and three-dimensional sonography. J Clin Ultrasound. 2012;40(4): 222-6.
[41] Redlinger RE Jr, Wootton A, Kelly RE, Nuss D, Goretsky M, Kuhn MA, Obermeyer RJ. Optoelectronic plethysmography demonstrates abrogation of regional chest wall motion dysfunction in patients with pectus excavatum after Nuss repair. J Pediatr Surg. 2012;47(1):160-4.
[42] Romanini MV, Torre M, Santi P, Dova L, Valle M, Martinoli C, Baldelli I. Proposal of the TBN classification of thoracic anomalies and treatment algorithm for Poland syndrome. Plast Reconstr Surg. 2016;138(1):50-8.
[43] Shamberger RC. Congenital thoracic deformities, Chapter 23. In: Puri P, editor. Newborn surgery. 2nd ed. London: Arnold; 2003. p. 239-46.
[44] Shamberger RC, Welch KJ. Surgical correction of pectus carinatum. J Pediatr Surg. 1987;22:48-53.
[45] Silbiger JJ, Parikh A. Pectus excavatum: echocardiographic, pathophysiologic, and surgical insights. Echocardiography. 2016;33(8):1239-44.
[46] Stephenson JT, Du Bois J. Compressive orthotic brace in the treatment of pectus carinatum: the use of radiographic markers to predict success. J Pediatr Surg. 2008;43(10):1776-80.
[47] Torre M, Baban A, Buluggiu A, Costanzo S, Bricco L, Lerone M, Bianca S, Gatti GL, Sénès FM, Valle M, Calevo MG. Dextrocardia in patients with Poland syndrome: phenotypic characterization provides insight into the pathogenesis. J Thorac Cardiovasc Surg. 2010;139(5): 1177-82.
[48] Torre M, Rapuzzi G, Carlucci M, Pio L, Jasonni V. Phenotypic spectrum and management of sternal cleft: literature review and presentation of a new series. Eur J Cardiothorac Surg. 2012;41(1):4-9.
[49] Torre M, Rapuzzi G, Guida E, Costanzo S, Jasonni V. Thymectomy to achieve primary closure of total sternal cleft. J Pediatr Surg. 2008;43(12):e17-20.
[50] Torre M, Rapuzzi G, Jasonni V, Varela P. Chest wall deformities: an overview on classification and surgical options. In: Guerreiro Cardoso PF, editor. Topics in thoracic surgery. Rijeka: InTech; 2012.
[51] Vaccari CM, Tassano E, Torre M, Gimelli S, Divizia MT, Romanini MV, Bossi S, Musante I, Valle M, Senes F, Catena N, Bedeschi MF, Baban A, Calevo MG, Acquaviva M, Lerone M, Ravazzolo R, Puliti A. Assessment of copy number variations in 120 patients with Poland syndrome. BMC Med Genet. 2016;17(1):89.
[52] Williams AM, Crabbe DC. Pectus deformities of the anterior chest wall. Paediatr Respir Rev. 2003;4(3):237-42.
[53] Yiyit N, Işıtmangil T, Öksüz S. Clinical analysis of 113 patients with Poland syndrome. Ann Thorac Surg. 2015;99(3):999-1004.
[54] Zhao L, Feinberg MS, Gaides M, Ben-Dov I. Why is exercise capacity reduced in subjects with pectus excavatum? J Pediatr. 2000;136(2):163-7.

第 10 章　纵隔肿物

Mediastinal Masses

Mario Lima　Michela Maffi　著
周崇高　著

纵隔是指两侧胸膜、前方胸骨、后方椎体、上方胸廓入口和下方膈肌所限定的胸部区域。纵隔内包含胸腺、部分气管和食管、大血管、心脏、淋巴结、脂肪和神经，纵隔肿物可以来源于这些组织中的任何一个，可以是畸形、肿瘤性或感染性的[1-5]（表 10-1）。

一、发病率

先天性纵隔肿块畸形是一类罕见疾病，活产新生儿中发病率为 1/（20 000～30 000）[6, 7]，其中肿瘤性肿块最为常见。纵隔肿块中 34% 为神经源性肿瘤，其次为淋巴瘤（24%）、前肠畸形（14%）、生殖细胞肿瘤（11%）、间充质肿瘤（7%）、胸腺肿块（6%）和血管异常（4%）。纵隔肿块的病理学改变多样，大部分纵隔肿块（65%～72%）呈恶性。儿童纵隔肿块发病年龄在 2 岁以下的约占 40%。纵隔可分为前、中、后 3 个部分，纵隔病变中，前纵隔肿块约占 46%，中纵隔肿块约占 20%，后纵隔肿块约占 34%[1, 8-10]。

二、胚胎发育

纵隔的胚胎发育与其中所含组织与器官的发育密切相关。胚胎时期，纵隔尚未形成、胸腹尚未分开。在妊娠第 4 周，体腔变成一个封闭的腔，部分被横膈分成两部分。原始心包腔上方和腹膜腔下方通过两个宽的背外侧通道相互连通，称为心包 – 腹膜管。在妊娠第 4 周结束时，肺芽在腔内生长。随着肺的生长，它还增加了包含它们的腔，称为胸膜腔。最初，胸膜腔与心包腔和腹膜腔相通。

在妊娠第 5 周，胚胎的侧壁形成相互对立的胸膜心包皱襞，介于心脏和原始肺部之间。这些褶皱的融合发生在妊娠第 5 周结束时，并将心包腔与胸膜腔和腹膜腔永久分离。这两个空腔之间的联系一直持续到妊娠第 7 周横膈将胸部与腹部分开时。在这些复杂阶段可能会出现不同的畸形框架，而肿瘤也可能是由细胞前体的迁移改变引起的，如生殖细胞肿瘤。这些来源于生殖细胞的前体，在原始头极区域附近经历早期分化并迁移到腰椎区域。迁移过程中，这些细胞可能会过早地中断成熟并成为畸胎瘤。

三、临床表现

纵隔肿块可表现为一系列临床症状与体征，从无症状到压迫性症状，如咳嗽、呼吸困难、吞咽困难、上腔静脉综合征和 Claude Bernard-Horner 综合征[11]。症状严重程度取决于肿块位置、侵袭组织及肿块大小。无症状病例中，纵隔肿块大多是由其他原因行 X 线检查时偶尔发现。

表 10-1　纵隔肿块的解剖分类

前纵隔肿块
1. 实性病变
  (1) 正常胸腺
    • 突出的胸腺
    • 异位胸腺
  (2) 胸腺增生
  (3) 胸腺瘤
    • 非侵袭性胸腺瘤
    • 侵袭性胸腺瘤
  (4) 胸腺癌
  (5) 淋巴瘤
    • 霍奇金淋巴瘤
    • 非霍奇金淋巴瘤
  (6) 畸胎瘤
2. 囊性病变
  (1) 胸腺囊肿
  (2) 淋巴管畸形
3. 脂肪性病变
  (1) 脂肪瘤
  (2) 胸腺脂肪瘤

中纵隔肿块
1. 血管病变
  (1) 双主动脉弓
  (2) 右主动脉弓伴异常左锁骨下动脉
  (3) 左主动脉弓伴异常右锁骨下动脉
  (4) 肺动脉吊带
  (5) 重复上腔静脉非血管性病变
2. 非血管病变
  (1) 先天性前肠重复囊肿
    • 支气管囊肿
    • 食管重复囊肿
    • 神经管原肠囊肿
  (2) 淋巴结病
    • 肿瘤
      – 原发性（即淋巴瘤）
      – 转移性疾病
    • 感染

后纵隔肿块
1. 交感神经节肿瘤
  (1) 成神经细胞瘤
  (2) 神经节神经母细胞瘤
  (3) 神经节神经瘤
2. 神经鞘瘤
  (1) 神经鞘瘤
  (2) 神经纤维瘤
  (3) 恶性周围神经鞘瘤

四、产前和围产期管理

产前筛查可有效发现胎儿纵隔病变。准确的产前诊断可判断胎儿是否存在气道阻塞风险及判断风险大小，为孕期或分娩时干预措施提供依据。产前综合评估方案包括形态超声（以进一步检测其他相关异常及核型）、超声心动图和胎儿 MRI（图 10-1）。相较于形态超声，MRI 可提供有关肿块的详细信息和肿物实体所相关的压迫改变[12]。

胎儿纵隔肿块对孕期的影响取决于肿块位置和大小。若压迫食管，可能导致羊水过多；若压迫纵隔淋巴管、大血管和心脏，可能导致胎儿水肿或心力衰竭，甚至胎儿死亡；若压迫肺组织，可能导致出生后肺发育不全和呼吸衰竭。

胎儿纵隔肿块的治疗方案取决于并发症性质和并发症发生时胎儿年龄。妊娠早期发生囊性肿块并导致胎儿水肿或心力衰竭时，可选择经皮减压或胸腔羊膜腔分流[13]。

大多数产前诊断的纵隔病变可在出生后得到有效救治；但如果水肿严重威胁到胎儿存活，产前手术可能是避免胎儿死亡的唯一治疗手段。最

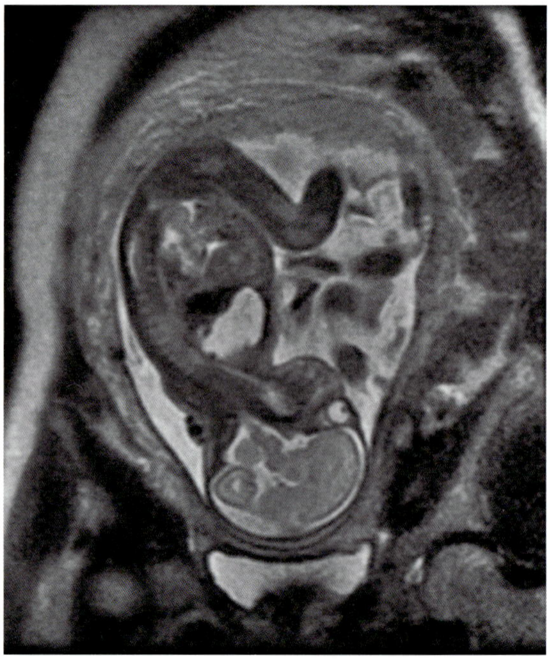

▲ 图 10-1　胎儿 MRI 可用于评估胸部病变

近，有报道成功治疗颈椎畸胎瘤所导致的上气道阻塞[14]。虽建议谨慎选择，但胎儿手术在部分患者中可能会有重要治疗意义。

产时子宫外胎儿手术治疗

产时子宫外胎儿手术治疗旨在保障分娩时胎盘的血液供应，从而可以安全地对胎儿进行手术。

EXIT 是一个需要多学科团队合作、复杂的治疗程序，需同时保障母亲和胎儿的安全。该程序包括子宫切开术，以允许分娩胎儿的上半部分；手术过程中需持续使用宫缩抑制剂和吸入麻醉剂以松弛子宫，以及需持续使用 37℃生理盐水填补羊水以维持子宫体积。一旦子宫打开后，需及时给胎儿打开静脉通路，并使用脉搏血氧计和超声心动图实时监测胎儿血氧饱和度及心跳情况。如有临床指征，首要通过气管插管或气管切开术来保护胎儿气道。宫外产时治疗具有诊断和治疗价值。当胎儿呼吸和心脏达到稳定时，分娩即为完成。

EXIT 首先在先天性膈疝气道闭塞患儿中为稳定气道而提出，目前可作为任何出生时有潜在气道损伤或心肺功能不稳的胎儿产时候选治疗手段[13, 15–18]。

五、诊断

（一）实验室检测

实验室数据可辅助诊断恶性肿瘤。椎旁肿块患者可评估尿液中由神经活动性肿瘤产生的儿茶酚胺分解代谢物浓度（高香草酸和香草扁桃酸）。生殖细胞肿瘤常见标志物有 β-hCG 和 AFP，由于 β-hCG 和 AFP 通常在新生儿阶段会升高，因此需结合年龄特异性正常参考范围来解释检验结果。

（二）影像学检查

1. 胸部平片

胸片（正位和侧位片）是评估婴儿和儿童纵隔肿块的首选影像诊断方式（图 10–2）。根据肿块的大小和位置，胸片发现纵隔肿块的灵敏度高（97%～100%），但特异度低（36%），因此必须

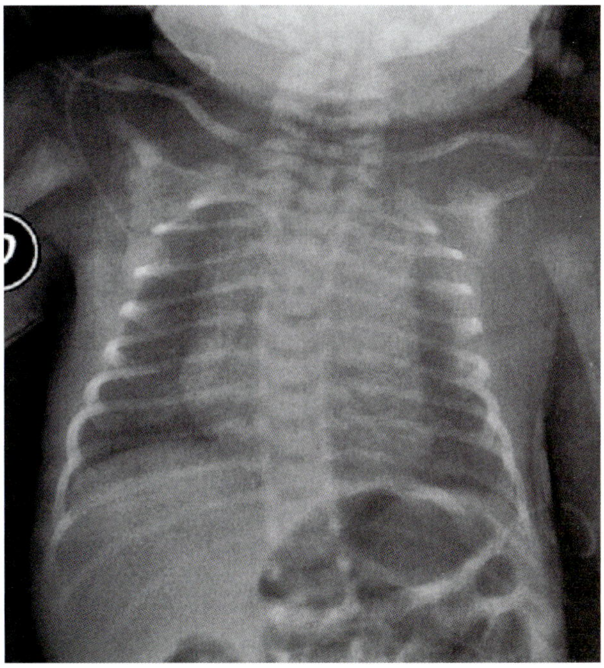

▲ **图 10–2　胸部 X 线是疑似纵隔肿块的首选影像学检查**
它通常显示纵隔轮廓扩大或在某些情况下明确的局限阴影

行进一步影像学检查（如超声、CT、MRI）以确定肿块特征并缩小鉴别诊断范围[1, 19]。

2. 超声

超声诊断可用于 12 月龄以下的婴儿。未骨化的胸骨和肋软骨可以让操作者能够评估前纵隔结构和检测肿物。超声诊断的优势是避免电离辐射暴露，但其灵敏度及特异度很大程度上取决于操作者的技术及经验[20]。

3. 超声心动图

有助于区分纵隔肿块与其他心内或心包病变。

4. 上消化道造影检查

如果怀疑食管重复，上消化道 X 线可突出显示肿块和食管之间的分离及两者之间的潜在交错（图 10–3）。

5. CT

CT 是对纵隔病变进行定性诊断的检查方法（图 10–4）。

CT 诊断纵隔肿块的性质、大小、位置和受累器官的准确度高（88%），可提供额外的诊断信息

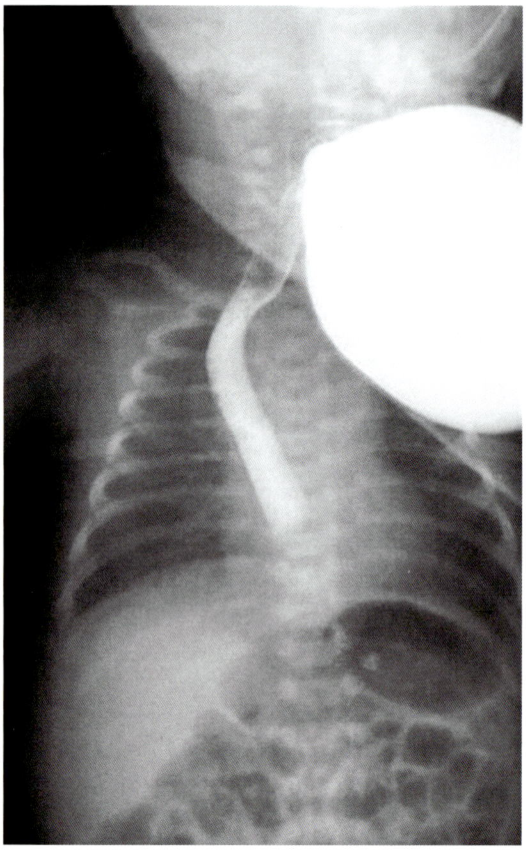

▲ 图 10-3 上消化道造影突出显示食管偏离情况及肿块与消化系统之间的关联

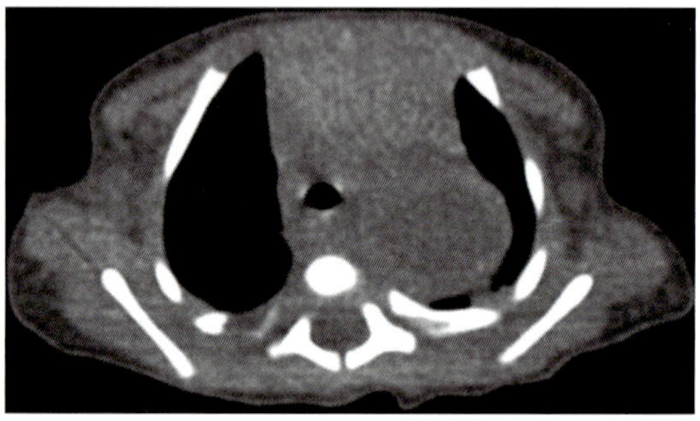

▲ 图 10-4 CT 检查在确定纵隔肿块的诊断中起着核心作用

（82%）并影响临床治疗方案的制订（65%）。但考虑到后期可能有重复性 CT 检查及高辐射暴露带来的潜在危害，新生儿及儿童应谨慎使用[21, 22]。

6. MRI

MRI 灵敏度略低于 CT，特别适用于评估血管异常、可能有椎管内延伸的后纵隔神经源性肿瘤、非增强 CT 上具有高衰减的前肠重复囊肿。

与其他当前可用的成像方式相比，MRI 提供了优越的软组织表征。其缺点是由心脏和呼吸运动引起的图像伪影，以及检查时新生儿和婴儿需使用镇静剂[2, 4]。

7. 正电子发射断层扫描

正电子发射断层扫描（positron emission tomography，PET）是一种使用 ^{18}FDG 的无创成像方式。PET 目前不是评估婴儿和儿童纵隔肿块的首选影像检查方法，但它可用于淋巴瘤患者的分期和随访，包括检测正常大小淋巴结中的肿瘤受累、辨别纤维性瘢痕治疗后残留肿块中活动性肿瘤的坏死组织，并评估结外部位（如肝脏或骨髓）的疾病受累情况。

此外，PET/CT 可为儿童淋巴瘤提供完整的功能和解剖信息[23-27]。

六、食管重复畸形

肠重复畸形中约 20% 发生于食管。它们可以发生在食管的任何地方，尽管颈段食管受到的影响最大，其中大部分发生在胸段食管的右侧；它们通常是圆形、边界清楚的囊性病变，可能会导致气管外在受压并伴有呼吸道症状或肺炎。

约有 50% 的食管重复畸形患儿畸形组织中可能包含胃黏膜，导致呕血或贫血。

在任何纵隔肿块的鉴别诊断中都应考虑食管重复畸形，约 20% 病例伴发脊髓畸形。

在与食管重复畸形相关的先天性畸形中，最常见的是食管闭锁和椎体发育异常。

胸部 X 线检查怀疑重复畸形时，建议进一步行 CT 或 MRI 检查，行腹部超声检查以判断是否存在肠重复畸形（约 25% 食管重复畸形患儿合并肠重复畸形）。

使用 ^{99m}Tc 高锝酸盐的闪烁显像可以诊断纵隔囊肿内是否存在胃黏膜。

鉴别诊断包括甲状舌管囊肿、支气管囊肿、囊性水瘤、颈部淋巴结病和多种颈部实体瘤。

尽管大部分食管重复畸形与食管壁相邻，但

也有文献报道了右侧胸膜腔中与食管分离的食管重复畸形。

食管重复畸形需要通过开胸术或胸腔镜手术切除（图 10–5）。如果合并有骨发育异常，建议行骨切除，并可能需要与神经外科医生合作进行椎板切除术[28–30]。

七、支气管源性囊肿

支气管源性囊肿是含有黏液物质的单房空腔，有时与支气管腔相通，位于纵隔、舌、颈部、胸壁、心包、胰腺和肾上腺。它们可引起支气管阻塞，导致继发性小叶性肺气肿。临床过程可以是无症状或与呼吸道感染或气管支气管压迫症状的发展有关。首选影像学检查方法是胸部 X 线平片，可显示圆形均匀不透明影，边缘清晰，与食管、气管或支气管受压有关。

超声波是一种无创、经济、无辐射的方法，但术前诊断和评估需要行 CT 和 MRI 检查。

支气管源性囊肿需要行开胸或胸腔镜手术切除，必须尽可能完整切除以避免复发[31, 32]。

八、淋巴管瘤

淋巴管瘤是淋巴系统的先天性异常，通常在出生时出现（60%），80%～90% 的病例在 2 岁以下出现症状。典型症状包括呼吸困难、咳嗽、胸痛、急性呼吸窘迫和呼吸衰竭。淋巴管瘤最常发生于头颈部，其次为腋窝和纵隔。虽是一种良性病变，但由于其浸润性、分界不明确或侵犯重要

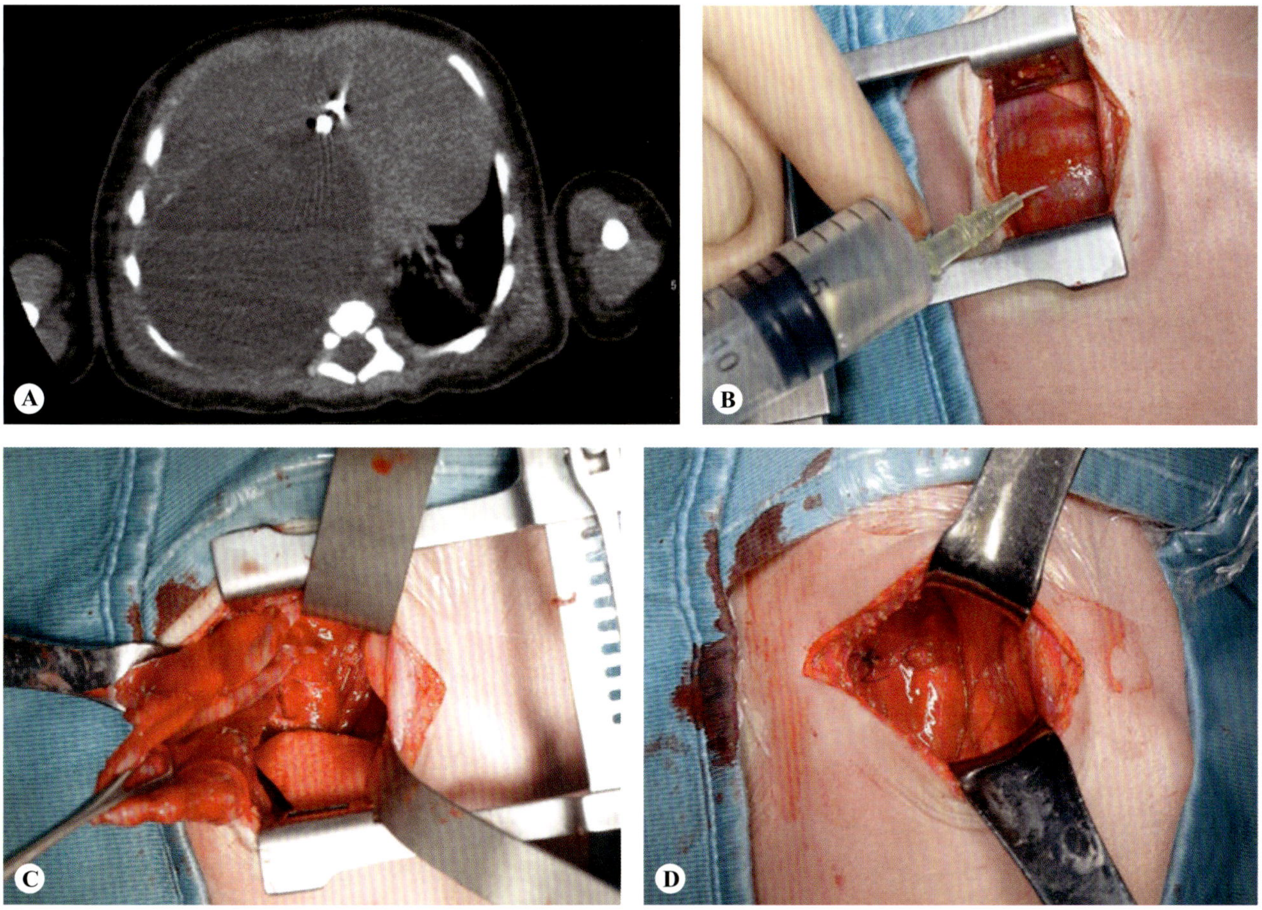

▲ 图 10–5 大食管重复畸形切除

术前 CT 显示大的充满液体的囊性病变（A），可通过穿刺缩小（B），并且完全切除（C）。在与食管相通的情况下，应缝合残余缺损（D）

结构，可导致一系列并发症发生。淋巴管瘤在形态上分为大囊性、小囊性和混合性。超声、CT扫描和 MRI 都可用于术前评估。典型的 CT 表现是边界清楚的囊性肿块、周围结构受压。MRI 显示具有多房方面的囊性成分，T_1WI 上的低信号强度和 T_2WI 上的高信号强度。

手术方式包括完全切除，但由于周围组织受损风险较高，根治手术较为困难。因此可使用瘤体注射硬化疗法，最常用的硬化剂包括博来霉素和 OK-432[33-36]。

九、神经源性肿瘤

源自神经嵴的肿瘤是后纵隔最常见的病变。这些肿瘤起源于交感神经，从良性神经节细胞瘤到恶性神经母细胞瘤不等。

20% 的神经源性肿瘤位于后纵隔中部。神经母细胞瘤是一种自主神经系统恶性肿瘤，起源于原始神经嵴的神经外胚层细胞，在胚胎生命过程中迁移，产生交感神经节和肾上腺髓质。神经母细胞瘤是 5 岁以下儿童中最常见的实体瘤。

星型胶质细胞瘤是一种主要由具有完全分化的神经节细胞（成熟神经节神经瘤）或不完全分化（未成熟神经节神经瘤）的施万细胞间质组成的肿瘤。它影响年龄较大的儿童和青少年，表现为无症状病变，有时会在胸部 X 线检查中意外发现。它们可以出现在椎旁间隙的任何位置，并且通常包膜完整，容易手术切除。

压迫症状可能与大肿块或浸润脊髓的肿块有关。CT 和 MRI 是评估这些病变的首选成像技术。

手术对于神经源性肿瘤的诊断及化疗后的治疗起重要作用。初始阶段的手术目标是明确诊断、获取病理组织、以最小并发症发生风险切除肿瘤（图 10-6）。手术主要目标是完全切除肿瘤组织，因此如果存在任何手术危险因素，如肿瘤包围大血管（主动脉和静脉）或神经丛肿瘤，则应先行化疗，再择期手术。根据病变类型，治疗手段包括化疗和放疗。手术切除是治愈良性病变的首选治疗方法[37-41]。

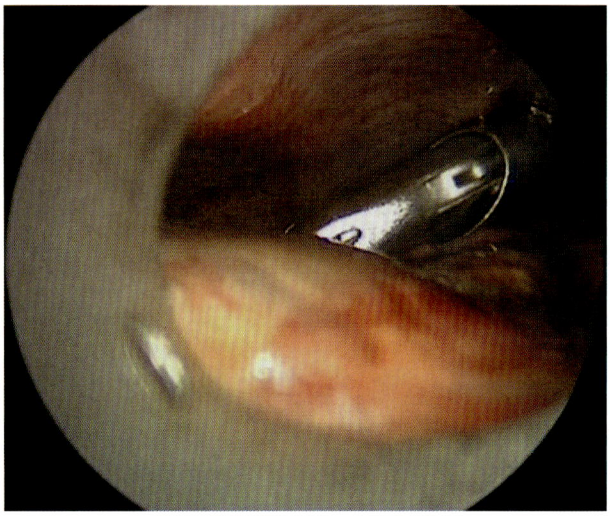

▲ 图 10-6　胸腔镜活检可获取肿瘤组织以进行分子研究

十、畸胎瘤和生殖细胞肿瘤

生殖细胞肿瘤（germ cell tumors，GCT）是新生儿中第二常见的肿瘤，占新生儿所有肿瘤的 35%～40%。新生儿 GCT 常发生于性腺外（主要是骶骨），约有 3% 的病例发生于纵隔。纵隔畸胎瘤常位于前纵隔、心包内或心内位置。

新生儿生殖细胞肿瘤中约 5% 呈恶性，常见于女性，男女比例为 1∶3（非新生儿时期男女比例则相反）。儿童前纵隔畸胎瘤主要表现为呼吸道症状（痛苦、咳嗽），年长儿童的畸胎瘤可能是在进行胸部 X 线检查时意外发现。其他症状与体征包括胸壁糜烂、咯血、支气管糜烂或心力衰竭等。

CT 是评估畸胎瘤或生殖细胞肿瘤的首选成像技术，可确定病变范围和可能的气管受压情况。AFP 和 β-hCG 是生殖细胞肿瘤的重要生物标志物。

开胸、正中胸骨切开或胸腔镜手术均可切除肿瘤组织并治愈疾病（图 10-7）。如在病变组织中检测到恶性成分，则可能需要进一步治疗。有恶性肿瘤迹象者不建议进行胸腔镜切除术，建议行新辅助化疗。化疗后良性肿瘤或持续存在肿块应积极行手术切除[42-45]。

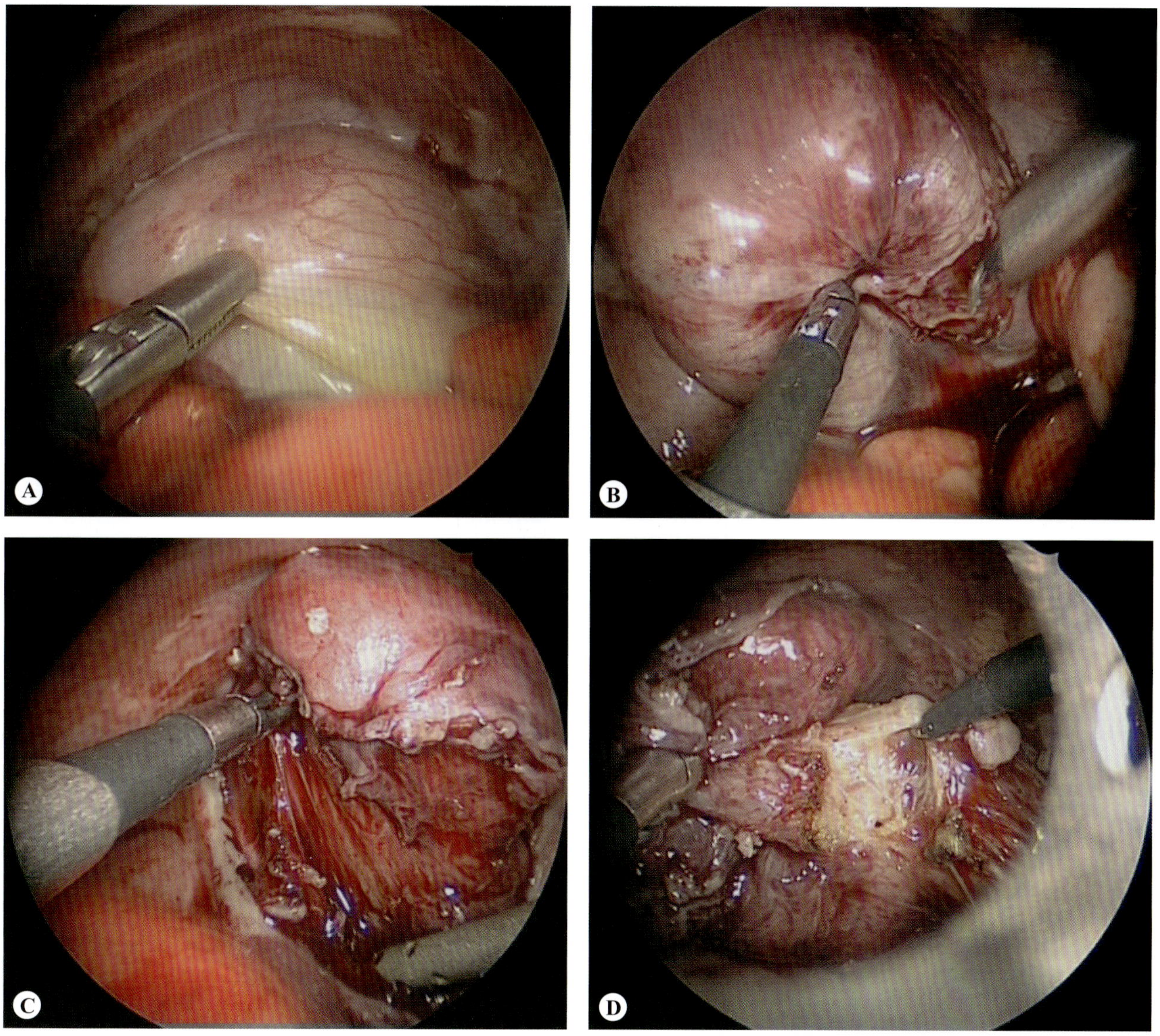

▲ 图 10-7 左纵隔畸胎瘤切除

肿块识别后（A），打开壁层胸膜，取出肿块（B 至 D）

十一、胸腺肿瘤

胸腺肿瘤包括胸腺囊肿、胸腺增生和胸腺瘤，在儿童纵隔肿瘤中所占比例少于 5%。胸腺增生可表现为淋巴滤泡增生，重症肌无力患儿常伴有胸腺增生，切除胸腺可明显缓解肌无力症状；甲状腺疾病（甲状腺功能减退、甲状腺功能亢进）也常伴有胸腺增生。与成人相比，儿童胸腺瘤罕见，仅 2% 的胸腺瘤发生于 20 岁以下。儿童胸腺瘤常表现为良性，好发于前纵隔或颈部基底。

儿童胸腺癌的体积可能较大，易压迫周围组织结构，并浸润或侵袭周围组织，主要症状为呼吸窘迫（呼吸窘迫、咳嗽）和（或）上腔静脉综合征。CT 是评估胸腺肿瘤的首选影像学检查，可明确肿块边界范围。

手术切除可治愈儿童胸腺瘤，复发率低（2%）。恶性胸腺瘤常具有侵袭性，手术切除复杂，对化疗和放疗的反应有限，可能需要切除胸膜、肺、隔膜、上腔静脉和心包以实现完全手术切除[46-48]。

十二、淋巴瘤

各类淋巴瘤均可能累及纵隔，淋巴瘤是儿童中纵隔最常见的肿瘤，约占儿童所有纵隔病变的60%。儿童纵隔淋巴瘤中2/3是非霍奇金淋巴瘤，1/3是霍奇金淋巴瘤。淋巴瘤在新生儿中相当罕见。

淋巴瘤可累及所有纵隔。淋巴母细胞淋巴瘤是最常见的病变，儿童中好发于纵隔前部和中部。与Burkitt淋巴瘤、大B细胞淋巴瘤和间变性大细胞淋巴瘤一样，淋巴母细胞淋巴瘤是儿童最常见的非霍奇金淋巴瘤（non-Hodgkin lymphomas，LnH）之一，占儿童恶性肿瘤的10%～15%，是西方国家中第三常见的肿瘤类型。LnH发病率随年龄稳定增长。

霍奇金淋巴瘤（Hodgkin lymphoma，LH）约占儿童肿瘤的6%。男性好发，发病年龄呈双峰分布，15—30岁达到高峰，50岁后出现第二个高峰。LH在10岁以下儿童中罕见。不同区域和人群的发病率差异较大。

儿童LH可表现为全身症状，如发热、不适、体重减轻、夜间疾病和罕见的胸腔积液。婴儿LH常累及颈部或锁骨上淋巴结，可通过淋巴结活检明确诊断。胸部X线是首选影像学检查，胸部CT可明确病灶位置、活性、结构，以及与相邻组织结构的关系。

纵隔淋巴瘤源病灶常侵犯纵隔其他组织及器官，如胸膜、心包和骨髓。

LnH患儿常因上呼吸道局部受压或上腔静脉受压而出现症状，呈全身性症状，如发热、不适、体重减轻、夜醒和胸腔积液。多数情况下，淋巴结活检可辅助诊断；诊断评估还包括胸部X线和胸部CT。

LH治疗方案包括化疗和放疗，预后良好，确诊后5年生存率超过80%。手术不是LH的首选治疗方法，仅在胸部出现压迫时才有手术指征。

LnH一线治疗方案为化疗，手术作用局限于诊断（活检）或残留肿瘤的评估。临床治疗路径可提供最好的诊断和治疗方案。放射多用于LH，不作为LnH的一线治疗方案，但特定病例除外[49-52]。

十三、其他病变

其他可能导致纵隔扩大的肿块包括血管畸形等（表10-1）。

可能发生于纵隔的其他罕见肿瘤包括脂肪瘤、脂肪母细胞瘤、淋巴母细胞瘤等。其他肉瘤，如横纹肌肉瘤、尤因肉瘤也可累及纵隔。此外，有文献报道了罕见的纤维瘤病病例。当无法通过成像技术诊断这些罕见病变时，可考虑采用胸腔镜检查和活检。

参考文献

[1] Lee EY. Evaluation of non-vascular mediastinal masses in infants and children: an evidence-based practical approach. Pediatr Radiol. 2009;39(Suppl 2):S184-90. https://doi.org/10.1007/s00247-008-1108-2.

[2] Williams HJ, Alton HM. Imaging of paediatric mediastinal abnormalities. Paediatr Respir Rev. 2003;4:55-66.

[3] Webb WR. The normal mediastinum. In: Webb WR, Higgins CB, editors. Thoracic imaging. 1st ed. Philadelphia, PA: Lippincott Williams & Wilkins; 2005. p. 175-270.

[4] McAdams HP, Erasmus JJ, Tarver RD, Spritzer CE. In:) Mediastinum. In, Haaga JR, Lanzieri CF, Gilkeson RC, editors. CT and MR imaging of the whole body. 4th ed. St. Louis, MO: Mosby Inc.; 2003. p. 937-96.

[5] Whitten CR, Khan S, Munneke GJ, Grubnic S. A diagnostic approach to mediastinal abnormalities. Radiographics. 2007;27:657-71.

[6] Ballouhey Q, Galinier P, Abbo O, Andrieu G, Baunin C, Sartor A, Rittié JL, Léobon B. The surgical management and outcome of congenital mediastinal malformations. Interact Cardiovasc Thorac Surg. 2012;14(6):754-9. https://doi.org/10.1093/icvts/ivs035. Epub 2012 Mar 5.

[7] Bush A. Prenatal presentation and postnatal management of congenital thoracic malformations. Early Hum Dev. 2009;85:679-84.

[8] Merten DF. Diagnostic imaging of mediastinal masses in children. AJR. 1992;158:825-32.
[9] King RM, Telander RL, Smithson WA, et al. Primary mediastinal tumors in children. J Pediatr Surg. 1982;17:512-20.
[10] Ravitch MM. Mediastinal cysts and tumors. In: Welch KJ, Randolph JG, Ravitch MM, O'Neill Jr JA, Rowe MI, editors. Pediatric surgery. 4th ed. Chicago: Year Book Medical; 1986. p. 602-18.
[11] Ranganath SH, Lee EY, Restrepo R, Eisenberg RL. Mediastinal masses in children. AJR Am J Roentgenol. 2012;198(3):W197-216. https://doi. org/10.2214/AJR.11.7027.
[12] Ryan G, Somme S, Crombleholme TM. Airway compromise in the fetus and neonate: prenatal assessment and perinatal management. Semin Fetal Neonatal Med. 2016;21(4):230-9. https://doi.org/10.1016/j. siny.2016.03.002. Epub 2016 Apr 12.
[13] Cass DL, Olutoye OO, Cassady CI, Zamora IJ, Ivey RT, Ayres NA, Olutoye OA, Lee TC. EXIT-to-resection for fetuses with large lung masses and persistent mediastinal compression near birth. J Pediatr Surg. 2013;48(1):138-44. https://doi.org/10.1016/j. jpedsurg.2012.10.067.
[14] Cruz-Martinez R, Moreno-Alvarez O, Garcia M, Méndez A, Pineda H, Cruz-Martinez MA, Martinez-Morales C. Fetal endoscopic tracheal intubation: a new fetoscopic procedure to ensure extrauterine tracheal permeability in a case with congenital cervical teratoma. Fetal Diagn Ther. 2015;38(2):154-8. https://doi.org/10.1159/000362387.
[15] Marwan A, Crombleholme TM. The EXIT procedure: principles, pitfalls, and progress. Semin Pediatr Surg. 2006;15(2):107-15.
[16] Liechty KW. Ex-utero intrapartum therapy. Semin Fetal Neonatal Med. 2010;15(1):34-9. https://doi. org/10.1016/j.siny.2009.05.007.
[17] Taghavi K, Beasley S. The ex utero intrapartum treatment (EXIT) procedure: application of a new therapeutic paradigm. J Paediatr Child Health. 2013;49(9):E420-7. https://doi.org/10.1111/jpc.12223.
[18] Moldenhauer JS. Ex utero intrapartum therapy. Semin Pediatr Surg. 2013;22(1):44-9. https://doi. org/10.1053/j.sempedsurg.2012.10.008.
[19] Adegboye VO, Brimmo AI, Adebo OA, et al. The place of clinical features and standard chest radiography in evaluation of mediastinal masses. West Afr J Med. 2003;22:156-60.
[20] Kim OH, Kim WS, Kim MJ, et al. US in the diagnosis of pediatric chest diseases. Radiographics. 2000;20:653-71.
[21] Graeber GM, Shriver CD, Albus RA, et al. The use of computed tomography in the evaluation of mediastinal masses. J Thorac Cardiovasc Surg. 1986;91:662-6.
[22] Siegel MJ, Sagel SS, Reed K. The value of computed tomography in the diagnosis and management of pediatric mediastinal abnormalities. Radiology. 1982;142:149-55.
[23] Shankar A, Fiumara F, Pinkerton R. Role of FDG PET in the management of childhood lymphomas—case proven or is the jury still out. Eur J Cancer. 2008;44:663-73.
[24] Kabickova E, Sumerauer D, Cumlivska E, et al. Comparison of 18F-FDG-PET and standard procedures for the pretreatment staging of children and adolescent with Hodgkin's disease. Eur J Nucl Med Mol Imaging. 2006;33:1025-31.
[25] Amthauer H, Furth C, Denecke T, et al. FDG-PET in 10 children with non-Hodgkin's lymphoma: initial experience in staging and follow-up. Klin Padiatr. 2005;217:327-33.
[26] Kwee TC, Kwee RM, Nievelstein RA. Imaging in staging of malignant lymphoma: a systematic review. Blood. 2008;111:504-516 44.
[27] Nanni C, Rubello D, Castellucci P, et al. 18F-FDG PET/CT fusion imaging in paediatric solid extracranial tumours. Biomed Pharmacother. 2006;60:593-606.
[28] Azzie G, Beasley S. Diagnosis and treatment of foregut duplications. Semin Pediatr Surg. 2003;12:46-54.
[29] Patrick DA, Rothenberg SS. Thoracoscopic resection of mediastinal masses in infants and children: an evaluation of technique and results. J Pediatr Surg. 2001;36(8):1165-7.
[30] Puligandla PS, Nguyen LT, St-Vil D, et al. Gastrointestinal duplications. J Pediatr Surg. 2003;38:740-4.
[31] Achiron R, Hegesh J, Yagel S. Fetal lung lesions: a spectrum of disease. New classification based on pathogenesis, two-dimensional and color Doppler ultrasound. Ultrasound Obstet Gynecol. 2004;24(2):107-14.
[32] Wall J, Coates A. Prenatal imaging and postnatal presentation, diagnosis and management of congenital lung malformations. Curr Opin Pediatr. 2014;26(3):315-9.
[33] Sanlialp I, Karnak I, Tanyel FC, Senocak ME, Büyükpamukçu N. Sclerotherapy for lymphangioma in children. Int J Pediatr Otorhinolaryngol. 2003;67(7):795-800.
[34] Goussard P, Gie R, Andronikou S, Schubert P. Rare cause of an anterior mediastinal mass causing airway compression in a young child. BMJ Case Rep. 2015;2015. doi: https://doi.org/10.1136/bcr-2014-208281.
[35] Shiraga K, Terui K, Ishihara K, Shibuya K, Saito E, Ito K, Hiramoto R. Pleuroperitoneal shunt for refractory chylothorax accompanied with a mediastinal lymphangioma: a case report. Ann Thorac Cardiovasc Surg. 2014;20(Suppl):654-8. https://doi.org/10.5761/atcs.cr.12-02244. Epub 2013 Oct 3.
[36] Pham NM, Alexander PM, Chow CW, Jones BO, d'Udekem Y, Konstantinov IEAnterior mediastinal lymphangioma in an infant: diagnosis and surgical management. Heart Lung Circ. 2012;21(5):289-91. https://doi.org/10.1016/j.hlc.2012.02.006. Epub 2012 Mar 20.
[37] Saenz NC, et al. Posterior mediastinal masses. J Pediatr Surg. 1993;28(2):172-6.
[38] Grosfeld JL, et al. Mediastinal tumors in children: experience with 196 cases. Ann Surg Oncol. 1994;1(2):121-7.
[39] Hammond PJ, Carachi R. Posterior mediastinal tumors. In: Lima M, editor. Pediatric thoracic surgery. Italia: Springer-Verlag; 2013. p. 403-18.
[40] Alfaar AS, Hassan WM, Bakry MS, Qaddoumi I. Neonates with cancer and causes of death; lessons from 615 cases in the SEER databases. Cancer Med. 2017. https://doi.org/10.1002/cam4.1122. [Epub ahead of print].
[41] Nam SH, Kim DY, Kim SC, Seo JJ. Neonatal neuroblastoma needs the aggressive treatment? World J Surg. 2012;36(9):2102-7. https://doi.org/10.1007/s00268-

012-1632-y.
[42] Peterson CM, Buckley C, Holley S, Menias CO. Teratomas: a multimodality review. Curr Probl Diagn Radiol. 2012;41(6):210-9. https://doi. org/10.1067/j.cpradiol. 2012.02.001.
[43] Lakhoo K. Neonatal teratomas. Early Hum Dev. 2010;86(10):643-7. https://doi.org/10.1016/j. earlhumdev. 2010.08.016.
[44] Frazier AL, Weldon C, Amatruda J. Fetal and neonatal germ cell tumors. Semin Fetal Neonatal Med. 2012;17(4):222-30. https://doi.org/10.1016/j.siny.2012.05.004. Epub 2012 May 28.
[45] Domínguez Malagón H, Pérez Montiel D. Mediastinal germ cell tumors. Semin Diagn Pathol. 2005;22(3):230-40. Review.
[46] Zdrojewicz Z, Pachura E, Pachura P. The thymus: a forgotten, but very important organ. Adv Clin Exp Med. 2016;25(2):369-75. https://doi.org/10.17219/acem/58802.
[47] Felgentreff K, Schupp W, Otten JE, Rückauer KD, Uhl M, Jüttner E, Superti-Furga A, Pohl M. Inspiratory stridor and dysphagia in two newborn infants caused by ectopic thymus tissue. Eur J Pediatr. 2009;168(9):1141-5. https://doi. org/10.1007/s00431-008-0887-7. Epub 2008 Dec 23.
[48] Hsu BS, Heatley DG, Wilhelm M. Large cervicothoracic thymic cyst causing prominent airway deviation in a 3-day-old neonate. WMJ. 2011;110(4):185-7.
[49] Chaignaud BE, et al. Pleural effusions in lymphoblastic lymphoma: a diagnostic alternative. J Pediatr Surg. 1998;33(9):1355-7.
[50] Glick RD, La Quaglia MP. Lymphomas of the anterior mediastinum. Semin Pediatr Surg. 1999;8(2):69-77.
[51] King DR, et al. Pulmonary function is compromised in children with mediastinal lymphoma. J Pediatr Surg. 1997;32(2):294-9. discussion 299-300.
[52] Pinkerton R. Continuing challenges in childhood non-Hodgkin's lymphoma. Br J Haematol. 2005;130(4):480-8.

第 11 章　气胸和乳糜胸

Pneumothorax and Chylothorax

Sebastiano Cacciaguerra　Pieralba Catalano　Enrica Antonelli　Salvatore Arena　著
周崇高　译

气胸（pneumothorax，PTX）是由空气积聚在胸膜腔内所致[1]。新生儿气胸（neonatal PTX，nPTX）是指出生后 28 天内发生的、经放射学检查诊断的气胸。nPTX 具有高凶险度，死亡率及致残率高[2, 3]。尽管发病率高，但只有 0.5% 的 nPTX 患儿有临床症状[2, 4]。nPTX 在新生儿（1%～2%）中更常见，尤其是在极低出生体重儿中（3%～9%）[5, 6]，年龄较大儿童的气胸发病率明显降低［（1.2～28）/100 000］[2, 3, 7]，同时患有潜在肺部疾病或需要机械辅助通气患儿的气胸发生率可高达 30%[2, 7]。气胸发生率可能会因产科、围产期、临床过程和管理策略而改变[8]。此外，新生儿气胸可由出生后初始启动呼吸时产生的高跨肺压而加重。

PTX 可分为单侧或双侧，合并或不合并张力性气胸。据报道，2/3 的 nPTX 单纯累及右肺，15%～25% 累及双侧[4]。

气胸通常分为以下 2 种类型。

- 自发性（非创伤性）气胸。
  - 原发性自发性气胸：无肺部疾病易感史或胸部外伤史。
  - 继发性自发性气胸：有潜在肺部异常。
- 创伤性气胸。
  - 医源性：由侵入性医疗操作引起，如中心静脉置管、细针抽吸和机械通气引起的气压伤。
  - 意外：胸部受伤后所致，如穿透性胸部损伤和肋骨骨折导致的脏层胸膜撕裂[9, 10]。

气胸也可分为单纯性气胸（心脏或纵隔结构无移位）和张力性气胸，或者分为开放性气胸（“吸吮”胸部伤口）和封闭式气胸（胸廓完整）。

一、危险因素

nPTX 发病率在男性中更高，在各种肺部疾病中呈进展性变化，如呼吸窘迫综合征（respiratory distress syndrome，RDS）、胎粪或血液误吸综合征[3, 11-13]。nPTX 在 RDS 婴儿中发生率为 5%～20%，足月胎粪吸入综合征患儿中发生率为 20%～50%[14]。机械通气期间，单肺通气、高峰值吸气压力、高呼气末正压应用或人机对抗是 nPTX 的诱发因素[2, 15, 16]。虽然文献报道结果相矛盾，nPTX 也可能与持续气道正压通气和正压通气有关[11, 17, 18]。低出生体重、早产、低 Apgar 评分、真空引产和 39 周前的选择性剖宫产等因素也可增加 nPTX 发生风险[11, 19, 20]。

在马来西亚的一项研究中，虽然 42% 气胸患儿的出生体重超过 2500g，但极低出生体重儿（低于 1001g）nPTX 的发病率最高（7.3%），出生体重为 1001～1500g 婴儿的 nPTX 发病率为 3.4%。同理，极早产儿 nPTX 的发病率更高，妊娠 26 周出生的早产儿 nPTX 发病率为 6.8%，妊娠 27～29 周为 5.8%，妊娠 30～32 周为 3.4%，妊娠 33～36 周为 3.4%[21]。

5min Apgar 评分也被认为是评估 nPTX 的重要参数。并发 nPTX 的患儿中，约 50% 的死亡患儿、12% 的存活患儿的 Apgar 评分较低[14]。

此外，分娩方式与 nPTX 发病率密切关联，尤其是在早产儿中。阴道分娩可能有对新生儿肺部系统产生保护作用，表现为剖宫产后 nPTX 发生率明显高于阴道分娩后。对于选择性剖宫产，婴儿肺部未受到产道挤压，可能出现“湿肺”，而随后的强制呼吸干预可能会导致 nPTX 发生。此外，剖宫产分娩婴儿机械通气需求增加，足月或中度早产的剖宫产新生儿 PTX 和呼吸窘迫的发生率也显著增加[22]。

尚未发现孕期或母亲因素与 nPTX 相关，包括母亲种族、孕期糖尿病、婴儿性别、婴儿出生地、多胎妊娠[21]。

二、临床表现

婴儿 PTX 多数无临床症状[22]。出现临床症状时，可表现为以下情况。

- 呼吸困难，使用辅助肌肉呼吸，颈部肌肉收紧，使用胸部和腹部辅助呼吸（回缩）。
- 呼吸加快，呼吸频率每分钟增加 10 次以上有助于判断 nPTX 疾病进展，灵敏度为 77%，特异度为 90%。
- 皮肤、指甲和舌头发绀 / 发蓝，是 nPTX 的重要症状和生命体征之一。
- 鼻翼扇动。
- 呼吸时发出呼噜声。
- 易激惹。
- 烦躁不安[22]。

nPTX 从发病和明确临床诊断所需时间为 1～10h[5, 11, 23]。

三、诊断

（一）胸部 X 线平片

PTX 的影像学诊断较为直观[24]，但仰卧位胸片容易漏诊 nPTX，导致诊断时机延长[11, 25]。

X 线平片下可见一条脏胸膜线，线外无肺纹理（图 11-1）。对于可疑气胸病例，可变换体位行侧位片或卧位片。在标准侧位片中，可表现为脏胸膜线在胸骨后位置或覆盖于椎骨，与胸壁呈平行状[24]。

在仰卧位患者中，胸膜腔内的空气通常在心膈隐窝的肺底部最容易看到，并可能扩大肋膈角（深沟征）。伪影可以误诊有 PTX 的存在，在评估胸部 X 线时应该被鉴别。肩胛骨的内侧边缘疑似肺边缘，但一旦考虑就可以发现其与肩胛骨的其余部分保持连续性。覆盖胸壁的皮褶被当作为脏胸膜线。然而，通常可以看到皮褶穿过胸腔外，是直的或仅略微弯曲，并且不像真正的脏层胸膜线那样平行于胸壁[24]。

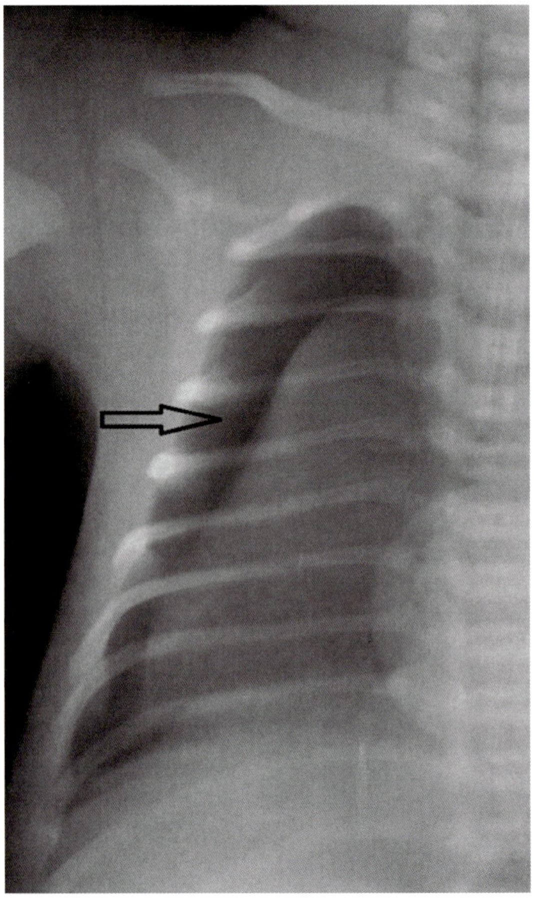

▲ 图 11-1 仰卧位投影显示右侧大面积气胸，脏胸膜线明显（箭）

（二）超声

超声诊断 nPTX 具有高灵敏度，已有研究报道称超声检查与胸部 X 线平片具有同等作用[26]。

nPTX 的超声特征主要如下。

• 肺滑动消失。由于气胸将脏层胸膜和壁层胸膜分开，阻止了脏层胸膜的可视化，进而导致肺滑动消失。依据超声下肺滑动消失诊断为 PTX 的灵敏度高达 100%，特异度 100%，阳性预测值 100%。但是除了 PTX 外，急性呼吸窘迫综合征、肺纤维化、大面积实变、胸膜粘连、肺不张、右主干插管和膈神经麻痹[27-30]等，均可表现为肺滑动消失。有研究称，肺滑动的阴性预测值为 99.2%～100%，即存在肺滑动时可有效排除 nPTX[31-33]。

• 彗尾伪影或 B 线。超声显示 PTX 患者失去了彗尾伪影。这些回声伪影可由于胸膜腔内积聚的空气阻碍了声波的传播并消除了声阻抗梯度而消失[34]。此外，脏胸膜会产生彗尾伪影，这在 PTX 患儿中无法显示[33]。该伪影的阴性预测值很高，高达 98%～100%[28, 33, 35]。

• A 线是重要的胸部伪影之一，可辅助诊断气胸。A 线也是回声伪影，表现为从胸膜反射的等距重复水平高回声线。每条 A 线之间的空间对应于皮肤表面和壁层胸膜之间的相同距离。在正常患者中，当 B 线出现时，它们会从胸膜线延伸出来并消除 A 线，因为它们会散发到视野边缘。PTX 患者常伴有 A 线，不伴有 B 线。如果存在 A 线且肺滑动消失，隐匿性 PTX 的灵敏度高达 95%，特异度高达 94%[33]。

• 肺点征。肺点征出现在 PTX 的边界。这是由于在吸气期间滑动肺间歇性地与胸壁接触，有助于确定 PTX 的实际大小。肺点征是 100% 特定发生于 PTX，并定义了它的边界[28, 36]。尽管特异度高，但肺点征的灵敏度相对较低（据报道为 66%），并且完全肺塌陷时无肺点征[36]。

（三）其他标志

能量滑动是指使用能量（血管造影）多普勒来帮助识别肺滑动。能量多普勒非常灵敏，可以捕捉到细微的流动和运动。如果存在肺滑动，能量多普勒将用彩色线标记滑动的胸膜线。

肺脉搏是指与心脏节律同步传递到肺胸膜的节律性运动，由肺通气不良引起。当肺滑动消失时，常可在胸膜线检测到心脏活动[28]。

（四）胸部透光试验

降低房间内灯光亮度后，将高强度光纤冷光源沿腋后线放置于婴儿疑是气胸侧胸壁，如果患侧胸腔存在大体积气胸，光传递增加，患侧胸腔透亮度增高[37]。

透光试验尤其适用于小婴儿，大婴儿则需要光源亮度更高和房间暗度更低。光源可以沿着腋后线和乳头上方上下移动。此外，应将光源置于左锁骨中线的第 3 或第 4 肋间，使光线朝向剑突，以检测任何高透亮区域。阴性结果表现为仅在光源周围出现光晕。但患儿皮下脂肪层厚、气胸体积小，光源亮度较低或房间亮度较高时，可能会出现假阴性结果。严重的皮下胸壁水肿、肺间质性肺气肿或纵隔气肿可能会出现假阳性结果。透光试验的灵敏度为 87%～100%，特异度为 95%～100%[37]。

四、临床治疗

nPTX 有多种临床治疗方案，包括观察（“观察等待”）、简单针吸（胸腔穿刺术）和留置胸腔引流管。

对于气胸发生体积少于单侧肺体积 15% 的无症状患儿，通常不需要手术干预。轻度气胸可以保守治疗；每 24 小时自发重吸收率约为单侧胸廓容积的 1.2%，患者应每天行影像学随访。例如，如果患者有 20% 的气胸，则大约需要 16 天可自行吸收[2]。但对于有症状的气胸患儿，气胸比例低于或超过单侧肺体积的 15%，无论症状如何，都建议进行引流。

对于未进行机械通气的婴儿，胸腔穿刺术可能是唯一需要的干预措施，并且可能是需要通气的婴儿的临时措施[3, 38]。胸腔穿刺术包括将针插入锁骨中线的第 2 或第 3 肋间，穿过肋骨顶部的正上方，以降低损伤肋间动脉的风险。若空气流入注射器，即可确认针头已到达气胸发生位置，不应进一步插入针头以避免肺损伤。空气抽吸可以用10～20ml注射器（23号或25号）或血管导管（18～24号）。如果使用血管导管，塑料导管可以留在原位[1, 39]。

胸腔引流管（10F或12F）通常从前胸膜腔插入（图11-2）。用消毒液消毒皮肤并局部麻醉皮下组织后，在第六肋间隙腋中线的皮肤上做一个小切口，切开皮下组织，并沿着皮下轨迹到达肋间隙。虽然套管针可能会增加肺穿孔风险，但仍可辅助引流管的插入。胸腔引流管进入胸膜开口后，向前转动并指向气胸位置，然后连接到Heimlich瓣膜或水下密封件，在10～20cmH_2O压力下持续吸引。创伤较小的方法还包括使用猪尾导管，导管直径更小（8～10F），可能更适用于早产儿。可采用Seldinger技术放置猪尾导管[39]。

胸腔穿刺或留置胸腔引流管均可在放射或超声引导下进行。

留置胸腔引流管后应常规行胸部影像学检查，以观察气胸吸收情况，监测并发症的发生，确保引流位置合适。气胸完全吸收或引流后可拔除引流导管，并进一步行影像学检查以明确是否复发。沿着移除的引流管偶尔会看到一条不透射线的直线，称为“排水道”。这可能会被误诊为复发性气胸，但其线条走向和与移除前X线上的引流管走向的一致性比较，即可判断是否为复发性气胸[24]。纤维蛋白胶是治疗难治性气胸的有效方法，但这种方法具有很大的风险[40]。

文献没有明确定义哪种治疗方案是治疗婴儿气胸的最佳选择，尤其是在血流动力学稳定的情况下。没有足够的证据来确定胸腔穿刺术和留置胸腔引流管的有效性和安全性，两组之间的死亡率没有差异[24]。

五、临床结局

尽管nPTX是新生儿期少有的可治愈的呼吸困难性疾病，但死亡率较高，文献报道死亡率为13%～65%[14, 40–42]，出生胎龄、基础疾病、新生儿医疗技术与死亡率可能有较大关系。

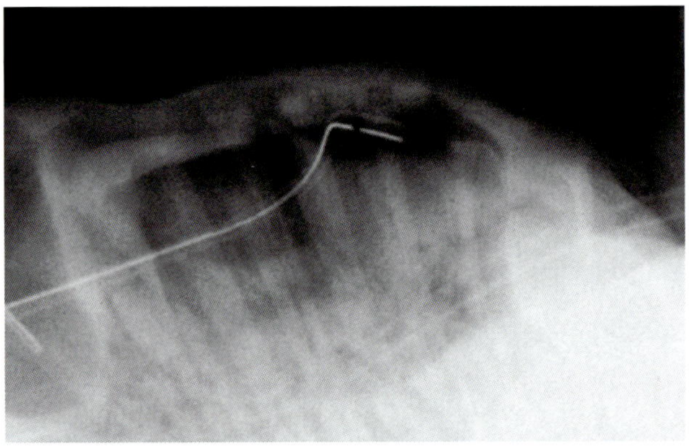

▲ 图11-2　侧面投影显示右侧气胸中胸腔引流前胸膜腔的导管

nPTX也可导致并发症发生率增加。据报道，受气胸影响的新生儿中有59%需要引流，约50%需要机械通气。非引流治疗组中，大部分nPTX可以通过经鼻CPAP和氧疗进行治疗[43]。

由于RDS或低氧血症新生儿是通过增加充气压力和施加呼气末正压进行治疗，可能导致张力性nPTX发生风险增加。此外，呼吸窘迫期间的nPTX可增加脑室内出血、慢性肺病和死亡的风险[14, 44, 45]。

六、乳糜胸

（一）概述

乳糜胸是一种罕见的疾病，其特征是胸膜腔内有乳糜液聚集，是继发于淋巴系统的渗漏。虽然它少见于儿童[46]，但它是新生儿胸腔积液最常见原因[47–49]。乳糜胸可以是先天性的（如孤立的畸形或与其他异常有关）或后天性的（如医源性或创伤性）。临床表现取决于累积的乳糜量，从无症状患者或仅有轻度呼吸窘迫的患者到需要紧急引流和其他需要复苏处理的危及生命的情况。此外，由于乳糜由脂肪、免疫细胞和蛋白质组成，持续丢失可能与营养不良、免疫缺陷和代谢性酸中毒有关。先天性乳糜胸导致胎儿重度胸腔积液时，可损害正常的肺成熟并发展为胎儿水肿，导致肺发育不全和早产，围产期死亡率增高[50, 51]。乳糜胸通常可通过非手术措施（呼吸和生命支持、饮食限制和药物治疗）消退，但如果没有自行消退，则必须进行手术治疗[52, 53]。最近有文献提出对先天性乳糜胸进行产前治疗，以改善围产期结局[54–56]。

（二）胚胎学和解剖学

淋巴系统是液体稳态、免疫反应和脂肪吸收所必需的，它是一个几乎存在于所有组织中，由内皮细胞排列的盲端毛细血管网络，通过收集血管周围组织液进入大血管，最终排入血液循环系统[57]。该系统在妊娠第6周通过离心出芽过程开始其发育，该过程从静脉内皮的六个不同外突开始：两个颈静脉囊、两个股骨囊、一个腹膜后囊和一个乳糜池。这些囊纵向生长，并在妊娠第9周连接在一起，形成双侧淋巴干系统，由许多水平和对角线吻合口连接。最后的胸导管是右躯干上部和左躯干下部吸收的结果[58]。这解释了在35%～50%的人群中存在淋巴通路解剖变异的可能性[46, 59, 60]。

从乳管收集淋巴液在位于第二腰椎水平的乳糜池中，它从这里进入胸导管，然后到达静脉系统。导管穿过隔膜的主动脉裂孔并在后纵隔上升至奇静脉和降主动脉之间中线的右侧。在第四至第六胸椎，导管向左交叉并继续上升到左颈，在那里形成一个上升3～4cm的拱形锁骨上方。它流入左锁骨下静脉和左颈内静脉交界处附近的左锁骨下静脉[61]。

（三）生理病理学

乳糜是小肠黏膜细胞在消化过程中产生的乳状液体，由乳化脂肪（尤其是甘油三酯和胆固醇）、电解质、蛋白质、葡萄糖和细胞成分组成，其中大部分是小淋巴细胞（≥80%）。出生时或禁食后由于缺乏脂肪，乳糜呈清澈状。胸导管输送约1.4ml/（kg·h）的乳糜，但流量因不同因素而异，高脂饮食可能会增加至基础流量的10倍[62, 63]。乳糜丢失可导致严重的耗竭状态，其特征是低钠血症、低蛋白血症、代谢性酸中毒和淋巴细胞减少[64, 65]。

（四）病因学

小儿乳糜胸的病因有多种，主要分为两大类：先天性和获得性。

先天性乳糜胸：是生命最初几天最常见的胸腔积液形式[47]。研究报道称，活产新生儿发病率为1/（5775～24 000），好发于男性，男女比例为2∶1[48, 51, 66]，双侧均可出现乳糜胸。由于胸导管的解剖结构，单侧乳糜胸更常见于右侧[47, 50]。先天性乳糜胸可单独发生，也可继发于淋巴系统畸形，或同时发生于遗传综合征（唐氏综合征、特纳综合征和努南综合征）、染色体异常[67, 68]。与乳糜胸相关的淋巴异常主要为肺淋巴管瘤病（分化良好的淋巴组织的局灶性增殖）[69–71]和淋巴管扩张（小叶间和胸膜下淋巴管的弥漫性扩张）[72–74]，但也有可能由胸导管闭锁所致[75, 76]。先天性乳糜胸可在产前检查时被发现，与胎儿水肿有关，胎儿水肿是最重要的预后预测因素，将总生存率从75%降到24%[77–79]。

先天性乳糜胸相关的其他罕见疾病，如纵隔神经母细胞瘤和甲状腺毒症，在新生儿中也有报道[80, 81]。

获得性乳糜胸：由医源性或外伤性损伤胸导管引起。可发生于颈部和胸部手术后并发症，特别是在心血管异常、先天性膈疝和食管闭锁手术后[82–85]。其他原因包括锁骨下静脉导管置管术、继发于中心静脉导管的上腔静脉或锁骨下静脉血栓形成[86, 87]、胸导管插入[88]及躯干过度伸展的创伤性分娩[89]。此外，在婴儿中曾报道过操作不当导致胸导管破裂的病例[90, 91]。

（五）临床表现

乳糜胸的发病症状通常与胸膜腔内淋巴液的积聚有关。呼吸窘迫症状，如呼吸急促、呼吸困难、发绀和胸部回缩，与胸腔积液体征（叩诊浊音和患侧呼吸音减弱、纵隔向健侧移位）相关联[48]。

临床症状的出现时间因乳糜胸的类型而异。产前发现的先天性乳糜胸会改变肺部发育进程，导致出生时就出现呼吸窘迫症状；如果未发生肺发育不全情况，症状会在出生后2周内变得明显。对于获得性乳糜胸，通常在损伤发生后1～2周出院胸腔积液症状。淋巴液外渗首先在后纵隔胸膜外聚集，纵隔胸膜破裂后方进入胸膜腔、压迫肺组织。胸导管直接损伤时，症状出现时间最短（5～7天）；腔静脉高压或血栓形成时，症状出现时间最长（10～14天）。

乳糜长期丢失的影响可能包括营养不良、体液和电解质失衡、代谢性酸中毒，最后由于淋巴细胞耗竭和低丙种球蛋白血症而导致免疫功能受损、院内感染和败血症的高风险[92]。

（六）诊断

胸片可以显示胸腔积液迹象：单侧或双侧胸腔浑浊伴肺受压和单侧乳糜胸纵隔结构移位（图11-3）。由于早产儿常并发肺部疾病，乳糜胸在早产儿中的诊断并不简单。此时，超声是诊断早产儿乳糜胸的有效检查方法（图11-4和图11-5）

胸腔引流液性质可确诊乳糜胸。起始引流液呈浆液性，喂奶后变成乳糜液。典型的乳糜液由以下成分构成：①升高的总蛋白、白蛋白和电解质水平；②淋巴细胞为主的白细胞；③升高的甘油三酯、胆固醇和总脂肪水平。总脂肪超过400mg/dl，同时伴有甘油三酯超过110mg/dl，白细胞计数中淋巴细胞比例为80%～100%，是鉴别诊断乳糜胸和其他类型胸腔积液的有效依据。但对于未进食的新生儿，引流液中的脂肪含量很低，蛋白质和电解质含量与血清相似或低于血清。因此，在禁食新生儿中，最有效诊断乳糜胸的方法是对引流液进行全血细胞计数和分类，当淋巴细胞在白细胞中所占比例超过80%～90%时，可确认为淋巴积液[93]。胸腔引流液性质判断可较易判别乳糜液，但很难确认其机制和胸导管及其分支的完整性。

淋巴闪烁显像对于难治性乳糜胸的病因诊断非常有用，可以与单光子发射计算机断层扫描（single-photon emission computed tomography-computed tomography，SPECT）相结合，提供更

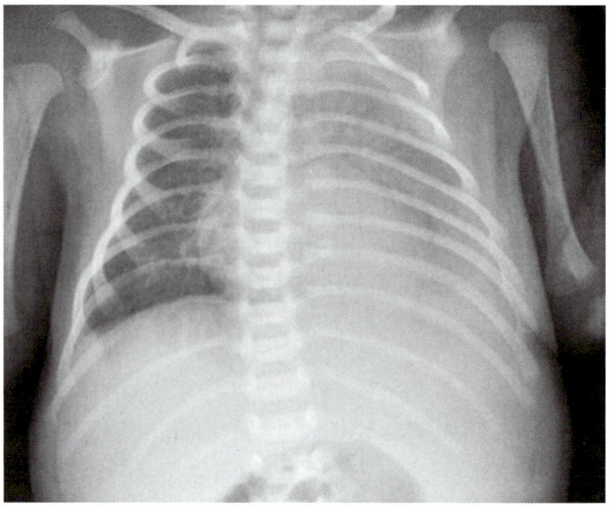

▲ 图 11-3 胸部 X 线显示左半胸浑浊

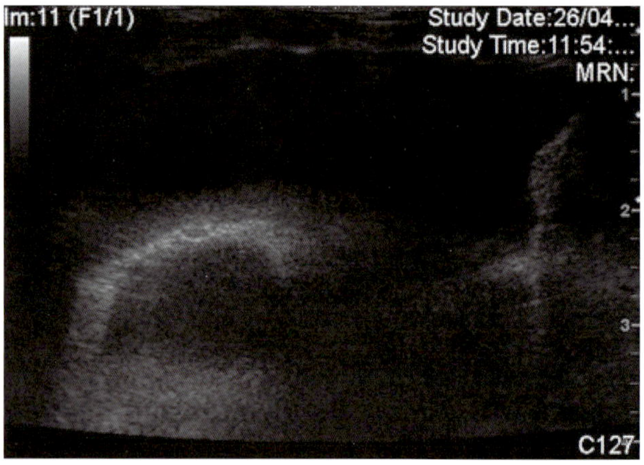

▲ 图 11-4 肺超声矢状面显示胸腔积液的存在

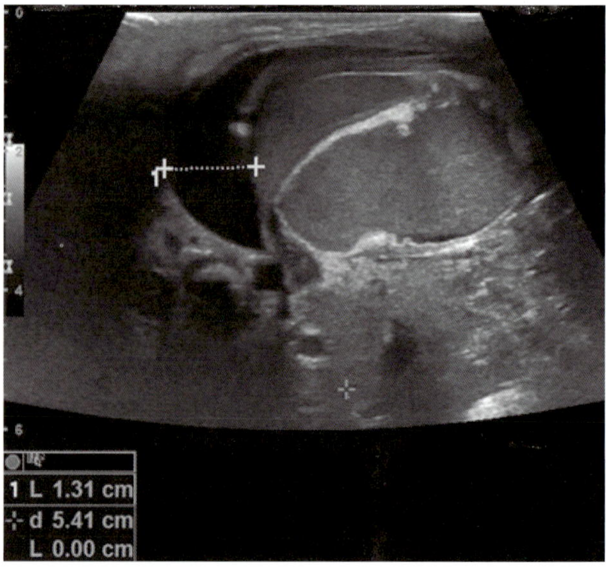

▲ 图 11-5 肺部超声横切面显示存在胸腔积液

具体的解剖信息[94]。

（七）治疗

支持治疗和保守治疗（积液引流、机械辅助呼吸支持和饮食限制）被认为是乳糜胸的一线治疗方法，占成功病例的 80% 以上[46]。如果药物治疗未能减少乳糜液流量，胸导管无法愈合，则应考虑手术治疗[95]。大多数学者认为在考虑手术前，应至少进行 2～4 周的非手术治疗[96, 97]。但是，新生儿乳糜胸并非全部为先天性的，不同医疗管理方案与高达 20% 的死亡率相关[51]。如果在非手术治疗期间，婴儿的营养或代谢状态呈进展性下降，应及时行手术干预。

乳糜胸的处理主要包括抽吸胸腔积液（胸腔穿刺术），用于诊断和及时缓解呼吸衰竭。重症乳糜胸患儿可能需要机械辅助通气。如果积液引起呼吸道症状或积液反复出现，则需要留置胸腔引流管以持续引流[46]。它使肺部保持充分扩张，这对于密封乳糜漏是必要的（图 11–6）。尽管近年来有学者建议在高排量或持续性渗漏时应进行更积极的治疗，胸腔引流管留置时间一般为 1～4 周[51, 66]。长时间引流会导致低蛋白血症、电解质丢失、淋巴细胞减少和呼吸机使用时间延长，增加致残和致死风险[65]。因此，如果确定了渗漏部位且每天引流量较高，则建议早期手术，可缩短胸管引流时间，降低并发症发生风险[98]。

营养支持旨在提供足够的热量摄入以预防营养不良，减少乳糜液生成，促进淋巴管闭合；包括全肠外营养和富含中链脂肪酸（medium-chain triglyceride，MCT）的配方奶喂养。MCT 可直接被门静脉系统吸收，绕过淋巴引流，因此不会促进乳糜流动；然而，即使是经口喂水或含有 MCT 的配方奶也可能会导致胸腔积液再次积聚[46, 63, 99]。大多数研究表明，作为初始治疗，肠外营养和高 MCT 肠内营养的治疗结局几乎无差异，这些治疗措施或单纯胸腔引流在 3/4 的患儿有治疗作用[100]。总之，通常建议的治疗方案包括使用全肠外营养直至引流量明显减少，然后使用高 MCT 配方进行肠内营养，最后到常规喂养。

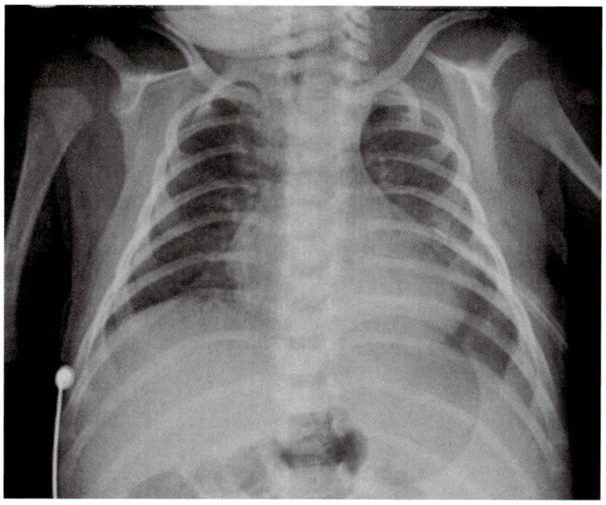

▲ 图 11–6 胸管置入后胸腔积液消退

必须通过胸管引流或超声来密切监测胸腔积液的再积聚[99]。此外，还需经常补充丢失的电解质和蛋白质，如白蛋白、丙种球蛋白、纤维蛋白原和脂溶性维生素。

近年来新增的药物治疗方案以生长抑素或奥曲肽为代表[101–105]。生长抑素是一种内源性激素，其作用包括抑制生长激素、胰岛素和胰高血糖素的释放。奥曲肽是一种合成生长抑素类似物，因其半衰期更长、效力更强及无须连续输注即可皮下给药而被更广泛地使用。其作用于胃肠道受体，通过收缩内脏血管来减少肠道血流量，降低肠动力，抑制胃、胰腺和胆汁分泌，从而减少脂肪吸收和乳糜分泌量[102, 106]。目前已用于获得性或先天性乳糜胸的治疗，对于营养支持抵抗患儿似乎是一种安全有效的辅助治疗。然而，一项发表于 2010 年的 Cochrane 综述没有得出其使用后是否有效果的结论[105]；随后一项研究中的作者认为，其患者中观察到的胸腔积液减少可能反映了先天性乳糜胸的自然病程，而不一定是奥曲肽的治疗作用[103]。但最近一项样本量相对较大的新生儿先天性乳糜胸研究显示，生长抑素 / 奥曲肽治疗显著减少了胸膜引流量和呼吸支持需求，并且没有不良反应、没有患儿需要手术治疗[107]。然而，由于报道病例数少且需要进行随机对照试验，在引入药物治疗的最佳时机、途径、剂量和治疗持续时间方面尚未达成共识。对于乳糜胸婴儿的循证治疗路径，一项回顾性综述结论为，与单独完全肠内休息 / 全肠外营养相比，奥曲肽没有治疗优势 [108]。一氧化氮是治疗乳糜胸的另一种药物。有病例报道描述了其在肺和中心静脉高压新生儿难治性术后和先天性乳糜胸的成功治疗中的应用。肺动脉高压可导致功能性全身静脉阻塞和持续性乳糜漏，而一氧化氮可降低肺动脉压力 [109, 110]。最近，据报道称口服西地那非（一种 PDE5 特异性抑制药）可有效解决一例晚期早产儿先天性肺淋巴管扩张继发的先天性乳糜胸，其中奥曲肽治疗无效，其作用机制包括生成新的淋巴管，从而解决淋巴阻塞问题和乳糜胸的产生 [111]。

如果保守治疗失败，则进行手术治疗。目前的各类治疗方法均未经过随机对照试验验证，因此没有标准化的治疗指南。部分临床中心使用每天引流量作为临床改善或失败的指标，即非手术治疗 4 周后引流量仍＞10ml/（kg・d），则为临床治疗失败 [96]。目前并无明确的引流量标准来表明病情有无缓解，但如果引流量并未逐渐减少或呈波动状，提示非手术治疗效果可能欠佳 [98]。手术方案包括胸导管结扎、胸膜腹膜分流术、胸膜固定术和胸膜切除术，通常联合使用上述方法。

- 如果可以确定渗漏部位，胸导管结扎是权威性治疗方案。
- 纤维蛋白胶和氩束凝固也被用作渗漏位置不明确的辅助治疗手段，特别是在小早产儿中 [112, 113]。
- 传统的手术技术包括后外侧开胸手术并尝试在胸导管进入胸腔的位置处结扎胸导管，该区域手术视野较差，尤其是婴儿。
- 对比之下，胸腔镜手术优点包括：手术视野放大，进而帮助识别胸导管和乳糜漏位置；显著减少术后疼痛并避免了生长发育带来的胸壁畸形。
- 将直接密封、局部胸膜固定术和纤维蛋白胶应用相结合，可显著提高泄漏封堵的成功率 [114]。
- 胸腹膜分流术是一种治疗乳糜胸的方法，它将胸膜腔连接到腹膜腔，在不流失液体的情况下提供乳糜引流。分流术已成功用于对保守治疗无效的儿童、早产儿和胎儿 [77, 115]。然而，由于在 30%～50% 的病例中报道了严重的并发症，如分流管堵塞或移位，该手术如今在新生儿中较少实施 [116]。
- 胸膜固定术可通过化学方法（通过胸管将硬化剂，包括聚维酮碘、OK-432、四环素、滑石粉，注入胸膜腔）或通过手术机械刺激壁层胸膜，可能与胸膜切除术相关。该方法已用于药物治疗失败且未进行导管结扎的情况。在过去几年中，化学胸膜固定术已被提议作为小婴儿手术的替代方案，以限制这些患者的侵入性手术。有研究称，土霉素可有效治疗早产儿乳糜胸 [117]。OK-432 已被用作新生儿和与非免疫性水肿相关的严重乳糜胸胎儿的有效硬化剂 [118, 119]。聚维酮碘是治疗新生儿难治性乳糜胸的一种安全有效的选择，结合研究报道结果，即治疗成功率高达 80%、无死亡发生、不良反应可控、无长期后遗症，聚维酮碘似乎是化学胸膜固定术的首选药物，但仍需要多中心随机对照研究来证实其效果 [120]。
- 先天性乳糜胸婴儿会出现明显的体液流失和潜在的严重代谢、免疫和营养并发症 [121]。当这些患儿有院内感染高风险迹象时，提示需要早期手术干预。然而，对于先天性乳糜胸患儿，由于病程变化导致胸导管更难以定位和结扎，纤维蛋白凝结或不利的压力梯度而导致分流故障，因此胸膜固定术的成功率差异也较大 [96]。
- 胸腔镜壁层胸膜夹闭是最近提出的一种安全且成功的手术方法 [98]，技术相对简单，可以快速控制乳糜胸，减少胸管引流量。其替代方法是在邻近椎体的主动脉、奇静脉和食管之间，对胸导管及其周围组织进行大规模结扎 [122]。
- 透视引导下经皮胸导管栓塞术是另一种治疗乳糜胸的介入治疗方法，已成功应用于儿童和成人 [123, 124]。但是，由于小儿胸导管栓塞手术过程较具挑战，尤其是在婴儿中，其淋巴管造影文献仅限于病例报道。在一项有 6 名 9 月龄或更小年龄儿童的病例系列报道中，仅2个病例可见中央淋巴管，均成功治疗，由此该作者认为，鉴于小年龄儿童对比剂推荐剂量低、淋巴管较小，胸导管栓塞术成功率会降低[125]。

（八）产前管理

每12 000～15 000例妊娠中就会发生1例先天性乳糜胸，是新生儿期胸腔积液最常见原因[126]。由于胎儿血液中淋巴细胞的正常平均百分比>80%，因此该指标在产前不适用于乳糜液的判别，可使用通用术语“胸腔积水”[54]。随着产前超声技术提升，乳糜胸被诊断出的频率越来越高，呈现出不同的自然病程，从自发消退到进展为可能危及生命的水肿[127]。据报道，总死亡率为22%～53%，与胎儿特征（染色体异常、先天性畸形和胎儿水肿）、胎龄、乳糜胸持续时间及其严重程度相关[99]。胸水产生的次要原因，包括染色体异常、感染、心脏畸形和其他结构畸形，均可导致胎儿死亡或新生儿死亡率较高[126]。由于胸腔积液在胎儿期呈占位性肿块阻碍肺发育，进而导致肺发育不全，因此，胎儿期诊断的乳糜胸，其预后较出生后诊断的更差[128]。

随着胎儿治疗技术的进步，严重胸腔积液胎儿的临床结局有所改善[129]。反复经腹胸腔穿刺术、胸腔羊膜腔分流术、较少见的子宫内胸膜固定术等产前干预手段，可改变自然病程，提高胎儿存活率[54, 55, 130]。但这些治疗方式的疗效比较仍存在争议，每种干预措施的适应证可能会有所不同，取决于积液进展、妊娠状态和胎儿的整体状况等[131]。产前治疗的好处包括预防肺发育不全、解决胎儿水肿、促进新生儿复苏和产房的呼吸管理。尤其是妊娠≤34周诊断的胎儿胸腔积液，接受产前治疗的胎儿存活率明显高于未接受治疗者[56]。但产前治疗可能导致并发症的发生，尤其是胸腔羊膜腔分流术后。早期并发症包括早产和胎膜早破、胸壁直接创伤、分流迁移或阻塞，以及胎儿死亡[128, 132, 133]；胸壁畸形是一种晚期并发症，妊娠≤20周放置分流器可增加胸壁畸形发生风险[134]。产前诊断胎儿胸腔积液后，其预后不良相关因素包括染色体异常和伴随的遗传综合征、胎儿水肿、早产、低出生体重和早发性气胸[127, 131]。最近的一项研究认为，胸腔羊膜分流和胎儿水肿在子宫内的逆转可显著提高新生儿存活率，并且胸腔羊膜腔分流与出生的时间间隔越长，新生儿存活率越高[135]。目前已提出针对胎儿胸腔积液的临床管理路径[54]，但尚未对产前先天性乳糜胸的处理达成共识。虽然产前管理仍存在争议，但早期诊断、产前胸腔穿刺术和积极的产后非手术治疗可以降低死亡率。

参考文献

[1] Bruschettini M, Romantsik O, Ramenghi LA, et al. Needle aspiration versus intercostal tube drainage for pneumothorax in the newborn. Cochrane Database Syst Rev. 2016;(1):CD011724. https://doi. org/10.1002/14651858.CD011724. pub2.
[2] Apiliogullari B, Sunam GS, Ceran S, et al. Evaluation of neonatal pneumothorax. J Int Med Res. 2011;39:2436-40.
[3] Litmanovitz I, Carlo WA. Expectant management of pneumothorax in ventilated neonates. Pediatrics. 2008; 122:e975-9.
[4] Stoll BJ, Kliegman RM. Extrapulmonary extravasation of air. In: Behrman RE, Kliegman RM, Jenson HB, editors. Nelson textbook of pediatrics. 17th ed. Philadelphia: WB Saunders; 2004. p. 586-7.
[5] Bhatia R, Davis PG, Doyle LW, et al. Identification of pneumothorax in very preterm infants. J Pediatr. 2011; 159(1): 115-120.e1.
[6] Walker MW, Shoemaker M, Riddle K, et al. Clinical process improvement: reduction of pneumothorax and mortality in high-risk preterm infants. J Perinatol. 2002;22:641-5.
[7] Seguier-Lipszyc E, Elizur A, Klin B, et al. Management of primary spontaneous pneumothorax in children. Clin Pediatr (Phila). 2011;50:797-802.
[8] Duong HH, Mirea L, Shah PS, et al. Pneumothorax in neonates: trends, predictors and outcomes. J Neonatal Perinatal Med. 2014;7:29-38.
[9] Currie GP, Alluri R, Christie GL, et al. Pneumothorax: an update. Postgrad Med J. 2007;83:461-5.
[10] Sharma A, Jindal P. Principles of diagnosis and management of traumatic pneumothorax. J Emerg Trauma Shock. 2008;1:34-41.

[11] Cizmeci MN, Kanburoglu MK, Akelma AZ, et al. An abrupt increment in the respiratory rate is a sign of neonatal pneumothorax. J Matern Fetal Neonatal Med. 2015;28: 583-7.
[12] Madansky DL, Lawson EE, Chernick V, et al. Pneumothorax and other forms of pulmonary air leak in newborns. Am Rev Respir Dis. 1979;120:729-37.
[13] Primhak RA. Factors associated with pulmonary air leak in premature infants receiving mechanical ventilation. J Pediatr. 1983;102:764-8.
[14] Esme H, Doğru O, Eren S, et al. The factors affecting persistent pneumothorax and mortality in neonatal pneumothorax. Turk J Pediatr. 2008;50:242-6.
[15] Miller JD, Carlo WA. Pulmonary complications of mechanical ventilation in neonates. Clin Perinatol. 2008; 35: 273-81.
[16] Klinger G, Ish-Hurwitz S, Osovsky M, et al. Risk factors for pneumothorax in very low birth weight infants. Pediatr Crit Care Med. 2008;9:398-402.
[17] Morley CJ, Davis PG, Doyle LW, et al. COIN trial investigators. Nasal CPAP or intubation at birth for very preterm infants. N Engl J Med. 2008;358(7):700-8.
[18] SUPPORT Study Group of the Eunice Kennedy Shriver NICHD Neonatal Research Network, Finer NN, Carlo WA, Walsh MC, et al. Early CPAP versus surfactant in extremely preterm infants. N Engl J Med. 2010;362(21):1970-9.
[19] Ngerncham S, Kittiratsatcha P, Pacharn P. Risk factors of pneumothorax during the first 24 hours of life. J Med Assoc Thail. 2005;88:S135-41.
[20] Zanardo V, Padovani E, Pittini C, et al. The influence of timing of elective cesarean section on risk of neonatal pneumothorax. J Pediatr. 2007;150(3):252-5.
[21] Boo NY, Cheah IG, Malaysian National Neonatal Registry. Risk factors associated with pneumothorax in Malaysian neonatal intensive care units. J Paediatr Child Health. 2011;47:183-90.
[22] Benterud T, Sandvik L, Lindemann R. Cesarean section is associated with more frequent pneumothorax and respiratory problems in the neonate. Acta Obstet Gynecol Scand. 2009;88:359-61.
[23] McIntosh N, Becher JC, Cunningham S, et al. Clinical diagnosis of pneumothorax is late: use of trend data and decision support might allow preclinical detection. Pediatr Res. 2000;48:408-15.
[24] O'Connor AR, Morgan WE. Radiological review of pneumothorax. BMJ. 2005;330:1493-7.
[25] Tocino I, Miller MH. Computed tomography in blunt chest trauma. J Thorac Imaging. 1987;2:45-59.
[26] Liu J, Chi JH, Ren XL, et al. Lung ultrasonography to diagnose pneumothorax of the newborn. Am J Emerg Med. 2017;35:1298-302.
[27] Husain LF, Hagopian L, Wayman D, et al. Sonographic diagnosis of pneumothorax. J Emerg Trauma Shock. 2012;5:76-81.
[28] De Luca C, Valentino M, Rimondi MR, et al. Use of chest sonography in acute-care radiology. J Ultrasound. 2008;11:125-34.
[29] Murphy M, Nagdev A, Sisson C. Lack of lung sliding on ultrasound does not always indicate a pneumothorax. Resuscitation. 2008;77(2):270.
[30] Ball CG, Kirkpatrick AW, Feliciano DV. The occult pneumothorax: what have we learned? Can J Surg. 2009;52:E173-9.
[31] Blaivas M, Lyon M, Duggal S. A prospective comparison of supine chest radiography and bedside ultrasound for the diagnosis of traumatic pneumothorax. Acad Emerg Med. 2005;12:844-9.
[32] Lichtenstein DA, Menu Y. A bedside ultrasound sign ruling out pneumothorax in the critically ill. Lung sliding. Chest. 1995;108:1345-8.
[33] Lichtenstein DA, Mezière G, Lascols N, et al. Ultrasound diagnosis of occult pneumothorax. Crit Care Med. 2005;33:1231-8.
[34] Lichtenstein D, Mezière G, Biderman P, et al. The comet-tail artifact: an ultrasound sign ruling out pneumothorax. Intensive Care Med. 1999;25:383-8.
[35] Soldati G, Testa A. Pignataro G et al. The ultrasonographic deep sulcus sign in traumatic pneumothorax. Ultrasound Med Biol. 2006;32:1157-63.
[36] Lichtenstein D, Mezière G, Biderman P, et al. The "lung point": an ultrasound sign specific to pneumothorax. Intensive Care Med. 2000;26:1434-40.
[37] Parekh UR, Maguire AM, Emery J, et al. Pneumothorax in neonates: complication during endotracheal intubation, diagnosis, and management. J Anaesthesiol Clin Pharmacol. 2016;32:397-9.
[38] Katar S, Devecioğlu C, Kervancioğlu M, et al. Symptomatic spontaneous pneumothorax in term newborns. Pediatr Surg Int. 2006;22:755-8.
[39] Cloherty JP, Eichenwald EC, Stark AR. Pulmonary air leak. Manual of neonatal care. 7th ed. Philadelphia: Lippincott Williams & Wilkins; 2011.
[40] Trevisanuto D, Doglioni N, Ferrarese P, et al. Neonatal pneumothorax: comparison between neonatal transfers and inborn infants. J Perinat Med. 2005;33:449-54.
[41] Ilçe Z, Gündogdu G, Kara C, et al. Which patients are at risk? Evaluation of the morbility and mortality in newborn pneumothorax. Indian Pediatr. 2003;40:325-8.
[42] Ainsworth AP, Ruager AR. Holtved Neonatal pneumothorax. Ugerskr Laeger. 2000;162:6679-82.
[43] Vibede L, Vibede E, Bendtsen M, et al. Neonatal pneumothorax: a descriptive regional Danish study. Neonatology. 2017;111:303-8.
[44] Powers WF, Clemens JD. Prognostic implications of age at detection of air leak in very low birth weight infants requiring ventilatory support. J Pediatr. 1993;123:611-7.
[45] Hill A, Perlman JM, Volpe JJ. Relationship of pneumothorax to occurrence of intraventricular hemorrhage in the premature newborn. Pediatrics. 1982;69:144-9.
[46] Soto-Martine M, Massie J. Chylothorax: diagnosis and management in children. Paediatr Respir Rev. 2009;10:199-207.
[47] van Straaten HL, Gerards LJ, Krediet TG. Chylothorax in the neonatal period. Eur J Pediatr. 1993;152:2-5.
[48] Rocha G, Fernandes P, Rocha P, Quintas C, Martins T, Proença E. Pleural effusions in the neonate. Acta Paediatr. 2006;95:791-8.
[49] Long WA, Lawson EE, Harned HS Jr, Kraybill EN. Pleural

effusion in the first days of life: a prospective study. Am J Perinatol. 1984;1:190-4.
[50] Ergaz Z, Bar-Oz B, Yatsiv I, Arad I. Congenital chylothorax: clinical course and prognostic significance. Pediatr Pulmonol. 2009;44:806-11.
[51] Downie L, Sasi A, Malhotra A. Congenital chylothorax: associations and neonatal outcomes. J Paediatr Child Health. 2014;50:234-8.
[52] Bessone LN, Ferguson TB, Burford TH. Chylothorax: collective review. Ann Thorac Surg. 1971;12:527-50.
[53] Vain NE, Swarner OW, Cha CC. Neonatal chylothorax. A report and discussion of nine consecutive cases. J Pediatr Surg. 1980;15:261-5.
[54] Rustico MA, Lanna M, Coviello D, Smoleniec J, Nicolini U. Fetal pleural effusion. Prenat Diagn. 2007;27:793-9.
[55] Deurloo KL, Devlieger R, Lopriore E, Klumper FJ, Oepkes D. Isolated fetal hydrothorax with hydrops: a systematic review of prenatal treatment options. Prenat Diagn. 2007;27:893-9.
[56] Lee CJ, Tsao PN, Chen CY, Hsieh WS, Liou JY, Chou HC. Prenatal therapy improves the survival of premature infants with congenital chylothorax. Pediatr Neonatol. 2016;57:127-32.
[57] Butler MG, Isogal S, Weinstein BM. Lymphatic development. Birth Defects Res C Embryo Today. 2009; 87: 222-31.
[58] Sabin FR. The origin and development of the lymphatic system. Johns Hopkins Hospital Rep. 1916;17:347-440.
[59] McKendry JBJ, Lindsey WK, Gerstein MC. Congenital defects of the lymphatics in infancy. Pediatrics. 1957;19:21.
[60] Jr MJL. Diagnosis and management of chylothorax. Chest Surg Clin N Am. 1996;6:139-48.
[61] Sassoon CS, Light RW. Chylothorax and pseudochylothorax. Clin Chest Med. 1985;6:163-71.
[62] Harvey JG, Houlsby W, Sherman K, Gough MH. Congenital chylothorax: report of a unique case associated with 'H'-type tracheo-oesophageal fistula. Br J Surg. 1979;46:485-7.
[63] Williams KR, Burford TH. The management of chylothorax. Ann Surg. 1964;160:131-40.
[64] Curci MR, Debbins AW. Bilateral chylothorax in a newborn. J Pediatr Surg. 1980;15:663-5.
[65] Wasmuth-Pietzuch A, Hansmann M, Bartmann P, Heep A. Congenital chylothorax: lymphopenia and high risk of neonatal infections. Acta Paediatr. 2004;93:220-4.
[66] Bialkowski A, Poets CF, Franz AR. Erhebungseinheit fur seltene padiatrische Erkrankungen in Deutschland Study Group. Congenital chylothorax: a prospective nationwide epidemiological study in Germany. Arch Dis Child Fetal Neonatal Ed. 2015;100:F169-72.
[67] Rocha G. Pleural effusions in the neonate. Curr Opin Pulm Med. 2007;13:305-11.
[68] Waller K, Chaithongwongwatthana S, Yamasmit W, Donnenfeld AE. Chromosomal abnormalities among 246 fetuses with pleural effusions detected on prenatal ultrasound examination; factors associated with an increased risk of aneuploidy. Genet Med. 2005;7:417-21.
[69] Morphis IG, Arcinne EL, Krause JR. Generalized lymphangioma in infants with chylothorax. Pediatrics. 1970;46:566-75.
[70] Dunkelman H, Sharief N, Berman L, Ninan T. Generalised lymphangiomatosis with chylothorax. Arch Dis Child. 1989;64:1058-60.
[71] Thomas HM, Shaw NJ, Weindling AM. Generalized lymphangiomatosis with chylothorax. Arch Dis Child. 1990;65:334.
[72] Noonan J, Walter LR, Reeves JT. Congenital pulmonary lymphangiectasis. Am J Dis Child. 1970;120:314-9.
[73] Moerman P, Vandenberghe K, Devlieger H, Van Hole C, Fryns JP, Lauweryns JM. Congenital pulmonary lymphangiectasis with chylothorax: a heterogeneous lymphatic vessel abnormality. Am J Med Genet. 1993;47:54-8.
[74] Hunter W, Becroft D. Congenital pulmonary lymphangiectasis associated with pleural effusions. Arch Dis Child. 1984; 59: 278-9.
[75] Browse NL, Allen DR, Wilson NM. Management of chylothorax. Br J Surg. 1997;84:1711-6.
[76] Van Aerde J, Campbell AN, Smyth JA, Lloyd D, Bryan MH. Spontaneous chylothorax in newborns. Am J Dis Child. 1984;138:961-4.
[77] Picone O, Benachi A, Mandelbrot L, Ruano R, Dumez Y, Dommergues M. Thoracoamniotic shunting for fetal pleural effusions with hydrps. Am J Obstet Gynecol. 2004;191:2047-50.
[78] Mussat P, Dommergues M, Parat S, et al. Congenital chylothorax with hydrops: postnatal care and outcome following antenatal diagnosis. Acta Pediatr. 1995;84:749-55.
[79] Weber AM, Philipson EH. Fetal pleural effusion: a review and meta-analysis for prognostic indicators. Obstet Gynecol. 1992;79:281-6.
[80] Easa D, Balaraman V, Ash K, Thompson B, Boychuk R. Congenital chylothorax and mediastinal neuroblastoma. J Pediatr Surg. 1991;26:96-8.
[81] Ibrahim H, Asamoah A, Krouskop RW, Lewis D, Webster P, Pramanik AK. Congenital chylothorax in neonatal thyrotoxicosis. J Perinatol. 1999;19:68-71.
[82] Chan SY, Lau W, Wong WH, Cheng LC, Chau AK, Cheung YF. Chylothorax in children after congenital heart surgery. Ann Thorac Surg. 2006;82:1650-6.
[83] Zuluaga MT. Chylothorax after surgery for congenital heart disease. Curr Opin Pediatr. 2012;24:291-4.
[84] Naik S, Greenough A, Zhang YX, Davenport M. Prediction of morbidity during infancy after repair of congenital diaphragmatic hernia. J Pediatr Surg. 1996;31:1651-4.
[85] Cevese PG, Vecchioni R, D'Amico DF, et al. Postoperative chylothorax. Six cases in 2,500 operations, with a survey of the worl literature. J Thorac Cardiovasc Surg. 1975;69:966-71.
[86] Kramer SS, Taylor GA, Garfinkel DJ, Simmons MA. Lethal chylothoraces due to superior vena caval thrombosis in infants. AJR. 1981;137:559-63.
[87] Ruggieto RP, Caruso G. Chylothorax - a complication of subclavian vein catheterization. J Parenter Enter Nutr. 1985;9:750-3.
[88] Kumar SP, Belik J. Chylothorax—a complication of chest tube placement in a neonate. Crit Care Med. 1984;12:411-2.
[89] Wilson-Storey D, MacKinlay GA. Thoraco-abdominal birth injury—presentation, diagnosis and management in an unusual case. Scott Med J. 1987;32:89-90.
[90] Ichikawa Y, Sato A, Sato K, et al. Chylothorax associated with child abuse. Pediatr Int. 2015;57:1202-4.

[91] Anderst JD. Chylothorax and child abuse. Pediatr Crit Care Med. 2007;8:394-6.
[92] Tutor JD. Chylothorax in infants and children. Pediatrics. 2014;133:722-33.
[93] Chernick V, Reed MH. Pneumothorax and chylothorax in the neonatal period. J Pediatr. 1970;76:624-32.
[94] Yang J, Codreanu I, Zhuang H. Minimal lymphatic leakage in an infant with chylothorax detected by lymphoscintigraphy SPECT/CT. Pediatrics. 2014;134:e606-10.
[95] Lopez-Gutierrez JC, Tovar JA. Chylothorax and chylous ascites: management and pitfalls. Semin Pediatr Surg. 2014;23:298-302.
[96] Beghetti M, La Scala G, Belli D, Bugmann P, Kalangos A, Le Coultre C. Etiology and management of pediatric chylothorax. J Pediatr. 2000;136:653-8.
[97] Büttiker V, Fanconi S, Burger R. Chylothorax in children: guidelines for diagnosis and management. Chest. 1999; 116:682-7.
[98] Clark ME, Woo RK, Johnson SM. Thoracoscopic pleural clipping for the management of congenital chylothorax. Pediatr Surg Int. 2015;31:1133-7.
[99] Dubin PJ, Kind IN, Gallagher PG. Congenital chylothorax. Curr Opin Pediatr. 2000;12:505-9.
[100] Cormack BE, Wilson NJ, Finucane K, West TM. Use of monogen for pediatric postoperative chylothorax. Ann Thorac Surg. 2004;77:301-5.
[101] Rasiah SV, Oei J, Lui K. Octreotide in the treatment of congenital chylothorax. J Paediatr Child Health. 2004;40:585-8.
[102] Helin RD, Angeles ST, Bhat R. Octreotide therapy for chylothorax in infants and children: a brief review. Pediatr Crit Care Med. 2006;7:576-9.
[103] Horvers M, Mooij CF, Antonius TA. Is octreotide treatment useful in patients with congenital chylothorax? Neonatology. 2012;101:225-31.
[104] Shah D, Sinn JK. Octreotide as therapeutic option for congenital idiopathic chylothorax: a case series. Acta Paediatr. 2012;101:e151-5.
[105] Das A, Shah PS. Octreotide for the treatment of chylothorax in neonates. Cochrane Database Syst Rev. 2010:CD006388. https://doi.org/10.1002/14651858.CD006388.pub2.
[106] Roehr CC, Jung A, Proquitté H, et al. Somatostatin or octreotide as treatment options for chylothorax in young children: a systematic review. Intensive Care Med. 2006;32:650-7.
[107] Yin R, Zhang R, Wang J, et al. Effects of somatostatin/octreotide treatment in neonates with congenital chylothorax. Medicine. 2017;96(29):e7594.
[108] Church JT, Antunez AG, Dean A, et al. Evidence-based management of chylothorax in infants. J Pediatr Surg. 2017;52:907-12.
[109] Berkenbosch JW, Withington DE. Management of postoperative chylothorax with nitric oxide: a case report. Crit Care Med. 1999;27:1022-4.
[110] Oh JH, Lee G, Lee JH. Congenital chylothorax and pulmonary hypertension complicated with heart failure and hepatopathy. Pediatr Int. 2013;55:e7-10.
[111] Malleske DT, Yoder BA. Congenital chylothorax treated with oral sildenafil: a case report and review of the literature. J Perinatol. 2015;35:384-6.
[112] Nguyen D, Tchervenkov CI. Successful management of postoperative chylothorax with fibrin glue in a premature neonate. Can J Surg. 1994;37:158.
[113] Rifai N, Sfeir R, Rakza T, et al. Successful management of severe chylothorax with argon plasma fulguration and fibrin glue in a premature infant. Eur J Pediatr Surg. 2003;13:324-6.
[114] Slater BJ, Rothenberg SS. Thoracoscopic thoracic duct ligation for congenital and acquired disease. J Laparoendosc Adv Surg Tech A. 2015;25:605-7.
[115] Wolff AB, Silen ML, Kokoska ER, Rodgers BM. Treatment of refractory chylothorax with externalized pleuroperitoneal shunts in children. Ann Thorac Surg. 1999;68:1053-7.
[116] Engum SA, Rescorla FJ, West KW, Scherer LR 3rd, Grosfeld JL. The use of pleuroperitoneal shunts in the management of persistent chylothorax in infants. J Pediatr Surg. 1999;34:286-90.
[117] Utture A, Kodur V, Mondkar J. Chemical pleurodesis with oxytetracycline in congenital chylothorax. Indian Pediatr. 2016;53:1105-6.
[118] Matsukuma E, Aoki Y, Sakai M, et al. Treatment with OK-432 for persistent congenital chylothorax in newborn infants resistant to octreotide. J Pediatr Surg. 2009;44:e37-9.
[119] Chen M, Chen CP, Shih JC, et al. Antenatal treatment of chylothorax and cystic hygroma with OK-432 in nonimmune hydrops fetalis. Fetal Diagn Ther. 2005;20:309-15.
[120] Scottoni F, Fusaro F, Conforti A, Morini F, Bagolan P. Pleurodesis with povidone-iodine for refractory chylothorax in newborns: personal experience and literature review. J Pediatr Surg. 2015;50:1722-5.
[121] Al-Tawil K, Ahmed G, Al-Hathal M, Al-Jarallah Y, Campbell N. Congenital chylothorax. Am J Perinatol. 2000;17:121-6.
[122] Platis IE, Nwogu CE. Chylothorax. Thorac Surg Clin. 2006;16:546-9.
[123] Cope C. Management of chylothorax via percutaneous embolization. Curr Opin Pulm Med. 2004;10:311-4.
[124] Itkin M, Krishnamurthy G, Naim MY, Bird GL, Keller MS. Percutaneous thoracic duct embolization as a treatment for intrathoracic chyle leaks in infants. Pediatrics. 2011;128:e237-41.
[125] Majdalany BS, Saad WA, Chick JFB, Khaja MS, Cooper KJ, Srinivasa RN. Pediatric Lymphangiography, thoracic duct embolization and thoracic duct disruption: a single-institution experience in 11 children with chylothorax. Pediatr Radiol. 2018;48:235-40.
[126] Shih YT, Su PH, Chen JY, Lee IC, Hu JM, Chang HP. Common etiologies of neonatal pleural effusion. Pediatr Neonatol. 2011;52:251-5.
[127] Ruano R, Ramalho AS, Cardoso AK, Moise K Jr, Zugaib M. Prenatal diagnosis and natural history of fetuses presenting with pleural effusion. Prenat Diagn. 2011;31:496-9.
[128] Derderian SC, Trivedi S, Farrell J, et al. Outcomes of fetal intervention for primary hydrothorax. J Pediatr Surg.

2014;49:900-3; discussion 903-904.
[129] Mallmann MR, Graham V, Rosing B, et al. Thoracoamniotic shunting for fetal hydrothorax: predictors of intrauterine course and postnatal outcome. Fetal Diagn Ther. 2017; 41:58-65.
[130] Yang YS, Ma GC, Shih JC, et al. Experimental treatment of bilateral fetal chylothorax using in-utero pleurodesis. Ultrasound Obstet Gynecol. 2012;39:56-62.
[131] Yinon Y, Kelly E, Ryan G. Fetal pleural effusions. Best Pract Res Clin Obstet Gynaecol. 2008;22:77-96.
[132] Peranteau WH, Adzick NS, Boelig MM, et al. Thoracoamniotic shunts for the management of fetal lung lesions and pleural effusions: a single-institution review and predictors of survival in 75 cases. J Pediatr Surg. 2015;50:301-5.
[133] Mon RA, Treadwell MC, Berman DR, et al. Outcomes of fetuses with primary hydrothorax that undergo prenatal intervention (prenatal intervention for hydrothorax). J Surg Res. 2018;221:121-7.
[134] Merchant AM, Peranteau W, Wilson RD, et al. Postnatal chest wall deformities after feal thoracoamniotic shunting for congenital cystic adenomatoid malformation. Fetal Diagn Ther. 2007;22:435-9.
[135] Dorsi M, Giuseppi A, Lesage F, et al. Prenatal factors associated with neonatal survival of infants with congenital chylothorax. J Perinatol. 2018;38:31-4.

第 12 章 先天性肺气道畸形：从产前诊断到术后随访

Congenital Pulmonary Airway Malformations: From the Prenatal Diagnosis to the Postoperative Follow-Up

Arnaud Bonnard 著
武玉睿 译

近几年来，关于先天性肺气道畸形的一些事发生了演化。从对畸形的认识到产前诊断，再到微创手术的兴起，CPAM 已成为全世界儿童外科医生关注的课题。最近的出版物大多只涉及手术，或者在新设备的帮助下微创手术日益扩大的适应证。最近对这些畸形的病理学的深入理解，尤其是CPAM 与胸膜肺母细胞瘤(pleuropulmonary blastoma，PPB ）之间的密切关系不容忽视。在第一部分，我们将讨论这些畸形的分类和病理。然后，我们将转向产前诊断并重点谈谈在重症 CPAM 中所需要的产前手术。最后，我们将讨论手术和随访工作。

一、组织病理学和肺发育

先天性肺畸形包括所有在肺发育过程中形成的肺囊性疾病。这包括先天性囊性腺瘤样畸形（congenital cystic adenomatoid malformation，CCAM ）、肺隔离症、支气管源性囊肿和胸膜肺母细胞瘤。囊肿的形成可能与某些密切影响囊肿体积（水肿、胎儿窘迫）或周围器官的压迫等产前并发症有关。尽管已发现有些基因可以解释和更好地理解肺的形态发育，但 CPAM 发生的主要原因仍不明确。

（一）肺发育

传统的肺器官发生被描述为部分重叠的 5 期[1]。在胚胎期（妊娠 26～52 天），源自原始前肠的内胚层生长分裂并形成早期的气管支气管树。在假腺期（妊娠 52 天～16 周），原始气道的上皮细胞开始分化为神经内分泌细胞、纤毛细胞和杯状细胞，而软骨和平滑肌细胞则从间充质分化而来。气道分支模式在小管期或腺泡期（妊娠 16 周至 24～26 周）完成，未来的气体交换区正在发育：呼吸性细支气管增加，外周间质血管化，远端立方上皮分化为Ⅰ型和Ⅱ型肺泡细胞并产生表面活性物质。至 20 周时，出现了由毛细血管的发生发展形成的末端肺循环。囊泡期（妊娠 24～26 周至 36 周）则以肺表面活性物质生成系统的成熟、肺实质的生长、结缔组织或间质变薄、重要毛细血管网的发育为标志。肺泡期从妊娠 36 周持续到至少生后 18 个月，随着腺泡复杂性和气体交换面积的增加，此期形成真正的肺泡。当儿童外科医生面对 CPAM，尤其是要决定手术时，必须想到这一点。

（二）基因的参与

大量肺畸形相关基因的发现彻底改变了过去认为先天性肺畸形是由于在前面所讲的五期之中的某一期发生了简单事件造成的想法。此外，无论是囊性腺瘤样病变还是 PPB，这些基因在不同的畸形之间共享同一个分子通路。这让外科医生由偏重保守转为更为积极的决定。

在不同信号通路的影响下，在芽的伸长、芽的诱导和芽的阻滞等方面，目前的观点具有主导作用[2]。FGF 信号通路似乎在其酪氨酸激酶受体中发挥重要作用，它可刺激迁移、增殖、分化和存活。在这个家族中，FGF10 及其受体 FGFR2 在肺分支中的作用特别令人感兴趣（图 12-1）。在肺的增殖中，它似乎是一种能够诱导上皮细胞增殖和出芽的驱动力。因此，关于 FGF10 在分枝形态发生过程中控制肺芽的定向生长的假设已建立[3, 4]。具有反馈控制和抑制控制的不同信号通路（SHH 等）也在这一现象中发挥着重要作用。基因敲除小鼠已被用来证明这一假设。这强调了肺的形态发生和胸膜肺母细胞瘤共享相似的分子途径。根据在动物模型中获得的发现，以及在 CCAM 和 I 型 PPB 之间的微观相似性，很容易推测虽然 CCAM 和 PBB 构成不同，但都与 SHH-FGF10 信号传导失调引起的疾病相关。大多数研究都是基于手术标本的；因此，目前仍缺乏人胎儿的数据，很难将这两者紧密联系起来。然而，外科医生在处理肺部畸形时必须牢记这一点。

二、产前诊断

在先天性肺畸形的胎儿，其产前诊断和产前干预方面均已取得进展。2009 年报道的发病率为 1/（11 000～35 000）[5]。随着临床医生的认识不断提高和最新超声技术的普遍应用，诊断率越来越高。最近的报道发病率达 1/7200[6]。

通常在第二次产前超声筛查中会发现疑似的肺部畸形，超声主要有两个表现：高回声肺或囊性肺。支气管囊肿通常很容易诊断，表现为胸部孤立的囊性肿块。对于适当的产前管理，几个问题随之而来。

（一）产前诊断是什么

众所周知，这些畸形在妊娠期间经常会缩小。这是有文献报道的[7]。在个人未发表的系列

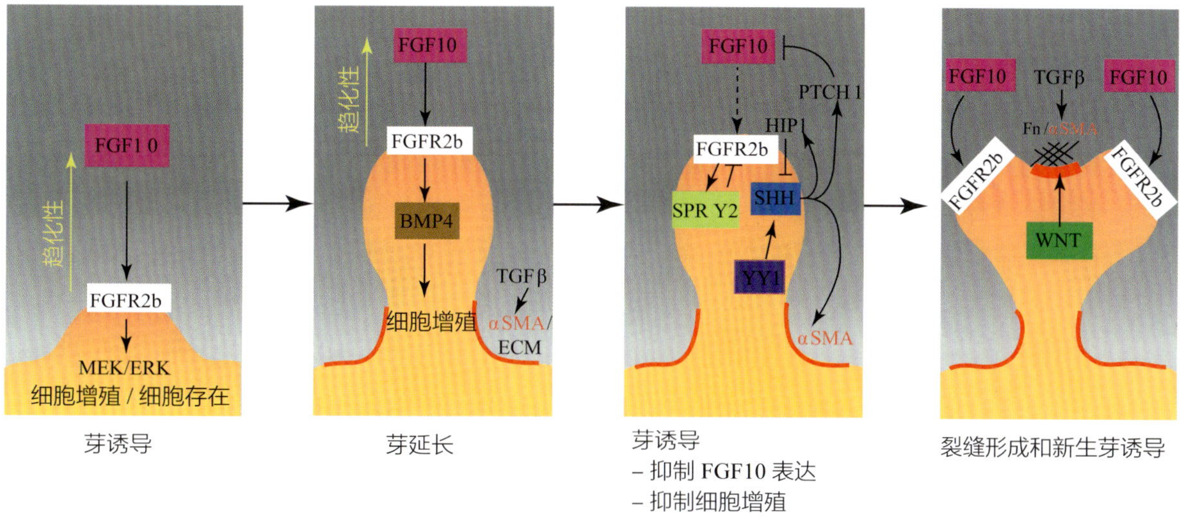

▲ 图 12-1　肺分支形态发生

间充质以灰色描绘，上皮以橙色描绘。FGF10 在间充质中动态表达。表达受体 FGFR2b 的上皮细胞通过芽形成和芽向 FGF10 的局部来源延伸来响应 FGF10 梯度。作为芽延长，SPRY2 和 SHH 的表达增加。两者都在调节 FGF10 表达和活性的负反馈回路中起作用，从而抑制芽的生长。随后，出现新的高浓度 FGF10 病灶并诱导芽尖分叉和裂缝形成。在该区域，由 TGF-β 和 WNT 信号通路诱导的 ECM 成分的合成阻止了进一步的出芽

经许可转载，引自 O. Boucherat. Paediatr Resp Rev 19 (2016) 62-68.

文章中，37 例患者在产前被诊断，有 12 例肺隔离症、20 例囊性腺瘤样畸形和 5 例混合病变。24 例（65%）减小，11% 变大，24% 保持稳定，既无进展也无缩小。这使得预测产前演化和出生时的临床表现成为可能。连续的超声监测是必要的，若发现任何胎儿窘迫的迹象或预计出生后会立即出现新生儿呼吸窘迫，母亲应在分娩前就转至三级儿科中心。

（二）超声检查是否能预测新生儿呼吸窘迫

文献中有不同的超声研究报道来预测这种出生后的演化[8]。肿块胸廓比（mass-to-thorax ratio，MTR）、先天性肺气道畸形体积比（congenital pulmonary airway malformation volume ratio，CVR）和 O/E LHR 的测量与胎儿或新生儿的发病率、死亡率和（或）是否需要产前干预相关。CVR<0.91 的胎儿出现不良结果或需要产前干预的可能性显著降低，并具有良好的灵敏度、特异度和阳性 / 阴性预测价值。MTR<0.51 对不良事件的阴性预测值为 0.96，灵敏度为 0.95。据报道，O/E LHR 的灵敏度较低，灵敏度为 0.84，特异度和阳性预测值分别为 0.73、0.68 和 0.52。MRI 并不总是必要的，但对于双侧病变，它可以帮助决定未来的管理。

一般来讲，病灶的大小、妊娠晚期纵隔移位的持续存在、胸腔积液相关因素是分娩前宫内转院至具有新生儿重症监护病房和儿科手术能力的三级中心的良好指标。在这种情况下，出现新生儿呼吸窘迫的风险很高，并且预示着需要进行新生儿早期手术。

（三）是否有胎儿窘迫的迹象

如果出现严重的新生儿窘迫，可能需要进行产前手术。如果在妊娠期间出现胎儿水肿，处理措施主要取决于 CPAM 的类型。伴积水的大囊型病变是引流的良好指征[9]，这可以提高新生儿的存活率（P<0.005）。引流管可能会移位和脱出。出于这个原因，需要在放置引流管后连续监测，以确保引流管保持在原位、水肿消退。有时，需要反复置管引流。

在微囊型（高回声肺），就无引流的指征。据报道，类固醇在这种情况下是有效的[10]。在这项回顾性研究中，对所有转诊至该中心的 CPAM 患者进行了回顾。13 例微囊型患者应用了倍他米松，其中 9 例出现非免疫性水肿。9 例患者中有 7 例（77.8%）水肿消退。并非所有胎儿都对单一疗程的类固醇有应答，有时可能需要多个疗程[11]。在这项回顾性研究中，单疗程的患者分别有 82% 的病灶变小和 88% 的水肿消退，而多个类固醇疗程的患者分别为 47% 和 56%。多疗程患者的生存率（86%）与单疗程患者（93%）相当，并且与未治疗的历史对照相比有所改善。多疗程接受者更需要开放胎儿手术，或者更早的产后手术。

最后，有些病例可进行胎儿手术[12]。有一项胎儿的回顾性研究对微囊性 CPAM 伴胎儿水肿的胎儿分别进行了开放胎儿手术和类固醇治疗。13 例患者接受了类固醇治疗，11 例患者进行了开放式胎儿手术。在类固醇组中，12 例（92%）存活至分娩，而开放胎儿手术组为 9 例（82%）。开放式胎儿手术组中只有 5 例（56%）存活到新生儿出院，而类固醇组中有 10 例（83%）存活。作者得出结论，在这些病例中，应考虑将类固醇作为一线治疗。

（四）产前应该做哪些工作

主要问题是关于产前诊断为 CPAM 的胎儿是否存在相关病变和畸形的可能性。尽管已有与气管食管瘘或胼胝体异常相关 CPAM 的罕见病例报道[13]，在新的5种 Stocker分类[14]中，Ⅰ型和Ⅲ型也被描述为有时与肾发育不全和心脏异常相关，但产前羊膜穿刺术检查核型并不常用。对于非 CPAM 胎儿，无论如何都应常规进行超声大筛查以寻找其他畸形。对于 CPAM 胎儿，则需要寻找可预测产后呼吸窘迫的产前因素和需要早期手术的患者。这种情况下推荐 MRI 检查并已有报道。在我们目前的实践中，MRI 并未系统地开展，而仅限于双侧病变的胎儿和（或）在妊娠晚期病变巨大造成持续存在的严重纵隔移位。Zamora 和 Coll 在 2014 年研究并报道了对肺肿块体积比（lung mass volume ratio，LMVR）、正常胎儿肺容积观察值 / 预期值之比（observed/expected normal fetal lung volume，O/E-NFLV）和病变肺容积比（lesion-to-lung volume ratio，LLV）的需求[15]。LMVR 是胎儿水肿的最强预测因子（OR=6.97，1.58～30.84，P=0.01），NNRD（OR=12.38，3.52～43.61，P≤0.001）>2.0 预测较差的围产期结局，灵敏度为 83%，特异度为 99%（AUC=0.94，P<0.001）。

（五）父母是否需要产前咨询

每个产前诊断出 CPAM 的父母都该进行产前咨询。必须与他们解释 CPAM，讨论病变类型、妊娠期可预测的演变、出生时的管理、手术和长期预后等。迄今为止，尚无发表的论文报道产前 CPAM 诊断对预后的影响。如前所述，识别可预测新生儿呼吸窘迫的产前因素是一个关键点，当然也有助于这些畸形宫内转院到 3 级中心，能够对这些婴儿进行快速的产后管理，从而获得良好的结局。

三、产后管理

（一）出生时

因为超过 90% 的产前诊断出 CPAM 的婴儿都表现良好，所以仅需儿科医生管理而外科医生甚至都见不到患者。应进行胸部 X 线检查以排除任何与肺气肿或大囊肿相关的纵隔移位及可能并发的气胸（图 12-2）。通常，这张 X 线并无明显异常，婴儿会被送回家，然后在门诊进行随访。在我们中心，曾对 1—3 月龄患儿进行 CT 检查。

约 10% 的患儿出现新生儿呼吸窘迫，严重者需要进行机械通气并入住重症监护病房[16]。儿科医生、外科医生和麻醉医生之间的讨论对于决定是否需要手术和手术时机很重要。通常在术前进行 CT 检查，以指导切除的方案并向患儿父母准确解释病情（图 12-3）。通常，术后过程比较简单，术后几天即可出院回家，这主要取决于出生时期、出生体重及什么时候可以停止机械通气。我们必须记住，患有严重 CPAM 且产前诊断为大囊肿的婴儿中的大多数都需要进行产前手术，如重复穿刺和胸羊膜腔分流术，从而导致早产风险。

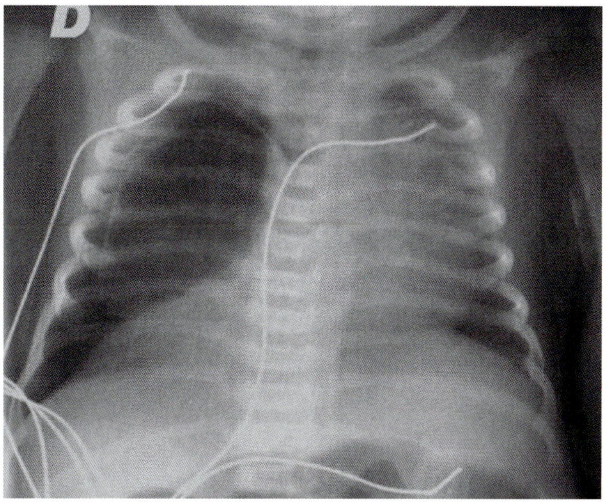

▲ 图 12-2 生后 1 天的胸部 X 线：右胸囊肿

羊水过多会增加这种风险，有时会使胎儿面临早产的风险，从而使产后管理变得困难，包括需要入住 NICU，最终需要机械通气，合并与早产相关的并发症（透明膜病、支气管肺发育不良）等[17]。

很少情况下，胸羊膜腔分流完全内化，需要在新生儿期手术将其移除，因为它有导致并发症的风险[18]。可以通过胸腔镜手术。

（二）治疗

如前所述，对于大多数患者来说，产后呼吸是平稳的。生后 1～3 个月进行 CT 检查，以确认 CPAM 的诊断、类型、定位和体循环动脉的存在与否，从而可以计划手术或保守治疗。

所有产前诊断的 CPAM 都应该手术治疗还是保守治疗？感染性并发症和误诊为 PPB 恶性肿瘤的风险，与肺切除术后的低术后并发症发生率相权衡，患者往往会选择手术。18 位专家也提出了这个问题，那就是与 CPAM 治疗最相关的问题是什么[18]。这篇论文对 10 篇文章进行了回顾和 Meta 分析并对该问题进行的回答。这些文章的入选标准是可以根据主要关注的结果即术后

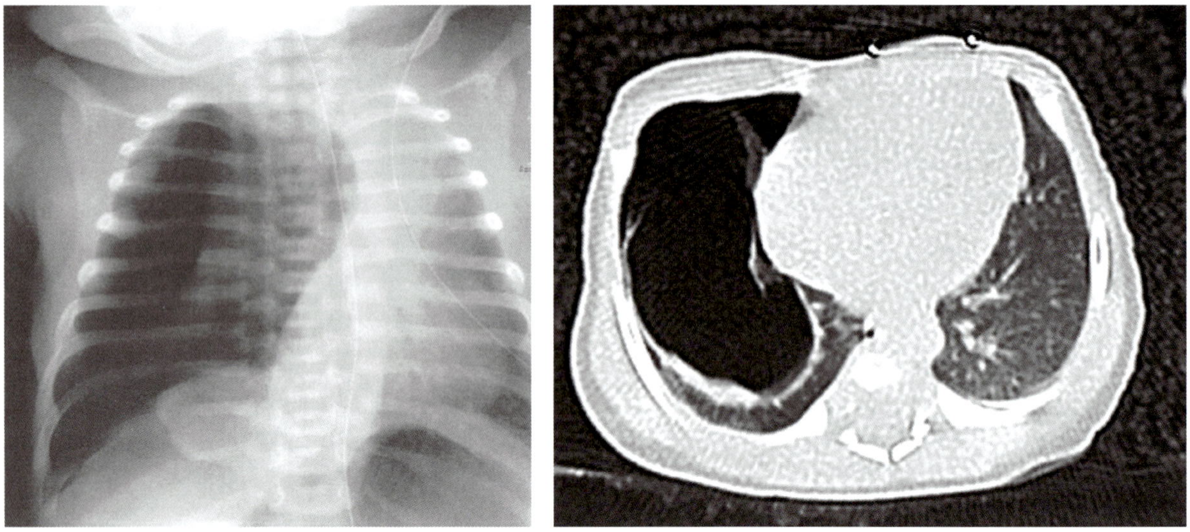

▲ 图 12-3　胸部 X 线和 CT 显示一个大囊肿，这个婴儿因呼吸窘迫需要在生后 10 天内接受手术治疗

发病率进行分析，包括呼吸窘迫、呼吸道感染、肺炎、气胸、死亡和次要结果即术后住院时间。168 例患者出生时无症状，70 例（41.7%）接受了择期手术，其中 7 例（10.0%）出现了术后并发症。其余 98 例患者按要求随访（58.3%），其中 64.3% 在 1 月龄—7 岁时出现症状而需要手术，有 20 人出现了术后并发症（31.8%）。

这项 Meta 分析的结果表明，出现症状后手术组的总发病率（出现术后并发症的患者人数）显著高于无症状期手术组（OR=4.59，95%CI 1.40～15.11，*P*=0.01），未出现死亡病例。

一旦决定手术，问题便是应该选择根治性肺叶切除术还是肺段切除术？

文献中有许多关于保肺手术和根治性肺叶切除术的讨论。外科医生应该做他擅长的术式。在微创手术领域，肺段切除术显然更难实施，在这些手术中一般很少进行标准的解剖性肺段切除术，而是采用切割闭合器或能量设备进行楔形切除。有报道用 CT 来检测肺叶内腺瘤样病变的发展[19]，回顾性研究了所有接受胸腔镜肺叶切除术而病变限于一个肺叶的 CCAM 患者。一位胸部放射科医师对所有术前 CT 检查进行了单盲审查，提到了肺叶内 CCAM 的主要囊肿是否存在远处病变。分析肺叶切除标本的病理学家更关注诊断而不是 CT 报告。手术的中位年龄为 12 月龄（2—24 月龄）。在 12 例诊断为 CPAM 的患者中，术前 CT 仅 2 例受累肺叶内有远处病变，而手术标本的组织学研究发现了 6 例。CT 检测远处病灶的灵敏度较低，为 33%，而特异度较高，为 100%。此外，术前 CT 阴性预测值为 60%。由于术前 CT 确诊远隔病灶的灵敏度低且阴性预测值也比较糟糕（60%），我们更倾向于肺叶切除术。

更重要的是术后病灶残留的风险。Furukawa T 发表了他的数据并评估风险为 11%[20]。2017 年，在利马索尔举行的 EUPSA 年度大会上一篇论文报道 17% 残留[21]。一旦决定接受手术，应给患儿父母讲清楚并讨论该风险。因此，在保留肺实质手术的病例，必须进行监测，所有患儿都需要进行术后 CT 检查以评估是否存在病灶残留。如果存在，应建议再次手术切除。

应该更倾向于微创手术还是经典的开胸手术？

显然，2mm、3mm 或 5mm 器械的发展使先天性肺畸形所需的微创手术成为可能。现在已可使用 3mm 凝血装置和 5mm 切割闭合器来手术（Just Right Surgical, Boulder, Colorado, USA）[22]。如果由于某种原因，微创手术不是优选的手术方法，并且如果想要在肺切除术中启动 MIS 计划，那么报道的结果至少得与开放手术一样好。在 2015 年的一项研究中，单变量分析显示，胸腔镜切除术的术后并发症减少（9.8% vs. 25.3%，P=0.001）、住院时间缩短（3 天 vs. 4 天，$P<$ 0.001）。然而，在对相似患者和手术特征进行校正后，技术上没有发现显著差异。在本文中，这两种术式在治疗先天性肺畸形方面提供了可比较的 30 天结局和安全性[23]（图 12–4）。

最重要的是，采用多模式镇痛的 MIS 允许以快速通道方式治疗患者。肺叶切除术的住院时间缩短至 1 天，甚至有些叶外型隔离肺患者也可以进行日间手术[24]（图 12–5）。

是不是所有的先天性肺畸形都要手术？

如果大囊性 CPAM、支气管囊肿和叶内型隔离肺是必须要手术的病变，那么手术切除<3cm 的小囊性病变、肺气肿或叶外型隔离肺仍然是一个有争议的问题。反思是基于手术收益

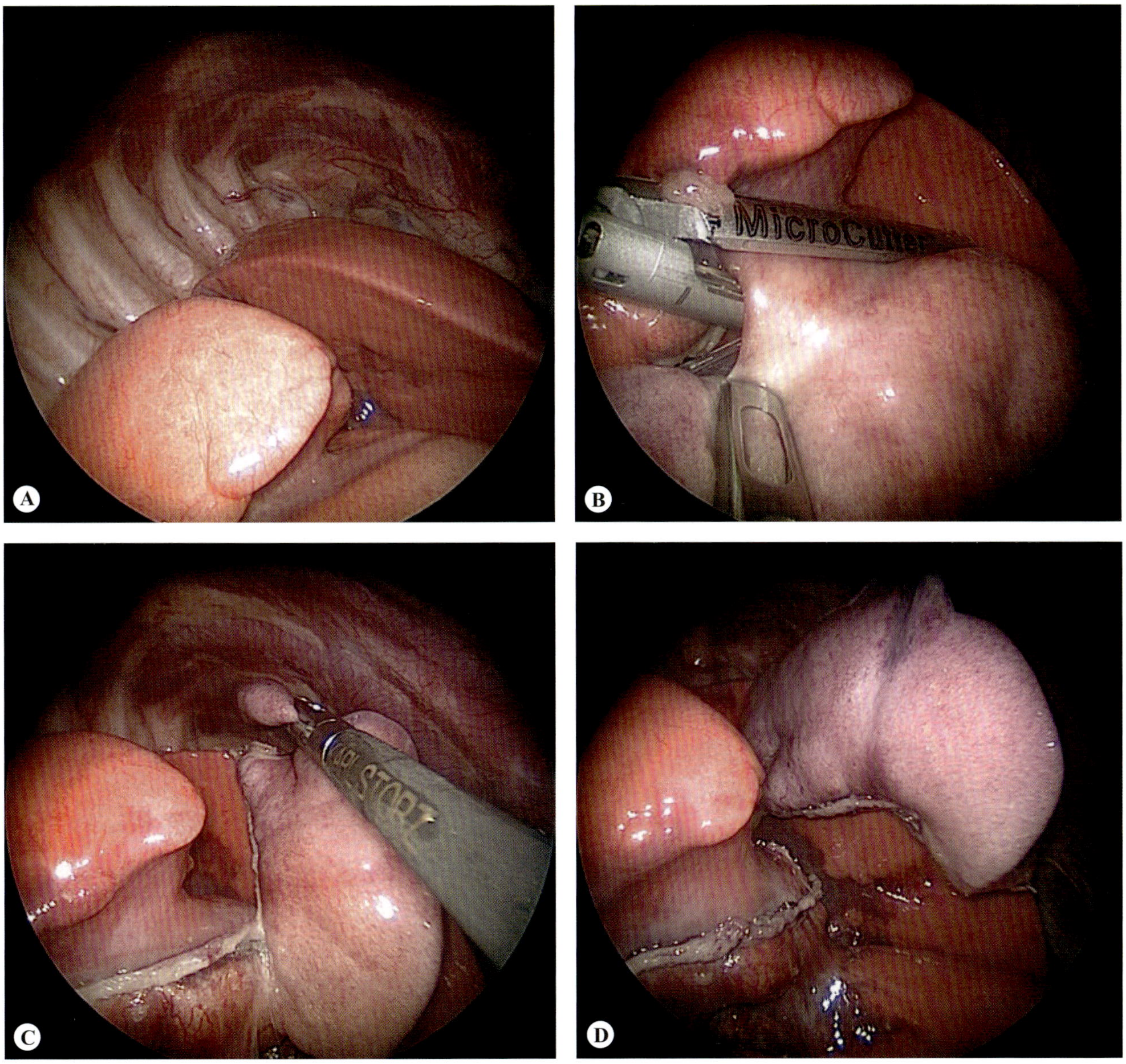

▲ 图 12–4　胸腔镜切除 CCAM

A. 畸形的胸腔镜视图（左图）；B 和 C. 用 5mm 切割闭合器切除；D. 切除后的最终视图

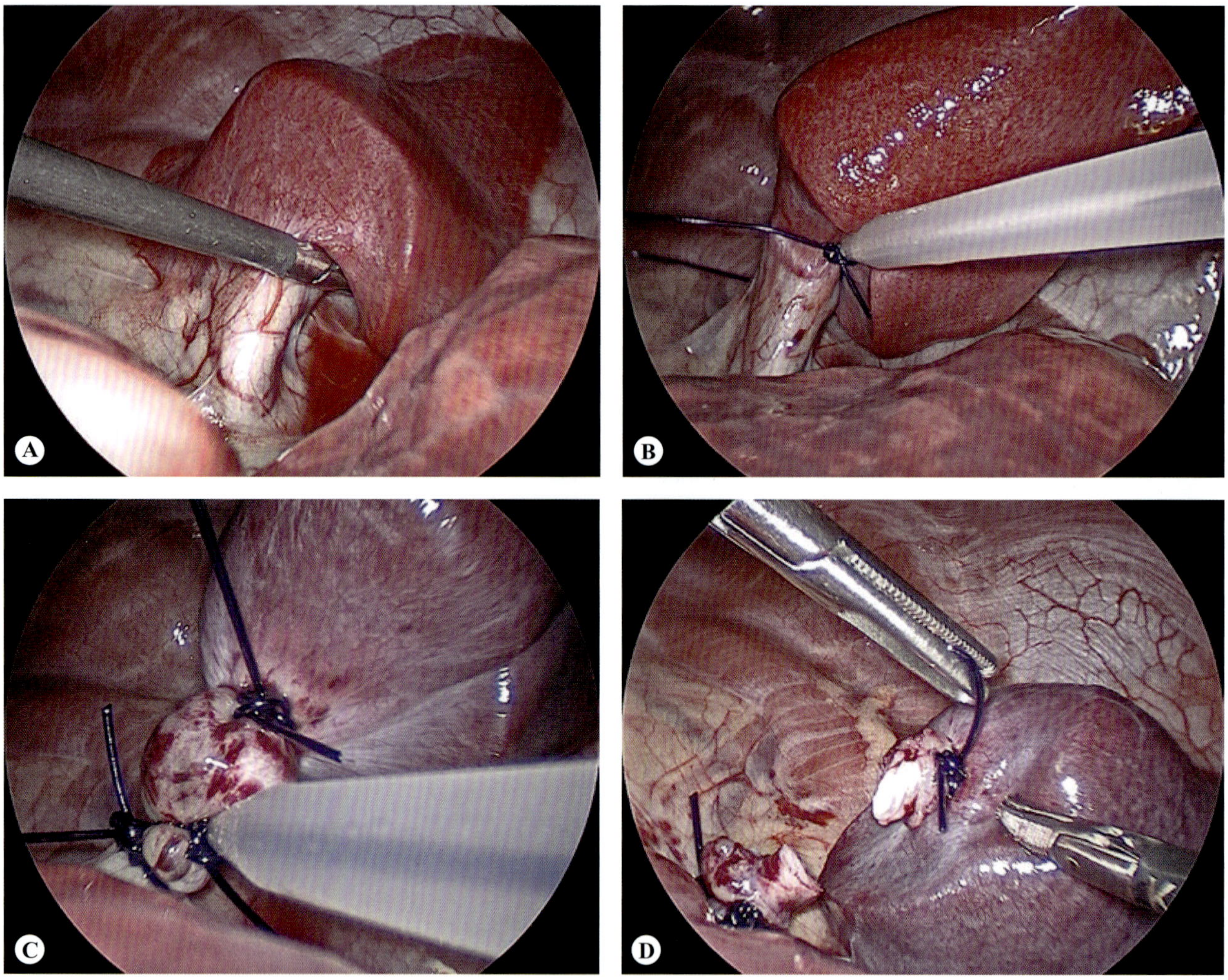

▲ 图 12-5 **A.** 胸腔镜切除叶外型隔离肺；**B** 和 **C.** 隔离肺的胸腔镜视图：用两个圈套器结扎供养血管；**D.** 切断血管

和风险的权衡。正如我们看到的，经验丰富者MIS 的风险非常低。相反，在保守观察的病例，必须进行连续的监测，最常用 CT 来监测先天性囊性畸形，这会增加儿童累积照射剂量的风险。理论上，叶外型隔离肺不存在感染并发症的风险，但长时间留在原位肯定是有风险的，因为它可以生长和发展并在成年期引起并发症[25]。肺气肿也得到了保守治疗。Langer[26] 报道了 14 名未经手术治疗的儿童表现良好，但中位随访时间仅 2.5 年（0～8 年）。其中 7 例在诊断时观察到明显的纵隔移位，其中 2 例显示相邻肺叶或肺段瘪陷。虽然随访影像显示 12 例影像学无明显变化，但难以获知长时间随访相邻肺叶会发生什么。

四、结论

根据已经发表和阐述的内容，对于所有产前诊断出的病变，我们建议在出生 1～3 个月进行 CT 检查。如果生后 2～4 个月确诊病变，则建议进行手术。微创手术是我们选择的手术方法，这可以开展支气管囊肿和叶内叶外型隔离肺的日间手术或非复杂性 CPAM 的 1 天住院。随访由肺科医生和外科医生组成的联合团队进行，主要基于临床进展和临床检查，开始时每 3 个月 1 次，如果患者表现良好，则每 6 个月或每年 1 次。对于其他病变（出生时有症状或复杂病变等），关注点可以从手术时机转为手术方式、住院时间等，这可以给儿童外科医生提供这种有趣的病理学类型。

参考文献

[1] Warburton D, El-Hashash A, Carraro G, Tiozzo C, Sala F, Rogers O, De Langhe S, Kemp PJ, Riccardi D, Torday J, Bellusci S, Shi W, Lubkin SR, Jesudason E. Lung organogenesis. Curr Top Dev Biol. 2010;90:73-158.
[2] Boucherat O, Jeannotte L, Hadchouel A, Delacourt C, Benachi A. Pathomechanisms of congenital cystic lung diseases: focus on congenital cystic Adenomatoid malformation and Pleuropulmonary Blastoma. Paediatr Respir Rev. 2016;19:62-8.
[3] Bellusci S, Grindley J, Emoto H, Itoh N, Hogan BL. Fibroblast growth factor 10 (FGF10) and branching morphogenesis in the embryonic mouse lung. Development. 1997;124:4867-78.
[4] Sekine K, Ohuchi H, Fujiwara M, Yamasaki M, Yoshizawa T, Sato T, Yagishita N, Matsui D, Koga Y, Itoh N, Kato S. Fgf10 is essential for limb and lung formation. Nat Genet. 1999;21:138-41.
[5] Master IB. Congenital airway lesions and lung disease. Pediatr Clin North Am. 2009;56(1):227-42.
[6] Lau CT, Kan A, Shek N, Tam P, Wong KK. Is congenital pulmonary airway malformation really a rare disease? Result of a prospective registry with universal antenatal screening program. Pediatr Surg Int. 2017;33(1):105-8.
[7] Shanmugam G, MacArthur K, Pollock JC. Congenital lung malformations--antenatal and postnatal evaluation and management. Eur J Cardiothorac Surg. 2005;27(1):45-52.
[8] Hellmund A, C B, Geipel A, Bludau M, Heydweiller A, Bachour H, Müller A, Müller A, Gembruch U. Prenatal diagnosis and evaluation of Sonographic predictors for intervention and adverse outcome in congenital pulmonary airway malformation. PLoS One. 2016;11(3):e0150474.
[9] Knox EM, Kilby MD, Martin WL, Khan KS. In-utero pulmonary drainage in the management of primary hydrothorax and congenital cystic lung lesion: a systematic review. Ultrasound Obstet Gynecol. 2006;28:726-34.
[10] Curran PF, Jelin EB, Rand L, Hirose S, Feldstein VA, Goldstein RB, Lee H. Prenatal steroids for microcystic congenital cystic adenomatoid malformations. J Pediatr Surg. 2010;45(1):145-50.
[11] Peranteau WH, Boelig MM, Khalek N, Moldenhauer JS, Martinez-Poyer J, Hedrick HL, Flake AW, Johnson MP, Adzick NS. Effect of single and multiple courses of maternal betamethasone on prenatal congenital lung lesion growth and fetal survival. J Pediatr Surg. 2016;51(1):28-32.
[12] Loh KC, Jelin E, Hirose S, Feldstein V, Goldstein R, Lee H. Microcystic congenital pulmonary airway malformation with hydrops fetalis: steroids vs open fetal resection. J Pediatr Surg. 2012;47(1):36-9.
[13] Pizzi M, Fassan M, Ludwig K, Cassina M, Gervasi MT, Salmaso R. Congenital pulmonary airway malformation (CPAM) [congenital cystic adenomatoid malformation] associated with tracheoesophageal fistula and agenesis of the corpus callosum. Fetal Pediatr Pathol. 2012;31(3):169-75.
[14] Stocker JT. Congenital and developmental diseases. In: Dail DH, Hammar SP, editors. Pulmonary pathology. 3rd ed. New York: Springer; 2008. p. 154-80.
[15] Fetal Zamora IJ, Sheikh F, Cassady CI, Olutoye OO, Mehollin-Ray AR, Ruano R, Lee TC, Welty SE, Belfort MA, Ethun CG, Kim ME, Cass DL. MRI lung volumes are predictive of perinatal outcomes in fetuses with congenital lung masses. J Pediatr Surg. 2014;49(6):853-8.
[16] Costanzo S, Filisetti C, Vella C, Rustico M, Fontana P, Lista G, Zirpoli S, Napolitano M, Riccipetitoni G. Pulmonary malformations: predictors of neonatal respiratory distress and early surgery. J Neonatal Surg. 2016;5(3):27.
[17] Law BH, Bratu I, Jain V, Landry MA. Refractory tension pneumothorax as a result of an internally displaced thoracoamniotic shunt in an infant with a congenital pulmonary airway malformation. BMJ Case Rep. 2016;28:2016.
[18] Kapralik J, Wayne C, Chan E, Nasr A. Surgical versus conservative management of congenital pulmonary airway malformation in children: a systematic review and meta-analysis. J Pediatr Surg. 2016;51(3):508-12.
[19] Muller CO, Berrebi D, Kheniche A, Bonnard A. Is radical lobectomy required in congenital cystic adenomatoid malformation? J Pediatr Surg. 2012;47(4):642-5.
[20] Furukawa T, Kimura O, Sakai K, Higashi M, Fumino S, Aoi S, Tajiri T. Surgical intervention strategies for pediatric congenital cystic lesions of the lungs: a 20-year single-institution experience. J Pediatr Surg. 2015;50(12):2025-7.
[21] Khen-Dunlop N, Chenane N, Clermidi P, Michelet D, Jaby O, Delacourt C, Sarnaki S, Bonnard A. Post-operative Outcome of lobectomy versus sparing surgery in the thoracoscopic treatment of congenital lung Malformations. 2017 EUPSA congress, SCV-TH09, Limassol.
[22] Rothenberg S. Thoracoscopic lobectomy in infants and children utilizing a 5 mm stapling device. J Laparoendosc Adv Surg Tech A. 2016;26(12):1036-8.
[23] Kulaylat AN, Engbrecht BW, Hollenbeak CS, Safford SD, Cilley RE, Dillon PW. Comparing 30-day outcomes between thoracoscopic and open approaches for resection of pediatric congenital lung malformations: evidence from NSQIP. J Pediatr Surg. 2015;50(10):1716-21.
[24] Clermidi P, Bellon M, Skhiri A, Jaby O, Vitoux C, Peuchmaur M, Bonnard A. Fast track pediatric thoracic surgery: toward day-case surgery? J Pediatr Surg. 2017;52(11):1800-5.
[25] Davoli F, Turello D, Valente G, Rena O, Roncon A, Baietto G, Casadio C. Extralobar pulmonary sequestration presenting with recurring massive pleural effusion in a young woman: a challenging case. Heart Lung Circ. 2016;25(1):e13-5.
[26] Mei-Zahav M, Konen O, Manson D. Langer JC. Is congenital lobar emphysema a surgical disease? J Pediatr Surg. 2006;41(6):1058-61.

第 13 章 先天性膈疝

Congenital Diaphragmatic Hernia

Mario Lima　Michela Maffi　Giovanni Parente　Chiara Cordola　著
任红霞　译

新生儿膈疝是一种由于膈肌发育异常导致腹腔脏器疝入胸腔的先天性畸形，其发病率约为1/3300，无地区或种族差异。

随着新生儿重症监护的发展改变了这种疾病的自然史，尽管存活患儿的失能率仍然很高，但已使该病的死亡率从 20 世纪 70 年代的 50%～60% 降至目前的 20%。

尽管约 40% 的病例有相关异常，最常见的是心血管系统，其次是泌尿生殖系统（23%）、胃肠系统（14%～17%）、中枢神经系统（14%）和肌肉骨骼系统（10%）。这种先天性缺陷目前还认为是一种病因不清的散发性畸形。一些系列文章虽然探讨了涉及遗传学和环境学的多因素病因，仍尚未涉及导致这种畸形的其他基因。除了 13- 三体、18- 三体、21- 三体和染色体缺失导致的染色体异常 [1–6] 以外，它还可能作为综合征的一部分出现（Fryns、Donnai-Barrow、Beckwith-Wiedemann、Denys-Drash）。

当前先天性膈疝（congenital diaphragmatic hernia，CDH）的分类是基于解剖结构的缺陷来进行的。

• 后外侧疝（Bochdalek）：占所有 CDH 的 90% 以上，其中 80% 发生在膈肌左侧，15%～20% 发生在膈肌的右侧。双侧后外侧 CDH 极为罕见（图 13–1A）。

• 前疝（Morgagni-Larrey）：占所有 CDH 的 2%，发生在膈肌的胸骨旁或胸骨后部分（图 13–1B）。

• 中央疝：占所有病例的 1%，为膈肌中央肌腱的缺损（图 13–1C）。

• 膈肌膨出：膈肌异常抬高，看似完整但菲薄，使腹部内脏向上突出（图 13–1D）。

一、胚胎学

胚胎在妊娠第 8 周形成膈肌，将腹腔与胸腔分开。这个形成过程需要四种不同的结构参与。

• 横膈。

• 胸腹膜。

• 食管系膜。

• 来自胸肋间肌群的肌肉纤维。

横膈，注定成为膈肌的中央肌腱，它在妊娠第 4 周从心包腔下部形成，代表腹部与胸腔的第一次但不完全的分离，并形成胸腹膜管。

大约在妊娠第 6 周，胸膜腹膜开始从后外侧体壁向内侧和腹侧延伸，与横膈和食管肠系膜融合，使胸腹膜管闭塞。右侧先于左侧闭合，整个过程在妊娠第 8 周完成。此时，成肌细胞从胸肋间肌群迁移，横膈发生肌化。

以上所描述过程的各个阶段若发生异常均会导致 CDH[1–6]。

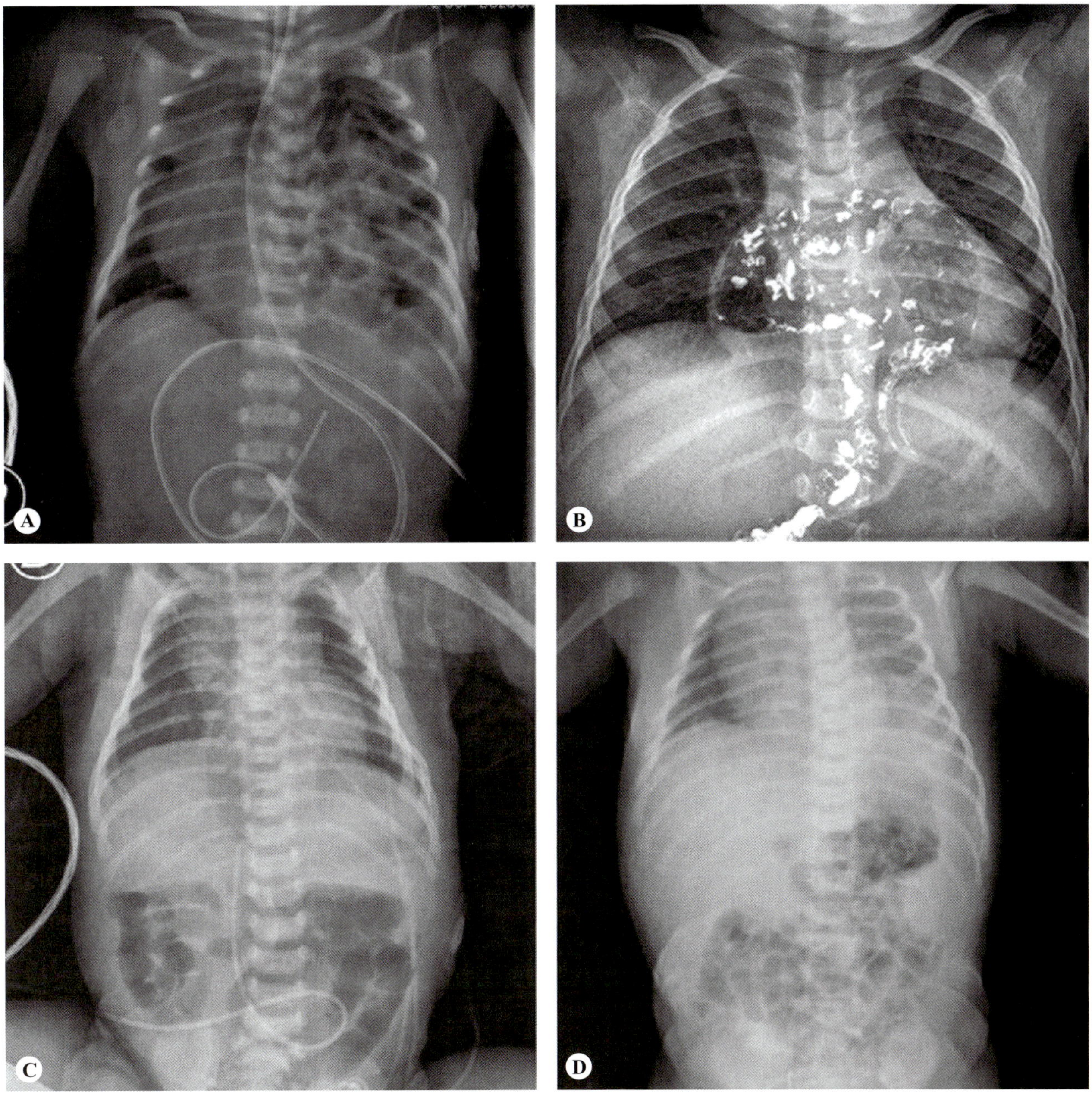

▲ 图 13-1 **A.** 后外侧疝；**B.** 前疝；**C.** 中央疝；**D.** 膈膨升

二、诊断和临床特征

（一）产前

目前，超过 56% 的 CDH 是在妊娠 14 周以后通过产前常规超声检查诊断出来的。

临床医生诊断 CDH 的超声检查征象包括以下方面。

- 胎儿胸部出现囊性图像或异常回声。
- 分离胸部与腹部的低回声线中断。
- 胃泡位于膈肌上方。
- 腹围低于胎龄的预期值。
- 纵隔移位，可导致胎儿水肿。

在伴有肝脏疝入的严重右侧 CDH 中，由于肺和肝脏本身之间的回声密度非常相似，因此在胸腔中识别可能很困难。

从妊娠第 18 周起，超声显示的肺组织减少可能是 CDH 的另一个迹象。

羊水过多，即使是非特异性的，也可能是 CDH 的征兆，因为 CDH 可导致食管胃交界处扭曲，使胎儿无法吞咽羊水。

鉴别诊断包括所有胸腔内孤立性病变，如先天性囊性腺瘤样畸形、隔离肺和前肠重复。

如果条件允许的话，胎儿 MRI 可帮助临床医生更好地评估肺容量和器官疝入，并指导进行鉴别诊断[7-11]。

最近引入的一个参数，即肺头比（lung-to-head ratio，LHR），可以作为预后值进行评估。LHR 可以通过划分对侧胎儿肺的面积及在侧脑室水平划分胎儿头围来获得。LHR 可以用超声或胎儿 MRI 测量，其值低于 0.8，死亡率几乎为 100%，而高于 1.5 则预后良好。

由于 LHR 严格依赖于胎龄，现在它已被更可靠的 O/E LHR 取代，该 LHR 通过除以相应妊娠周的平均 LHR 计算得出的 LHR。

所有产前诊断为 CDH 的胎儿都应进行染色体评估和胎儿核型分析[12-17]。

（二）新生儿期

由于肺发育不全，这些患者均伴随不同程度的呼吸窘迫。

该疾病的一个特点是这些婴儿初期可表现为几乎足够的通气和氧合（“蜜月期”），随后由于发生永久性肺动脉高压随即回归到了产前血液循环模式，呼吸功能迅速恶化并导致缺氧、高碳酸血症和酸中毒，从而加剧肺动脉高压本身的恶性循环。

当新生儿开始吞咽空气时，情况变得更加危急，这会使胸腔内脏器膨胀，肺部受压压迫，从而导致肺功能恶化。

在临床检查中，新生儿可表现出呼吸窘迫的征象（呼吸急促、心动过速、胸壁不起伏、鼻翼张开），伴膈疝的一侧呼吸音减弱或消失，同时伴有清晰可见的桶状胸和舟状腹部。

诊断可通过胸部 X 线确诊，通常显示以下结果。

- 胸内肠襻影。
- 鼻胃管在胸部。
- 缺乏横膈肌轮廓。
- 对侧纵隔移位。
- 可出现胸内肝段。

（三）误诊 CDH

部分散发 CDH 病例在婴儿期或儿童期确诊，之前可为无症状。

偶尔，进行胸片检查的原因并不是怀疑 CDH（呼吸道感染、反应性气道疾病、劳力性呼吸困难），而更多是因为肠襻嵌顿甚至肠扭转而出现症状才做此检查。

三、管理

（一）产前

如果怀疑胎儿患有 CDH，强烈建议将产妇转诊至具备多学科医师团队（有新生儿科医生、遗传学家、儿童外科医生）的中心。

应常规进行胎儿核型分析以排除染色体异常。

CDH 的产前治疗是通过阻塞胎儿气管，改善肺发育不良。治疗少见并发症（气管软化、气管肿大、气管环损伤）的最佳方法是在内镜下将球囊放置在胎儿气管中（胎儿镜下气管阻塞，FETO），从而有助于肺部发育。手术时机非常重要：FETO 在妊娠 28～30 周进行，4～6 周后取出球囊。然而，FETO 与早产风险显著相关，目前报道的存活率平均约为 50%。由于只有少数研究正在评估 FETO 的可行性，因此在结果出来之前不建议使用[11]。

（二）产后

这类患儿首先保证足够的通气，因此，大多数需要进行气管插管。

应留置鼻胃管减压。

以下持续监测是基本要求，并且意义重大。

- 脐动脉导管可用于评估全身动脉压。
- 导尿管可获得可靠尿量。
- 动脉导管前的脉搏血氧饱和度测定（右

上肢）。

- 动脉导管后的脉搏血氧饱和度评估右向左分流的情况。

应进行超声心动图检查以确定心脏功能和诊断心脏异常。

文献报道有肺不成熟和表面活性剂缺乏，应立即给予外源性表面活性物质。由于肺动脉高压是导致死亡的最重要原因之一，其治疗在产后管理中发挥着重要作用。吸入性－氧化氮（iNO）的引入取得了很好的效果，因为它通过对肺泡毛细血管的选择性作用有效减少了通气/灌注不匹配，并且一旦进入体循环，它就会迅速降解。此外，iNO似乎没有任何严重不良反应。不过，iNO经常会发生免疫反应。

如果常规通气（避免气压伤很重要）不够，则应考虑采用高频振荡或喷射通气。

如果未能对缺氧、高碳酸血症和肺动脉高压充分控制，则需要体外膜肺氧合[9, 18–28]。

四、手术修复

（一）手术时机

过去，CDH被认为是外科急症。如今，尽管仍然存在对最佳手术时机的争论，但延迟手术修复已被广泛采用。

加拿大先天性膈疝协作组最新指南强调医学内环境稳定的重要性，并建议在手术前应满足以下生理标准。

- 尿量＞1ml/（kg·h）。
- 吸入氧浓度＜0.5mmHg。
- 氧饱和度为85%～95%。
- 与胎龄相适应的平均动脉压。
- 乳酸＜3mmol/L。
- 肺动脉压低于系统压力。

然而，在2周内未能达到这些标准仍应尝试手术治疗，手术是唯一可以提供长期生存机会的治疗方法。

最佳手术时机的选择要兼顾以下因素之间的平衡：延迟手术可缓解肺动脉高压、长期通气有造成相关的肺损伤风险及手术根治之前可能导致内脏疝[29–33]。

（二）开放式经腹修复

开腹手术通常选疝的一侧行肋缘下一指做切口（图13–2A）。

通过向头部方向拉开切口显露膈肌缺损（图13–2B）。然后，腹部内脏轻揉复位以避免损伤（图13–2C和D）。

小的缺损，应按以下顺序复位。

- 左CDH：胃、小肠、盲肠、升结肠、横结肠和脾。
- 右CDH：肝脏必须在小肠和结肠之后最后复位。

腹部内脏复位后需要仔细检查肠系膜的情况。

此时可以检查膈肌缺损：约20%的患者可以发现由壁层胸膜和腹膜形成的疝囊，必须切除该疝囊，使其完全愈合并降低膈疝的复发风险。

如果在缺损的前缘和后缘有足够的组织，则可以用简单缝合或褥式缝合将其初步闭合。在后缘有缺损的情况下，外科医生应该尝试通过精准切开腹膜或将前缘直接缝合到胸壁上，在肋骨周围缝合来更好地显露它。

在此过程中，外科医生应注意不要因为闭合尝试过于激进或勉强而导致胸部畸形。

如果原生隔膜不足以闭合缺损，文献中已经描述了几种克服组织缺乏的技术：使用肌肉瓣、肾前筋膜或肋骨结构（图13–2E和F）。然而，使用修复材料来闭合缺损已获得共识，关于膈疝的最新建议可使用无张力聚四氟乙烯/GORE-TEX贴片；也可以使用生物修复材料，但由于复发风险较高，不推荐使用。

选择的补片必须仔细修剪成类似于缺损的形状和大小，然后间断缝合将其固定到膈缺损的边缘。

关闭膈肌后，必须对肠道和其他疝入的内脏进行仔细检查，以识别出在关腹之前必须纠正的

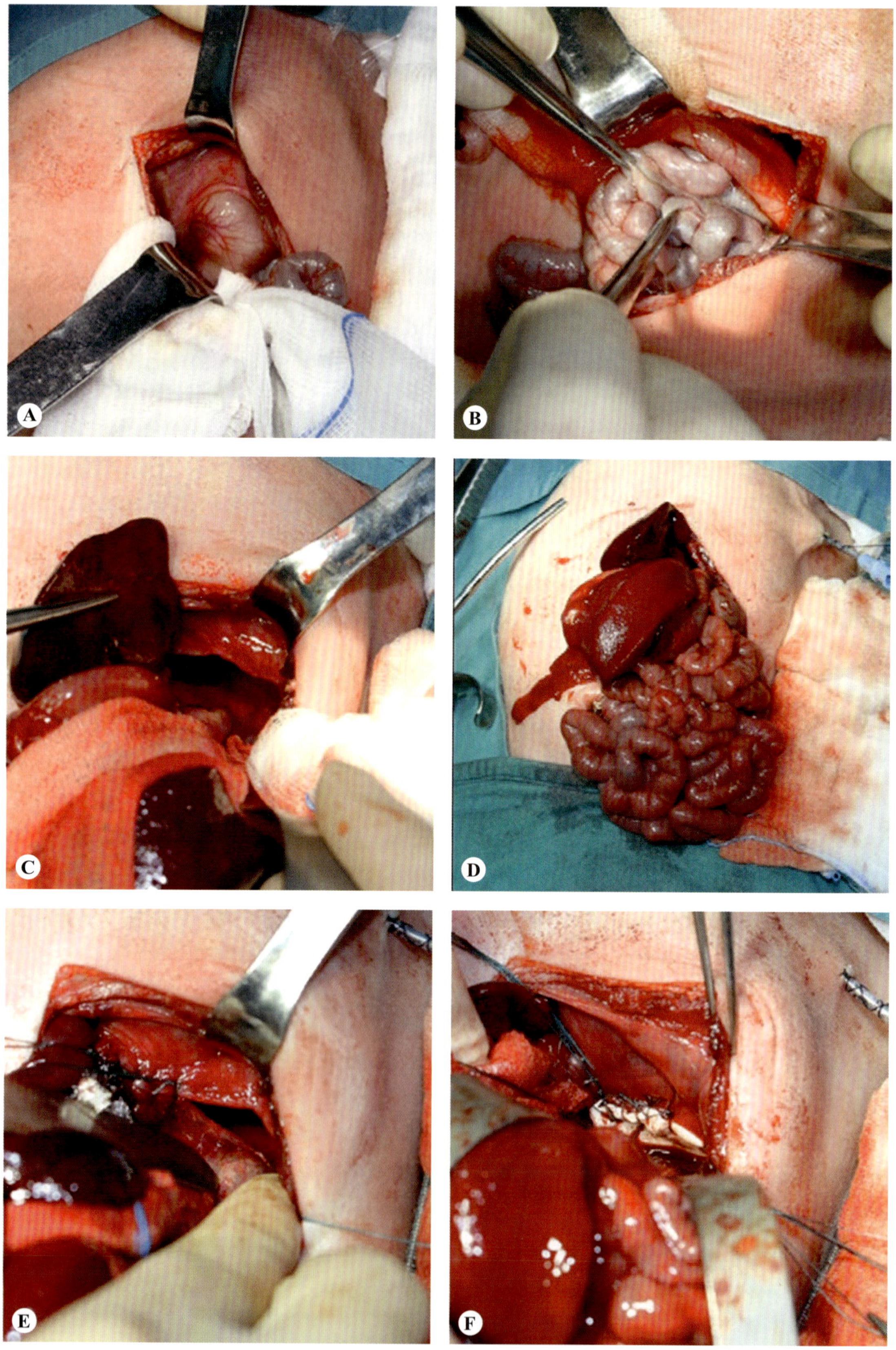

▲ 图 13-2　开放式经腹 CDH 修复

A. 肋下切口；B 至 D. 将内脏从腹部提出；E 和 F. 缺损的闭合

异常情况。

尽可能将腹部分层闭合。如果一期闭合会产生显著的腹压，应避免一期闭合，以免引起腹腔间隔室综合征。

这些情况需要先简单地闭合皮肤，以延迟腹壁闭合或使用临时修复材料，如 GORE-TEX 补丁。

根据外科医生的偏好，以及是否存在出血或气胸，可以将胸管放置在修复侧 [34-37]。

（三）视频辅助胸腔镜修复

视频辅助胸腔镜手术（video-assisted thoracoscopic surgery，VATS）结合了出色的视觉清晰度、更少的术后疼痛和更好的美观效果。尽管有这些显著优势，但胸腔镜膈疝修复术仍存在较高的复发风险。因此，作者建议仅由在微创手术方面训练有素的专家团队和在有限的选定患者人群中进行 VATS。

患者呈侧卧位，略微半俯卧位（图 13-3）；术者在患者的头部，显示器在他 / 她的面前。助理站在患者面前，婴儿和刷手护士在尾侧。

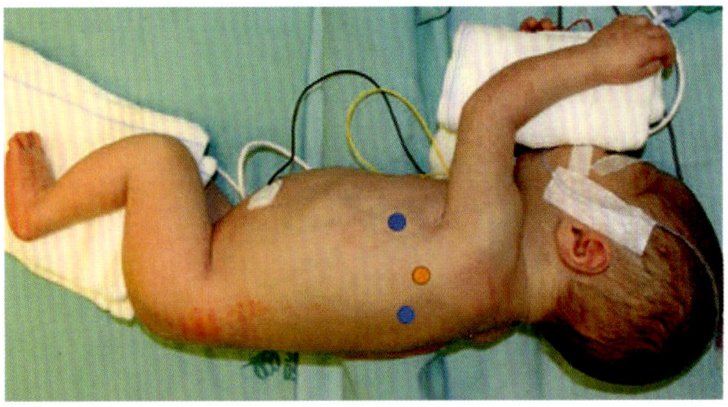

▲ **图 13-3　进行胸腔镜 CDH 修复的患者体位和 trocar 放置**

橙色圆点表示镜头位置，蓝色圆点表示两个操作孔

胸腔镜修复需要放置三个套管针。

- 一个位于肩胛骨下方的光学端口（5mm 套管针）放置镜头。
- 前操作孔（3mm 套管针），位于腋前线上的第 5 肋间。
- 后操作孔（3mm 套管针），位于镜头口和脊柱之间的第 4 肋间。

正确置入镜头后，开始进入 CO_2 气体，注意不要让婴儿长时间吹入和高压吹入（通常 4～8mmHg 的气压和间歇吹入都是安全的）。此时，肺萎陷，手术可以开始（图 13-4A）。

如果有疝囊，则进气本身会使胸部的腹腔器官复位；胃和肠襻首先复位，然后是脾脏，它应该是最后一个被复位的器官（图 13-4B 至 D）。

下一步是修复缺损，应使用不可吸收线间断缝合（作者更喜欢 Ethibond 2-0 或 Ethibond3-0）。

如果后边缘难以缝合，则应放置一块 GORE-TEX，而不是直接闭合。作者建议将一块无菌手套置入胸腔，将该手套剪成缺损的大小和形状（图 13-4E）。取出后，手套将用作 GORE-TEX 的模板，可以置于缺损的隔膜间隙（图 13-4F）。

我们建议行胸腔引流（抽吸，5～10mmHg），这可能有助于肺扩张[38-40]。

（四）并发症

复发是 CDH 修复后的主要并发症。它占手术患者的 10%，尤其是那些需要置入补片的患者。它主要发生出生后第 1 年内。

与粘连有关的肠梗阻。

胸导管损伤引起的乳糜胸。

（五）结果

如今，总体存活率为 67%，接受 ECMO 的患者存活率为 61%。

CHD 患儿死亡的主要原因是肺发育不良和高血压。

接受过 CDH 修复的儿童可能会出现胃食管反流、运动不耐受、喘息、脊柱侧弯和胸壁不对称等问题。

非孤立性 CDH 的发病率和死亡率与其综合征和相关的畸形有关 [41-50]。

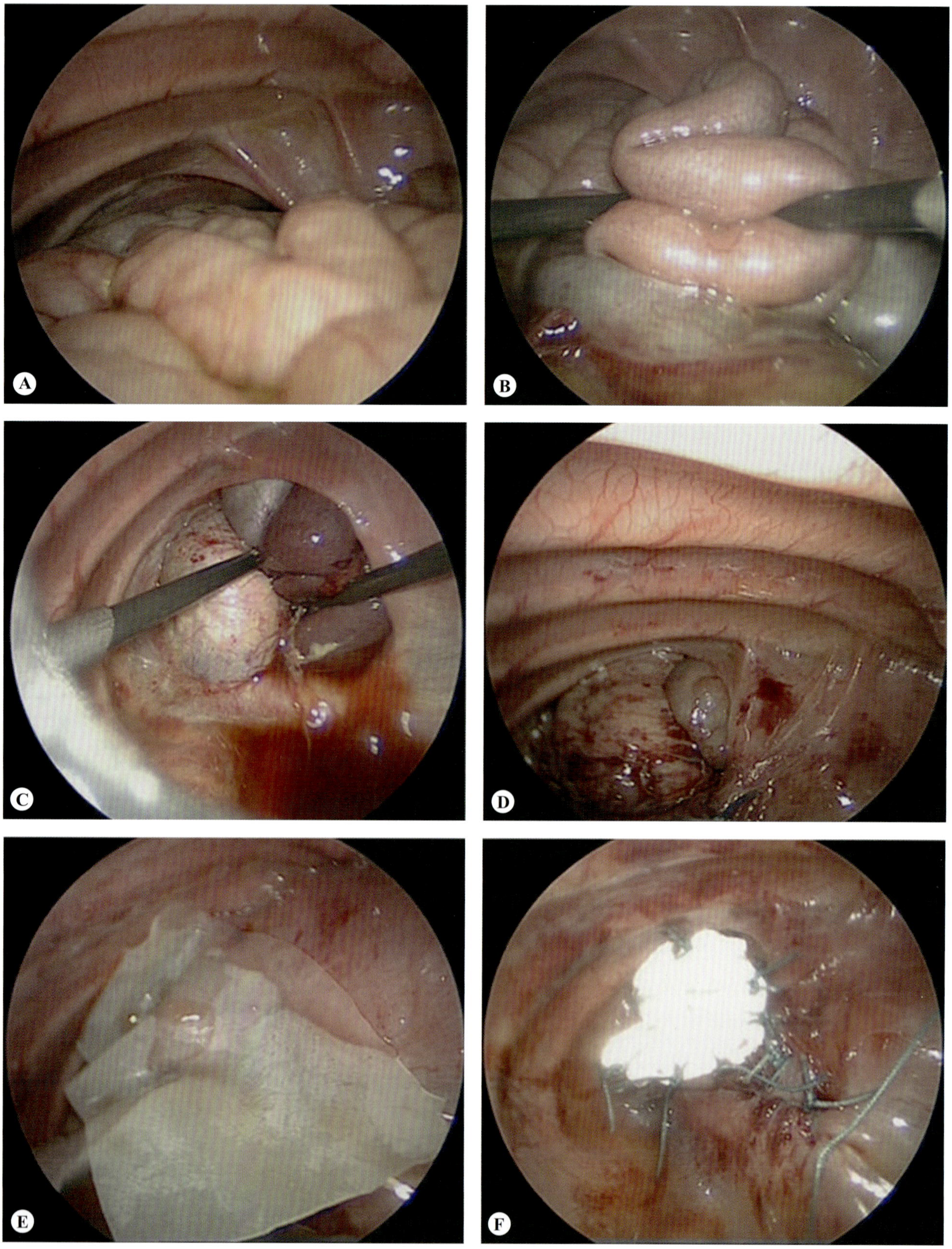

▲ 图 13-4　胸腔镜下 CDH 修复

A. CDH 介绍；B 和 C. 内脏复位；D. 膈肌缺损；E. 将无菌手指套制为补片模板；F. GORE-TEX 补片

参考文献

[1] The Canadian Congenital Diaphragmatic Hernia Collective. Diagnosis and management of congenital diaphragmatic hernia: a clinical practice guideline. CMAJ. 2018. https://doi.org/10.1503/cmaj.170206.
[2] Ziegler MM, Azizkhan RG. Operative pediatric surgery. 2nd ed. New York: McGraw-Hill Education; 2014.
[3] Coran AG, Caldamone A, Scott Adzick N. Pediatric surgery. 7th ed. St. Louis, MO: Mosby; 2012.
[4] Lima M, Ruggeri G. Chirurgia Pediatrica. I ed. Napoli: Edises; 2015.
[5] Dakshesh HP. Pediatric thoracic surgery. New York: Springer Verlag Gmbh; 2009.
[6] Puri P, Höllwarth M. Pediatric surgery, Springer Surgery Atlas Series. New York: Springer; 2006.
[7] International Clearinghouse for Birth Defects Surveillance and Research Annual Report 2012. Rome (Italy): International Clearinghouse for Birth Defects Surveillance and Research; 2013. p. 250.
[8] Puligandla PS, Skarsgard ED. The Canadian pediatric surgery network congenital diaphragmatic hernia evidence review project: developing national guidelines for care. Paediatr Child Health. 2016;21:183-6.
[9] Baird R, Eeson G, Safavi A, et al. Institutional practice and outcome variation in the management of congenital diaphragmatic hernia and gastroschisis in Canada: a report from the Canadian pediatric surgery network. J Pediatr Surg. 2011;46:801-7.
[10] Reiss I, Schaible T, van den Hout L, et al.; CDH EURO Consortium. Standardized postnatal management of infants with congenital diaphragmatic hernia in Europe: the CDH EURO consortium consensus. Neonatology. 2010;98:354-64.
[11] Snoek KG, Reiss IK, Greenough A, et al.; CDH EURO Consortium. Standardized postnatal management of infants with congenital diaphragmatic hernia in Europe: the CDH EURO consortium consensus —2015 update. Neonatology. 2016;110:66-74.
[12] Alfaraj MA, Shah PS, Bohn D, et al. Congenital diaphragmatic hernia: lung-to-head ratio and lung volume for prediction of outcome. Am J Obstet Gynecol. 2011; 205:43.e1-8.
[13] Aspelund G, Fisher JC, Simpson LL, et al. Prenatal lung-head ratio: threshold to predict outcome for congenital diaphragmatic hernia. J Matern Fetal Neonatal Med. 2012;25:1011-6.
[14] Jani J, Nicolaides KH, Benachi A, et al. Timing of lung size assessment in the prediction of survival in fetuses with diaphragmatic hernia. Ultrasound Obstet Gynecol. 2008;31:37-40.
[15] Ruano R, Lazar DA, Cass DL, et al. Fetal lung volume and quantification of liver herniation by magnetic resonance imaging in isolated congenital diaphragmatic hernia. Ultrasound Obstet Gynecol. 2014;43:662-9.
[16] Kehl S, Siemer J, Brunnemer S, et al. Prediction of postnatal outcomes in fetuses with isolated congenital diaphragmatic hernias using different lung-to-head ratio measurements. J Ultrasound Med. 2014;33:759-67.
[17] Knox E, Lissauer D, Khan K, et al. Prenatal detection of pulmonary hypoplasia in fetuses with congenital diaphragmatic hernia: a systematic review and meta-analysis of diagnostic studies. J Matern Fetal Neonatal Med. 2010; 23:579-88.
[18] Schaible T, Büsing KA, Felix JF, et al. Prediction of chronic lung disease, survival and need for ECMO therapy in infants with congenital diaphragmatic hernia: additional value of fetal MRI measurements? Eur J Radiol. 2012;81:1076-82.
[19] Coleman A, Phithakwatchara N, Shaaban A, et al. Fetal lung growth represented by longitudinal changes in MRI-derived fetal lung volume parameters predicts survival in isolated left-sided congenital diaphragmatic hernia. Prenat Diagn. 2015;35:160-6.
[20] Logan JW, Rice HE, Goldberg RN, et al. Congenital diaphragmatic hernia: a systematic review and summary of best-evidence practice strategies. J Perinatol. 2007;27:535-49.
[21] Abman SH, Hansmann G, Archer SL, et al.; American Heart Association Council on Cardiopulmonary, Critical Care, Perioperative and Resuscitation; Council on Clinical Cardiology; Council on Cardiovascular Disease in the Young; Council on Cardiovascular Radiology and Intervention; Council on Cardiovascular Surgery and Anesthesia; and the American Thoracic Society. Pediatric pulmonary hypertension: guidelines from the American Heart Association and American Thoracic Society. Circulation. 2015;132:2037-99.
[22] Snoek KG, Capolupo I, van Rosmalen J, et al.; CDH EURO Consortium. Conventional mechanical ventilation versus high-frequency oscillatory ventilation for congenital diaphragmatic hernia: a randomized clinical trial (the VICI-trial). Ann Surg. 2016;263:867-74.
[23] Al-Hathlol K, Elmahdy H, Nawaz S, et al. Perioperative course of pulmonary hypertension in infants with congenital diaphragmatic hernia: impact on outcome following successful repair. J Pediatr Surg. 2011;46:625-9.
[24] DeKoninck P, Gomez O, Sandaite I, et al. Right-sided congenital diaphragmatic hernia in a decade of fetal surgery. BJOG. 2015;122:940-6.
[25] Migliazza L, Bellan C, Alberti D, et al. Retrospective study of 111 cases of congenital diaphragmatic hernia treated with early high-frequency oscillatory ventilation and presurgical stabilization. J Pediatr Surg. 2007;42:1526-32.
[26] Boloker J, Bateman DA, Wung JT, et al. Congenital diaphragmatic hernia in 120 infants treated consecutively with permissive hypercapnea/spontaneous respiration/elective repair. J Pediatr Surg. 2002;37:357-66.
[27] Roberts JD Jr, Fineman JR, Morin FC III, et al. Inhaled nitric oxide and persistent pulmonary hypertension of the newborn. The inhaled nitric oxide study group. N Engl J Med. 1997;336:605-10.
[28] Mugford M, Elbourne D, Field D. Extracorporeal membrane

oxygenation for severe respiratory failure in newborn infants. Cochrane Database Syst Rev. 2008;3:CD001340. https://doi. org/10.1002/14651858.CD001340.pub2.
[29] Lally KP, Lasky RE, Lally PA, et al. Congenital diaphragmatic hernia study group. Standardized reporting for congenital diaphragmatic hernia — an international consensus. J Pediatr Surg. 2013;48:2408-15.
[30] Badillo A, Gingalewski C. Congenital diaphragmatic hernia: treatment and outcomes. Semin Perinatol. 2014;38:92-6.
[31] de la Hunt MN, Madden N, Scott JE, et al. Is delayed surgery really better for congenital diaphragmatic hernia?: a prospective randomized clinical trial. J Pediatr Surg. 1996;31:1554-6.
[32] Nio M, Haase G, Kennaugh J, et al. A prospective randomized trial of delayed versus immediate repair of congenital diaphragmatic hernia. J Pediatr Surg. 1994; 29: 618-21.
[33] Puligandla PS, Grabowski J, Austin M, et al. Management of congenital diaphragmatic hernia: a systematic review from the APSA outcomes and evidence based practice committee. J Pediatr Surg. 2015;50:1958-70.
[34] St Peter SD, Valusek PA, Tsao K, et al. Abdominal complications related to type of repair for congenital diaphragmatic hernia. J Surg Res. 2007;140:234-6.
[35] Grethel EJ, Cortes RA, Wagner AJ, et al. Prosthetic patches for congenital diaphragmatic hernia repair: Surgisis vs Gore-Tex. J Pediatr Surg. 2006;41:29-33, discussion 29-33.
[36] Romao RL, Nasr A, Chiu PP, et al. What is the best prosthetic material for patch repair of congenital diaphragmatic hernia? Comparison and meta-analysis of porcine small intestinal submucosa and polytetrafluoroethylene. J Pediatr Surg. 2012;47:1496-500.
[37] Valfrè L, Braguglia A, Conforti A, et al. Long term follow-up in high-risk congenital diaphragmatic hernia survivors: patching the diaphragm affects the outcome. J Pediatr Surg. 2011;46:52-6.
[38] Lansdale N, Alam S, Losty PD, et al. Neonatal endosurgical congenital diaphragmatic hernia repair: a systematic review and meta-analysis. Ann Surg. 2010;252:20-6.
[39] Terui K, Nagata K, Ito M, et al. Surgical approaches for neonatal congenital diaphragmatic hernia: a systematic review and meta-analysis. Pediatr Surg Int. 2015;31:891-7.
[40] Zhu Y, Wu Y, Pu Q, et al. Minimally invasive surgery for congenital diaphragmatic hernia: a meta-analysis. Hernia. 2016;20:297-302.
[41] Jancelewicz T, Vu LT, Keller RL, et al. Long-term surgical outcomes in congenital diaphragmatic hernia: observations from a single institution. J Pediatr Surg. 2010;45:155-60, discussion 160.
[42] Okazaki T, Okawada M, Koga H, et al. Safety of surgery for neonatal congenital diaphragmatic hernia as reflected by arterial blood gas monitoring: thoracoscopic versus open repair. Pediatr Surg Int. 2015;31:899-904.
[43] Bishay M, Giacomello L, Retrosi G, et al. Decreased cerebral oxygen saturation during thoracoscopic repair of congenital diaphragmatic hernia and esophageal atresia in infants. J Pediatr Surg. 2011;46:47-51.
[44] Fallon SC, Cass DL, Olutoye OO, et al. Repair of congenital diaphragmatic hernias on extracorporeal membrane oxygenation (ECMO): does early repair improve patient survival? J Pediatr Surg. 2013;48:1172-6.
[45] Congenital Diaphragmatic Hernia Study Group; Bryner BS, West BT, Hirschl RB, et al. Congenital diaphragmatic hernia requiring extracorporeal membrane oxygenation: does timing of repair matter? J Pediatr Surg 2009;44:1165-71, discussion 1171-2.
[46] Panitch HB, Weiner DJ, Feng R, et al. Lung function over the first 3 years of life in children with congenital diaphragmatic hernia. Pediatr Pulmonol. 2015;50:896-907.
[47] American Academy of Pediatrics Section on Surgery; American Academy of Pediatrics Committee on Fetus and Newborn, Lally KP, Engle W. Postdischarge follow-up of infants with congenital diaphragmatic hernia. Pediatrics. 2008;121:627-32.
[48] Russell KW, Barnhart DC, Rollins MD, et al. Musculoskeletal deformities following repair of large congenital diaphragmatic hernias. J Pediatr Surg. 2014;49:886-9.
[49] Safavi A, Synnes AR, O'Brien K, et al.; Canadian Pediatric Surgery Network. Multi-institutional follow-up of patients with congenital diaphragmatic hernia reveals severe disability and variations in practice. J Pediatr Surg. 2012;47:836-41.
[50] Su W, Berry M, Puligandla PS, Aspirot A, Flageole H, Laberge JM. Predictors of gastroesophageal reflux in neonates with congenital diaphragmatic hernia. J Pediatr Surg. 2007;42(10):1639-43.

第 14 章 食管闭锁和气管食管瘘

Esophageal Atresia and Tracheoesophageal Fistula

David C.van der Zee　Maud Y. van Herwaarden　Stefaan H. Tytgat　Michela Maffi　Mario Lima　著
孙小刚　译

一、定义

食管闭锁是一种先天性发育畸形，可伴发或不伴发气管食管瘘。它是食管发育异常最常见的病变，其特点是远近端食管不连续（近端食管形成一盲袋）和可能存在的气管食管瘘管[1-3]。

二、流行病学

食管闭锁在存活婴儿的发病率为1/（2500～4500），男性婴儿略高于女性。母亲为白人女性的婴儿有较高的食管闭锁发生率。尽管双胞胎食管闭锁发生率增加，但是绝大部分食管闭锁为散发病例。手术技术和新生儿重症监护的发展使食管闭锁新生儿的存活率提高到 90% 以上[1-3]。

三、发病机制

食管闭锁和气管食管瘘发生在胎儿早期（22～23 天），此时的内胚层上皮为从外胚层口腔到泄殖腔的管状，在呼吸道和消化道发育之前正发生形态改变。在正常发育过程中，内胚层管的近端部分，即前肠，从两个腹侧凸起开始分支，近侧产生气管支气管树和肺，远侧产生腹侧胰腺、胆道系统和肝脏。前肠管内两侧上皮嵴逐渐发育靠近，将前肠管纵向分割为前后两部分，分别发育成呼吸系统和食管。

胚胎 6～7 周时，呼吸系统和食管的分离完成。先天性食管闭锁和气管食管瘘的确切发病机制尚不清楚，至今也没有提出单一的统一理论。第一个胚胎异常发育事件是呼吸系统从前肠分离延迟，可能与上皮和间充质的相互作用缺陷有关。近端食管盲袋的形成可能是前肠消化部分退化或萎缩的结果。脊索在闭锁水平是异常的，其在食管和气管分离过程中发挥重要作用。食管闭锁和气管食管瘘的病因可能是多因素的，包括环境、遗传和表观遗传因素。多数病例与新发突变有关，然而家族性基因复发率为 1%。对大鼠和小鼠模型的研究已经得出了一些假说，几个分子通路与初始前肠管分裂为背侧和腹侧部分相关：维生素 A 似乎对前肠的正常发育至关重要；Hedgehog 通路（包括家族成分 shh、dhh、ihh，以及锌指转录因子 Gli1、Gli2、Gli3）在前肠形态发生中发挥着不可或缺的作用，使前肠可以正常发育并分裂为气管和食管[1-4]。

四、相关综合征

食管闭锁和气管食管瘘有很高的伴发畸形发生率，可累及消化道其他部分或其他系统，对食管闭锁的治疗和预后均有影响。超过 50% 的病例存在解剖畸形。食管闭锁相关畸形中有 50% 可归为已识别的综合征，最常见的为 VACTERL 谱系，其包括脊柱畸形、肛门闭锁、先天性心脏病、气管食管缺陷、肾脏和四肢发育异常；其他遗传综合征为 CHARGE（包括虹膜缺损、心脏疾病、后鼻孔闭锁、生长和发育迟滞、泌尿生殖缺陷、耳发育异常）、Feingold 综合征、AEG（眼球缺失，食管和生殖器官异常）、X 连锁 Opitz 综合征、Goldenhar 综合征和 Fanconi 贫血。10% 的病例可发现特定的染色体异常。所有这些伴发畸形在单纯食管闭锁患儿中的发病率要高于食管闭锁并气管食管瘘患儿。

其他 50% 非综合征伴发畸形包括心脏和大血管累及 24%，消化管累及 21%，骨骼系统和脊柱累及 14%，中枢神经系统累及 7%。

五、分类

1929 年，Vogt 基于影像学表现对食管闭锁进行了分类。第一次成功的手术之后，各种新的解剖学分类被提出来。1944 年，Ladd 提出了一个新的分类方法。1953 年，Gross 把这一分类方法中的罗马数字用字母替代。1962 年，Swenson 再次应用阿拉伯数字分类。1976 年，Kluth 增加了食管闭锁的变异形式，并产生了 10 个独立的类别及其子类别。解剖学分类仍是目前最常用的（图 14–1）。

食管畸形可表现为 5 种类型。

- Ⅰ型：食管闭锁不伴气管食管瘘，即单纯食管闭锁，是第二常见的畸形（8.4%），两个食管盲端的间距较长。它需与Ⅱ型食管闭锁鉴别，因为近端食管盲端与气管之间经常有一遗漏的瘘管。
- Ⅱ型：食管闭锁伴近端气管食管瘘，是较少见的畸形（2.1%）。此类患儿腹部无气体，经常被误诊为Ⅰ型食管闭锁，确切的支气管镜检查或造影才可以鉴别。
- Ⅲ型：食管闭锁伴远端气管食管瘘，是最常见的畸形（82.2%）。近端食管为一盲端，远端食管一般开口于气管隆嵴上 1cm，少见开口于左、右主支气管，形成一端侧型瘘管，远近端食管间距为 1～2cm。此类型的两种变异为远近端食管间距超过 2cm 和膜型闭锁。
- Ⅳ型：食管闭锁伴远近端气管食管瘘，占所有食管畸形的 3.4%。
- Ⅴ型：气管食管瘘不伴食管闭锁，即 H 型，占食管畸形的 3.3%，主要表现为大龄儿童咳嗽，反复呼吸道感染和腹胀。

食管闭锁还有其他能够影响临床描述和预后的解剖特点。

由于胎儿吞咽唾液和发生于气管侧后壁的气管食管粘连，导致近端食管盲端扩张肥厚。

远端食管无内容物刺激，导致远端食管和瘘管发育不良。

气管软化的发生与气管壁软骨成分减少而肌肉成分相对增加有关，导致气管塌陷和梗阻性呼吸困难。气管软化的发生率估计为 5%～15%，其中一半患儿需要手术矫正。其症状包括喂养困难、犬吠样咳嗽、呼气喘鸣和发绀。气管软化会影响患儿气道分泌物的排出，产生持续性呼吸道症状，对药物治疗反应差。支气管镜检查可以明

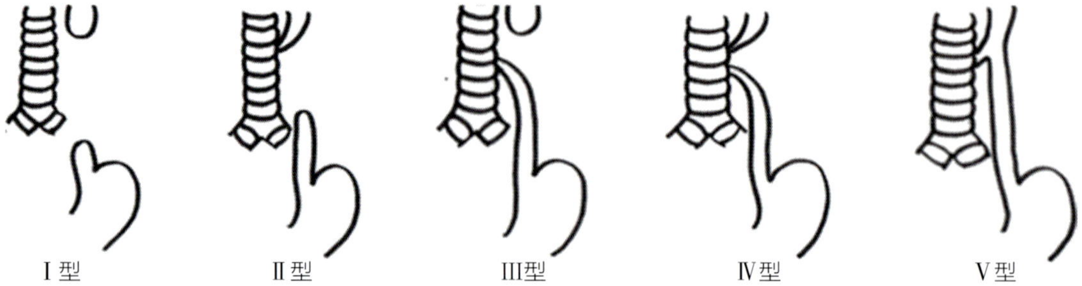

▲ 图 14–1 食管闭锁并气管食管瘘的解剖分类

确诊断。气管软化症可以随着年龄增长而改善，多数不需要手术治疗。如果气管软化导致危及生命的情况，可行主动脉固定术，先行胸腺部分切除，再将主动脉弓和升主动脉缝合到胸骨后面。手术入路可采取左前纵隔切开，前外侧胸部切口，颈部切口或胸腔镜手术。如果手术失败，气管支架可以作为替代方案，气管切开是最后的治疗选择。

1962年，Waterston根据患儿体重，是否存在肺炎和伴发先天畸形，提出了一个基于风险的分层（表14–1）。这套方案可以识别影响预后的因素并指导治疗。低风险患儿（A）可以立即手术治疗，中风险患儿（B）待病情稳定后可手术治疗，高风险患儿（C）可行分期修复。一些作者质疑此分类方案的有效性，并寻找其他影响生存的因素。Randolph把总的生理状况纳入评估以确定治疗选择。Poenaru提出把严重肺功能不全，术前需要机械通气和严重伴发畸形作为危险因素。Brawn和Tam尝试根据远近端食管间距来评判远期预后。1992年，Spitz建议根据出生体重和主要心脏疾病来预测生存（表14–2）。Okamoto认为，主要心脏疾病在预后评估中起着关键作用。

六、诊断和临床表现

食管闭锁并气管食管瘘通常在出生后24h内获得诊断。产前超声的应用提高了胎儿食管闭锁的诊断率。Ⅴ型食管闭锁可出现延迟诊断。

（一）产前诊断

1980年，Farrant首次报道了产前诊断食管闭锁的病例，此例24周胎儿表现为羊水增多和胃缺失。由于食管梗阻，胎儿不能吞咽羊水，并导致羊水增多。羊水增多是食管闭锁的非特异性表现，因为其也可以由肌病、神经缺陷、先天性膈疝、先天性囊性腺瘤畸形和十二指肠闭锁等引起，对于存在气管食管瘘或肾脏疾病的患儿，羊水增多也可以不出现。胃缺失也不是特异性表现，在一些病例中气管食管瘘可以允许足够的液

表14–1　Waterston分类

Waterston基于风险的分类		
组　别	存活率（%）	Waterston分类
A	100	体重＞2500g，身体健康
B	85	体重2000～2500g，身体健康；或者体重＞2500g，伴发中度畸形（非心脏畸形、动脉导管未闭、室间隔缺损、房间隔缺损）
C	65	出生体重＜2000g，或者＜2000g，伴发严重畸形

表14–2　Okamoto对Spitz分类的调整

Okamoto-Spitz分类			
级　别	描　述	风　险	存活率（%）
Ⅰ	没有明显心脏畸形，体重＞2000g	低	100
Ⅱ	没有明显心脏畸形，体重＜2000g	中	81
Ⅲ	明显心脏畸形，体重＞2000g	相对高	72
Ⅳ	明显心脏畸形，体重＜2000g	高	27

体通过并使胃充盈。估计只有 1/3 的病例同时表现出少量或没有液体充盈的胃和羊水增多，但是即使两个表现都出现，阳性预测价值也仅为 39%～56%。还有一个食管闭锁的预测指标是妊娠晚期在 B 超下发现近端食管盲袋，18- 三体可能是其相关高危因素。单纯食管闭锁产前超声诊断率为 75%～91%，但是对其他类型诊断率较低，因此 B 超对所有类型食管闭锁的诊断仍是一个挑战。胎儿 MRI 有明显的阳性预测价值，但是仍然应用有限。一旦怀疑食管闭锁诊断，应该排除染色体异常（核型）和相关畸形（胎儿 ECHO），以提供可靠的意见。如果胎儿孕期存在羊水过多，无论是否早产（这在食管闭锁并气管食管瘘患儿中很常见），出生后均应高度怀疑食管闭锁，避免喂养和吸入性肺炎 [1-3]。

（二）出生后诊断

食管闭锁新生儿不能吞咽唾液，并需要反复吸痰，因此一般喂养前或第一次喂养时即出现症状。患儿可能会出现窒息、咳嗽、呕吐、发绀和呼吸窘迫。伴随远端气管食管瘘的患儿可能会出现腹胀，而单纯食管闭锁的患儿通畅为舟状腹。如果延迟诊断，呼吸系统症状会明显加重。胃液反流经过瘘管进入气管和肺导致化学性肺炎，胃扩张导致膈肌上抬，都可引起肺功能损害。吸气动作可加重呼吸窘迫。经口置入 10F 胃管，如果食管腔是通畅的，则很容易进入胃内，如果只能置入 10～13cm 则可以确认食管闭锁诊断（图 14-2）。不建议应用较细或更粗的胃管，因为可能会在近端食管、咽喉部卷曲，或导致食管穿孔。置管时一旦遇到阻力即用胶带固定，并拍摄颈胸腹部平片。可以经胃管注入几毫升气体作为对比剂。胃管末端即位于近端食管底部。侧位片可以观察到近端盲袋的水平及与胸廓入口的关系。近端盲袋通畅位于第 2～3 胸椎水平，如果高于此水平，应该怀疑 Ⅱ 型食管闭锁。腹部没有气体提示没有远端气管食管瘘，但不能完全排除，因为有远端瘘狭窄或堵塞的可能。

双泡征提示十二指肠梗阻的存在，这是一种已知的相关畸形。应检查心脏大小和肺脏，以排除先天性心脏病和肺炎的存在。合并骨骼系统畸形提示 VACTERL 或 CHARGE 综合征。食管造影可帮助了解近端盲袋的大小和位置，显示近端气管食管瘘，但是可能导致严重并发症，因此只适合在有丰富放射经验的中心检查。

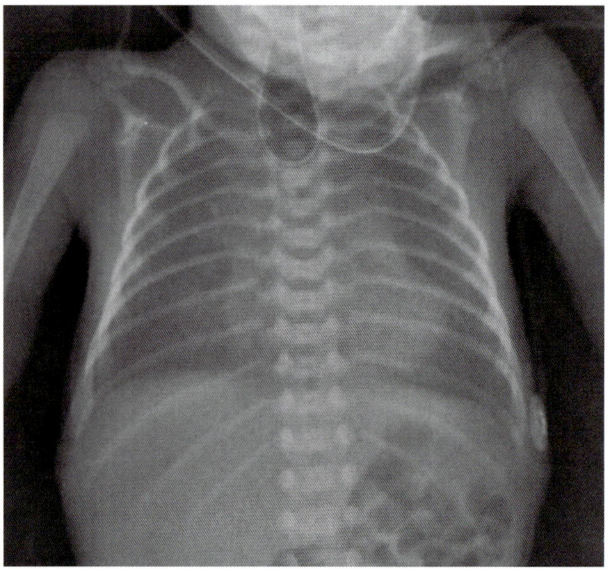

▲ 图 14-2　X 线示胃管止于近端食管盲端

完善检查可以明确诊断，为手术提供指导，确定是否有相关畸形。对于临床表现正常的患儿，ECHO 和肾脏超声可以作为常规检查。如果怀疑相关畸形的存在，需要仔细进行心脏评估和基因咨询。术前支气管镜越来越多应用于探查近端食管的瘘管，发现其他畸形，包括起源于主支气管的瘘管、喉裂和会厌囊肿等 [1-3]。

（三）延迟诊断

延迟诊断多发生于存在 H 型或 N 型瘘的病例。患儿会出现喂养时咳嗽，反复肺炎，喂养时阵发性窒息，间歇性腹胀伴胃肠胀气。患儿一般出生后即出现症状，但严重程度各异。上消化道造影和气管镜检查可以明确诊断。

七、术前处理

明确诊断后应对患儿进行复苏和稳定生命体征。术前最主要问题是化学性肺炎和呼吸窘迫，需要应用双腔管吸引近端食管的分泌物以减少误吸的风险，轻度头高位有助于分泌物的引出。静脉输液以维持体液、电解质和糖稳定。气管插管和机械通气可导致胃过度胀气，并引起呼吸窘迫、消化道穿孔和气腹。因此，气管插管应置于远端瘘管以远，并保持低压通气。完善生化和血液检查评估内环境情况，检查血型并完成交叉配血。给予维生素 K、理疗和预防性抗生素。患儿病情稳定时确定治疗时机[1-3]。

八、手术

食管闭锁并气管食管瘘的手术治疗目的是分离阻断气管食管之间的连通，重建食管的连续性。治疗方案取决于食管闭锁类型，患儿的一般情况和是否存在合并畸形。患儿一般情况稳定可以即刻手术，通常在出生后几天，入院后数小时即可安排；如果患儿一般情况不稳定，经过重症监护治疗一般情况改善后行延迟手术是最佳选择；如果患儿为长段缺失型食管闭锁，并且存在呼吸窘迫或其他合并畸形，建议行分期手术。分期治疗包括行胃造瘘对患儿进行喂养，建立中心静脉置管对患儿进行支持治疗以改善患儿呼吸状况，结扎切断气管食管瘘。术中可同时处理合并畸形，如肛门直肠畸形患儿可行结肠造瘘。对部分长段缺失性食管闭锁，可游离近端食管并打开末端行颈部食管造瘘。手术前可先行气管镜检查，了解是否存在近端气管食管瘘，评估声带活动度，观察有无前肠相关畸形，并有助于确定食管间距。食管间距的确定对选择合适的手术方式非常重要（图 14–3）。

（一）食管闭锁伴远端气管食管瘘（Ⅲ型食管闭锁，短间距）

目前大部分患儿可行一期吻合。手术前先用支气管镜检查标记瘘管以便于术中辨认（图 14–4）。

标准术式仍是右胸后外侧切口，患儿左侧卧位，右上肢置于头侧，沿第 4 肋间胸膜外间隙进入（图 14–5）。如果出现吻合口漏，这一入路可以避免脓胸的出现。切口为弧形，距离肩胛下角

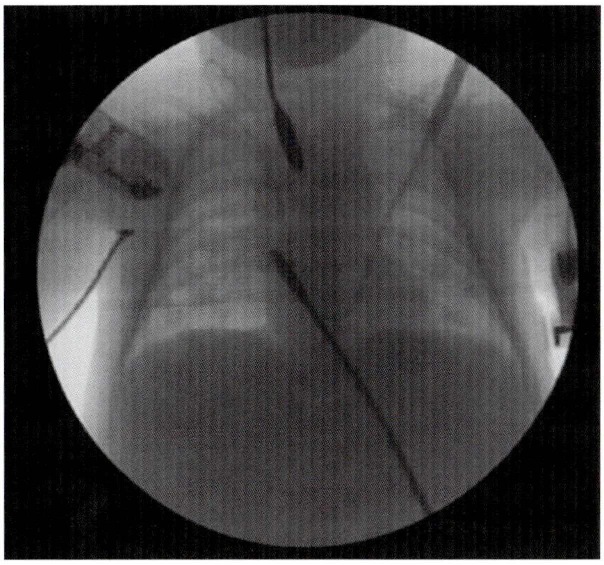

▲ 图 14–3　手术前测定食管间距以确定最佳手术方案

1 指，自腋前线延至脊柱旁。

电刀分离皮下组织和肌肉，为避免损伤肌肉可以在背阔肌和前锯肌间隙进入，抬高肩胛骨，确认第 4 肋间隙。分离胸膜外隙就是将壁层胸膜自肋骨和肋间隙剥离，可以用“花生米”或手指分离，直到有足够的间隙可以放置肋骨牵开器。如果出现少量胸膜撕裂可予以修补，如果出现较大胸膜缺损可以改为经胸膜腔入路。图 14–6 显示了整个手术过程。游离胸膜外隙后可以显露奇静脉，予结扎切断，将肺向内侧牵拉显露后纵隔。之后可以找到近端食管，远端气管食管瘘，气管和迷走神经。降主动脉可能会遮挡远端食管，需要小心避免把主动脉误认为食管并对它进行游离。游离远端食管时可以用一根丝线、纱布条或尿管绕过食管牵拉，便于辨认瘘管，然后对瘘管进行结扎切断。

瘘管残端予 4–0 不可吸收线结扎。气管侧食管残端保留过多可能会导致气管憩室，但是保留过少会导致气管狭窄。正压通气状态下胸腔内注入温盐水，观察有无气泡来检测是否漏气。远端食管游离后继续缝合两针固定，以确保无张力吻合，减少张力也可以避免神经和血管损伤。下一步是显露和游离近端食管，麻醉师可以帮助移动

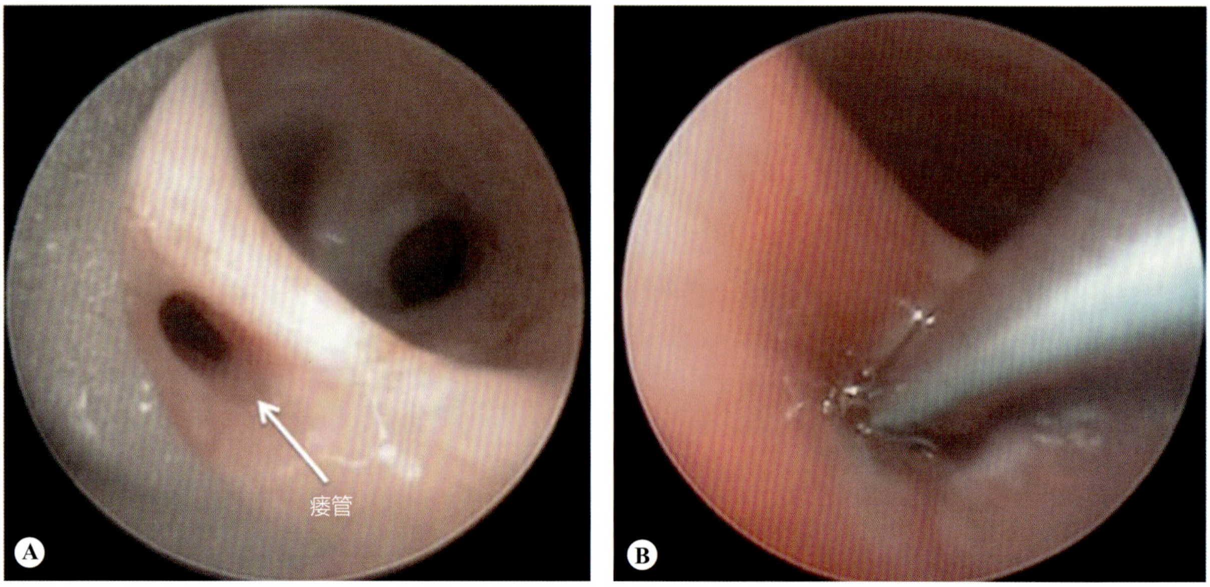

▲ 图 14-4 术前支气管镜检查标记瘘管以便于术中辨认

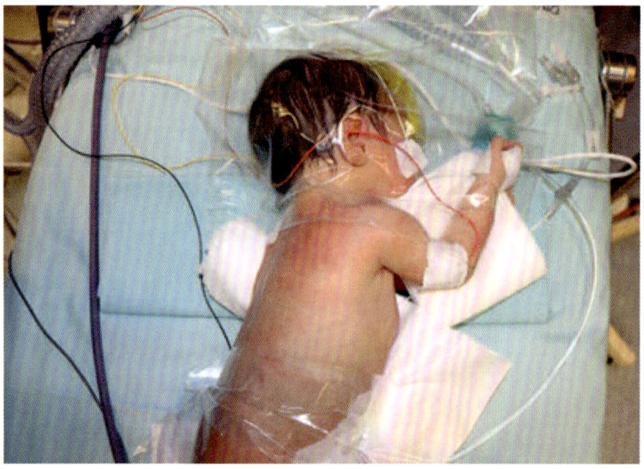

▲ 图 14-5 患儿左侧卧位，右上肢置于头侧。胸下垫高以使术野获得更好的显露

近端食管内的胃管，确认后，在盲袋末端做一缝合牵引以便于游离。近端食管可以广泛游离，因为其血供丰富，缺血性损伤很少发生。食管和气管分离时需要当心避免打开膜部气管，因为食管前内侧与气管连接很紧密。完成以上步骤后，用 5-0 或 6-0 可吸收线行食管对端吻合。从后壁开始行包含黏膜的全层缝合，可以后壁缝合完成后一起打结。直视下置入喂养管，经吻合口进入胃内，以便于确认吻合口通畅，术后可以早期开始肠内营养。吻合完成后，在胸膜外隙置入一根胸腔引流管。

越来越多的医疗中心应用微创手术治疗食管闭锁并气管食管瘘，并取得了与开放手术相同的效果。

胸腔镜手术需要 3个 5mm Trocar和 1根 5mm 镜子。手术过程为找到气管食管瘘并结扎切断，游离近端食管，行食管对端吻合（图 14-7）。

术后患儿转入重症监护室，早产儿和食管吻合口有张力的患儿需要行机械通气。术后 48h 可以经鼻胃管开始喂养，除非考虑有吻合口漏的可能。术后 10 天行消化道造影观察吻合口，无异常可以拔除引流管和胃管。经口喂养需要谨慎开始，因为食管远近端管径不同，会出现吻合口相对狭窄。多数患儿喂养情况会逐渐改善，不需要扩张[5-7]。

（二）疑难病例

疑难病例与患者的疾病特点有关，如早产，伴随畸形（威胁生命的心脏疾病和肠道畸形，需要优先手术，导致食管闭锁延迟 3 天～3 个月），手术相关问题（气管和食管解剖异常，二次手术）。

早产主要影响手术矫正时机。极低出生体重早产儿通常会出现呼吸窘迫而需要机械通气。由

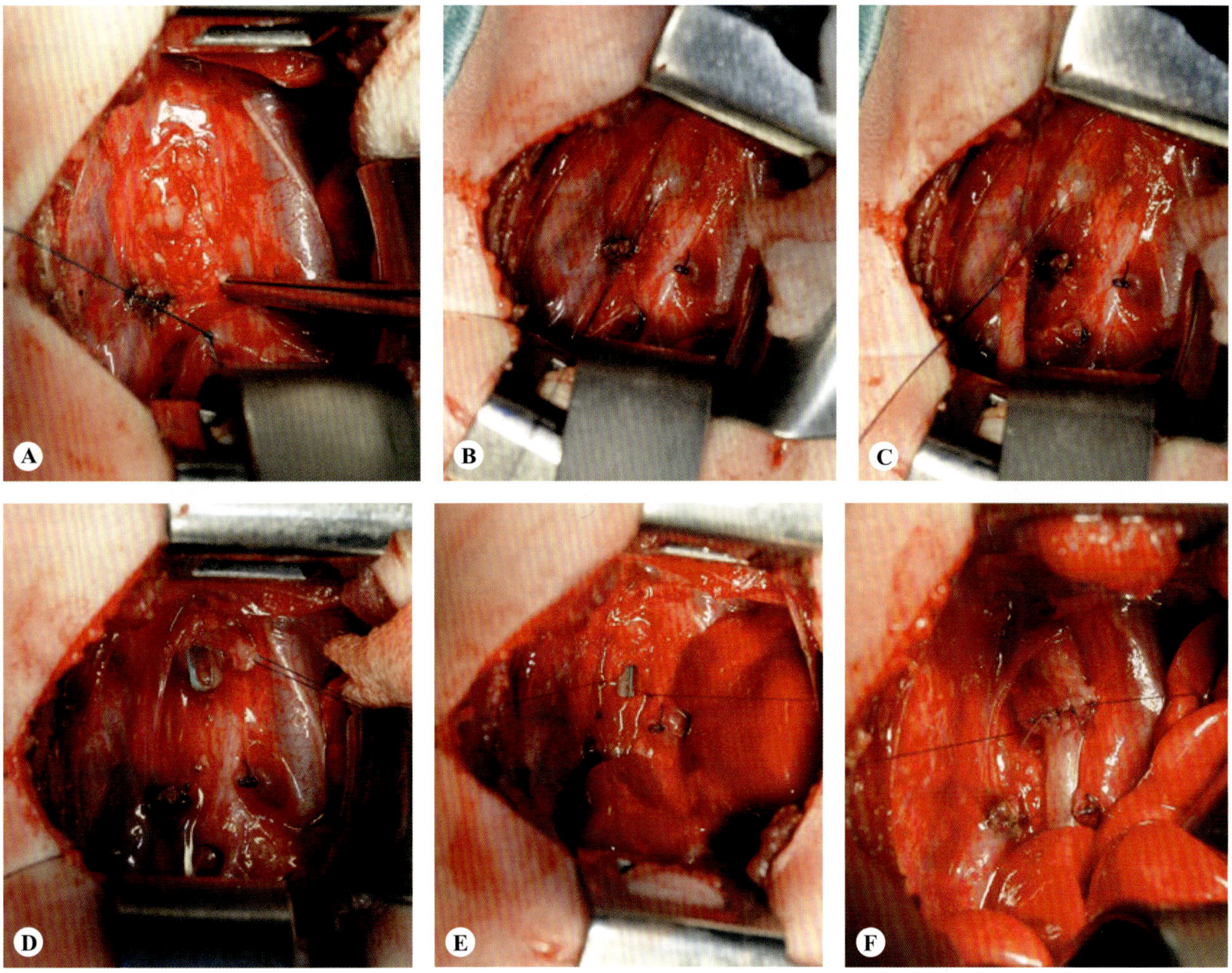

▲ 图 14-6　**A. 结扎奇静脉后确认气管食管瘘；B 和 C. 游离近端食管盲袋（B）和远端食管残端（C）；D. 打开近端食管并后撤胃管；E 和 F. 行食管对端吻合**

于食管阻力较低，而肺相对阻力较高，顺应性较差，导致吸入的气体很容易经过瘘管进入食管内，其结果是胃扩张，加重呼吸窘迫，胃食管反流，误吸，增加胃穿孔风险。解决这一问题的方法包括胃分流、结扎胃食管交界、气管插管置于瘘远端、Fogarty 球囊封堵瘘、胃造瘘、高频通气。急症开胸行气管食管瘘结扎似乎是最好的选择，由于食管组织过于脆弱，难以直接缝合，可延期行食管吻合。

有 5% 的食管闭锁病例合并右主动脉弓，建议经左侧胸腔入路，如果经右侧胸腔，需要小心不要把主动脉弓误认为食管。经右胸的胸腔镜手术也是一个选择，可以很好的观察到食管和主动脉弓。还需要注意这种患儿经常合并心脏畸形。

其他影响食管闭锁治疗的合并症包括先天性食管裂孔疝和染色体异常。食管裂孔疝会导致食管闭锁预后很差，10% 的食管闭锁患儿合并 21/18/13- 三体。

（三）长段缺失性食管闭锁

长段缺失性食管闭锁是指远近端食管距离较远，难以在可接受的张力下完成食管吻合。此种情况偶可见于食管闭锁合并气管食管瘘的病例，但是在单纯食管闭锁的病例中则是很常见的。长段缺失性食管闭锁的定义目前尚未达成共识，食管间距的测量仍有一定的主观性。然而，术前食管间距的评估仍然是很重要的。可以先在近端盲

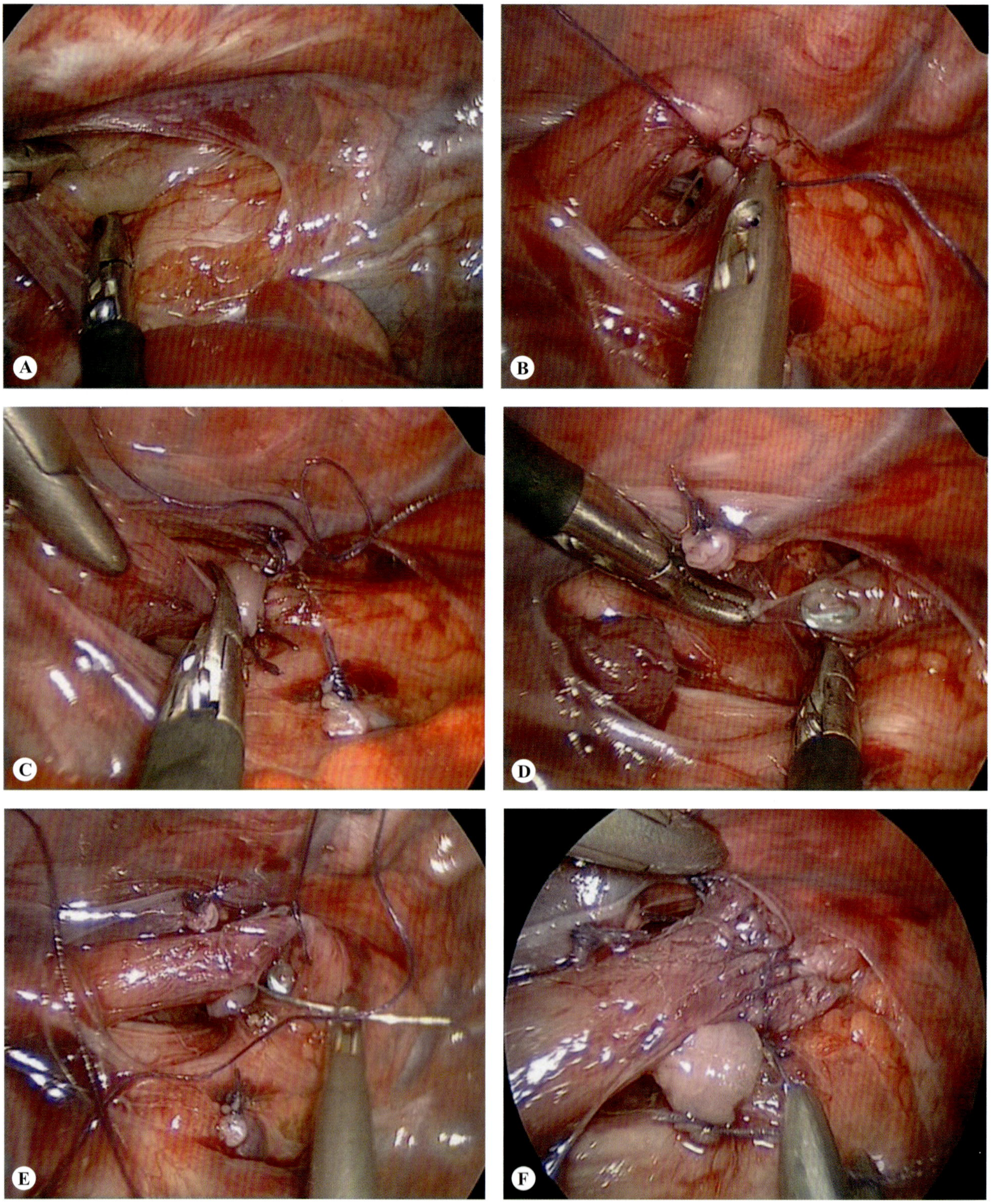

▲ 图 14-7　胸腔镜指向胸廓入口观察

A. 打开纵隔胸膜，找到气管食管瘘；B 和 C. 结扎切断气管食管瘘；D. 游离近端食管并打开，显露腔内胃管；E 和 F. 间断缝合完成食管吻合端置入胃管，经胃造瘘口向远端盲端置入内镜，然后拍摄X线，即可测量两盲端距离；一些外科医生喜欢于术中直接测量；也可以先在近端盲端置入不透X线胃管，把气管镜顶端置于瘘管的气管侧开口水平，然后拍摄X线测量。文献认为，4个及以上椎体间距的食管闭锁为长间距缺失。确定为长间距缺失性食管闭锁后，需要尽力利用自身食管重建食管连续性。

对单纯性食管闭锁患儿进行一段时间观察和评估后，首先需要为患儿实施营养性胃造瘘手术。由于患儿胃很小，实施胃造瘘手术比较困难。在最初数月的发育中（3～6周，或者生长至3.5～4kg），食管间距会缩短，并可能足够完成食管吻合。经胃造瘘多量喂养后胃内容物会反流至食管远端盲端，这可以促进食管的自然生长。每15天测量1次食管间距，如果间距小于两个椎体可以尝试进行吻合。

如果食管自然生长达不到吻合要求，可以尝试其他方法，如逐步牵拉食管盲端以促进食管生长，缩短食管间距。也可以应用减少吻合口张力的方法，包括食管瓣技术和肌层切开技术。

- 探条插入盲袋推压：将探条经口插入近端盲袋，经胃造瘘口插入远端盲袋，每天予适当压力持续6～12周。也有报道利用电磁吸引，静力水压和尼龙线桥等方法产生食管内应力，可达到相同的目的。但这些方法都没有获得广泛应用。
- 外牵引：于食管远近盲端置牵引线，并将线穿出胸腔，朝相反方向牵拉（Foker技术）。需要10～14天可行食管吻合。早期并发症包括吻合口漏（发生率为50%，多数为少量漏），食管大部分裂开并需要再次手术（15%）或食管替代（14%）。
- 胸外延长：游离近端食管并做颈部食管造口，沿前胸壁逐渐将食管造口移向远端（Kimura技术）。这种方法可以利用自身食管达到吻合，早期经口喂养和缩短住院时间。食管造口最好置于右侧颈部。远期结局尚有待观察。
- 近端食管瓣：于近端食管盲袋前壁裁一全层瓣桥接长间距食管（Gough，Bianchi），这是一个延长近端食管的技术。并发症包括食管漏（27%）、食管狭窄（87%）、胃食管反流（20%）、复发性气管食管瘘（13%）、食管动力不协调（60%）。
- 食管肌层切开：Livaditis最先提出环形切开近端食管肌层的方法增加食管长度以完成一期吻合。这是一个延长近端食管的技术。并发症包括食管漏，去肌层段食管在食物扩张下形成假性憩室。
- 延长远端食管：术中可以游离远端食管以缩短远近端食管距离。Spitz建议游离胃底和贲门将胃上提，同时需要行胃底折叠。

如果经食管延长后仍不能利用自身食管完成吻合，就需要行食管替代。一般在1岁左右行食管替代手术，在此之前需经颈部食管造口引流分泌物，经胃造口喂养。食管替代的指征有长间距食管闭锁，化学腐蚀性食管狭窄。理想的食管替代需要达到以下条件：满足生长需要的口胃间通道，避免胃食管反流，耐酸，不干扰心肺功能，随患儿身体生长以保证成年后的功能。然而，至今没有最好的食管替代物，推荐的替代物只能部分满足以上条件。结肠（经胸骨后或胸内通道）可以保证通道足够的直径和长度，是目前最常用的材料。手术并发症有狭窄（22%～26%）和漏（19%～30%），与肠管循环受损有关。间置肠管过长也可能出现肠管蠕动减慢的问题。将胃全部上提或部分管化作为替代物的优点是血供缝合和耐酸，但是长期的酸性胃液反流可损害近端食管和气道。结肠作为替代物的问题是排空延迟。空肠作为替代物尽管有良好的直径和蠕动，但是血供不确定，因此很少应用[3, 8, 9]。

（四）V型食管闭锁（H型孤立性气管食管瘘）

此型为不伴食管闭锁的先天性气管食管瘘。在新生儿期或儿童期出现症状，包括反复喂养时窒息、发绀发作、间歇性腹胀和复发性肺炎。X线显示肺部感染征象和腹胀。50%以上的患儿X线造影不能发现瘘管。支气管镜（图14-8）和食

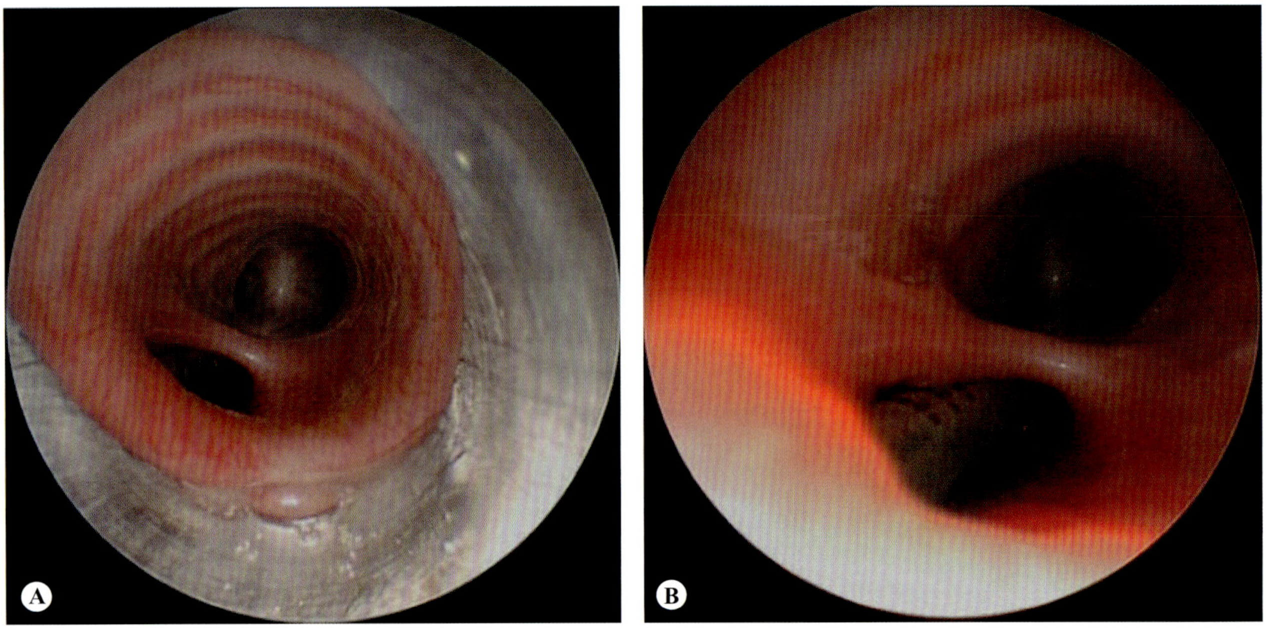

▲ 图 14-8　此患儿症状为反复呼吸道感染和喂养时咳嗽
内镜显示气管和食管支架一个大的交通瘘管（A）。食管通畅性良好，在气管内可以清楚地看到插入食管的鼻胃管（B）

管镜可以明确诊断并可置入瘘管导丝，便于术中辨认瘘管。手术取右颈部下方切口，牵开胸锁乳突肌，找到颈动脉鞘，解剖甲状腺下动脉和甲状腺中静脉，小心保护喉返神经。辨认瘘管后，缝合牵引食管以避免食管旋转，缝合结扎瘘管后予切断 [3, 10]。

九、并发症

食管闭锁患儿术后护理有规范的标准，总的生活质量是满意的。然而，仍然有许多患儿术后出现早期或长期并发症。早产儿和复杂手术患儿并发症发生率较高。并发症的预测因素有双胎，低出生体重（<2500g），术前气管插管，长间距食管闭锁，吻合口漏，术后长时间带气管插管（>4 天），术后 1 个月内无法喂养。

短期并发症包括吻合口漏、败血症、食管狭窄、乳糜胸，通常可以经保守治疗痊愈。气管－食管瘘复发需要再次手术矫正。

（一）吻合口漏

发生率为 13%～16%，多数患儿可以通过引流和营养支持痊愈。漏口愈合后可能出现食管狭窄。3%～5% 的患儿出现较大漏口，术后早期即可诊断，需要再次手术行引流灌洗，吻合口修补，食管造口，延迟食管替代。危险因素包括手术技术不成熟、缺血、肌层切开、吻合口张力过大。

（二）食管狭窄

食管狭窄是一个很常见的并发症，发生率为 80%，40% 的患儿有明显的临床症状。危险因素包括手术技术不成熟、吻合口张力过大、长间距食管闭锁、缺血、胃食管反流、吻合口漏。食管狭窄的症状有吞咽困难、误吸或异物阻塞引起的反复呼吸道感染。狭窄可以通过内镜扩张来治疗。Savary-Gilliard 扩张器是在导丝引导下完成顺行扩张。球囊扩张的优点是其可以对狭窄施加一个放射状的均匀的压力，而探条扩张施加的是一个轴向剪切力。食管内支架是一个替代方案。顽固性狭窄需要切除狭窄段重新吻合或行食管替代。近来有应用丝裂霉素降低食管狭窄发生率的报道。胃食管反流可以降低扩张效果，加重狭窄，因此减轻胃食管反流对治疗食管狭窄很重要。

（三）乳糜胸

乳糜胸与术中胸导管损伤有关。其治疗需要延长住院时间、暂停经口喂养、全肠外营养和胸腔引流。如果经2～5周保守治疗后仍存在乳糜胸，建议行手术治疗，包括胸导管结扎、胸腹腔分流和胸腔粘连。

（四）复发性气管食管瘘

复发性气管食管瘘的发生率为3%～14%，与吻合口漏、炎症和溃疡有关。预防措施是在食管和气管之间置胸膜瓣、心包瓣或奇静脉。复发瘘通常发生于术后早期，但是可以因为误诊而延迟诊断。患儿可表现为喂养时咳嗽和发绀，反复呼吸道感染。复发瘘需要手术或内镜治疗。

远期并发症是需要在成人期处理的问题（表14–3）。

表14–3　食管闭锁的远期并发症

症　状	发生率（%）
吞咽困难	50.3
胃食管反流	40.2
Barrett食管	6.4
恶性肿瘤（鳞状上皮癌）	1.4
呼吸系统感染	24.1
医生诊断的哮喘	22.3
持续性咳嗽	14.6
持续性喘息	34.7

（五）吞咽困难和食管动力障碍

半数患儿出现过吞咽困难的症状，发生率为18.2%～84.2%（平均为50.3%），并会导致生活质量低下。吞咽困难与食管发育异常（食管神经支配和解剖受到损伤和干扰）和医源性损伤相关。最近发现在吻合口位置食管蠕动功能缺失，以及食管闭锁患儿食管括约肌张力低下。吞咽困难和食管动力障碍是胃食管反流和食管化生的危险因素，还会导致吞咽时不能保护气道和分泌物聚集，因此也是呼吸道症状的常见原因。部分患儿需要先行胃造瘘以便于喂养和充分发育，尽管情况可以改善，但是食管闭锁和气管食管瘘修复后，在儿童期和成人期吞咽困难仍然很常见。改善吞咽功能的策略是慢慢咀嚼，避免肉类食物，喝水辅助推动食团。食管动力障碍的常见后果是食物嵌塞。

（六）胃食管反流

胃食管反流的发生率为18.2%～62.9%（平均为40.2%）。胃食管反流的发生与先天因素和手术相关，尤其是保留自身食管的手术方式更容易引起反流的发生。导致胃食管反流的基本因素有胃食管交界异常、腹内食管长度变短、希氏角增大、食管动力障碍、下段食管括约肌过于松弛、神经支配受损。

胃食管反流与食管炎（见于半数以上患者）和Barrett食管有关。Barrett食管是一个远期并发症，更多见于35岁以上和伴随严重胃食管反流症状（每周3次以上）的患者。Barrett食管的病理变化是肠上皮化生，即食管鳞状上皮被包含杯状细胞的柱状上皮替代，为癌前病变。其需要积极治疗，包括吃较稠的食物、竖立体位、口服抗酸药物，很多患儿需要行胃底折叠手术。

（七）持续的呼吸道症状

呼吸道症状很常见，到成人期可以很明显。病因是多因素的，包括：①上呼吸道发育和解剖异常，包括气管软化、神经支配异常、声带异常等；②胃肠道异常，包括慢性胃食管反流、食管动力异常、食管狭窄等；③反复误吸；④下呼吸道异常，包括支气管软化、气道高反应、胸壁畸形等。呼吸道症状包括咳嗽、喘憋、反复感染和哮喘。1/4的患者被诊断为哮喘，但是似乎称为“哮喘样症状”更为合理，因为食管闭锁患者的支气管炎症并没有导致见于哮喘患者的广泛支气管重构[11–16]。

十、食管闭锁和先天性食管狭窄的胸腔镜治疗

（一）概述

食管闭锁一直是儿童外科的标志性疾病。随

着围产期重症监护的发展，食管闭锁患儿的生存率得到明显提高，为 90%～95%[17, 18]。因此，目前治疗的重点从生存率转移到并发症发病率和远期结局[19–24]。

微创技术引入后，越来越多的新生儿手术可以在腔镜下完成，包括食管闭锁[25–27]。

近期的一项研究发现，胸腔镜治疗新生儿食管闭锁和先天性膈疝术中患儿出现生理状况恶化[28, 29]。然而，此研究的不足是术中胸腔注入 CO_2 压力高达 10mmHg。在一项动物研究中，两组 4kg 小猪胸腔内注入气体压力分别为 5mmHg 和 10mmHg，压力为 10mmHg 的小猪出现不良反应，而压力为 5mmHg 的小猪没有出现不良反应[30]。一项前瞻性研究显示食管闭锁患儿胸腔内注入 CO_2 压力为 5mmHg 时没有出现不良反应[31]。然而，无论是开放手术还是腔镜手术，术前、术中和术后持续监测新生儿脑血流灌注都是非常重要的[32]。新生儿对血流动力学改变非常敏感，其可以导致脑血流灌注的波动。因为新生儿不同于成人或大龄儿童，他们没有或仅有不成熟的脑血流自调节。动脉氧饱和度、呼气末 CO_2、平均动脉压、血红蛋白水平、平均气道压和血糖水平等的改变都可以引起脑血流灌注的变化。动脉血压下降时脑血流灌注呈线性下降。另外，CO_2 张力升高会引起血管扩张，可以起到一个代偿作用[31, 32]。

自 2012 年以来，我们医院所有新生儿手术都常规行红外光谱脑血流监测[31]（图 14–9）。

食管闭锁不仅仅是一个先天性食管畸形，还有着影响终生的后遗症，包括食管动力异常、胃食管反流和呼吸道病变[17, 19–23, 33–36]。因此食管闭锁的治疗需要多学科密切合作，包括以下学科：儿童消化、儿童呼吸、儿童耳鼻喉、遗传学、营养、理疗、心理、儿童心脏、儿童泌尿和儿童骨科。Utrecht 地区的儿童外科专长于食管闭锁的治疗，被荷兰政府承认为上消化道和呼吸系统疾病治疗中心的一部分。此儿童外科也是一个擅长微创手术的中心。

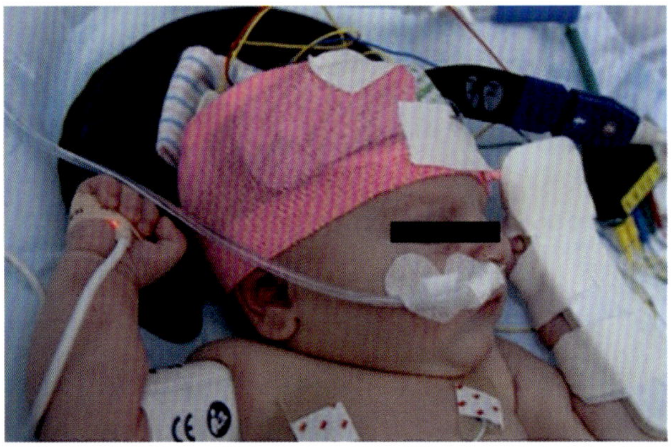

▲ 图 14–9　利用红外光谱法监测脑血流灌注

（二）上消化道和呼吸系统疾病治疗

1. 食管闭锁

如果产前超声怀疑食管闭锁，需要产科、儿童外科和新生儿科对胎儿进行多学科评估[37, 38]。如果为 VACTERL 综合征，还需要咨询儿童心脏科、儿童泌尿科、遗传学家和神经科的意见。

出生后，新生儿带胃管和动静脉通路转入新生儿重症监护室（表 14–4）。如果存在呼吸功能不全，予气管插管。放置红外光谱传感器和脑电电极持续监测。术前行超声检查颅脑。术后随访中，所有患儿均行颅脑超声和 MRI 检查[31, 32, 39]。

术前行泌尿系超声和心脏超声明确主要畸形和降主动脉位置。VACTERL 综合征的其他诊断可以在术后明确。

术前请儿童外科、新生儿科、麻醉科、耳鼻喉科及其他畸形相关科室专家会诊，充分讨论手术细节和可能出现的并发症。一般来说，所有新生儿均可耐受胸腔镜手术[40]。

麻醉诱导后，患儿尚可自主呼吸，此时可予气管镜检查，定位近端或远端瘘管。确定是否存在气管软化及累及范围，气管软化由前方气管软骨环薄弱或膜部软化所致[41, 42]。

患儿取左侧 3/4 俯卧位，置于手术台左侧。胸腔镜手术时，儿童外科医师和麻醉师之间良好的配合对于成功完成手术至关重要。于肩胛角前下方 1cm 开放式置入 1 枚 5mm Trocar，注入 CO_2 的压力为 2～3mmHg，流速 1L/min，使肺塌陷。

表 14-4 在 NICU 需要完善的检查和准备

- 术前检查
  - 动静脉通道，实验室检查
  - 胃管引流
  - 红外光谱脑血流监测，动态脑电图
  - 胸腹部 X 线，泌尿系超声
  - 超声心动图检查，咨询儿童心脏科专家
  - 咨询遗传学专家
  - 咨询眼科专家
  - 根据其他伴随畸形完善相关检查
- 术前根据要完成的手术请多学科会诊
- 术前麻醉诱导后行硬支气管镜检查
- 在红外光谱脑血流监测和动态脑电监测下完成胸腔镜食管闭锁矫正
- 术后根据病情机械通气 24～48h
- 术后开始予雷尼替丁
- 术后 24h 开始经鼻胃管喂养
- 术后没有唾液经口排出，没有感染症状时开始经口喂养
- 术后病情稳定，可自主呼吸时可转到普通病房
- 术后 1 周予脑部 MRI 检查
- 教育父母生命支持方法
- 术后达到全量肠内喂养，没有并发症，可予出院

麻醉师通畅在维持相同小容量通气下提高呼吸频率为 40～60 次 / 分。患儿适应肺塌陷状态后手术才可以继续进行。持续进行红外光谱监测，如果监测结果提示需要干预，可予调整通气设置，增加液体输入，给予强心药物。血红蛋白水平很重要。手术过程之前详细描述过，在此仅做总结 [26, 27, 31, 41]。多数患儿远端食管位于奇静脉下方，分离奇静脉有利于游离远端瘘管。我们强调在气管侧的瘘管残端做一贯穿缝合，防止术后再次气管插管时缝线滑动。有时气管插管更容易进入瘘管开口。切断远端瘘管后再游离近端食管。近端食管打开之前，先在后壁缝合一针，使远近端食管靠近，打结后将缝线引出胸壁以固定食管两端，便于之后的吻合。打开近端食管后，在食管前壁缝合第二针，之后可以间断缝合后壁，或继续连续缝合至后壁第一针处，将针穿出食管壁后与第一针线尾打结，通常可以达到一不漏水的吻合。将胃管经吻合口置于胃内，之后间断或连续吻合前壁。一般来说，不需要放置胸腔引流管。

术后第 1 天即可经鼻胃管喂养，常规术后立即给予 H_2 受体拮抗药。根据临床症状和吗啡用量下调呼吸参数。如果患儿口腔内没有黏液潴留，可以拔除气管插管。拔除气管插管后 1 天，也就是通常在术后第 5 天左右，可以开始经口喂养。只有必要时才行造影检查。术后 7～10 天患儿出院前，需要完成 VACTERL 诊断、颅脑超声和 MRI，患儿父母接受生命支持培训。按照常规方案进行多学科门诊随访（表 14-5）。

2. 食管狭窄

首先需要鉴别先天性和获得性食管狭窄。先天性食管狭窄通常是食管闭锁的一个类型，由于食管壁残存气管软骨导致食管梗阻和食物嵌塞 [43]。但是，这种气管软骨并不总是存在，有些患儿食管病理显示肌肉纤维化 [44]。食管腔内超声有助于明确梗阻原因，MRI 一般不能确定原因。有时候食管狭窄可与食管闭锁一起出现。如果经吻合口置入胃管时卡住，需要警惕排除远端食管狭窄。

胸腔镜治疗食管狭窄的方法与食管闭锁类似 [44]。根据食管狭窄的水平决定经左胸或右胸入路。保护迷走神经，游离食管，如果残存气管软

表 14-5 食管闭锁患儿术后随访方案

随 访
• 术后 2 周、4 周、8 周随访，必要时可以提前 • 电话咨询营养师 • 咨询儿童呼吸科医师，每年 1 次，必要时冬季应用预防性抗生素，6 岁时行肺功能监测 • 咨询新生儿科医师（3 月龄、6 月龄、9 月龄、12 月龄、18 月龄、24 月龄） • 咨询儿童胃肠科医师（存在狭窄或反流可行食管镜检查，在 12 岁和 17 岁时行标准的 Barrett 食管检测） • 咨询儿科医师 • 根据指征咨询其他专科医师 • 3 月龄、6 月龄、9 月龄、12 月龄时规律随访，之后每 2 年随访 1 次

骨，可行狭窄食管环周切除吻合，如果为肌肉纤维化，可行食管纵切横缝[41]。

获得性食管狭窄通常是由胃食管反流、化学腐蚀或嗜酸性食管炎引起。嗜酸性食管炎主要是通过药物治疗[45]。胃食管反流可先通过抗反流药物治疗，如果为顽固性反流，可行腹腔镜抗反流手术[46]。

3. 长间距食管闭锁

对于长间距食管闭锁，目前最常见的做法是先做胃造瘘，近端食管置胃管，2～3个月后延迟吻合[47, 48]。之前长间距食管闭锁定义混乱，近期一篇论文明确了统一的定义，腹部没有气体的食管闭锁都应该定义为长间距食管闭锁，也就是Gross A型和B型[47]。如果延迟吻合还是不能完成，需要行食管替代技术，如间置空肠、上提胃或间置结肠，更倾向于间置空肠[47]。在我们医院，我们在患儿出生后即行胸腔镜下食管牵引，不行胃造瘘。一般在5～6天后所有患儿都可完成延迟一期吻合。足月新生儿如果不伴随其他畸形，通常可在术后3～4周出院[49]。

4. 气道畸形

食管和近端气道均来源于原始前肠，因此，如果发生食管畸形，近端气道发育受阻也很有可能发生。多数食管闭锁患儿同时存在呼吸道问题[50, 51]。之前提到的气管软化就是食管闭锁患儿常见的气道异常，由于气管或支气管塌陷，患儿出现不同的临床症状，从轻微不适到危及生命都可发生。如果软化延至支气管，患儿需要呼吸机正压通气以使气道开放。患儿经常需要气管切开，直到渡过气管塌陷的危险。最近，有研究基于CT的3D打印可吸收支架，将其用于支撑气道，但是商业化应用仍需要数年[52]。如果气管软化局限于气管，根据气管塌陷的位置和范围，还有其他治疗选择[41, 53, 54]。前后入路手术都可以在胸腔镜下完成[41, 53]。

5. 随访

食管闭锁患儿的生存率已得到改善，目前的治疗重点是处理这些患儿的后遗症。早期并发症包括术后食管漏、狭窄、复发气管食管瘘和胃食管反流，发生率为10%～20%[19, 55, 56]。术后食管漏通常可通过胸腔引流治愈。食管狭窄被认为与胃食管反流相关[57]。如果反复扩张后食管狭窄仍难缓解，就有指征行腹腔镜抗反流手术[46]。我们医院通过食管内留置扩张球囊导管治疗复发性食管狭窄，很多患儿都得到成功治疗，而不需要行狭窄段切除[58]。复发性气管食管瘘的发生率为5%～10%，部分患儿可通过腔内硬化或注射纤维蛋白胶治愈[55]，但一般是需要通过手术来关闭瘘管[41, 55]。

长期并发症主要包括食管动力障碍、胃食管反流病和呼吸功能限制[19, 21–23, 33–36, 41, 45, 50, 51, 57, 59]。食管闭锁是影响一生的疾病。食管闭锁患儿进食时总是需要喝水。他们必须要注意所吃的食物，可能需要药物增加远端食管动力[21, 57]。无症状胃食管反流经常发生，可能最终导致Barrett食管[60]，因此必须要随访至成人期。很多食管闭锁患儿发生呼吸功能限制，容易出现呼吸道感染[33, 61]。细心的支持和治疗对改善这些患儿的生活质量非常重要[35, 36, 57]。

总之，食管闭锁是影响一生的疾病，需要多学科专家团队，最好是专科中心的综合治疗[41]。

参考文献

[1] Bruch SW, Coran AG, Kunisaki SM. Esophageal atresia and tracheoesophageal fistula. In: Lima M, editor. Pediatric thoracic surgery. Italia: Springer-Verlag; 2013. p. 93-110.
[2] Pinheiro PF, Simões e Silva AC, Pereira RM. Current knowledge on esophageal atresia. World J Gastroenterol. 2012;18(28):3662-72.
[3] Spitz L. Oesophageal atresia. Orphanet J Rare Dis. 2007;2:24.
[4] Kluth D, Fiegel DH. The embryology of the foregut. Semin Pediatr Surg. 2003;13:3.
[5] Rothenberg S. Thoracoscopic repair of a tracheoesophageal fistula in newborns. J Pediatr Surg. 2002;37:869.
[6] Dingemann C, Ure BM. Minimally invasive repair of

esophageal atresia: an update. Eur J Pediatr Surg. 2013; 23(3): 198-203.
[7] Dòmini M, Ruggeri G, Destro F. Esophageal atresia with, tracheoesophageal fistula. In: Lima M, editor. Pediatric endoscopic and minimally invasive surgery. Bologna: Clueb; 2013. p. 51-9.
[8] Rothenberg SS, Flake AW. Experience with Thoracoscopic repair of long gap Esophageal atresia in neonates. J Laparoendosc Adv Surg Tech A. 2015;25(11):932-5.
[9] Reinberg O. Esophageal replacement in children. In: Lima M, editor. Pediatric thoracic surgery. Italia: Springer-Verlag; 2013. p. 145-57.
[10] Randi B, Libri M. Isolated Tracheoesophageal fistula. In: Lima M, editor. Pediatric endoscopic and minimally invasive surgery. Bologna: Clueb; 2013. p. 61-7.
[11] Bakal U, Ersoz F, Eker I, Sarac M, Aydin M, Kazez A. Long-term prognosis of patients with Esophageal atresia and/or Tracheoesophageal fistula. Indian J Pediatr. 2016;83(5):401-4.
[12] Cartabuke RH, Lopez R, Thota PN. Long-term esophageal and respiratory outcomes in children with esophageal atresia and tracheoesophageal fistula. Gastroenterol Rep (Oxf). 2016;4(4):310-4.
[13] Konkin DE, O'Hali AW, Webber EM, Blair GK. Outcomes in esophageal atresia and tracheoesophageal fistula. J Pediatr Surg. 2003;38:1726.
[14] Tonz M, Kohli S, Kaiser G. Oesophageal atresia: what has changed in the last 3 decades? Pediatr Surg Int. 2004;20(10):768-72.
[15] Kunisaki SM, Brunch SW, Coran AG. Esophageal perforation. In: Lima M, editor. Pediatric thoracic surgery. Italia: Springer-Verlag; 2013. p. 135-43.
[16] Rintala RJ, Pakarinen MP. Long-term outcome of esophageal anastomosis. Eur J Pediatr Surg. 2013;23(3):219-25.
[17] Lal DR, Gadepalli SK, Downard CD, Ostlie DJ, Minneci PC, Swedler RM, Chelius T, Cassidy L, Rapp CT, Deans KJ, Fallat ME, Finnell SM, Helmrath MA, Hirschl RB, Kabre RS, Leys CM, Mak G, Raque J, Rescorla FJ, Saito JM, St Peter SD, von Allmen D, Warner BW, Sato TT, Midwest Pediatric Surgery Consortium. Perioperative management and outcomes of esophageal atresia and tracheoesophageal fistula. J Pediatr Surg. 2017;52(8):1245-51. pii: S0022-3468(16)30597-8
[18] Malakounides G, Lyon P, Cross K, Pierro A, De Coppi P, Drake D, Kiely E, Spitz L, Curry J. Esophageal atresia: improved outcome in high-risk groups revisited. Eur J Pediatr Surg. 2016;26(3):227-31.
[19] Friedmacher F, Kroneis B, Huber-Zeyringer A, Schober P, Till H, Sauer H, Höllwarth ME. Postoperative complications and functional outcome after Esophageal atresia repair: results from longitudinal single-Center follow-up. J Gastrointest Surg. 2017;21(6):927-35. https://doi.org/10.1007/s11605-017-3423-0.
[20] Dingemann J, Szczepanski R, Ernst G, Thyen U, Ure B, Goll M, Menrath I. Transition of patients with Esophageal atresia to adult care: results of a transition-specific education program. Eur J Pediatr Surg. 2017;27(1):61-7.
[21] Gottrand M, Michaud L, Sfeir R, Gottrand F. Motility, digestive and nutritional problems in Esophageal atresia. Paediatr Respir Rev. 2016;19:28-33.
[22] Acher CW, Ostlie DJ, Leys CM, Struckmeyer S, Parker M, Nichol PF. Long-term outcomes of patients with Tracheoesophageal fistula/Esophageal atresia: survey results from Tracheoesophageal fistula/Esophageal atresia online communities. Eur J Pediatr Surg. 2016;26(6):476-80.
[23] IJsselstijn H, Gischler SJ, Toussaint L, Spoel M, Zijp MH, Tibboel D. Growth and development after oesophageal atresia surgery: need for long-term multidisciplinary follow-up. Paediatr Respir Rev. 2016;19:34-8.
[24] Gallo G, Zwaveling S, Van der Zee DC, Bax KN, de Langen ZJ, Hulscher JB. A two-center comparative study of gastric pull-up and jejunal interposition for long gap esophageal atresia. J Pediatr Surg. 2015;50(4):535-9.
[25] Yang YF, Dong R, Zheng C, Jin Z, Chen G, Huang YL, Zheng S. Outcomes of thoracoscopy versus thoracotomy for esophageal atresia with tracheoesophageal fistula repair: a PRISMA-compliant systematic review and meta-analysis. Medicine (Baltimore). 2016;95(30):e4428.
[26] van der Zee DC, Tytgat SH, Zwaveling S, van Herwaarden MY, Vieira-Travassos D. Learning curve of thoracoscopic repair of esophageal atresia. World J Surg. 2012;36(9):2093-7.
[27] Holcomb GW 3rd, Rothenberg SS, Bax KM, Martinez-Ferro M, Albanese CT, Ostlie DJ, van Der Zee DC, Yeung CK. Thoracoscopic repair of esophageal atresia and tracheoesophageal fistula: a multi-institutional analysis. Ann Surg. 2005;242(3):422-8. discussion 428-30
[28] Bishay M, Giacomello L, Retrosi G, Thyoka M, Nah SA, McHoney M, De Coppi P, Brierley J, Scuplak S, Kiely EM, Curry JI, Drake DP, Cross KM, Eaton S, Pierro A. Decreased cerebral oxygen saturation during thoracoscopic repair of congenital diaphragmatic hernia and esophageal atresia in infants. J Pediatr Surg. 2011;46(1):47-51.
[29] Bishay M, Giacomello L, Retrosi G, Thyoka M, Garriboli M, Brierley J, Harding L, Scuplak S, Cross KM, Curry JI, Kiely EM, De Coppi P, Eaton S, Pierro A. Hypercapnia and acidosis during open and thoracoscopic repair of congenital diaphragmatic hernia and esophageal atresia: results of a pilot randomized controlled trial. Ann Surg. 2013;258(6):895-900.
[30] Stolwijk LJ, Tytgat SH, Keunen K, Suksamanapan N, van Herwaarden MY, Groenendaal F, Lemmers PM, van der Zee DC. The effects of CO_2-insufflation with 5 and 10 mmHg during thoracoscopy on cerebral oxygenation and hemodynamics in piglets: an animal experimental study. Surg Endosc. 2015;29(9):2781-8.
[31] Tytgat SH, van Herwaarden MY, Stolwijk LJ, Keunen K, Benders MJ, de Graaff JC, Milstein DM, van der Zee DC, Lemmers PM. Neonatal brain oxygenation during thoracoscopic correction of esophageal atresia. Surg Endosc. 2016;30(7):2811-7.
[32] Stolwijk LJ, Keunen K, de Vries LS, Groenendaal F, van der Zee DC, van Herwaarden MY, Lemmers PM, Benders MJ. Neonatal surgery for noncardiac congenital anomalies: neonates at risk of brain injury. J Pediatr. 2017;182:335-41.
[33] Gallo G, Vrijlandt EJ, Arets HG, Koppelman GH, Van der Zee DC, Hulscher JB, Zwaveling S. Respiratory function after esophageal replacement in children. J Pediatr Surg. 2017;52(11):1736-41. https://doi. org/10.1016/

j.jpedsurg.2017.03.046.
[34] Vergouwe FW, Spoel M, van Beelen NW, Gischler SJ, Wijnen RM, van Rosmalen J, IJsselstijn H. Longitudinal evaluation of growth in oesophageal atresia patients up to 12 years. Arch Dis Child Fetal Neonatal Ed. 2017;102(5):F417-22 pii: fetalneonatal-2016-311598, Epub ahead of print. https://doi. org/10.1136/archdischild-2016-311598.
[35] Hölscher AC, Laschat M, Choinitzki V, Zwink N, Jenetzky E, Münsterer O, Kurz R, Pauly M, Brokmeier U, Leutner A, Ure B, Lacher M, Schumacher J, Reutter H, Boemers TM. Quality of life after surgical treatment for Esophageal atresia: long-term outcome of 154 patients. Eur J Pediatr Surg. 2017;27(5):443-8. https://doi.org/10.1055/s-0036-1597956.
[36] Gibreel W, Zendejas B, Antiel RM, Fasen G, Moir CR, Zarroug AE. Swallowing dysfunction and quality of life in adults with surgically corrected Esophageal atresia/Tracheoesophageal fistula as infants: forty years of follow-up. Ann Surg. 2017;266(2):305-10.
[37] Bradshaw CJ, Thakkar H, Knutzen L, Marsh R, Pacilli M, Impey L, Lakhoo K. Accuracy of prenatal detection of tracheoesophageal fistula and oesophageal atresia. J Pediatr Surg. 2016;51(8):1268-72.
[38] Spaggiari E, Faure G, Rousseau V, Sonigo P, Millischer-Bellaiche AE, Kermorvant-Duchemin E, Muller F, Czerkiewicz I, Ville Y, Salomon LJ. Performance of prenatal diagnosis in esophageal atresia. Prenat Diagn. 2015;35(9):888-93.
[39] Stolwijk LJ, Lemmers PM, Harmsen M, Groenendaal F, de Vries LS, van der Zee DC, Benders MJ, van Herwaarden-Lindeboom MY. Neurodevelopmental outcomes after neonatal surgery for major noncardiac anomalies. Pediatrics. 2016;137(2):e20151728.
[40] van der Zee DC, Bax NMA, Sreeram N, van Tuijl I. Minimal access surgery in neonates with cardiac anomalies. Pediatr Endosurg Innovat Tech. 2003;7:233-6.
[41] van der Zee DC. Esophageal atresia and tracheoesophageal fistula. Semin Pediatr Surg. 2017;26(2):67-71. https://doi. org/10.1053/j.sempedsurg.2017.02.004.
[42] Fraga JC, Jennings RW, Kim PC. Pediatric tracheomalacia. Semin Pediatr Surg. 2016;25(3):156-64.
[43] Deshpande AV, Shun A. Laparoscopic treatment of esophageal stenosis due to tracheobronchial remnant in a child. J Laparoendosc Adv Surg Tech A. 2009;19(1):107-9.
[44] Martinez-Ferro M, Rubio M, Piaggio L, Laje P. Thoracoscopic approach for congenital esophageal stenosis. J Pediatr Surg. 2006;41(10):E5-7.
[45] Chehade M, Sher E. Medical therapy versus dietary avoidance in eosinophilic esophagitis: which approach is better? Allergy Asthma Proc. 2017;38(3):170-6.
[46] Mauritz FA, van Herwaarden-Lindeboom MY, Stomp W, Zwaveling S, Fischer K, Houwen RH, Siersema PD, van der Zee DC. The effects and efficacy of antireflux surgery in children with gastroesophageal reflux disease: a systematic review. J Gastrointest Surg. 2011;15(10):1872-8.
[47] van der Zee DC, Bagolan P, Faure C, Gottrand F, Jennings R, Laberge JM, Martinez Ferro MH, Parmentier B, Sfeir R, Teague W. Position paper of INoEA working group on long-gap Esophageal atresia: for better care. Front Pediatr. 2017;31(5):63. https://doi.org/10.3389/fped.2017.00063. eCollection 2017
[48] Friedmacher F, Puri P. Delayed primary anastomosis for management of long-gap esophageal atresia: a meta-analysis of complications and long-term outcome. Pediatr Surg Int. 2012;28(9):899-906.
[49] van der Zee DC, Gallo G, Tytgat SH. Thoracoscopic traction technique in long gap esophageal atresia: entering a new era. Surg Endosc. 2015;29(11):3324-30.
[50] Gatzinsky V, Wennergren G, Jönsson L, Ekerljung L, Houltz B, Redfors S, Sillén U, Gustafsson P. Impaired peripheral airway function in adults following repair of esophageal atresia. J Pediatr Surg. 2014;49(9):1347-52.
[51] Landolfo F, Conforti A, Columbo C, Savignoni F, Bagolan P, Dotta A. Functional residual capacity and lung clearance index in infants treated for esophageal atresia and tracheoesophageal fistula. J Pediatr Surg. 2016;51(4):559-62.
[52] van der Zee DC. New developments towards the management of severe cases of tracheobronchomalacia. J Thorac Dis. 2016;8(12):3484-5.
[53] van der Zee DC, Straver M. Thoracoscopic aortopexy for tracheomalacia. World J Surg. 2015;39(1):158-64.
[54] Shieh HF, Smithers CJ, Hamilton TE, Zurakowski D, Rhein LM, Manfredi MA, Baird CW, Jennings RW. Posterior tracheopexy for severe tracheomalacia. J Pediatr Surg. 2017;52(6):951-5. https://doi. org/10.1016/j.jpedsurg.2017.03.018.
[55] Smithers CJ, Hamilton TE, Manfredi MA, Rhein L, Ngo P, Gallagher D, Foker JE, Jennings RW. Categorization and repair of recurrent and acquired tracheoesophageal fistulae occurring after esophageal atresia repair. J Pediatr Surg. 2017;52(3):424-30.
[56] Okata Y, Maeda K, Bitoh Y, Mishima Y, Tamaki A, Morita K, Endo K, Hisamatsu C, Fukuzawa H, Yokoi A. Evaluation of the intraoperative risk factors for esophageal anastomotic complications after primary repair of esophageal atresia with tracheoesophageal fistula. Pediatr Surg Int. 2016;32(9):869-73.
[57] Krishnan U, Mousa H, Dall'Oglio L, Homaira N, Rosen R, Faure C, Gottrand F. ESPGHAN-NASPGHAN guidelines for the evaluation and treatment of gastrointestinal and nutritional complications in children with Esophageal atresia-Tracheoesophageal fistula. J Pediatr Gastroenterol Nutr. 2016;63(5):550-70.
[58] van der Zee D, Hulsker C. Indwelling esophageal balloon catheter for benign esophageal stenosis in infants and children. Surg Endosc. 2014;28(4):1126-30.
[59] Jeurnink SM, van Herwaarden-Lindeboom MY, Siersema PD, Fischer K, Houwen RH, van der Zee DC. Barrett's esophagus in children: does it need more attention? Dig Liver Dis. 2011;43(9):682-7.
[60] Schneider A, Gottrand F, Bellaiche M, Becmeur F, Lachaux A, Bridoux-Henno L, Michel JL, Faure C, Philippe P, Vandenplas Y, Dupont C, Breton A, Gaudin J, Lamireau T, Muyshont L, Podevin G, Viola S, Bertrand V, Caldari D, Colinet S, Wanty C, Sauleau E, Leteurtre E, Michaud L. Prevalence of Barrett Esophagus in adolescents and young adults with Esophageal atresia. Ann Surg. 2016;264(6):1004-8.
[61] Legrand C, Michaud L, Salleron J, Neut D, Sfeir R, Thumerelle C, Bonnevalle M, Turck D, Gottrand F. Long-term outcome of children with oesophageal atresia type III. Arch Dis Child. 2012;97(9):808-11.

第四篇　胃肠部分

Gastrointestinal

第15章　1岁以内的胃食管反流

Gastroesophageal Reflux in the First Year of Life

Juan A. Tovar　著

李　广　译

胃食管反流（gastroesophageal reflux，GER）是一种常见疾病，指胃液逆行进入食管，偶尔会通过口腔排出。GER 主要后果是营养摄入不足和对食管黏膜的损伤。严重的可以使喉部、气管、支气管和肺收到影像，甚至可能出现其他并发症。然而，尽管 GER 非常常见，特别是在年幼的婴儿中，但他们大部分没有任何临床表现。因此，在某种程度上，GER 本身是“正常的”，只有出现严重影响时，才会将这种现象称为胃食管反流病。

在本章中，将讨论从出生到 1岁以内患儿胃食管反流病（gastroesophageal reflux disease，GERD）的原因和发病机制，以及诊断过程和目前推荐的治疗方法。将对这个年龄伴随胃食管反流病的合并症进行特别分析。胃位于腹部，时刻保持正压状态，并能够通过胃蠕动使压力增加。相比之下，食管位于胸腔，在每次吸气运动期间都存在负压。因此，从胃到食管的 GER 驱动压力梯度存在于正常个体中，只有存在有效的抗反流屏障才能对抗这种现象。屏障有两个主要组成部分：第一个是远端食管括约肌（lower esophageal sphincter，LES），由食管远端平滑肌纤维在胃食管交界处的永久收缩引起；第二种是一种“外括约肌”，由裂孔柱形成的横膈膈肌脚吊索横纹肌的阶段性收缩产生，吸气时肌肉收缩延长食管的腹内段。这两种成分的协同作用关闭了远端食管，GER 驱动力越强抗反流能力越大。当吞咽时候，因停止吸气，LES 放松，此时抗反流屏障打开，允许食物进入胃部。食管蠕动由协调推进的内在和外在神经支配调节括约肌收缩和松弛。蠕动本身构成了第二道抗反流屏障，因为它能够清除食管中的反流物。然而，屏障功能并非 100% 有效，而且 GER 的发生相当频繁，尤其是饭后，即使在正常人中也是如此。因此，某些 GER 在一天中的不同时间都会发生的，特别是对于经常呕吐的新生儿和小婴儿。他们需要多次喂奶，并且大部分时间平躺体位。LES 机制的不成熟被认为作为屏障失效和幼儿 GER 频繁发生的主要机制[1]。然而，现代测压方法证明屏障是有效的[2]（包括早产儿[3]），当用小型测压探头测量的时候，所有年龄[4]（包括幼儿[5, 6]）GER 发作的主要机制不是降低或消除 LES 压力（这种情况很少发生），而是非吞食性短暂下食管括约肌松弛（transient lower esophageal sphincter relaxations，TLESR）的发生。有些患儿会出现胃食管结合部的解剖结构及其与裂孔的关系存在异常，主要是胃食管结合部和部分胃上升进入胸腔，明确诊断裂孔疝。虽然 GER 在婴儿中很常见，但在大龄儿童中较少见，可以推测出随年龄增大会逐步改善。由于尚未证明抗反流屏障的“成熟”还需要进一步验证。有些学者认为逐渐站立时，婴儿吐奶或呕吐的症状在婴儿期逐渐好转，是当一天大部分时间能够站立时，这些症状就会消失。

一、诊断

（一）临床表现

如果 GER 在新生儿和幼儿中在一定程度上是“正常”的，我们应该什么时候怀疑 GERD 并开始诊断测试和治疗？偶尔吐奶、营养良好、健康的宝宝是正常的，不需要检查或治疗。但当出现一些消化道或呼吸道症状时，应该考虑是否合并 GERD，并采取相应处理措施。GERD 会诱发多种症状，这些症状可以同时或不同时出现在同一个人身上。

- 呕吐：与成人相比，患有胃食管反流病的婴儿通常会呕吐和（或）吐奶。这种呕吐更常见于餐后，但也可能随时发生。它的内容物是胃液和食物残渣，很少有咖啡渣染色或胆汁。与幽门狭窄相比，呕吐往往不是大量喷射性的。
- 体重不增长：由于反复呕吐而导致的营养摄入减少可能会影响体重增加和发育。呕吐和发育迟缓可能是 GERD 的第一个症状，需要儿科医生注意，应排除其他多种原因。
- 刺激、不适和“腹痛”：食管黏膜反复接触反流的胃液会导致食管炎。患有胃灼热、吞咽困难或疼痛的婴儿只能通过哭泣或以容易被激惹、痛苦和沉默等来间接表现出症状[7]。当然，这些症状可能与许多其他疾病有关，但应注意很可能是反流性食管炎。
- 贫血和缺铁：这个年龄段的食管炎引起的肉眼血便很少见，但便潜血还是很常见的，因此可以导致小红细胞性贫血和缺铁性贫血。同样，对于发生贫血的患儿，应该注意患儿是否伴有 GERD。
- 反复呼吸道感染、支气管反应性和肺炎可能与 GER 患儿的微量误吸或大量误吸有关。在没有其他合理解释（如囊性纤维化或免疫缺陷）的情况下，应对他们进行 GERD 调查。因为这些症状很多疾病都可以引起，但是在调查前应先排除这些症状的消化道疾病[8]。然而，鉴于 GER 在婴儿期的流行，应高度引起注意。幸运的是，目前在反流的婴儿中不再或很少看到消化性溃疡、狭窄或大出血等并发症。许多年前，Carre 指出了婴儿期“小”裂孔疝的自然良性临床过程[9]。据他介绍，2/3 的患者在生后 18 个月以后将无症状（即使没有特殊治疗），但剩下的 1/3 将持续存在症状或最终可能出现严重并发症。这些是需要积极治疗的。

儿科医生和儿科胃肠病学家主要关注属于上述反流类别的儿童。然而，儿科医生必须经常处理先天性或获得性并发疾病导致的 GERD 患者。在此，我们讨论以下条件及它们如何影响 GERD 的发病机制及其自然过程。

脑损伤：中枢神经系统的疾病可以是先天性或后天性，特别是脑瘫经常伴有 GERD。造成这种情况的原因有很多，包括神经功能障碍可能触发呕吐中枢并损害消化运动的协调性，包括括约肌和蠕动水平异常，导致屏障失效[10, 11]和清除缺陷。TLESR 在这些儿童的 GER 发病机制中的重要性似乎低于常规反流者[11, 12]，除此之外，这些儿童经常卧床、脊柱侧弯、痉挛、便秘，并受到频繁呼吸道感染的影响。所有这些情况都会促进 GER，偶尔会因碱性十二指肠胃反流而加重[13]，出现流口水导致的唾液流失。这些由于吞咽障碍、窒息或拒绝吃奶的婴儿通常难以喂养。这些情况在脑损伤儿童中的不可逆转性使得随着时间的推移自发改善 GERD 是不现实的，并且药物的效果也是有限。

呼吸道疾病患者：有几种情况会促进 GER 在患有呼吸道疾病的影响，尤其是在出生最初几个月内特别频繁。这可能会增强腹内正压或加重胸腔负压（或两者兼而有之），从而增强 GER 驱动力。患有支气管肺疾病的早产儿和新生儿特别容易发生胃食管反流病。上气道阻塞、气道正压通气[14, 15]、黄嘌呤类药物[16]、鼻胃管[17]和其他原因，以及微量吸入或食管 – 支气管反射[18]。在

GER 干预之前，可能无法脱离呼吸机[19]。在这个年龄段，特别难以确定呼吸道疾病是否会导致 GER，或者相反，GER（误吸、支气管收缩反射、反流性喉炎或误吸后对过敏原的灵敏度）是否是呼吸道疾病的原因。

GER 可能出现危及生命的事件（呼吸暂停或心搏骤停）。这些事件是否由 GER 引起是一个悬而未决的问题。pH 追踪、多导睡眠图记录[20, 21]和 pH-MII 记录[22, 23]仅部分澄清了这个问题。明显危及生命事件可能与酸性和非酸性反流发作有关[24]，但没有令人信服地证明这两种现象之间的明确联系[25, 26]。

（二）特殊病例

先天性食管闭锁（esophageal atresia，EA）接受过治疗的患者，伴有或不伴有气管食管瘘（tracheoesophageal fistula，TEF）：这是一种罕见的畸形（1：3500 新生儿），在大多数病例中上段食管中断，下段食管与气管相连接，这种类型较为常见。这是较常见的类型，但大约 10% 的患者没有瘘管，食管断端距离很远（长距离病例）。还有其他不常见类型。目前此类患儿生存率为 90%[27, 28]，但随访中发现合并 GERD 成为患儿后期一个重要并发症，因为 25%～60% 的幸存者患有此病[29, 30]，并且随着时间的推移患病率不断增加[31]。吞咽困难可能与食管本身的结构异常有关，但内镜和活检评估发现反流性食管炎的比例很高为 20%～53%[32, 33]，术后扩张困难的吻合口狭窄与反复接触胃液有关[34]。越来越多的此类患者在青春期和成年期被诊断为 Barrett 食管[35]，从长远来看，食管癌的风险被认为是正常人群的数倍[36]。呕吐、胃灼热、呼吸暂停和呼吸道疾病可能与这些儿童的 GER 相关，在第 1 年值得关注和治疗。

对于 EA/TEF 修复幸存者，GER 的发病率高有几种解释：重建食管的肌肉和黏膜层肯定是异常的。食管缩短是因为吻合总是需要一些张力[37]，调节运动的外在和内在神经支配是有缺陷的[38–40]。LES 常上升且功能较差[41, 42]。此外，胃动力也可能异常，在伴有畸形或旋转不良的情况下，十二指肠排空可能缓慢。所有这些功能障碍在长间隙病例中更为相关，特别是在那些没有瘘管的情况下，在这些病例中，吻合总是处于重要的张力下，并且 GER 实际上是恒定的[35, 43–45]。

先天性膈疝是另一种罕见的疾病（1：3500 新生儿），主要由于膈肌任一侧的后外侧缺陷，导致腹内脏器进入胸腔。此类婴儿肺部或多或少发育不全，即使有最好的产前和新生儿护理，持续性肺动脉高压也会威胁到患儿生存。此外，由于胎儿腹部器官的解剖结构扭曲，这些婴儿可能会出现其他畸形或旋转不良。超声检查可以进行产前诊断，有些甚至可以进行产前治疗。出生后需要更复杂的支持措施（血管活性药物、一氧化氮、振荡通气、ECMO 等）以保持这些婴儿的生命。如果排除隐性死亡率（产前死亡、终止妊娠等），高容量中心的存活率预计接近 70%～80%。在这种情况下，长期随访和生活质量也成为重要事项[46]。很久以前有人[47]就指出了 GERD 与 CDH 相关[48]，CDH 患儿伴有食管扩张。GERD 更常见于膈肌缺损较大的患者[49]和需要 ECMO 的患者[50, 51]。它在多达 54% 的病例中引起问题[31, 52]，并在约 50% 的病例中引起食管炎，其中一些病例引起 Barrett 食管[53]。这些患儿往往是因为肺发育不全和腹部闭合过紧等因素，导致腹部和胸部之间压力异常变化引起[54, 55]。因为手术缝合缺损，或者应用补片使得膈肌张力较高，或者因为异常神经支配[56]，使得食管运动性差，或者合并肠旋转不良以及术后粘连等，胃排空可能减慢[49]。GER 在 CDH 修复后的第 1 年很常见[57, 58]，并在随后几年逐渐减少[31]。显然，只有一小部分患者维持括约肌和蠕动功能障碍超过 1 年[59]。对于喂养困难、长期呼吸困难和呕吐可能需要积极治疗 GERD。

先天性腹壁缺损（anterior abdominal wall defects，AAWD）患者，是由腹壁组成缺损的先天性畸形，有两种类型。脐膨出或脐突出（1：4000 新生儿）是一种胚胎状况，其中脐周壁的一部分被含有肠和肝脏的凝胶状囊取代。腹裂或腹腔裂（1∶8000新生儿）是胎儿获得性缺陷，其中右侧脐旁腹壁开口允许肠道和其他器官内脏进入羊水。在这两种情况下，手术修复都涉及将内脏重新整合到缩小的腹部空间并关闭腹腔，这在不同程度上会导致腹压增加[60]。此外，在胎儿期，由于肠道在腹外位置，总是存在不旋转或旋转不良，再加上神经支配不足和间质Cajal细胞密度[61, 62]，延迟了术后肠道转运，促进了GER和食管裂孔疝。43%的脐膨出患者和16%的腹裂患者出现GER常伴有食管炎[63]。

（三）诊断标准

由于GER在某种程度上是一种“正常”现象，因此过于频繁或过长的发作成为一个定量问题，这解释了所应用的诊断程序的多样性。它们中的大多数为有创检查、成本较高，因此，在不能完全考虑GERD之前，不建议检查。对于年幼的婴儿来说尤其不合作，需要进一步改善。

Aspghan和Espghan建议应该严格规定儿童使用的诊断方法[8]。简而言之，钡餐是比较常规的检查，但不敏感，而且不具特异性。然而，它可以显示食管、裂孔疝或肠旋转不良，并提供有关胃排空的一些信息。超声对于检查者技术要求较高，因此不常用pH监测可能是公认的“黄金标准”，但它仅告知酸反流，并且具有随年龄变化太大的“正常”值。多个管腔内阻抗测量与pH监测（MII-pH监测）相结合是目前提供更多信息，因为它能够检测非酸性或碱性回流及酸性回流。然而，设备昂贵，追踪难以分析，计算机化测量可能会产生误导等缺点。同位素研究比钡餐更具体且辐射更少，但它们不能提供相同的形态学信息。所有种类的测压法、牵引式括约肌测量、微导管灌注、套管传感器延长括约肌和食管体测量，以及高分辨率测压法，都过于复杂和昂贵（在设备和时间消耗方面），常用于这个年龄的诊断。内镜检查和活检在这个年龄段需要镇静或麻醉，虽然它们会告知食管和胃的一些形态学特征，但它们的主要关注点是GER的黏膜造成的损伤，这可能在伴有呼吸暂停发作或呼吸道症状的反流者中不存在。最后，喉镜检查和支气管抽吸物中富含脂质的巨噬细胞或胃蛋白酶的研究仅用于高度怀疑GER起源的呼吸道疾病病例。最近的一项审查清楚地表明了儿童GER的诊断测试的局限。

（四）诊断方法

大多数疑似GER或GERD的婴儿不需要任何诊断程序，可以通过更常见的饮食、姿势和最终的抗酸措施进行预期管理。只有那些对这些简单措施处理后没有效果、持续呕吐、体重没有增加、呕吐物中带血或出现令人担忧的呼吸道症状的婴儿，才需要进行诊断测试。钡餐造影是广泛可用的，但在这些情况下是否应该使用它是值得怀疑的，因为造影结果“正常”仍不能排除GERD，并且存在GER不能诊断GERD。pH监测可能是第一线诊断。它几乎没有侵入性，不需要协作，并且可以可靠地告知过度酸暴露。然而，它有一些局限性，因为每天喂食5次或6次的婴儿在每餐后2h内将胃液缓冲至pH>4，这使测量24h内一半的时间被暴露。酸暴露的正常值（回流指数）设置为高于其他年龄的值，但这并不能完全弥补该方法的不足。确实可以很好地显示发作次数和酸反流时间，并且可以确认存在GERD。阻抗研究很可能在未来取代标准pH监测，因为该程序提供的信息的性质要丰富得多。但是，仍然存在已经提到的限制。内镜检查和活检可能适用于没有合并症且极度烦躁的婴儿，以及胃内容物带血或小红细胞性贫血的婴儿。在这个年龄段的临床环境中不常规使用测压研究。当然，他们可能表现出LES压力不足、TLESR次数过多或运动障碍，但所有这些都应该积极治疗。因此可以得出结论，应将临床症状的研究作为重点，并不是急于确诊。大多数这些患者可能不需要同位素GER和胃排空研究[64]。

患有并发疾病的新生儿和小婴儿诊断需要不同的方法。在他们中的许多人中，GER可能会严重威胁他们的健康甚至生命。由于GER机制的持续存在［姿势、痉挛、脊柱侧弯、食管结构异常和（或）裂孔、神经支配缺陷、旋转不良、胃排空延迟或空肠回肠运输困难等］。因此，一旦怀疑执行 GER 诊断程序是合理的。

对比钡餐可能是该组中的第一个也是更容易确诊的方法。尽管它缺乏灵敏度和特异度，但它描述了在手术时应该知道的由并发情况（裂孔疝、希氏角变平、旋转不良、胃排空等）引起的解剖学异常。接下来可能应该进行 pH 监测，并且使用两个电极（一个食管和另一个胃）有助于检测碱性反流和胃排空延迟[13]。它通常是可用的，并且属于无创检查。诊断不仅要考虑反流指数，还要考虑 GER 的发作次数，以及食管探针和胃探针（如果有的话）的追踪。MII-pH 监测可能会在不久的将来取代 pH 监测。

内镜活检是检测食管炎的最佳方法。它可能适用于呕吐物带血或缺铁的情况。

总之，我们对合并症儿童的诊断方法应该是积极的，但仅限于对比餐、pH 监测（或 MII-pH 监测）和选定病例的内镜活检。

二、治疗

（一）治疗方法

如果 GER 是抗反流屏障失效或暂时松弛导致食管酸和（或）碱损伤黏膜导致结果，GERD 的治疗应针对以下一种或几种因素。

1. 非手术治疗

这不能重建失效的抗反流屏障，而是旨在降低压力梯度，限制反流汁对食管的有害影响，并促进食管清除。然而，所有这些目标在小婴儿身上都很难达到。在这个年龄，生活方式的改变是有限的。体位治疗旨在通过重力降低 GER，从而最大限度地减少食管与胃液的直接接触。用椅子或婴儿床让婴儿保持直立姿势几乎不可能。多年前推荐的俯卧位方式，因为猝死风险增加，目前已被弃用，因此，首选的姿势是仰卧位，头部抬高[8]。

用植物产品（如米粉、玉米或马铃薯淀粉或各种豆胶）增稠饲料可减少反流，但不会影响 GER 或酸暴露[8, 65]。AR 配方基于这些添加物，旨在避免热量摄入过多。对于反流或呕吐但保持体重增加的婴儿，这些配方奶粉应常规用作第一次治疗，并提供一些姿势帮助。

每当胃液回流时，帮助食管排出胃液似乎是个好方法，并且引入促动力药物以增强清除率并加速胃排空。然而，这些药物的疗效并没有令人信服的证据，除此之外，其中西沙必利因增加心脏的损害不得不停止应用。在这个年龄段不推荐使用其他药物，如甲氧氯普胺、多潘立酮、红霉素或苯乙胆碱，因为没有证据表明它们的益处，也因为它们可能具有严重的副损伤[8]。新药巴氯芬是为了减少 TLESR 的数量和持续时间，该药在成人中取得了一些成功，但未获准用于年轻患者[8]。最后，中和或减少胃液中所含的酸会减少其对食管黏膜的有害作用。缓冲镁或氢氧化铝等抗酸剂可能会被吸收并增加血清铝水平。海藻酸盐或硫糖铝等表面保护药物可有效减少按需使用的酸暴露，但长期使用它们也可能增加血清铝，并且没有关于它们对婴儿的长期影响的研究。组胺 2 受体（H2RAS）抑制药，如西咪替丁、雷尼替丁或法莫替丁，可有效减少酸暴露并有助于治愈食管炎，但一段时间后，它们的效果会降低（快速抗敏反应）。它们也有一些不良反应，它们正逐渐被质子泵抑制药（proton pump inhibitors，PPI）取代，如奥美拉唑、兰索拉唑和埃索美拉唑。这些对于抑制酸，减少酸暴露和食管炎的愈合肯定更有效。然而，它们在这个年龄段有一些不良反应，如肠胃炎、呼吸道感染、壁细胞增生伴胃息肉、肠嗜铬细胞增生等[66]。此外，它们未被批准在这个年龄使用，因为其益处的证据不完全令人信服[8, 67, 68]。

2. 手术治疗

反过来，手术对运动、酸分泌、碱暴露或胃排空没有影响（除了少数选定的情况），可以以一种非常有效和永久的方式重建失效的抗反流屏障。抗反流手术的目的是在膈肌升高时将胃食管交界处重新定位到膈肌下方，延长食管的腹内段以使腹腔正压发挥作用，突出希氏角，以及用胃底形成完整或部分（前部或后部）包裹，能够压缩远端食管并在胃充满时充当瓣膜。在某些以喂养问题为主的情况下，需先行胃造口术。在极少数情况下，当出现胃排空问题时，幽门肌切开术或幽门成形术可能是一种辅助手段。目前所有这些手术都是通过腹腔镜进行的，除非某些原因无法行腹腔镜手术治疗。

Nissen[69] 首次描述完整的底部环绕。它减少酸（和碱）暴露，重新建立压力屏障，并减少 TLESR 的频率和持续时间 [70-73]。然而，这种手术会降低胃的顺应性，导致早期饱腹感，有时会导致倾倒综合征；它可能会导致暂时性吞咽困难，并可能出现其他手术并发症。如 Ashcraft[74] 或 Boix Ochoa[75] 所述，前半部胃底折叠术可能效果很好 [2, 76, 77]，但对有合并症的患者效果较差 [2, 78]。根据 Toupet[79] 的说法，后部胃底折叠术与不完整的 Nissen 环绕非常相似，其结果应该或多或少相似 [80, 81]。有趣的是，自从引入腹腔镜方法后，开发 Ashcraft 或 Boix-Ochoa 手术的机构最终接受了 Nissen 手术。这表明最终完全环绕并不像这些替代技术的介绍者所说的那么糟糕。在一些绝望的情况下（尤其是在神经逻辑障碍儿童），食管胃断流可能是胃底折叠术反复失败的替代方法 [82-84]。然而，这种手术 1 岁内很少进行。

（二）治疗建议

在没有合并症的儿童中，NASPGHAN-ESPGHAN 的建议 [8] 有充分的根据，应该遵循。轻微呕吐不需要任何治疗（如果他们是奶瓶喂养的，也许 AR 配方奶除外）。持续呕吐和其他症状的婴儿，如体重增加不足、出血或反复呼吸道疾病，其中调查表明 GER 需要使用增稠剂和 H2RAS 或 PPI 抑制酸。然而，应该指出的是，通过改变生活方式和药物治疗在这个年龄段被认为具有一定局限性，因为缺乏确凿的证据，且有可能被认为是自己康复的结果。

在合并症的情况下，一旦证明 GERD，应进行积极治疗。PPI 的治疗虽然缺乏证据，但仍然是第一个工具。建议在神经受损患者 [85] 和之前接受 EA/TEF 手术的患者中使用 [86]，尽管它们对后者的影响尚不完全确定。用于接受 CDH 手术的儿童也是缺乏证据 [87]。在呼吸道疾病的情况下依赖酸抑制当然更值得怀疑，尽管食管 – 支气管反射对此的贡献可以最小化。考虑到运动障碍的结构性起源，在这些合并症的病例中没有促动力治疗的余地。手术的作用在 1 岁以内肯定是有限的。事实上，至少在欧洲，2 岁以下接受 GER 手术的患者比例很小。美国系列报道表明接受此手术方法 [88-92]。在没有合并症的婴儿中，当非手术治疗仍伴有其他症状的患者（生长障碍、持续性食管炎或狭窄）及在某些情况下有 GER 的呼吸道表现，尤其是那些因误吸而反复出现肺炎的患者而言，抗反流手术是指征。作为交换，手术经常用于治疗患有 GERD 和并发疾病的儿童。

最明确的手术指征是存在反复发作的 ALTE，在对多导睡眠图和 pH 监测或 MII-pH 监测进行深入研究后，可以将其与 GER 发作联系起来 [20-23]。非酸性反流发作在年幼婴儿中很常见 [93]，而 ALTE 可能与酸性和非酸性反流有关 [24]。但是，对于这种解释没有达成一致意见 [25, 26, 94]。然而，由于 GER 和 ALTE 的关联可能是致命的，因此在少数情况下可能需要进行抗反流手术。

对于神经受损的患儿，往往伴有喂养困难，从而导致营养不良，通过胃造口术结合抗反流术起到更好的效果。事实上，美国近 50% 的适应证对应于这组患者 [95]。问题是，如果胃造口术指征尚未得到解决，是否应实施 Nissen 手术，但如果 GERD 未得到证实，单独进行胃造口术可能会改善患者的状况是合理的 [96-100]。相反，如果需要 Nissen 手术来治疗神经系统患者的 GERD，则增加胃造口术可能是一种有用的辅助手段。

以前接受过 EA/TEF 治疗的婴儿在 GERD 症状持续数月时可通过抗反流手术解决问题。对反复扩张、复发性肺炎或体重增加不足难以治愈的吻合口狭窄在外科实施抗反流瓣膜手术后可能会有所改善。然而，在这些病例中食管胃交界处的特殊解剖结构（高交界处、小胃、无希氏角）使手术更加困难且效果较差[30, 101]。高达15%或20%的接受CDH手术的婴儿在第1年可能需要进行抗反流手术[57, 58, 102, 103]，随后几年肯定会减少[31, 59]。有时他们只能在胃底折叠术后拔管，而更多时候是在呼吸状况难以控制并伴有经口喂养困难的情况下进行手术。同样在这种情况下，局部解剖结构（扭曲的裂孔、补丁等）可能会使手术变得困难。已提出在CDH修复期间进行预防性胃底折叠术[104, 105]，但其益处尚未完全证实[106]。对于AAWD婴儿出生后手术后合并GERD，应1年以后在进行手术，因为肠旋转不良、粘连或裂孔疝导致的GERD比较麻烦。脐膨出和腹裂的胃底折叠术可能在高达50%的病例中进行，并且已经提出了在腹壁闭合期间的效果[107]。

（三）治疗效果

评估儿童胃食管反流病非手术治疗结果的主要问题是缺乏一致的证据来证明这些措施的效果，以及年龄和规模的多样性阻碍了随机对照试验的执行（或使其非常困难）。关于PPI治疗食管炎疗效[108]或促动力药益处[109-111]的文章并不多。事实上，在这个年龄段缺乏真正“正常”的控制是一个难以克服的障碍。因此，正如ASPGAHN/ESPGAHN建议所述，没有太多确凿的证据表明大多数非手术治疗对这些婴幼儿患者的益处[8]。此外，考虑到PPI或其他药物对婴儿的长期影响时，证据就更不可靠了。有时会讨论微生物群、瘤形成和其他变化的风险，但尚未进行研究。然而，问题不在于是否应该给予这些治疗（可能应该），而是它们是否大大增加了特定年龄GERD的自发改善。出于同样的原因，手术治疗GERD应在生后1岁内谨慎应用。其益处的客观证据很少，关于这个问题的少数已发表的RCT仅限于比较两种操作方式[92, 112, 113]或相同操作的细节[90]，而不是澄清关键问题是否在这个年龄段，手术本身总比没有手术好。当然，一些患者从抗反流手术中获益是毋庸置疑的，但无法与类似的非手术患者相提并论，这让人对此类手术的适当性产生怀疑。手术还有一个很容易与手术本身相关的问题：并发症[91]。如果长期接受PPI治疗的儿童发生感染或肿瘤，可以找到许多解释。但是，如果有胃底折叠症的孩子出现倾倒综合征，包裹物上升到胸腔，新瓣膜失效甚至吞咽困难，伤口感染或粘连梗阻等并发症，立刻就会被质疑是否应该手术，这就是为什么儿科医生儿科胃肠病学家非常不愿意提出手术指征[114, 115]。

即使外科医生经过多年的实践和严格的观察后确信自己对手术治疗1岁以下有合并症的儿童（以及少数没有合并症）GERD益处的结果，客观地告知他们的家人潜在的并发症和成功的期望是共同存在的。在没有合并症的儿童中，绝大多数情况下Nissen效果是良好，并且可以预见术后第1周后没有吞咽困难或早饱的正常生活。

神经受损的儿童重新结合了长期包绕手术失败的条件（更不用说原发疾病的结果）。前12个月后的比例为25%[116]是一个合理的数字。在许多情况下，包绕的好处是显而易见的，正如父母满意度[117]和减少再入院[118]所证明的那样。在这些基础上，必要时再手术是可以接受的。然而，超过两个或三个失败可能表明其他策略，如慢性PPI或食管胃断流。

当出现反复吸入（复发性肺炎和肺不张）情况时，有GERD呼吸道症状的儿童在手术后反应良好，但当呼吸系统疾病是支气管收缩（如哮喘或哮喘样支气管炎）时反应较差。在这些情况下，GER夜间发作的模式可以指导手术成功的预测[119]。一般来说，在存在“哮喘”和胃食管反流病的情况下，手术适应证应仅限于对所有药物治疗均无效且夜间长时间反流发作的病例[8]。大多数在EA/TEF修复后需要进行GERD手术的儿童通过制造新瓣膜而得到改善。然而，在其中1/3及以上的情况下，由于先前解决的不利当地条件[116]，几个月后包绕失败。包绕失败的比例特别高，这应该在操作之前进行讨论。然而，在这组特殊的患者中，越来越多的证据表明慢性食管炎演变为Barrett食管，包括一些肠发育不良甚至癌症的病例。即使在成功进行抗反流手术的情况下也观察到这一点。对所有这些人来说，内镜监测可能是必要的。CDH手术和GERD手术治疗的婴儿也有相当比例的包绕失败，但肯定小于神经受损或EA/TEF的婴儿。需要胃底折叠术的婴儿通常是呼吸、神经认知或营养问题占主导地位的更严重的病例。AAWD和GER对婴儿进行手术的经验是有限的，但失败的比例似乎并不高于常规反流者。

三、结论

在一些没有并发疾病的患者和许多患有这些疾病的患者中，GERD在1岁以内是一个常见的问题。如果认为这种复杂现象只能通过抑制酸分泌来解决，那就太天真了。最好的方法就是对症治疗，应该考虑到没有合并症的患者在生命的第1年往往会有所改善。在这个特定年龄使用药物缺乏证据，抗反流手术也是如此。应尽一切努力设计RCT以回答这些不确定性。

参考文献

[1] Boix-Ochoa J, Canals J. Maturation of the lower esophagus. J Pediatr Surg. 1976;11(5):749-56.
[2] Subramaniam R, Dickson AP. Long-term outcome of Boix-Ochoa and Nissen fundoplication in normal and neurologically impaired children. J Pediatr Surg. 2000; 35(8): 1214-6.
[3] Omari TI, Miki K, Fraser R, Davidson G, Haslam R, Goldsworthy W, et al. Esophageal body and lower esophageal sphincter function in healthy premature infants. Gastroenterology. 1995;109(6):1757-64.
[4] Kawahara H, Dent J, Davidson G. Mechanisms responsible for gastroesophageal reflux in children. Gastroenterology. 1997;113(2):399-408.
[5] Omari TI, Miki K, Davidson G, Fraser R, Haslam R, Goldsworthy W, et al. Characterisation of relaxation of the lower oesophageal sphincter in healthy premature infants. Gut. 1997;40(3):370-5.
[6] Omari T, Barnett C, Snel A, Davidson G, Haslam R, Bakewell M, et al. Mechanism of gastroesophageal reflux in premature infants with chronic lung disease. J Pediatr Surg. 1999;34(12):1795-8.
[7] Vandenplas Y, Badriul H, Verghote M, Hauser B, Kaufman L. Oesophageal pH monitoring and reflux oesophagitis in irritable infants. Eur J Pediatr. 2004;163(6):300-4.
[8] Vandenplas Y, Rudolph CD, Di Lorenzo C, Hassall E, Liptak G, Mazur L, et al. Pediatric gastroesophageal reflux clinical practice guidelines: joint recommendations of the North American Society for Pediatric Gastroenterology, Hepatology, and Nutrition (NASPGHAN) and the European Society for Pediatric Gastroenterology, Hepatology, and Nutrition (ESPGHAN). J Pediatr Gastroenterol Nutr. 2009;49(4): 498-547.
[9] Carre IJ. The natural history of the partial thoracic stomach (hiatus hernia) in children. Arch Dis Child. 1959;34:344-53.
[10] Shteyer E, Rothman E, Constantini S, Granot E. Gastroesophageal reflux in infants with hydrocephalus before and after ventriculo-peritoneal shunt operation. Pediatr Neurosurg. 1998;29(3):138-41.
[11] Pensabene L, Miele E, Del Giudice E, Strisciuglio C, Staiano A. Mechanisms of gastroesophageal reflux in children with sequelae of birth asphyxia. Brain Dev. 2008;30(9):563-71.
[12] Kawahara H, Nakajima K, Yagi M, Okuyama H, Kubota A, Okada A. Mechanisms responsible for recurrent gastroesophageal reflux in neurologically impaired children who underwent laparoscopic Nissen fundoplication. Surg Endosc. 2002;16(5):767-71.
[13] Tovar JA, Wang W, Eizaguirre I. Simultaneous gastroesophageal pH monitoring and the diagnosis of alkaline reflux. J Pediatr Surg. 1993;28(10):1386-91.
[14] Wang W, Tovar JA, Eizaguirre I, Aldazabal P. Airway obstruction and gastroesophageal reflux: an experimental study on the pathogenesis of this association. J Pediatr Surg. 1993;28(8):995-8.
[15] Wang W, Tovar JA, Eizaguirre I, Aldazabal P. Continuous positive airway pressure and gastroesophageal reflux: an experimental study. J Pediatr Surg. 1994;29(6):730-3.
[16] Vandenplas Y, De Wolf D, Sacre L. Influence of xanthines on gastroesophageal reflux in infants at risk for sudden infant death syndrome. Pediatrics. 1986;77(6):807-10.
[17] Peter CS, Wiechers C, Bohnhorst B, Silny J, Poets CF. Influence of nasogastric tubes on gastroesophageal reflux in preterm infants: a multiple intraluminal impedance study. J Pediatr. 2002;141(2):277-9.
[18] See CC, Newman LJ, Berezin S, Glassman MS, Medow MS, Dozor AJ, et al. Gastroesophageal reflux-induced hypoxemia in infants with apparent life- threatening event(s). Am J Dis Child. 1989;143(8):951-4.
[19] Hrabovsky EE, Mullett MD. Gastroesophageal reflux and the premature infant. J Pediatr Surg. 1986;21(7):583-7.
[20] Bhat RY, Rafferty GF, Hannam S, Greenough A. Acid gastroesophageal reflux in convalescent preterm infants: effect of posture and relationship to apnea. Pediatr Res. 2007;62(5):620-3.
[21] Paul K, Melichar J, Miletin J, Dittrichova J. Differential diagnosis of apneas in preterm infants. Eur J Pediatr.

2009;168(2):195-201.
[22] Lopez-Alonso M, Moya MJ, Cabo JA, Ribas J, del Carmen Macias M, Silny J, et al. Twenty-four-hour esophageal impedance-pH monitoring in healthy preterm neonates: rate and characteristics of acid, weakly acidic, and weakly alkaline gastroesophageal reflux. Pediatrics. 2006;118(2):e299-308.
[23] Poets CF. Gastroesophageal reflux: a critical review of its role in preterm infants. Pediatrics. 2004;113(2):e128-32.
[24] Corvaglia L, Zama D, Gualdi S, Ferlini M, Aceti A, Faldella G. Gastro-oesophageal reflux increases the number of apnoeas in very preterm infants. Arch Dis Child Fetal Neonatal Ed. 2009;94(3):F188-92.
[25] Slocum C, Arko M, Di Fiore J, Martin RJ, Hibbs AM. Apnea, bradycardia and desaturation in preterm infants before and after feeding. J Perinatol. 2009;29(3):209-12.
[26] Di Fiore J, Arko M, Herynk B, Martin R, Hibbs AM. Characterization of cardiorespiratory events following gastroesophageal reflux in preterm infants. J Perinatol. 2010;30(10):683-7.
[27] Koivusalo AI, Pakarinen MP, Rintala RJ. Modern outcomes of oesophageal atresia: single centre experience over the last twenty years. J Pediatr Surg. 2013;48(2):297-303.
[28] Schneider A, Blanc S, Bonnard A, Khen-Dunlop N, Auber F, Breton A, et al. Results from the French National Esophageal Atresia register: one-year outcome. Orphanet J Rare Dis. 2014;9:206.
[29] Koivusalo A, Pakarinen MP, Rintala RJ. The cumulative incidence of significant gastrooesophageal reflux in patients with oesophageal atresia with a distal fistula - a systematic clinical, pH-metric, and endoscopic follow-up study. J Pediatr Surg. 2007;42(2):370-4.
[30] Tovar JA, Fragoso AC. Gastroesophageal reflux after repair of esophageal atresia. Eur J Pediatr Surg. 2013;23(3):175-81.
[31] Koivusalo AI, Pakarinen MP, Lindahl HG, Rintala RJ. The cumulative incidence of significant gastroesophageal reflux in patients with congenital diaphragmatic hernia-a systematic clinical, pH-metric, and endoscopic follow-up study. J Pediatr Surg. 2008;43(2):279-82.
[32] Tomaselli V, Volpi ML, Dell'Agnola CA, Bini M, Rossi A, Indriolo A. Long-term evaluation of esoph-ageal function in patients treated at birth for esophageal atresia. Pediatr Surg Int. 2003;19(1-2):40-3.
[33] Koivusalo AI, Pakarinen MP, Lindahl HG, Rintala RJ. Endoscopic surveillance after repair of oesophageal atresia: longitudinal study in 209 patients. J Pediatr Gastroenterol Nutr. 2016;62(4):562-6.
[34] Pieretti R, Shandling B, Stephens CA. Resistant esophageal stenosis associated with reflux after repair of esophageal atresia: a therapeutic approach. J Pediatr Surg. 1974;9:355-7.
[35] Schneider A, Gottrand F, Bellaiche M, Becmeur F, Lachaux A, Bridoux-Henno L, et al. Prevalence of Barrett esophagus in adolescents and young adults with esophageal atresia. Ann Surg. 2016;264(6):1004-8.
[36] Jayasekera CS, Desmond PV, Holmes JA, Kitson M, Taylor AC. Cluster of 4 cases of esophageal squamous cell cancer developing in adults with surgically corrected esophageal atresia-time for screening to start. J Pediatr Surg. 2012;47(4): 646-51.
[37] Montedonico S, Diez-Pardo JA, Possogel AK, Tovar JA. Effects of esophageal shortening on the gastroesophageal barrier: an experimental study on the causes of reflux in esophageal atresia. J Pediatr Surg. 1999;34(2):300-3.
[38] Davies M. Anatomy of the extrinsic nerve supply in oesophageal atresia of the common type. Pediatr Surg Int. 1996;11:230-3.
[39] Qi BQ, Uemura S, Farmer P, Myers NA, Hutson JM. Intrinsic innervation of the oesophagus in fetal rats with oesophageal atresia. Pediatr Surg Int. 1999;15(1):2-7.
[40] Pederiva F, Burgos E, Francica I, Zuccarello B, Martinez L, Tovar JA. Intrinsic esophageal innervation in esophageal atresia without fistula. Pediatr Surg Int. 2008;24(1):95-100.
[41] Tovar JA, Diez Pardo JA, Murcia J, Prieto G, Molina M, Polanco I. Ambulatory 24-hour manometric and pH metric evidence of permanent impairment of clearance capacity in patients with esophageal atresia. J Pediatr Surg. 1995;30(8):1224-31.
[42] Kawahara H, Kubota A, Hasegawa T, Okuyama H, Ueno T, Watanabe T, et al. Lack of distal esophageal contractions is a key determinant of gastroesophageal reflux disease after repair of esophageal atresia. J Pediatr Surg. 2007;42(12):2017-21.
[43] Puri P, Ninan GK, Blake NS, Fitzgerald RJ, Guiney EJ, O'Donnell B. Delayed primary anastomosis for esophageal atresia: 18 months' to 11 years' follow-up. J Pediatr Surg. 1992;27(8):1127-30.
[44] Bagolan P, Iacobelli BD, De Angelis P, di Abriola GF, Laviani R, Trucchi A, et al. Long gap esophageal atresia and esophageal replacement: moving toward a separation? J Pediatr Surg. 2004;39(7):1084-90.
[45] Foker JE, Kendall Krosch TC, Catton K, Munro F, Khan KM. Long-gap esophageal atresia treated by growth induction: the biological potential and early follow-up results. Semin Pediatr Surg. 2009;18(1):23-9.
[46] Tovar JA. Congenital diaphragmatic hernia. Orphanet J Rare Dis. 2012;7:1.
[47] Koot VC, Bergmeijer JH, Bos AP, Molenaar JC. Incidence and management of gastroesophageal reflux after repair of congenital diaphragmatic hernia. J Pediatr Surg. 1993;28(1):48-52.
[48] Stolar CJ, Levy JP, Dillon PW, Reyes C, Belamarich P, Berdon WE. Anatomic and functional abnormalities of the esophagus in infants surviving congenital diaphragmatic hernia. Am J Surg. 1990;159(2):204-7.
[49] Sigalet DL, Nguyen LT, Adolph V, Laberge JM, Hong AR, Guttman FM. Gastroesophageal reflux associated with large diaphragmatic hernias. J Pediatr Surg. 1994;29(9):1262-5.
[50] Lally KP, Paranka MS, Roden J, Georgeson KE, Wilson JM, Lillehei CW, et al. Congenital diaphragmatic hernia. Stabilization and repair on ECMO. Ann Surg. 1992;216(5):569-73.
[51] Van Meurs KP, Robbins ST, Reed VL, Karr SS, Wagner AE, Glass P, et al. Congenital diaphragmatic hernia: long-term outcome in neonates treated with extracorporeal membrane oxygenation. J Pediatr. 1993;122(6):893-9.
[52] Su W, Berry M, Puligandla PS, Aspirot A, Flageole H, Laberge JM. Predictors of gastroesophageal reflux in

neonates with congenital diaphragmatic hernia. J Pediatr Surg. 2007;42(10):1639-43.
[53] Vanamo K, Rintala RJ, Lindahl H, Louhimo I. Long-term gastrointestinal morbidity in patients with congenital diaphragmatic defects. J Pediatr Surg. 1996;31(4):551-4.
[54] Fasching G, Huber A, Uray E, Sorantin E, Lindbichler F, Mayr J. Gastroesophageal reflux and diaphragmatic motility after repair of congenital diaphragmatic hernia. Eur J Pediatr Surg. 2000;10(6):360-4.
[55] Qi B, Soto C, Diez-Pardo JA, Tovar JA. An experimental study on the pathogenesis of gastroesophageal reflux after repair of diaphragmatic hernia. J Pediatr Surg. 1997;32(9):1310-3.
[56] Pederiva F, Rodriguez JI, Ruiz-Bravo E, Martinez L, Tovar JA. Abnormal intrinsic esophageal innervation in congenital diaphragmatic hernia: a likely cause of motor dysfunction. J Pediatr Surg. 2009;44(3):496-9.
[57] Kamiyama M, Kawahara H, Okuyama H, Oue T, Kuroda S, Kubota A, et al. Gastroesophageal reflux after repair of congenital diaphragmatic hernia. J Pediatr Surg. 2002;37(12):1681-4.
[58] Lally KP, Engle W. Postdischarge follow-up of infants with congenital diaphragmatic hernia. Pediatrics. 2008;121(3):627-32.
[59] Kawahara H, Okuyama H, Nose K, Nakai H, Yoneda A, Kubota A, et al. Physiological and clinical characteristics of gastroesophageal reflux after congenital diaphragmatic hernia repair. J Pediatr Surg. 2010;45(12):2346-50.
[60] Qi B, Diez-Pardo JA, Soto C, Tovar JA. Transdiaphragmatic pressure gradients and the lower esophageal sphincter after tight abdominal wall plication in the rat. J Pediatr Surg. 1996;31(12):1666-9.
[61] Midrio P, Vannucchi MG, Pieri L, Alaggio R, Faussone-Pellegrini MS. Delayed development of interstitial cells of Cajal in the ileum of a human case of gastroschisis. J Cell Mol Med. 2008;12(2):471-8.
[62] Zani-Ruttenstock E, Zani A, Paul A, Diaz-Cano S, Ade-Ajayi N. Interstitial cells of Cajal are decreased in patients with gastroschisis associated intestinal dysmotility. J Pediatr Surg. 2015;50(5):750-4.
[63] Koivusalo A, Rintala R, Lindahl H. Gastroesophageal reflux in children with a congenital abdominal wall defect. J Pediatr Surg. 1999;34(7):1127-9.
[64] van der Pol RJ, Smits MJ, Venmans L, Boluyt N, Benninga MA, Tabbers MM. Diagnostic accuracy of tests in pediatric gastroesophageal reflux disease. J Pediatr. 2013;162(5):983-7 e1-4.
[65] Horvath A, Dziechciarz P, Szajewska H. The effect of thickened-feed interventions on gastroesophageal reflux in infants: systematic review and meta-analysis of randomized, controlled trials. Pediatrics. 2008;122(6):e1268-77.
[66] Vandenplas Y. Management of paediatric GERD. Nat Rev Gastroenterol Hepatol. 2014; 11(3):147-57.
[67] Lightdale JR, Gremse DA. Section on gastroenterology H, nutrition. Gastroesophageal reflux: management guidance for the pediatrician. Pediatrics. 2013;131(5):e1684-95.
[68] Tighe M, Afzal NA, Bevan A, Hayen A, Munro A, Beattie RM. Pharmacological treatment of children with gastro-oesophageal reflux. Cochrane Database Syst Rev. 2014;(11):Cd008550.
[69] Nissen R. Eine einfache Operation zur Beeinflussung der Refluxoesophagitis. Schweiz Med Wochenschr. 1956;86(Suppl 20):590-2.
[70] Euler AR, Fonkalsrud EW, Ament ME. Effect of Nissen fundoplication on the lower esophageal sphincter pressure of children with gastroesophageal reflux. Gastroenterology. 1977;72(2):260-2.
[71] Berquist WE, Fonkalsrud EW, Ament ME. Effectiveness of Nissen fundoplication for gastroesophageal reflux in children as measured by 24-hour intraesophageal pH monitoring. J Pediatr Surg. 1981;16(6):872-5.
[72] Jolley SG, Tunell WP, Hoelzer DJ, Smith EI. Intraoperative esophageal manometry and early postoperative esophageal pH monitoring in children. J Pediatr Surg. 1989;24(4):336-40.
[73] Kawahara H, Imura K, Yagi M, Yoneda A, Soh H, Tazuke Y, et al. Mechanisms underlying the antireflux effect of Nissen fundoplication in children. J Pediatr Surg. 1998;33(11):1618-22.
[74] Ashcraft KW, Goodwin CD, Amoury RW, McGill CW, Holder TM. Thal fundoplication: a simple and safe operative treatment for gastroesophageal reflux. J Pediatr Surg. 1978;13(6d):643-7.
[75] Boix-Ochoa J. The physiologic approach to the management of gastric esophageal reflux. J Pediatr Surg. 1986;21(12):1032-9.
[76] Cohen Z, Fishman S, Yulevich A, Kurtzbart E, Mares AJ. Nissen fundoplication and Boix-Ochoa antireflux procedure: comparison between two surgical techniques in the treatment of gastroesophageal reflux in children. Eur J Pediatr Surg. 1999;9(5):289-93.
[77] Guner YS, Elliott S, Marr CC, Greenholz SK. Anterior fundoplication at the time of congenital diaphragmatic hernia repair. Pediatr Surg Int. 2009;25(8):715-8.
[78] Mauritz FA, van Herwaarden-Lindeboom MY, Zwaveling S, Houwen RH, Siersema PD, van der Zee DC. Laparoscopic Thal fundoplication in children: a prospective 10- to 15-year follow-up study. Ann Surg. 2014;259(2):388-93.
[79] Toupet A. [Technic of esophago-gastroplasty with phrenogastropexy used in radical treatment of hiatal hernias as a supplement to Heller's operation in cardiospasms]. Mem Acad Chir (Paris). 1963;89:384-9.
[80] Montupet P. Laparoscopic Toupet's fundoplication in children. Semin Laparosc Surg. 2002;9(3):163-7.
[81] Miyano G, Yamoto M, Morita K, Kaneshiro M, Miyake H, Nouso H, et al. Laparoscopic Toupet fundoplication for gastroesophageal reflux: a series of 131 neurologically impaired pediatric cases at a single children's hospital. Pediatr Surg Int. 2015;31(10):925-9.
[82] Bianchi A. Total esophagogastric dissociation: an alternative approach. J Pediatr Surg. 1997;32(9):1291-4.
[83] Gatti C, di Abriola GF, Villa M, De Angelis P, Laviani R, La Sala E, et al. Esophagogastric dissociation versus fundoplication: which is best for severely neurologically impaired children? J Pediatr Surg. 2001;36(5):677-80.
[84] Lall A, Morabito A, Dall'Oglio L, di Abriola F, De Angelis P, Aloi I, et al. Total oesophagogastric dissociation: experience in 2 centres. J Pediatr Surg. 2006;41(2):342-6.

[85] Vernon-Roberts A, Sullivan PB. Fundoplication versus postoperative medication for gastro-oesophageal reflux in children with neurological impairment undergoing gastrostomy. Cochrane Database Syst Rev. 2013; (8): Cd006151.
[86] Bergmeijer JH, Hazebroek FW. Prospective medical and surgical treatment of gastroesophageal reflux in esophageal atresia. J Am Coll Surg. 1998;187(2):153-7.
[87] Wongsawasdi L, Ukarapol N, Chotinaruemol S. Severe upper gastrointestinal hemorrhage in the newborn. J Med Assoc Thail. 2002;85(1):114-9.
[88] Fonkalsrud EW, Bustorff-Silva J, Perez CA, Quintero R, Martin L, Atkinson JB. Antireflux surgery in children under 3 months of age. J Pediatr Surg. 1999;34(4):527-31.
[89] St Peter SD, Valusek PA, Calkins CM, Shew SB, Ostlie DJ, Holcomb GW 3rd. Use of esophagocrural sutures and minimal esophageal dissection reduces the incidence of postoperative transmigration of laparoscopic Nissen fundoplication wrap. J Pediatr Surg. 2007;42(1):25-9.
[90] St Peter SD, Barnhart DC, Ostlie DJ, Tsao K, Leys CM, Sharp SW, et al. Minimal vs extensive esophageal mobilization during laparoscopic fundoplication: a prospective randomized trial. J Pediatr Surg. 2011; 46(1): 163-8.
[91] Rothenberg SS. Two decades of experience with laparoscopic Nissen fundoplication in infants and children: a critical evaluation of indications, technique, and results. J Laparoendosc Adv Surg Tech A. 2013;23(9):791-4.
[92] Desai AA, Alemayehu H, Holcomb GW 3rd, St Peter SD. Minimal vs. maximal esophageal dissection and mobilization during laparoscopic fundoplication: long-term follow-up from a prospective, randomized trial. J Pediatr Surg. 2015;50(1):111-4.
[93] Trachterna M, Wenzl TG, Silny J, Rau G, Heimann G. Procedure for the semi-automatic detection of gastro-oesophageal reflux patterns in intraluminal impedance measurements in infants. Med Eng Phys. 1999;21(3): 195-201.
[94] Di Fiore JM, Arko M, Churbock K, Hibbs AM, Martin RJ. Technical limitations in detection of gastroesophageal reflux in neonates. J Pediatr Gastroenterol Nutr. 2009;49(2): 177-82.
[95] Goldin AB, Garrison M, Christakis D. Variations between hospitals in antireflux procedures in children. Arch Pediatr Adolesc Med. 2009;163(7): 658-63.
[96] Langer JC, Wesson DE, Ein SH, Filler RM, Shandling B, Superina RA, et al. Feeding gastrostomy in neurologically impaired children: is an antireflux procedure necessary? J Pediatr Gastroenterol Nutr. 1988;7(6):837-41.
[97] Lewis D, Khoshoo V, Pencharz PB, Golladay ES. Impact of nutritional rehabilitation on gastroesophageal reflux in neurologically impaired children. J Pediatr Surg. 1994; 29(2): 167-9.
[98] Puntis JW, Thwaites R, Abel G, Stringer MD. Children with neurological disorders do not always need fundoplication concomitant with percutaneous endoscopic gastrostomy. Dev Med Child Neurol. 2000;42(2):97-9.
[99] Burd RS, Price MR, Whalen TV. The role of protective antireflux procedures in neurologically impaired children: a decision analysis. J Pediatr Surg. 2002;37(3):500-6.
[100] Kawahara H, Tazuke Y, Soh H, Yoneda A, Fukuzawa M. Does laparoscopy-aided gastrostomy placement improve or worsen gastroesophageal reflux in patients with neurological impairment? J Pediatr Surg. 2014; 49(12): 1742-5.
[101] Tovar JA, Fragoso AC. Anti-reflux surgery for patients with esophageal atresia. Dis Esophagus. 2013;26(4):401-4.
[102] Abdullah F, Zhang Y, Sciortino C, Camp M, Gabre-Kidan A, Price MR, et al. Congenital diaphragmatic hernia: outcome review of 2,173 surgical repairs in US infants. Pediatr Surg Int. 2009;25(12):1059-64.
[103] Verbelen T, Lerut T, Coosemans W, De Leyn P, Nafteux P, Van Raemdonck D, et al. Antireflux surgery after congenital diaphragmatic hernia repair: a plea for a tailored approach. Eur J Cardiothorac Surg. 2013;44(2):263-7.
[104] Chamond C, Morineau M, Gouizi G, Bargy F, Beaudoin S. Preventive antireflux surgery in patients with congenital diaphragmatic hernia. World J Surg. 2008;32(11):2454-8.
[105] Dariel A, Roze JC, Piloquet H, Podevin G. Impact of prophylactic fundoplication on survival without growth disorder in left congenital diaphragmatic hernia requiring a patch repair. J Pediatr. 2010;157(4):688-90, 90 e1.
[106] Maier S, Zahn K, Wessel LM, Schaible T, Brade J, Reinshagen K. Preventive antireflux surgery in neonates with congenital diaphragmatic hernia: a single-blinded prospective study. J Pediatr Surg. 2011;46(8):1510-5.
[107] Beaudoin S, Kieffer G, Sapin E, Bargy F, Helardot PG. Gastroesophageal reflux in neonates with congenital abdominal wall defect. Eur J Pediatr Surg. 1995;5(6):323-6.
[108] Rudolph CD. Are proton pump inhibitors indicated for the treatment of gastroesophageal reflux in infants and children? J Pediatr Gastroenterol Nutr. 2003;37(Suppl 1):S60-4.
[109] Dalby-Payne JR, Morris AM, Craig JC. Meta-analysis of randomized controlled trials on the benefits and risks of using cisapride for the treatment of gastroesophageal reflux in children. J Gastroenterol Hepatol. 2003;18(2):196-202.
[110] Hegar B, Alatas S, Advani N, Firmansyah A, Vandenplas Y. Domperidone versus cisapride in the treatment of infant regurgitation and increased acid gastro-oesophageal reflux: a pilot study. Acta Paediatr. 2009;98(4):750-5.
[111] Maclennan S, Augood C, Cash-Gibson L, Logan S, Gilbert RE. Cisapride treatment for gastro-oesophageal reflux in children. Cochrane Database Syst Rev. 2010;(4):Cd002300.
[112] Fyhn TJ, Knatten CK, Edwin B, Schistad O, Aabakken L, Kjosbakken H, et al. Randomized controlled trial of laparoscopic and open Nissen fundoplication in children. Ann Surg. 2015;261(6):1061-7.
[113] Papandria D, Goldstein SD, Salazar JH, Cox JT, McIltrot K, Stewart FD, et al. A randomized trial of laparoscopic versus open Nissen fundoplication in children under two years of age. J Pediatr Surg. 2015;50(2):267-71.
[114] Hassall E. Wrap session: is the Nissen slipping? Can medical treatment replace surgery for severe gastroesophageal reflux disease in children? Am J Gastroenterol. 1995;90(8): 1212-20.
[115] Hassall E. Antireflux surgery in children: time for a harder

look. Pediatrics. 1998;101(3 Pt 1): 467-8.
[116] Lopez-Fernandez S, Hernandez F, Hernandez- Martin S, Dominguez E, Ortiz R, De La Torre C, et al. Failed Nissen fundoplication in children: causes and management. Eur J Pediatr Surg. 2014;24(1): 79-82.
[117] Knatten CK, Kvello M, Fyhn TJ, Edwin B, Schistad O, Aabakken L, et al. Nissen fundoplication in children with and without neurological impairment: a prospective cohort study. J Pediatr Surg. 2016;51(7):1115-21.
[118] Srivastava R, Berry JG, Hall M, Downey EC, O'Gorman M, Dean JM, et al. Reflux related hospital admissions after fundoplication in children with neurological impairment: retrospective cohort study. BMJ. 2009;339:b4411.
[119] Eizaguirre I, Tovar JA. Predicting preoperatively the outcome of respiratory symptoms of gastroesophageal reflux. J Pediatr Surg. 1992; 27:848-51.

第 16 章 肥厚性幽门狭窄和其他幽门疾病

Hypertrophic Pyloric Stenosis and Other Pyloric Affections

Mirko Bertozzi Elisa Magrini Antonino Appignani 著
段 炼 译

一、肥厚性幽门狭窄

（一）历史

婴儿肥厚性幽门狭窄（infantile hypertrophic pyloric stenosis，IHPS）的历史可以追溯到公元 16 世纪。Hildanus（1627）[1] 和 Blair（1717）[2] 曾对 HIPS 进行了早期描述。然而，我们对 IHPS 的理解主要源自 Hirschsprung 在 1888 年的开创性工作 [3]。

早期曾使用洗胃、电刺激、饮食和药物治疗缓解幽门环肌痉挛。在此期间，胃肠造口术曾作为最后的治疗措施，然而术后死亡率却高达 50%[4]。

1907 年，Henry Dufour 和 Pierre Fredet 尝试了将幽门环肌切开至黏膜下层后横向缝合关闭肌肉的手术方式 [4, 5]。

1910 年，Fredet 和 Guillemot 报道了幽门肿物、胃蠕动增加、喷射性呕吐和体重减轻等幽门狭窄相关的临床症状，同时指出幽门狭窄在男童中的高发病率。此外，他们推荐在初始治疗中采用减少经口摄入、洗胃和使用阿托品的治疗方法，并建议对顽固狭窄进行手术 [4]。

1912 年，Conrad Ramstedt 简化了 Fredet 手术，要点在于省略横向缝合肌肉步骤，使黏膜显露在纵向切开浆膜下的缺损处。Ramstedt 术式非常成功，其基本步骤从此被保留 [6, 7]。

在过去的几十年中，幽门环肌切开术的手术方法历经多次修改。直到 20 世纪 90 年代，大多数外科医生仍采用右上腹或上中线切口。这些路径可以很好地探查幽门，但术后美观效果欠佳。

1986 年，Tan 和 Bianchi 报道了使用环脐切口 [8]。尽管在美观上更胜一筹，但这种术式存在牵引显露幽门时张力过高的缺点。在极端情况下存在浆膜撕裂的风险，可能导致延长手术切口。

胃镜下幽门环肌切开术因避免了为探查幽门而延长切口的情况也曾被应用过 [9, 10]。

最新报道显示，腹腔镜幽门环肌切开术及其他新技术被更多的儿童外科医生广泛应用。

（二）流行病学

白种人婴儿 IHPS 的发病率为（1.5～4）/1000 名活婴 [5]，而非洲和亚洲人群发病率则较低 [1]。

男性比女性发病率更高，比例约为 5∶1.4，其中的机制仍不清楚 [11]。而最新报道显示，男性婴儿的发病率急剧上升，而女性则没有明显变化，目前每年两种性别的发病率分别为每 1000 名婴儿 6.2（男性）和 0.9（女性）[12, 13]。

研究显示，20 岁以下的母亲生下 IHPS 孩子的风险比年龄较大的母亲高 40%[14]。这种疾病经常发生在第一胎男孩身上 [6]。大多数 HIPS 患儿是足月儿，只有 11% 的 IHPS 患儿是早产儿。

此外，母乳喂养发生 IHPS 的风险较低 [15]。

IHPS 在家族遗传中常见，甚至发生在远亲之间。并且单卵双胞胎之间存在高度一致性 [13]，因为该遗传被认为是多基因的 [5, 14]。

（三）病因学

尽管相关病因和病理生理机制进行了许多研究，但 IHPS 的病因仍不清楚。

幽门有一个高压区，其随着胃窦的蠕动而舒张，因十二指肠的刺激产生收缩。这种机制可以防止十二指肠内容物逆行返回胃部。

众所周知，幽门括约肌功能受胃泌素、胆囊收缩素和促胰液素等激素的控制。幽门肥厚可能与多种胃肠肽或生长因子有因果关系，如高胃泌素水平、P 物质、EGF、TGF-α、生长抑素、肠胰高血糖素和神经降压素等。但是，它们的作用尚未得到证实 [5]。

研究发现，负责肽能神经支配的血管活性肠多肽和神经肽 Y 的水平，以及对幽门环肌具有松弛作用的氮能神经支配介质一氧化氮（NO）的一氧化氮合酶水平在 IHPS 患儿中降低。幽门环肌舒张受影响导致幽门痉挛，从而加重了 IHPS 的进展 [16, 17]。

IHPS 中，在神经肌肉细胞之间起始信号传导中具有重要作用的神经细胞黏附分子的表达也显著降低 [5, 18]。

已证实 IHPS 存在肌内神经支配缺陷。肥厚的幽门环形肌纤维和纵肌纤维之间的肠神经元系统的神经支持细胞消失或罕见。神经支持细胞负责保持神经元和细胞之间的信号传导，这对于保持良好的神经功能至关重要。神经元支持细胞的减少应与肽能、氮能、胆碱能和肾上腺素能神经纤维的缺失或减少有关。

Cajal间质细胞（interstitial cell of Cajal，ICC）是胃肠道平滑肌的起搏器，提供电活动的有效分布并介导神经传递。ICC 还通过产生 NO 来帮助抑制神经传递。据报道，ICC 的消失或缺乏导致慢波发生减少，从而引起运动异常 [19–21]。

在 IHPS 中，环肌纤维和周围结缔组织间隙内的细胞外基质蛋白（Ⅰ型前胶原）合成增加，这表明 HIPS 的肥厚环肌正在积极合成胶原蛋白 [22, 23]。这种物质似乎是幽门肿块的产生原因。此外，在 IHPS 患儿中也发现了平滑肌细胞异常 [19]。

近年来，有研究者证明 IHPS 患儿某些生长因子增加，如 IGF-1、PDGF-BB 和 TGF-β。生长因子也被认为是导致平滑肌肥厚的原因 [18, 24, 25]。

感染导致 IHPS 的可能性也曾被探讨过 [26]。

由于 IHPS 的发生具有很强的家族性，因此它的病因可能与遗传有关。2 号、3 号、5 号、7 号、11 号和 12 号号染色体上的相关区域已被标定 [27–30]，一些易感基因也已确定 [31]。然而，尚未发现 IHPS 的特定致病基因。

IHPS 发生率的变化、各种环境和外力因素表明它可能是生后罹患，而非先天性疾病。母亲吸烟史会导致 IHPS 的发病风险翻倍 [32]。

年轻产妇 [13] 与早期母乳喂养 [33] 也被视为 IHPS 的危险因素有关。

使用可引起胃和幽门收缩的胃动素激动剂，如红霉素 [34]，以及新生儿空肠喂养 [35] 等外在因素也会增加 IHPS 发生风险。

（四）病理

胃壁肌肉外层由不同方向的三层肌纤维组成。外部呈纵向分布，中部呈环状分布，内层呈斜向分布。通常环状肌纤维在幽门水平增厚，形成幽门括约肌。在 IHPS 中，环肌明显肥厚导致管腔变窄。此外，黏膜下水肿和淋巴细胞浸润导致幽门狭窄恶化 [18, 21]。上述情况都是胃流出道梗阻逐步加重的原因。

（五）临床表现

典型的症状在婴儿出生后 2～8 周出现，多在出生后 3～5 周发现 [5]。在 Schärli 等进行的一项针对 1215 例 IHPS 患儿的研究中，他们发现 20% 的患儿在出生后即开始呕吐，60% 的患儿在出生后 1～2 周时开始呕吐，20% 的患儿在出生后 4 周后开始呕吐 [36, 37]。

通常非胆汁性呕吐是出现的第一个临床症状。起初只有进奶后反流，但在随后的几天时间内，几乎每次喂奶后都会出现典型的喷射性呕吐。部分患儿由于胃炎或食管炎的原因，呕吐物可能含有新鲜或陈旧血液。

由于液体和能量摄入不足，以及诊断的延迟，脱水和体重减轻变得愈发严重[19]。

诊断明显延迟的患儿，可能会出现精神萎靡、皮下脂肪消失和皮肤起皱。

通常情况下，大便次数减少，每次排便量少且干燥。但是，有些婴儿会反而会出现腹泻。

2%～5% 的 IHPS 婴儿会出现黄疸，原因是葡萄糖醛酸转移酶缺乏导致的间接高胆红素血症[5, 37]。

呕吐引起的严重低钾血症、低氯血症代谢性碱中毒可能导致呼吸暂停[38]。

（六）病理生理学

在 IHPS 中，持续呕吐会导致脱水和代谢紊乱。胃液里有钠、氯和钾等离子，长时间呕吐会导致氢氯含量较高而钠钾含量较少的电解质丢失，从而出现低氯性代谢性碱中毒。为应对代谢性碱中毒，肾小管将排钠保钾以维持体内的氢离子水平。如果呕吐继续，血容量会激活肾素－血管紧张素系统，导致醛固酮分泌，从而通过肾小管吸收钠和水，并刺激钾和氢的排泄。由于胃液流失导致氯化物减少，导致肾小管重吸收碳酸氢根和钠，进一步加重代谢性碱中毒。低钾、低氯代谢性碱中毒开始出现，当低钾血症加重时，肾小管将为维持钾离子水平而排出氢离子。因此，反常性酸尿症的发展是低钾血症加重的指标。诊断延迟也可能会出现低血糖和低白蛋白血症[39, 40]。

（七）鉴别诊断和并发疾病

如果没有进一步的影像学检查，幽门痉挛和胃食管反流较难与 IHPS 区分。诊断时其他引起非胆汁性呕吐的内外科疾病也需要进行考虑[5, 31]。

在 IHPS 鉴别诊断中需要考虑的外科疾病有：①胃扭转；②胃窦网；③壶腹前十二指肠狭窄；④胃窦内的重复囊肿；⑤胃窦内的异位胰腺组织。

在 IHPS 的鉴别诊断中需要考虑的内科疾病有：①幽门痉挛；②胃食管反流；③肠胃炎；④颅内压升高；⑤代谢紊乱；⑥食物过敏；⑦肾上腺性征综合征。

6%～20% 的患儿患有其他疾病[41, 42]。与 IHPS 相关的疾病有：①食管闭锁；②肠旋转不良；③先天性巨结肠；④肛门直肠畸形；⑤唇腭裂；⑥泌尿系统畸形。

（八）诊断

非胆汁喷射性呕吐、体重减轻并伴有低钾、低氯代谢性碱中毒的婴儿应考虑进行性 IHPS。体格检查在左上腹可见因胃流出道梗阻引起的腹胀和胃蠕动波。

在脐部上方和肝缘下方的腹直肌外侧缘触诊到肥厚的幽门肌（“橄榄”）可以确诊，确诊率为 99%[43]。

当临床表现不明确时，可通过超声检查或上消化道造影明确诊断。其中，超声已成为诊断 IHPS 最常用的标准技术。经验丰富的超声科医生对 IHPS 诊断的灵敏度和特异度接近 100%[44]。

超声检查目前诊断 IHPS 的普遍标准是幽门环肌厚度≥3.5～4mm 和幽门管长度≥15mm[5, 44]（图 16–1）。

对于＜30 天的婴儿，将幽门环肌厚度 3mm 作为诊断阈值[45]。

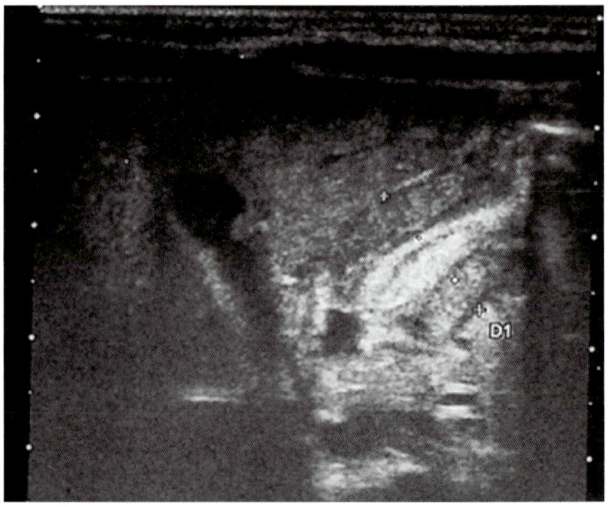

▲ 图 16–1　超声下可见幽门通道变窄

上消化道造影仍然是诊断IHPS的高灵敏度检查。上消化道造影常用于超声无法确诊，并且无法触及“橄榄”的患儿检查。与钡剂相比，水溶性对比剂通常是首选，这可以避免患儿误吸后发生的化学性肺炎[5]。

通过上消化道造影诊断IHPS，对比剂必须通过幽门管。造影可以提示幽门管的增长和变窄，以及黏膜压缩后内陷皱襞而产生的“弦”或“双轨”征[19]。如果对比剂不离开胃部，则无法确诊IHPS，这是因为幽门痉挛也可产生短暂的完全性胃流出道梗阻[5]。但时，可以等待足够时间后通过间歇性透视方法来区分这两种疾病[5]。

（九）管理

术前准备

IHPS不需要急诊手术。持续的呕吐会导致氯离子消耗和代谢性碱中毒，因此手术应推迟到患儿状况改善后实施。手术准备时间取决于体液丢失和电解质异常的严重程度。大多数IHPS患儿能够在24h内状况改善[5]。以150ml/（kg·d）的速度静脉输注0.45%或0.9%氯化钠、5%葡萄糖和10～20mmol/L的氯化钾可能是补充液体和电解质的最佳治疗方法[46]。

高于30mEq/L的碳酸氢根值可能导致心功能受损和中枢呼吸抑制。IHPS代谢性碱中毒引起的呼吸抑制和（或）呼吸暂停已有报道[38]。

需在控制婴儿尿量和血清电解质水平的情况下进行补液治疗。补液的目的是改善脱水并达到接近正常的钾和氯值[5, 40]。据报道，在IHPS中使用H_2受体拮抗药可以更快地改善代谢性碱中毒[47, 48]。

血清碳酸氢根值低于30mEq/L表示碱中毒得到改善[5]。

归功于现代医疗条件下的早期诊断和快速入院，许多幽门狭窄患儿在入院时并没有出现脱水的情况，他们的血清电解质水平通常也是正常的[19]。

应立即停止经口喂养，IHPS一般不会出现完全性梗阻，婴儿可以耐受自己的胃液分泌。放置鼻胃管可能会导致额外的液体和盐酸流失，因此，停止经口喂养且没有呕吐发生的IHPS婴儿都不需要鼻胃管[5]。通常在全身麻醉前留置鼻胃管以保持胃排空，从而降低胃内容物误吸的风险。由于没有急诊手术指征，在血清电解质水平恢复正常之前，切勿进行幽门狭窄矫正手术。

（十）手术治疗

1. 开放手术

IHPS开放式幽门肌切开术是20世纪最重要的手术之一。1907年，来自巴黎的法国外科医生Pierre Fredet第一次使用Heineke-Mikulicz幽门成形术（纵向切开肌肉和黏膜后以水平方式缝合）治疗呕吐1个月的患儿。患儿术后1天因大量呕血死亡。后来他改用黏膜外方式实施幽门成形术。1912年，Conrad Ramstedt对一例IHPS婴儿实施黏膜外幽门成形术，但没有关闭肌肉层，而是将其保持开放[7]。

Fredet-Ramstedt幽门环肌切开术目前仍用于IHPS的治疗。尽管进腹方法不断发展，但幽门环肌切开术基本方法在过去一个世纪中保持相对不变。

开放手术目前已有多种入路选择。

- 侧斜肌劈开切口。
- 右上腹横切口。
- 上正中切口。
- 右半圆脐切口。
- 脐上半圆切口。

一旦从腹部切口取出肥厚的幽门（图16–2），就可以看见肿块远端的Mayo静脉。幽门前表面中部有一个相对无血管的平面，应沿着这条线行浆膜切开。切开部分应尽可能延伸至远端的Mayo幽门静脉。近端位入胃窦的前表面，长度为2～3cm[6]。用钝器轻轻按压切口，使肥厚的肌肉纤维撕裂至黏膜下层。黏膜下层呈白色并有光泽。器械的转动会使裂口向远近端延伸，从而扩大切口[6]。为了确保整个切口上的所有肌纤维都被分开，可使用幽门扩张器置于肌肉断缘进行扩张，直到黏膜下层突出到切口中[6]（图16–3）。在幽门十二指肠交界处操作必须特别小心，因为

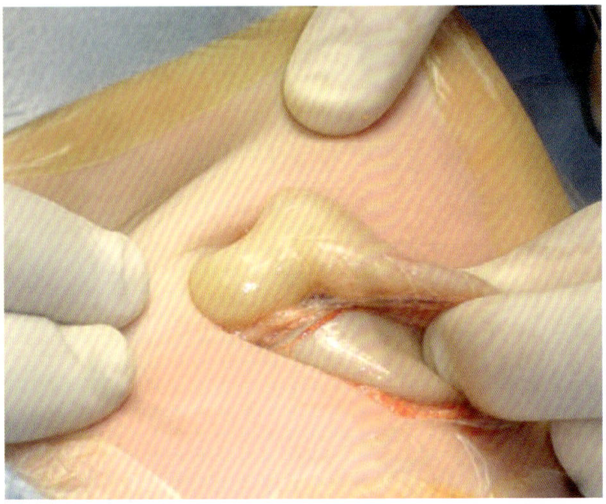

▲ 图 16-2 "橄榄"的术中外观

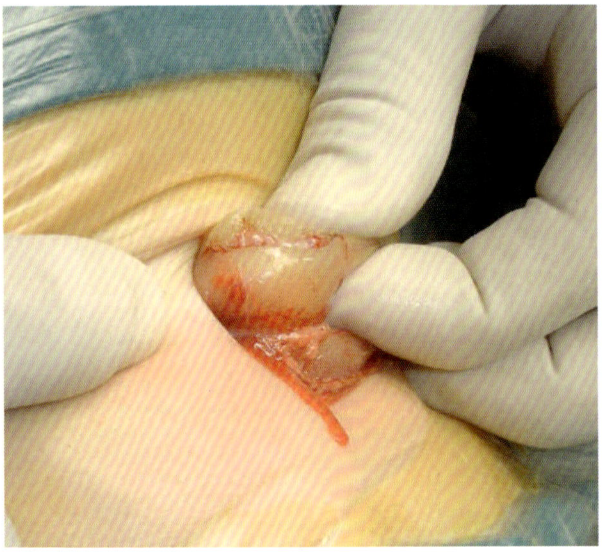

▲ 图 16-3 **Fredet-Ramstedt** 幽门肌切开术（肥厚的肌纤维在中线向两侧分开以保证黏膜膨出）

此处组织非常脆弱，不慎操作易导致穿孔。有必要进行简单的测试来评估潜在的穿孔。通过鼻胃管将 20ml 的空气注入胃中，然后通过幽门将空气轻轻挤入十二指肠，并将干净纱布置于切开处。如果没有胆汁泄漏迹象，说明手术顺利完成。任何能检测到的黏膜穿孔都应该使用间断缝合关闭并用大网膜覆盖加固 [5]，或者缝闭已切开的幽门环肌，同时在对侧重新行环肌切开术 [6]。最后，将幽门还纳入腹腔，间断或连续缝合关闭腹膜和腹壁，皮内缝合皮肤。

2. 腹腔镜手术

Alain 等在 1991 年首次描述了腹腔镜下幽门环肌切开术 [49]。

尽管与开放术式相比，腔镜手术的风险和益处仍然存在广泛争议，但随着时间的进展，腔镜手术的应用愈发广泛。

通常在脐部放置 5mm 的戳卡和腔镜。CO_2 建立气腹（压力 6mmHg）。在腔镜直视下在左右锁骨中线的肋缘下方放置另外两个戳卡。使用无损伤钳夹住"橄榄"远端的十二指肠以固定幽门，使用 3mm 电钩切开幽门肌环。有些术者喜欢使用可伸缩的幽门切开刀，然后用扩张器分离肌层。完整的黏膜膨出可以证实手术效果满意。通过在胃管中注入空气可以检查是否存在黏膜穿孔。如果没有穿孔，移除器械和戳卡，可吸收线缝合脐部腹膜。所有皮肤切口可使用可吸收线行皮下缝合 [31]。

3. 技术发展

目前已经有内镜下幽门环肌切开术、单孔腹腔镜幽门环肌切开术和显微镜幽门环肌切开术。内镜下幽门环肌切开术仅限于几例临床报道 [50, 51]。

关于单孔腹腔镜幽门环肌切开术的数据仅限于小样本回顾性分析；然而，它似乎与传统的腹腔镜幽门环肌切开术结果相似 [52, 53]。

使用 2mm 器械和 1.7～2.4mm 腹腔镜进行显微腹腔镜幽门肌切开术。这项技术也仅限于小规模的病例回顾性研究 [54]。文献中还报道了对单孔腹腔镜幽门环肌切开术技术的改进，以减少并发症和手术时间 [51]，如单孔腹腔镜辅助幽门环肌切开术，其中腹腔镜帮助术者通过脐部切口显露幽门 [55, 56]。

4. 单孔腹腔镜辅助幽门环肌切开术：手术技巧 [55]

术前 30min 给予预防性抗生素静滴（头孢曲松钠，50mg/kg）。垫高患儿背部以显露腹部。使用碘伏进行脐部消毒。患儿取反 Trendelenburg 体位。根据 Alberti 等介绍的右半圆形脐下切口进入腹腔 [57]。

打开腹膜后，插入一个10～12mm的带气压固定装置的Hasson戳卡。建立气腹（压力6mmHg，流量0.5L/min），置入腔镜进行探查。发现幽门后（图16-4），通过腔镜通路置入使用无损伤抓钳，轻柔抓住幽门肿块近端的胃（图16-5），并通过右脐切口将胃取出后移除戳卡，肿块将被提出腹腔外。如取出困难，可用两指取胃，轻轻牵引，将肥厚的幽门从脐部切口拉出，随后进行Ramstedt幽门肌切开术。术毕还纳幽门入腹腔。重新引入12mm戳卡并重建气腹。经腔镜通道使用14号Nelaton导管进行冲洗，并通过预置的胃管注入50ml空气检查以排除任何黏膜穿孔（图16-6）。如果没有穿孔，仔细止血后，取出戳卡。

伤口需仔细缝合。使用4-0Vicryl线间断缝合腹膜，皮肤采用可吸收线行皮内缝合[55, 58, 59]。

（十一）术后护理

术后喂养的时间仍存在争议[60-62]。然而，大多数婴儿术后4～6h内即可开始进食，24h内可完全经口进食。术前因胃炎发生呕血的婴儿，首次喂养时间可延迟至12h。本章作者更喜欢在术后6h按计划开始喂营养，并在第一次全量进食后24h出院。

（十二）非手术治疗

硫酸阿托品是目前唯一有效的HPS非手术治疗方法，这种方法也曾经在IHPS治疗中使用[46]。阿托品抑制肌肉收缩和胃蠕动，这可能会减少导致IHPS的肌肉痉挛。尽管有作者报道该方法治疗IHPS的治愈率为75%～88%，但目前仅适用于因其他因素无法手术的极高危婴儿或无法开展新生儿手术的地区[63-67]。

幽门球囊扩张曾尝试用于IHPS的非手术治疗。首次报道的球囊扩张研究共有6例IHPS患者，只有1例通过扩张幽门解决问题，但却并发了黏膜穿孔[68]。之后有报道，1例巨大脐膨出术后出现IHPS的婴儿在2次幽门扩张后症状得到改善[69]。部分文献建议对IHPS术后复发性幽门狭窄[70]和迟发性肥厚性幽门狭窄[71]患儿进行球

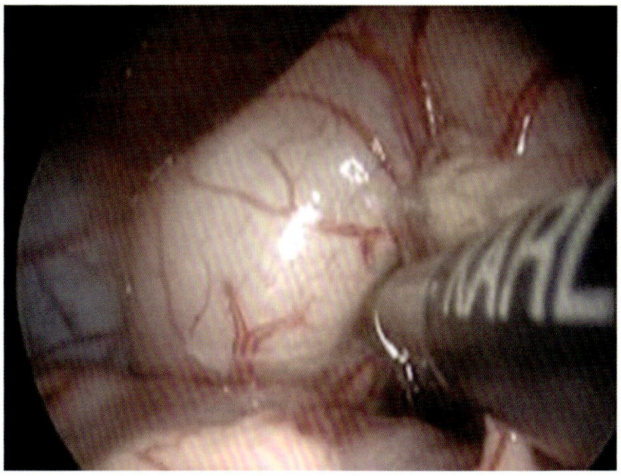

▲ 图16-4　单孔腹腔镜辅助幽门肌切开术中发现“橄榄”

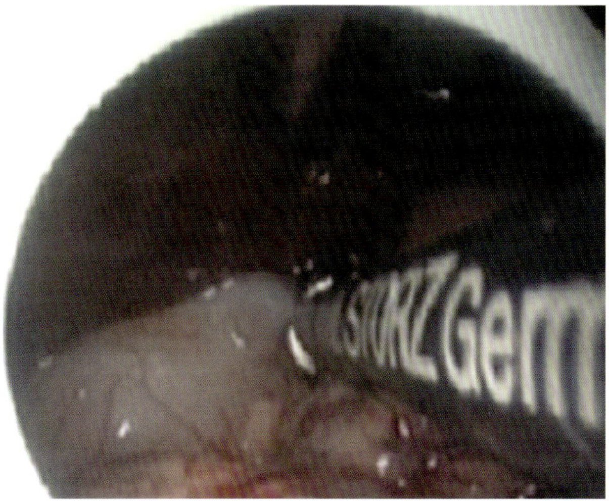

▲ 图16-5　IHPS单孔腹腔镜辅助幽门环肌切开术时，腹腔镜靠近幽门肿块的近胃侧

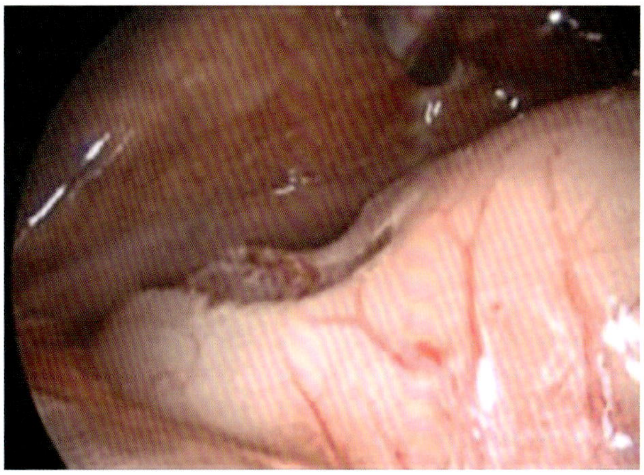

▲ 图16-6　单孔腹腔镜辅助幽门环肌切开术中检查穿孔的空气试验

囊扩张治疗。

（十三）并发症

如今，幽门环肌切开术后死亡率几乎为零，发生率也极为罕见[4, 5]。

十二指肠黏膜穿孔是幽门环肌切开术中最严重的手术并发症。据报道，腹腔镜手术的穿孔风险为0.4%～10%，开放手术为0%～6%[5, 72]。

术后24h可能出现胃痉挛引起的呕吐，幽门水肿引起的呕吐可延长至数日。对于术后2天后持续呕吐，应考虑环肌切开不完全，一般是由于胃侧幽门肌纤维分开不充分所致。在这种情况下，可以尝试内镜下球囊扩张幽门，或再次进行幽门环肌切开术[70, 71]。

据报道，腹腔镜组术后伤口感染比例为0%～6%，开放手术则为0%～7%[5, 73, 74]。

术后出血、伤口裂开和切口疝是罕见的并发症[73, 74]。最近一项关于幽门环肌切开术并发症的Meta分析表明，主要并发症发生率腔镜手术和开放手术分别为4.9%和2%[75]。

二、幽门闭锁

（一）介绍

先天性幽门闭锁（congenital pyloric atresia，CPA）是一种非常罕见的疾病，占所有胃肠道闭锁的不到1%[76]，活产率为1∶100 000[77]。Calder在1749年首次描述这种疾病[78]。CPA可能作为孤立性病变发生或与其他先天性遗传异常相关，如先天性皮肤发育不全和多发性胃肠道闭锁。然而，与CPA相关的最常见遗传疾病是大疱性表皮松解症[79–83]。

（二）病因学

病因尚不完全清楚，目前有血管理论和管化失败理论，但没有足够的胚胎学证据支持其中任何一个。CPA被认为是由宫内第5～12周的发育停滞所致。黏膜脱落被认为在其中起作用，因为这种疾病多在伴有大疱性表皮松解症的患者中出现[84]。已在数名大疱性表皮松解症和幽门闭锁患者中鉴定出编码亚基多肽整合素α6β4（ITGA6和ITGB4）的基因突变[85]。CPA发病没有性别差异，但大多数可能与低出生体重有关。

（三）病理

已知三种公认的CPA[76]。

A型，膜性幽门梗阻（57%）。

B型，纵向节段性闭锁（34%）。

C型，幽门发育不全（9%）。

（四）病史和查体

在妊娠中期的产前超声检查中，羊水过少、大胃泡和羊水中存在回声物质（AFP和乙酰胆碱酯酶升高）[86]可以提示幽门闭锁的可能[87]。产妇曾分娩患有幽门闭锁和大疱性表皮松解症的胎儿可以行产前诊断。产前MRI已被用于明确诊断，但其实用性仍不清楚[88]。

（五）临床症状

CPA的典型临床表现是出生后不久出现非胆汁性呕吐伴上腹胀。如果与大疱性表皮松解症有关，则会出现皮肤的鳞屑和水疱。呼吸困难、呼吸急促、发绀和流涎等呼吸系统症状也常出现。CPA在低出生体重婴儿中很常见[89]。如果胆汁积聚在幽门闭锁和远端结肠闭锁之间的肠道中，可能会出现腹胀[90]。

（六）诊断

CPA可以通过腹部X线进行诊断，X线显示胃部的巨大单个气泡和无气的腹部[91]。上消化道造影或内镜检查可明确诊断。有3个重要的放射学标志：①单个气泡征；②没有喙征；③上消化道造影存在幽门酒窝征。超声检查可能有助于与肥厚性幽门狭窄的鉴别诊断[92]。

（七）治疗

CPA需手术治疗，手术方式取决于解剖类型[93]。

A型（膜性幽门梗阻）：隔膜切除术和Heineke-Mikulicz幽门成形术。

B型（纵向节段性闭锁）：当闭锁较短时，可以进行Finney幽门成形术[92]。对于较长的闭锁，术式选择与C型相同。

C型(幽门发育不全)：胃十二指肠端端吻合。应避免胃空肠造瘘术。

（八）手术技巧

充分的术前准备（插入鼻胃管、静脉输液、中心静脉留置和药物治疗）后即可进行手术。手术可以通过开放或腔镜技术进行。

行脐上右侧横切口进入腹腔，仔细探查寻找其他可能的肠闭锁。

术中行胃造瘘术有助于明确疾病类型。也可以通过放置一个12～14号的鼻胃管至梗阻区域以帮助定位的方法避免胃造瘘术[92]。该方法以适用于膜性幽门梗阻（A型）和短段闭锁（B型）。

确定幽门后，使用电刀或剪刀从幽门的胃侧开始纵向切开至十二指肠，总长度应为1.5～2cm，胃侧约1cm，幽门十二指肠侧1.5～1cm。切口应位于在胃的大小弯与十二指肠的上下边界之间的中线上。环形切除隔膜，使用5–0可吸收缝线缝合黏膜。探查十二指肠腔，并向下放置胃管以排除进一步的远端闭锁。最后横向闭合切口[92]。

通常不需要胃造瘘术。关腹后鼻胃管需继续留置在胃中。

腹腔镜治疗幽门闭锁可能是传统开放手术的替代选择。然而，该过程不应与传统的开放手术方法有显著差异[92]。

（九）预后

单纯性CPA预后良好。死亡率取决于新生儿的术后护理、并发症发生率和其他异常。综合因素下，死亡率可能高达50%[78, 82, 94]。

三、幽门前窦隔膜

（一）定义

胃窦网约占所有胃肠道梗阻的1%[94]。男性占多数。它是由黏膜和多黏膜组成的一个薄的隔膜，柔软而坚韧，厚度为2～4mm，距幽门1～3cm[95]。

它通常垂直于胃窦长轴进入胃腔[96, 97]。

胃窦网的病因仍然存在争议。它可能起源于胚胎期5～6周前肠的不完全管化，可被认为是不完全的膜性闭锁[96–98]。

30%的儿童会出现相关胃肠道和心血管系统异常。

（二）临床表现

胃窦网的发病年龄和临床表现取决于阻塞程度及其孔径大小（2～30mm）[99]。

患者可分为新生儿组、儿童组和成人组[97]。

- 新生儿组最重要的症状是非胆汁性呕吐伴呼吸暂停、发绀、体重无增加。
- 儿童组：呕吐、腹痛、进食后饱胀和腹胀。
- 成人组：阵发性痉挛、上腹痛、饭后饱胀、间歇性呕吐。

（三）诊断

幽门梗阻可以通过X线进行诊断，X线显示一个大的扩张的胃，远端没有空气。

上消化道造影可以确诊90%的胃窦网患者[100]。

有经验的超声医生可以通过超声诊断胃窦网。内镜检查也可以用于诊断和鉴别是否存在胃窦网或其他胃病，如消化性疾病或粘连[97]。

（四）管理

对于有症状的胃窦网，胃流出道梗阻解除手术仍然是主要的治疗方法[100]。

手术可以通过切除胃窦网实现目标。内镜切除或激光灼烧等治疗方式也曾报道过[101]。切除胃窦网外后还需行幽门成形术。并发症类似于幽门闭锁。

参考文献

[1] Aspelund G, Langer JC. Current management of hypertrophic pyloric stenosis. Semin Pediatr Surg. 2007;16:27-33.
[2] Thomas C. Is Dr. Patrick Blair's description of pyloric stenosis in 1717 the earliest on record? J Pediatr. 1978;62:176.
[3] Hirschsprung H. Falle von angeborener pyloric stenose. Jahrb

Kinderhik. 1888;27:61.
[4] Raffensperger J. Pierre Fredet and pyloromyotomy. J Pediatr Surg. 2009;44:1842-5.
[5] Schwartz MZ. Hypertrophic pyloric stenosis. In: Grosfeld JL, O'Neill JA, Coran AG, Fonkalsrud EW, editors. Pediatric surgery. 6th ed. Philadelphia: Mosby Elsevier; 2006. p. 1215-24.
[6] Hall NJ, Pierro A. Necrotizing enterocolitis (Chap 45). In: Spitz L, Coran AG, editors. Operative pediatric surgery. 7th ed. Boca Raton: Taylor & Francis.
[7] Ramstedt C. Zur operation der angeborenen pylorus stenose. Med Klinik. 1912;8:1702-5.
[8] Tan KC, Bianchi A. Circumumbilical incision for pyloromyotomy. Br J Surg. 1986;73:399.
[9] Eltayeb AA, Othman MH. Supraumbilical pyloromyotomy: a comparative study between intracavitary and extracavitary techniques. J Surg Educ. 2011;68:134-7.
[10] Gauderer MW. Experience with a non laparoscopic, transumbilical, intracavitary pyloromyotomy. J Pediatr Surg. 2008;43:884-8.
[11] Aboagye J, Goldstein SD, Salazar JH, et al. Age at presentation of common pediatric surgical conditions: reexamining dogma. J Pediatr Surg. 2014;49:995-9.
[12] Jedd MB, Melton LJ 3rd, Griffin MR, et al. Trends in infantile hypertrophic pyloric stenosis in Olmsted County, Minnesota, 1950-1984. Paediatr Perinat Epidemiol. 1988;2:148-57.
[13] Pedersen RN, Garne E, Loane M, et al. Infantile hypertrophic pyloric stenosis: a comparative study of incidence and other epidemiological characteristics in seven European regions. J Matern Fetal Neonatal Med. 2008;21:599-604.
[14] Nielsen JP, Haahr P, Haahr J. Infantile hypertrophic pyloric stenosis. Decreasing incidence. Dan Med Bull. 2000;47(3):223-5.
[15] Kaymakçı A, Güven Ş, Akıllıoğlu İ, Yakut K. Decline in the rate of infantile hypertrophic pyloric stenosis in breast fed infants. Türkiye Klinikleri J Pediatr. 2011;20(4):282-8.
[16] Kusafuka T, Puri P. Altered messenger RNA expression of the neuronal nitric oxide synthase gene in infantile hypertrophic pyloric stenosis. Pediatr Surg Int. 1997;12(8):576-9.
[17] Abel RM. Hunterian lecture. The ontogeny of the peptide innervation of the human pylorus with special reference to understanding the aetiology and pathogenesis of infantile hypertrophic pyloric stenosis. Ann R Coll Surg Engl. 2000;82(6):371-7.
[18] Ohshiro K, Puri P. Pathogenesis of infantile hypertrophic pyloric stenosis: recent progress. Pediatr Surg Int. 1998;13:243-52.
[19] Prem Puri, Balazs Kutasy, And Ganapathy Lakshmanadass. Hypertrophic pyloric stenosis. In P. Puri Newborn surgery. 3. Pp 433-443. 2011 Hodder & Stoughton Ltd. London.
[20] Yamataka A, Fujiwara T, Kato Y, Okazaki T, Sunagawa M, Miyano T. Lack of intestinal pacemaker (C-KIT-positive) cells in infantile hypertrophic pyloric stenosis. J Pediatr Surg. 1996;31(1):96-8; discussion 98-9.
[21] Langer JC, Berezin I, Daniel EE. Hypertrophic pyloric stenosis: ultrastructural abnormalities of enteric nerves and the interstitial cells of Cajal. J Pediatr Surg. 1995; 30(11): 1535-43.
[22] Oue T, Puri P. Abnormalities of elastin and elastic fibers in infantile hypertrophic pyloric stenosis. Pediatr Surg Int. 1999;15:540-2.
[23] Miyazaki E, Yamataka T, Ohshiro K, et al. Active collagen synthesis in infantile hypertrophic pyloric stenosis. Pediatr Surg Int. 1998;13:237-9.
[24] Ohshiro K, Puri P. Increased insulin-like growth factor-I mRNA expression in pyloric muscle in infantile hypertrophic pyloric stenosis. Pediatr Surg Int. 1998;13(4):253-5.
[25] Shima H, Puri P. Increased expression of transforming growth factor-alpha in infantile hypertrophic pyloric stenosis. Pediatr Surg Int. 1999;15(3-4):198-200.
[26] Modaressi T. Question of an infectious aetiology or contribution to the pathogenesis of infantile hypertrophic pyloric stenosis. J Pediatr Gastroenterol Nutr. 2014;58:546-8.
[27] Feenstra B, Geller F, Carstensen L, et al. Plasma lipids, genetic variants near APOA1, and the risk of infantile hypertrophic pyloric stenosis. J Am Med Assoc. 2013; 310: 714-21.
[28] Everett KV, Chung EM. Confirmation of two novel loci for infantile hypertrophic pyloric stenosis on chromosomes 3 and 5. J Hum Genet. 2013;58:236-7.
[29] Svenningsson A, Söderhäll C, Persson S, et al. Genome-wide linkage analysis in families with infantile hypertrophic pyloric stenosis indicates novel susceptibility loci. J Hum Genet. 2012;57:115-21.
[30] Everett KV, Chioza BA, Georgoula C, Reece A, Gardiner RM, Chung EM. Infantile hypertrophic pyloric stenosis: evaluation of three positional candidate genes, TRPC1, TRPC5 and TRPC6, by association analysis and re-sequencing. Hum Genet. 2009;126:819-31.
[31] Fujimoto T. Infantile hypertrophic pyloric stenosis. In: Hollwarth M, Puri P, editors. Pediatric surgery: diagnosis and management. Berlin: Springer-Verlag; 2009. p. 363-8.
[32] Sorensen HT, Norgard B, Pedersen L, et al. Maternal smoking and risk of hypertrophic infantile pyloric stenosis: 10 year population based cohort study. BMJ. 2002;325:1011-2.
[33] Demian M, Nguyen S, Emil S. Early pyloric stenosis: a case control study. Pediatr Surg Int. 2009;25(12):1053-7.
[34] Sorensen HT, Skriver MV, Pedersen L, et al. Risk of infantile hypertrophic pyloric stenosis after maternal postnatal use of macrolides. Scand J Infect Dis. 2003;35:104-6.
[35] Panteli C. New insights into the pathogenesis of infantile pyloric stenosis. Pediatr Surg Int. 2009;25:1043-52.
[36] Schärli A, Sieber WK, Kiesewetter WB. Hypertrophic pyloric stenosis at the children's hospital of Pittsburgh from 1912 to 1967: A criti-cal review of current problems and complications. J Pediatr Surg. 1969;4(1):108-14.
[37] Dodge JA. Infantile hypertrophic pyloric stenosis in Belfast, 1957-1969. Arch Dis Child. 1975;50(3):171-8.
[38] Pappano D. Alkalosis-induced respiratory depression from infantile hypertrophic pyloric stenosis. Pediatr Emerg Care. 2011;27(2):124.
[39] Touloukian RJ, Higgins E. The spectrum of serum electrolytes in hypertrophic pyloric stenosis. J Pediatr Surg. 1983;18(4):394-7.

[40] Miozzari HH, Tönz M, von Vigier RO, Bianchetti MG. Fluid resuscitation in infantile hypertrophic pyloric stenosis. Acta Paediatr. 2001;90:511-4.
[41] Stringer MD, Brereton RJ. Current management of infantile hypertrophic pyloric stenosis. Br J Hosp Med. 1990;43: 266-72.
[42] Benson CD, Lloyd JR. Infantile pyloric stenosis. A review of 1,120 cases. Am J Surg. 1964;107:429-33.
[43] de Laffolie J, Turial S, Heckmann M, Zimmer KP, Schier F. Decline in infantile hypertrophic pyloric stenosis in Germany in 2000-2008. Pediatrics. 2012;129:e901-6.
[44] Hernanz-Schulman M. Pyloric stenosis: role of imaging. Pediatr Radiol. 2009;39:S134-9.
[45] Lamki N, Athey PA, Round ME, Watson AB Jr, Pfleger MJ. Hypertrophic pyloric stenosis in the neonate—diagnostic criteria revisited. Can Assoc Radiol J. 1993;44(1):21-4.
[46] Jobson M, Hall NJ. Contemporary management of pyloric stenosis. Semin Pediatr Surg. 2016;25(4):219-24.
[47] Banieghbal B. Rapid correction of metabolic alkalosis in hypertrophic pyloric stenosis with intravenous cimetidine: preliminary results. Pediatr Surg Int. 2009;25:269-71.
[48] Spears C, King S, Sharples A, Beasley S. Ranitidine may modify the biochemical disturbance in hypertrophic pyloric stenosis. ANZ J Surg. 2011;81(6):485-6.
[49] Alain JL, Grousseau D, Terrier G. Extramucosal pylorotomy by laparoscopy. J Pediatr Surg. 1991;26(10):1191-2.
[50] Ibarguen-Secchia E. Endoscopic pyloromyotomy for congenital pyloric stenosis. Gastrointest Endosc. 2005;61:598-600.
[51] Kawai M, Peretta S, Burckhardt O, Dallemagne B, Marescaux J, Tanigawa N. Endoscopic pyloromyotomy: a new concept of minimally invasive surgery for pyloric stenosis. Endoscopy. 2012;44:169-73.
[52] Kozlov Y, Novogilov V, Podkamenev A, Dallemagne B, Marescaux J, Tanigawa N. Single-incision laparoscopic surgery for pyloric stenosis. Pediatr Surg Int. 2012;28:347-50.
[53] Muensterer OJ, Chong AJ, Georgeson KE, Harmon CM. The cross-technique for single-incision pediatric endosurgical pyloromyotomy. Surg Endosc. 2011;25:3414-8.
[54] Turial S, Enders J, Schier F. Microlaparoscopic pyloromyotomy: initial experiences with a new technique. Surg Endosc. 2011;25:266-70.
[55] Bertozzi M, Prestipino M, Nardi N, Appignani A. Preliminary experience with a new approach for infantile hypertrophic pyloric stenosis: the single-port, laparoscopic-assisted pyloromyotomy. Surg Endosc. 2011;25:2039-43.
[56] Bertozzi M, Prestipino M, Nardi N, Appignani A. Single-port laparoscopic-assisted pyloromyotomy: A 6-year experience. Ann Pediatr Surg. 2015;11:203-6.
[57] Alberti D, Cheli M, Locatelli G. A new technical variant for extramucosal pyloromyotomy: the Tan-Bianchi operation moves to the right. J Pediatr Surg. 2004;39:53-6.
[58] Prestipino M, Bertozzi M, Nardi N, Appignani A. Outpatient department repair of urethrocutaneous fistulae using n-butyl-cyanoacrylate (NBCA): a single-centre experience. BJU Int. 2011;108:1514-7.
[59] Bertozzi M, Appignani A. Applications of cyanoacrylate glue in pediatric urology. N Am J Med Sci. 2012;4:323-4.
[60] Foster ME, Lewis WG. Early postoperative feeding: a continuing controversy in pyloric stenosis. J R Soc Med. 1989;82:532-3.
[61] Leahy A, Fitzgerald RJ. The influence of delayed feeding on postoperative vomiting in hypertrophic pyloric stenosis. Br J Surg. 1982;69:658-9.
[62] Leinwand MJ, Shaul DB, Anderson KD. A standardized feeding regimen for hypertrophic pyloric stenosis decreases length of hospitalization and hospital costs. J Pediatr Surg. 2000;35:1063-5.
[63] Kawahara H, Takam Y, Yoshida H, et al. Medical treatment of hypertrophic pyloric stenosis: should we always slice the olive? J Pediatr Surg. 2005;40:1848-51.
[64] Yamataka A, Tsukada K, Yokoyama-Laws Y, et al. Pyloromyotomy versus atropine sulfate for infantile hypertrophic pyloric stenosis. J Pediatr Surg. 2000;35:338-41.
[65] Takeuchi M, Yasunaga H, Horiguchi H, Hashimoto H, Matsuda S. Pyloromyotomy versus i.v. atropine therapy for the treatment of infantile pyloric stenosis: nationwide hospital discharge database analysis. Pediatr Int. 2013; 55:488-91.
[66] Lukac M, Antunovic SS, Vujovic D, et al. Is abandonment of nonoperative management of hypertrophic pyloric stenosis warranted? Eur J Pediatr Surg. 2013;23:80-4.
[67] Mercer AE, Phillips R. Question 2: can a conservative approach to the treatment of hypertrophic pyloric stenosis with atropine be considered a real alternative to surgical pyloromyotomy? Arch Dis Child. 2013;98:474-7.
[68] Hayashi AH, Giacomantonio JM, Lau HY, Gillis DA. Balloon catheter dilatation for hypertrophic pyloric stenosis. J Pediatr Surg. 1990;25(11):1119-21.
[69] Ogawa Y, Higashimoto Y, Nishijima E, Muraji T, Yamazato M, Tsugawa C, et al. Successful endoscopic balloon dilatation for hypertrophic pyloric stenosis. J Pediatr Surg. 1996;31(12):1712-4.
[70] Nasr A, Ein SH, Connolly B. Recurrent pyloric stenosis: to dilate or operate? A preliminary report. J Pediatr Surg. 2008;43(2):e17-20.
[71] Boybeyi O, Karnak I, Ekinci S, Ciftci AO, Akçören Z, Tanyel FC, et al. Late-onset hypertrophic pyloric stenosis: definition of diagnostic criteria and algorithm for the management. J Pediatr Surg. 2010;45(9):1777-83.
[72] Yağmurlu A, Barnhart DC, Vernon A, Georgeson KE, Harmon CM. Comparison of the incidence of complications in open and laparoscopic pyloromyotomy: a concurrent single institution series. J Pediatr Surg. 2004;39(3):292-6.
[73] St Peter SD, Holcomb GW 3rd, Calkins CM, Murphy JP, Andrews WS, Sharp RJ, et al. Open versus laparoscopic pyloromyotomy for pyloric stenosis: a prospective, randomized trial. Ann Surg. 2006;244(3):363-70.
[74] El-Gohary Y, Yeap BH, Hempel G, Gillick J. A 9-year single center experience with circumumbilical Ramstedt's pyloromyotomy. Eur J Pediatr Surg. 2010;20(6):387-90.
[75] Oomen MW, Hoekstra LT, Bakx R, Ubbink DT, Heij HA. Open versus laparoscopic pyloromyotomy for hypertrophic pyloric stenosis: a systematic review and meta-analysis focusing on major complications. Surg Endosc. 2012;26(8):2104-10.
[76] Muller M, Morger R, Engert J. Pyloric atresia: report of four cases and review of the literature. Pediatr Surg Int.

1990;5:276-9.
[77] Al-Salem AH, Nawaz A, Matta H. Congenital pyloric atresia: the spectrum. Int Surg. 2002;87:147-51.
[78] Ilce BZ, Erdogan E, Kara C, et al. Pyloric atresia: 15-years review from a single institution. J Pediatr Surg. 2003;38:1581-4.
[79] Chung HJ, Uitto J. Epidermolysis bullosa with pyloric atresia. Dermatol Clin. 2010;28(1):43-54.
[80] Al-Salem AH. Congenital pyloric atresia and associated anomalies. Pediatr Surg Int. 2007;23:559-63.
[81] Hayashi AH, Galliana CA, Gillis DA. Congenital pyloric atresia and junctional epidermolysis bullosa: a report of long -term survival and review of the literature. J Pediatr Surg. 1991;26:1341-5.
[82] Al-Salem AH, Qaissruddin S, Varma KK. Pyloric atresia associated with intestinal atresia. J Pediatr Surg. 1997;32:1262-3.
[83] Bass J. Pyloric atresia associated with multiple intestinal atresias and immune deficiency. J Pediatr Surg. 2002;37:941-2.
[84] Mellerio JE, Pulkkimen L, McMillan JR, et al. Pyloric atresia junctional epidermolysis bullosa syndrome: mutations in the integrin bega4 gene (ITGB4) in two unrelated patients with mild diseases. Br J Dermatol. 1998;139:862-71.
[85] Nakana A, Pulkkinen L, Murrell D, et al. Epidermolysis bullosa with congenital pyloric atresia: novel mutations in the beta 4 integrin gene (ITGB4) and genotype/phenotype correlations. Pediatr Res. 2001;49:618-26.
[86] Yu DC, Voss SD, Javid PJ, et al. In utero diagnosis of congenital pyloric atresia in a single twin using MRI and ultrasound. J Pediatr Surg. 2009;44(11):e21-4.
[87] Achiron R, Hamiel-Pinchas O, Engelberg S, et al. Aplasia cutis congenital associated with epidermolysis bullosa and pyloric atresia: the diagnostic role of prenatal ultrasonography. Prenat Diagn. 1992;12:765-71.
[88] Lapinard C, Descampo P, Menegurri G, et al. Prenatal diagnosis of pyloric atresia-junctional epidermolysis bullosa syndrome in a fetus not known to be at risk. Prenat Diagn. 2000;20(1):70-5.
[89] Ducharme JC, Benoussan AL. Pyloric atresia. J Pediatr Surg. 1975;10:149-50.
[90] Pujar VC, Kurbet S, Kaltari DK. Pyloric atresia in association with multiple colonic atresias in a neonate: an unreported association. J Neonatal Surg. 2012;1:6.
[91] Grunebaum M, Kornreich L, Ziv N, et al. The imaging diagnosis of pyloric atresia. Z Kinderchir. 1985;40:308-11.
[92] Jasonni V, Pini Prato A, Rapuzzi G, Mattioli G. Pyloric atresia and prepyloric antral diaphragm. In: Puri P, editor. New born. 3rd ed. London: Hodder & Stoughton. p. 428-32.
[93] Dessanti A, Iannuccelli M, Dore A, et al. Pyloric atresia: an attempt and anatomic pyloric sphincter reconstruction. J Pediatr Surg. 2000;35:1372-4.
[94] Ozokutan BH, Ceylan H, Ertaskin I, et al. Pediatric gastric outlet obstruction following corrosive ingestion. Pediatr Surg Int. 2010;26(6):615-8.
[95] Gahukamble DB. Familiar occurrence of congenital incomplete prepyloric mucosal diaphragm. J Med Genet. 1998;35(12):1040-2.
[96] Lui KW, Wong HF, Wan YL, Hung CF, Ng KK, Tseng JH. Antral web-a rare case of vomiting in children. Pediatr Surg Int. 2000;16:424-5.
[97] Bell MJ, Ternberg JL, Keating JP, Moedjona S, McAlister W, Shavkelford GD. Prepyloric gastric antral web: a puzzling epidemic. J Pediatr Surg. 1978;13:307-13.
[98] Mao-Ming T, Chie-Song H, Shu-Hang N, et al. Antral web associated with distal antral hypertrophy and prepyloric stenosis mimicking hypertrophic pyloric stenosis. World J Gastroenterol. 2005;11(4):609-11.
[99] Bell MJ, Ternberg JL, McAlister W, Keating JP, Tedessco FJ. Antral diaphragm a case of gastric outlet obstruction in infants and children. J Pediatr. 1977;90:196-202.
[100] Mandell G. Association of antral diaphragms and hypertrophic pyloric stenosis. AJR Am J Roentgenol. 1978;131:203-6.
[101] Al-Kawas FH. Endoscopic laser treatment of an obstructing antral web. Gastrointest Endosc. 1988;34: 349-51.

第 17 章 胃扭转

Gastric Volvulus

Ascanio Martino Francesca Mariscoli Fabiano Nino 著
唐维兵 杜春霞 译

一、历史回顾

胃扭转（gastric volvulus，GV）是指胃自身旋转至少 180°，导致前肠部分或全部梗阻。1866 年，Berti[1] 首次通过尸检发现成人胃扭转病例。1897 年，Berg[2] 进行了第一例胃扭转复位手术。1899 年，Oltman[3] 描述了第一例儿童病例。1904 年，Borchardt[4] 提出了急性胃扭转的经典三联征表现：剧烈反复的干呕、严重的上腹胀痛、无法置入鼻胃管。1940 年，Singleton[5] 根据扭转类型、扭转程度和旋转方向、病因和症状对胃扭转进行了分类。

二、分类

胃扭转有多种分类方式[6-10]。按照旋转的平面分类分为：①器官轴型（纵轴型），即胃绕贲门至幽门的连线向上、向前旋转，此型最为多见（图 17-1A）；②系膜轴型（横轴型），即胃绕着胃大弯至胃小弯的连线旋转（图 17-1B）；③混合轴型罕见。

根据病因，胃扭转可以分为原发性和继发性。原发性胃扭转又称特发性胃扭转，是指胃周围韧带（包括胃膈、胃脾、肝胃和胃结肠韧带）松弛或缺如引起的扭转。继发性胃扭转是指合并胃解剖结构异常（如沙漏胃、幽门狭窄）或邻近器官异常（如膈疝、食管裂孔疝、游走脾、无脾、肠旋转不良）的扭转。

根据胃的位置，胃扭转可分为腹腔内和胸腔内扭转；在大多数情况下，胃位于腹腔内，而在少数情况下，如果存在膈肌缺损，它可以疝入胸腔。胃扭转合并食管裂孔疝，整个胃进入胸腔时称为倒置胃[10]。

根据起病缓急，胃扭转还可以分为急性、慢性及慢性胃扭转急性发作。

三、发病率

儿童胃扭转临床上少见，但实际发病率比报道的要高。胃扭转临床症状不典型，有时会被误诊为胃食管反流，但有时胃扭转也会合并胃食管反流。目前样本量最大的一篇关于婴幼儿胃扭转的系统综述[6]报道了 581 例婴儿和儿童胃扭转病例，其中 252 例（43%）急性起病，329 例（57%）为慢性病例。急性胃扭转患儿中有 69% 为继发性病例，54% 为器官轴型，而慢性胃扭转患者中，74% 为原发性病例，85% 为器官轴型。年龄≤1 岁的患儿有 381 例（66%）；其中急性起病的有 146 例（38%），包括 54 例（37%）新生儿，40 例（27%）为慢性病例急性加重。

四、临床表现

胃扭转的临床表现取决于扭转和梗阻的程

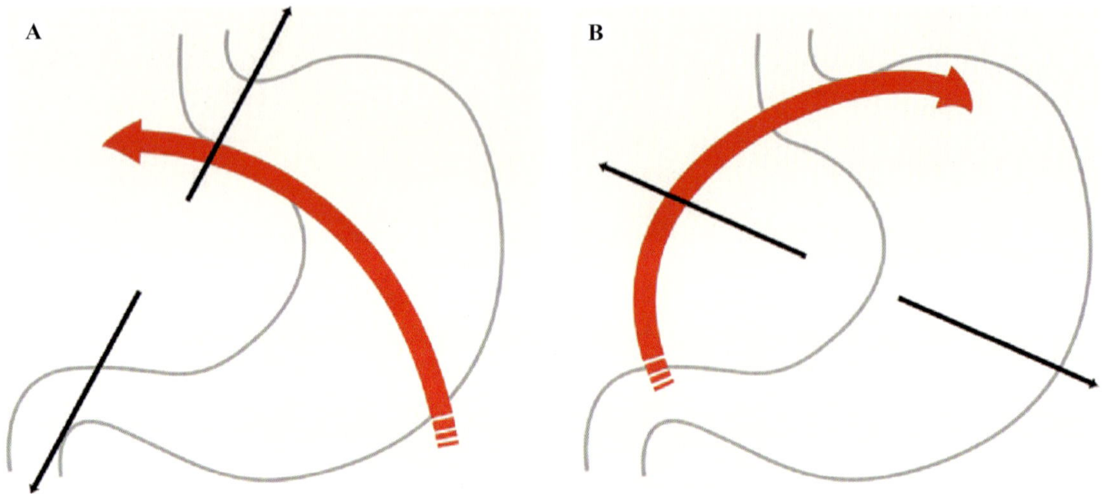

▲ 图 17-1 A. 器官轴型胃扭转；B. 系膜轴型胃扭转

度，可能无症状，也有可能危及生命。急性胃扭转是一种外科急症，可引起胃缺血性改变。

急性胃扭转的主要症状为餐后腹痛、上腹胀痛、持续性非胆汁性呕吐，少见发绀、急性呼吸窘迫、呕血、呼吸暂停和急性自主神经危象（面色苍白、肌张力减退、眼痛，直至呼吸心搏骤停）。

间歇性或慢性胃扭转的临床表现主要为非胆汁性呕吐、喂养困难或发育迟缓、睡眠障碍，呼吸困难或胃食管反流比较少见。由于临床表现不典型，诊断比较困难。慢性胃扭转急性发作[10]是指有慢性胃扭转病史的婴儿和儿童出现急性胃扭转的表现。

五、影像学表现

当怀疑胃扭转时首先应进行胸腹部 X 线检查，但诊断胃扭转需要行上消化道造影检查[6, 11]。应同时检查仰卧位和直立位。高达 83% 的患者在第一次造影之后即可诊断[12]。器官轴型胃扭转的 X 线表现是胃呈水平位置，胃大、小弯位置交换，胃大弯位于食管下段前方，幽门位置朝下（图 17-2）。系膜轴型的表现是胃呈直立状态，右上腹可见双气液平面（图 17-3），幽门位于贲门上方。慢性胃扭转可能自行复位，故影像学检查可能正常。

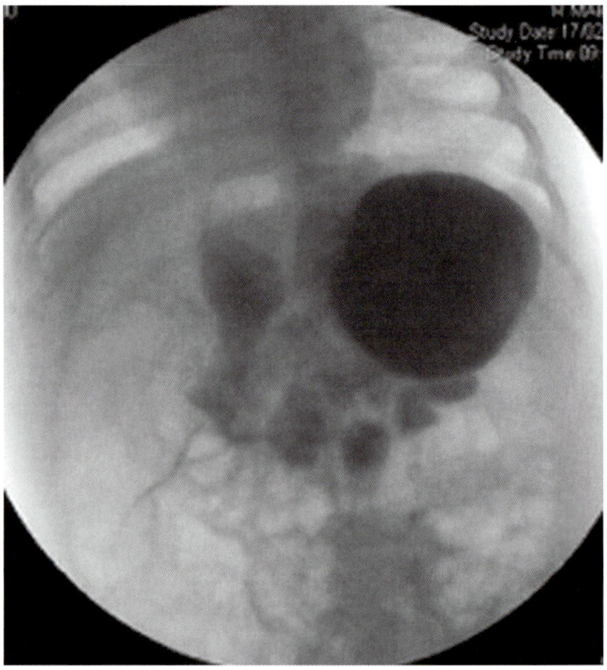

▲ 图 17-2 上消化道造影，器官轴型胃扭转，幽门向下，胃大、小弯位置交换

继发性胃扭转在造影时可能发现原发疾病（如膈疝、游离脾等）（图 17-4）。12%～23% 胃扭转患者造影同时发现存在胃食管反流[6, 12]。

六、治疗

根据胃扭转的类型、病因及合并症选择恰当的治疗方式，主要为保守治疗和手术治疗。

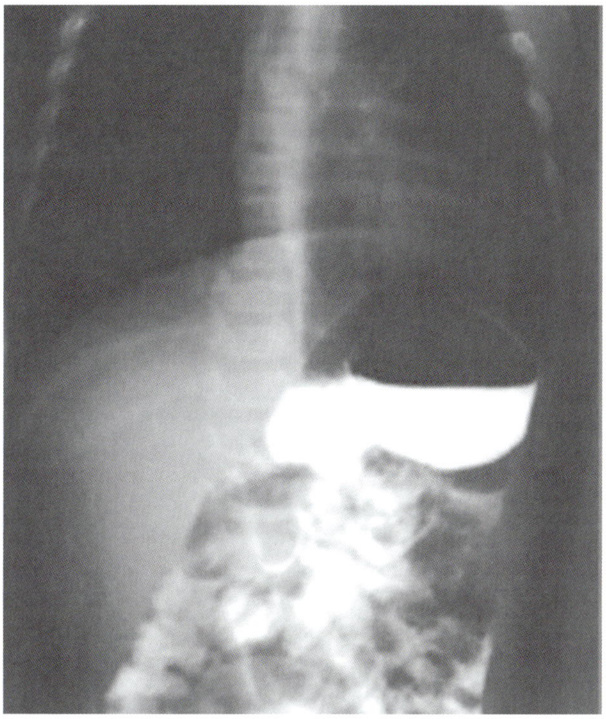

▲ 图 17-3 上消化道造影，可见两个气液平

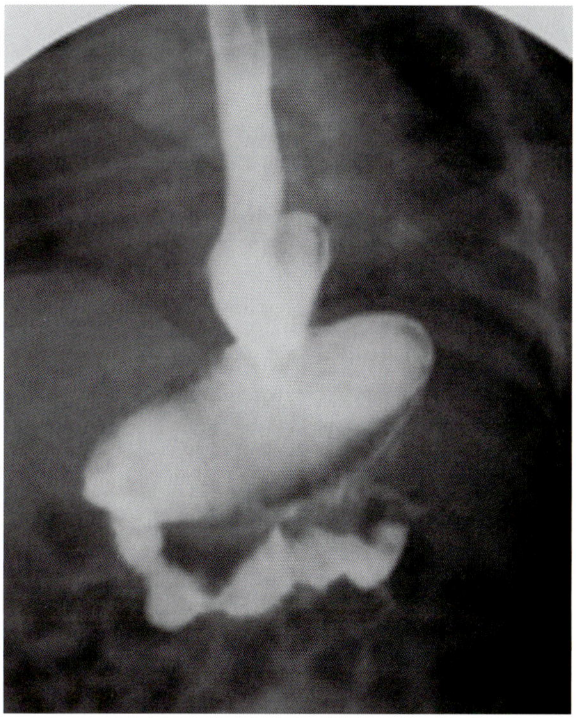

▲ 图 17-4 上消化道造影，胃扭转伴食管裂孔疝

（一）保守治疗[12-14]

保守治疗主要用于慢性胃扭转。治疗方法包括调节饮食（稠厚饮食、少食多餐等）、俯卧位疗法促进胃排空防止胃扭转，即让患者在进食后保持俯卧位或右侧卧位，头部抬高 30°～45°，持续至少 1h。

事实上，在慢性胃扭转患者中，胃内容物潴留在胃底，大量空气通过幽门导致肠管扩张，这会推高胃大弯，加重症状。俯卧位疗法可以让空气聚积在胃底，减少肠管扩张，防止乳汁反流入食管。

除了通过调整饮食、体位喂养之外，还可以使用药物治疗，包括促进胃肠动力药及抑制分泌的药物。

症状加重或无明显改善导致患儿生长发育受限时需行手术治疗。

（二）手术治疗[10, 12, 15-18]

急性胃扭转是一种外科急症，可能危及患儿生命，若不及时治疗可能导致胃绞窄、缺血性穿孔。继发性胃扭转及慢性胃扭转保守治疗无效时应行手术治疗。

手术治疗的目标是复位、预防复发和消除诱因。用鼻胃管及时进行胃减压可以迅速改善症状（Borchardt 三联征在儿童中非常罕见）。

胃扭转的手术方式仍有争议。可以选择开腹或腹腔镜手术。手术方案包括单纯复位、新生儿行胃造瘘术、胃前壁固定术、双重或三重胃固定术。

胃固定可以防止扭转复发。胃固定术包括胃造瘘术和胃前壁固定术，单纯胃造瘘可以在开放、腹腔镜或内镜下进行。上述两种固定术都可能导致或加重胃食管反流。

在胃前壁固定同时行胃底固定术或膈肌胃壁固定术可以通过重建或固定希氏角，消除胃食管反流。

食管裂孔疝患者需行食管裂孔修补。胃食管反流患者需行胃底折叠术。

参考文献

[1] Berti A. Singolare attortigliamento dell'esofago col duodeno seguito da rapida morte. Gazz Med Ital. 1866;9:139-41.
[2] Berg J. Zwei Faelle von Axendrehung des Magens: Operation; Heilung. Nord Med Arkiv. 1897;30: 1-18.
[3] Kiel OH. Inaugural discussion; 1899, Cited in (16).
[4] Borchardt M. Zur Pathologie und Therapie des Magenvolvulus. Arch Klin Chir. 1904;74:243-50.
[5] Singleton AC. Chronic gastric volvulus. Radiology. 1940;34:53-61.
[6] Cribbs RK, Gow KW, Wulkan ML. Gastric volvulus in infants and children. Pediatrics. 2008;122:e752-62.
[7] Del Rossi C, Cerasoli G, Tosi C, et al. Intrathoracic gastric volvulus in an infant. Pediatr Surg Int. 1993;8:146-8.
[8] Al-Salem AH. Intrathoracic gastric volvulus in infancy. Pediatr Radiol. 2000;30:842-5.
[9] Al-Salem AH. Congenital paraesophageal hernia with intrathoracic gastric volvulus in two sisters. ISRN Surg. 2011;2011:5. https://doi.org/10.5402/856568.
[10] Stiefel D, Willi UV, Sacher P, Schwoebel MG, Stauffer UG. Pitfalls in therapy of upside-down stomach. Eur J Pediatr Surg. 2000;10:162-6.
[11] Elhalaby EA, Mashaly EM. Infants with radiological diagnosis of gastric volvulus: are they over- treated? Pediatr Surg Int. 2001;17:596-600.
[12] Bautista-Casasnovas A, Fernandez-Bustillo JM, Estevez Martinez E, et al. Chronic gastric volvulus: is it so rare? Eur J Pediatr Surg. 2002;12:111-5.
[13] Hsu YC, Perng CL, Chen CK, et al. Conservative management of chronic gastric volvulus: 44 cases over 5 years. World J Gastroenterol. 2010;16:4200-5.
[14] McCarthy LC, Raju V, Kandikattu BS, Mitchell CS. Infantile feeding difficulties: it is not always reflux. Global Pediatric Health. 2014. https://doi.org /10.1177/2333794X14553624.
[15] Samuel M, Burge DM, Griffiths DM. Gastric volvulus and associated gastro-oesophageal reflux. Archiv Dis Child. 1995;73:462-4.
[16] Darani A, Mendoza-Sagaon M, Reinberg O. Gastric volvulus in children. J Pediatr Surg. 2005;40:855-8.
[17] Al-Salem AH. Acute and chronic gastric volvulus in infants and children: who should be treated surgically? Pediatr Surg Int. 2007;23:1095-9.
[18] Behrens R, Lang T, Muschweck H, et al. Percutaneous endoscopic gastrostomy in children and adolescents. J Pediatr Gastroenterol Nut. 1997;25:487-91.

第 18 章　肠闭锁与肠狭窄

Bowel Atresia and Stenosis

François Varlet　Sophie Vermersch　Aurélien Scalabre　著

魏延栋　译

先天性肠道畸形会发生在胃肠道的任何部分，肠闭锁和肠狭窄涉及从十二指肠到乙状结肠的异常闭合、不连续或狭窄，概率约为活产婴儿的 2/10 000。发病机制以前被认为是胚胎时期肠再通的问题或小肠供应血管的遭到破坏，但近年来出现了新的遗传假说来解释肠闭锁和狭窄的发生。

肠闭锁与肠狭窄的产前诊断很常见，但完全检出仍然很困难。肠闭锁和肠狭窄的临床处理要根据患儿的实际情况，包括出生体重、闭锁的类型和位置、剩余肠管的长度、有无合并相关的畸形和手术方式等。几十年来由于医疗技术水平的提升，包括重症监护管理、全肠外营养和新的手术方式等，患儿预后得到了显著改善。

一、流行病学

据报道，小肠闭锁（small bowel atresia，SBA）的活产率，包括十二指肠、空肠和回肠，活产率为（1.3～2.8）/10 000[1]。然而，国家/地区的不同，差异也很大，西班牙的活产率为 0.57/10 000，而日本报道为 6.6/10 000[2]。欧洲先天性异常监测系统（European Surveillance of Congenital Anomalies system，EUROCAT）在 16 年期间（1990—2006 年）统计了 5 126 164 例活产儿中有 1133 例小肠闭锁，排除了与腹裂和致畸综合征相关的病例，在欧洲总的发病率为 1.6/10 000。与 SBA 相关的畸形很常见，染色体和遗传综合征的发生率高达 20.6%，其中唐氏综合征伴有十二指肠闭锁的发生较空肠、回肠闭锁相比，十二指肠闭锁的概率更高。与 SBA 相关的其他非染色体畸形包括 VACTERL 综合征等，并且在十二指肠闭锁中发生率更高（表 18–1）[3]。

表 18–1　小肠闭锁最常见的伴发畸形[3]

相关异常	十二指肠闭锁（%）	空肠、回肠闭锁（%）
心脏	12.3	6.6
肠道（肠闭锁除外）	8	2.6
食管闭锁	3.8	0.3
肛门直肠畸形	3.8	1
泌尿系统	6.5	2.4
唇、腭裂	1.3	0.5
肢体畸形	6.9	1.3

二、发病机制

肠闭锁的病因目前尚不清楚，Tandler 学说认为，SBA 是在胚胎第 44～46 天发生的，在肠道发育过程中，实性期缺乏再空泡化[4]。与这一假说不同的是，有证据表明肠内容物在器官形成后期出现，并在肠闭锁远端或多个肠闭锁的中间部分发现，这与再空泡化概念有所不同[5]。1904年，Clogg报道2例SBA时提出肠扭转可能是肠闭锁的原因之一[6]。Louw和Barnard提出肠系膜血管意外事件可能是大多数空肠和结肠闭锁的原因[7, 8]。然而，这些理论并没有解释十二指肠闭锁是如何在唐氏综合征中发生的，随着产前超声的技术水平提高，已有报道详细描述了30多例胎儿期肠套叠，导致肠管缺血和随后发生SBA[9-13]。值得一提的是，早在1888年，Chiari就提出胎儿肠套叠是导致肠闭锁原因的假设[14]。

遗传性多发性肠闭锁由Guttman等1973年首先报道[15]，Puri在1988年提出一种非常罕见的多发性肠闭锁发生机制，指出肠道发生畸形病因不是肠道缺血性导致[16-18]，而可能是常染色体隐性遗传所致，畸形发生从胃到直肠的闭锁，并且预后很差。Robinson还描述了由于常染色体显性遗传导致的家族性肠闭锁[19]。Fourcade和Puri通过实验在小鼠身上使用多柔比星制造了多处胃肠道闭锁，证明肠闭锁的发生不涉及肠道缺血过程[20]。

许多基因和下游形态发生改变已被认为肠闭锁的可能原因。Cheng报道了基因*Fgfr2IIIb*或其配体（*Fgf10*）的突变可能导致小鼠十二指肠闭锁、肛门闭锁，导致细胞死亡增加和增殖减少，特别是在内胚层[21]。这些内胚层细胞事件先于小鼠血管系统的变化至少1天，才导致闭锁形成[22, 23]。此外，这些研究表明*Fgfr2IIIb*和*Fgf10*的突变导致结肠和十二指肠闭锁，并且表明这种闭锁的形成机制是相同的。内胚层发育的过程中，小鼠hedgehog信号通路的破坏导致十二指肠狭窄和肛门直肠畸形的发生[24]，编码Cdx2转录因子的基因突变仅在小鼠12天后的结肠内胚层中表达，然后也导致了肠闭锁[25]。Johnson和Meyers报道了28例SBA患者，与等位基因频率因子Ⅴ Leiden或因子Ⅶ的*R353R*突变相关性增加[26]。最近，Gupta研究了32个单核苷酸多态性（single nucleotide polymorphisms，SNP）：2个SBA风险增加（ITGA2 873 G/A和NPPA 2238 T/C），3个SBA风险降低［SERPINE1 11，053T/G，MMP3（-1171）A6/A5和ADRB2gln27glu］[27]。如果基因和下游形态发生改变与肠闭锁的发生有关，那么它们何时发生、涉及基因的数量和类型，以及这些基因缺陷如何影响正常肠道的发育，这些问题都需要进一步被解答[2]。

除了孕妇使用化学治疗外，吸烟和使用可卡因也可能与肠闭锁有关[28]。

在12～14周胎龄的胎儿中已经出现了与喂养相关的吞咽活动[29]，如果肠道出现梗阻，胎儿出现吞咽异常，羊水积聚在子宫腔内，导致羊水过多。梗阻位置越高，羊水过多就越明显。因此，任何羊水过多都应怀疑肠道发育有异常。

三、十二指肠闭锁和狭窄

十二指肠闭锁和狭窄通常可在常规超声检查中发现，由于胎儿吞咽障碍，羊水过多的发生率约为40%，导致6%的胎儿在宫内死亡。并有高达40%～50%胎儿发生早产。十二指肠闭锁伴发畸形的发生率要高于发生在其他位置的肠闭锁[3]，相关畸形包括染色体异常、综合征和其他器官的结构畸形。

产前诊断

十二指肠在正常的产前超声检查中是看不到的。“双泡征”通常在妊娠中期观察到，多是在妊娠20周后，这种现象是由扩张的胃和十二指肠球部引起的，它们被低回声的胃窦隔开。“气泡”一词起源于产后X线检查结果，在产前诊断的背景下具有误导性，因为胎儿体内都充满的是液体而不是气体，它通常与小肠和结肠空瘪以及母体羊水过多有关[30]。产前诊断中的“双泡”征最常与十二指肠闭锁有关，前提是胃和十二指肠之间的是连续畅通的（图18-1和图18-2），如果超声考虑胃十二指肠是不连续的，就要考虑气体诊断，如十二指肠重复畸形或腹膜后囊肿（图18-3）。

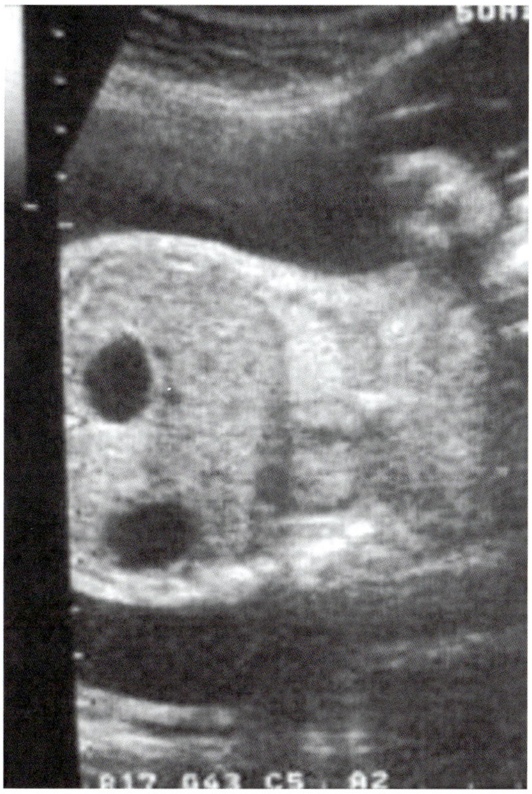

▲ 图 18-1 双泡征

四、分型

应区分十二指肠闭锁和小肠闭锁。由于十二指肠框和空回肠系膜的固定，十二指肠闭锁的形式不同，因此需要对其分类。Gray 和 Skandalakis 描述了十二指肠闭锁的 3 种分型[31]。

- Ⅰ型：黏膜及黏膜下隔膜，具有正常肌肉壁。
- Ⅱ型：闭锁的两盲端桥接有一短纤维索带连接。
- Ⅲ型：闭锁两盲端之间完全分离。

五、生后诊断

由于产前超声发现双泡征和羊水过多，因此可疑十二指肠悬韧带上方肠管发生梗阻，必须在出生后尽快行常规 X 线检查，如果出现与产前诊断（图 18-4）相似的双泡征迹象，则可确诊，需要放置胃管，静脉补液和营养支持治疗，等待手术。

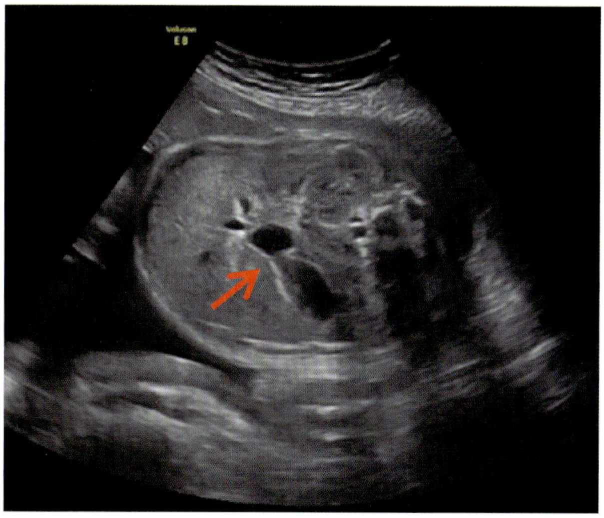

▲ 图 18-2 胃和十二指肠之间的联系（箭）

如果产前没有诊断，患儿生后常出现胆汁性呕吐，但如果梗阻点位于 Vater 壶腹上方，呕吐则为水样，不含胆汁。生后早期查体时可见腹部空虚凹陷。腹部 X 线平片上，如果双泡征明确且下方肠管没有充气（图 18-4A），则提示肠管完全闭锁。如果下腹部肠管存在小气泡（图 18-4B），可能与部分梗阻有关，即与十二指肠隔膜、狭窄或环状胰腺有关。

与十二指肠闭锁不同，十二指肠狭窄可部分或完全经口进食。因此根据十二指肠梗阻的严重程度和症状（主要是慢性呕吐），从出生第 1 周到成年，发现年龄差异很大。约 20% 的十二指肠梗阻是先天性十二指肠狭窄引起的[32, 33]。上消化道造影可显示十二指肠狭窄（图 18-5），并可进行消化内镜检查。

（一）伴发畸形

伴发畸形常见于十二指肠闭锁和狭窄，唐氏综合征发生率为 25%，其他畸形见表 18-1。在消化系统异常中，环状胰腺（图 18-6）和肠旋转不良（图 18-7）是较常发生的，其发生率为 11.5%～35%[33-35]。其他相关消化道畸形不太常见：食管闭锁为 3%～9%，肛门直肠畸形为 2%～5%。最近有研究[36]对 408 例患儿进行回顾分析，不超过 0.5% 的患儿存在第二个低位肠闭

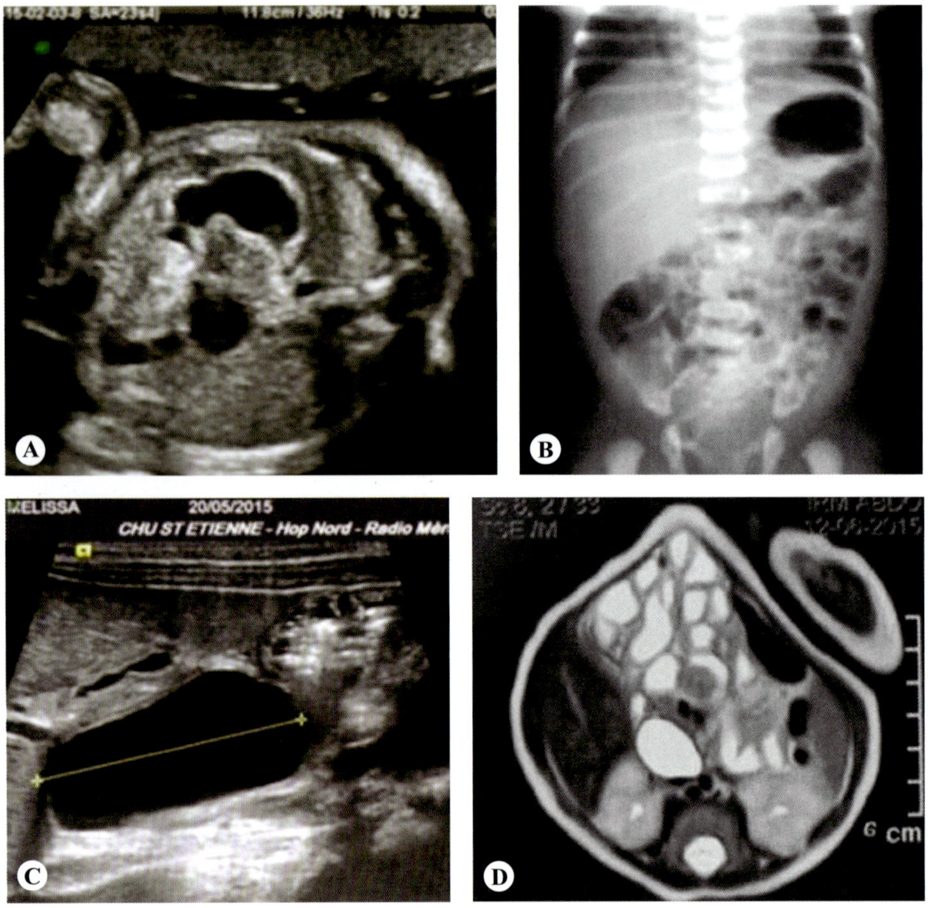

▲ 图 18-3　**A.** 妊娠 **20** 周的双泡征和产前怀疑十二指肠闭锁（正常核型）；**B. X** 线上的正常新生儿外观；**C** 和 **D.** 超声和 **MRI** 显示胰后囊肿。最后诊断为成熟型胰腺畸胎瘤

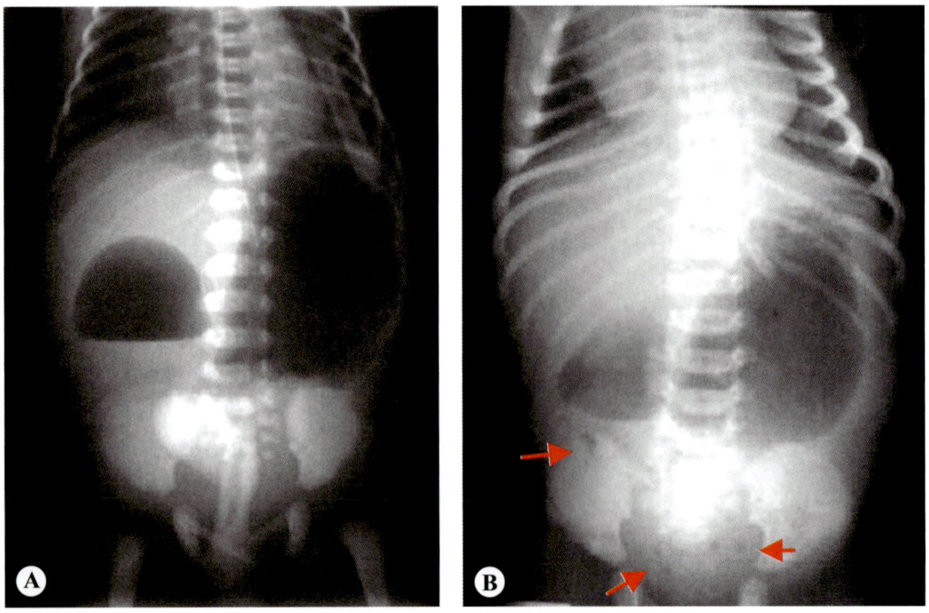

▲ 图 18-4　**A. X** 线伴有双泡征的完全梗阻；**B.** 双泡征伴有小气泡的部分十二指肠梗阻（箭）

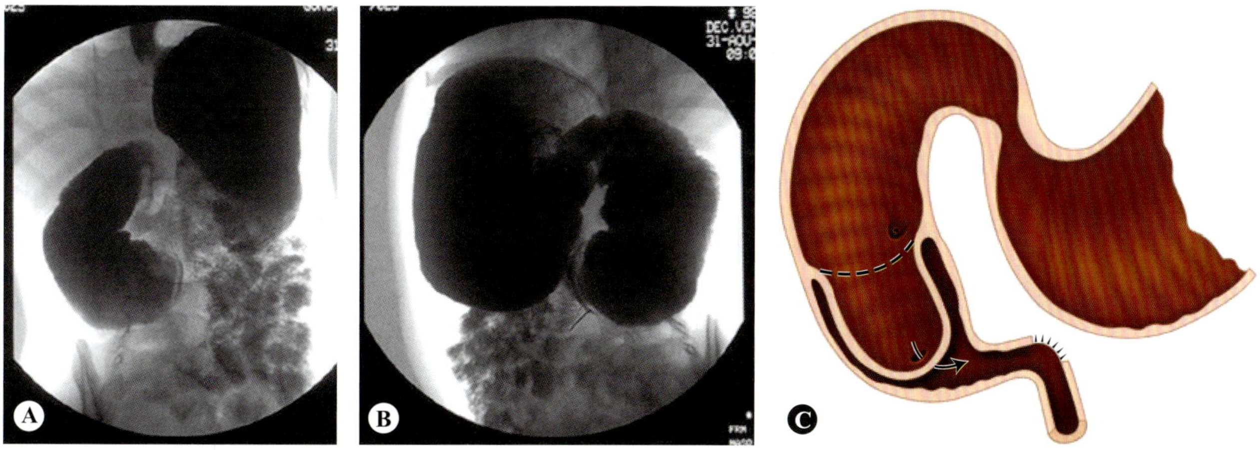

▲ 图 18-5　3 岁女孩生后偶有呕吐，内容物为前一天进食。图为消化道造影及相关示意图

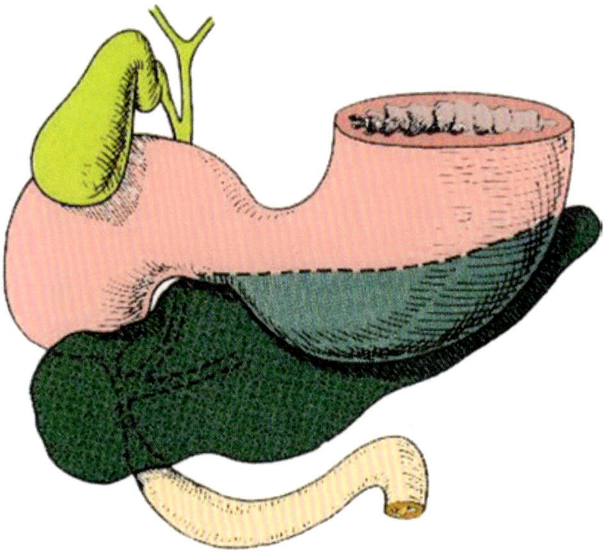

▲ 图 18-6　环形胰腺

锁，因此十二指肠闭锁的手术过程中酌情对肠道系统进行探查。

（二）手术治疗

最初十二指肠 – 空肠吻合术是治疗十二指肠闭锁的手术方式，但存在延迟性吻合口功能障碍，有时还出现盲襻综合征[33]。目前主要手术方式是十二指肠 – 十二指肠吻合术，从侧侧吻合术（图 18-8）演变为近端横向 – 远端纵向（“菱形”）吻合术，Kimura 在 1990 年报道[37]菱形吻合的几何设计扩大了吻合口（图 18-9）。手术可通过上腹横切口或腹腔镜来实现。目前腹腔镜手术已成为经验丰富的新生儿微创手术中心的首选。

Kimura 的吻合术需要使用 Kocher 手法游离十二指肠，以在没有张力的情况下使得吻合的两个边缘互相接近。十二指肠吻合口处出现的胆汁

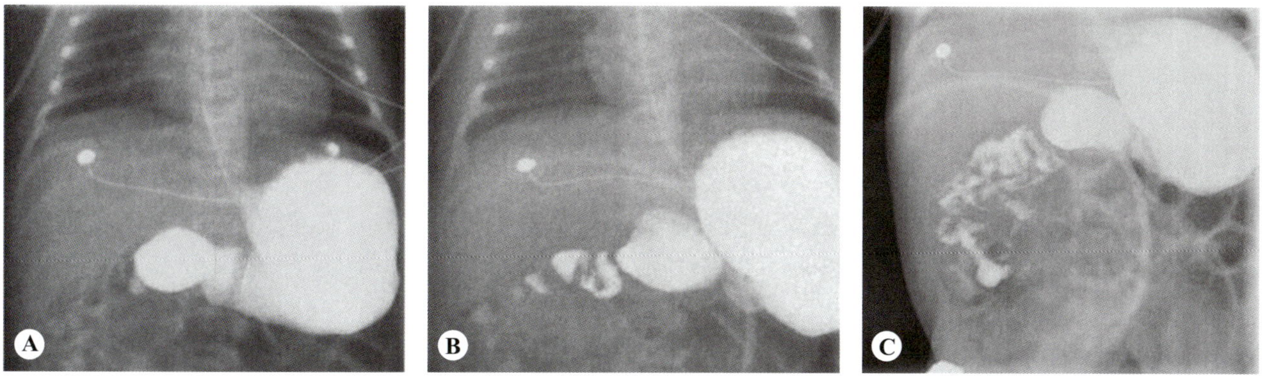

▲ 图 18-7　上消化道造影显示十二指肠狭窄伴肠旋转不良（小肠位于右侧）

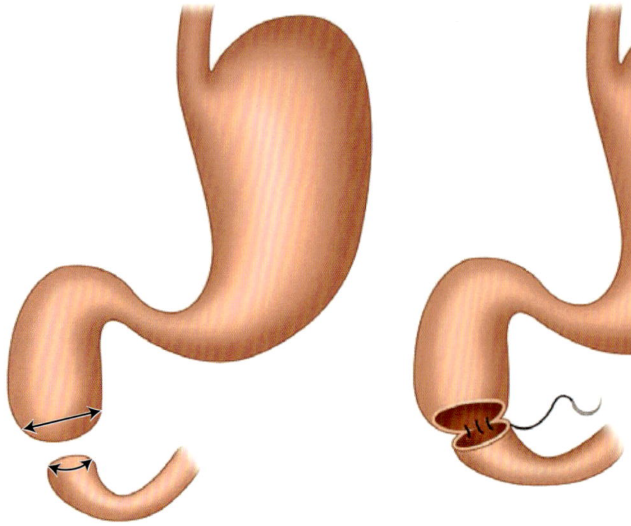

▲ 图 18–8　十二指肠侧侧吻合术

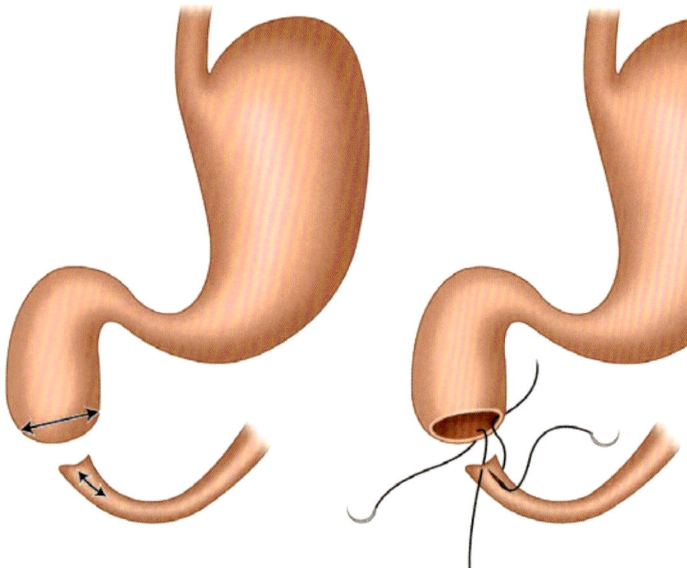

▲ 图 18–9　十二指肠菱形吻合术

渗漏表明狭窄或闭锁位于 Vater 壶腹附件，因此外科医生必须仔细识别 Vater 壶腹，并注意与周围隔膜组织的关系，因为大多数患儿的 Vater 壶腹靠近或位于狭窄或隔膜的前内侧面。如果是十二指肠隔膜，其切除应从十二指肠外侧壁开始，仅保留隔膜的内侧 1/3，以避免损伤 Oddi 括约肌或壶腹。对于环状胰腺患儿，不应损伤胰腺组织，以免发生胰瘘。伴有肠旋转不良的患儿应在十二指肠吻合同时行 Ladd 手术。对于一些伴有特殊情况的患儿（如唐氏综合征，神经功能障碍或某些复杂的先天性心脏病），过去经常使用胃造口术处理相关并发症，如胃食管反流。手术时外科医生可以根据实际情况，放置一个经吻合口营养管（如 5F Silastic® 鼻空肠营养管），方便术后早期肠内营养。根据患儿情况决定是否放置胃管来进行胃内减压。可不用放置经外周静脉置入静脉中心导管或中心静脉导管，因为患儿几乎不需要肠外营养。

许多患儿在手术治疗时十二指肠近端扩张非常明显，对于十二指肠广泛扩张和肠壁松弛的患者，可以使用肠系膜对侧锥形十二指肠成形术来改善十二指肠蠕动。其实在大多数情况下，只要吻合口保持通畅，十二指肠的近端肠管扩张就会随着时间的推移自发消退。

隔膜切除和十二指肠成形术同样也是可行的（图 18–10）。

最近，新生儿微创手术发展迅速，腹腔镜菱形吻合术可以安全可行的[38]。需要使用 3 个或 4 个套管针，3mm 操作器械和 5mm 30° 内镜。第四个套管针可以用来牵引悬吊肝脏以显露十二指肠。同开放手术一样，第一步是游离右侧结肠以显露十二指肠。如果存在环状胰腺，则很容易看到闭锁。可将十二指肠的经腹壁悬吊，使手术区域得到良好的显露，方便吻合口缝合。完成近端横向和纵向远端切口后，可以使用支架或探针检查远端十二指肠和近端空肠的通畅性，即使远端肠管隔膜或闭锁的发生率非常罕见[36]。菱形吻合是用间断或连续的可吸收缝合线进行的。腹腔引流管不是必须放置的。在文献中大多数腹腔镜手术是在出生体重超过 2000g 的新生儿中进行的，但目前已有报道从 1350g 开始[39]。开始经口喂养的中位时间约为 8 天（表 18–2 和表 18–3）[40, 41]，微创手术后的住院时间与开放手术后的住院时间没有差异[42–44]。

有少数文献报道了婴幼儿先天性十二指肠隔膜的内镜治疗。1989 年，Okamatsu 在首次报道了采用内镜治疗十二指肠隔膜狭窄，患儿是一名 2 月龄的唐氏综合征婴儿，手术采用内镜球囊扩张和高频电刀切割，术后过程顺利，孩子在 9 个月后恢复良好[48]。1992 年，Ziegler 报道了第二例采用 YAG 激光内镜治疗 5 月龄婴儿的十二指肠横膈，术后反复出现呕吐，最后再次手术治疗证实为环状胰腺[49]。2006 年之后有多篇文献报道了十二指肠狭窄的内镜治疗，目前已发表治疗 26 例患儿（表 18–4），有 3 例失败，其中 2 例诊断为环状胰腺，剩余 23 例十二指肠隔膜成功治愈。内镜手术治疗的方法包括从球囊扩张，到高频电刀烧灼、切割或激光切除。

六、并发症

术后并发症较常见（表 18–5），尤其是伴有心脏畸形时，因心衰导致的死亡率很高[33, 34]。Escobar 等报道，5.9% 的死亡与心衰相关，2.9% 的死亡与脑出血、吻合口漏、肺炎、呼吸窘迫和胆道闭锁有关[33]。

新生儿腹腔镜微创手术是否导致吻合口漏的

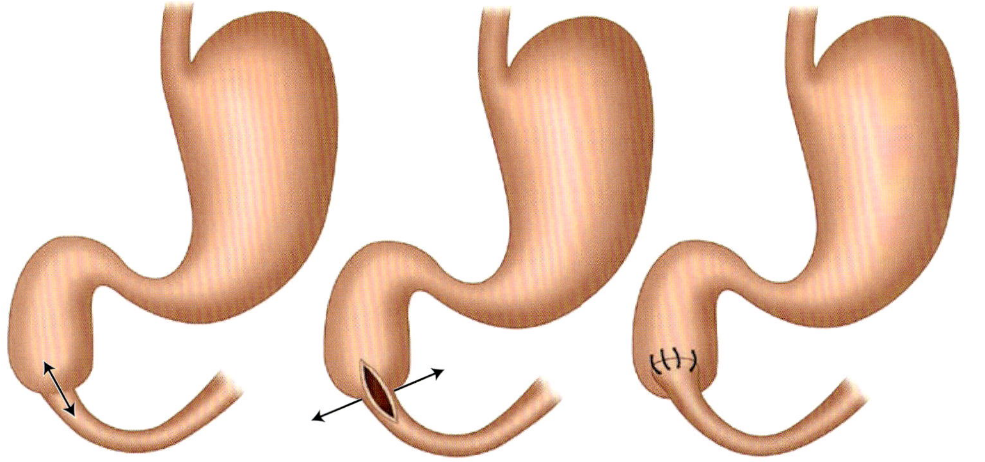

▲ 图 18–10　十二指肠隔膜切除和横向缝合

表 18-2　新生儿腹腔镜手术与开放手术的经验对比报道 [40, 41]

作　者	例　数	开放手术	腹腔镜手术
Spilde，2008[45]	29	14	15
Hill，2011[46]	58	36	22
Jensen，2013[47]	64	44	20
Parmentier，2015[44]	29	19	10
Chiarenza，2017[41]	18	10	8
合计	198	123	75

表 18-3　腹腔镜手术和开放手术对比治疗十二指肠闭锁的 Meta 分析 [40]，补充 Chiarenza 研究 [41]

	开放手术 =123	腹腔镜手术 =75	*P*
平均体重	2810g	2590g	NS
最小体重	1100g	1200g	NS
唐氏综合征	23/60（38%）	21/55（38.2%）	NS
心脏异常	24/60（40%）	15/45（33%）	NS
肠旋转不良	10/46（21.7%）	10/40（25%）	NS
手术时间	105min	151min	$P<0.0001$
吻合口漏	1/123（0.8%）	0/65	NS
吻合口狭窄	2/123（1.6%）	3/65（4.6%）	NS
术后死亡	1 人	1 人	NS
开始进食时间	9.6 天	6.8 天	NS
完全经口进食时间	17 天	17 天	NS
住院时间	22.2 天	24.2 天	NS
十二指肠蠕动障碍>20 天	10/36（27.7%）	4/22（18.2%）	NS

发生。Van der Zee 等研究显示在他们刚开始开展腹腔镜微创十二指肠闭锁手术时有吻合口漏发生，并停止了微创手术。经过 3 年的腹腔镜手术培训后，又重新开始进行腹腔镜微创十二指肠闭锁吻合术，没有出现吻合口漏，说明吻合口漏的发生与学习曲线有关 [42]。腹腔镜手术后可能发生吻合口狭窄和蠕动障碍需要再次手术，但发生率也在逐渐减少。术后肠梗阻发生的概率，腹腔镜手术要低于开腹手术（发生率 5.5%），但腹腔镜手术开展时间太短，尚未有明确结论。在一项 Meta 分析中，Mentessidou 和 Saxena 比较了最近十二指肠闭锁的腹腔镜微创手术与开放手术的治疗情况（表 18-2 和表 18-3），Chiarenza 等还报道了开放手术和腹腔镜手术治疗之间的对比研究。他们得出结论，新生儿微创手术与开放手术具有相当的安全性和有效性，但是手术时间要长 [40, 41]。

表 18-4 文献中十二指肠腹腔镜治疗

作 者	例 数	年 龄	治疗方式	内镜手术次数	内镜手术后结果	随访（个月）
Okamatsu，1989[48]	1	2 月龄	球囊扩张 + 高频电刀	1	良好	9
Ziegler，1992[49]	1	5 月龄	YAG 激光	1	失败：手术证实环状胰腺	
Van Rijn，2006[50]	4	8—28 日龄	球囊扩张	• 3 例 1 次手术 • 1 例 3 次手术	良好	15
Torroni，2006[51]	4	8 日龄—66 月龄	切开术	• 3 例 1 次手术 • 1 例环状胰腺未成功	• 3 例良好 • 1 例手术（环状胰腺）	?
Barabino，2011—2012[52]	2	• 1 例 11 月龄 • 1 例 20 月龄	热切刀	• 1 次：11 个月 • 3 次:20 个月（1 次出血止血，2 次复发）	• 1 例良好 • 1 例手术（复发）	6
Bittencourt，2012[53]	3	9—12 月龄	球囊导管扩张和隔膜切除术	1 次	良好	48
Di Maio，2014[54]	1	8 岁	手术刀 + 氩激光	1 次	良好	12
Bleve，2015[55]	1	11 月龄	电刀	1 次	?	?
Huang，2015[56]	6	7 日龄—37 月龄	• 5 例球囊导管扩张 • 1 例球囊导管扩张 + 电切	1 次	良好	24
Poddar，2016[57]	3	2—9 岁	球囊扩张（<3 岁，8～10mm；>3 岁，18mm）	2～4 次	良好	6～9
合计	26	7 日龄—9 岁	多样	21 例 1 次 5 例 2～4 次	• 23 例良好 • 3 例手术（2 例环状胰腺 +1 例出血）	21，5

七、预后

十二指肠闭锁的预后主要取决于是否伴有相关畸形，尤其是心脏畸形和唐氏综合征。术后有吻合口狭窄或蠕动障碍需要再次手术。术后肠梗阻时有发生，但随着微创手术的发展，其发生率可能会逐渐降低。

八、空回肠闭锁

空回肠闭锁的发生率在每 10 000 例活产中约有 0.7 例[3]，发生在空肠和回肠的概率几乎相等。与十二指肠闭锁相比，空回肠闭锁相关伴发的先天性畸形较少见。囊性纤维化和肠旋转不良是最常见的伴发畸形。

表 18-5 术后并发症和死亡（开放手术）

	例 数	唐氏综合征	并发症	治 疗	死亡率（%）
			13 例心力衰竭		
			4 例狭窄	4 例再手术	
Dalla Vecchia，1998[34]	138	33	6 例蠕动障碍	5 例十二指肠成形术	14
			7 例肺炎		
			13 例肠梗阻	13 例剖腹手术	
			10 例心力衰竭		5.9
			1 例狭窄	1 例再手术	
Escobar，2004[33]	169	46	7 例运动障碍	3 例十二指肠成形术	2.9
			2 例吻合口漏		
			4 例小肠梗阻	4 例剖腹手术	

（一）产前诊断

由于“双泡征”的存在，十二指肠闭锁在产前容易被识别，但空肠和回肠闭锁的产前诊断仍然具有挑战性。文献报道中产前超声发现空回肠闭锁的情况各不相同，并且描述了不同的超声诊断要点，如羊水过多、胎儿腹水、腹腔钙化灶、胎粪性假性囊肿和扩张的胃、肠管（图 18-11）。Virgone 等于 2015 年报道了 16 项研究的 640 个胎儿资料的 Meta 分析，产前诊断率在 10%～100%，差异较大。小肠闭锁的总体检出率约为 50.6%，空肠闭锁的检出率为 66.3%，回肠闭锁的检出率为 25.9%[58]，这是因为羊水在肠道重吸收过程中逐渐减少（图 18-12）。如果在妊娠晚期怀疑有小肠闭锁，则应在 32 周后进行超声检查，John 等报道羊水过多和肠管扩张＞17mm 的灵敏度为 66%，特异度为 80%[59]。空回肠闭锁时，肠内容物呈低回声，而结肠内容物则呈高回声[60]。如果在扩张的肠管附近看到旋涡征现象，要怀疑存在肠扭转，但这种现象很难发现[61]。

（二）病理

空回肠闭锁中肠管平滑肌受损的性质和程度尚未得到明确证实，最近的研究表明病变可能与肠神经元发育不良有关，在闭锁肠管近端和远端的 Cajal 间质细胞密度显著降低[62, 63]。Wang 等研究测试了闭锁肠管肠壁中蛋白质的表达，如钙视黄素、GDNF、BMP-2、c-kit、α-SMA和 S-100 蛋白等，这 6 种蛋白质显著减少（图 18-13）[64]，在闭锁肠管近端 15cm 和远端 3cm 处恢复正常。因此，在手术行肠吻合前可将闭锁近端 15cm 和远端 3cm 的肠管切除，以避免术后肠蠕动障碍。

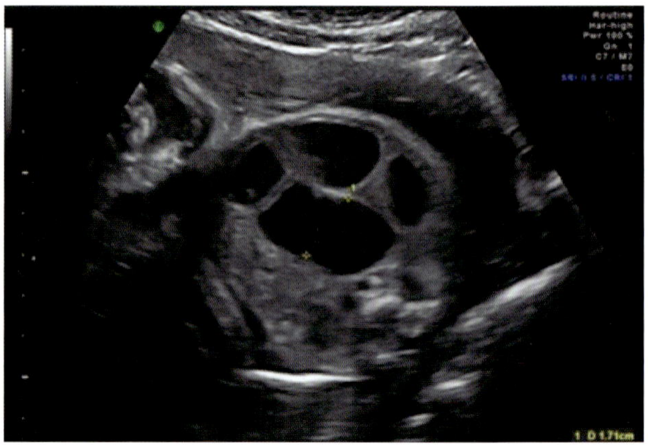

▲ 图 18-11 Ⅳ型空肠闭锁的产前超声（妊娠晚期）。应注意肠管扩张和肠腔内低回声

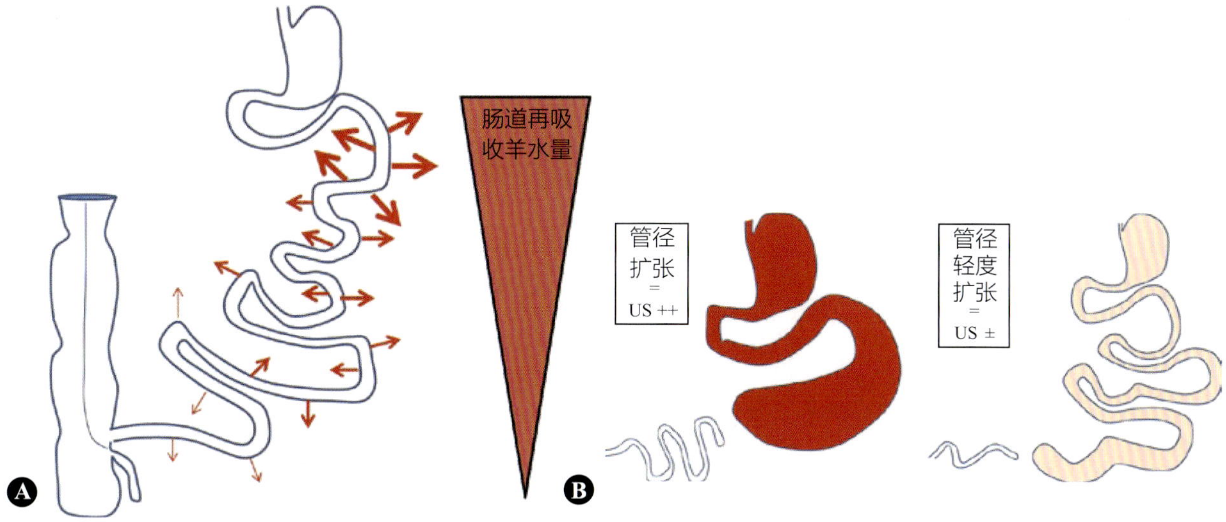

▲ 图 18-12 A. 小肠中的羊水量；B. 空肠近端闭锁扩张明显，回肠闭锁轻微扩张（US++，超声扩张；US±，无或轻微超声扩张）

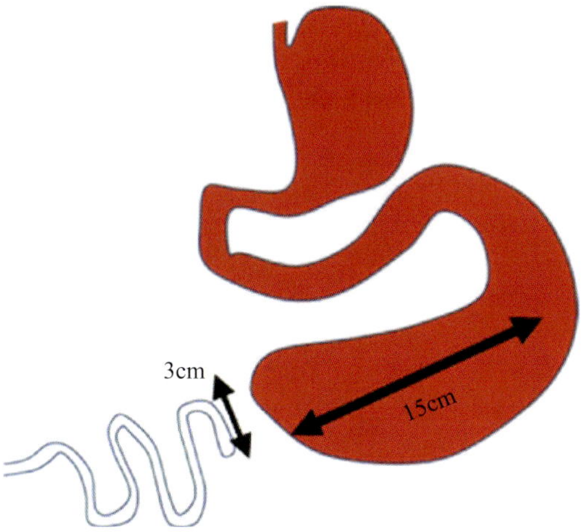

▲ 图 18-13 蛋白质表达下降的肠管长度[64]

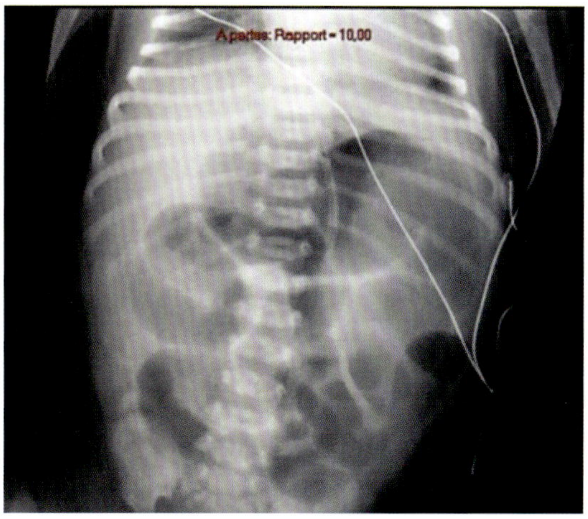

▲ 图 18-14 X 线可见多发扩张的肠襻

此外，每个肠闭锁患儿都应接受囊性纤维化基因检测，其发病率约为 10%。

九、生后诊断

胆汁性呕吐和腹胀是生后的最主要症状，通常没有正常胎粪，或者为灰白色胎粪。腹部 X 线可显示一个或多个扩张的肠襻（图 18-14），也可能显示钙化灶，主要是由胎儿时期肠穿孔和胎粪性腹膜炎引起。超声检查对诊断也有良好帮助，如可见到腹腔积液或肠管扩张，以及发生肠扭转时的旋涡征。下消化道造影需使用水溶性对比剂，常见到细小结肠和回盲部位置（图 18-15 和图 18-16）。

（一）分类

空回肠闭锁的分类最初由 Louw[65] 提出，后来由 Martin 和 Zerella[66] 提出。目前空回肠闭锁的分类是 Louw 分类（1955）[7] 的 Grosfeld 修改版（1979）[32]，包括苹果皮综合征和多发性闭锁。可分为四种类型（图 18-17 和图 18-18）。

- Ⅰ型：膜状闭锁，肠管连续，有完整的肠系膜。
- Ⅱ型：完全闭锁，两盲端肠管间有纤维索带

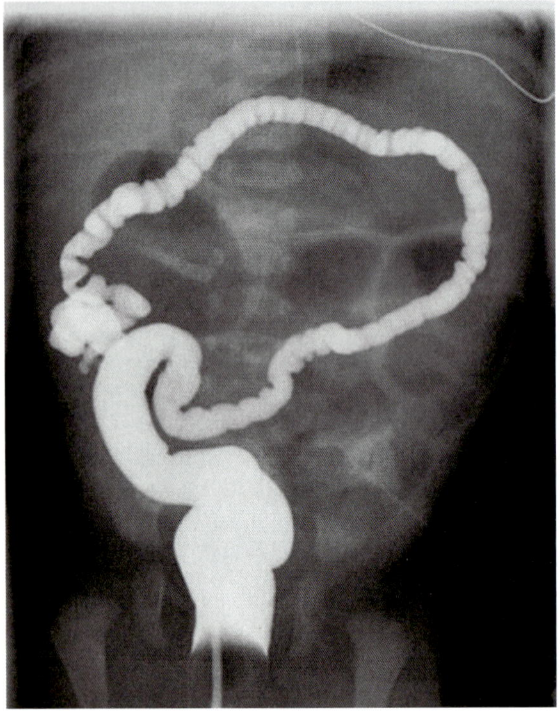

▲ 图 18-15 造影可见细小结肠

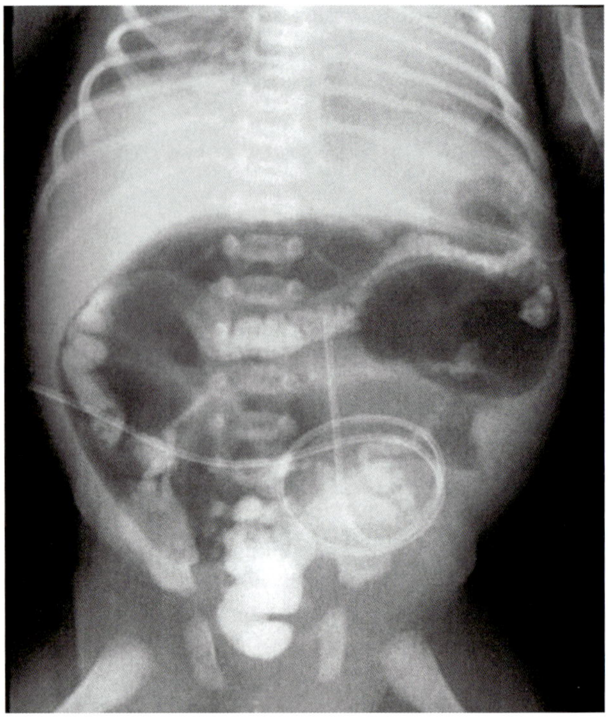

▲ 图 18-16 造影可见显示回盲部的位置

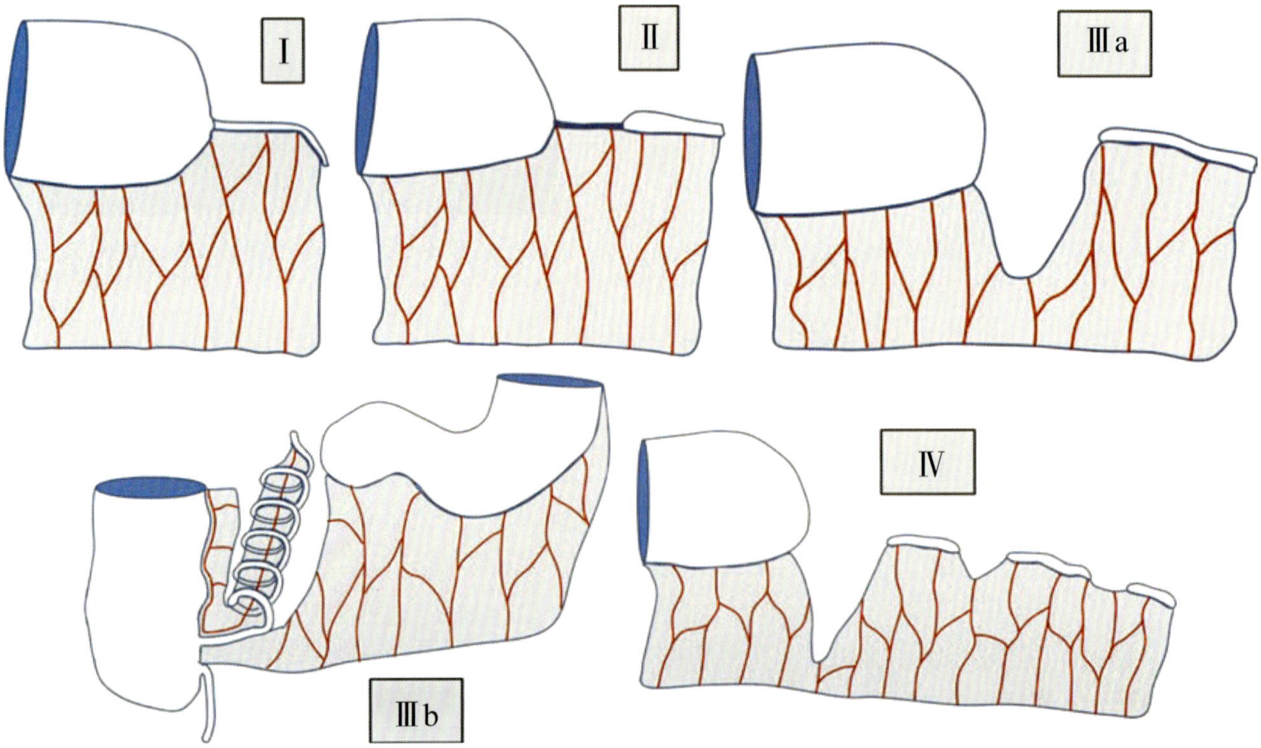

▲ 图 18-17 空回肠闭锁的分类[32]

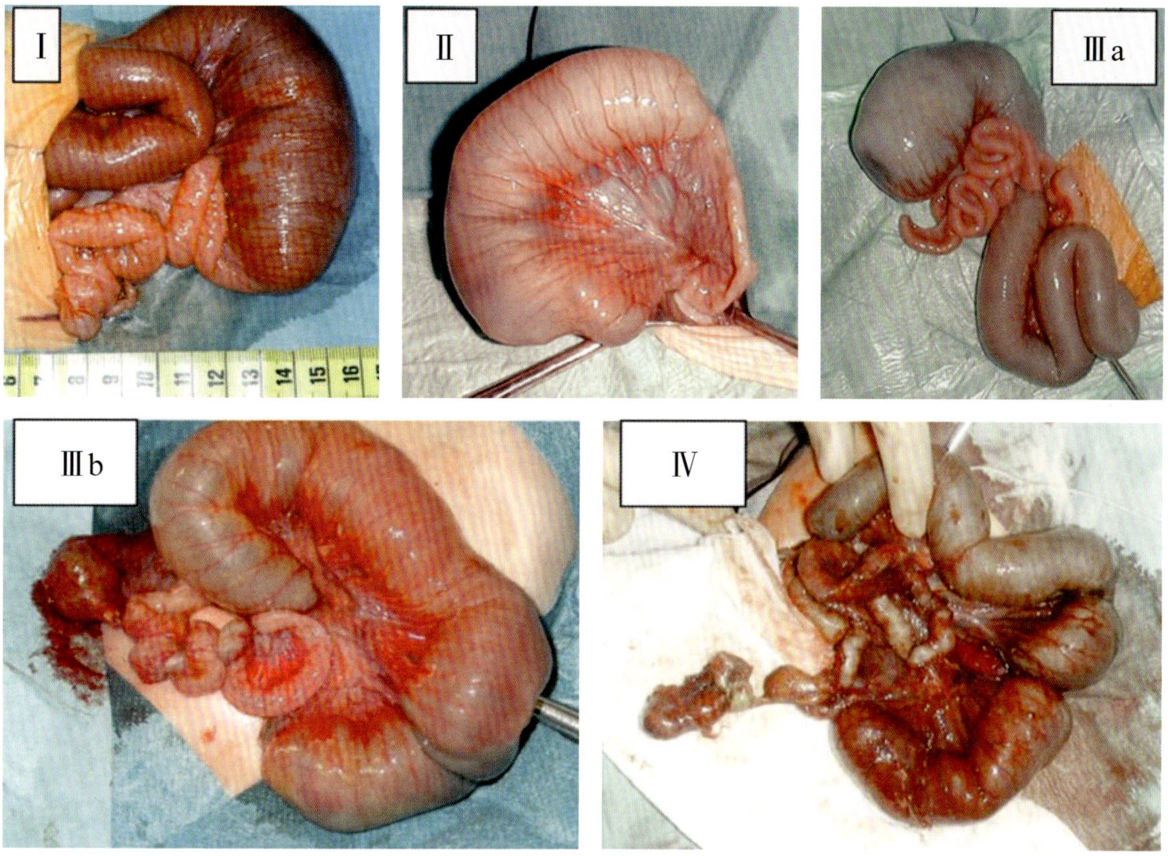

▲ 图 18-18 Ⅰ型闭锁，肠管没有中断，闭锁近端肠管明显扩张和闭锁远端肠管明显变细。Ⅱ型闭锁，闭锁肠管两盲端有纤维索带连接。Ⅲa 型闭锁，肠系膜有 V 形缺损。Ⅲb 型闭锁，苹果皮综合征，闭锁远端肠管螺旋状围绕在血管周围。Ⅳ型闭锁。可以看到 5 处以上的闭锁肠管

连接，有完整的肠系膜。

- Ⅲa 型：两盲端肠管之间的完全分离。肠系膜有 V 形缺损。
- Ⅲb 型：苹果皮综合征，两盲端肠管之间完全分离。闭锁远端肠管供应血管呈螺旋状扭曲。肠系膜有 V 形缺损。
- Ⅳ型：多发性闭锁。

该分类系统也适用于结肠闭锁。

文献报道，在 233 例空回肠闭锁病例中，每种类型的发生率分别为Ⅰ型 23%、Ⅱ型 25%、Ⅲa 型 21%、Ⅲb 型 8% 和Ⅳ型 23%[34, 67]。

（二）手术治疗

在重症监护病房做好术前准备后，就可以进行手术。传统手术方法是上腹部横切口开腹手术，目前随着新生儿微创手术的理念和技术的影响，腹腔镜手术找到病变，通过脐部切口，分离并结扎脐动静脉，纵向延长脐部约 2.5cm，将病变肠管经脐部提出，如果肠道显露不充分，可以纵向扩大切口。在手术结束后，进行脐部成形术[68, 69]。2009 年，Lima 等首先报道了 3 例腹腔镜辅助手术，这是一种腹腔镜探查手术，主要用于找到病变闭锁肠管，然后在腹部外进行肠切除和吻合[70]。此后有多位学者均报道[71, 72]开始采用这种腹腔镜辅助手术（图 18-19）。

（三）吻合术

肠闭锁吻合术最主要挑战的是两盲端肠管的处理，由于肠管缺乏连续性，肠内容物停止在闭锁近端，因此闭锁近端肠管明显扩张，而远端肠管发育差，导致两端的直径存在巨大差异。手术的挑战是将两个直径差异巨大的盲端肠管进行

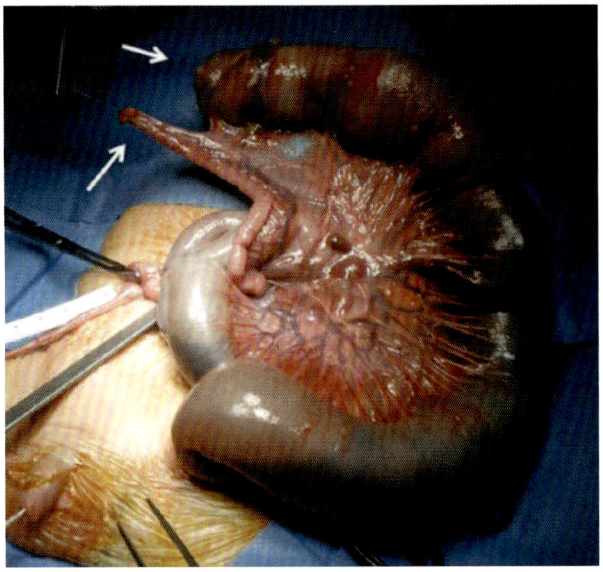

▲ 图 18-19 Ⅲa 型小肠闭锁（箭）通过脐部切口提出腹外，可见到近端肠管明显扩大和远端肠管细小，两端的直径有巨大差异

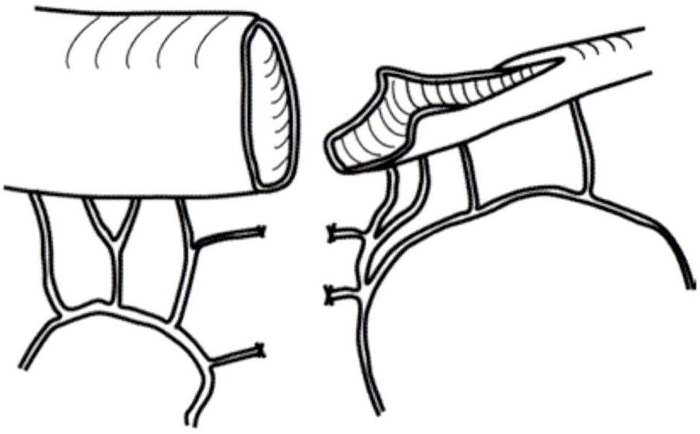

▲ 图 18-20 远端肠管斜切面可扩大吻合口

吻合，恢复肠道连续性，两端直径的比例可达到 1∶6。手术第一步是切除闭锁的两个盲端，可将近端最扩张部分肠管沿横截面切除，减小其直径，远端肠管可斜面切除，纵向劈开可扩大吻合直径（图 18-20）。

肠闭锁行端侧吻合是不建议的，可能会影响肠道蠕动。肠吻合时可将近端扩张的肠管在肠系膜对侧缩窄，吻合口肠管逐渐变细，会产生较好的手术效果（图 18-21）。

（四）肠造口术

进行暂时性肠造口术然后再进行二次手术对某些肠闭锁是可取的。肠造口术位置越低，肠内喂养越容易，即回肠造口术比空肠造口术具有更好的结果。

可根据患儿情况选择以下几种肠造口术（图 18-22）。

1911 年，Fockens 等报道使用 Mikulicz 双腔肠造口术成功治疗一例 SBA（图 18-22A）[73]。这种手术方式是可行的，缺点是肠内容物不会充满远端肠管，无法增加肠管直径，并且闭合造口时需要剖腹手术[74]。与小肠肠造口术相关的问题是液体和电解质的流失，肠造口术位置越高，液体丢失越严重。为了在不妨碍近端肠管排空的情况下，允许远端肠管部分再填充，Gross 和 Willital 对 Mikulicz 的双管肠造口术进行修改。最初 Gross 使用专门设计的挤压钳，导致两肠管之间的共同肠壁逐渐坏死[30]。Willital 用吻合器代替了挤压钳，以便在进行造口术时或之后切断两个肠管之间的共同肠壁（图 18-23）[75]。

1956 年，Bishop 和 Koop 描述了一种用于胎粪性肠梗阻的 Roux-en-Y 吻合术。它们的目的是避免胰酶溢出（图 18-22B）[76]。该造口方式的

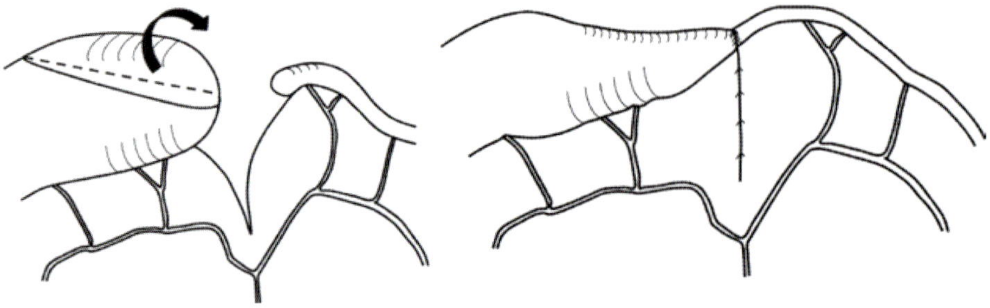

▲ 图 18-21 将近端扩张的肠管缩窄，逐渐变细

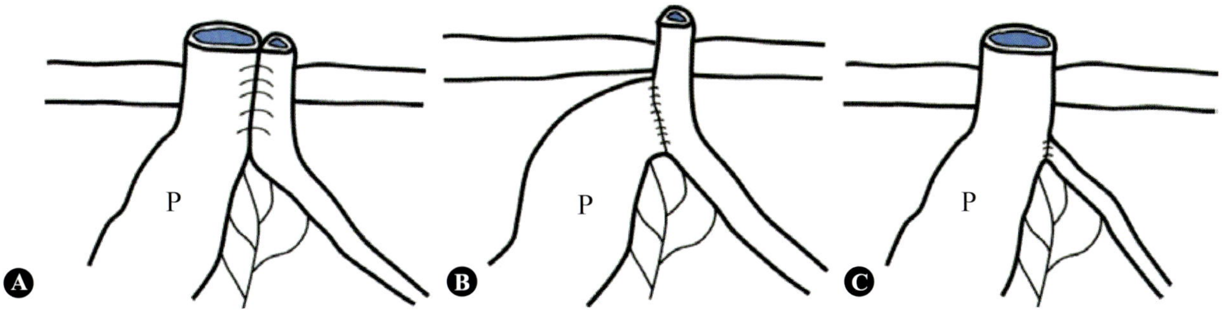

▲ 图 18-22 肠闭锁造口的手术选择（**P，**闭锁近端）
A. 双腔 Mikulicz 肠造口术；B. Bishop-Koop 肠造口术；C. Santulli 肠造口术

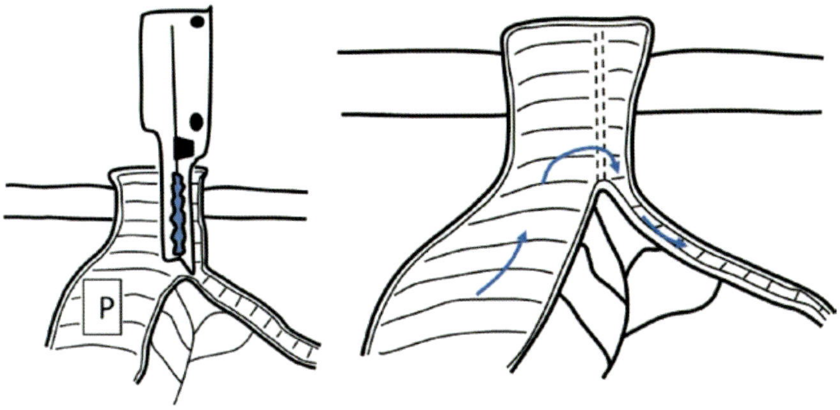

▲ 图 18-23 **Willital 改进双腔 Mikulicz 肠造口术**

优点是闭锁远端肠管也有肠内容物经过，此后，这种肠造口术被广泛应用。将闭锁远端的肠管行单腔造口，将闭锁近端扩张的肠管在腹腔内与远端肠管吻合，吻合位置在靠近造口 3～4cm 处。当吻合口远端的肠管通畅时，造口处肠管排便减少。目前，Bishop-Koop 肠造口术已不再流行，但仍在使用，并且是安全有效的，尤其是当必须在近端肠管进行造口术时[77]。

在行 Bishop-Koop造口术时，Santulli和 Blanc发现术后有较多吻合口漏发生，他们认为这可能与远端肠管的不通畅有关，并寻求可靠有效的方法。他们报道了一种新技术，将近端扩张的肠管行单腔造口，远端细小的肠管在造口处 3cm 与近端肠管行腹腔内吻合（图 18-22C）[5]。该造口方式首先保证了造口排泄通畅，以便为近端肠管减压，又可通过吻合口将肠道内营养物质注入远端肠管，其提供了液体、电解质和营养物质，也促进了远端肠管的进行性发育。婴儿的状况有所改善后，可在肠造口处放置一个塞子，进行间歇性阻塞使得肠内容物通过吻合口到达远端肠管，可以使用数周。当远端肠管发育明显好转后，可行造口闭合术。

总结这些技术的优缺点可以帮助我们做出最近选择。Mikulicz 的双腔肠造口术是最简单和最快的手术，但可能会导致大量液体和电解质流失。Bishop Koop 手术有利于重新填充远端肠道，但可能无法有效缓解近端肠道压力，而当需要近端肠管减压时，Santulli 造口就更有效[78]。

如果通过肠造口的流速很高［高输出造口≥50ml/（kg·d）］，并且远端肠管通畅，则应启动再回输程序。将近端肠内容物重新注入远端肠管，可使造口近端流量减少多达 30%[79]。此外，还可改善肠蠕动，增加远端肠管直径，刺激营养物质的吸收，并降低黏膜萎缩和菌群移位的风险[80, 81]。

我们需要根据患者的情况采用不同的手术来治疗小肠闭锁：切除和吻合术，是否需要近端缩窄，空肠或回肠造口术，以及延迟吻合术[34, 64, 67, 82]（表 18–6）。

术后并发症情况在表 18–7 中列出。有两位学者报道了术后反复肠梗阻，并进行了再次手术，对近端肠管进行缩窄[34, 83]。术后无 TPN 支持的患儿，完全经口摄入的平均时间为 15 天（范围为 12.5～17 天），术后有 TPN 支持的患儿，完全经口摄入的时间为 32.4～88 天[67, 82]。总结 410 例患儿的资料，远期并发症主要包括肠梗阻（48 例，11.6%）和死亡（51 例，12.4%），主要是由于短肠综合征、早产和感染。

十、结肠闭锁

结肠闭锁和狭窄是极为罕见的，新生儿的发病率约为 1∶20 000[84, 85]。

（一）产前诊断

产前检查发现结肠闭锁并不常见，有 3 例病例是因合并小肠闭锁发现的[85]。

（二）出生时的诊断和分类

孤立性结肠闭锁的新生儿都会出现延迟性呕吐和明显腹胀，患者胎便排出。腹部 X 线平片显示肠梗阻（图 18–24）。必须行下消化道造影以证明肠管梗阻并说明梗阻位置（图 18–25）。然而，最终诊断常在手术中明确。结肠闭锁的分类采用小肠闭锁的 Grosfeld 分类。文献报道，227 例患儿中闭锁类型为 Ⅰ 型为 14.5%，Ⅱ 型 12.8%，Ⅲa 型 62.1%，Ⅳ 型 10.6%。闭锁更常见于右半结肠

表 18–6　治疗肠闭锁的不同手术方式

作　者	N	A	RA	TA	WE	O	BK
Dalla Vecchia[34]	127	45		23	5	54	
Sato[82]	88	23	49+9 复合	7			
Stollman[67]	114	70		9	5	30	
Wang[83]	81		37	11		8	25
合计	410	138 33.7%	95 23.2%	50 12.2%	10 2.4%	92 22.4%	25 6.1%

N. 例数；A. 吻合术；RA. 切除吻合术；TA. 缩窄吻合术；WE. 隔膜切除术；O. 空肠或回肠造口术；BK. Bishop-Koop 手术

表 18–7　术后并发症

作　者	例　数	吻合口漏	伤口感染	败血症	吻合口狭窄	肠坏死	反复肠梗阻
Dalla Vecchia[34]	127	5	6				11
Sato[82]	88	4			2		
Stollman[67]	114	8	4	9	1	3	
Wang[83]	81	1					12
合计	410	18	10	9	3	3	23

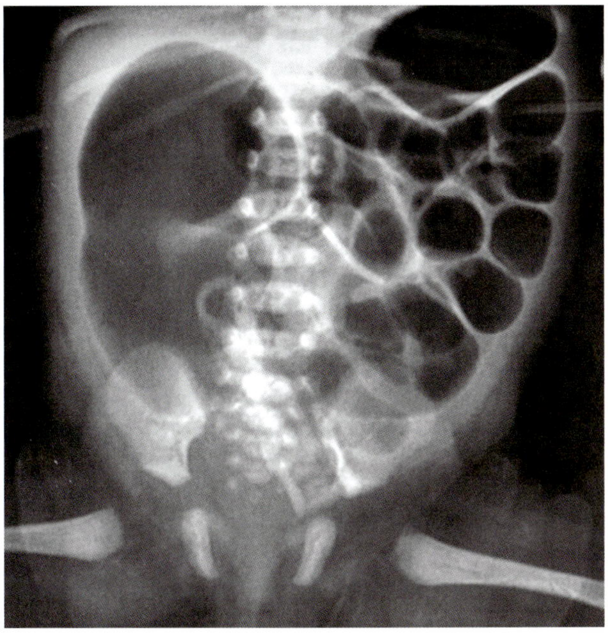

▲ 图 18-24 新生儿结肠闭锁 X 线

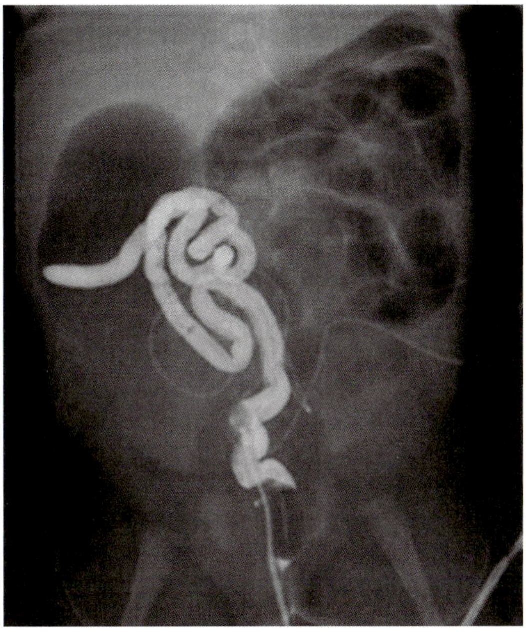

▲ 图 18-25 下消化道造影示对比剂在右半结肠瘀滞

（71.7%）[34, 86–88]。文献报道中有不到 20 例患儿仅存在结肠狭窄而无结肠闭锁[89–92]。

（三）伴发畸形

文献报道[34, 86–88]，227 例患儿中的 106 例发现了相关伴发异常：40 例有腹裂，37 例空肠回肠闭锁，36 例肠旋转不良，19 例先天性巨结肠症，19 例多发性畸形综合征。在手术过程中必须进行组织活检和免疫组化检查，除外合并先天性巨结肠。

（四）治疗

由于结肠闭锁并不常见，目前还没有结肠闭锁治疗的共识，但可以采用与空肠回肠闭锁相似的方法。一般来说，闭锁位于右半结肠到脾曲，可行一期吻合，或者可通过回肠造口术缓解吻合口压力。也可行结肠造口术，然后几周后再进行造口闭合术。但最终的决定必须根据新生儿的生理状态，如是否存在败血症、术中发现的病变类型等。对肠梗阻超过 72h 的新生儿进行手术时，死亡率明显升高。疾病的预后也取决于是否伴有小肠闭锁、回盲瓣缺失、肠穿孔和伴有先天性巨结肠症[86]。手术时直肠和（或）结肠活检是提高对结肠闭锁的认识和管理的重要措施。

十一、结论

十二指肠和空肠回肠闭锁的发生率因国家/地区而异，新生儿的发病率约为 1.6/10 000。血管起源的致病机制仍然是一个有效的假设，但遗传起源的论点对于解释闭锁的发病机制变得愈发重要。新生儿微创手术可以治疗很多患儿，并且手术创伤小，效果好，恢复快。相关伴发畸形，如先心病、唐氏综合征、短肠综合征或先天性巨结肠症，在预后、功能恢复和最终治疗结果起着尤为重要的作用。

致谢

感谢 Olivier Reinberg 审阅本章。

参考文献

[1] Hemming V, Rankin J. Small intestinal atresia in a defined population: occurrence, prenatal diagnosis and survival. Prenat Diagn. 2007;27:1205-11.
[2] Nichol PF, Reeder A, Botham R. Humans, mice, and mechanisms of intestinal atresias: a window into understanding early intestinal development. J Gastrointest Surg. 2011; 15:694-700.
[3] Best KE, Tennant PWG, Addor MC, et al. Epidemiology of small intestinal atresia in Europe: a register-based study. Arch Dis Child Fetal Neonatal Ed. 2012;97:F353-8.
[4] Tandler J. Zur Entwicklungsgeschichte des Menschlichen Duodenum in Frühen Embryonal Stadien. Gegenbaurs Morphol Jahrb. 1900;29:187-216.
[5] Santulli TV, Blanc WA. Congenital atresia of the intestine: pathogenesis and treatment. Ann Surg. 1961;154:939-48.
[6] Clogg HS. Congenital intestinal atresia. Lancet. 1904; 164:P1770-4.
[7] Louw JH, Barnard CN. Congenital intestinal atresia: observations on its origin. Lancet. 1955;2:1065-7.
[8] Baglaj M, Carachi R, Lawther S. Multiple atresia of the small intestine: a 20-year review. Eur J Pediatr Surg. 2008;18:13-8.
[9] Pavri DR, Marshall DG, Armstrong RF, et al. Intrauterine intussusception: case report and literature review. Can J Surg. 1983;26:376-8.
[10] Romeo C, Arena F, Impellizzeri G. Intrauterine intussusception, rare cause of intestinal atresia: case report. It J Ped Surg Sci. 1994;8:157-60.
[11] Kilic N, Kiristioglu I, Kirkpinar A, et al. A very rare cause of intestinal atresia: intrauterine intussusception due to Meckel's diverticulum. Acta Paediatr. 2003;92:756-7.
[12] Pueyo C, Maldonado J, Royo Y, et al. Intrauterine intussusception: a rare cause of intestinal atresia. J Pediatr Surg. 2009;44:2028-30.
[13] Lewis MP, Emberton M, Owen ER, et al. Delayed presentation of intestinal atresia and intussusception. a case report and literature review. Eur J Pediatr Surg. 1993;3: 296-8.
[14] Chiari H. Über eine intrauterin entstandene und von Darmatresie gefolgte Intussusception des lleums. Prag Med Wschr. 1888;13:399-401.
[15] Guttman FM, Braun P, Garance PH, et al. Multiple atresias and a new syndrome of hereditary multiple atresias involving the gastrointestinal tract from stomach to rectum. J Pediatr Surg. 1973;8:633-40.
[16] Puri P, Fujimoto T. New observations on the pathogenesis of multiple intestinal atresias. J Pediatr Surg. 1988;23:221-5.
[17] Cole C, Freitas A, Clifton MS, et al. Hereditary multiple intestinal atresias: 2 new cases and review of the literature. J Pediatr Surg. 2010;45:E21-4.
[18] Bilodeau A, Prasil P, Cloutier R, et al. Hereditary multiple intestinal atresia: thirty years later. J Pediatr Surg. 2004;39:726-30.
[19] Robinson I, Gill H, Ng LY, et al. Familial distal foregut atresia in a family with likely autosomal dominant inheritance pattern. Pediatr Surg Int. 2012;28:1151-5.
[20] Fourcade L, Shima H, Miyazaki E, et al. Multiple gastrointestinal atresias result from disturbed morphogenesis. Pediatr Surg Int. 2001;17:361-4.
[21] Cheng W, Tam PK. Murine duodenum does not go through a "solid core" stage in its embryological development. Eur J Pediatr Surg. 1998;8:212-5.
[22] Ornitz DM, Itoh N. Fibroblast growth factors. Genome Biol. 2001;2:1-9.
[23] Fairbanks TJ, Sala FG, Kanard R, et al. The fibroblast growth factor pathway serves a regulatory role in proliferation and apoptosis in the pathogenesis of intestinal atresia. J Pediatr Surg. 2006;41:132-6.
[24] Ramalho-Santos M, Melton DA, McMahon AP. Hedgehog signals regulate multiple aspects of gastrointestinal development. Development. 2000;127:2763-72.
[25] Gao N, White P, Kaestner KH. Establishment of intestinal identity and epithelial-mesenchymal signaling by Cdx2. Dev Cell. 2009;16:588-99.
[26] Johnson SM, Meyers RL. Inherited thrombophilia: a possible cause of in utero vascular thrombosis in children with intestinal atresia. J Pediatr Surg. 2001;36:1146-9.
[27] Gupta T, Yang W, Iovannisci DM, et al. Considering the vascular hypothesis for the pathogenesis of small intestinal atresia: a case control study of genetic factors. Am J Med Genet A. 2013;161:702-10.
[28] Werler MM, Sheehan JE, Mitchell AA. Maternal medication use and risks of gastroschisis and small intestinal atresia. Am J Epidemiol. 2002;155: 26-31.
[29] Milla PJ. Feeding, tasting, and sucking. In: Walker-Smith WA, Watkins JB, editors. Pediatric gastrointestinal disease. Philadelphia: BC Decker; 1991. p. 217-23.
[30] Gross RE. The surgery of infancy and childhood. Philadelphia: WB Saunders Co; 1953. p. 150-66.
[31] Gray SW, Skandalakis JE. Embryology for surgeons. Philadelphia, PA: WB Saunders Co; 1972. p. 147-8.
[32] Grosfeld JL, Ballantine TVN, Shoemaker R. Operative management of intestinal atresia and stenosis based on pathologic findings. J Pediatr Surg. 1979;14:368-75.
[33] Escobar MA, Ladd AP, Grosfeld JL, et al. Duodenal atresia and stenosis: long-term follow-up over 30 years. J Pediatr Surg. 2004;39:867-71.
[34] Dalla Vecchia LK, Grosfeld JL, West KW, et al. Intestinal atresia and stenosis: a 25-year experience with 277 cases. Arch Surg. 1998;133:490-7.
[35] Nusinovich Y, Revenis M, Torres C. Long-term outcomes for infants with intestinal atresia studied at Children's National Medical Center. J Pediatr Gastroenterol Nutr. 2013;57:324-9.
[36] St. Peter SD, Little DC, Barsness KA, et al. Should we be concerned about jejunoileal atresia during repair of duodenal atresia? J Laparoendosc Adv Surg Tech A. 2010;20:773-5.
[37] Kimura K. Diamond-shaped anastomosis for duodenal atresia: an experience with 44 patients over 15 years. J Pediatr Surg. 1990;25:977-8.
[38] Bax NMA, Ure BM, Van der Zee DC, et al. Laparoscopic

duodenoduodenostomy for duodenal atresia. Surg Endosc. 2001;15:217.
[39] Kay S, Yoder S, Rothenberg S. Laparoscopic duodenoduodenostomy in the neonate. J Pediatr Surg. 2009;44:906-8.
[40] Mentessidou A, Saxena AK. Laparoscopic repair of duodenal atresia: systematic review and meta-analysis. World J Surg. 2017;41:2178-84.
[41] Chiarenza SF, Bucci V, Conighi ML, et al. Duodenal atresia: open versus MIS repair-analysis of our experience over the last 12 years. Biomed Res Int. 2017;2017:7.
[42] Van der Zee DC. Laparoscopic repair of duodenal atresia: revisited. World J Surg. 2011;35:1781-4.
[43] Valusek PA, Spilde TL, Tsao K, et al. Laparoscopic duodenal atresia repair using surgical U-clips: a novel technique. Surg Endosc. 2007;21:1023-4.
[44] Parmentier B, Peycelon M, Muller CO, et al. Laparoscopic management of congenital duodenal atresia or stenosis: a single center early experience. J Pediatr Surg. 2015;50:1833-6.
[45] Spilde TL, St. Peter SD, Keckler SJ, et al. Open vs laparoscopic repair of congenital duodenal obstructions: a concurrent series. J Pediatr Surg. 2008;43:1002-5.
[46] Hill S, Koontz CS, Langness SM, et al. Laparoscopic versus open repair of congenital duodenal obstruction in infant. J Laparoendosc Adv Surg Tech A. 2011;21:961-3.
[47] Jensen AR, Short SS, Anselmo DM, et al. Laparoscopic versus open treatment of congenital duodenal obstruction: multicenter short-term outcomes analysis. J Laparoendosc Adv Surg Tech A. 2013;23:876-80.
[48] Okamatsu T, Arai K, Yatsuzuka M, et al. Endoscopic membranectomy for congenital duodenal stenosis in an infant. J Pediatr Surg. 1989;24:367-8.
[49] Ziegler K, Schier F, Waldschmidt J. Endoscopic laser resection of a duodenal membrane. J Pediatr Surg. 1992;27:1582-3.
[50] Van Rijn RR, Van Lienden KP, Fortuna TL, et al. Membranous duodenal stenosis: initial experience with balloon dilatation in four children. Eur J Radiol. 2006;59: 29-32.
[51] Torroni F, De Angelis P, Caldaro T, et al. Endoscopic membranectomy of duodenal diaphragm: pediatric experience. Gastrointest Endosc. 2006;63:530-1.
[52] Barabino A, Gandullia P, Arrigo S, et al. Successful endoscopic treatment of a double duodenal web in an infant. Gastrointest Endosc. 2011;73:401-2.
[53] Bittencourt PFS, Malheiros RS, Ferreira AR, et al. Endoscopic treatment of congenital duodenal membrane. Gastrointest Endosc. 2012;76:1273-5.
[54] Di Maio CJ, Kamal N, Hogan CM, et al. Pediatric therapeutic endoscopy: endoscopic management of a congenital duodenal web. Gastrointest Endosc. 2014;80:166-7.
[55] Bleve C, Costa L, Bertoncello V, et al. Endoscopic resection of a duodenal web in an 11-month-old infant with multiple malformations. Endoscopy. 2015;47:E210-1.
[56] Huang MH, Bian HQ, Liang C, et al. Gastroscopic treatment of membranous duodenal stenosis in infants and children: report of 6 cases. J Pediatr Surg. 2015;50:413-6.
[57] Poddar U, Jain V, Yachha SK, et al. Congenital duodenal web: successful management with endoscopic dilatation. Endosc Int Open. 2016;4:E238-41.
[58] Virgone C, D'Antonio F, Khalil A, et al. Accuracy of prenatal ultrasound in detecting jejunal and ileal atresia: systematic review and meta-analysis. Ultrasound Obstet Gynecol. 2015;45:523-9.
[59] John R, D'Antonio F, Khalil A, et al. Diagnostic accuracy of prenatal ultrasound in identifying jejunal and ileal atresia. Fetal Diagn Ther. 2015;38:142-6.
[60] Goruppi I, Arevalo S, Gander R, et al. Role of intraluminal bowel echogenicity on prenatal ultrasounds to determine the anatomical level of intestinal atresia. J Matern Fetal Neonatal Med. 2017;30:103-8.
[61] Sammour RN, Leibovitz Z, Degani S, et al. Prenatal diagnosis of small-bowel volvulus using 3-dimensional doppler sonography. J Ultrasound Med. 2008;27:1655-61.
[62] Ozguner IF, Savas C, Ozguner M, et al. Intestinal atresia with segmental musculature and neural defect. J Pediatr Surg. 2005;40:1232-7.
[63] Gfroerer S, Metzger R, Fiegel H, et al. Changes of smooth muscle contractile filaments in small bowel atresia. World J Gastroenterol. 2010;16:5716-21.
[64] Wang X, Yuan C, Xiang L, et al. The clinical significance of pathological studies of congenital intestinal atresia. J Pediatr Surg. 2013;48:2084-91.
[65] Louw JH. Resection and end-to-end anastomosis in the management of atresia and stenosis of the small bowel. Surgery. 1967;62:940-50.
[66] Martin LW, Zerella JT. Jejunoileal atresia: a proposed classification. J Pediatr Surg. 1976;11:399-403.
[67] Stollman TH, de Blaauw I, Wijnen MHWA, et al. Decreased mortality but increased morbidity in neonates with jejunoileal atresia; a study of 114 cases over a 34-year period. J Pediatr Surg. 2009;44:217-21.
[68] Tsuji Y, Maeda K, Ono S, et al. A new paradigm of scarless abdominal surgery in children: transumbilical minimal incision surgery. J Pediatr Surg. 2014;49:1605-9.
[69] Sawai T, Yonekura T, Yamauchi K, et al. A novel approach to neonatal abdominal surgery via a circular incision around the umbilical cord. Pediatr Surg Int. 2016;32:1009-11.
[70] Lima M, Ruggieri G, Domini M, et al. Evolution of the surgical management of bowel atresia in newborn: laparoscopically assisted treatment. Pediatr Med Chir. 2009;31:215-9.
[71] Abhyankar A, Mukhtar Z. Laparoscopy-assisted surgery for neonatal intestinal atresia: single-center experience. Asian J Endosc Surg. 2011;4:90-3.
[72] Li B, Chen WB. Laparoscopy-assisted surgery for neonatal intestinal atresia and stenosis: a report of 35 cases. Pediatr Surg Int. 2012;28:1225-8.
[73] Fockens P. Ein operativ geheilter Fall von Kongenitaler Dünndarmatresie. Zentralbl Chir. 1911;38:532-5.
[74] von Mikulicz J. Chirurgische Erfahrungen über das Darmcarcinom. Arch Klin Chir. 1903;69:28-47.
[75] Willital GH. Atlas der Kinderchirurgie. Indikationen und Operationstechnik. Stuttgart: Schattauer Verlag; 1981. p. 115.
[76] Bishop HC, Koop CE. Management of meconium ileus: resection, Roux-en-y anastomosis and ileostomy irrigation with pancreatic enzymes. Ann Surg. 1957;145:410-4.

[77] Kumaran N, Shankar KR, Lloyd DA, et al. Trends in the management and outcome of jejuno-ileal atresia. Eur J Pediatr Surg. 2002;12:163-7.
[78] Wit J, Sellin S, Degenhardt P, et al. Is the Bishop-Koop anastomosis in treatment of neonatal ileus still current? Chirurg. 2000;71:307-10.
[79] Levy E, Palmer DL, Frileux P, et al. Inhibition of upper gastrointestinal secretions by reinfusion of succus entericus into the distal small bowel. A clinical study of 30 patients with peritonitis and temporary enterostomy. Ann Surg. 1983;198:596-600.
[80] Richardson L, Banerjee S, Rabe H. What is the evidence on the practice of mucous fistula refeeding in neonates with short bowel syndrome? J Pediatr Gastroenterol Nutr. 2006;43:267-70.
[81] Wong KKY, Lan LCL, Lin SCL, et al. Mucous fistula refeeding in premature neonates with enterostomies. J Pediatr Gastroenterol Nutr. 2004;39:43-5.
[82] Sato S, Nishijima E, Muraji T, et al. Jejunoileal atresia: a 27-year experience. J Pediatr Surg. 1998;33:1633-5.
[83] Wang J, Du L, Cai W, et al. Prolonged feeding difficulties after surgical correction of intestinal atresia: a 13-year experience. J Pediatr Surg. 2014;49:1593-7.
[84] Webb CH, Wangsteen OH. Congenital intestinal atresia. Am J Dis Child. 1931;41:262-84.
[85] England RJ, Scammel S, Murthy GV. Proximal colonic atresia: is right hemicolectomy inevitable? Pediatr Surg Int. 2011;27:1059-62.
[86] Etensel B, Temir G, Karkiner A, et al. Atresia of colon. J Pediatr Surg. 2005;40:1258-68.
[87] Haxhija EQ, Schalamon J, Höllwarth ME. Management of isolated and associated colonic atresia. Pediatr Surg Int. 2011;27:411-6.
[88] Mirza B, Iqbal S, Ijaz L. Colonic atresia and stenosis: our experience. J Neonatal Surg. 2012;1(1):4.
[89] Ruggieri G, Libri M, Gargano T, et al. Congenital colonic stenosis: a case of late-onset. Pediatr Med Chir. 2009;31:130-3.
[90] Guo JB, Li ZZ. A case report of congenital colonic stenosis. Chin J Contemp Pediatr. 2009;11:699-700.
[91] Saha N, Talukder SA, Alam S. Congenital stenosis in the descending colon causing intestinal obstruction in a one and half years male child. Mymensingh Med J. 2013;22:574-7.
[92] Zambaiti E, Chiaramonte C, Salemo S, et al. Multiple congenital colonic stenosis: a rare gastrointestinal malformation. Case Rep Pediatr. 2016;2016:4.

第 19 章 胎粪性肠梗阻

Meconium Ileus

Philip Corbett　Amulya Saxena　著
唐维兵　杜春霞　译

胎粪性肠梗阻（meconium ileus，MI）是由富含蛋白质的、黏稠的胎便堵塞末端回肠引起的新生儿肠梗阻。这种黏稠的胎粪黏附在肠壁上，导致肠腔内梗阻（又称为闭孔型梗阻）。白种人中发病率约为 1：10 000 活产婴儿[1]，在其他种族中发病率较低。大多数学者认为胎粪性肠梗阻与囊性纤维化（cystic fibrosis，CF）密切相关。然而，近来有报道显示 21%～46% 的胎粪性肠梗阻患儿未合并囊性纤维化[2, 3]。囊性纤维化患者中只有 10%～20% 出现胎粪性肠梗阻[4, 5]。

胎粪性肠梗阻可以分为单纯型和复杂型。单纯型胎粪性肠梗阻是一种单纯性梗阻，是由黏稠的胎粪充满末端回肠而引起的近端肠管的扩张，未使用的远端肠管内含有灰色粪便颗粒。复杂型病例在宫内即出现穿孔，常继发于节段性肠扭转引起肠壁坏死。穿孔会导致无菌性化学性腹膜炎，这种炎症可能随着坏死肠管的吸收而完全消失，在出生时表现为Ⅲ型肠闭锁，或者表现为腹膜增厚和钙化。穿孔形成的囊肿称为胎粪性假性囊肿。有时穿孔可以自行愈合，不伴有梗阻症状，仅表现为 X 线上的腹膜钙化影（图 19–1）。

一些研究显示，胎粪性肠梗阻患儿出生后生长发育受限、呼吸功能不良，表明胎粪性肠梗阻是囊性纤维化的一种严重表型[6, 7]。然而，随后的大型多中心回顾性研究和病例对照研究表明，合并胎粪性肠梗阻对囊性纤维化患儿远期预后没有影响[8, 9]。

一、囊性纤维化

囊性纤维化是一种常染色体隐性遗传病，普通人群中携带率高达 5%，在欧洲和北美洲白种人中常见，发病率约为 1：2500 活产婴儿。黑种人和黄种人少见[10]。囊性纤维化是由 CFTR 基因突变引起的，该基因位于 7q31[11]，负责调节氯离子和碳酸氢根离子的跨膜转运。该基因异常会导致外分泌腺管上皮细胞膜对氯离子的通透性降低，钠离子重吸收增加，从而使外分泌液中含水量减少，钠离子、氯离子浓度异常增高，外分泌液黏稠阻塞外分泌腺的管腔，如支气管、血管和胰胆管等。以前认为胰腺功能不全在囊性纤维化发病中发挥重要作用，但自 1992 年以来，大量动物模型表明，胰腺功能正常也可能会发生胎粪性肠梗阻[14]。黏液通常由钙离子固定，以紧密的基质形式分泌到肠腔中。正常情况下，包括碳酸氢根在内的离子通过螯合可以使基质吸收水分并变成正常的黏液[12, 13]。现在认为碳酸氢根离子排泄障碍是导致新生儿胎粪性肠梗阻的重要原因[14]。

目前已经发现超过 2000 种 CFTR 的突变可能导致囊性纤维化[15]，其中最常见的是 F508del 突变，高达 66% 的囊性纤维化患儿携带这种突

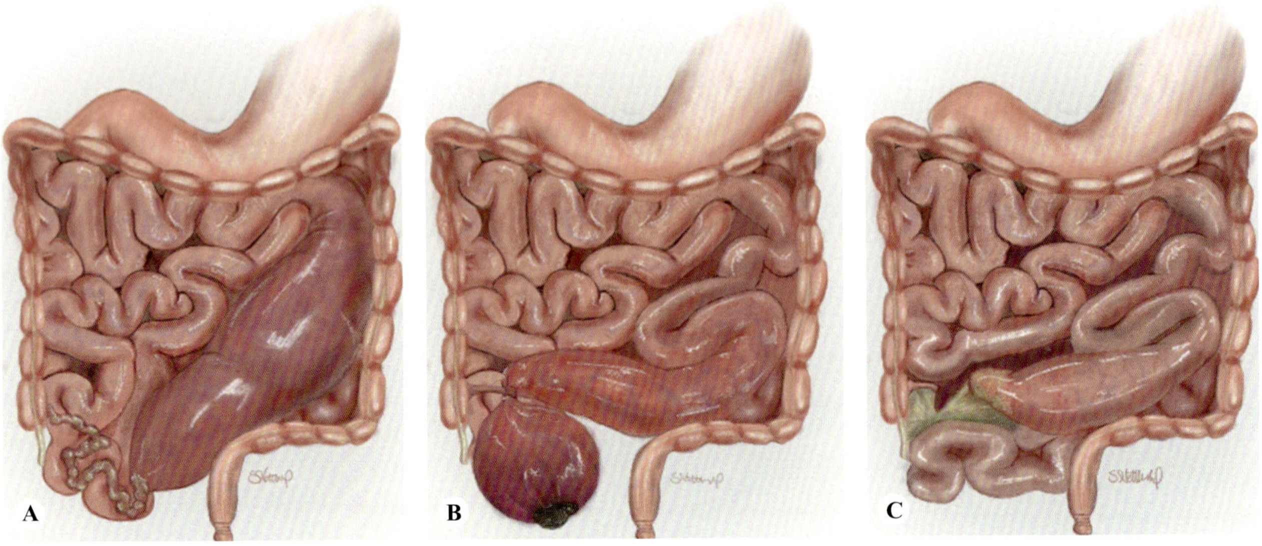

▲ 图 19-1 A. 末端回肠内胎粪阻塞；B. 肠缺血穿孔继发于节段性肠扭转；C. 肠管坏死引起Ⅲ型肠闭锁

变（北美和北欧白种人中超过 80%）。大多数囊性纤维化患儿的突变类型集中在 20 种以内，并且不同种族和地区患儿中常见的 CFTR 突变类型存在差异，这意味着在进行“常见”突变筛查时，要根据种族和地区进行相应调整 [16]。有趣的是，F508del 突变患儿易患胎粪性肠梗阻，纯合子出现胎粪性肠梗阻的概率为 25%，而其他突变类型出现胎粪性肠梗阻的概率为 12.5%[17]。此外，除了 CFTR 外，其他一些基因突变也会导致胎粪性肠梗阻。一项研究显示同卵双胞胎同时得胎粪性肠梗阻的概率为 82%，在异卵双胞胎中，这一比例下降到 22%[18]。

检测囊性纤维化的手段很多。在一些国家（如英国），常规采用干血片进行筛查。患有囊性纤维化的患儿由于胰蛋白酶原排泄障碍，血液中胰蛋白酶原水平增高。生后 8 周可以通过足跟点刺实验检测血液中“免疫反应性胰蛋白酶”（immunoreactive trypsin，IRT）的浓度来筛查囊性纤维化。血液中浓度大于 80μg/L 提示囊性纤维化可能，需进一步检查确认。虽然基因检测越来越普遍，但基因检测阴性不能排除囊性纤维化。诊断囊性纤维化的金标准是汗液试验。为确保获得足够的汗液（100μg），应该在婴儿年龄>2 周，体重超过 2kg 时进行检测。通过毛果芸香碱碘离子导入法，收集患儿皮肤上的汗液并定量，然后测定汗液样本中氯化物的浓度。如果汗液中氯离子浓度超过 60mmol/L 即可诊断，6 个月以内儿童汗液中氯化物的浓度应该低于 30mmol/L[19]。30～60mmol/L 为可疑区间，需要重复检测。

二、产前诊断

产前 B 超发现肠管回声增强、肠管扩张及未见胆囊提示胎粪性肠梗阻，但是这种检测方法灵敏度低，特异度差。Scotet V. 等对 289 例妊娠中期 B 超发现肠管高回声的胎儿进行了随访，发现只有 7.6% 的胎儿生后患有囊性纤维化，24.6% 患有其他疾病，包括 21- 三体综合征和巨细胞病毒感染，67.8% 的胎儿生后无异常表现 [20]。如果 B 超发现胎儿肠管回声增强，可以通过检测父母是否携带囊性纤维化的常见突变来判断胎儿患囊性纤维化的可能性。如果父母一方或双方都是囊性纤维化突变位点的携带者，则认为胎儿患囊性纤维化“高风险”，这种情况下，产前 B 超诊断囊性纤维化的阳性率为 52%。如果父母双方都不是携带者，产前 B 超诊断的阳性率则为 6.4%[21]。

通过“肠管扩张”和“胆囊缺如”诊断囊性纤维化同样缺乏特异度。总而言之，当父母双方均携带囊性纤维化突变位点时，产前超声诊断囊性纤维化的阳性率高，在这种情况下，需同时行产前咨询和羊水穿刺，如果筛查结果阳性可能需终止妊娠或转诊至三级医疗中心。

三、临床表现、初步复苏和诊断

单纯型胎粪性肠梗阻的主要临床表现为腹胀、胆汁性呕吐及无胎粪排出。复杂型胎粪性肠梗阻除了以上症状外，可能还有腹膜刺激征表现。大多数情况下，胎粪性肠梗阻的临床表现与其他引起远端肠梗阻的疾病（如先天性巨结肠、末端回肠闭锁）的临床表现类似。对胎粪性肠梗阻患儿的评估应包括呼吸、循环、体温和血糖，并根据检查结果进行纠正。腹部体格检查可以触及肠襻，但需排除嵌顿性腹股沟斜疝，并行肛门指检排除肛门闭锁和骶前肿物。直肠灌洗既有治疗作用，又可以与先天性巨结肠相鉴别，因为先天性巨结肠在灌肠后通常腹胀缓解，但对胎粪性肠梗阻患儿无效。直肠灌洗的主要操作方法为经肛门置入软橡胶管，按 20ml/kg 注入温生理盐水进行直肠灌洗。

胎粪性肠梗阻患儿在生后应该立即进行静脉补液、留置胃肠减压和抗感染治疗。血液检查结果可以指导液体复苏，同时可排除凝血功能异常。此外，抽血同时应该留存部分血液样本供日后基因分析用，防止后续因输血影响基因结果。

初步复苏后，首先应进行腹部 X 线检查。单纯型胎粪性肠梗阻表现为近端肠管不均匀扩张，吞咽下的气泡与黏稠的胎便混合形成特征性的“肥皂泡征”表现（图 19–2）。复杂型胎粪性肠梗阻与单纯型胎粪性肠梗阻的区别在于腹腔内存在巨大肠襻，有时可见气液平面。胎粪性假性囊肿在 X 线上可见钙化影，有的仅为微弱的斑点，有的表现为清晰的线性钙化影。虽然 X 线显示胎粪性假性囊肿是开腹探查的指征，但没有钙化影不能排除复杂型胎粪性肠梗阻。在一篇包含 58 名胎粪性肠梗阻的病例报道中，有 27 例（47%）新生儿为复杂型胎粪性肠梗阻，但是其中只有 8 名（30%）患儿在术前影像学检查上可见钙化影[22]。

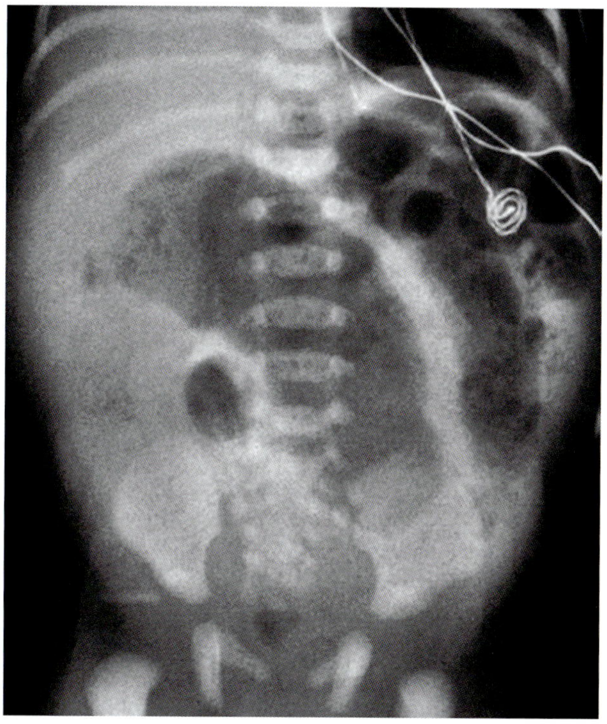

▲ 图 19–2　腹部 X 线平片显示“肥皂泡征”，也称为 Neuhauser 征

四、保守治疗

当临床怀疑或影像学检查提示复杂型胎粪性肠梗阻时，需行手术治疗。单纯型胎粪性肠梗阻可以保守治疗。目前最常用的方法为透视下泛影葡胺灌肠，这种方法可以缓解胎粪黏稠引起的肠梗阻。该方法由 Noblett 于 1979 年首次描述[23]。

具体操作方法没有统一的标准，通常是经肛门置入软管，在 X 线透视引导下通过导管缓慢注入对比剂，当对比剂通过细小的结肠（图 19–3）进入扩张的回肠后停止检查。随后不久可见黏稠的胎便自肛门排出。如果胎便未完全排出，说明梗阻仍然存在，若没有引起不良反应，可间隔几个小时之后重复灌肠[24]。若对比剂不能进入扩张段肠管，或考虑为复杂型胎粪性肠梗阻时，应放弃灌肠。

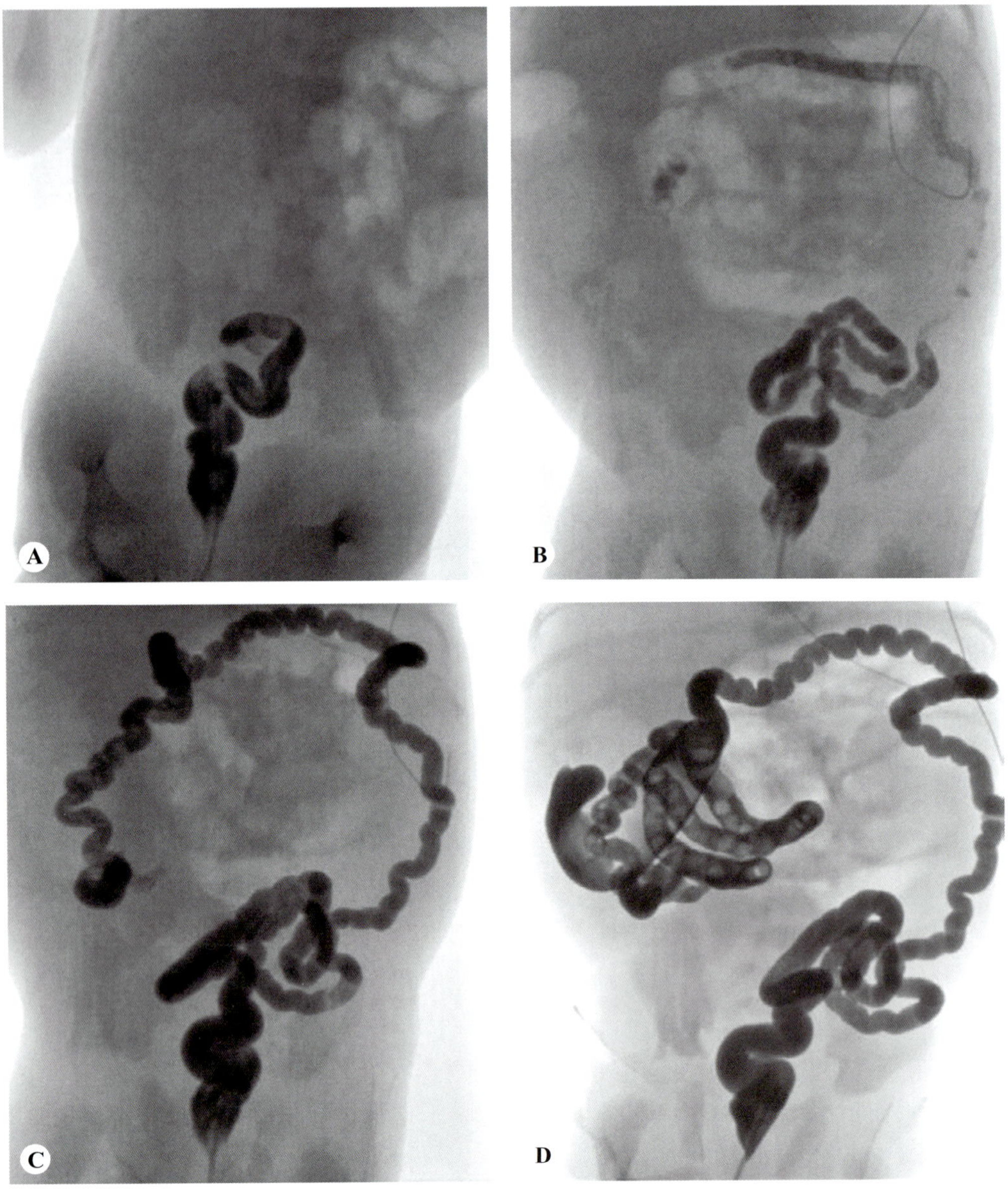

▲ 图 19-3 **A.** 透视引导下使用对比剂灌肠；**B.** 胎粪经细小的结肠排出；**C.** 对比剂通过回盲部进入小肠；**D.** 对比剂进入近端小肠，可见小肠内充满黏稠的胎粪

泛影葡胺是一种可经肠道给药的水溶性含碘对比剂，是由泛影酸和葡甲胺混合而成的水溶液，添加了调味剂和乳化剂聚山梨酯 80（Tween80）。它的渗透压为 1900mOsm/L，大约是细胞外液的 6 倍[25]。既往报道显示泛影葡胺灌肠治疗新生儿单纯型胎粪性肠梗阻的成功率为 50%～66%[24, 26]。然而，2009 年发表的一篇系列报道中泛影葡胺治疗胎粪性肠梗阻的成功率仅为 22%[27]。

泛影葡胺灌肠治疗肠梗阻主要是依据泛影葡胺的两个物理性质：①泛影葡胺渗透压高，可以吸收大量水分进入肠腔，水化黏稠的胎粪，导致渗透性腹泻；②泛影葡胺中含乳化剂 Tween80，可以直接降低胎粪的黏稠度。

1993 年，美国儿科放射学会的一项调查表明，泛影葡胺比其他对比剂更有效。但使用泛影葡胺原液与使用泛影葡胺稀释液（渗透压等同血浆渗透压）灌肠效果类似[28]。同一调查显示，在泛影葡胺中加入添加剂（如额外的 Tween80）可提高治疗成功率。但近期对人胎便的体外研究和动物实验表明，在缓解便秘和降低胎粪黏稠度方面，Tween80 并不比生理盐水有优势 [29]。因此，虽然泛影葡胺灌肠能有效缓解胎粪性肠梗阻，但确切原因仍有待研究。

泛影葡胺灌肠的并发症除灌肠失败外，常见的为消化道穿孔。肠穿孔的发生率约 3%，但不同报道中差异较大。大多数的穿孔是在灌肠时发生的 [27, 28]。引起穿孔的主要原因考虑是机械性的肠管过度扩张，或者灌肠时损伤肠管，导致肠壁坏死引起了迟发性穿孔。

对比剂类型和导管尺寸对穿孔率没有影响，但带球囊的导管会增加穿孔的风险 [28]。此外，葡甲胺和 Tween80 对结肠黏膜是否存在毒性作用，动物研究的结论并不一致，但根据作者的经验，这两种成分对结肠黏膜没有直接的刺激作用 [29, 30]。泛影葡胺原液引起的渗透性腹泻可导致低血容量性休克。经验丰富的放射科医生要么用水稀释对比剂，要么确保孩子在造影时正进行补液。

五、手术治疗：单纯性胎粪性肠梗阻

手术指征如下。

- 保守治疗失败。
- 泛影葡胺灌肠出现肠穿孔等并发症。
- 高度怀疑复杂型胎粪性肠梗阻，考虑肠闭锁可能。

自 1948 年以来，最简单的解除梗阻的方式就是开腹行肠切开灌洗，必要时行肠切除、肠造瘘术 [31]。

取右上腹横切口，轻柔挤压中肠，观察是否存在肠穿孔及肠闭锁。减少肠管显露时间，避免低体温及液体丢失。单纯型胎粪性肠梗阻患儿肠腔内梗阻位置明确，梗阻近端肠管明显扩张，远端肠管塌陷且坚韧，可见灰白色粪栓，表面可见压痕，在注水时可以观察到末端回肠的扩张。

在梗阻点近端对系膜缘切开扩张的小肠，置入冲洗管，减压近远端肠管（图 19-4）。一些术者主张在扩张肠管的肠壁上预置一荷包缝线，防止肠内容物溢出污染腹腔。但根据我们的经验，肠切开处需要保持开放且直径足够大才能使胎便顺利排出 [32]。在肠切开处经软管注入灌洗液可以稀释胎粪，轻微扩张肠道，易于胎便经切开处排出。可以重复冲洗，直到经肛门见灌洗液和灰色胎粪排出。然而，即使在术中完全解除了梗阻，许多新生儿在术后仍表现出持续的肠梗阻症状，尚不清楚这是由术后麻痹性肠梗阻引起的，还是分泌的黏液再次阻塞管腔引起的。但直到肠功能恢复前，服用一定剂量的黏液溶解剂（口服或直肠给药）对缓解梗阻症状可能有一定的好处。

常用的灌洗液包括生理盐水、泛影葡胺 [33] 和过氧化氢 [34]。1960 年，开始使用 N- 乙酰半胱氨酸（N-Acetylcysteine，NAC）作为术中灌洗液 [35]。它可以通过水解连接黏蛋白单体的二硫键来解聚黏液中的糖蛋白 [36]。尽管有大量文献报道使用 NAC 作为术中灌洗液来预防肠粘连，但是其实际效果与生理盐水类似。研究表明，生理盐水可以降低 84% 的胎便黏度，而 4%NAC 只能降低 69% 的胎便黏度 [29]。但该研究也显示，体外用 NAC 处理胎便 6h 可以降低 99% 的胎便黏度，这说明 NAC 可以作为有效的黏液溶解剂，但不能作为术中灌洗液预防肠粘连。

肠减压后具体的手术方式并没有统一的标准。应根据肠道情况、患者的一般状况和术者的经验做出决定。常见的手术方式包括以下情况。

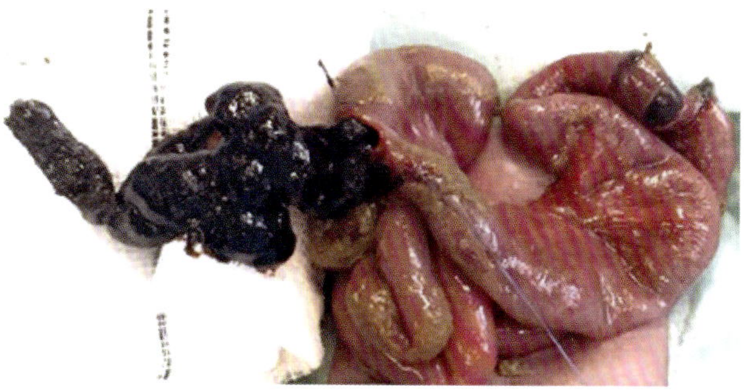

▲ **图 19-4　行肠切开术去除肠襻内黏稠的胎粪，暴力挤压肠梗可能引起浆膜撕裂（见图片右上方肠襻）**

• 肠切开肠闭合术。如果近端肠管扩张程度轻，并且术者非常有信心已经完全清除了远端肠管内的所有胎粪，可以在肠切开清除胎便后直接闭合肠管。

• 肠切除肠吻合术。如果近端肠管异常扩张，则可以进行肠切除和肠吻合。但肠吻合的前提是完全解除梗阻，否则会因为近端肠腔内压力过高引起吻合口漏。行一期肠吻合的医生认为没有必要因为担心吻合口漏而让患儿接受造瘘手术[37]。

• 肠造瘘并经造口留置灌洗管。行肠造瘘手术同时经造口留置灌洗管，可以在术后持续冲洗肠道，直到患儿肠功能恢复。一些作者提议行阑尾造瘘，也是出于同样的目的。一项来自单中心报道的数据表明，阑尾造瘘术后12～14天即可在病房拔除灌洗管，24h后阑尾造瘘口可自行闭合[38]。

• 肠造瘘术。由于担心吻合口漏，许多外科医生选择回肠造瘘术。造瘘的方法很多，其中一些现在仅限于历史书籍（见第18章）。

– Mikulicz双筒肠造瘘术：这项技术由Gross在1953年推广，将扩张段肠管拎出腹壁外，在关闭腹部切口后打开外置肠管，当梗阻解除后在造瘘处体外使用Mikulicz夹完成侧侧吻合[39]。该术式已在很大程度上被其他手术方式所取代。

– Bishop-Koop术：1957年，Bishop和Koop这两位医生提议对肠管行端侧吻合，远端肠管外置作为造瘘末端。这种术式术后可经造瘘口插入导管进行冲洗[40]。当远端肠管功能恢复后，粪便将优先流向回肠末端和结肠，减少造瘘口排出量。

– Santulli术：在Bishop-Koop术后4年，Santulli对手术方式进行了改良，近端肠管行烟囱状造瘘[41]。这种方式有利于近端肠管减压。

– 回肠双腔造口术：这种术式相对简单，没有内部吻合，并且仍然可经造瘘口插入导管冲洗远端肠管。

肠造瘘手术本质上并没有解除远端肠管梗阻，还可能出现造口相关并发症，甚至需二次手术。对1990年来发表的6项单中心回顾性研究进行分析[42-47]，这些研究共报道了79例单纯性胎粪性肠梗阻的手术结果（他们还分别报道了泛影葡胺灌肠的疗效和复杂型胎粪性肠梗阻的治疗结局）。但这些文章样本量都不大，故缺乏统计分析的结果。其中有两篇文章支持行简单的肠切开术[42, 43]，灌洗后直接闭合肠管。两篇文章认为在所有情况下都应行肠造瘘术[44, 45]，一篇文章没有得出明确结论[46]，最后一篇文章的结论是不推荐使用Bishop-Koop或Santulli术，因为该中心报道的10例行Bishop-Koop或Santulli术的患儿中有3例在端侧吻合时出现问题，需要二次剖腹探查[47]。

六、复杂性胎粪性肠梗阻

如前所述，复杂型胎粪性肠梗阻是剖腹探查的指征，具体手术方式取决于术中情况。如果是近期出现的穿孔，患儿存在腹膜炎体征，最简单、最安全的处理方法是行腹腔冲洗和肠造瘘术。同样，如果已形成厚壁假性囊肿，则需要进行剥离和肠造瘘术。

但是，如果梗阻是由未穿孔的肠管节段性扭转引起的，则可以考虑切除扭转肠管并进行一期吻合。如果肠扭转引起单纯肠闭锁（Ⅲa或Ⅲb型），但没有引起化学性腹膜炎，也可以尝试行一期吻合。但无论何种情况下行肠吻合，都必须解决近、远端肠管之间巨大的管径差异。在不影响营养物质吸收的情况下可以切除一些小肠使近远端肠管口径接近。可以选择切除近端扩张肠管减小近端肠管口径或斜行切除远端肠管增大远端肠管口径。此外，也还有很多使近端肠管口径变小的方法。

和其他作者一样，我们也认为大多数复杂型胎粪性肠梗阻行肠造瘘手术是合适的[32, 48]。在过去的10年中，只有一项病例报道中所有的复杂型胎粪性肠梗阻都是行肠切除肠吻合[49]。另外一项研究报道13例复杂型胎粪性肠梗阻，尽管有4

例（31%）出现术后并发症，需行二次剖腹探查，作者仍认为一期肠吻合是治疗复杂型胎粪性肠梗阻的首选方法。

七、术后管理

术后早期管理的主要目标是维持体液和电解质的稳定。手术后肠梗阻会加重术前长期梗阻引起的肠动力不足。因此，除了维持液量以外，还要计算胃肠减压量和丢失在第三间隙的液体量。此外，肠造瘘也会引起体液和电解质的丢失，所以在计算液体量时还要计算经造口丢失量。经胃管或造瘘口注入4%NAC有助于残余胎便的排出。英国国家处方集[50]推荐每次5ml，每天3次，持续至肠功能恢复。术后除了使用短期抗生素外，不需要其他预防措施。为防止营养物质、液体和电解质的过度丢失，一般在术后6周关瘘。

八、营养

营养对囊性纤维化患者十分重要。1988年，一项针对多伦多和波士顿囊性纤维化中心的横断面研究发现，多伦多囊性纤维化患儿的中位寿命为30岁，而波士顿囊性纤维化患儿的中位寿命为21岁。两个中心患儿唯一的区别就是营养状况，加拿大患儿身高更高，体重更重[51]。

最近一项针对3142例儿童的前瞻性观察性研究表明，与生命早期体重低于第10百分位的儿童相比，体重位于第50百分位及以上的儿童的肺功能和存活率显著提高[52]。基于这些证据，国际囊性纤维化基金会发布的指南建议囊性纤维化婴儿的目标体重应达到第50百分位以上[53]。未达到此百分位数的新生儿应将每天摄入热卡量从100kcal/kg增加到115～130kcal/kg。国际囊性纤维化基金会[54]和欧洲囊性纤维化患者营养共识[55]发布的营养指南推荐囊性纤维化患儿应母乳喂养，但缺乏充分的证据支持。一项前瞻性队列研究发现，纯母乳喂养的囊性纤维化患儿与完全配方奶喂养的患儿体重和身长无差异[56]。

胎粪性肠梗阻患儿往往体重增长困难。如果术后残余肠道过短，在可以耐受常规喂养前需使用蛋白水解奶粉进行肠内喂养。但是如果肠内喂养不能耐受，则需要联合肠外营养。胎粪性肠梗阻患儿可能存在胰腺功能不全，每克粪便中弹性蛋白酶＜100μg是诊断胰腺功能不全的“金标准”[57]，但造瘘口排出的粪便不能用于该检测，因此只能在关瘘手术后检测患儿胰腺功能。因此在确认胰腺功能正常前，所有胎粪性肠梗阻患儿在肠内营养时，除了使用蛋白水解奶粉[58]外，应常规应用胰酶替代治疗（pancreatic enzyme replacement therapy，PERT）。由于没有正式的研究参考，胰酶的添加量只能根据既往的经验使用[59]。常规的给药方案是每餐每千克体重2500U脂肪酶（假设每餐奶量为120ml），每天最大剂量为每千克体重10 000U脂肪酶[60]。目前用于PERT的外源性胰酶制剂包含三种主要的消化酶，分别是胰蛋白酶、胰淀粉酶和胰脂肪酶，其中最重要的是胰脂肪酶，所以PERT的剂量主要依据胰脂肪酶的剂量来计算。PERT的给药方案要根据患儿的反应进行调整；剂量过低会导致吸收不良、发育迟缓和便秘，而剂量过高会导致纤维化大肠病，表现为多发性结肠狭窄引起的肠梗阻[61-63]。

囊性纤维化的患儿会从汗液中丢失大量的钠，因此会引起全身性钠缺乏，同时肾脏会代偿性减少钠的丢失，故尿钠浓度低于20mEq/L，血清钠浓度无明显改变[64]。如果患儿为肠造口状态，则会加剧钠的丢失。因此，每餐中可额外添加2～4mmol氯化钠[50]。患有胎粪性肠梗阻的患儿也可能缺乏脂溶性维生素，即维生素A、D、E和K，以及锌。基于这个原因，如果患儿出现无法解释的体重不增，建议补充维生素和锌剂[54]。

囊性纤维化患儿常合并胃食管反流病，高达50%的囊性纤维化患儿存在胃食管反流的症状，以及PH检查异常[65]。如果患儿存在胃食管反流症状，可使用质子泵抑制剂或H_2受体拮抗药作为一线药物。此外，如果胃内pH过低，为防止胰酶失活，可根据经验常规给予抑酸药。

九、呼吸支持

虽然呼吸道症状往往在1岁以后才会表现出来，但人们认为尽早清除气道黏液可以减少日后并发症。因此，建议在生后最初几个月每天拍背及体位引流[66, 67]。已显示支气管舒张剂(沙丁胺醇)可增强物理治疗的效果[68, 69]。需要注意的是，低头可能会加剧胃食管反流，因此应尽量避免[70, 71]。

十、囊性纤维化的其他并发症

低位小肠梗阻综合征(distal intestinal obstruction syndrome，DIOS)，以前称为胎粪性肠梗阻等位症，是由肠内容物黏度增加引起的，常见于青少年和成人。病因尚不清楚，可能与这个年龄段常见的胰酶替代治疗不能耐受相关。最常见的症状是腹痛和腹胀，但需要与其他疾病如肠套叠、阑尾炎和纤维化大肠病等相鉴别。有时需要行CT检查协助诊断。DIOS的治疗是补水和使用含有聚乙二醇的强渗透性泻药(KleanPrep®、Golytely®)。很少需行手术治疗[72]。

此外，其他比较少见的并发症包括肠套叠和直肠脱垂。研究显示，在患有直肠脱垂的儿童中，囊性纤维化的发生率为3%～4%[73]。囊性纤维化最严重的并发症是胆道疾病，该疾病发生率低，但在成年后可能会引发终末期肝病，需要行肝移植[74]。98%的男性囊性纤维化患者由于输精管缺如或堵塞导致无法生育，理论上可经附睾抽吸精子，但很少有人实践[75]。

十一、预后

在1948年Hiatt和Wilson提出行肠切开灌洗治疗胎粪性肠梗阻之前，胎粪性肠梗阻是致死的。20世纪50年代和60年代，随着治疗手段的发展，治疗胎粪性肠梗阻的成功率越来越高。尽管此后手术方案并没有什么改善，但由于对围术期管理有了深入的了解，手术存活率有了显著提高。现在几乎所有的胎粪性肠梗阻患儿都可存活[26, 46, 76, 77]。目前的趋势表明，现在出生的囊性纤维化患儿平均寿命可达30岁以上[1]。

参考文献

[1] Dodge JA, Lewis PA, Stanton M, Wilsher J. Cystic fibrosis mortality and survival in the UK: 1947-2003. Eur Respir J. 2007;29:522-6.
[2] Fakhoury K, Durie PR, Levinson H, Canny GJ. Meconium ileus in the absence of cystic fibrosis. Arch Dis Child. 1992;67:1204-6.
[3] Gorter RR, Karimi A, Sleebom C, Kneepkens CMF, Heij HA. Clinical and genetic characteristics of meconium ileus in newborns with and without cystic fibrosis. J Pediatr Gastroenterol Nutr. 2010;50(5):569-72.
[4] Donnison AB, Shwachman H, Gross RE. A review of 164 children with meconium ileus seen at the Children's Hospital Medical Center, Boston. Pediatrics. 1966;37(5):833-50.
[5] Wilmott RW, Tyson SL, Dinwiddie R, Matthew DJ. Survival rates in cystic fibrosis. Arch Dis Child. 1983;58(10):835-6.
[6] Evans AK, Fitzgerald DA, Mc Kay KO. The impact of meconium ileus on the clinical course of children with cystic fibrosis. Eur Respir J. 2001;18:784-9.
[7] Lai HC, Kosorok MR, Laxova A, et al. Nutritional status of patients with cystic fibrosis with meconium ileus: a comparison with patients without meconium ileus and diagnosed early through neonatal screening. Pediatrics. 2000;105:53-61.
[8] Munck A, Gerardin M, Alberti C, et al. Clinical outcome of cystic fibrosis presenting with or without meconium ileus: a matched cohort study. J Pediatr Surg. 2006;41:1556-60.
[9] Efrati O, Nir J, Fraser D, et al. Meconium ileus in patients with cystic fibrosis is not a risk factor for clinical deterioration and survival: the Israeli Multicenter Study. J Pediatr Gastroenterol Nutr. 2010;50:173-8.
[10] Committee on Genetics. ACOG Committee Opinion No. 486: update on carrier screening for cystic fibrosis. Obstet Gynecol. 2011;117:1028-31.
[11] Kerem B, Rommens JM, Buchanan JA, et al. Identification of the cystic fibrosis gene: genetic analysis. Science. 1989;245:1073-80.
[12] Chen EY, Yang N, Quinton PM, Chin WC. A new role for bicarbonate in mucus formation. Am J Phys Lung Cell Mol Phys. 2010;299(4):L542-9.
[13] Garcia M, Abigail S, Ning Y, Quinton PM. Normal mouse intestinal mucus release requires cystic fibrosis transmembrane regulator-dependent bicarbonate secretion. J Clin Invest. 2009;119(9):2613-22.
[14] Guilbault C, Saeed Z, Downey GP, et al. Cystic fibrosis

mouse models. Am J Respir Cell Mol Biol. 2007;36:1-7.
[15] Cystic fibrosis mutation database. Cystic Fibrosis Centre at the hospital for sick children in Toronto http://www.genet.sickkids.on.ca/StatisticsPage.html.
[16] Bobadilla JL, Macek M Jr, Fine JP, et al. Cystic fibrosis: a worldwide analysis of CFTR mutations—correlation with incidence data and application to screening. Hum Mutat. 2002;19:575-606.
[17] Cystic Fibrosis Foundation. Cystic fibrosis foundation patient registry annual data report 2010. Bethesda, MD: Cystic Fibrosis Foundation; 2010.
[18] Blackman SM, Deering-Brose R, McWilliams R, et al. Relative contribution of genetic and non-genetic modifiers to intestinal obstruction in cystic fibrosis. Gastroenterology. 2006;131:1030-9.
[19] Guidelines for the performance of the sweat test for the investigation of cystic fibrosis in the UK v.2. Dr Sarah Heap. Royal College of Paediatrics and Child Health; 2014.
[20] Scotet V, Dugueperoux I, Audrezet MP, et al. Focus on cystic fibrosis and other disorders evidenced in fetuses with sonographic finding of echogenic bowel: 16-year report from Brittany, France. Am J Obstet Gynecol. 2010;203:592.e1-6.
[21] Bahado-Singh R, Morotti R, Copel JA, et al. Hyperechoic fetal bowel: the perinatal consequences. Prenat Diagn. 1994;14:981-7.
[22] Lang I, Daneman A, Cutz E, Hagen P, Shandling B. Abdominal calcification in cystic fibrosis with meconium ileus: radiologic-pathologic correlation. Pediatr Radiol. 1997;27(6):523-7.
[23] Noblett HR. Treatment of uncomplicated meconium ileus by Gastrografin enema: a preliminary report. J Pediatr Surg. 1969;4(2):190-7.
[24] Boyd A, Carachi R, Azmy AF, Raine PA, Young DG. Gastrografin enema in meconium ileus: the persistent approach. Pediatr Surg Int. 1988;3(2-3):139-40.
[25] http://www.mhra.gov.uk/home/groups/spcpil/documents/spcpil/con1484285048304.pdf.
[26] Caniano DA, Beaver BL. Meconium ileus: a fifteen-year experience with forty-two neonates. Surgery. 1987;102(4):699-703.
[27] Copeland DR, Peter SD, Sharp SW, Islam S, Cuenca A, Tolleson JS, Dassinger MS, Little DC, Jackson RJ, Kokoska ER, Smith SD. Diminishing role of contrast enema in simple meconium ileus. J Pediatr Surg. 2009;44(11):2130-2.
[28] Kao SC, Franken EA. Nonoperative treatment of simple meconium ileus: a survey of the Society for Pediatric Radiology. Pediatr Radiol. 1995;25(2):97-100.
[29] Burke MS, Ragi JM, Karamanoukian HL, Kotter M, Brisseau GF, Borowitz DS, Ryan ME, Irish MS, Glick PL. New strategies in nonoperative management of meconium ileus. J Pediatr Surg. 2002;37(5):760-4.
[30] Lutzger LG, Factor SM. Effects of some water-soluble contrast media on the colonic mucosa 1. Radiology. 1976;118(3):545-8.
[31] Hiatt RB, Wilson PE. Celiac syndrome; therapy of meconium ileus, report of eight cases with a review of the literature. Surg Gynecol Obstet. 1948;87(3):317-27.
[32] Rescorla FR, Grosfeld J. Meconium, ileus. Oper Pediatr Surg. 2013;1:433.
[33] Rescorla FJ, Grosfeld JL. Contemporary management of meconium ileus. World J Surg. 1993;17(3):318-25.
[34] Kalayoglu M, Sieber WK, Rodnan JB, Kiesewetter WB. Meconium ileus: a critical review of treatment and eventual prognosis. J Pediatr Surg. 1971;6(3):290-300.
[35] Meeker IA. Acetylcysteine used to liquefy inspissated meconium causing intestinal obstruction in the newborn. Surgery. 1964;56:419-25.
[36] Rubin BK. Mucolytics, expectorants, and mucokinetic medications. Respir Care. 2007;52(7):859-65.
[37] Mushtaq I, Wright VM, Drake DP, Mearns MB, Wood CB. Meconium ileus secondary to cystic fibrosis The East London experience. Pediatr Surg Int. 1998;13(5):365-9.
[38] Steiner Z, Mogilner J, Siplovich L, Eldar S. T-tubes in the management of meconium ileus. Pediatr Surg Int. 1997;12(2):140-1.
[39] Gross RE. The surgery of infancy and childhood: its principles and techniques. Philadelphia: Saunders; 1953.
[40] Bishop HC, Koop CE. Management of meconium ileus: resection, Roux-en-Y anastomosis and ileostomy irrigation with pancreatic enzymes. Ann Surg. 1957;145(3):410.
[41] Santulli TV, Blanc WA. Congenital atresia of the intestine: pathogenesis and treatment. Ann Surg. 1961;154(6):939.
[42] D'Agostino S, Musi L, Fabbro MA, Belloli G. Uncomplicated meconium ileus. Pediatr Surg Int. 1995;10(5): 329-31.
[43] Nagar H. Meconium Ileus-is a single surgical procedure adequate? Asian J Surg. 2006;29(3):161-4.
[44] Karimi A, Gorter RR, Sleeboom C, Kneepkens CM, Heij HA. Issues in the management of simple and complex meconium ileus. Pediatr Surg Int. 2011;27(9):963-8.
[45] Sawyer SM, Taylor R, MacMahon R, Robertson CF. Meconium ileus in cystic fibrosis. Pediatr Surg Int. 1994;9(3):180-4.
[46] Del Pin CA, Czyrko C, Ziegler MM, Scanlin TF, Bishop HC. Management and survival of meconium ileus. A 30-year review. Ann Surg. 1992;215(2):179.
[47] Docherty JG, Zaki A, Coutts JA, Evans TJ, Carachi R. Meconium ileus: a review 1972-1990. Br J Surg. 1992;79(6):571-3.
[48] Caty MG, Escobar MA. Meconium disease. In: Ashcraft's pediatric surgery, vol. 33. Philadelphia: Saunders/Elsevier; 2010. p. 425-38.
[49] Jawaheer J, Khalil B, Plummer T, Bianchi A, Morecroft J, Rakoczy G, Bruce J, Bowen J, Morabito A. Primary resection and anastomosis for complicated meconium ileus: a safe procedure? Pediatr Surg Int. 2007;23(11):1091-3.
[50] British National Formulary. Royal Pharmaceutical Society of Great Britain, and RCPCH Publications Ltd; 2017.
[51] Corey M, McLaughlin FJ, Williams M, Levison H. A comparison of survival, growth, and pulmonary function in patients with cystic fibrosis in Boston and Toronto. J Clin Epidemiol. 1988;41:583-91.
[52] Yen EH, Quinton H, Borowitz D. Better nutritional status in early childhood is associated with improved clinical outcomes and survival in patients with cystic fibrosis. J Pediatr. 2013;162(3):530-5.
[53] Borowitz D, Robinson KA, Rosenfeld M, Davis SD,

Sabadosa KA, Spear SL, Michel SH, Parad RB, White TB, Farrell PM, Marshall BC. Cystic Fibrosis Foundation evidence-based guidelines for management of infants with cystic fibrosis. J Pediatr. 2009;155(6):S73-93.
[54] Borowitz D, Baker RD, Stallings V. Consensus report on nutrition for pediatric patients with cystic fibrosis. J Pediatr Gastroenterol Nutr. 2002;35:246-59.
[55] Sinaasappel M, Stern M, Littlewood J, Wolfe S, Steinkamp G, Heijerman HG, Robberecht E, Döring G. Nutrition in patients with cystic fibrosis: a European consensus. J Cyst Fibros. 2002;1(2):51-75.
[56] Holliday KE, Allen JR, Waters DL, Gruca MA, Thompson SM, Gaskin KJ. Growth of human milk-fed and formula-fed infants with cystic fibrosis. J Pediatr. 1991;118(1):77-9.
[57] Walkowiak J, Nousia-Arvanitakis S, Henker J, Stern M, Sinaasappel M, Dodge JA. Indirect pancreatic function tests in children. J Pediatr Gastroenterol Nutr. 2005;40(2):107-14.
[58] Durie PR, Newth CJ, Forstner GG, Gall DG. Malabsorption of medium-chain triglycerides in infants with cystic fibrosis: correction with pancreatic enzyme supplement. J Pediatr. 1980;96:862-4.
[59] Stallings VA, Stark LJ, Robinson KA, Feranchak AP, Quinton H, on Growth CP, Ad Hoc Working Group. Evidence-based practice recommendations for nutritionrelated management of children and adults with cystic fibrosis and pancreatic insufficiency: results of a systematic review. J Am Diet Assoc. 2008;108(5):832-9.
[60] Borowitz DS, Grand RJ, Durie PR. Use of pancreatic enzyme supplements for patients with cystic fibrosis in the context of fibrosing colonopathy: consensus committee. J Pediatr. 1995;127:681-4.
[61] Smyth RL, van Velzen D, Smyth AR, Lloyd DA, Heaf DP. Strictures of ascending colon in cystic fibrosis and high-strength pancreatic enzymes. Lancet. 1994;343:85-6.
[62] Schwarzenberg SJ, Wielinski CL, Shamieh I, Carpenter BL, Jessurun J, Weisdorf SA, Warwick WJ, Sharp HL. Cystic fibrosis-associated colitis and fibrosing colonopathy. J Pediatr. 1995;127(4):565-70.
[63] FitzSimmons SC, Burkhart GA, Borowitz D, Grand RJ, Hammerstrom T, Durie PR, Lloyd-Still JD, Lowenfels AB. High-dose pancreatic-enzyme supplements and fibrosing colonopathy in children with cystic fibrosis. N Engl J Med. 1997;336(18):1283-9.
[64] Ozcelik U, Goeman A, Niper N, Coskun T, Yilmaz E, Ozgue M. Sodium chloride deficiency in cystic fibrosis patients. Eur J Pediatr. 1994;153:829-31.
[65] Heine RG, Button BM, Olinsky A, Phelan PD, Catto-Smith AG. Gastro-oesophageal reflux in infants under 6 months with cystic fibrosis. Arch Dis Child. 1998;78(1):44-8.
[66] Flume PA, Robinson KA, O'Sullivan BP, Finder JD, Vender RL, Willey-Courand DB, White TB, Marshall BC, Clinical Practice Guidelines for Pulmonary Therapies Committee. Cystic fibrosis pulmonary guidelines: airway clearance therapies. Respir Care. 2009;54(4):522-37.
[67] McCool FD, Rosen MJ. Nonpharmacologic airway clearance therapies: ACCP evidence-based clinical practice guidelines. Chest J. 2006;129(1_suppl):250S-9S.
[68] Hardy KA, Schidlow DV, Wolfson MR, Shaffer TH. Mechanics and energetics of breathing in newly diagnosed infants with cystic fibrosis: effect of combined bronchodilator and chest physical therapy. Pediatr Pulmonol. 1989;6(2):103-8.
[69] Maayan CH, Bar-Yishay E, Yaacobi T, Marcus Y, Katznelson D, Yahav Y, Godfrey S. Immediate effect of various treatments on lung function in infants with cystic fibrosis. Respiration. 1989;55(3):144-51.
[70] Phillips GE, Pike SE, Rosenthal M, Bush A. Holding the baby: head downwards positioning for physiotherapy does not cause gastro-oesophageal reflux. Eur Respir J. 1998;12(4):954-7.
[71] Button BM, Heine RG, Catto-Smith AG, Phelan PD, Olinsky A. Postural drainage and gastro-oesophageal reflux in infants with cystic fibrosis. Arch Dis Child. 1997;76(2):148-50.
[72] Colombo C, Ellemunter H, Houwen R, Munck A, Taylor C, Wilschanski M. Guidelines for the diagnosis and management of distal intestinal obstruction syndrome in cystic fibrosis patients. J Cyst Fibros. 2011;10:S24-8.
[73] El-Chammas KI, Rumman N, Goh VL, Quintero D, Goday PS. Rectal prolapse and cystic fibrosis. J Pediatr Gastroenterol Nutr. 2015;60(1):110-2.
[74] Curry MP, Hegarty JE. The gallbladder and biliary tract in cystic fibrosis. Curr Gastroenterol Rep. 2005;7(2):147-53.
[75] Ahmad A, Ahmed A, Patrizio P. Cystic fibrosis and fertility. Curr Opin Obstet Gynecol. 2013; 25(3):167-72.
[76] Escobar MA, Grosfeld JL, Burdick JJ, Powell RL, Jay CL, Wait AD, West KW, Billmire DF, Scherer LR, Engum SA, Rouse TM. Surgical considerations in cystic fibrosis: a 32-year evaluation of outcomes. Surgery. 2005;138(4):560-72.
[77] Carlyle BE, Borowitz DS, Glick PL. A review of pathophysiology and management of fetuses and neonates with meconium ileus for the pediatric surgeon. J Pediatr Surg. 2012;47(4):772-81.

第 20 章　胃肠道重复畸形

Gastrointestinal Tract Duplications

Carmelo Romeo　Patrizia Perrone　Pietro Antonuccio　著
韩金宝　译

胃肠道重复畸形（gastrointestinal tract duplications，GTD）是罕见的先天性异常，可发生在从口腔到肛门的胃肠道任何部位，但小肠最常见。Calder 于 1733 年首次使用“肠道重复畸形”这一术语，随后 Fitz 于 1884 年使用该术语，但直到 1937 年 Ladd 推广该术语并在 1953 年由 Gross 进一步分类[1-3]后才被广泛使用。

GTD 的发生率为 1/（4500～12 500）[4]，最近的研究报道称，重复畸形在男性中更常见[5]。它们可以出现在任何年龄，但 80% 的病例是出生后 2 年内发现的，这些病例的大多数是在出生后的 3 个月内，而且很大一部分病例是在产前诊断发现[6, 7]。

GTD 分布显示，最常见的位置是中肠（超过 64%）。据文献报道，这些重复大多位于回肠末端，但最近 Rattan 等报道了 17 名新生儿的病例研究，发现涉及肠道重复的主要部位是回肠中部，而不是回肠末端[5]。

一、病因

目前由各种理论来解释这些病变的起源，但没有一个能够充分解释所有肠道重复畸形。原始前肠产生咽及其衍生物、呼吸道（气管和肺）、食管、胃和十二指肠，直至 Vater 壶腹水平。没有单一的胚胎学理论可以解释标题所指的“胃肠重复畸形”涵盖的异常范围。分裂脊索理论是对一些消化道和脊柱异常（如神经肠管）的强有力解释，但不能解释所观察到的全部病变谱。作为近轴器官发生的组织者，脊索似乎在前肠发育中起着关键作用。有一些证据表明，脊索对 *sonic hedgehog* 基因的表达改变会影响 Shh-GLi 信号通路，并可能导致一系列支气管肺、消化道和相关异常[8]。似乎囊性重复畸形继发于分裂脊索机制的改变，而管状重复畸形可能继发于部分孪生的胎儿。根据分裂脊索理论，在胚胎生命早期，神经肠管形成，连接原始神经管和发育中的肠道。在神经肠管闭合期间，从椎管内到胸腔和腹腔的任何地方都可能留下发育中的肠道残余物。

根据不完全孪生理论，最常见的重复畸形类型涉及结肠、直肠和肛门重复的后肠。Bremer 的不完全再通理论也被考虑在内；据此，畸形发生在肠道的再通阶段，形成一个长的连续管道。此过程中的畸形可能会留下由肠道残余物和正常肠道组成的囊性结构。这些重复畸形通常是囊性结构[9]。最后，Mellish 和 Koop 在文献中报道不同妊娠期内胎儿发育的环境压力（创伤和缺氧）可能是导致重复畸形的原因。

囊性重复畸形可能与脊髓和脊椎异常有关，而管状重复可能与泌尿道、脊柱和中枢神经系统异常有关。GTD 可能发生在前肠正常分裂为呼吸道和食管结构的过程中，因此可能包含呼吸道成分，如软骨和支气管上皮（支气管囊肿），食管成分，如平滑肌或横纹肌和鳞状上皮（食管重复畸形），或两者都有（前肠重复）[7]。

二、病理

GTD 可以是单一、多发或复杂的，并且可以根据形态分为囊性畸形或管状畸形，并且与胃肠道紧密附着，具有一层平滑肌和类似于某些部分的上皮附着组成的胃肠道（异位胃黏膜、胰腺组织和呼吸道纤毛上皮）。它们位于肠管的系膜缘，共用肌层和血管轴，但具有不同的黏膜且多数重复畸形与相邻肠管是不通的[10]。

最常见的重复畸形通常是囊性的（80%），位于小肠或大肠的肠系膜缘（64%）。

食管重复畸形周围有双层平滑肌的囊肿，内衬消化道（鳞状或肠）上皮，并以食管旁或壁内的方式附着在食管上[11]。

胃重复畸形通常是单个的囊肿，通常不与胃腔相通。组织学上，囊壁可由黏膜、上皮下结缔组织、一层平滑肌和外层纤维囊组成。黏膜通常衬有典型的胃小凹上皮，但大部分囊壁衬有假复层柱状纤毛上皮。有时也可以有小肠或结肠黏膜。胃重复畸形的囊肿也可能含有纤毛细胞、蛋白质碎片、晶体形成或吞噬的组织细胞。支气管重复畸形的囊肿内衬有呼吸道上皮（通常为纤毛假复层柱状），其囊壁中可能含有软骨 / 支气管腺体。支气管重复畸形的囊肿也可以包含一层或多层平滑肌组织。大多数位于气管支气管树周围的纵隔或肺实质内。

小肠重复畸形的囊肿可能与所有三种小肠亚型相关：十二指肠、空肠和回肠。一般来说，小肠重复畸形的囊壁可以包含两个黏膜层，共用肌层。更具体地说，十二指肠重复畸形囊肿由黏膜下层、固有肌层、十二指肠上皮衬里与胃肠道的紧密附着组成。空肠重复畸形囊肿由黏膜下层和固有肌层组成，内衬空肠黏液腺。同样，回肠重复畸形囊肿由黏膜下层和固有肌层组成，内衬回肠黏液腺，可包含异位胃黏膜。

在 33% 的结肠重复畸形囊肿中可发现异位胃黏膜；这些囊肿可包含多层肠壁，包括黏膜、黏膜下层和固有肌层。它们可以包含至少一个具有内层胃肠黏膜及外部肌肉层。结肠重复畸形囊肿还可以包含完整的平滑肌层，并且结肠的共同壁和纤维化组织、炎性细胞、淋巴聚集体、坏死和钙化密切相关。约 10% 的患者出现多重重复畸形。多达 30% 的胸或胸腹重复畸形患者在膈下有额外的重复。

有些病例与正常胃肠道之间缺乏解剖关联，它们被称为孤立性肠重复畸形（isolated enteric duplication cysts，IEDC）。孤立性肠重复畸形囊肿的病因可能是产前血管意外、扭转或异位肿瘤。这种类型的肿瘤包括舌、胸膜腔、肝脏、胰腺、胆管树和腹膜后的部位。文献中仅 17 例描述腹膜后孤立性肠重复畸形囊肿，其中许多囊肿具有单房或多房形状[12]。

三、临床表现

症状通常与年龄、部位、大小有关；事实上，临床表现非常多样化，并且常与其他腹腔内疾病相似，因此对儿童外科医生在术前做出临床诊断提出了巨大挑战。

口腔和食管病变可引起皮疹、因支气管或肺受压而引起的呼吸窘迫、咳嗽、发绀、胸骨后疼痛和吞咽困难的占位效应，当存在异位胃黏膜时还会引起出血和消化性溃疡。中肠纵隔囊肿通常与椎体异常有关，如椎体融合、脊柱侧弯、前后脊柱裂、脊髓裂和椎体缺失[13]。胃肠道重复畸形可能导致恶心、呕吐、梗阻、出血或穿孔[14, 15]。在回肠和空肠重复畸形中，最常见的症状是可触及的肿块、腹胀、疼痛和出血。结肠和直肠重复畸形大多伴有便秘和出血[4]。在少数情况下，相邻的囊性肿块可能会导致肠套叠和肠扭转的发生。Jehangir 等还描述了一些特殊的表现，如无法解释的新生儿回肠重复畸形穿孔导致的持续性代谢性酸中毒、排尿困难和血尿综合征，归因于腹膜后重复畸形婴儿的囊肿中存在胃黏膜和异常的直肠重复畸形中的阴道出血[16]。

四、诊断

通常用于研究GTD的成像方式是超声、腹部X线、钡灌肠、CT和MRI，因为它们有助于确定重复畸形的解剖边界[17]。鉴于存在大范围的解剖变异性，GTD表征并不是单一出现。腹腔内胎儿囊肿要考虑的鉴别诊断包括神经源性囊肿、前脊髓脊膜膨出、肠系膜囊肿、胆总管囊肿和卵巢囊肿。1984年，Van Dam通过超声首次报道了在妊娠20周的GTD[18]。从此以后当超声检查有“双壁”征和持续的肠管蠕动的两个典型超声征象就提示为GTD[19, 20]。

事实上，在妊娠中期或晚期，超声检查显示腹内囊性肿块可能怀疑GTD[21]，典型的“双壁”征象特征为与黏膜–黏膜下层相关的高回声内黏膜层，以及反映固有肌层的外围低回声层。重复畸形的囊肿内可能含有黏稠物质、分隔、液平和碎屑，它们也可能含有脱落的纤毛簇，这可能是诊断性的。此外，重复畸形囊肿可能有蠕动，表现为环状收缩，囊壁同心收缩。肠旁囊肿的蠕动是重复畸形的特异性表现，可以作为诊断特征[11]。然而，产前诊断通常很困难，超声只能识别20%～30%的病变[22]。当在超声检查中发现胎儿GTD（或任何其他畸形）时，产前MRI检查和超声心动图是必不可少的。

随着胎儿MRI技术的进步，在描绘胎儿解剖结构时MRI比超声更加准确[23]。在胎儿MRI上，GTD在T_2加权图像上表现为高信号，在T_1加权图像上表现为低信号。尽管如此，超声仍被认为是首选的成像方式，可实现快速的产后治疗策略，降低潜在并发症的风险[24, 25]。

对比研究表明，具有肿块效应的黏膜下肿块延伸到胃肠道内腔。不常规使用CT和MRI，但在食管、十二指肠和直肠重复等疑难病例中MRI非常有用。在怀疑存在异位胃黏膜的情况下，可以使用^{99m}Tc高锝酸钠进行放射性核素扫描[5]。

五、治疗

在无症状患者中，尽管由于GTD可能导致恶变，但手术切除是有争议的。有内镜超声监测稳定的重复畸形囊肿的病例报道，这可能是一种合适的门诊随访方法，如果患者出现症状，可以考虑手术切除。无论如何，在我们更多地了解与恶性变性相关的时间过程和危险因素之前，无症状的重复畸形囊肿手术与非手术治疗可能仍然存在争议。

手术方法取决于重复畸形的位置和类型，而不是重复畸形的大小。从治疗的角度来看，手术切除是大多数有症状病例的治疗选择。在无症状患者中，应进行手术治疗以避免并发症，如溃疡或穿孔或肿瘤变性，尽管一些作者更喜欢保守的态度。手术治疗涉及开放和微创技术，具体取决于外科医生的经验、病变位置。

首先，腹腔镜和胸腔镜仅起探查作用，旨在确定病变的位置和性质；如今，可以通过纯腹腔镜/胸腔镜或腹腔镜/胸腔镜辅助方法切除病变[26]。如果剜除术影响剩余肠道的血供，建议进行完整切除术，然后进行端对端吻合。

（一）食管重复畸形

面对纵隔囊肿，胸腔镜手术切除是主要的治疗手段。但当存在食管或椎体连接处或大囊肿或没有胸腔镜专业知识时，可采用开胸手术；特别是可以切除大的食管重复畸形，保留食管黏膜完整并闭合左侧肌肉缺损（图20–1）。另一种治疗策略是对无症状个体进行观察。事实上，一些作者，如Versleijen，认为切除无症状的囊性病变会导致长期并发症，如胃灼热、食管炎和胃食管反流，并可能导致高达1%的死亡率。Versleijen等描述了一个病例，其中1例直径为1.1～4.1cm的无症状食管重复畸形患者的囊肿被随访13年，常规内镜超声未显示囊肿生长[27]。

（二）胃重复畸形

胃重复畸形占所有GTD的4%～9%[28]。与其他重复畸形不同，女性发生较多。它们通常是

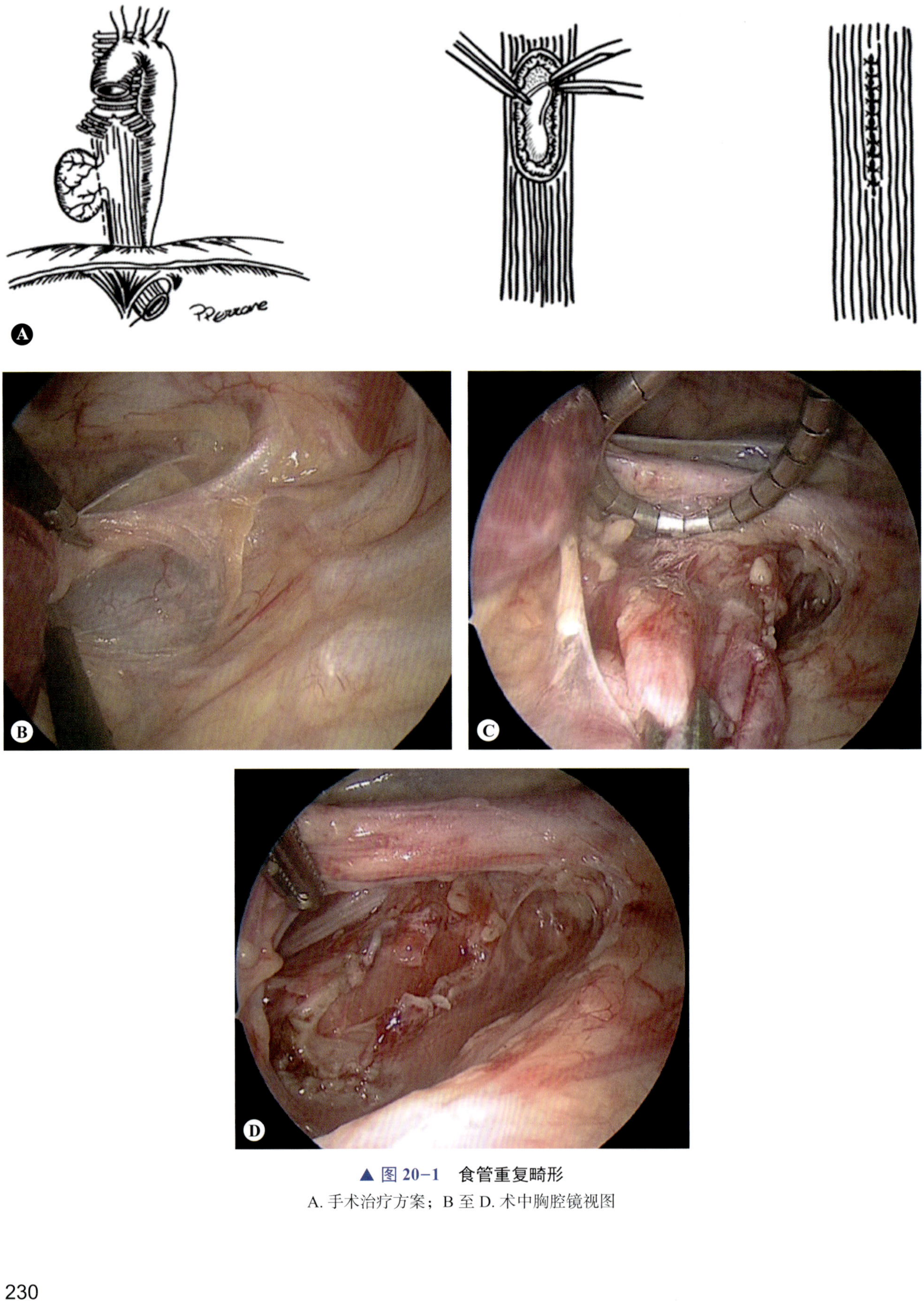

▲ 图 20-1　食管重复畸形

A. 手术治疗方案；B 至 D. 术中胸腔镜视图

单一的，并且通常不与胃腔相通。大多数胃重复畸形或幽门的重复畸形可以通过囊肿去顶和浆肌层修补来完成。小的胃重复畸形可以简单切除胃边缘，然后进行双层胃缝合（图 20–2）；大的或者复杂的重复可能需要部分胃切除术。

（三）支气管重复畸形

大多数支气管重复畸形的囊肿位于气管支气管树周围的纵隔或肺实质内。在治疗方面，手术切除是有症状病例的首选治疗方法。在无症状病例中，由于并发症或恶性肿瘤的发生非常罕见，尽管其中许多病变可以一直随访并没有任何症状出现，但仍然建议进行手术切除[29]。

（四）胰腺重复畸形

GTD 中最罕见的是胰腺，文献中仅报道了少数病例。在解剖学上，胰头是最常见的部位（51%），其余部位平均分布在胰体和胰尾。手术时，冰冻切片上存在平滑肌层，可将胰腺重复畸形与假性囊肿区分开来。治疗范围从囊肿切除术到更复杂的手术，包括胰腺空肠吻合术、胰十二指肠切除术或部分胰腺切除术，具体取决于位置。

（五）小肠重复畸形

小的囊性肠重复畸形可以通过腹腔镜方法与相邻肠管简单的切除（图 20–3）。由于重复畸形的肠道位于肠系膜侧，因此不可能在不影响邻近正常肠道的血液供应的情况下切除它们。除非认为切除过多的相邻肠管对患者是有利的，才可以切除长的管状重复畸形。这些病例中可以打开重复畸形的浆肌层，并且可以从重复畸形的整个肠管中剥离黏膜（图 20–4）。可以在裸露的上皮区域切除和闭合浆肌层。可以只切除重复畸形与肠道相通的区域。或者，可以将重复畸形的肠管和相邻的肠管进行长段吻合，以确保肠管通畅。治疗原则包括保留正常肠管、黏膜切除术、内引流和分期手术，以便为每个孩子实现最佳结果。

（六）结肠重复畸形

结肠重复畸形的治疗取决于不同的类型和程度。重复畸形通过切除和吻合来处理（图 20–5）。有时可以切除小的囊性重复畸形。管状重复畸形通常更具挑战性。对于有症状的管状重复畸形，首选切除。如果认为切除过于激进，则可以在结肠重复畸形和正常结肠之间建立远端通道以缓解梗阻。对于无症状且具有远端交通的大的管状重复畸形，使用大便软化剂进行保守治疗是合适的。

（七）直肠重复畸形

治疗方法多种多样，通过经肛门入路的袋状

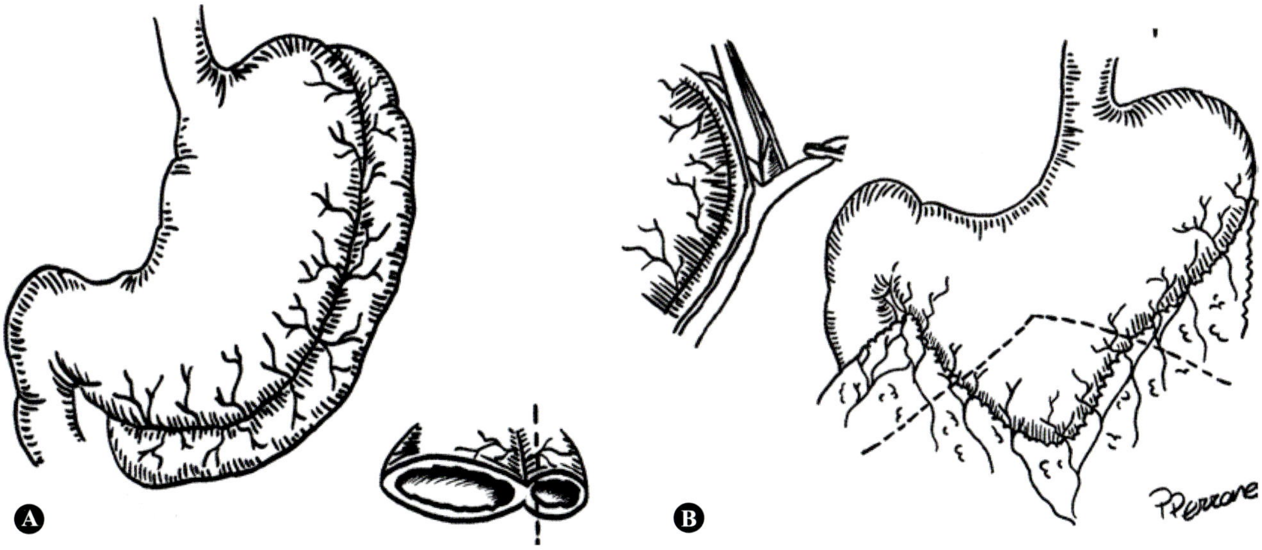

▲ 图 20–2　胃重复畸形（手术治疗方案）

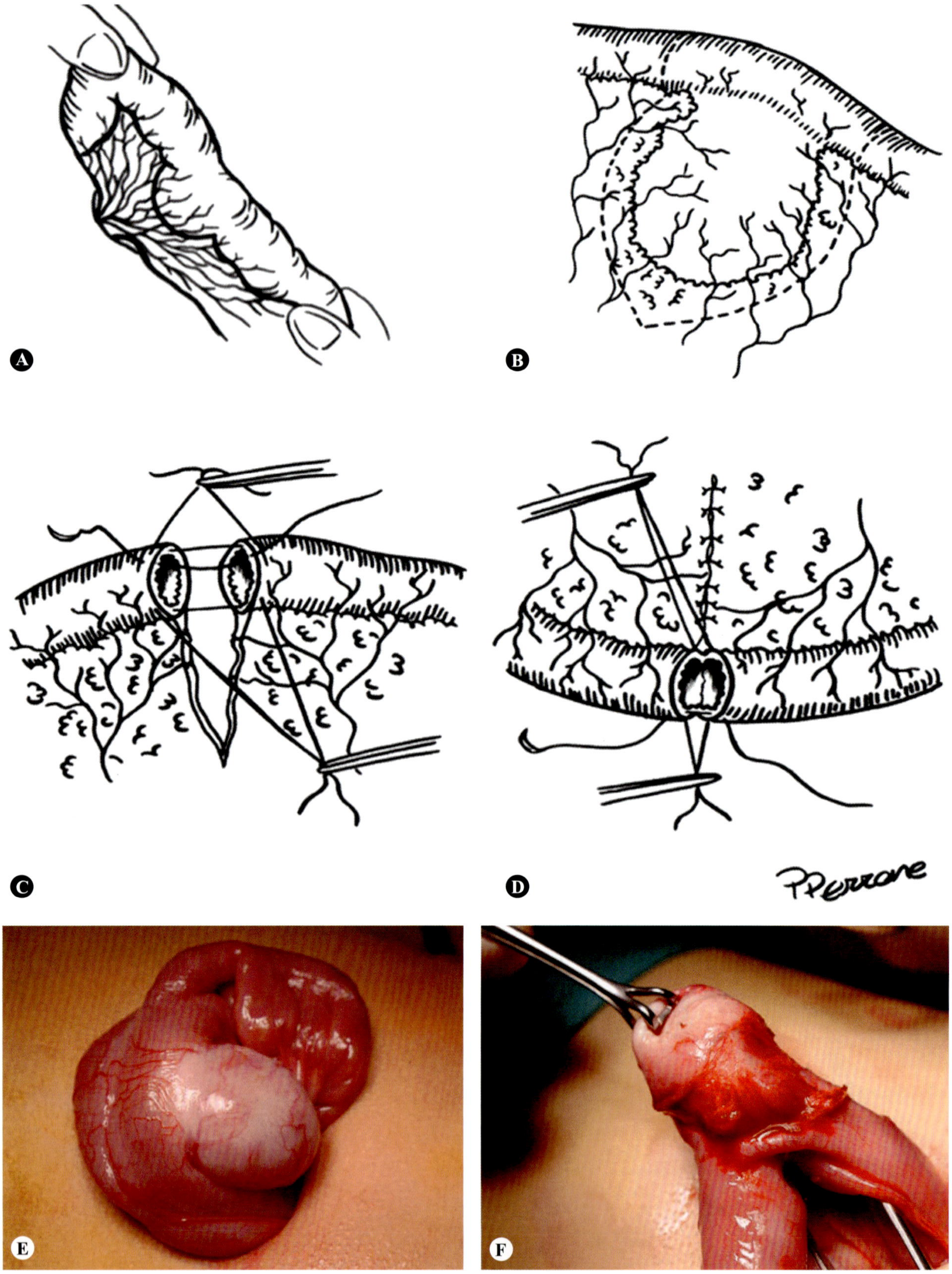

▲ 图 20-3　小肠重复畸形

A 至 D. 手术治疗方案；E 和 F. 术中情况

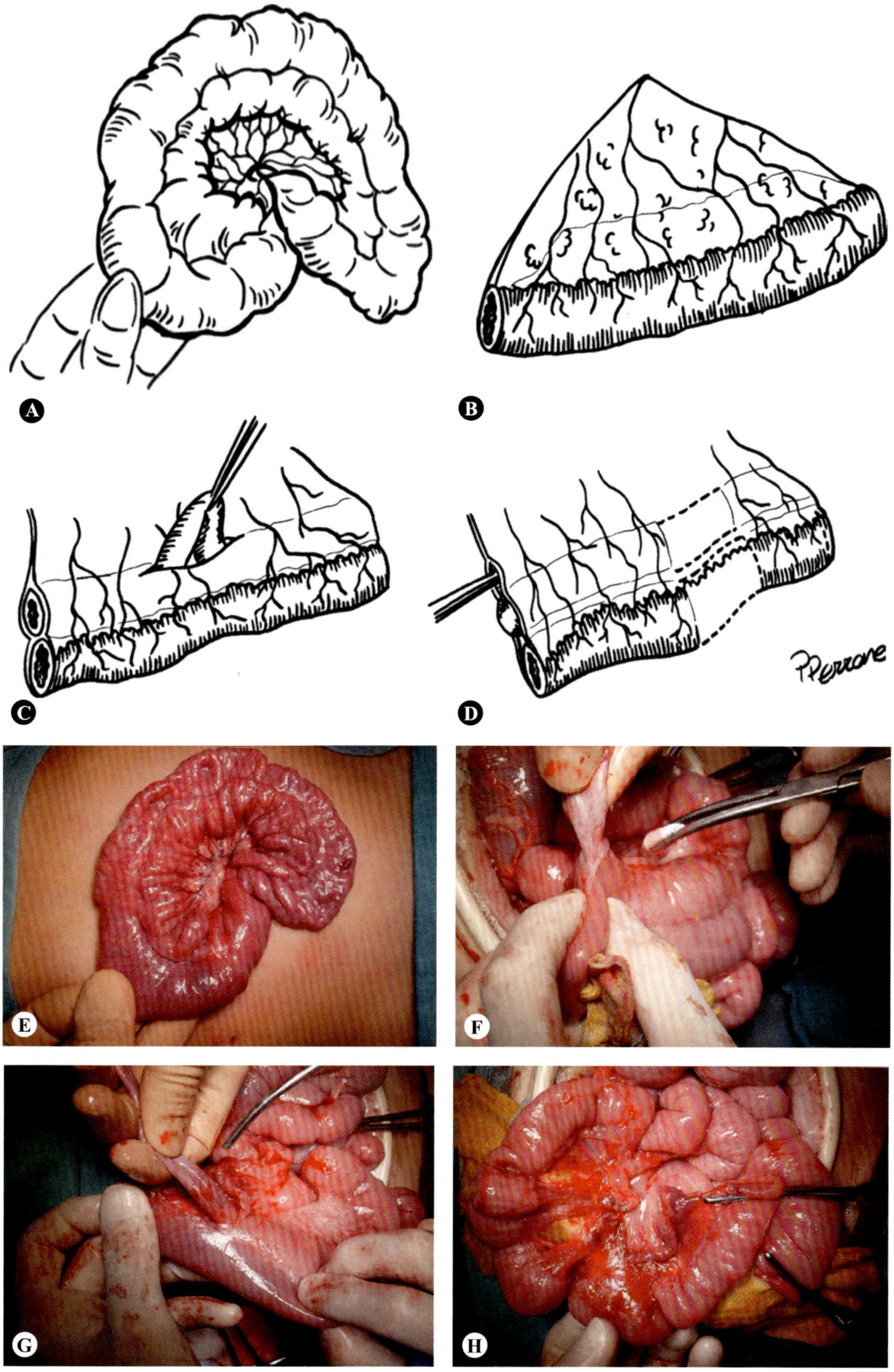

▲ 图 20-4　长管状肠重复畸形

A 至 D. 手术治疗方案；E 至 H. 术中情况

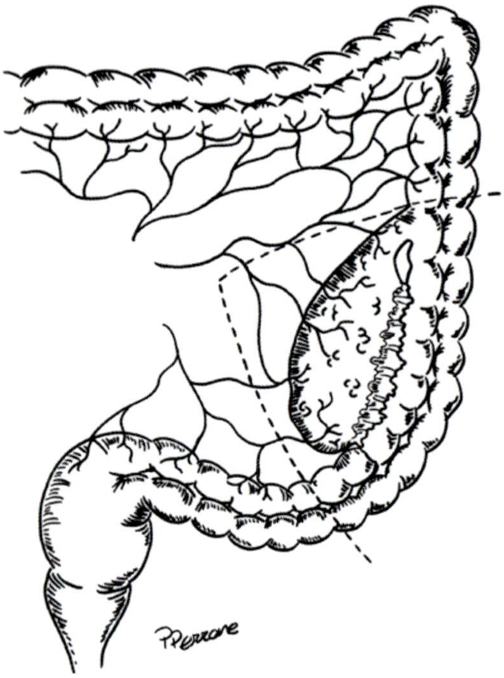

▲ 图 20-5 结肠重复畸形(治疗方案)

治疗、在重复畸形和直肠之间分离隔膜或使用后矢状入路切除。一些患者可能需要进行结肠造口术。回肠和结肠管状重复畸形的长度和复杂性各不相同[30]。

(八)并发症

肠重复畸形的潜在并发症很多，并且可能是致命的。疼痛是最常见的形式之一。由于分泌物的积累，通常归因于重复畸形肠管内部压力的增高。肠套叠是另一种以重复畸形作为起始点的并发症。也有因邻近肠道外在受压而导致肠梗阻的报道。然而，最危险的并发症可能是与胃黏膜存在相关的并发症，如溃疡、穿孔和出血。最后，无论黏膜类型和解剖位置如何，肠重复畸形的黏膜都可能发生恶性变化[31]。

文献报道，1955—2012 年，有 67 例重复畸形发生恶性肿瘤，包括食管（6 例）、胃（10 例）、小肠（19 例）[十二指肠（3 例）、空肠（3 例）、回肠（12 例）、未描述（1 例）]、阑尾（1 例）和大肠（31 例）[盲肠（5 例）、结肠（13 例）和直肠（13 例）]；其中 39 个病例发生在 1990—2012 年。年龄跨度为 12—88 岁，但大多数患者年龄为 40—60 岁[32]。虽然肠道重复畸形最常发生在小肠，但与其他部位（尤其是结直肠）相比，大肠重复畸形引起的肿瘤发生率更高[33]。也有关于在十二指肠和胃的重复畸形中发生癌变的报道。在结肠直肠部位发现女性比男性为 3∶1。如果在肠重复畸形中发现任何异常的固体成分或血清 CEA 或 CA19-9 水平升高，则应怀疑发生恶变。事实上，虽然 CA19-9 与恶性肿瘤没有明显的相关性，但已经报道了 CA19-9 水平在结直肠癌中的预后价值，并且可能对肠道重复畸形的诊断和管理更具有敏感性。更多的作者认为，CEA 的血清水平可以作为预测由 GTD 引起的肿瘤进展的有价值的指标。

重复畸形的囊肿中出现的癌包括类癌、鳞状细胞癌和常见的腺癌。

由于具有非特异性症状的罕见表现，肿瘤通常在＞4cm 时被诊断出来，因此更具侵袭性，并且处于转移性疾病的晚期[32]。如果在小肠重复畸形中发现恶变，应考虑淋巴结转移率高。很少进行根治性切除。一旦发生恶性变化，预后通常很差（表 20-1 至表 20-3）[25]。

表 20-1 近 25 年（1990—2015 年）胃肠道重复畸形病例

作 者	年 份	患者人数
Rattan 等	2017 年	17（2001—2015 年）
Erginel 等	2016 年	40（1990—2015 年）
Jehangir 等	2015 年	35（2003—2014 年）
Okur 等	2014 年	32（2000—2013 年）
Haifen 等	2012 年	39/67（1990—2012 年）
Lima 等	2012 年	22（1995—2010 年）
Laje 等	2010 年	18（2001—2009 年）
Schalamon 等	2000 年	12（1989—1999 年）

表 20-2 性别、部位和形态重复畸形的数值特征

第一作者	n.D-n.Pz	女 - 男	胸 - 腹	食 管	胃	十二指肠	空肠 - 回肠	盲 肠	冒 号	直 肠	形态学
Rattan, 2017[5]	18–17	4–13		/	1	2	0–13	1	1	/	18 囊性
Erginel, 2016[34]	40	12–28		2	2	3	3–21	4	5	/	40 囊性
Jehangir, 2015[16]	38–35	11–24	3+1[a]	6[b]	3	1	0–17	/	6	1	22 囊性 –16 管状
Okur, 2014[4]	32	23–9	2	1	2	5	3–11	2+2[d]	3	1	25 囊性 –7 管状
Haifen, 2012[32]	39	24–15		4	5	2	3–10[c]	3	6	6	6 管状 –33 囊性
Lima, 2012[35, 36]	22	6–16		6	3	/	0–10	/	2	1	20 囊性 –2 管状
Laje, 2010[10]	18	8–10		/	3	4	0–10	/	/	/	囊性
Schalamon, 2000[14]	13–12	未描述		/	3	1	2–6	/	/	1	未描述

过去 25 年（1990—2015 年）的胃肠道重复病例系列 [b]
n. D. 重复数；n.Pz 患者数
a. 其他
b. 6 个是纵隔
c. 所描述的 10 个中有 1 个位于阑尾，1 个位于小肠
d. 2 个重复畸形位于阑尾

表 20-3　以形态、性别和定位重复畸形的百分比（220 例）

形态	囊性	80%
	管状	14%
	形态学未描述	6%
性别	女性	40%
	男性	52%
	性别未描述	8%
定位重复畸形	前肠	25（45%）
	中肠	64（10%）
	后肠	10（45%）

参考文献

[1] Fitz RH. Persistent omphalomesenteric remains: their importance in the causation of intestinal duplication, cyst formation and obstruction. Am J Med Sci. 1884;88:30-57.
[2] Ladd WE. Duplications of the alimentary tract. South Med J. 1937;30:363.
[3] Gross RE. Duplications of the alimentary tract. In: The surgery of infancy and childhood. Philadelphia, PA: Saunders; 1953. p. 221-45.
[4] Okur MH, Arslan MS, Arslan S, Aydogdu B, Turkcu G, Goya C, et al. Gastrointestinal tract duplications in children. Eur Rev Med Pharmacol Sci. 2014;18:1507-12.
[5] Rattan KN, Bansal S, Dhamija A. Gastrointestinal duplication presenting neonatal intestinal obstruction: an experience of 15 years at tertiary care centre. J Neonatal Surg. 2017;6:5.
[6] Master VV, Woods RH, Morris LL, Freeman J. Gastric duplication cyst causing gastric outlet obstruction. Pediatr Radiol. 2004;34:574-6.
[7] Somme S, Langer JC. Duplications of the alimentary tract. In: Operative pediatric surgery - Spitz, vol. 52. 2013. p. 458-68.
[8] Azzie G, Beasley S. Diagnosis and treatment of foregut duplications. Semin Pediatr Surg. 2003;12:46-54.
[9] Arensman RM, Bambini DA, Almond PS. Gastrointestinal duplications and mesenteric cysts. Pediatr Surg Landes Biosci. 2000;63:278-81.
[10] Laje P, Flake AW, Adzick NS. Prenatal diagnosis and postnatal resection of intraabdominal enteric duplications. J Pediatr Surg. 2010;45(7):1554-8.
[11] Liu R, Adler DG. Duplication cysts: diagnosis, management, and the role of endoscopic ultrasound. Endosc Ultrasound. 2014;3:152-60.
[12] Momosaka D, Ushijima Y, Nishie A. A retroperitoneal isolated enteric duplication cyst mimicking a teratoma: a case report and literature review. Case Rep Radiol. 2016;2016:6976137.
[13] Carachi R, Azmy A. Foregut duplications. Pediatr Surg Int. 2002;18(5-6):371-4.
[14] Schalamon J, Schleef J, Hollwarth ME. Experience with gastro-intestinal duplications in childhood. Langenbecks Arch Surg. 2000;385:402-5.
[15] Karnak I, Ocal T, Senocak ME, Tanyel FC, Buyukpa-Mukcu N. Alimentary tract duplications in children: report of 26 years' experience. Turk J Pediatr. 2000;42:118-25.
[16] Jehangir S, Ninan PJ, Jacob TJ, Eapen A, Mathai J, Thomas RJ, Karl S. Enteric duplication in children: experience from a tertiary center in South India. J Indian Assoc Pediatr Surg. 2015;20:174-8.
[17] MacPherson RI. Gastrointestinal tract duplications: clinical, pathologic, etiologic, and radiologic considerations. Radiographics. 1993;13:1063-80.
[18] Van Dam LJ, de Groot CJ, Hazebroek FW, et al. Case report. Intrauterine demonstration of bowel duplication by ultrasound. Eur J Obstet Gynecol Reprod Biol. 1984;18(4):229-32.
[19] Segal SR, Sherman NH, Rosenberg HK, et al. Ultrasonographic features of gastrointestinal duplications. J Ultrasound Med. 1994;13:863-70.
[20] Kangarloo H, Sample WF, Hansen G, et al. Ultrasonic evaluation of abdominal gastrointestinal tract duplication in children. Radiology. 1979;131:191-4.
[21] Puligandla PS, Nguyen LT, St-Vil D, et al. Gastrointestinal duplications. J Pediatr Surg. 2003;38(5): 740-4.
[22] Aepala BR, Reddy Bellary MM, Chitnemi M. Intestinal obstruction due to ileal duplication cyst and malrotation in a preterm neonate. J Neonatal Surg. 2015;4(4):48.
[23] Quinn TM, Hubbard AM, Adzick NS. Prenatal magnetic

resonance imaging enhances fetal diagnosis. J Pediatr Surg. 1998;33(4):553-8.
[24] Barr LL, Hayden CK Jr, Stransberry SD, Swischuk LE. Enteric duplication cysts in children: are their ultrasonographic wall characteristics diagnostic? Pediatr Radiol. 1990;20:326-8.
[25] Blank G, Königsrainer A, Sipos B, Ladurner R. Adenocarcinoma arising in a cystic duplication of the small bowel: case report and review of literature. World J Surg Oncol. 2012;10:55.
[26] Lima M, Randi B, Maffi M, Destro F. Intestinal duplications. In: Pediatric endoscopic and minimally invasive surgery. Bologna: Clueb; 2013. p. 241-52.
[27] Versleijen MW, Drenth JP, Nagengast FM. A case of esophageal duplication cyst with a 13-year follow-up period. Endoscopy. 2005;37:870-2.
[28] Wang B, Hunter WJ, Bin-Sagheer S, et al. Rare potential pitfall in endoscopic ultrasound-guided fine needle aspiration biopsy in gastric duplication cyst: a case report. Acta Cytol. 2009;53:219-22.
[29] Sirivella S, Ford WB, Zikria EA, et al. Foregut cysts of the mediastinum. Results in 20 consecutive surgically treated cases. J Thorac Cardiovasc Surg. 1985;90:776-82.
[30] Scott J, Keckler MD. Alimentary tract duplications, chap 40. In: Ashcraft's pediatric surgery. Philadelphia: Saunders/Elsevier; 2010. p. 517-25.
[31] Adair HM, Trowell JE. Squamous cell carcinoma arising in a duplication of the small bowel. J Pathol. 1981;133(1): 25-31.
[32] Ma H, Xiao W, Li J, Li Y. Clinical and pathological analysis of malignancies arising from alimentary tract duplications. Surg Oncol. 2012;21:324-30.
[33] Ribaux C, Meyer P. Adenocarcinoma in an ileal duplication. Ann Pathol. 1995;15(6):443-5.
[34] Erginel B, Soysal FG. Enteric duplication cysts in children: a single-institution series with forty patients in twenty-six years. World J Surg. 2016;16:3742-4.
[35] Lima M, Molinaro F, Ruggeri G, Gargano T, Randi B. Role of mini-invasive surgery in the treatment of enteric duplications in paediatric age: a survey of 15 years. Pediatr Med Chir. 2012;34(5):217-22.
[36] Lima M, Randi B, Tursini S, Destro F. Thoracic foregut duplications. In: Pediatric endoscopic and minimally invasive surgery. Bologna: Clueb; 2013. p. 79-89.

第 21 章　肠系膜和网膜囊肿

Mesenteric and Omental Cysts

Mario Lima an　Neil Di Salvo　著
邢国栋　译

肠系膜囊肿的定义是位于肠系膜并可能延伸或不延伸到腹膜后的任何囊肿。组织学上，根据囊肿的胚胎起源，囊壁内表面有可识别的上皮（立方 / 柱状）、内皮或间皮。根据这个定义，最常见的位于小肠或大肠的囊肿型肠重复畸形可能是该疾病的一部分。但是，我们本章将它们用于鉴别诊断。此外，在本章中，我们只探讨新生儿或婴儿期的囊肿，即先天性囊肿。在年龄较大的儿童和成人中，确实存在其他后天性囊肿，这些疾病具有传染性（如包虫囊肿）和肿瘤性（如畸胎瘤）病因，因此被排除在此范围之外。

肠系膜囊肿位于肠系膜的任何地方，通常与肠管关系密切，也可能从肠系膜底部延伸到腹膜后。最常见的发病位置是小肠系膜（回肠系膜最常见），其次是结肠系膜（尤其是乙状结肠系膜）和腹膜后。囊肿内的液体可以是浆液性、乳糜性、出血性或化脓性（感染时）。当囊肿位于近端小肠系膜时，液体通常为乳糜液，当囊肿累及回肠系膜或结肠系膜时，液体通常为浆液。这可能与囊肿与肠壁的吸收系统有关。证实这一观点的另一个方面是这些囊肿随时间呈进行性增大。

自 1507 年意大利解剖学家 Benevieni 首次描述肠系膜囊肿以来，许多作者试图根据不同的标准对这些病变进行分类，如病因、组织学或起源。由于这些囊肿具有共同的特征，因此评估和治疗的目标是相同的，简单的分类标准就是起源。从而有淋巴来源的囊肿（淋巴管瘤，单纯性淋巴囊肿）、间皮来源的囊肿（间皮囊肿）和肠管来源的囊肿（肠重复囊肿或单纯肠囊肿）。肠系膜和网膜囊肿被认为在起源和组织学结构上相似，最常见的类型是淋巴管瘤，其次是肠重复囊肿、间皮囊肿和肠囊肿[1, 2]。

淋巴管瘤是众所周知的先天性淋巴系统脉管畸形，通常在病毒感染或创伤之后体积会突然增加。病理方面，淋巴管瘤通常是多发的、体积较大、薄壁的囊性肿块，囊内液体内容物主要是乳糜，但可能是浆液性或出血性。淋巴管瘤紧密附着在肠壁上，囊壁具有内皮细胞衬里，含泡沫细胞、淋巴间隙、淋巴组织和平滑细胞。肠系膜淋巴管瘤通常位于肠系膜内，但有时也会有蒂（在这种情况下很容易切除）。

单纯性淋巴管囊肿可能起源于肠系膜异位淋巴管的良性增生，它们具有可识别的内皮细胞衬里，并且缺乏平滑肌细胞。

囊肿型肠管重复表现为在肠道的肠系膜侧有正常肠壁层组成的厚壁，肌层部分与邻近肠管共壁，重复部分与之紧密相连。因此，它们位于肠系膜内，内衬为胃肠黏膜，不一定与相邻的正常肠管类型相同，内容物是通常是浆液性的。

肠囊肿内衬胃肠黏膜（因此是肠道来源的），它们与囊肿型肠重复畸形不同，因为没有所有肠壁层的重复。肠囊肿是由小肠或结肠憩室迁移到肠系膜引起的，病理学上它们是薄壁光滑的囊肿，通常是单房的，有浆液性内容物，内衬肠上皮，纤维壁薄，没有肌层。

间皮囊肿是内表面有间皮细胞的薄壁单房囊肿，它们通常含有浆液性物质[2, 3]。

一、症状

肠系膜囊肿和网膜囊肿临床表现各异，通常无特异性症状，可在影像学检查中偶然发现，如为其他目的而进行的超声、CT 或 MRI；也可能在另一种情况的外科手术（剖腹手术或腹腔镜检查）时偶然发现。如今在大多数情况下这些囊肿是在妊娠期间可通过常规超声筛查发现，产前的怀疑在出生时通过超声检查得到证实。根据相关检查，临床医生将决定是否对该病进行超声随访或进进一步影像学检查（如 MRI），或者进行手术。即使肠系膜和网膜囊肿可以终生无症状，但它们也可能表现为危及生命的急腹症。与囊肿并发症相关的最常见症状是腹痛，这可能继发于肠梗阻伴或不伴肠扭转。邻近肠管受压会导致腹胀、呕吐和便秘；如果发生肠扭转，除了上述症状外，还会逐渐出现血便、肠坏死引起的穿孔和一般临床状况的迅速恶化。腹痛也可以在没有梗阻或肠扭转的情况下出现。在有些病例中，腹痛是由肠管扭转、囊肿破裂或囊内出血的导致其积迅速增加所致。这些情况很少发生在腹部外伤之后。文献中报道的其他极为罕见的并发症是囊肿感染或囊内出血引起的贫血。囊肿可能非常大，导致非梗阻性的腹胀，有时肿块可产生刺激性腹水。老年患者甚至可以感知到无痛性腹部肿块，肿块也可以由患者或医生在检查期间触诊，并有一定的活动度[3, 4]。

二、诊断

肠系膜囊肿和大网膜囊肿可以在超声检查中偶然发现，目前在常规产前筛查超声检查中发现这些囊肿非常普遍。在产前阶段，很难区分这些囊肿的性质，因此必须在产后进行鉴别诊断，如卵巢囊肿、囊性畸胎瘤、肠重复畸形、其他类型肠梗阻导致肠扩张（如肠闭锁）和巨大肾积水。在描述影像学研究处理产前疑似腹部囊肿时的贡献之前，我们想表达自己的观点，即通常不可能进行精确的术前诊断，实际上也没有必要。任何直径超过 5cm 的腹部囊肿，无论其起源或解剖附着，都必须探索其相关的并发症风险，其中最坏的假设是肠扭转或卵巢扭转。在上述情况下，对新生儿进行 MRI 检查以获得更好的解剖学定位只是意味着无论如何都必须进行手术探查的情况下对患儿进行额外的全身麻醉。但是在囊肿＜5cm 或年龄较大的患儿中，上述检查可以实施。同时我们建议在术前评估中使用卵巢肿瘤的标志物，以鉴别囊性卵巢畸胎瘤，这仅用于术后随访的目的。腹部超声是首选影像学检查，它显示病变的囊性性质并描述囊肿大小（图 21-1）。超声提示囊肿内容通常是无回声或低回声，囊肿内部也可呈现高回声，可以提示存在出血和（或）感染残留物，以及囊肿碎片。超声还可以帮助明确肿块在腹腔里是否是可移动的，可移动的囊肿更可能是肠系膜而不是卵巢起源囊肿。肠重复畸形和肠系膜囊肿的区别比较困难，因为两者通常都紧密附着在正常肠壁上。前者与相邻肠道共享血液供应和肌层，并具有间皮细胞或单纯肠囊肿缺乏的黏膜层。因此，超声检查肠重复畸形是无回声的，具有由多层组织组成的厚壁，类似于正常肠壁。淋巴管瘤表现为囊性和带有小叶的多间隔肿块，肠道和间皮囊肿偶尔可见分隔。腹部平片显示一个无气、均匀、囊性致密的肿块，其周围的肠襻移位。网膜囊肿可能会向后压迫肠襻，而肠系膜囊肿可能被肠襻包围，有时可以看到细小的钙化。MRI 和 CT 可以显示囊肿不是来源于肾脏、胰腺或卵巢等器官，还可以提供有关囊壁和内容物的更详细信息。例如，如果该成像显示一个壁厚的囊性肿块，在注射对比剂后增强，我们更

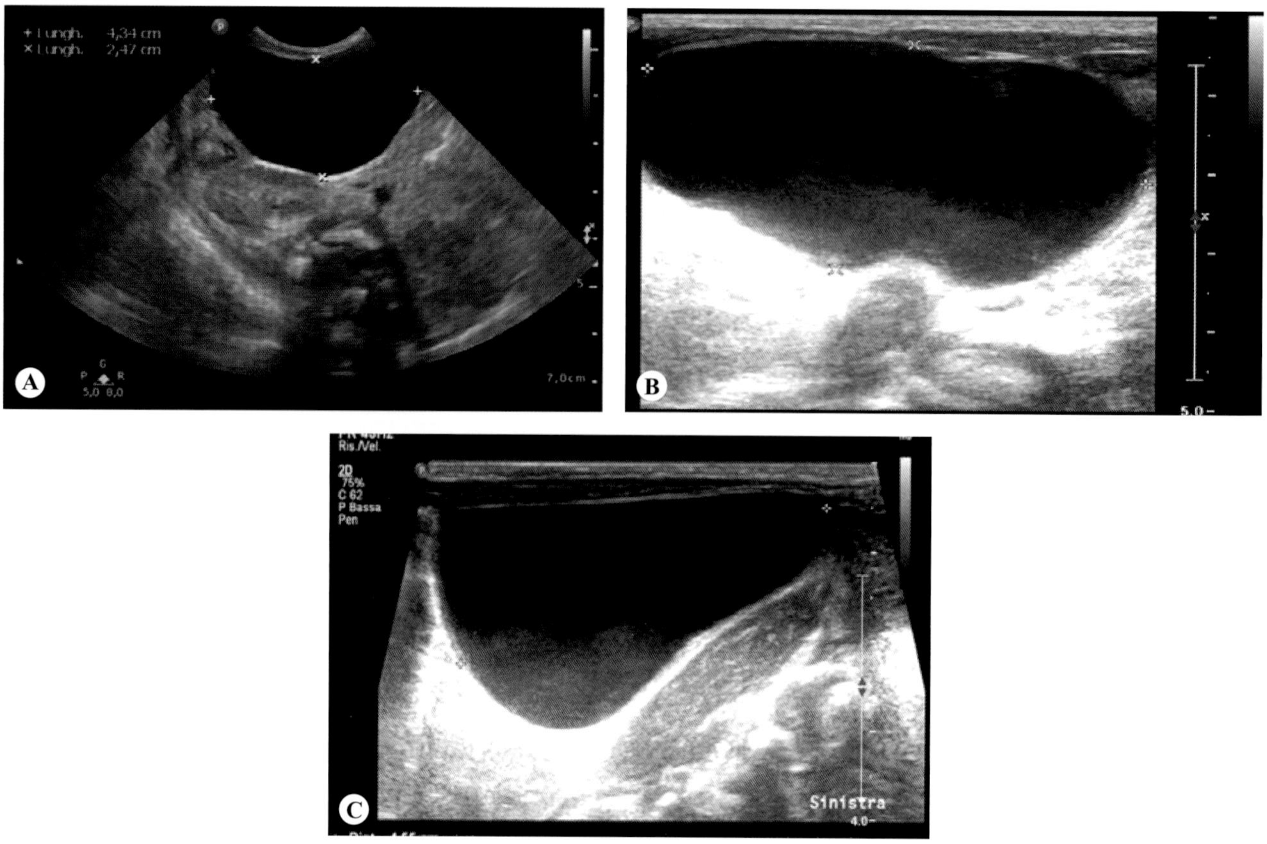

▲ **图 21-1　产前怀疑腹腔内囊肿的新生儿的腹部超声检查**

A. 产后超声证实右腹部存在 4.6cm 无回声、单房、薄壁的囊肿。B 和 C. 1 周后，囊肿向左移动；此外，可以发现一些向下倾斜的沉积物，手术探查证实为单纯的肠系膜囊肿

倾向于按照肠管重复畸形来处理，而不是简单的淋巴管、肠管或间皮囊肿，因为后者管壁无法真正显影。囊性内容物的差异也可以通过影像学呈现[2, 5]（图 21–2）。

三、治疗

随着人们越来越重视这些囊肿可能导致严重的并发症，如肠梗阻，或者更为严重的肠扭转伴重要肠管的切除，产后一旦怀疑肠系膜囊肿，就存在手术干预的指征。没有确定的时间，但我们认为应在婴儿期尽早进行手术。可以在不切除肠管的情况下从肠系膜内切除（摘除），必须关闭缺损肠系膜以防发生内疝。如果肠系膜血管受损，肠管血供受到影响，则需要同时进行肠切除并行端端吻合。而网膜囊肿则不需要切除相邻肠管或胃。所有上述外科手术现在可以通过腹腔镜辅助方法在新生儿中进行，也可以通过腹腔镜对囊肿进行定位，并通过小切口或延长脐部切口将肠系膜囊肿及受累肠管取出体外（图 21–3），然后用开放式方法进行囊肿切除或行肠切除肠吻合术。因为体积较大的囊肿不能通过小切口提出腹腔，是否通过腹腔镜辅助方式对囊肿进行引流存在争议，因为囊肿与肠腔相通，会导致肠道内容物溢出至腹腔。腹腔镜辅助囊肿切除术可应用于此病例，但操作空间小、气腹持续时间长是限制其应用于新生儿患者的主要因素。如果由于囊肿向腹膜后延伸，不能剥离或者摘除，可实施部分切除，并将剩余的囊肿袋化到腹腔中。在这种情况下，剩余的囊性表面应硬化；使用硬化剂，如 10% 葡萄糖溶液、电灼或碘酊，将剩余囊的内面进行硬化。对于这些从肠系膜根部延伸到腹膜后的囊肿，仅行部分切除，因此，存在一定的复发率[3, 5]。

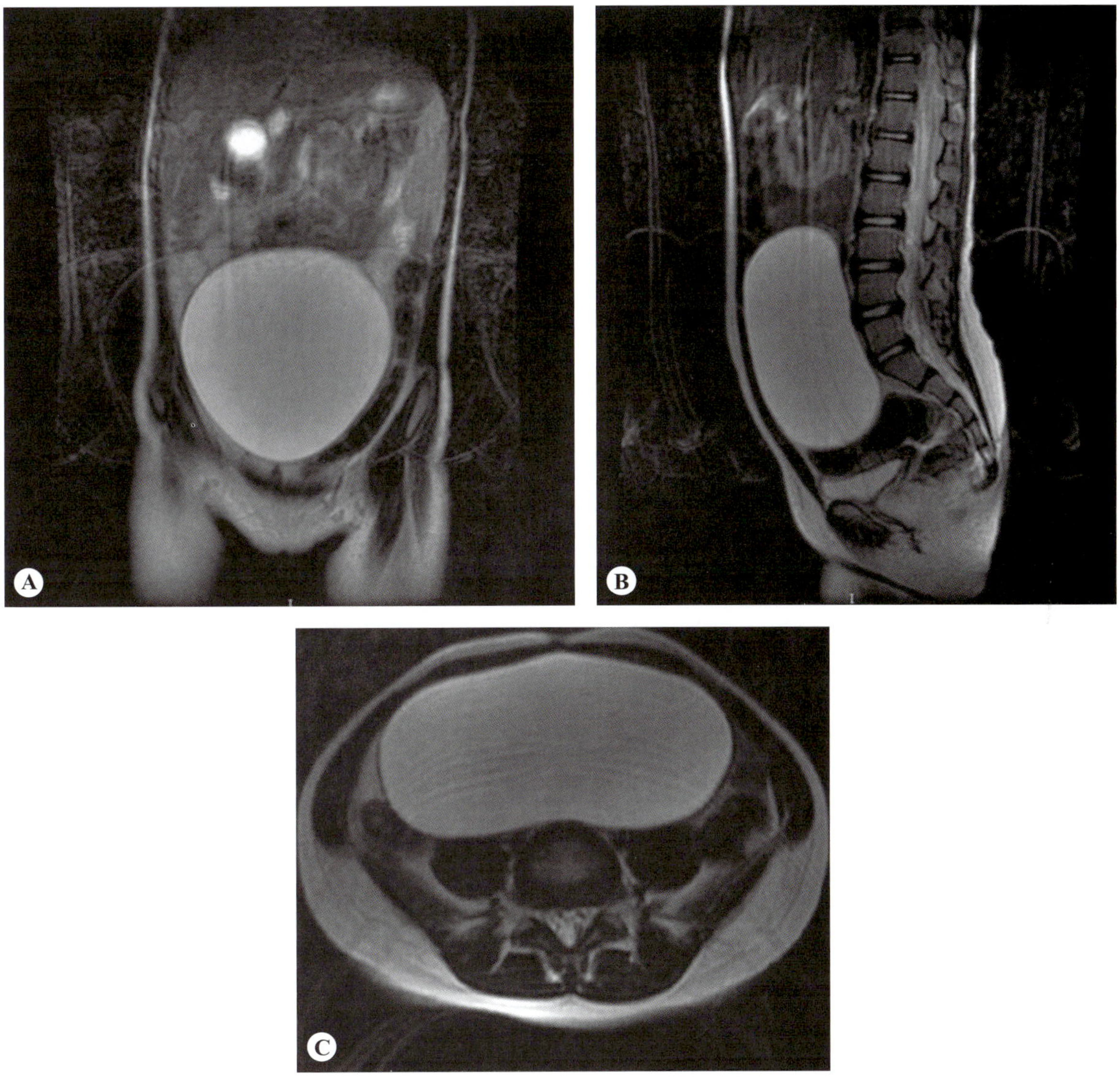

▲ **图 21-2**　**MRI** 显示从下腹部延伸到骨盆的充满液体、薄壁的巨大肿块（**12cm×13cm×6.5cm**），怀疑是肠系膜囊肿

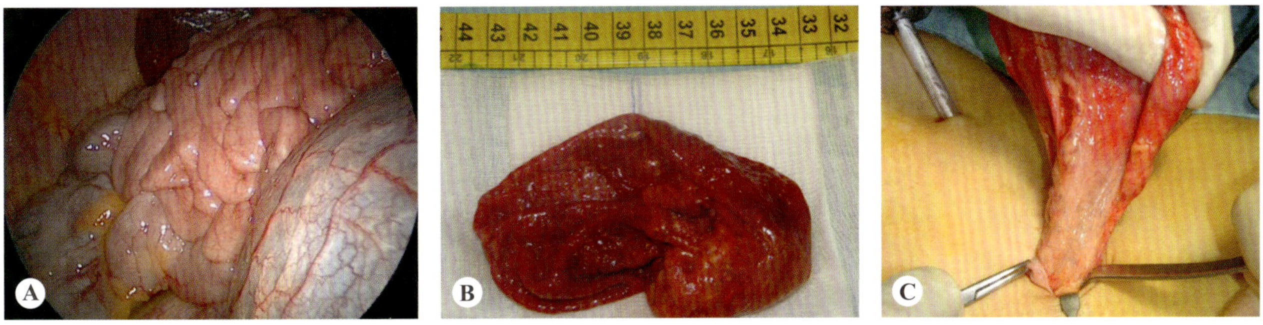

▲ **图 21-3**　图 **21-2** 所示的囊肿腹腔镜辅助经脐手术

A. 在腹腔镜探查中看到囊肿；B 和 C. 穿刺、引流，然后通过脐部通路取出

参考文献

[1] Peterson EW. Mesenteric and omental cysts. Ann Surg. 1932;96(3):340-9.
[2] Stoupis C, Ros PR, Abbitt PL, Burton SS, Gauger J. Bubbles in the belly: imaging of cystic mesenteric or omental masses. Radiographics. 1994;14:729-37.
[3] Ricketts RR. Mesenteric and omental cyst. In: Coran AG, editor. Pediatric surgery. 7th ed. Mosby: Elsevier; 2012.
[4] Belhassen S, Meriem B, Rachida L, Nahla K, Saida H, Imed K, Sana M, Amine K, Lassad S, Mongi M, Mohsen B, Abdellatif N. Mesenteric cyst in infancy: presentation and management. Pan Afr Med J. 2017;26:191.
[5] Saxena AK. Mesenteric and omental cysts in children. https://emedicine.medscape.com/ article/938463-overview.

第 22 章　外科坏死性小肠结肠炎：早期手术是关键

Surgical Necrotizing Enterocolitis: Early Surgery-The Key to Live Bowel and Quality Life

Adrian Bianchi　著
韩金宝　译

坏死性小肠结肠炎（necrotizing enterocolitis, NEC）概括了新生儿时期各种预后完全不同的疾病（例如自发性回肠穿孔），因此很难准确地确定其真实的发病率、并给出恰当的治疗方法和明确的长期预后结果。该病更好的名称应该是外科坏死性小肠结肠炎（surgical necrotizing enterocolitis, SNEC），这是一种产后获得性疾病，主要发生在早产儿，而且具有相当高的发病率和死亡率。虽然幸存的早产儿预后良好，但生活质量被慢性肺发育不良、视网膜病变、缺血性脑损伤，以及剩余肠道的吸收和免疫能力等并发症所影响。治疗主要根据 Bell 分期[2, 3]确定，该分期用于区分疾病进展程度（表 22–1）。这种在保守治疗后又进行手术的患者中 30%～50% 的死亡率是由败血症（脓肿、腹膜炎、穿孔）和多器官衰竭所导致，并且在幸存者中存在功能受损和（或）短肠的风险。虽然肠旋转不良和腹裂是引起中肠扭转的原因，但 SNEC 是导致短肠综合征的儿童需要长期肠外营养、自体胃肠道重建[4]和可能的肠或肝肠移植的主要原因。

残留肠管的功能与长期生存和优质生活息息相关，不仅取决于疾病的严重程度，还取决于医疗团队对于手术时机的判定。越来越多的极早产儿需要一个专门的“新生儿专家团队”，其核心包括一名新生儿科医生、一名新生儿外科医生和一名成熟的麻醉师，以进行早期、全面和协调的管理。Bell 分期（表 22–1）不能很好地反映外科手术时机。最重要的是，外科医生不应该改变公认的治疗急腹症的手术标准，在孩子仍然处于相对良好的状态和发生不可逆转的肠损伤之前就采取有效的干预。不应该因早产或低出生体重而错过早期有效的干预。

一、NEC 的病理生理学

SNEC 是一种获得性产后疾病，主要影响妊娠小于 30 周早产儿，其肠道未成熟，吸收和免疫能力低下，但妊娠期危险因素，如宫内发育迟缓、糖尿病母亲的婴儿、先天性心脏病的婴儿，以及服用布洛芬促进动脉导管关闭的早产儿都有可能是其中的影响因素。SNEC 的原因仍不清楚，本章的目的不是讨论各种病因学理论[5–7]，而是集中讨论如何改进才能有更多的临床获益。虽然在未进食的婴儿中很罕见，在母乳喂养的婴儿中较少见，但与配方奶喂养存在显著相关

表 22-1　NEC 分期

Ⅰ期（疑似期）
- a. 任何一种或多种围产期因素
- b. 全身表现：体温不稳定、嗜睡、呼吸暂停、心动过缓
- c. 胃肠道表现：喂养困难、胃潴留、呕吐（可能是胆汁或潜血试验阳性）、轻度腹胀和便潜血阳性
- d. 腹部 X 线显示肠管扩张伴轻度肠梗阻

Ⅱ期（确诊期）
- a. 任何一种或多种围产期因素
- b. 上述体征和症状加上持续的隐匿性或明显的胃肠道出血，明显的腹胀
- c. 腹部 X 线显示明显的肠扩张伴肠梗阻、小肠分离（肠壁或腹膜液水肿）、不变或持续“僵硬”的肠襻、肠积气和门静脉积气

Ⅲ期（进展期）
- a. 任何一种或多种围产期因素
- b. 上述体征和症状加上生命体征持续恶化、感染性休克或明显胃肠道出血
- c. 除Ⅱc 中列出的情况外，腹部 X 线可能显示气腹

引自 Bell MJ, Ternberg JL, Feigin RD, Keating JP, Marshall R, Barton L，Brotherton T.Neonatal necrotizing enterocolitis. Therapeutic decisions based upon clinical staging.Annals of Surgery 1978; 187(1):1-7.

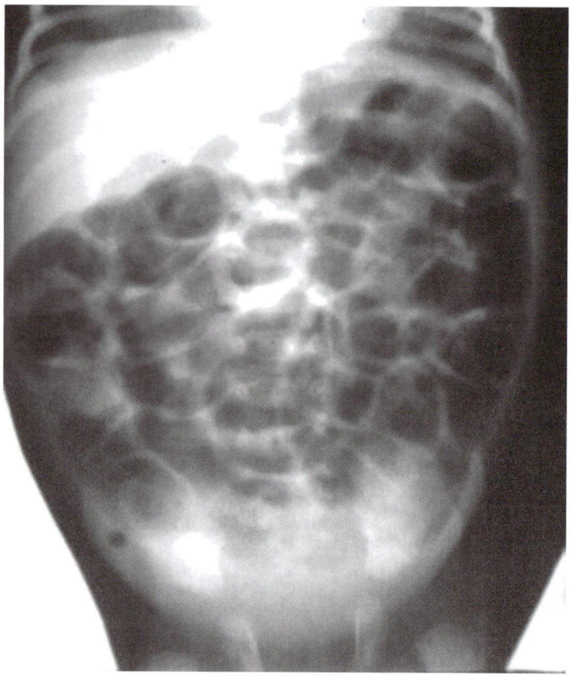

▲ 图 22-1　NEC 腹胀

性，特别是大量且快速增加的配方奶粉喂养。早产儿未成熟的小肠难以消化天然胰凝乳蛋白酶中的可凝结乳蛋白（酪蛋白）。凝乳淤滞导致梗阻和黏膜炎症，特别是在回肠远端、回盲部和右半结肠，导致蠕动减少和进行性小肠气体膨胀（图 22-1）。

炎症导致肠壁水肿，腹部检查时常可触及包块，多普勒超声可识别为“环形”高灌注[8]（图 22-2），通常为 Bell 分期的Ⅰ～Ⅱ期的典型表现[2, 9]。最终，黏膜坏死和细菌浸润在放射学和超声学上可检测为肠壁间（图 22-3A）和门静脉积气（图 22-3B）（Bell 分期Ⅱ期）[2, 9]。来自摄入的空气和凝乳发酵的肠道气体会增加腔内压力，这会影响肠系膜边界血管（图 22-4A）的灌注，这在多普勒超声上可检测为 Y 征（图 22-4B）[8-12]，导致肠壁缺血性坏死和穿孔。早期腹腔积液

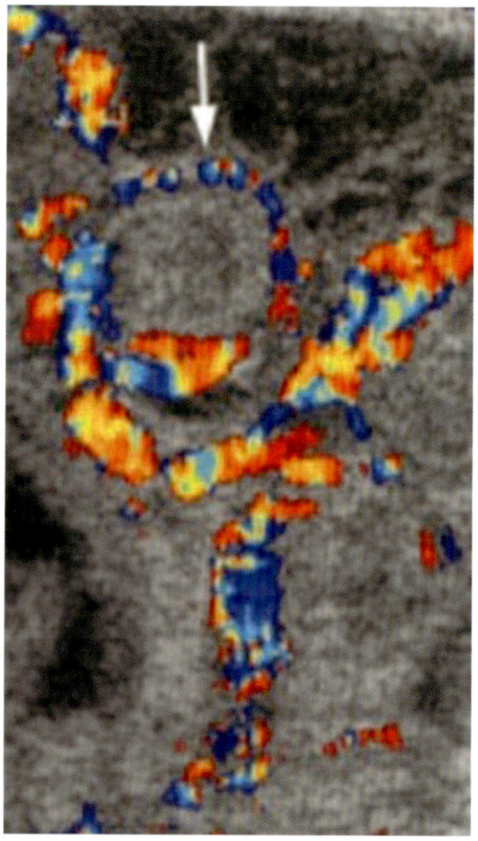

▲ 图 22-2　超声高灌注环征
引自 Epelman et al.[8]

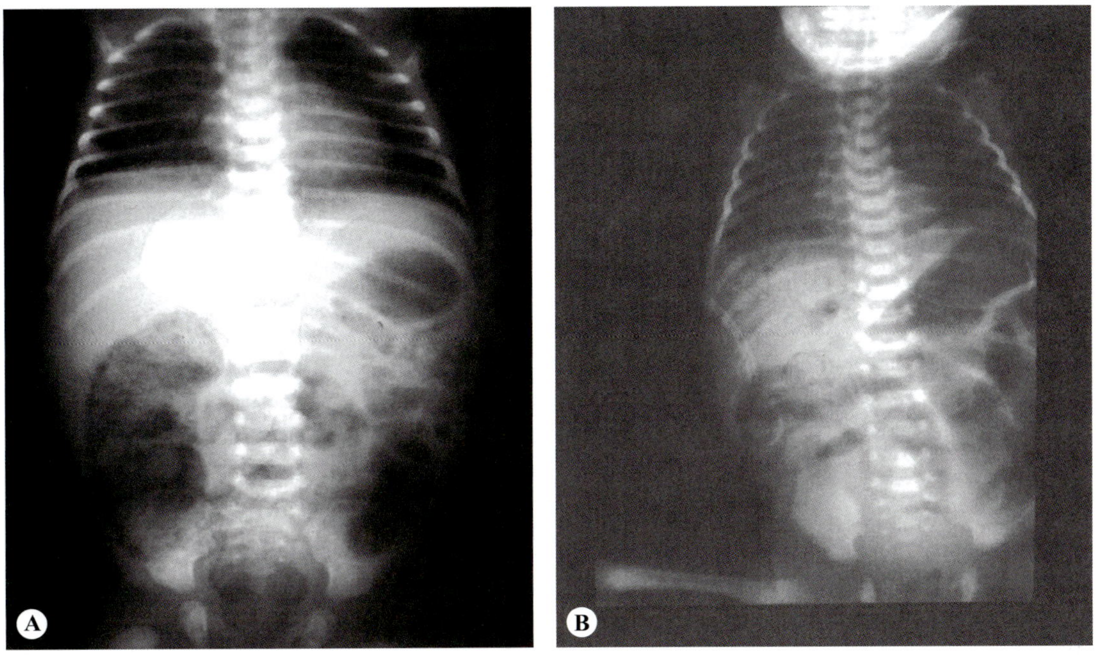

▲ 图 22-3　**A. NEC 肠壁间气体；B. NEC 门静脉积气**

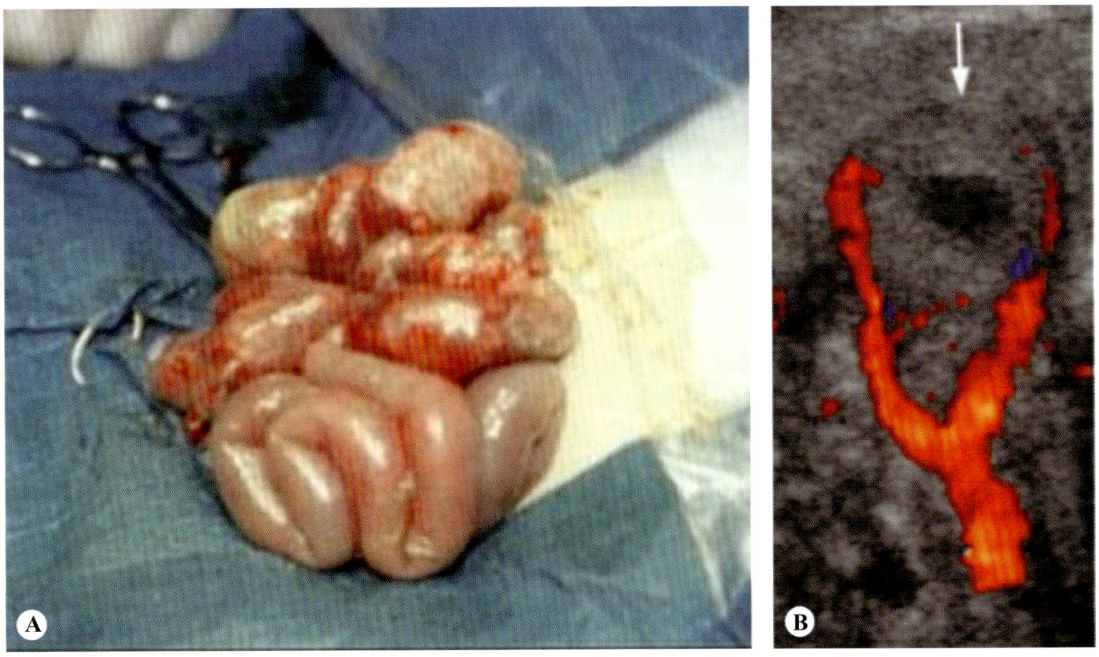

▲ 图 22-4　**A. 坏死肠袢；B. 肠系膜前灌注缺失的超声下 Y 征**

引自 Epelman et al.[8]

（图 22-5A）和后期局部或整体肠道穿孔并带有游离气体和肠内容物（图 22-5B）在超声和腹部 X 线上是清晰可见的。感染性腹膜内液体通过腹膜的体循环进行透析，并与严重的败血症有关。

二、临床表现

婴儿最初状态良好且活跃，但会出现非特定

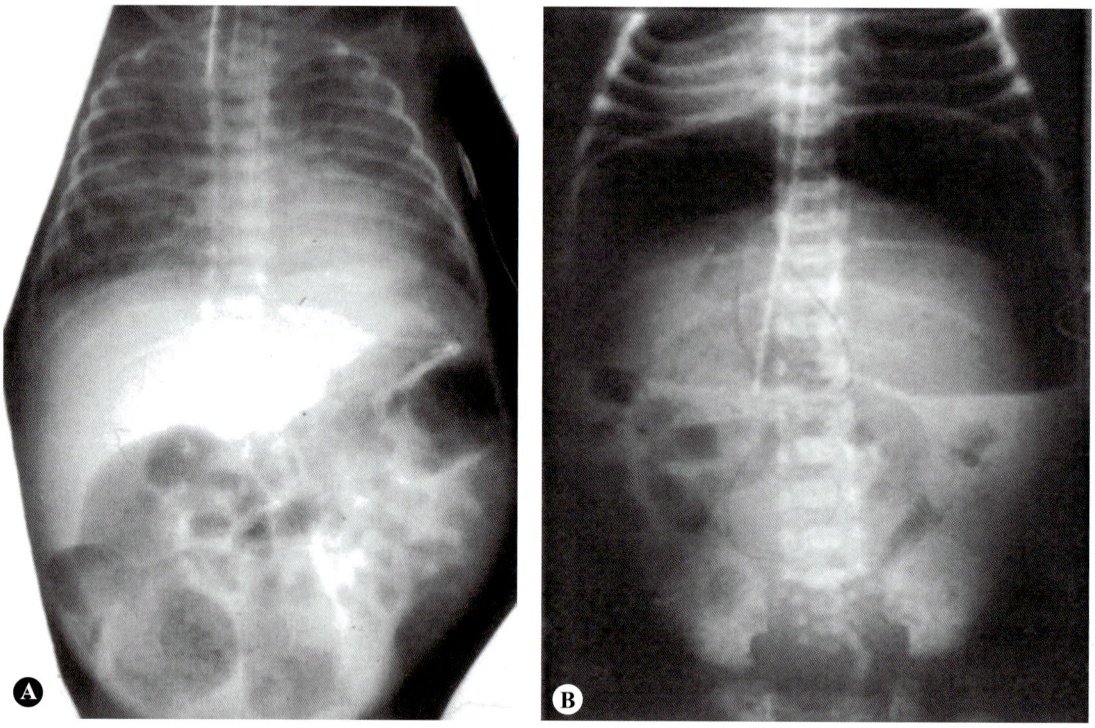

▲ 图 22-5 **A. NEC 液 - 气平面；B. NEC 穿孔腹腔内游离气体**

的健康状况不佳的特征。护理查房会发现他们表现出嗜睡和活动减少、体温不稳定和呼吸暂停（Bell Ⅰ期[2]）。生化指标和败血症标志物可能尚未改变；然而，对呼吸支持的需求显著增加。正是在一般状态改变和腹部体征出现的最早阶段，新生儿核心专家团队（新生儿科医生、新生儿外科医生、专职麻醉师）的持续联合会诊对于确定综合的术前、术中和术后管理计划至关重要，旨在优化手术的时间和方式，以确保患儿存活，特别是尽可能多的保留肠管。

进展中的代谢性酸中毒和血清电解质紊乱与血清钠水平降低的相关性越来越高。一些婴儿会排出含有黏液和血液的恶臭大便，以及血常规提示血小板计数的下降，这些都是不好的预后征兆（Bell Ⅰ～Ⅱ期[2]）。腹部症状评估需要具有丰富经验的临床医生（新生儿科医生和新生儿外科医生）的专业知识。进行性腹胀[13]和压痛变得越来越明显，可触及的水肿性肠襻或腹部肿块的存在是显著的。随着 SNEC 的进展，孩子的一般状况逐渐恶化。腹腔内积液，腹部 X 线呈毛玻璃样外观，出现液气平面，腹肌紧张（图 22-5A）。静态水肿性"前哨环"（图 22-3B）中持续存在未改变的气体如果不是局部穿孔，则表明存在严重炎症。黏膜炎症和过度灌注之后是坏死和细菌浸润，肠壁内积气越来越明显（图 22-3A）。超声检查发现肠壁厚度降低和灌注减少，多普勒可检测为 Y 形征，主要影响肠襻的肠系膜，提示缺血和不可逆的黏膜和肠壁坏死[8-10]，门静脉内气体可能在肝脏内变得明显。孩子表现出全身性败血症的所有临床特征，血压显著下降，需要正性肌力药物支持心脏和肾脏功能。血小板消耗和骨髓抑制导致的血小板计数严重降低会增加患儿颅内出血的风险。血液、血小板和凝血因子的输注，以及液体和电解质管理对于贫血、凝血问题、代谢性酸中毒和严重紊乱的电解质是必要的。

腹壁皮肤变色、蜂窝组织炎（图 22-6）和腹腔内出现腹部肿块、游离液体和气体是与腹膜内脓毒症和穿孔相关的晚期特征，这些都提示预后很差。即使孩子处于机械通气状态，腹压增加也会影响通气，再加上严重的败血症和最终的多

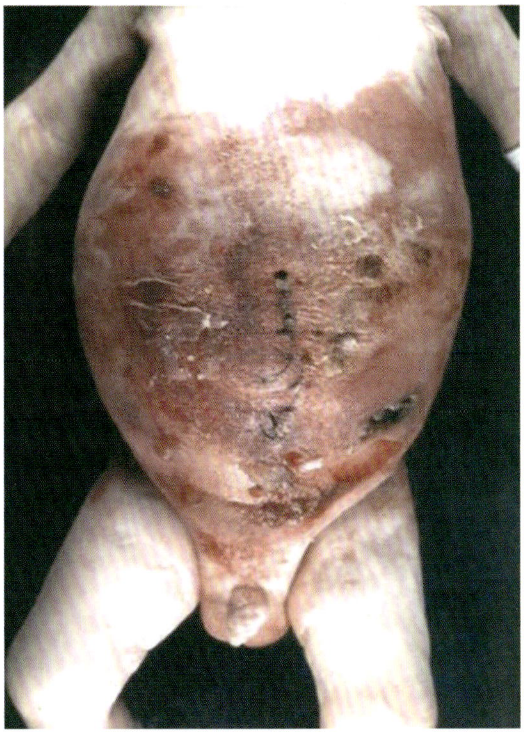

▲ 图 22-6 腹壁蜂窝织炎

器官衰竭，这些因素都显著影响生存。手术，即使在这个晚期阶段，也可能通过帮助控制败血症来拯救垂死的患儿，但通常为时已晚，无法挽救足够的有功能的肠道。事实上，广泛切除坏死肠管、自溶酶和不可逆的肠道损伤不可避免的对患儿的存活产生严重的影响。

即使经过积极的手术治疗，保留了所有可能存活的肠道，幸存的患儿也面临着肠道的吸收和免疫功能受损，以及短肠综合征的风险。

三、治疗（表 22-2）

对于有 SNEC 风险的婴儿，营养应主要以肠外方式提供，特别强调用 ω-3 鱼油替代或限制含有高肝毒性植物甾醇的大豆脂质，SMOF 脂质含有还原性大豆脂质、中链甘油三酯、橄榄油和鱼油的组合被证明是可接受的。肠内喂养以最小的剂量和非常缓慢的增量速度开始，优选具有免疫

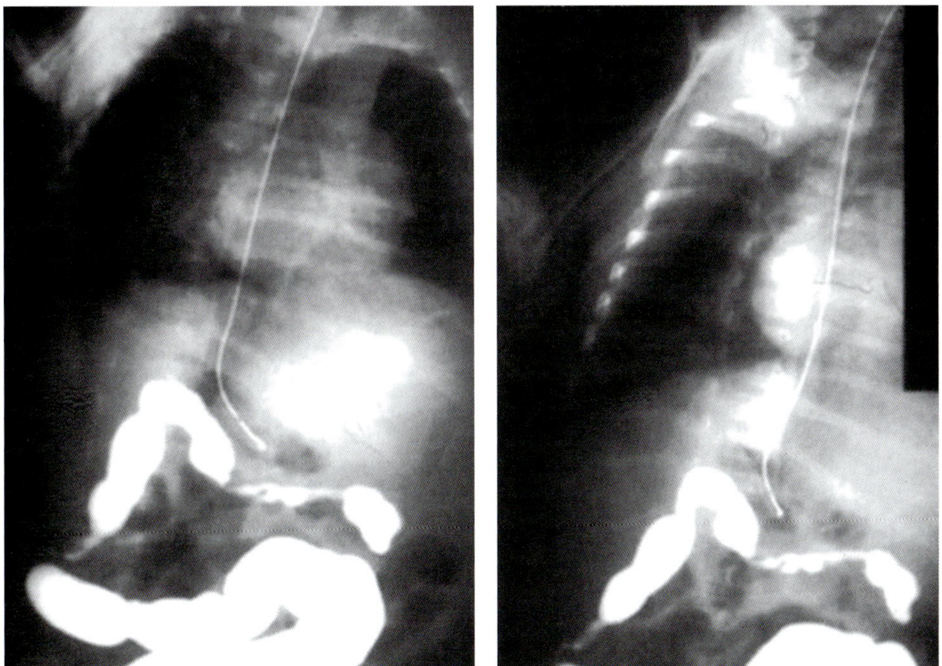

▲ 图 22-7 一名幸存者的多处狭窄和受损的肠管

表 22-2 外科 NEC 的管理

- 早期的 SNEC
- 8F 鼻胃管，可自然引流或 15min 抽吸
- 呼吸支持
- 血液制品、液体复苏和电解质
- 广谱抗生素，根据细菌培养结果选择敏感抗生素
- 超声监测肠襻灌注环和 Y 形征
- 进展期 SNEC
- 镇静和呼吸机
- 正性肌力药
- 大号腹腔引流管：14F Argyle 引流管
- 腹膜冲洗和透析：1.36% 钠和 4mmol/L 浓度 KCl

能力的低渣饮食（来自新鲜母乳）。在最初几天，含有高水平 IgM 的初乳特别有价值。随后，在去除乳清后补充来自经糜蛋白酶处理的新鲜母乳中的乳蛋白凝乳可能是提供一定程度的免疫支持和营养。

“高危”患儿的一般状况的任何恶化，尽管是非特异性的，特别是与腹部压痛和腹胀相关时，都应提醒护理人员和新生儿专业团队注意 SNEC 的可能性。停止肠内喂养，并通过 8F 胃管持续胃肠减压，以避免因吞咽空气而导致小肠进一步膨胀。经鼻正压通气是不恰当的，因为吞咽的气体会使胃和小肠进一步膨胀，只能在气管内提供呼吸支持。在早期阶段，通过肛门的 8F 肛管使用稀释的 4% 葡萄糖酸氯己定溶液和等体积的空气进行灌肠。在结肠灌肠过程中伴随腹部按摩都有助于清理整个结肠直至盲肠的肠内容物。任何怀疑肠道穿孔都表明有肠坏死，需要紧急腹部探查手术或者引流。进行常规脓毒症检查，最初使用广谱抗生素，后来根据细菌培养结果选择敏感抗生素。

早期阶段腹部放射片可能帮助较小，仅显示肠襻的广泛扩张（图 22-1），根据 Bell 标准，这不被认为是 SNEC 的明确迹象。因此，经常用多普勒超声连续评估扩张肠襻中的灌注是有益处的[8]。蠕动减少或消失、水肿导致肠壁增厚和过度灌注，在多普勒超声检查中显示为“环形”模式，表明肠道炎症仍然存在[8]。这些发现连同临床症状恶化和仍处于观察状态的患儿的“急腹症”（压痛、可触及的肠襻）的特征是急诊早期剖腹手术以控制脓毒症的明确指征，特别适用于通过对扩张的肠管减压来降低肠道损伤的程度和改善肠道循环灌注。在出现肠壁内积气、腹腔内游离气体、肠壁厚度减少、扩张肠襻的表面灌注不足或缺失等情况之前是不会有任何阳性体征，可是在多普勒超声检查中可检测为 Y 形征[8]，这些是表明缺血、黏膜丢失和严重受损的肠道晚期特征。早期手术是确实有效的，等待这些晚期“明确的手术指征”是不合适的。

由于大量液体和气体膨胀而导致的腹部紧张膨隆，出现需要呼吸机支持的呼吸困难，使临床腹部评估更加困难，往往会延误手术时机。其他不太具体的特征表明恶化加剧，这些包括体温不稳定、呼吸参数差、便血、电解质紊乱、代谢性酸中毒、血小板计数减少，以及需要正性肌力药来支持循环和维持肾脏功能。这种严重败血症的恶化和证据是 SNEC 的晚期阶段，并且表明需要立即进行手术干预才有可能生存下来。不幸的是，这种情况下很可能出现大段肠管的坏死。

四、手术干预的指征（表 22-3）

怀疑 SNEC 时，以及在保守治疗和监测的最初关键时刻，患儿应该得到新生儿专业团队的持续关注。早产是偶然的，手术对于任何表现出一般健康状况恶化和怀疑有腹腔内炎症的患儿，评估应遵循经过时间验证的标准。

引流：患儿有腹部触痛、可触及肠襻、腹腔积液和扩张肠襻引起的腹胀加重，应视为有 SNEC 手术指征，并且是在患儿仍处于可接受的一般情况下行早期引流。肠壁增厚的放射学和超声证据显示灌注增加，以及腹腔内有高回声的游离液体（图 22-5A），是腹腔引流和腹膜透析的有力指征，以此改善患儿的一般状况，为剖腹手术做准备。一个大号的引流管，如 12～16F

表 22-3 手术指征

早期	腹胀明显 可触及的肠襻 粪便带血 恶化的一般状况和生化指标 多普勒超声环型征：增厚肠管过度灌注 腹腔积液增加
晚期	多普勒超声 Y 形征：灌注减少 肠壁厚度降低和缺乏蠕动 肠壁内积气 腹腔积液，尤其是回声改变 腹内肿块 腹膜腔内的局部或游离气体

Argyle 引流管，沿着前腹壁的腹膜表面穿过右髂窝，朝向左侧肋骨（图 22-8）。不用过于担心引流管插入过程中可能导致的肠穿孔，因为之后可能会进行剖腹探查，并且可以管理任何医源性穿孔。事实上，肠穿孔后肠腔内压力的降低可以更好地改善灌注来增加肠襻活力挽救更多的肠管。用加入 4mmol/L 氯化钾的温热等渗 1.36% 正常钠（136mmol/L）溶液（Baxter,UK）进行腹膜灌洗，用于腹膜透析。将液体注入可耐受，并且不会影响通气或循环的体积，轻轻按摩腹部以帮助腹膜清洁和减压，以及重力允许的引流。最初的清洗之后是 20min 的清洗循环，其中透析液注入 5min 以上，保留 10min 以允许与循环平衡，并在 5min 内通过重力排出。几个小时内的重复循环有助于改善孩子的一般状况、循环、肾功能和电解质状况。当孩子的病情得到最大程度的改善时，才考虑进行剖腹手术。

腹部手术：尽管 SNEC 是危及生命的，外科医生应始终意识到“腹部美观是重要的”这一事实。因此，外科医生在腹部手术时注意切口的美观程度。腹腔镜干预已变得越来越流行，尤其是

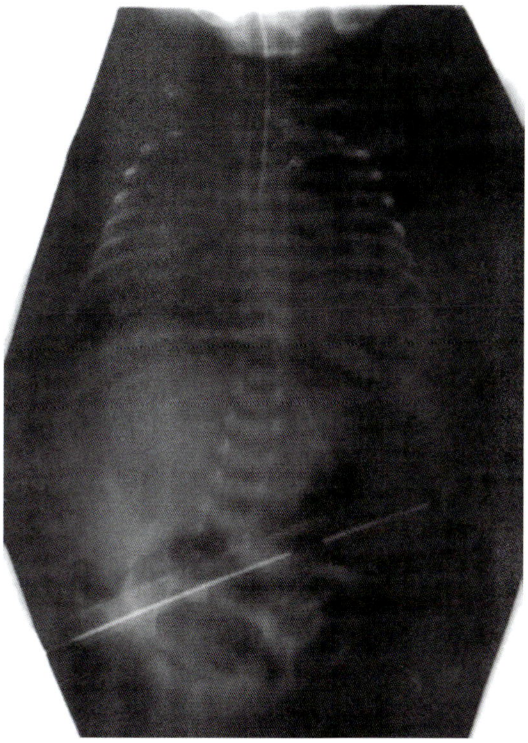

▲ 图 22-8 NEC 大号腹腔引流管

在早期外科 NEC 中，此时腹胀不太明显，肠道炎症有限且不太严重。腹腔灌洗和引流、对不可挽回的肠损伤（自溶、坏死）进行有限的肠切除，以及考虑造口的小肠，通常是可能放置在脐的低位回肠造口，构成了腹腔镜治疗的基础。

病变累及范围大和腹腔镜干预困难是开腹手术的适应证，允许广泛的腹膜（肝下、膈下、盆腔）清洁和仔细检查所有肠道。一个美学的 Pfannenstiel 切口，偶尔添加第二个环脐上切口，可以很好地显露全部小肠和大肠。另外，脐上横切口不太美观但实用。将扩张的肠襻外置，并优选在回肠下部或根据坏死过程进行肠切开术。使用 4% 葡萄糖酸氯己定溶液（Hibiscrub, MediSuppliesLtd）的混合物进行腔内肠道冲洗，该溶液在加有 4mmol/L KCl 的 1.36% 普通透析钠中稀释，通过 8F 导管注入远端向盲肠推进，直到液体和空气通过肛门排出，同时沿着小肠逆行直到从胃中吸出。轻柔的肠道按摩和抽吸确保彻底清洁和清除所有小肠和大肠的坏死物质，灌注

后肠道活力明显恢复。实施单孔或者双孔造瘘，如双孔造瘘时，两个造瘘口之间的距离不宜过大，避免关瘘时更大的手术切口。在发生广泛或更严重的疾病时，只切除明显坏死、不可挽回的受损肠管，重点是保留所有“可疑”但可能存活的肠管。可能需要多节段切除和多次吻合。最重要的是，要认识到即使是1～5cm的有活力肠管也值得保留，因为增加的长度可能足以避免短肠状态。萎瘪、灌注更好的肠管容易放回腹腔，并且在没有张力和充分引流的情况下关闭腹部切口，如果考虑术后进一步冲洗/透析，则使用大号引流管。

严密监控患儿和造口，进一步的“管家式”剖腹手术应被广泛接受，以进行腹膜清洁，以及肠道检查和管理，这与骨髓抑制和白细胞计数降低且持续性败血症的耐受性差的人尤其重要。在每个阶段，尽可能多地保留肠道是尤为重要的。即使是幸存者，肠管也可能遭受严重的黏膜损伤，以致剩余肠管失去其吸收和免疫功能，或因狭窄而需要进行广泛切除（图22-7），最终导致短肠状态。

五、讨论

“预防胜于治疗”这句格言特别适用于早产的“高危儿”，因此应避免所有已知会增加SNEC可能性的因素。营养主要是肠外营养，避免来自大豆脂质溶液的植物甾醇肝毒性，推荐含ω-3鱼油或还原大豆的组合，如SMOF脂质。在肠道细菌定植的最初几天，应使用新鲜母乳的初乳对儿童和肠道进行免疫辅助。少量无渣饮食营养只能非常缓慢地引入，并补充有免疫活性的新鲜母乳，或者最好是在乳糜蛋白酶凝固母乳蛋白后剩余的乳清。随着肠内喂养的进行，应密切关注新生儿一般状态的变化。体温不稳定和呼吸暂停发作等非特异性特征，特别是与腹部压痛和进行性腹胀相关时，应提醒新生儿专业团队注意早期SNEC的可能性。除了增加临床检查外，还应进行频繁的连续多普勒超声监测，以监测肠蠕动、肠壁厚度，尤其是肠壁灌注。可触及的肠襻触痛、腹腔积液和超声灌注证据表明有活力的肠道发生炎症，应考虑尽早进行手术，当患儿身体条件较好时，可在肠管严重损伤发生前实施腹腔引流、排气和清理肠道外科干预。

新生儿麻醉和新生儿手术现在发展很成熟，新生儿外科医生和麻醉师与新生儿科医生一起构成了专业的新生儿核心团队，对越来越多的SNEC高危早产儿进行早期管理。

值得注意的是，SNEC的死亡率和发病率（短肠状态）与手术干预无关，而是与在肠道仍然存活的早期阶段缺乏必要的手术干预有关。高死亡率和发病率与疾病的严重程度和患儿的极端状况有关，当所有其他治疗选择都失败时，手术作为最后的治疗手段。手术评估应遵循历史悠久且经过验证的标准，用于治疗任何有“急性”腹部触痛和怀疑腹腔内炎症的患者。孩子的早产是偶然的，不应影响或延迟必要的手术。传统的“手术指征”为时已晚，不应再用于确定手术干预的时机。在大部分肠道发生损伤之前进行明智的早期手术对于最大限度地挽救肠道以避免短肠状态、儿童的生存和长期生活质量至关重要。

参考文献

[1] Gordon PV, Swanson JR, Attridge JT, Clark R. Emerging trends in acquired neonatal intestinal disease: is it time to abandon Bell's criteria? J Perinatol. 2007;27(11):661-71.

[2] Bell MJ, Ternberg JL, Feigin RD, Keating JP, Marshall R, Barton L, Brotherton T. Neonatal necrotizing enterocolitis. Therapeutic decisions based upon clinical staging. Ann Surg. 1978;187(1):1-7.

[3] Kliegman RM, Walsh MC. Neonatal necrotizing enterocolitis: pathogenesis, classification, and spectrum of disease. Curr Probl Pediatr. 1987;17(4):213-88.

[4] Bianchi A. From the cradle to enteral autonomy: the role of autologous gastrointestinal reconstruction. Gastroenterology.

2006;130(2 Suppl 1):S138-46.
[5] Nowicki PT. Ischemia and necrotizing enterocolitis: where, when, and how. Semin Pediatr Surg. 2005;14(3):152-8.
[6] Caplan MS, MacKendrick W. Inflammatory mediators and intestinal injury. Clin Perinatol. 1994;21(2):235-46.
[7] Vieten D, Corfield A, Carroll D, Ramani P, Spicer R. Impaired mucosal regeneration in neonatal necrotising enterocolitis. Pediatr Surg Int. 2005;21(3):153-60.
[8] Epelman M, Daneman A, Navarro OM, Morag I, Moore AM, Kim JH, Faingold R, Taylor G, Gerstle JT. Necrotizing enterocolitis: review of state-of-the-art imaging findings with pathologic correlation. Radiographics. 2007;27(2):285-305.
[9] Aliev MM, Dekhqonboev AA, Yuldashev RZ. Advantages of abdominal ultrasound in the management of infants with necrotizing enterocolitis. Pediatr Surg Int. 2017;33(2):213-6.
[10] Faingold R, Daneman A, Tomlinson G, Babyn PS, Manson DE, Mohanta A, Moore AM, Hellmann J, Smith C, Gerstle T, Kim JH. Necrotizing enterocolitis: assessment of bowel viability with color Doppler US. Radiology. 2005;235(2):587-94.
[11] Urboniene A, Palepsaitis A, Uktveris R, Barauskas V. Doppler flowmetry of the superior mesenteric artery and portal vein: impact for the early prediction of necrotizing enterocolitis in neonates. Pediatr Surg Int. 2015;31(11):1061-6.
[12] Kim WY, Kim WS, Kim IO, Kwon TH, Chang W, Lee EK. Sonographic evaluation of neonates with early-stage necrotizing enterocolitis. Pediatr Radiol. 2005;35(11):1056-61.
[13] Daneman A, Woodward S, de Silva M. The radiology of neonatal necrotizing enterocolitis (NEC). A review of 47 cases and the literature. Pediatr Radiol. 1978;7(2):70-7.

第 23 章 先天性巨结肠

Hirschsprung's Disease

Maria Grazia Faticato Girolamo Mattioli 著

李 智 张 震 译

最早在文献中描述先天性巨结肠的是荷兰解剖学家 Frederik Ruysch，他于 1691 年报道 1 例死于肠梗阻的 5 岁患儿 [1]。意大利医生 Domenico Battini 在 1800 年报道了描述了类似的巨结肠患儿 [2]。

1886 年，丹麦儿科医生 Harald Hirschsprung 报道了 2 例死于败血性休克的年轻患者，尸检发现结肠扩张严重。这是先天性巨结肠 / 直肠 – 乙状结肠无神经节病的临床特点首次被描述，该病随即被命名为 Hirschisprung 病（Hirschisprung's disease，HSCR）[3]。1946年，Ehrenpreis首次在新生儿中诊断出这种疾病，并提出神经节缺乏是先天性巨结肠的原因 [4]。Swenson 发现了直肠及乙状结肠的痉挛节段，认为解决疾病的关键是在保留肛门括约肌结构的同时切除肛管前痉挛狭窄的肠段，并于 1948 年第一次成功手术治疗 HSCR[5]。该术式在一些地区被沿用至今，在此基础上也产生了许多改良术式，各有优点 [6–11]。

HSCR 是新生儿肠梗阻的常见原因。由于疾病的特点和治疗的多样，一直是儿童外科医师们最热衷的课题之一。

一、病因和发病机制

HSCR 是一种罕见的先天性疾病，成活儿发病率约为 1/5000，典型的先天性巨结肠男女比约为 4：1，男性多见。不同人种发病率差异显著，亚裔发病率较高 [12]。长段 HRSC 的性别差异不明显，男女发病率比为（1.5～2）：1。同胞发病风险取决于性别及神经节病变的程度，有家族史者发病率显著高于无家族史者。

HSCR 是一种肠神经系统异常疾病（神经嵴病），特征是远端肠管的肌间及黏膜下层神经节细胞缺如。肠神经母细胞起源于神经嵴，胚胎第 5 周时出现于前肠 [13]，自头部向尾部迁移并和迷走神经一起构成肠神经系统（enteric nervous system，ENS）。ENS 负责协调肌肉活动，调节节前胆碱能纤维和抑制节后肾上腺素能纤维。HSCR 是由于后肠神经嵴细胞迁移过早停止导致的。细胞迁移停止得越早，无神经节肠段就越长。根据无神经节肠段的长度，HSCR 可分为 4 个亚型。

- 直肠 – 乙状结肠型（常见型）：无神经节肠段自肛门开始向上延伸，不超过乙状结肠，此型占 80%。
- 长段型：无神经节肠段自肛门至脾曲或横结肠，约占 10%。
- 全结肠型：无神经节段累及全部结肠和回肠末端（10%）。
- 全肠型：由十二指肠至直肠，所有肠段神经节细胞缺失（此型极为罕见）[14]。

ENS是支配消化的内在神经系统，研究发现，切断肠管以外的所有外来神经后，肠壁神经丛的功能仍能保持，胃肠道的运动仍能规律发生，故ENS又被称为“第二大脑”。ENS协调肠道的运动、免疫和分泌功能，神经节缺如会导致肠段扩张，继发梗阻。需要强调的是，HSCR无神经节肠段并非无神经支配，许多学者认为神经节部分可能受到儿茶酚胺能神经纤维和胆碱能神经纤维的过度支配[15, 16]。因此，对反射调节至关重要的是ENS的胞体，而不是神经纤维。近期也有研究表明，HSCR患者正常肠段也存在神经支配存在异常[17-22]。

HSCR的典型病理特征是近端结肠异常扩张，肠壁肥厚，扩张段突然或逐渐过渡到正常或狭窄的远端肠段，新生儿中可见由扩张段到狭窄段的漏斗形移行区，肠管扩张和肥厚的程度随年龄的增长而增加。

HSCR是一种复杂的遗传性疾病，已发现一些与肠神经系统发育相关的基因。1994年，研究人员在HSCR患者中发现了染色体10q11、10q2上RET原癌基因的突变，这些突变可在高达50%的常见病例和10%～15%的散发病例中检测到[23-27]。该基因的突变也涉及其他疾病，如2A和2B型多发性内分泌瘤、散发性和家族性甲状腺髓样癌等。目前已发现一些与HSCR相关的重要基因，如*GDNF*、*EDN-3*、*EDNRB*、*NRTN*、*ECE-1*、*Phox2B*、*SOX10*和*ZFHX1B*。

遗传异质性和多能细胞系的参与解释了为什么HSCR疾病可以与几乎所有器官和系统的畸形并发。RET对其他器官和组织的发育也起重要作用[28]，这可以解释HSCR与其他疾病或综合征相关联的情况。目前已确定与先天性巨结肠相关联的有Waardenburg-Shah综合征、先天性中枢性低通气综合征、2B型多发性内分泌瘤、Shprintzen-Goldberg综合征、Smith-Lemli-Opitz综合征、神经纤维瘤病、神经母细胞瘤、嗜铬细胞瘤等多种先天性异常。

二、诊断

HSCR的诊断可通过临床表现、放射学检查和肠壁活检组化染色等建立，肠壁活检组化染色是诊断的金标准。

（一）临床表现

胎粪排出延迟（超过24h）是HSCR的重要特征，但也有约30%的患儿缺乏此病史[29]。新生儿HSCR常表现为以腹胀、胆汁性呕吐和喂养不耐受为特征的低位肠梗阻。大多数患儿直肠指检可及肛门括约肌痉挛，退指时粪便伴大量气体爆破性排出[30, 31]。

巨结肠相关小肠结肠炎(Hirschsprung-associated enterocolitis，HAEC）是先天性巨结肠主要的发病和死亡原因。HAEC是一种严重的感染性结肠炎，临床表现主要有发热、腹胀和暴发性腹泻，发病年龄与性别、无神经节细胞肠段长度等无明显关联。HAEC可导致肠道菌群易位、脓毒血症，严重情况可危及生命。

近20年来HSCR的治疗取得了很大的进展，但由于抗生素的早期应用，HAEC的病因、病理生理学和具体预防策略尚未完全明确。HAEC在手术前后均可发生，术前发生概率高于术后。因早期诊断、早期干预，HAEC的发病率和死亡率也显著下降[32, 33, 35]。5%～42%的患者在术后发生HAEC，风险因素主要有吻合口并发症和术后肠梗阻[34]。伴发疾病（如21-三体综合征）和术前HAEC发作也会增加术后HAEC的风险。

HAEC的发生由肠防御机制减弱和细菌过度生长综合导致，其病理学特征是结肠隐窝炎，肠黏膜隐窝脓肿形成伴中性粒细胞浸润，随后可以出现黏膜溃疡甚至肠壁穿孔。无神经节肠段和正常肠段均可发生HAEC，表明发病不仅仅是由简单的神经节缺失引起的。无神经节肠段本身或手术并发症会引起粪便和细菌持续淤滞，肠道排空不佳，细菌过度生长。扩张受压的肠腔黏膜血流状态改变，引发黏膜受损和渗透性细菌易位。总的来说，ENS发育异常在HAEC的发病中起关键作用。ENS 具有复杂的神经－免疫调节作用，对肠道微环境和菌群稳态至关重要。ENS 发育异常时，肠道上皮屏障的完整性受损，神经－免疫功能障碍会导致炎症播散，进一步恶化病情。

肠道菌群异常也与 HAEC 的发生有关[36-39]，目前未发现特定病原体。虽然 HAEC 患者的粪便中常能检测到艰难梭菌和轮状病毒，但大多数健康新生儿和 1 岁以下婴儿的粪便中也可有艰难梭菌。艰难梭菌的种类和 HAEC 之间的关系仍然存在争议，但艰难梭菌内毒素本身不足以引发 HAEC 发作[39]。了解 HAEC 发作前、发作期间和发作后的肠道微生物群可能有助于建立预防和治疗策略。宏基因组学研究证明，小肠结肠炎的发生与肠道菌群的分布有关，可受抗生素影响。双歧杆菌、乳酸杆菌和其他益生菌的定植减少可能导致肠道菌群不稳定，继而发生 HAEC，但具体机制尚未明确[40, 41]。

研究人员已确定了一些与 HAEC 发展相关的易感因素。

• 发病年龄：初次发病年龄早的患儿更易出现严重 HAEC，发病也更频繁。

• 并发异常和综合征：唐氏综合征、中枢神经系统异常和先天性心脏畸形被认为是高危因素。

• 手术相关：任何会导致术后肠梗阻或排空受损的并发症都会增加 HAEC 风险。

• 既往 HAEC 发作：既往发生 HAEC 的患者复发风险较高。

• 病变肠管长度：全结肠型 HSCR 患者手术前后发生 HAEC 的可能性更高，总发生率接近 50%[33]。

目前常用的 HAEC 分级系统依严重程度，将 HAEC 分为三级[33]。

• 一级：轻度暴发性腹泻，轻度至中度腹胀，无明显全身表现。

• 二级：中度暴发性腹泻，中度至重度腹胀，伴有轻度至中度全身表现（如发热、心动过速等）。

• 三级：暴发性腹泻，明显腹胀，有休克体征或即将休克。

HAEC 的首发症状难以与感染性胃肠炎区分。然而，由于 HAEC 进展迅速且会危及生命，为避免延误诊治，应对所有怀疑 HAEC 的患者进行治疗。

新生儿期须与 HSCR 鉴别的情况包括囊性纤维化、胎粪堵塞综合征、左小结肠综合征、结肠闭锁、肛门直肠畸形、早产儿 ENS 不成熟、甲状腺功能减退和慢性假性肠梗阻等[31, 42]。HSCR 与肠旋转不良、泌尿生殖系统异常、眼部疾病、先天性心脏病、肢体异常、唇腭裂、听力损害、智力受损、面容畸形等多种其他先天性异常有关。新生儿肠梗阻合并其他畸形时应高度怀疑 HSCR，但也应考虑其他可能导致新生儿肠梗阻的原因，如肠闭锁、胎粪性肠梗阻、胎粪堵塞综合征相对少见的情况。

（二）组织学活检

直肠黏膜吸引活检目前是诊断 HSCR 的金标准[43, 44]（图 23-1）。随着黏膜下活检技术和免疫组化染色技术的发展，诊断方法得到了进一步改进，先天性巨结肠，尤其是新生儿巨结肠的诊断更加容易。

直肠黏膜吸引活检是一种安全无痛的手术，可在床旁或门诊进行，无须使用全身麻醉，并发症（出血、穿孔）发生率低于 1%[44-46]。直肠黏膜吸引活检目前是收集直肠组织的标准方法，然

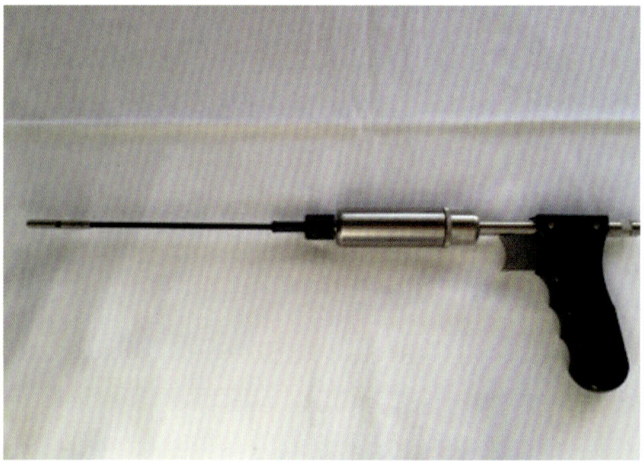

▲ **图 23-1　直肠活检工具**

而，与直肠全层活检相比，收集的黏膜下组织较少，可能导致样本太少影响诊断。直肠全层活检虽然能获得更多样本，但需全身麻醉才能进行。

齿状线上方 0.5～1cm 的区域有一段正常神经节细胞减少区，所以直肠黏膜吸引活检部位应至少高于齿状线 1.5～2cm，并应包含足够的黏膜下层组织，以正确评估 ENS 发育情况。

理想情况下，活检取样直径为 3～4mm，深度为 1～2mm，样本中至少 1/3 为黏膜下层。2～3 个包含黏膜下层的理想标本便可用于做出正确诊断。

镜下发现正常神经节细胞即可排除 HSCR 的诊断。黏膜下神经节细胞数量少，伴有乙酰胆碱酯酶染色强阳性的粗大神经纤维时，便可建立 HSCR 诊断。在无神经节肠段的黏膜肌层和固有层中，乙酰胆碱酯酶阳性神经的密度和直径会增加[47]。

直肠吸引活检在 1 月龄以上儿童中诊断准确率接近 100%，但新生儿和早产儿常常出现假阴性。不推荐对早产儿行此项检查的理由是：一方面，早产儿可能会有生理性的肠神经系统发育不全，导致难以诊断；另一方面，对于早产儿，直肠活检很难在不增加并发症风险的情况下获取足够用于诊断的标本量。因此，对于早产儿，最好对远端结肠进行减压和反复灌洗，在纠正胎龄临近足月时进行巨结肠相关检查。直肠活检可见神经节细胞缺如，但多数病例无神经粗大或乙酰胆碱酯酶染色异常。

目前有两种用于评价标本的方法：一种是石蜡切片 HE 染色，另一种是冰冻切片酶组织化学染色，可对包括乙酰胆碱酯酶在内的神经元标志物进行评价。也可分割冰冻切片标本，同时用于 HE 染色和乙酰胆碱酯酶染色，然后解冻剩余部分，用福尔马林固定并制备石蜡切片。

乙酰胆碱酯酶染色的潜在替代方法是钙视网膜蛋白染色，后者通常存在于黏膜下层和固有肌层肠神经节细胞的核周和神经突中，HSCR 的无神经节肠段无钙视网膜蛋白表达。其他染色技术包括氨基苯甲酸酯酶、还原型辅酶Ⅱ－脱氢酶、琥珀酸－乳酸脱氢酶和一氧化氮合酶染色。然而，乙酰胆碱酯酶染色应用最广泛，有经验的实验室诊断准确率达到了 99%。

（三）影像学检查

疑诊 HSCR 的新生儿，腹部直立位平片可见扩张的小肠、结肠和气液平。为鉴别 HSCR 和其他原因引起的远端肠管梗阻，应进行钡灌肠检查，该检查可显示病变段与扩张段之间的过渡区或肠径变化，直肠过渡区在侧位片上最为明显（图 23–2）。钡灌肠缺点是难以在新生儿、短段型巨结肠和全结肠型巨结肠患者中观察到明显的过渡区。即使未见到病变肠段，只要有钡剂潴留或直肠指数（直肠最大径 / 乙状结肠最大径的比值）＜1，就应高度怀疑先天性巨结肠，并行进一步检查。

在 HSCR 合并小肠结肠炎的情况下，对比剂灌肠可表现为痉挛，偶尔出现黏膜水肿和溃疡。HAEC 患者腹部平片可显示直肠乙状结肠典型的肠道“切断征”，远端空气缺失，肠襻扩张，空气液面，穿孔时甚至可见腹腔游离空气，提示中毒性巨结肠。超声可用于观察腹水或内部分隔，鉴别腹膜炎和肠炎。

推荐的检查还包括泌尿系彩超，以确认 HRSC 患者常并发的先天性肾脏及尿路畸形[48]。此外，还应进行听力、心、脑、眼等方面的筛查[49]。

（四）直肠肛管测压

HSCR 患儿直肠肛管测压中可见直肠－肛门抑制反射（直肠腔扩张后内括约肌松弛反射）缺失，肛门静息压力升高。直肠肛管测压诊断巨结肠的特异度和灵敏度与钡灌肠相似。因在特定人群中的假阴性率高，不建议对新生儿和早产儿应用这项技术。

三、治疗

一旦确诊 HSCR，就应开始术前准备，健康新生儿和小肠结肠炎新生儿的术前管理不同。结肠尚未扩张的新生儿常见型 HSCR 可一期手术治

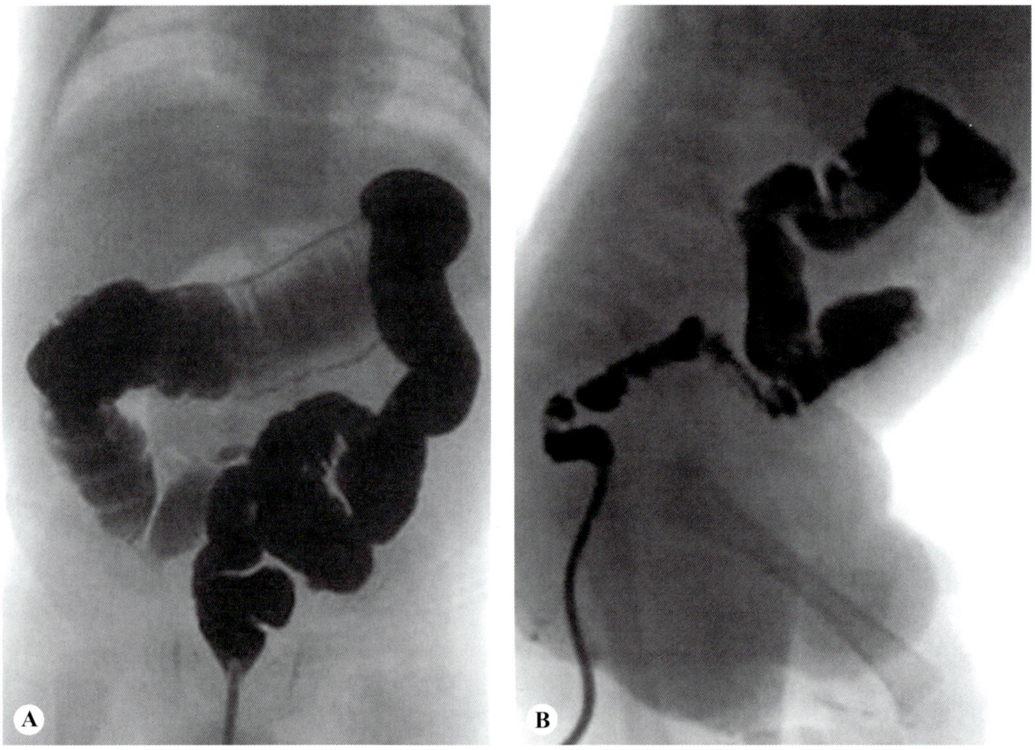

▲ 图 23-2 A. 对比剂观察显示脾区的移行段；B. 侧面观

疗，术前必须每天进行结肠灌洗，以清洁肠道、充分减压。

新生儿 HAEC 的治疗原则是液体复苏、肠道减压、控制感染（主要针对革兰阴性菌和厌氧菌）。起病初期应坚持禁食，直至症状改善，长病程患儿可能需要肠外营养支持。应尽快进行结肠灌洗并留置肛管减压，每天用温盐水洗肠 2～4 次，直至症状消失。大便中发现艰难梭菌时，可口服或静脉应用甲硝唑。密切血流动力学监测和及时的液体复苏是处理急性 HAEC 发作的关键，一般状况差的患儿应有呼吸支持，必要时转入重症监护室。

难以减压的持续肠道胀气或严重且无法控制的感染性休克可能提示肠扭转，应在移行区近端（术中组化确认）行横结肠造口术（全结肠型 HSCR 应行回肠造口术）[50]。

对于 HAEC 而言，预防大于治疗。主要的预防方式是结肠灌洗。对于首发症状表现为严重败血症或严重 HAEC 的新生儿，应迅速转至上级医院，尽快行根治术。事实上，大多数严重 HAEC 发生在术前，但不会对手术造成太大影响。围术期的益生菌应用已被证明对 HAEC 的起病及转归意义不大。

严重而致命的 HAEC 更可能发生于并发先心病或综合征患者。因此，合并先天性心脏病的 HSCR 患者应行预防性造口，以最大限度降低 HAEC 的风险，减少致命并发症的发生[29, 35]。尽管肠造口可减少 HAEC 风险，但其不能改善并发的心血管问题或综合征的相关问题，造口术后也有发生 HAEC 的可能。

治疗先天性巨结肠的关键是切除所有无神经节肠段和保留正常肠段，术中活检已被用于肠吻合部位的选择。

巨结肠根治术可以通过直肠内（Soave）、直肠后（Duhamel）或直肠旁（Swenson）方法进行。很多时候需分期手术。近年来，一期拖出手术被应用于新生儿巨结肠，手术效果佳，并且并发症相对更少[51-54]。

Swenson 在 20 世纪 40 年代末首次提出了治疗巨结肠的手术方法。该手术包括游离和切除无神经节肠段和端－端吻合正常结肠肛管。肠管的游离和切除经腹部切口完成的，在直肠外翻至会阴后经会阴行吻合术。

Duhamel 手术（1960 年首次报道）[7, 55] 指保留部分无神经节细胞的直肠前壁与有神经节细胞的近端结肠进行吻合，而不是切除直肠。此术式不涉及广泛盆腔解剖，加上结肠贮袋的存在，更适用于无神经节肠段较长的患者。

Rehbein 手术近 25 年在欧洲被广泛使用 [56]，该手术在无神经节肠段近端行结肠造口，然后在直肠上段（腹膜反射下方 2cm）切除无神经节肠段，术后扩张直肠和肛门。

在 1964 年，Soave 提出了直肠内手术方式，从无神经节细胞肠段的肌鞘中拖出正常肠管，将其放置在由无神经节肠管浆肌层和与外置肠管组成的袖带间，二期手术时再行肠吻合。Boley 改良了该手术，让其可以一期完成。Soave 术的精髓是避免直肠周围广泛的盆腔清扫 [57]。Dela Torre-Mondragon 和 Ortega[11] 在 1998 年报道了一种改良 Soave 术，此术式完全经肛门入路，可一期完成，降低了盆腔神经损伤等并发症的风险。

腹腔镜的出现改进了经典的拖出术，减少了术后疼痛，改善了美容效果 [9, 10, 55, 58–61]。由于腹腔镜辅助拖出术的优势明显，集直肠内拖出术和微创手术优点于一体的 Soave-Georgeson 术 [10, 62] 深受欢迎。该术式包括腹腔镜下活检确定移行区，腹腔镜下松解腹膜反折下直肠，以及经会阴入路分离黏膜。

术前应预防性使用抗生素，并酌情在术中追加。患者取截石位，以便术中切换入路。腹腔镜下观察移行区，选择活检部位行术中快速病检。同时分离结肠，围绕直肠切开腹膜反折，显露出直肠的肌层。腹腔镜下解剖完成后，转至会阴部位继续手术。在距齿状线 5mm 处环行切开直肠黏膜和肌层，并剥离至腹膜反折上方。之后可经肛门拖出直肠和部分乙状结肠，到达移行区后，从下方进行吻合。如果患者有结肠造瘘，也可使用经肛门入路：以造口作为拖出末端，并经肛门行直肠切除。对于移行区距肛门较近的患者，可以用腹腔镜松解左半结肠和（或）脾曲。

腹腔镜辅助拖出术具有良好的临床效果，允许术后早期喂养，早期出院，并且无明显瘢痕。最近，儿童外科逐渐开展机器人手术，可能用于大龄 HSCR 患者的治疗 [63]。

四、术后管理和预后

腹腔镜下行 HSCR 手术的患者可以立即进食，大多数患者可以在 24～48h 内出院。出院最关键的是术后 1～2 周开始的扩肛治疗。

术后并发症包括吻合口狭窄、肠梗阻、小肠结肠炎、肠粘连、污粪和肛门失弛缓等，所有术式均有概率发生这些并发症 [64, 65]。大多数患者都会有会阴皮肤问题，会随时间推移逐渐好转。拖出术后机械性肠梗阻最常见的原因是狭窄，一般通过反复扩肛可解决，只有严重狭窄病例，才需行二次拖出术。

小肠结肠炎、便秘、生长迟缓、污粪和大小便失禁是手术后最常见的并发症 [59, 66]。污粪和失禁尤其影响生活质量，患者的年龄可能会影响肠道功能的恢复 [67, 68]。拖出术后持续梗阻症状可能是由于机械性梗阻、复发性或获得性神经节增生、近端结肠或小肠运动障碍、内部括约肌失弛缓或因持便行为引起的功能性巨结肠。

HSCR 的死亡率相对较低，死亡患者常因 HAEC 或其他相关异常术前死亡，术后死亡罕见。HAEC 起病凶险，应充分宣教、早期诊治，避免严重后果。

参考文献

[1] Leenders E, Sieber W. Congenital megacolon observation by Frederick Ruysch--1691. J Pediatr Surg. 1970;5:1-3.
[2] Fiori M. Domenico Battini and his description of congenital megacolon: a detailed case report one century before Hirschsprung. J Peripher Nerv Syst. 1998;3:197-206.
[3] Hirschsprung H. Constipation of newborns as a result of dilatation and hypertrophy of the colon. Jhrb f Kinderh. 1888;27:1-7.
[4] Ehreinpreis T. Megacolon in the newborn. A Clinical and Röntgenological Study with special regard to the pathogenesis. Acta Chir Scand. 1946;94:112.
[5] Swenson O. Hirschsprung's disease—a complicated therapeutic problem: some thoughts and solutions based on data and personal experience over 56 years. J Pediatr Surg. 2004;10:1449-53.
[6] Rehbein F. Operative therapy of Hirschsprung's disease. Langenbecks Arch Klin Chir Ver Dtsch Z Chir. 1953;276:540-3.
[7] Duhamel B. A new operation for the treatment of Hirschsprung's. Arch Dis Child. 1960;35:38-9.
[8] Boley S. A new operative approach to total aganglionosis. Surg Gynecol Obstet. 1984;159:481.
[9] Soave F. Hirschsprung's disease: a new surgical technique. Arch Dis Child. 1964;39:116-24.
[10] Georgeson K, Fuenfer M, Hardin W. Primary laparoscopic-assisted endorectal colon pull-through for Hirschsprung's disease. J Pediatr Surg. 1999;5:678.
[11] De la Torre-Mondragón L, Ortega-Salgado J. Transanal endorectal pull-through for Hirschsprung's disease. J Pediatr Surg. 1998;33:1283-6.
[12] Suita S, Taguchi T, Ieiri S, Nakatsuji T. Hirschsprung's disease in Japan: analysis of 3852 patients based on a nationwide survey in 30 years. J Pediatr Surg. 2005;40:197-201.
[13] Tomuschat P, Puri P. RET gene is a major risk factor for Hirschsprung's disease: a meta-analysis. Pediatr Surg Int. 2015;31:701-10.
[14] Montedonico S, Puri P. Hirschsprung's disease: clinical features. In: Holschneider AM, Puri P, editors. Hirschsprung's disease and allied disorders. 3rd ed. Berlin, Heidelberg: Springer-Verlag; 2008. p. 107-10.
[15] Larsson L. Hirschsprung's disease--immunohistochemical findings. Histol Histopathol. 1994;3:615-29.
[16] Qualman S, Murray R. Aganglionosis and related disorders. Hum Pathol. 1994;25:1141-9.
[17] O'Donnell A, Coyle D, Puri P. Deficiency of platelet-derived growth factor receptor-a-positive cells in Hirschsprung's disease colon. World J Gastroenterol. 2016;22:3335-40.
[18] Tomuschat C, O'Donnell A, Coyle D, Dreher N, Kelly D, Puri P. Altered expression of ATP-sensitive K(+) channels in Hirschsprung's disease. J Pediatr Surg. 2016;6:948-52.
[19] Bettolli M, De Carli C, Jolin-Dahel K, Rubin S. Colonic dysmotility in postsurgical patients with Hirschsprung's disease. Potential significance of abnormalities in the interstitial cells of Cajal and the enteric nervous system. J Pediatr Surg. 2008;43:1433-8.
[20] Coyle D, O'Donnell A, Gillick J, Puri P. Altered neurotransmitter expression profile in the ganglionic bowel in Hirschsprung's disease. J Pediatr Surg. 2016;51:762-9.
[21] Rolle U, Piotrowska A, Nemeth L, Puri P. Altered distribution of interstitial cells of Cajal in Hirschsprung disease. Arch Pathol Lab Med. 2002;126:928-33.
[22] Tomuschat C, O'Donnell A, Coyle D, Puri P. Reduced expression of voltage-gated Kv11.1 (hERG) K(+) channels in aganglionic colon in Hirschsprung's disease. Pediatr Surg Int. 2016;32:9-16.
[23] Parisi M, Kapur R. Genetics of Hirschsprung disease, vol. 12; 2000. p. 6.
[24] Lantieri F, Griseri P, Amiel J, Martucciello G, Ceccherini I, Romeo G, et al. The molecular genetics of Hirschsprung's disease. In: Holschneider AM, Puri P, editors. Hirschsprung's disease and allied disorders. 3rd ed. Berlin, Heidelberg: Springer-Verlag; 2008. p. 63-78.
[25] Stewart D, von Allmen D. The genetics of Hirschsprung disease. Gastroenterol Clin North Am. 2003;32(3):819-37.
[26] Romeo G, Ronchetto P, Luo Y, Barone V, Seri M, Ceccherini I, et al. Point mutations affecting the tyrosine kinase domain of the RET proto-oncogene in Hirschsprung's disease. Nature. 1994;367(6461):377-8.
[27] Eng C. The RET proto-oncogene in multiple endocrine neoplasia type 2 and Hirschsprung's disease. In: Seminars in medicine of the Beth Israel Hospital, Boston, vol. 335. Boston: Massachusetts Medical Society; 1996. p. 13.
[28] Amiel J, Lyonnet S. Hirschsprung disease, associated syndromes, and genetics: a review. J Med Genet. 2001;38:729-39.
[29] Pini Prato A, Gentilino V, Giunta C, Avanzini S, Parodi S, Mattioli M, et al. Hirschsprung's disease: 13 years' experience in 112 patients from a single institution. Pediatr Surg Int. 2008;24:175-82.
[30] Martucciello G. Hirschsprung's disease, one of the most difficult diagnoses in pediatric surgery: a review of the problems from clinical practice to the bench. Eur J Pediatr Surg. 2008;18:140-9.
[31] Martucciello G, Pini Prato A, Puri P, Holschneider A, Meier-Ruge W, Jasonni V, et al. Controversies concerning diagnostic guidelines for anomalies of the enteric nervous system: a report from the fourth International Symposium on Hirschsprung's disease and related neurocristopathies. J Pediatr Surg. 2005;40:1527-31.
[32] Pastor A, Osman F, Teitelbaum D, Caty M, Langer J. Development of a standardized definition for Hirschsprung's-associated enterocolitis: a Delphi analysis. J Pediatr Surg. 2009;44:251-6.
[33] Elhalaby E, Coran A, Blane C, Hirschl R, Teitelbaum D. Enterocolitis associated with Hirschsprung's disease: a clinical-radiological characterization based on 168 patients. J Pediatr Surg. 1995;30:76-83.

[34] Hackam D, Filler R, Pearl R. Enterocolitis after the surgical treatment of Hirschsprung's disease: risk factors and financial impact. J Pediatr Surg. 1998;33:830-3.
[35] Pini Prato A, Rossi V, Avanzini S, Mattioli G, Disma N, Jasonni V. Hirschsprung's disease: what about mortality? Pediatr Surg Int. 2011;27:473-8.
[36] Thomas D, Fernie D, Malone M, Bayston R, Spitz L. Association between Clostridium difficile and enterocolitis in Hirschsprung's disease. Lancet 1982. 1982;1:78-9.
[37] Thomas D, Fernie D, Bayston R, Spitz L, Nixon H. Enterocolitis in Hirschsprung's disease: a controlled study of the etiologic role of Clostridium difficile. J Pediatr Surg. 1986;21:22-5.
[38] Parsons S, Fenton E, Dargaville P. Clostridium difficile associated severe enterocolitis: a feature of Hirschsprung's disease in a neonate presenting late. J Paediatr Child Health. 2005;41:689-90.
[39] Wilson-Storey D, Scobie W, McGenity K. Microbiological studies of the enterocolitis of Hirschsprung's disease. Arch Dis Child. 1990;65: 1338-9.
[40] De Filippo C, Pini-Prato A, Mattioli G, Avanzini S, Rapuzzi G, Cavalieri D, et al. Genomics approach to the analysis of bacterial communities dynamics in Hirschsprung's disease-associated enterocolitis: a pilot study. Pediatr Surg Int. 2010;26:465-71.
[41] Li Y, Poroyko V, Yan Z, Pan L, Feng Y, Zhao P, et al. Characterization of intestinal microbiomes of Hirschsprung's disease patients with or without enterocolitis using illumina-MiSeq high-throughput sequencing. PLoS One. 2016;11:e0162079.
[42] Khan A, Vujanic G, Huddart S. The constipated child: how likely is Hirschsprung's disease? Pediatr Surg Int. 2003;19:439-42.
[43] Pini Prato A, Avanzini S, Gentilino V, Martucciello G, Mattioli G, Coccia C, et al. Rectal suction biopsy in the workup of childhood chronic constipation: indications and diagnostic value. Pediatr Surg Int. 2007;23(2):117-22.
[44] Pini Prato A, Martucciello G, Jasonni V. Solo-RBT: a new instrument for rectal suction biopsies in the diagnosis of Hirschsprung's disease. J Pediatr Surg. 2001;36:1364-6.
[45] Pini Prato A, Martucciello G, Jasonni V. Rectal suction biopsy in the diagnosis of intestinal dysganglionoses: 5-year experience with Solo-RBT in 389 patients. J Pediatr Surg. 2006;41:1043-8.
[46] Martucciello G, Favre A, Torre M, Pini Prato A, Jasonni V. A new rapid acetylcholinesterase histochemical method for the intraoperative diagnosis of Hirschsprung's disease and intestinal neuronal dysplasia. Eur J Pediatr Surg. 2001;11:300-4.
[47] Bruder E, Meier-Ruge W. Twenty years diagnostic competence center for Hirschsprung's disease in Basel. Chirurg. 2010;81:572-6.
[48] Pini Prato A, Musso M, Ceccherini I, Mattioli G, Giunta C, Ghiggeri G, et al. Hirschsprung disease and congenital anomalies of the kidney and urinary tract (CAKUT): a novel syndromic association. Medicine (Baltimore). 2009;88: 83-90.
[49] Pini Prato A, Rossi V, Mosconi M, Holm C, Lantieri F, Griseri P, et al. A prospective observational study of associated anomalies in Hirschsprung's disease. Orphanet J Rare Dis. 2013;23:184.
[50] Lamontagne F, Labbé A, Haeck O, Lesur O, Lalancette M, Patino C, et al. Impact of emergency colectomy on survival of patients with fulminant Clostridium difficile colitis during an epidemic caused by a hypervirulent strain. Ann Surg. 2007;245:267-72.
[51] So H, Schwartz D, Becker J, Daum F, Schneider K. Endorectal "pull-through" without preliminary colostomy in neonates with Hirschsprung's disease. J Pediatr Surg. 1980;15:470-1.
[52] Cilley R, Statter M, Hirschl R, Coran A. Definitive treatment of Hirschsprung's disease in the newborn with a one-stage procedure. Surgery. 1994;115:551-6.
[53] Wilcox D, Bruce J, Bowen J, Bianchi A. One-stage neonatal pull-through to treat Hirschsprung's disease. J Pediatr Surg. 1997;32:243-5.
[54] Coran A, Teitelbaum D. Recent advances in the management of Hirschsprung's disease. Am J Surg. 2000;180:382-7.
[55] Scholfield D, Ram A. Laparoscopic duhamel procedure for Hirschsprung's disease: systematic review and meta-analysis. J Laparoendosc Adv Surg Tech A. 2016;26:53-61.
[56] Fuchs O, Booss D. Rehbein's procedure for Hirschsprung's disease. An appraisal of 45 years. Eur J Pediatr Surg. 1999;9:389-91.
[57] Boley S. New modification of the surgical treatment of Hirschsprung's. Surgery. 1964;56:1015-7.
[58] Swenson O, Bill AJ. Resection of rectum and rectosigmoid with preservation of the sphincter for benign spastic lesions producing megacolon; an experimental study. Surgery. 1948;24:212-20.
[59] Mattioli G, Pini Prato A, Giunta C, Avanzini S, Della Rocca M, Montobbio G, et al. Outcome of primary endorectal pull-through for the treatment of classic Hirschsprung disease. J Laparoendosc Adv Surg Tech A. 2008;18:869-74.
[60] Langer J, Durrant A, de la Torre L, Teitelbaum D, Minkes R, Caty M, et al. One-stage transanal Soave pullthrough for Hirschsprung disease: a multicenter experience with 141 children. Ann Surg. 2003;238:569-83.
[61] Ekema G, Falchetti D, Torri F, Merulla V, Manciana A, Caccia G. Further evidence on totally transanal one-stage pull-through procedure for Hirschsprung's disease. J Pediatr Surg. 2003;38:1434-9.
[62] Georgeson K, Cohen R, Hebra A, Jona J, Powell D, Rothenberg S, et al. Primary laparoscopic-assisted endorectal colon pull-through for Hirschsprung's disease: a new gold standard. Ann Surg. 1999;229:678-82.
[63] Mattioli G, Pio L, Leonelli L, Razore B, Disma N, Montobbio G, et al. A provisional experience with robot-assisted soave procedure for older children with Hirschsprung disease:back to the future? J Laparoendosc Adv Surg Tech A. 2017;27:546-9.
[64] Wildhaber B, Teitelbaum D, Coran A. Total colonic

Hirschsprung's disease: a 28-year experience. J Pediatr Surg. 2005;40:203-6.
[65] Zhang S, Bai Y, Wang W, Wang W. Clinical outcome in children after transanal 1-stage endorectal pull-through operation for Hirschsprung disease. J Pediatr Surg. 2005;40:1307-11.
[66] Pini Prato A, Gentilino V, Giunta C, Avanzini S, Mattioli G, Parodi S, et al. Hirschsprung disease: do risk factors of poor surgical outcome exist? J Pediatr Surg. 2008;43:612-9.
[67] Neuvonen M, Kyrklund K, Rintala R, Pakarinen M. Bowel function and quality of life after transanal endorectal pull-through for Hirschsprung disease: controlled outcomes up to adulthood. Ann Surg. 2017;265:622-9.
[68] Menezes M, Pini Prato A, Jasonni V, Puri P. Long-term clinical outcome in patients with total colonic aganglionosis: a 31-year review. J Pediatr Surg. 2008;43:1696-9.

第 24 章　肛门直肠畸形
Anorectal Malformations

Kristiina Kyrklund　Risto Rintala　著
刘雪来　译

肛门直肠畸形（anorectal malformations，ARM）包括一系列先天性缺陷，其发生率为 1∶2500，严重程度从轻度肛门狭窄到肛门直肠和泌尿生殖道的复杂畸形不等。男性和女性均可患病，详细了解这些缺陷的解剖结构对于为新生儿患儿提供最佳的外科诊治至关重要。在过去几十年中，新生儿外科和护理技能的改进已将 ARM 患儿的死亡率降低至 3%[1]，死亡通常是由于无法纠正的其他相关异常而非 ARM 本身。除泄殖腔畸形外，产前怀疑 ARM 并不常见，通常在出生后不久即可进行诊断。由于其他相关缺陷影响了一半以上的患儿，因此新生儿期的治疗需要根据一系列方法进行快速筛查。ARM 的现代手术治疗涉及对现有排便机制干扰最小的缺陷解剖重建。由于 ARM 是相对罕见的疾病，应在经验丰富的专科医院进行最终修复，以确保最佳的疗效。

一、肛门直肠畸形胚胎学

胚胎早期，正常后肠的尾部区域被称为泄殖腔。在妊娠第 7 周，泄殖腔分裂为腹侧和背侧部分，伴随着尿道直肠间隔的下降，形成腹侧的泌尿生殖道和背侧的肛肠道。尿道直肠间隔最终在两者之间形成会阴体。在正常大鼠模型中，泄殖腔膜（cloacal membrane，CM）的背侧部分在尾沟附近的固定点处终止于未来肛门开口的位置（图 24–1）[2]，在 ARM 中，发育的关键因素可能是异常缩短的泄殖腔膜（图 24–2）[2] 导致 ARM 泄殖腔细分过程中肠末端的异常开口定位，包括泌尿生殖系的连接。在泄殖腔细分之前，已经在小鼠模型中的定位点建立了肛门外口的位置，如人类外括约肌的位置[2]。正常发育时，泄殖腔膜在其与后尿道直肠下降间隔的尖端汇合处解体，形成肛门外口[3]。最初与外胚层闭合，2 周后再通。妊娠第 9 周肛门外口再通的异常有助于解释轻度 ARM，包括肛门狭窄和肛门膜式闭锁[3]。

二、病因

ARM 的病因基础是遗传和环境影响。最常见的染色体变异涉及染色体 22q11.2 微缺失（也称为 DiGeorge 或 CATCH-22 综合征）和唐氏综合征（21- 三体综合征）。在大约 10% 的病例中观察到染色体异常[3]。可同时合并 Townes Brocks、Pallister Hall、Opitz Kaveggia、Johanson Blizzard、Kaufman McKusick、Lowe、眼耳椎、脆性 X 和 8 三体综合征等[4]。高达 8% 的病例[5] 和单卵双胎的家族性发病支持了遗传因素是致病原因。*HLXB9* 突变常染色体显性遗传导致了 50% 的 Currarino 综合征患者。ARM 的环境风险因素包括产前接触咖啡因、酒精或药物，以及糖尿病和癫痫等母体因素。辅助生殖技术、初产妇、

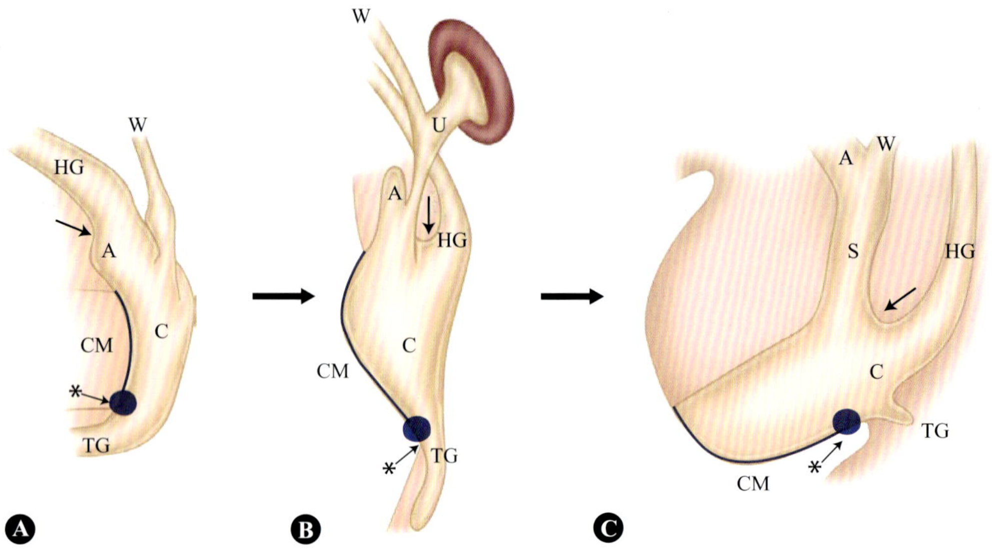

▲ 图 24-1　大鼠模型中的正常泄殖腔的发育
正常（A 和 B）和异常（C）泄殖腔示意图

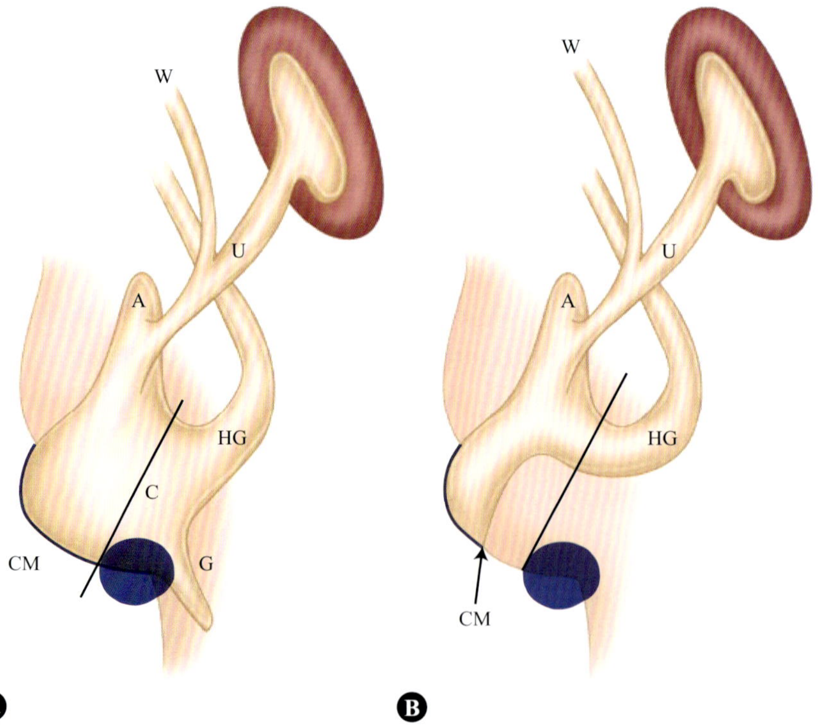

▲ 图 24-2　异常泄殖腔发育模型
正常（A）和异常（B）泄殖腔示意图。在异常胚胎中，泄殖腔膜太短（箭）。泄殖腔膜不能延伸到尾沟区域（灰色区域）。泄殖腔背侧相对缺失。在正常胚胎（A）中，泄殖腔膜的长度可正常延伸到尾沟区域（灰色区域）（经 Elsevier 许可转载，改编自 Fig.7 in Kluth [2].Embryology of anorectal malformations.Semin Pediatr Surg 2010, 19:201-208）

先兆子痫和妊娠早期的母亲发热也可能是致病因素[6]。

（一）伴发畸形

VACTERL（椎骨、肛门、心脏、气管食管、肾、四肢）和CHARGE（肛门闭锁/缺损、肛门、肾、胃肠道和耳/听力）基因序列异常是公认的致病原因，是ARM的非随机并发症。超过一半的ARM患者至少有一种其他相关的先天畸形，这可能影响到超过90%的严重ARM患者。有10%～15%符合VACTERL合并症标准[6-8]的异常基因序列一般有三个或更多。最近的一项流行病学调查发现，心脏缺陷（主要是房间隔缺损、室间隔缺损和法洛四联症）的患病率为13%，骨骼缺陷为15%，气管食管瘘为10%，泌尿系统异常（最常见的膀胱输尿管反流、肾发育不全和肾发育异常）为25%，四肢缺陷为13%，生殖器异常为13%[4, 7]。子宫和阴道异常在泄殖腔患者中很常见，而在患有轻度ARM的女性中发生频率较低。此外，大约5%的ARM患者存在包括腭裂在内的颅面畸形。

（二）盆底的正常解剖

了解盆底和肛管的正常解剖对于理解ARM的病理解剖是非常必要的。盆底主要由横纹肌膈组成，用于支持盆腔器官和腹部内脏。这些肌肉向前走向耻骨，向后走向骶骨的最下部，横向进入闭孔膜、坐骨和坐骨脊柱。腹内侧在尿道、阴道和肛门直肠周围形成漏斗状的吊索，其纤维在会阴体的内侧融合，收缩闭合泌尿生殖道和肛门直肠裂孔[9]。该漏斗状肌肉的上部称为肛提肌，其下部纤维与肛门外括约肌的深层纤维连续。肛提肌复合体的耻骨直肠悬吊纤维收缩时保持了肛门直肠角度（图24-3），防止了腹内压力突然增加时导致粪便排出[10]。

（三）肛管解剖

肛管的外括约肌与肛提肌纤维向上连续，形成由深部、浅部和皮下组成的横纹肌漏斗（图24-4）。外括约肌提供约15%的肛管压力，但在可以增加腹内压力的体力活动中会被抵消。它从阴部神经的直肠下分支和S_4神经的会阴分支接收运动和感觉供应，它也能在接近齿状线约1cm范围内感受肛管皮肤刺激[10]。肛门内括约肌纤维提供剩余的80%～85%的静息肛管压力，并代表直肠内平滑肌的延续增厚[10]。肛门内括约肌由来自腹下神经丛的交感神经通路来控制。肛门内括约肌的直肠肛门抑制反射主要是壁内反射，由含一氧化氮合酶的神经元介导[11]。

（四）肛门直肠畸形的病理解剖

在正常婴儿中观察到的大多数结构也可以在

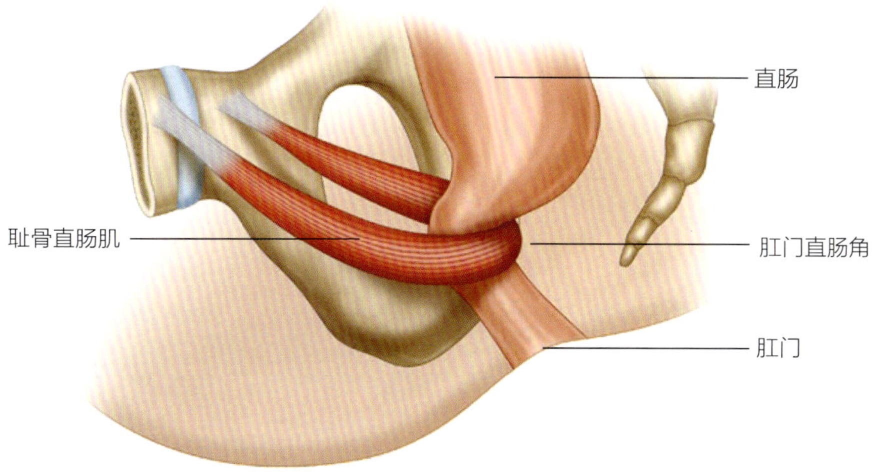

▲ 图24-3 正常的肛门直肠角，由耻骨直肠肌悬吊形成，该肌是提肌复合体的一部分

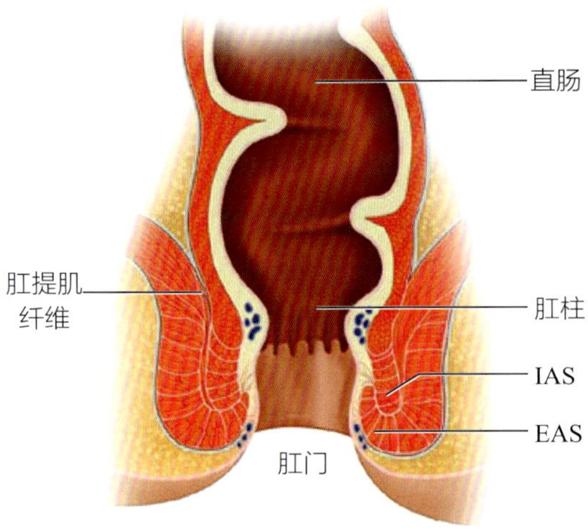

▲ 图 24-4 肛管的正常解剖

肛提肌纤维与肛门外括约肌（EAS）的深部相互延续；肛门内括约肌（IAS）是直肠平滑肌的增厚部分

肛门直肠畸形中观察到，但与排便结构有关的解剖关系发生了不同程度的变化。在所有的 ARM 中，肛提肌和外括约肌的位置一般接近正常，但随着畸形的严重程度增加，肠管远端的移位也越来越明显。高位的畸形也与大便失禁所涉及的结构发育不全有关。功能性肛门内括约肌组织存在于所有 ARM 的肠端，瘘管包含正常肛管的所有组织结构，包括柱状上皮、肛门腺体和肛柱[12]。在轻度或“低位”畸形中，肠端至少部分位于括约肌漏斗内，肛提肌几乎正常发育。

（五）ARM 分类

ARM 分类主要目的是为了描述不同类型畸形的解剖、手术治疗和功能效果。过去几十年中使用了几种系统（表 24-1），其中最新的是面向临床的 Holschneider（2005）[13] 分类。这是对早期模型的简化，将 ARM 主要分为临床组和罕见 / 区域变异。之前 Peña[14] 分类是基于外科手术方法，并将 ARM 分为男性和女性组。Wingspread 分类（1986）[15] 根据直肠端部相对于肛提肌的位置。本文涵盖了 Krickenbeck 分类中描述的临床组；罕见和区域性的类型并不常见，但外科治疗的原则与其他类型的 ARM 相同。

（六）ARM 的临床特征

Krickenbeck 分类的 ARM 主要是基于直肠盲端位于外括约肌复合体内，则被认为是轻度类型，直肠盲端位于外括约肌复合体外的 ARM 被

表 24-1 肛门直肠畸形的分类

Holschneider 分类（2005）[13]		Peña 分类（1995）[14]		Stephens 分类（1986）[15]	
常见临床类型	罕见畸形	男性	女性	男性	女性
• 会阴瘘 • 直肠尿道瘘 • 尿道球部瘘 • 前列腺瘘 • 膀胱颈部瘘 • 前庭瘘 • 一穴肛 • 无瘘 • 肛门狭窄	• 球形结肠 • 直肠阴道瘘 • H 型瘘 • 其他	• 会阴瘘 • 球部瘘 • 前列腺部瘘 • 直肠膀胱瘘（膀胱颈部瘘口） • 无肛（无瘘） • 直肠闭锁	• 会阴瘘 • <3cm 共同管道 • >3cm 共同管道 • 无肛（无瘘） • 直肠闭锁	• 高位闭锁 • 直肠前列腺瘘 • 无瘘 • 直肠闭锁 • 中位闭锁 • 球部瘘 • 肛门发育不良 • 低位闭锁 • 肛门皮肤瘘 • 肛门狭窄	• 高位闭锁 • 肛门直肠发育不良（不全） • 直肠阴道瘘 • 无瘘 • 直肠闭锁 • 中位闭锁 • 直肠阴道瘘 • 直肠前庭瘘 • 肛门发育不良 • 低位闭锁 • 肛门皮肤瘘 • 肛门狭窄 • 一穴肛 • 罕见畸形

认为是严重异常。

（七）轻度 ARM

1. 前置肛门（伴有或不伴肛门狭窄）

前置肛门仅存在于女性，是最轻的 ARM 类型，其特征是肛门位置靠前，外观正常（图 24-5）。大约一半的患儿可能存在轻度肛门狭窄。直肠盲端主要（≥70%）位于外括约肌复合体附近。前置肛门可能与会阴沟有关，会阴沟是前庭和肛门之间的黏膜里正中裂缝（图 24-5）[16]。即便没有肛肠异常，会阴沟也可能存在，本身不需要治疗。随着时间的推移，黏膜表面上皮逐渐形成。

2. 男性会阴瘘和肛门狭窄

在男性中，会阴瘘（图 24-6）和肛门狭窄基本上构成了同类型轻度 ARM[17]。在男性会阴瘘中，沿着会阴或阴囊中缝，在中线出可见浅的皮下瘘管，胎粪通过该瘘管排出（图 24-6，箭）。直肠盲端主要位于外括约肌内，因此男性会阴瘘被认为是轻度 ARM。直肠盲端通常被位于齿状线水平的中间纤维或肛膜所覆盖[16]。膜式狭窄是罕见的（2% 的病例），也可能是最不严重的无瘘肛门闭锁形式[18]。

（八）严重 ARM

1. 女性会阴或前庭瘘

与男性的会阴瘘不同，患有会阴或前庭瘘的女性的直肠盲端开口于会阴（图 24-7 和图 24-8）[16, 19] 或前庭（图 24-9 和图 24-10）[20] 上的外括约肌支撑的前方和外侧皮下，这些不被视为轻度 ARM。直肠阴道瘘是一种非常罕见的畸形，在临床检查中大多数怀疑是直肠阴道瘘的病例实际上是前庭瘘。在会阴瘘和前庭瘘中，尿道和阴道有分开，通常有正常的开口。

2. 一穴肛

女性 ARM 最严重的形式是一穴肛，其特征是只有一个会阴开口（图 24-11 和图 24-12）。尿道、阴道和肛门直肠终止于一条长度可变的共同通道。扁平的臀部和臀沟提示共同通道较长。产前超声发现胎儿子宫阴道积液可能提示为一穴肛，几乎所有一穴肛病例都伴有其他畸形。

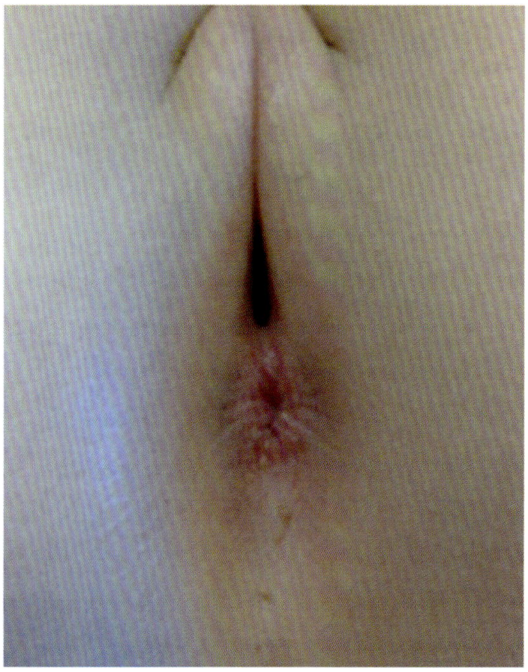

▲ 图 24-5 前置肛门，前部有会阴沟

经 Springer Science & Business Media 许可转载，引自 Fig.3 Pakarinen and Rintala[16]

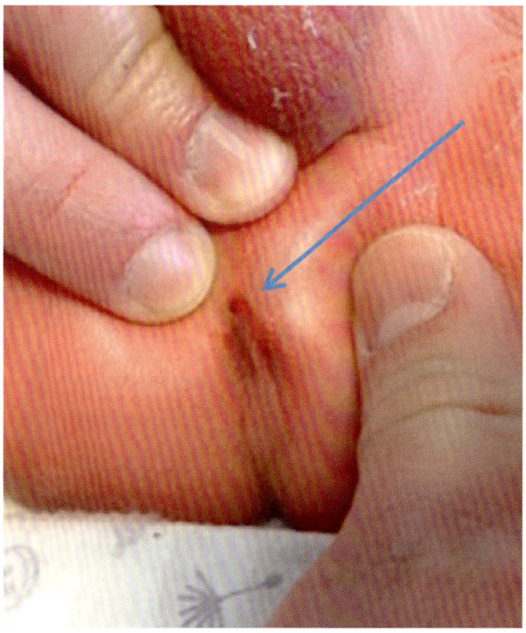

▲ 图 24-6 男性会阴瘘（箭）

外括约肌复合体内的直肠盲端发出一条皮下管道至会阴瘘口

3. 直肠尿道瘘

对于会阴部没有开口的男性（图 24-13），诊断通常是直肠尿道瘘，这是男性最严重的 ARM

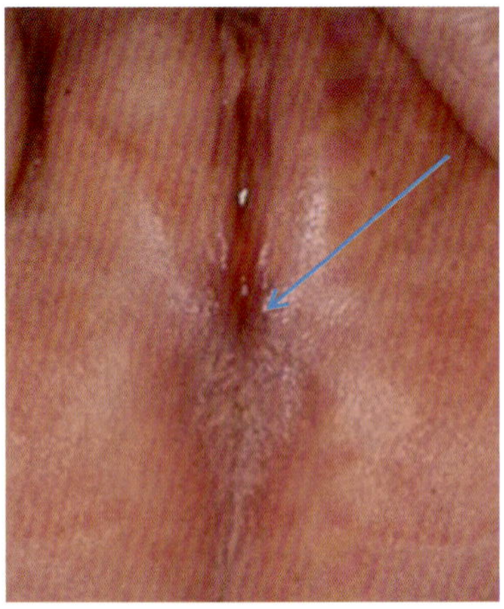

▲ 图 24-7　女性会阴瘘（箭）

经 Springer Science & Business Media 许可转载，引自 Pakarinen and Rintala[16]

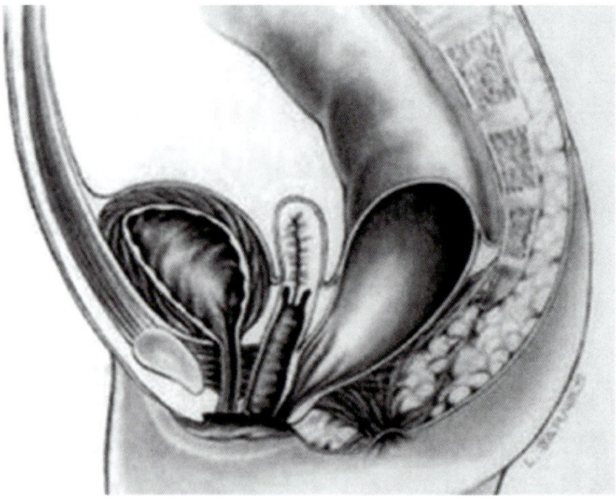

▲ 图 24-10　女性前庭瘘

经 BioMed Central 许可转载，引自 Fig.5 in Levitt and Pena [20]

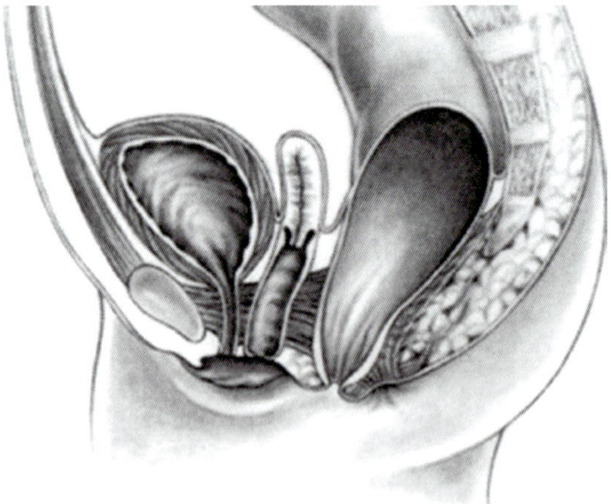

▲ 图 24-8　女性会阴瘘

经 BioMed Central 许可转载，引自 Levitt and Pena[19]

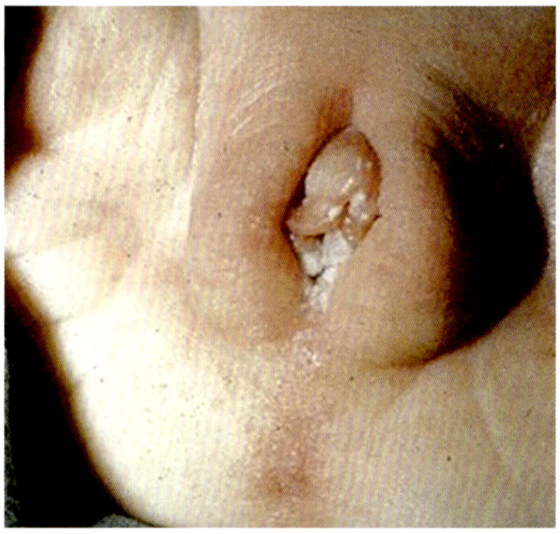

▲ 图 24-11　单一泄殖腔通道开口

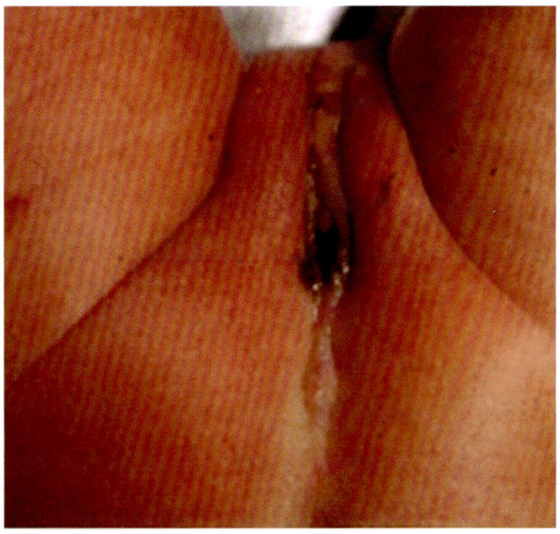

▲ 图 24-9　女性前庭瘘

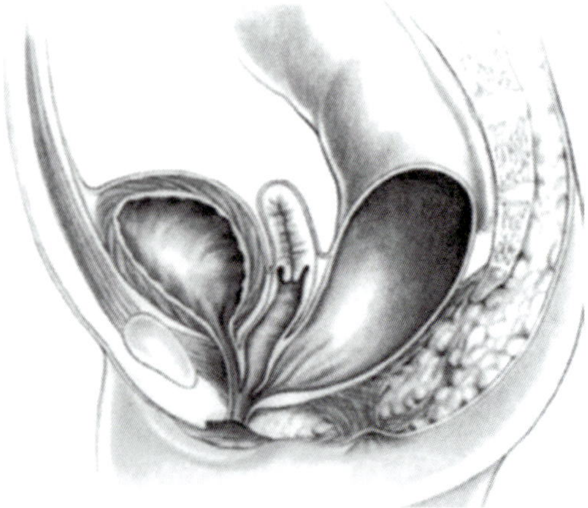

▲ 图 24-12　泄殖腔，单一通道开口于会阴区

经 BioMed Central 许可转载，引自 Fig.7 in Levitt and Peña[19]

形式。肛门直肠末端的瘘管连接通常位于球部或尿道前列腺水平，但可能与膀胱颈一样高（图24–14）。有些患者可能会通过尿道排出胎粪，这一体征可用于诊断。较高位置的直肠盲端与排便机制发育不全有关，这在临床上从相对扁平的臀部可以看出，与泄殖腔女性一样。男性无会阴开口时的鉴别诊断是无瘘肛门闭锁。几乎所有患有直肠尿道瘘的男性都有伴发畸形。

4. 无瘘肛门闭锁

无瘘肛门闭锁通常与都有发育良好的括约肌，这种类型的 ARM 均可发生于男性和女性，是唐氏综合征患者中最常见的 ARM 类型。当直肠盲端位于齿状线以下，并直接位于肛窝皮下时，这种异常称为肛门发育不全。肛门外观通常异常，盲端在 1～3cm 深时终止。这种类型 ARM 称为直肠闭锁，直肠袋通常终止于肛提肌上方[21]。

（九）初步评估

临床检查通常足以对 ARM 的严重程度作出诊断。在女性中可以通过仔细检查会阴来诊断肛管的终止部位：在肛门前部外括约肌复合体内，或在会阴或前庭瘘处，或作为单通道的一穴肛。如果在区分女性前置肛门和会阴瘘方面存在任何不确定性，麻醉下肌肉电刺激可以帮助明确诊断[16]。在男性中，胎粪挤压到会阴表面可提示轻度 ARM 伴低位直肠盲端。如果没有明显的瘘管，则通过鼻胃管插入探查。如果在 24～48h 的观察和探查后仍然没有胎粪，则更安全的做法是诊断为高位 ARM，并进行结肠造口术。横向 X 线和会阴超声在诊断严重程度方面存在局限性。如果怀疑泌尿生殖系统畸形或存在膀胱输尿管反流，则应预防性使用抗生素。

（十）相关异常的筛查

作为初始治疗的一部分，排除严重的相关畸形是很重要的。正常通过鼻胃管排除食管闭锁，这在 ARM 患者中并不罕见。对于高位肛门闭锁，应立即进行心超、泌尿系超声和胸部 / 腹部 X 线检查。住院期间的筛查包括排尿膀胱尿道造影、脊柱 X 线（图 24–15）和脊柱超声，以评估是否

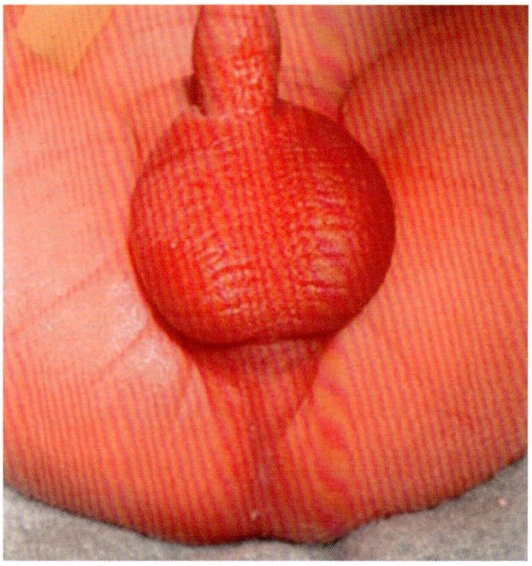

▲ 图 24–13　没有会阴开口的男性无肛患儿，通常伴有直肠尿道瘘

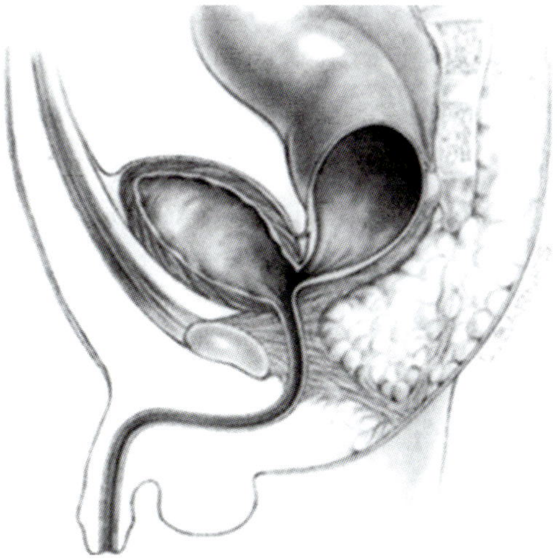

▲ 图 24–14　男性无肛患儿没有会阴开口：通常为直肠膀胱颈部瘘或直肠尿道瘘

经 BioMed Central 许可转载，引自 Fig.6 in Levitt and Peña[19]

存在脊髓拴系。如果怀疑合并有某种综合征，应进行染色体评估和遗传咨询。脊髓 MRI 可在后期进行，以排除椎管内异常。

三、外科治疗

（一）轻度 ARM

1. 前置肛门

前置肛门患者无须手术治疗，因为肛管自然

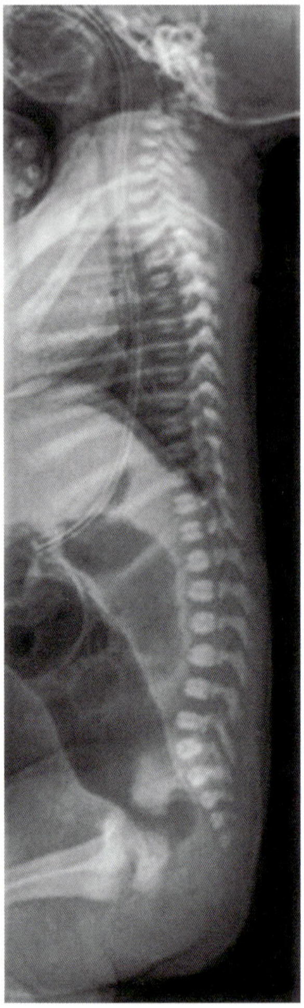

▲ 图 24-15　一例直肠尿道瘘患儿的脊柱 X 线显示，T_{12} 和 L_1 之间有一个额外的椎骨和 4 个骶骨节段

终止于外括约肌内。如果存在肛门狭窄，可持续扩肛并能增加到 14 号扩肛器，每周间隔增加扩肛器型号。宣教家长在家里每天进行 2 次扩肛，由一名儿童外科医生门诊指导扩肛。在没有肛门狭窄的情况下，观察即可。在大多数情况下，经过适当的后期护理，一般远期控便可达到良好 / 正常[22]。

2. 男性会阴瘘、肛门狭窄或膜式肛门闭锁

在男性轻度 ARM 中，肛管通常位于外括约肌复合体内，患者肛管几乎正常发育[16]。在患有会阴瘘的男性中，通常在出生的第 1 天，可在全身麻醉下采用探针经皮肤瘘管尖端插入括约肌复合体中心（图 24-16）。肛门括约肌纤维在这个过程中没有撕裂。电刺激可探查外括约肌复合体的中心。使用一些间断的可吸收缝合线进行标准的肛门成形术，将肠端缝合到肛周皮肤边缘。后矢状肛管入路肛门成形术也适用于有会阴瘘的男性 ARM 患者，但没有证据表明比单纯打开瘘管效果更好。这种微创方法也可以避免损伤泌尿系统。

如果男性的轻度 ARM 合并干扰粪便流出的中间纤维条索缺陷，则应切除。患有肛门狭窄和（或）部分膜式肛门闭锁的男性可以在没有全

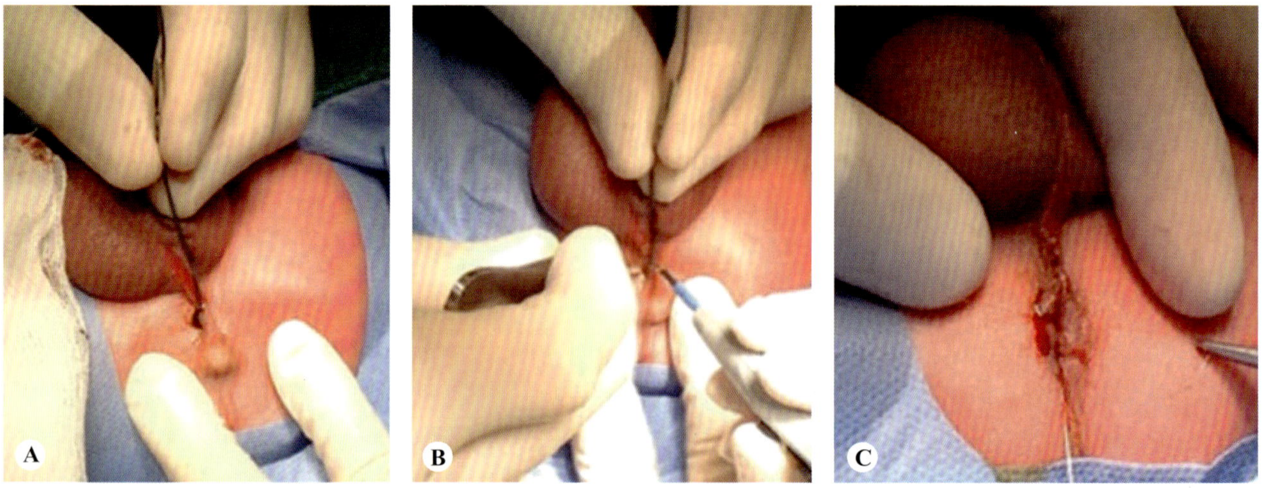

▲ 图 24-16　男性会阴瘘的微创治疗

A. 细探针经过皮下瘘管探入；B. 电切法将瘘管上的皮肤打开至外括约肌复合体的中心；C. 用可吸收缝线间断缝合，将直肠末端与皮肤边缘吻合

身麻醉的情况下通过扩肛来治疗。完整的膜式肛门闭锁需要手术切口。如果患者因最初怀疑高位ARM而进行了一期结肠造口术，则可以在内镜控制下通过远端结肠造口来切开膜式闭锁[16]。可以同时关闭结肠造口。会阴瘘进行肛门成形术后，肛门通常在术后立即扩张。患有轻度ARM的男性在术后2周开始接受标准的扩肛，持续6周至14号扩肛棒。

3. 规范性的扩张肛门

宣教家长每天进行2次扩肛，每周门诊检查。达到14号扩肛棒扩肛后，随后进行“2+2+2”方案，包括前2周每天2次扩肛，后2周每天1次扩肛，最后2周每周2次扩肛。成功扩肛后肛门狭窄仅发生在2%病例中，需要其他肛门直肠手术的可能性很低[17]。漏斗肛门是一种独特的肛门狭窄类型，其特征是深漏斗形皮肤凹陷至狭窄环（图24-17）[16]。由于后期症状明显，尽管这些患者也可能接受连续扩肛治疗，但许多患者仍需要切除巨直肠。漏斗肛门最常与Currarino综合征相关。

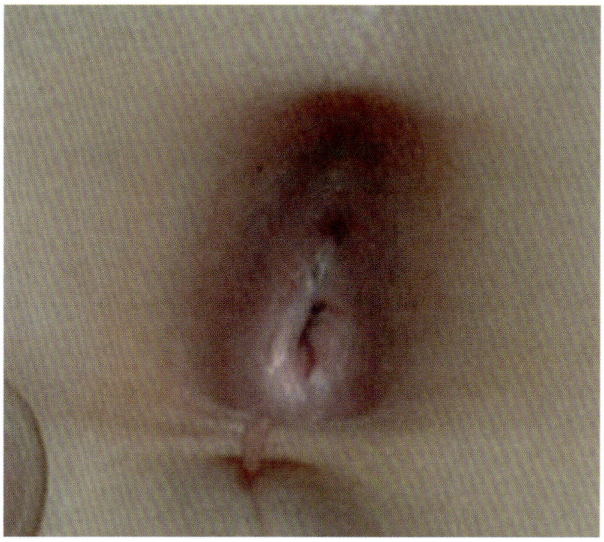

▲ 图24-17 漏斗形肛门

经Springer Science & Business Media许可转载，引自Fig.2 in Pakarinen and Rintala[16]

（二）严重肛门闭锁

1. 女性会阴瘘和前庭瘘

直肠盲端位于外括约肌外的ARM的外科治疗原则包括恢复各个结构之间的正常解剖关系，对现有的控便机制的干扰最小。前矢状入路肛管成形术，也称为限制性后矢状入路肛门成形术，是女性会阴瘘和前庭瘘的一种公认的微创手术术式[23]。在前矢状入路肛管成形术中，在瘘管周围做一个球拍状切口，参照术前电刺激所示将瘘管从中线延伸到外括约肌复合体的中心。小心地将肛门直肠末端从周围结构中拖出，特别注意不要损伤阴道后壁。注意对包含肛门内括约肌组织的肛瘘管进行保护。

在前矢状入路肛管成形术中，充分松解肛门直肠末端，在技术上使其与外括约肌复合体中心无张力吻合是非常重要的。使用可吸收缝合线分层重建会阴体。在新生儿期，前矢状入路肛管成形术用于其他情况良好婴儿的一期手术[24, 25]。乙状结肠造口术目前适用于较大患儿。术后建议即可行静脉注射抗生素预防感染。大多数与前矢状入路肛管成形术相关的伤口并发症浅表感染。对于患有会阴瘘的男性患者，术后2周开始接受标准肛门扩张，一直扩到14号扩肛棒。

后矢状入路肛门成形术也适用于会阴瘘和前庭瘘的女性患儿，其结果与前矢状入路肛管成形术相当。肛管部分切除也被用于治疗女性会阴瘘，但并不等同于解剖修复，因为它会使外括约肌复合体前部缺失，会阴体大大缩短。过去使用的其他手术方案目前已基本上被矢状入路肛门成形术所取代。

2. 直肠尿道瘘

目前，包括直肠尿道瘘在内的高位肛门闭锁的“金标准”方法是后矢状入路肛门成形术，这是De Vries和Peña于1982年首次提出的[26]。后矢状入路肛门成形术通过直视下解剖和重建，极大提高了严重ARM手术的安全性和技术标准。后矢状入路肛门成形术后严重的手术并发症从过去传统经典手术的10%～30%，降至2%[27]。在新生儿时期进行一次双端乙状结肠造口术后，在2—3月龄时可选择性地进行后矢状入路肛门成形术治疗直肠尿道瘘，但如果合并其他先天性畸形需要首先治疗，则可在之后进行后矢状入路肛门成形术。结肠造口术应足够靠近降结肠的腹膜后连接以降低脱垂的风险，但最重要的是在最终手术过程中，留出足够长度的远端肠管并满足到达会阴部[20]。

手术前应尽可能准确地确定畸形位置和程度。排泄性膀胱尿道造影可显示瘘管及其进入泌尿生殖道情况（图 24–18），远端结肠造影可补充达到此目的。足够的压力进入肠道可促进对比剂通过瘘管进入膀胱，在技术上这一点很重要。然而，未能显示尿道连接部并不能完全排除尿道连接部存在瘘管的可能性。

经典的后矢状入路肛门成形术包括患者处于俯卧位上通过肛提肌和外括约肌中线矢状入路进入直肠盲端。尽管几乎所有的尿道瘘都可以单独通过后矢状入路进入[20]，但腹腔镜是一种很有吸引力的手术方式，可以显示高位泌尿生殖道连接部，并可以很好地显示瘘所在位置（图 24–19）。我们目前对患有直肠前列腺瘘或直肠膀胱颈瘘的实践经验是采用一种联合技术，包括腹腔镜结扎瘘管和经后矢状入路切口在外括约肌复合体中心吻合肠管。在直肠尿道球瘘中，后矢状入路切口便可提供最佳入路。在这些病例中，腹腔镜解剖分离在解剖学上具有挑战性，并且由于瘘管的不完全切除可能会并发后尿道憩室。作为后矢状入路肛门成形术的一种改良，在后矢状切口时外括约肌的最远端部分可以保留。与前庭瘘和会阴瘘一样，实现了一种保留整个瘘管的肛门内括约肌手术技术[27]。直肠肛门抑制反射反映的是肛门内括约肌组织功能，已在大多数患者术后使用该技术时得到证实[28]。后矢状入路肛门成形术后采用标准的扩肛方案并随访至采用 14 号扩肛棒，之后可以关闭结肠造口。

在一些儿童外科中心，尿道瘘几乎完全采用腹腔镜修复[29]。这项技术包括腹腔镜下解剖瘘管，并通过外括约肌复合体中心 1cm 长短的切口拖出肠管。尽管是一种微创手术方法，但腹腔镜

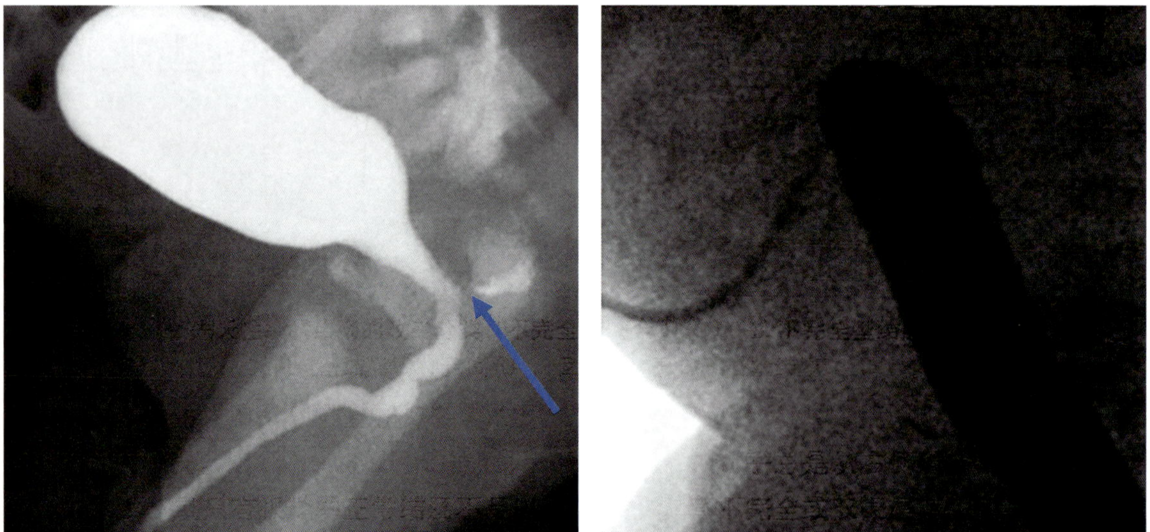

▲ **图 24–18** 排泄性膀胱尿道造影显示前列腺尿道水平的直肠尿道瘘（A）和同一患者的远端结肠造影（B），显示对比剂通过瘘口进入膀胱（箭）

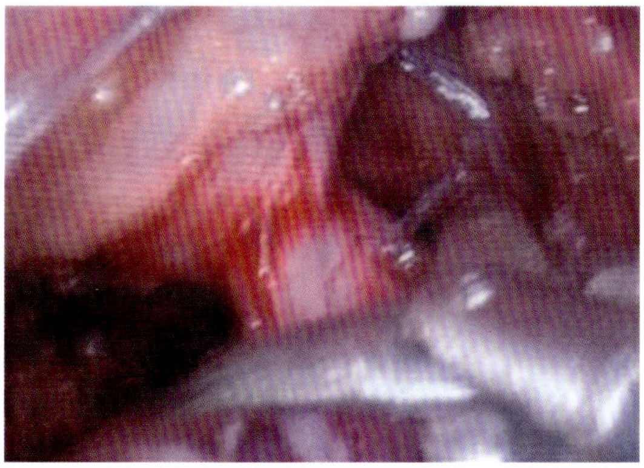

▲ 图 24-19 腹腔镜结扎高位直肠尿道（前列腺）瘘

辅助下肠管拖出仍可并发较高的直肠脱垂，尚无长期研究表明其功能得到改善。后矢状入路切口的一个优点是，通过在悬吊肌肉的支撑下对肠道进行解剖定位可以重建正常的肛门直肠角度，这对于预防直肠脱垂很重要。后矢状入路肛门成形术后中长期内少数患者出现轻微肛门黏膜异位，可通常局部切除手术进行矫治。

3. 无瘘肛门闭锁

后矢状入路肛门成形术适用于无瘘管的肛门闭锁患者。在直肠闭锁中，手术治疗原则与尿道瘘相同。然而如果存在完整的肛膜（肛门发育不全），则可以通过前面所述的切口进行微创治疗。可以同时闭合结肠造口。在没有瘘管的肛门闭锁患儿中，括约肌通常发育良好。

（三）一穴肛

一穴肛是一种罕见且复杂的肛门直肠畸形，需要在手术治疗方面有丰富的经验。在新生儿期，应排除其他危及生命疾病，包括尿路梗阻、心脏异常和气管食管瘘。术前对一穴肛畸形的检查应旨在确定直肠–泌尿–生殖道汇合处发育情况和尿道长度，以及膀胱和妇科解剖结构，以便制定重建方案。通过会阴开口进行尿道超声和造影可有助于实现这一目的（图 24-20）。然而，并非所有的结构都可以看到，对检查中阳性发现的准确解释一般取决于放射科医生的经验。

使用儿童膀胱镜和温热冲洗液通过泄殖腔共同通道进行内镜检查，以测量共同管长度和尿道长度，并直视下检查阴道数量和大小，以及直肠–泌尿–生殖道连接部的位置。高位一穴肛被认为是一种共同管长度超过 3cm 的泄殖腔畸形。

就一期结肠造口术而言，如果解剖结构清晰；阴道通畅，并且无须重建阴道，则可进行双端乙状结肠造口术。结肠造口术的目的是尽可能多地保留远端肠管，以便最后进行修复，从而使

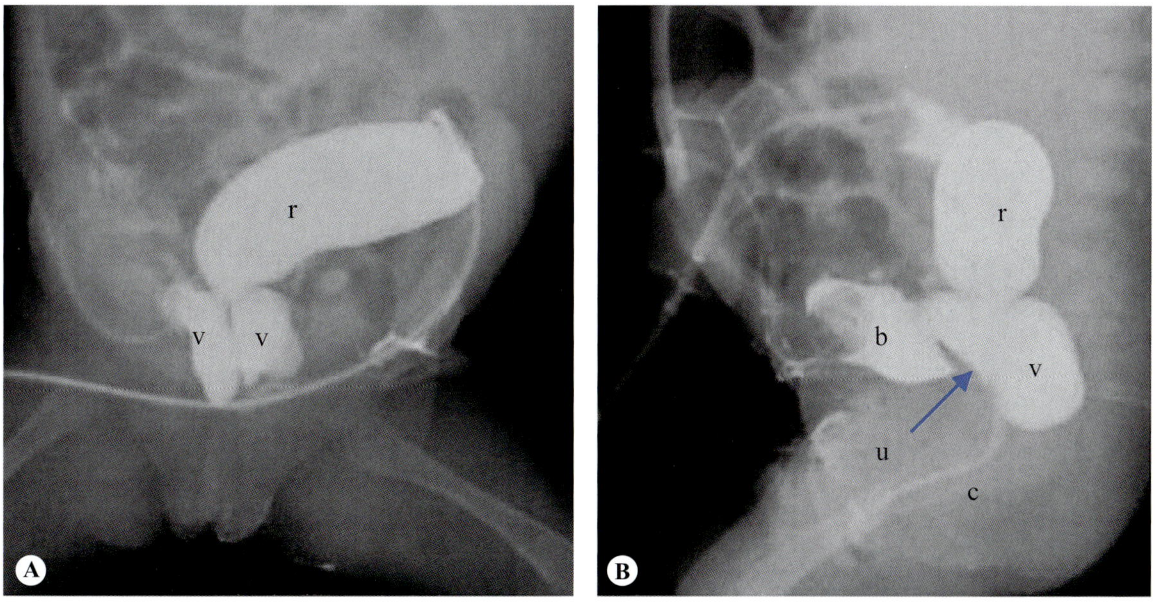

▲ 图 24-20 一穴肛患者的造影显示直肠（r）、双阴道（v）、膀胱（b）、尿道（u）和泌尿生殖道合流（c）

肠管能够到达会阴而不会张力过高。如果有较高合流和不确定是否需要行乙状结肠阴道扩张或解剖结构不清楚，应进行横结肠造口术。横结肠造口术并不排除以后使用乙状结肠进行阴道重建，也影响之后的结肠拖出。在计划最终手术方案时，应在术前对远端结肠进行对比，并结合影像学结果。

一穴肛患儿常常合并子宫阴道积液，因为尿液可能首先进入阴道，然后再通过公共通道排出[30]。因为近端尿道与共同管的连接处朝向耻骨呈锐角，如果没有内镜辅助，很难做到膀胱内置管[30]。应尝试使用导尿管为膀胱减压，因为它可以缓解尿路梗阻并防止尿路感染。如果膀胱或阴道的间歇性插管不可行，并且出现严重的尿路梗阻或上呼吸道功能障碍，则需要进行膀胱造口术。结肠镜检查仅适用于较大范围的子宫阴道积液，也可用于减轻上尿路压力。然而，阴道后切除术也可能影响后矢状入路手术和阴道下拖过程中松解泌尿生殖道。

（四）最终重建

一穴肛患者最终重建的时机和手术本身取决于外科医生的临床判断和经验。手术目的包括实现控制排便、控制尿液和恢复生殖道功能。从心血管和泌尿系统的角度来看，患儿生命体征应该是稳定的，体重＞5kg，生后超过6周。通过后矢状入路手术，一穴肛的第一个开口结构是直肠，直肠在中线开口于体外，通过直肠开口识别阴道和尿道连接部。在高位直肠共同管开口病例中，可能需要剖腹手术。如果有长的共同管和短的近端尿道，可以选择保留共同管作为尿道，特别是如果共同管不太宽时。直肠和阴道与周围的结构分离，并向下拖出至会阴处解剖位置。直肠横切至阴道壁。用这种方法修复一穴肛最困难的步骤是阴道与尿道的分离。由于这个原因，1996年首次引入全泌尿生殖道松解术[31]，它对共同管较短的病例来说是一个较好的选择。手术包括尿道阴道连接部松解，并将其拖至会阴皮肤，因此操作时只需分离直肠。在低位直肠共同管开口处病例中，这些结构的后外侧松解相对充分，但在高位直肠共同管开口处病例中，也需要向前行耻骨后剥离。必要时，阴道重建可采用乙状结肠或回肠肠段移位。

（五）出生第1年后护理的基本原则

对ARM患者进行充分的后续护理，在确保良好功能结果方面与成功的一期修复是一样重要的。患者应在多学科管理中心接受护理，以得到高质量ARM和并发畸形的治疗。就肠道功能而言，便秘是影响所有类型ARM的主要因素。便秘病因可能与发育因素或矫正手术有关。便秘发病时间通常在孩子开始服用固体食物时出现，一般是在3—6月龄时。手术修复后，应定期在门诊对患者进行检查，以确保排便满意，并应教育家长注意便秘的危害性。ARM患儿当中大多数便秘对口服泻药反应良好，这些泻药包括填充剂（聚乙二醇）、乳果糖和刺激性泻药（硫酸钠）。应持续治疗直到便秘完全消失，在某些情况下可能需要几年时间。未能解决便秘问题可能导致严重并发症，包括粪便嵌塞引起的巨大直肠乙状结肠和继发性溢出性尿失禁[19]。除了畸形程度增加外，ARM肠功能的其他负面预后因素包括严重的骶骨缺损、脑膜脊髓膨出和严重的认知障碍。患有复杂ARM患儿家庭可受益于额外的心理支持，以确保对儿童的状况和其他疾病相关的压力进行适当的调整。

（六）远期肠道功能

家长咨询及关于远期功能和可能出现问题的开放对话为后续随访奠定了良好基础。在轻度ARM中，通过适当的便秘治疗，远期功能效果可能与正常儿童相当，并且在正常年龄也可以进行如厕训练[17, 22]。对于患有会阴瘘或前庭瘘的女孩，尽管轻微的排便障碍影响可能会超过生长期比例，但随着时间的推移，至少2/3患儿实现了正常的排便功能[23]。在尿道瘘中，随着瘘管水平位置的增高，尿失禁会降低。大约40%的患儿情况良好，其余患者存在不同程度的症状。尽管大多数高位膀胱颈瘘患儿经过精心护理仍存在社交节制，仍需要通过采取肠道管理的辅助措施，如顺行节制性灌肠等加以改善[27]。二级干预措施旨在使儿童能够在小学之前摆脱尿布，并确保儿童时期正常融入社会。在一穴肛患儿中，大约一半的患者存在大便失禁和尿失禁，其余患者通过辅助措施来保持会阴的清洁或干燥，包括肠道管理、尿路改道或间歇性导尿[32]。然而，大多数ARM患者在接受当代治疗后的长期生活质量是正常的[32, 33]。

参考文献

[1] Rintala RJ, Pakarinen MP. Imperforate anus: longand short-term outcome. Semin Pediatr Surg. 2008;17:79-89.
[2] Kluth D. Embryology of anorectal malformations. Semin Pediatr Surg. 2010;19:201-8.
[3] Herman RS, Teitelbaum DH. Anorectal malformations. Clin Perinatol. 2012;39:403-22.
[4] Iwai N, Fumino S. Surgical treatment of anorectal malformations. Surg Today. 2013;43:955-62.
[5] Boocock GR, Donnai D. Anorectal malformations: familial aspects and associated anomalies. Arch Dis Child. 1987;62:576-9.
[6] Wijers CH, de Blaauw I, Marcelis CL, Wijnen RM, Brunner H, Midrio P, et al. Research perspectives in the etiology of congenital anorectal malformations using data of the international consortium on anorectal malformations: evidence for risk factors across different populations. Pediatr Surg Int. 2010;26:1093-9.
[7] Cuschieri A, EUROCAT working group. Anorectal anomalies associated with or as part of other anomalies. Am J Med Genet. 2002;110:122-30.
[8] Rintala RJ. Anorectal malformations - management and outcome. Semin Neonatol. 1996;1:219-30.
[9] Davies RQ, Rode H. Anorectal malformations in children. In: Holschneider AM, Hutson J, editors.. Berlin: Springer Publication; 2006. p. 65-86.
[10] Sinnatamby CS, editor. Last's anatomy, regional and applied. 10th ed. London: Churchill Livingstone Publication; 2001. p. 283-309.
[11] Meunier P, Mollard P. Control of the internal anal spnincter (manometric study with human subects). Pflugers Arch. 1977;370:233.
[12] Lamprecht W, Lierse W. The internal sphincter in anorectal malformations: morphologic investigations in neonatal pigs. J Pediatr Surg. 1987;22:1160-8.
[13] Holschneider A, Hutson J, Peña A, Bekhit E, Chatterjee S, Coran A, et al. Preliminary report on the International Conference for the development of standards for the treatment of anorectal malformations. J Pediatr Surg. 2005;40:1521-5126.
[14] Peña A. Anorectal malformations. Semin Pediatr Surg. 1995;4:35-47.
[15] Stephens FD, Smith ED. Classification, identification and assessment of surgical treatment of anorectal anomalies. Pediatr Surg Int. 1986;1:200-5.
[16] Pakarinen MP, Rintala RJ. Management and outcome of low anorectal malformations. Pediatr Surg Int. 2010;26:1057-63.
[17] Kyrklund K, Pakarinen MP, Taskinen S, Rintala RJ. Bowel function and lower urinary tract symptoms in males with low anorectal malformations. An update of controlled, long-term outcomes. J Pediatr Surg. 2015;30:221-8.
[18] Pakarinen MP, Goyal A, Koivusalo A, Baillie C, Turnock R, Rintala RJ. Functional outcome in correction of perineal fistula in boys with anoplasty versus posterior sagittal anorectoplasty. Pediatr Surg Int. 2006;22:961-5.
[19] Levitt MA, Peña A. Anorectal malformations. Orphanet J Rare Dis. 2007;2:33.
[20] Levitt MA, Peña A. Correction: anorectal malformations. Orphanet J Rare Dis. 2012;7:98.
[21] Gupta DK, Sharma S. Rectal atresia and rectal ectasia. In: Holschneider AM, Hutson J, editors. Anorectal malformations in children. Berlin: Springer Publication; 2006. p. 223-30.
[22] Kyrklund K, Pakarinen MP, Taskinen S, Rintala RJ. Bowel function and lower urinary tract symptoms in females with anterior anus treated conservatively: outcomes up to adulthood. J Pediatr Surg. 2015;50:1168-73.
[23] Kyrklund K, Pakarinen MP, Koivusalo A, Rintala RJ. Bowel functional outcomes in females with perineal or vestibular fistula treated with anterior sagittal anorectoplasty: controlled results into adulthood. Dis Colon Rectum. 2015;58:97-103.
[24] Wakhlu A, Kureel SN, Tandon RK, Wakhlu AK. Long-term results of anterior sagittal anorectoplasty for the treatment of vestibular fistula. J Pediatr Surg. 2008;44:1913-9.
[25] Kumar B, Kandpal DK, Sharma SB, Agarwal LD, Jhamiraya VN. Single-stage repair of vestibular and perineal fistulae without colostomy. J Pediatr Surg. 2008;43:1818-952.
[26] De Vries PA, Peña A. Posterior sagittal anorectoplasty. J Pediatr Surg. 1982;17:638-43.
[27] Kyrklund K, Pakarinen MP, Koivusalo A, Rintala RJ. Long-term bowel functional outcomes in rectourethral fistula treated with PSARP: controlled results after 4-29 years of follow-up. J Pediatr Surg. 2014;49:1635-42.
[28] Kyrklund K, Pakarinen MP, Rintala RJ. Manometric findings in relation to functional outcomes in different types of anorectal malformations. J Pediatr Surg. 2017;52:563-8.
[29] Georgeson K, Inge TH, Albanese CT. Laparoscopic-assisted anorectal pull-through for high imperforate anus - a new

technique. J Pediatr Surg. 2000;35:927-30.
[30] Holschneider AM, Scharbatke H. In: Holschneider AM, Hutson J, editors. Anorectal malformations in children. Berlin: Springer Publication; 2006. p. 201-9.
[31] Levitt MA, Peña A. Cloacal malformations: lessons learned from 490 cases. Semin Pediatr Surg. 2010;19:128-38.
[32] Rintala RJ. Cloaca: long-term follow-up results with emphasis on outcomes beyond childhood. Semin Pediatr Surg. 2016;25:112-6.
[33] Kyrklund K, Taskinen S, Rintala RJ, Pakarinen MP. Sexual function, fertility and quality of life after modern treatment of anorectal malformations. J Urol. 2016;196:1741-6.

第 25 章　先天性袋状结肠

Congenital Pouch Colon

Devendra K. Gupta　Shilpa Sharma　Kashish Khanna　著

申　州　译

先天性袋状结肠（congenital pouch colon，CPC）是一种肛门直肠畸形，其中袋状扩张和缩短的结肠与肛门直肠畸形有关。南亚次大陆国家印度、巴基斯坦和孟加拉国广泛报道了这种情况，世界其他地区也有报道[1, 2]。

CPC 占印度北部所有 ARM 病例的 5%～15%，巴基斯坦占 8%～10%，孟加拉国占 1.7%。其在三级中心的发病率同样高，特别是在高 ARM 中，占病例的 1/6～1/5[3]。男性比女性更常见［（3～7）：1］[2, 4]。

一、定义

袋状结肠是一种肛门直肠发育不全，其中整个或部分结肠被袋状扩张所取代，该扩张通过大瘘管与泌尿生殖道远端相通。这种肛提肌上异常与长度和直径可变的结肠袋有关。它的肠系膜短且发育不良，缺少结肠带，没有肠脂垂或结肠皱襞，通常有很厚的肠壁。

二、解剖学标准

CPC 最常符合以下解剖学标准[1, 2]。

- 肛门直肠发育不全。
- 结肠的总长度很短。
- 结肠有一个长度 5～15cm、囊状或憩室形状的袋，其中收集了胎粪或粪便。
- 袋状结肠的血供异常。它通常由肠系膜上动脉的分支供应，这些分支在袋状结肠周围形成一条血管束。
- 具有均匀厚实且肌肉发达的结肠壁和肥厚的黏膜。
- 在女性中，袋状结肠通过一个粗、长且肌肉发达的瘘管通向泌尿生殖道，紧密贴附在膀胱壁上通向阴道壁、阴道隔膜、膀胱，少见者通向会阴。在男性中，有一个短的瘘管与膀胱相通，通常在膀胱顶或后壁。
- 袋状结肠与正常肠道之间无移行段，结肠形态变化骤变。
- CPC 常合并其他畸形，尤其是泌尿生殖系统异常。

三、分类

1984 年，Narasimharao 等建议命名为 CPC 综合征，并根据袋状结肠近端正常结肠的长度将其分为 Ⅰ～Ⅳ 型[5]。Wakhlu 等（1996 年）根据结肠成形术的需要将其分为 A 型和 B 型[6]。2005 年，Gupta 和 Sharma 将基于 CPC 管理的分类修改为不完整型和完整型，并且 CPC 在 ARM 的 Krickenbeck 分类中被认为是罕见/区域异常[1, 7, 8]。分类是基于使用剩余结肠的可行性。

Gupta 和 Sharma（2005）的分类（图 25-1）

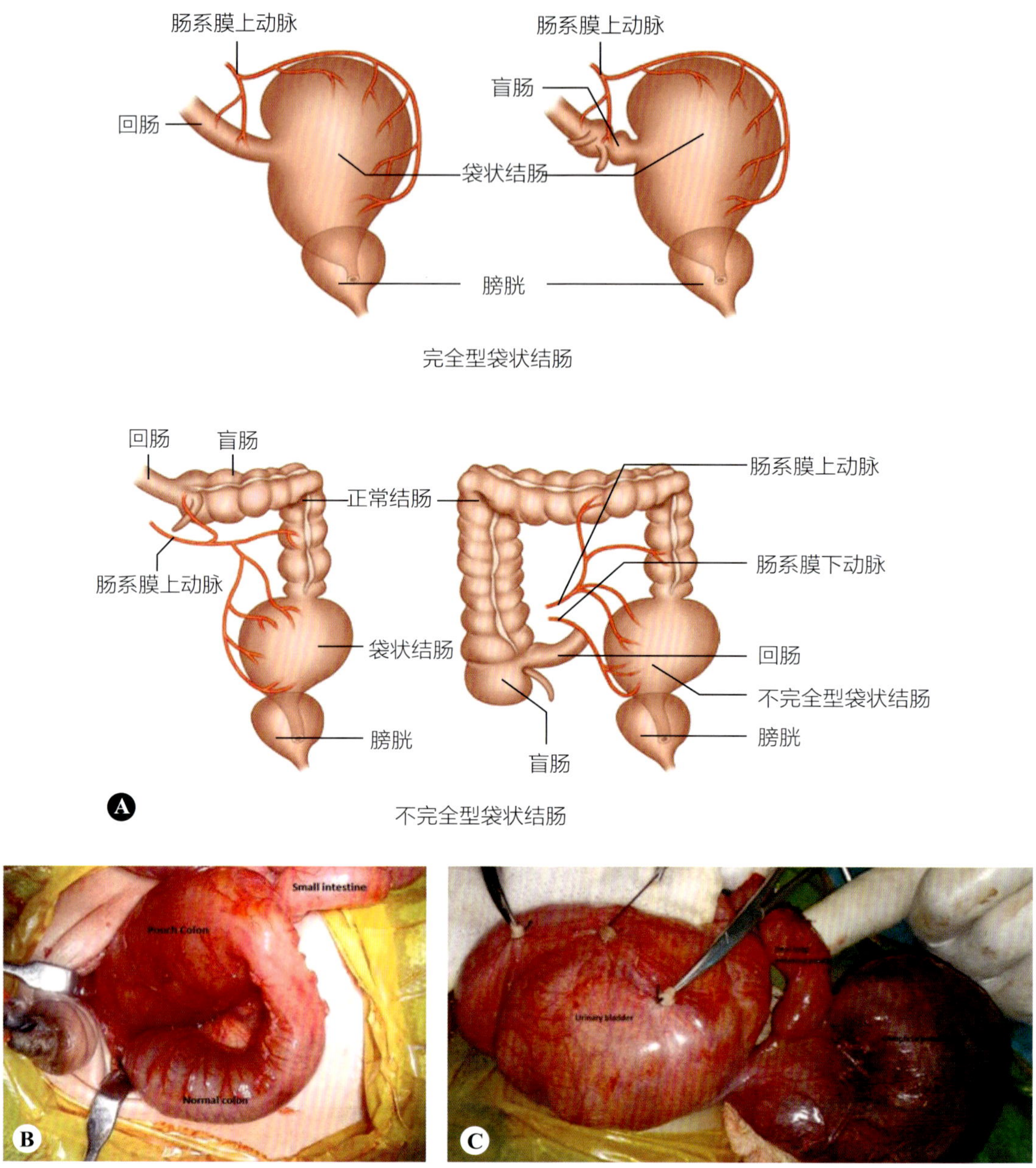

▲ 图 25-1 **A. 先天性袋状结肠的改良分类（不完全和完全 CPC）；B. 不完全型结肠袋的手术照片，足够长度的正常结肠；C. 完全型结肠袋的手术照片，回肠从右侧进入袋状结肠**

被描述以下两种情况。

完全型：没有或只有很少的正常结肠不足以痊愈。

不完全型：正常结肠的长度足以痊愈，无须进行结肠成形术。

亚型的特征

完全型 CPC：一个巨大、扩张、厚壁的袋状结肠占据了腹部左侧的大部分。盲肠，如果存在的话，几乎总是从右侧通向囊袋。它可能与缺失、发育不完全或双阑尾有关。袋状结肠通常由上部和右侧的肠系膜上动脉和左侧的肠系膜上动脉的弓形延伸供血[9]。

不完全型 CPC：袋状结肠通常占据腹部的左半部分，正常结肠的长度足够长，正常结肠从右侧通向袋状结肠。除肠系膜上动脉分支外，其下半部分可能由肠系膜下动脉供血[1]。

随着对这种畸形的认识越来越多，不完全型袋状结肠更常见[2]。

男性和女性的泌尿生殖瘘管不同开口（图25–2）。

在患有CPC的女性新生儿中，通常可以看到从前庭边缘向内和向上辐射的黏膜褶皱（图25–3）。他们通常可能有一个短且宽尿道，膀胱颈缺如，小膀胱，发育不良的三角区，以及外置的输尿管开口[10, 11]。这些特征可能是其尿失禁发生率较高（约85%）的原因[10]。

罕见的袋状结肠被描述为双袋与直肠闭锁，假膀胱和相关的重复膀胱[12–14]。协会的胚胎学基础袋结肠与重复膀胱营养不良已经提出了尿囊憩室与卵黄囊导致肛门直肠畸形或隔离尿囊的一部分，脐下和中胚层进展导致重复膀胱营养不良[14]。

Gupta和Sharma手术的新生儿与一个未闭袋结肠在脐部开放，并通过瘘管与膀胱连接，没有正常的结肠介入。回肠开口进入袋状结构。婴儿有相关的阴囊裂和脑膜脊髓膨出[15]。短结肠被Chiba描述为糖尿病母亲[16]出生的婴儿左结肠长度缩短，没有相关的ARM。

四、胚胎发病机制和病因

CPC是一种复杂的先天性畸形，认为是由于泄殖腔在胚胎4～6周分化过程中的错误造成的。在发育过程中，在尿囊和后肠之间的夹角处形成冠状楔形或间充质脊，即尿直肠隔膜（urorectal septum，URS）。随着URS向泄殖腔膜的尾部生长，它将泄殖腔分为前部、原始泌尿生殖窦和后部、肛门直肠管。到妊娠7周时，URS到达泄殖腔膜并与之融合。因此，URS头尾生长的失败会导致泄殖腔分隔停止，男性后肠开口高于Wolffian管水平，女性则处于相似水平。中止的时间越早，完全型结肠袋的概率就越大。为此，学者也提出了各种理论[15]（表25–1）。

目前提出的主要病因包括以下情况[15]。

• 血管：储袋的血供通常是异常血管，主要来自肠系膜上动脉的分支。50%的病例中没有肠系膜下动脉，这表明胎儿期有早期血管损伤。

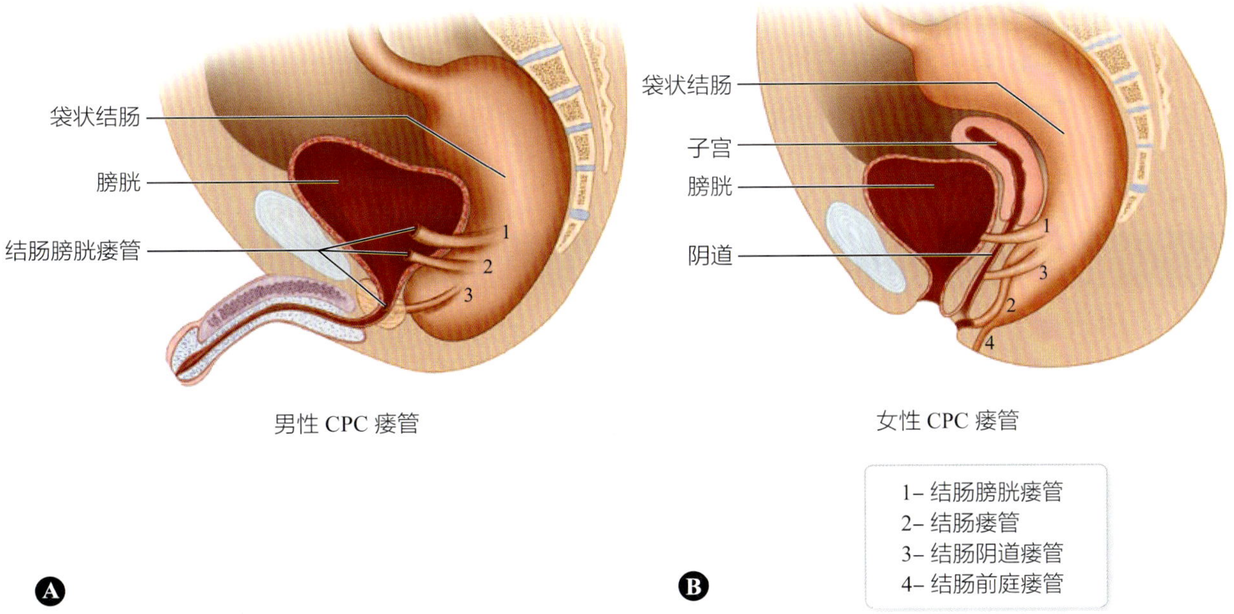

▲ **图25–2　显示瘘管部位**

A. 在男性中，男性结肠膀胱瘘在膀胱后壁（1）、膀胱底部附近（2）或仅在膀胱颈上方（3）；B. 在女性中，瘘管的常见部位是结肠（1）、结肠腔（2）、结肠阴道（3）和结肠前庭（4）

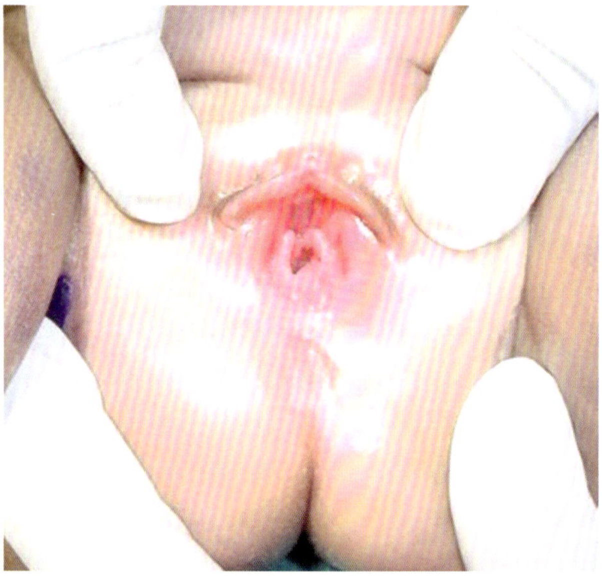

▲ 图 25-3　外检女孩有泄殖腔、CPC 不全，前庭宽，皱襞向内辐射

• 环境：印度次大陆北部病例的高发病率强烈表明可能与缺乏微量元素（碘、维生素 B 和锌）及大量使用杀虫剂和杀真菌剂有关，这可能会在器官形成过程中影响妊娠的母亲。

• 遗传：最近的文献报道表明，编码正常结肠信号通路蛋白（NOTCH、Wnt 基因和 Hedgehog）的基因的种系突变 / 缺失会导致其畸形。Maudar 等报道了一项结肠袋组织的免疫组织化学研究，该研究揭示了 β- 连环蛋白、Ihh、Notch1 和 HMGA1 的表达增强，并评论了来自所有三种胚胎信号通路的分子的表达[20]。然而，仍然需要更多的生化和分子研究。

五、组织病理学

各种研究揭示了袋中的异常组织病理学变化。Gupta 和 Sharma 发现肌层以树枝状的方式解体是一个显著特征[1]。它没有明确区分为内环肌和外纵肌，而是以交叉模式排列。50% 的病例中环状肌可能不完整[15]。在神经丛中，神经节细胞成熟并存在于所有病例中，同时存在正常或偶尔肥大的神经束。袋壁由正常的神经节细胞组成，尽管这些细胞的数量可能会减少，并且尺寸会更小[2]。然而，巨大的神经节也出现在 10% 的病例中[15]。神经束肥大也有报道[8]。可能存在不同程度的黏膜下纤维化[21-23]。常见黏膜充血和局灶性出血。偶尔有报道异位上皮（胃 / 胰腺 / 小肠）[21]。

袋状结肠的典型组织学和结肠明显扩张的机制，尽可能切除蠕动不良的病变肠管以获得更好的功能恢复，尤其是在不完整的结肠袋中。Gangopadhyaya 等从他们对组织病理学评估的研究中得出的结论是，袋状结肠是一种发育异常的组织，需要切除以改善剩余肠道的功能结果[23]。

六、临床表现

尽可能切除蠕动不良的以获得更好的功能恢复，尤其是在不完整的结肠袋中。Gangopadhyaya

表 25-1　CPC 中胚胎发生缺陷的理论

	提议者	理　论
Ⅰ	Dickinson	胎儿早期肠系膜下动脉闭塞后后肠中止发育[17]
Ⅱ	Chatterjee	由于后肠近端或脾后肠的原发性疾病导致的中肠或脾前肠发育不良[18]
Ⅲ	Wu	结肠的错误旋转和固定会导致纵向生长受到干扰[19]
Ⅳ	Wakhlu	异常是泄殖腔外翻发展的一个阶段，是尾襞内脏层发育缺陷和肠道旋转失败导致结肠纵向生长缺陷的综合影响[9]
Ⅴ	Gupta 和 Sharma，2007	农药、微量元素或维生素缺乏在社会经济地位低下的低蛋白摄入社区群体中的作用，在妊娠的关键窗口期影响胎儿后肠发育的血管供应[2]。任何遗传联系，虽然提示明显相关的地理分布，但仍需要进一步确认

等从他们对组织病理学评估的研究中得出的结论是，袋状结肠是一种发育异常的组织，需要切除以改善剩余肠道的功能结果[23]。

七、辅助检查

除了临床检查和地方病模式外，直立的前后位X线有助于确定疑似CPC病例的诊断。在完全型袋状结肠病例中，通常可以看到一个大肠襻，其单个气液平面占腹部宽度的50%以上，末端位于肛提肌上水平，其顶端位于左季肋。在不完全型的情况下，袋状结肠的顶端可能位于右季肋或位置不定[24]。在倒置图中，袋状结肠靠近耻骨尾骨线（图25-4）。如果袋状结肠穿孔，气腹可能会混淆CPC的诊断。同样，在非常宽的CVF中，气体可能会逸出到膀胱中，俯卧/侧卧位平片将有助于区分。

在患儿接受最终手术之前，应进行腹部超声检查、静脉尿路造影和排尿性膀胱尿道造影及超声心动图检查，以排除其他相关异常。麻醉下检查和膀胱尿道镜检查可能有助于确认女性的诊断。

男性中，膀胱镜检查显示CPC瘘管通常终止于膀胱颈上方[10]。然而，在流行地区，诊断几乎可以在前后位X线上得到证实，无须膀胱镜证实，直接进行腹部探查。在女性中，内镜检查可能有助于预测尿失禁。

可能与CPC诊断相似的其他原因包括以下方面。

- 具有巨大扩张的直肠乙状结肠的ARM。
- 合并子宫阴道积液的ARM。

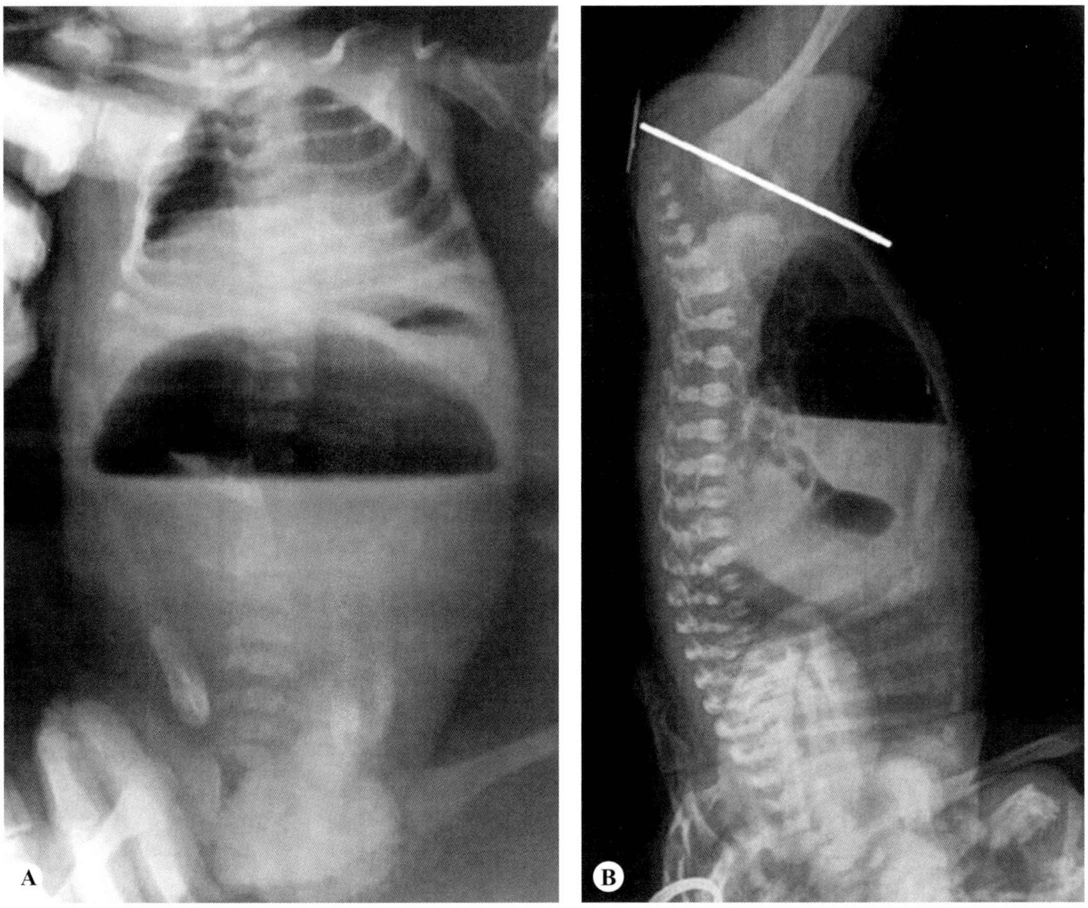

▲ **图25-4　A.** X线立位腹部平片显示一个大的气液平面占据了超过50%的腹部，提示有袋状结肠；**B.** 在PC（耻骨尾骨）线以上巨大气液平的倒立位图

- 患有直肠瘘的 ARM。
- 穿孔导致局部气腹。

八、相关异常

膀胱输尿管反流、肾发育不全和双角子宫等泌尿生殖系统异常，其次是阑尾缺失或双阑尾等胃肠道异常，最常与 CPC 相关。表 25-2 总结了其他相关异常。

表 25-2 文献中报道的常见相关异常 [2, 15]

类　型	系　统	异　常
Ⅰ	泌尿系统	• 膀胱输尿管反流 • 肾积水 • 肾发育不良 • 膀胱外翻 • 隐睾 • 尿道下裂 • 尿道异常：憩室、重复、扩张、狭窄 • 梅干腹综合征 • 双角子宫 • 双子宫阴道 • 阴道闭锁
Ⅱ	消化系统	• 阑尾缺失 • 双阑尾 • 肠旋转不良 • 梅克尔憩室 • 肠重复畸形 • 食管闭锁
Ⅲ	脊椎和肢体异常	• 骶骨发育不全（部分 / 完全） • 半椎体 • 脊髓脊膜膨出 • 先天性马蹄内翻足
Ⅳ	心血管系统	• 先天性心脏病

九、管理

（一）术前复苏

初始管理包括鼻胃管减压、纠正脱水和电解质紊乱、保温、导尿和适当的抗生素。手术应旨在保留结肠的可用长度，以确保术后充分吸收、粪便储存和控便。分阶段手术已被广泛接受。由于死亡率高得令人无法接受，因此不常规提倡单期手术 [1, 2, 22]。

（二）不完全型袋状结肠

不完全型袋状结肠，首选的方法包括瘘管分离、囊袋切除，在腹会阴拖出术后的结肠造口术。还有一种选择是在分离瘘管后进行升结肠或横结肠造口术，在 6—18 月龄时进行囊袋切除和腹会阴拖出术，同时进行或不进行保护性的结肠造口术。

（三）完全型袋状结肠

在完整的 CPC 中，将造口袋管状化至约 15cm 长对于保持结肠的功能至关重要 [1, 2]。因此，瘘管分离、结肠成形术、结肠末端造口术和近端回肠造口术，然后是管状结肠的腹会阴拖出是优选的方法。或者，升结肠造口术 / 近端回肠造口术可以作为初始方案进行，具体取决于婴儿的身体状况、外科医生的技术水平和可用的设施。

结肠造口开窗术：在袋状结肠前表面开一个口。瘘管未结扎。

- 优点。
  - 步骤简单。
  - 所需麻醉量最低。
  - 更少的手术时间。
  - 提供足够的减压。
  - 可以用于新生儿。
- 缺点。
  - 并发症：巨大结肠袋脱垂、结肠袋脱垂继发出血、结肠袋萎缩和狭窄。
  - 减压不完全，需要定期冲洗。
  - 瘘管未结扎引起的反复发作尿路感染和小肠结肠炎。
  - 慢性肠炎。
  - 粘连梗阻。
  - 败血症和发育延迟。
  - 高死亡率（15%～20%）[15]。

末端结肠造口术是首选手术。

造口相关并发症，如造口回缩、脱垂、造口

CPC 的管理流程

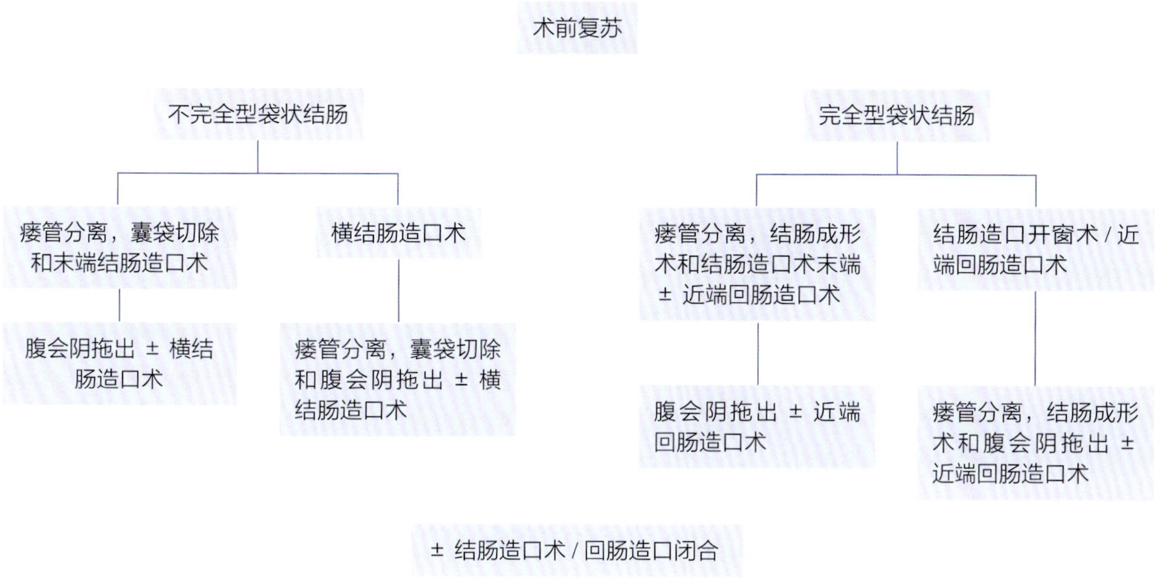

周围皮肤糜烂剥脱、出血、贫血、造口腹泻和低体重，在回肠造口术和横结肠造口术中比在结肠末端造口术中更常见。

结肠成形术：在完整的 CPC 中，首先通过分离肠系膜下动脉（如果可见）使结肠袋完全松解。此后，在肠系膜缘对侧切开结肠袋，保留血管，套入红色橡胶导管以获得均匀的口径。这种结肠成形术可以分期，一期在腹壁行末端结肠造口术，二期最终手术拖出根治。不过，在新生儿中，可能会发生一期肠管拖出，但它与高发病率甚至死亡率有关[1]（图 25-5）。

- 优点。
  - 为保证功能，保留足够的结肠长度（约 15cm）。
  - 与回肠拖出病例相比，后期大便失禁和腹泻较少。
- 缺点。
  - 吻合口漏。
  - 伤口裂开。
  - 便秘。
  - 再次扩张。
  - 如果不作为分期手术进行，死亡率很高。
  - 增加初次手术的手术时间。

如果孩子出现严重缺血 / 坏疽的袋状结肠或有多个穿孔的袋状结肠，那么袋状结肠切除、瘘管结扎和近端回肠造口术仍然是最安全的选择。

根治手术：通常在 6—18 月龄后，当孩子体重增加并已针对其他相关异常进行了全面评估时进行。不完全型袋状结肠，腹部 – 后矢状肛门直肠成形术方法（abdomino-PSARP）/ 腹会阴拖出（abdominoperineal pull-through，APPT）是在儿童处于仰卧截石位时进行的。完全型袋状结肠，管状结肠以腹会阴拖出被拉下创建新肛门。表 25-3 给出了腹会阴拖出手术的并发症和适当的处理。

在腹会阴拖出手术期间，首选保护性造口（回肠造口术 / 横结肠造口术）。3～6 个月后肠造瘘还纳。

在普通泄殖腔中使用袋状结肠：袋状结肠可用于同时重建阴道和肛门直肠，方法是将其纵向分成两部分，同时保留任一节段的血液供应[25]。

十、随访

2 周后和 1 个月后进行初步随访检查。需要在第 1 年进行每 3 个月 1 次的随访，并在接下来

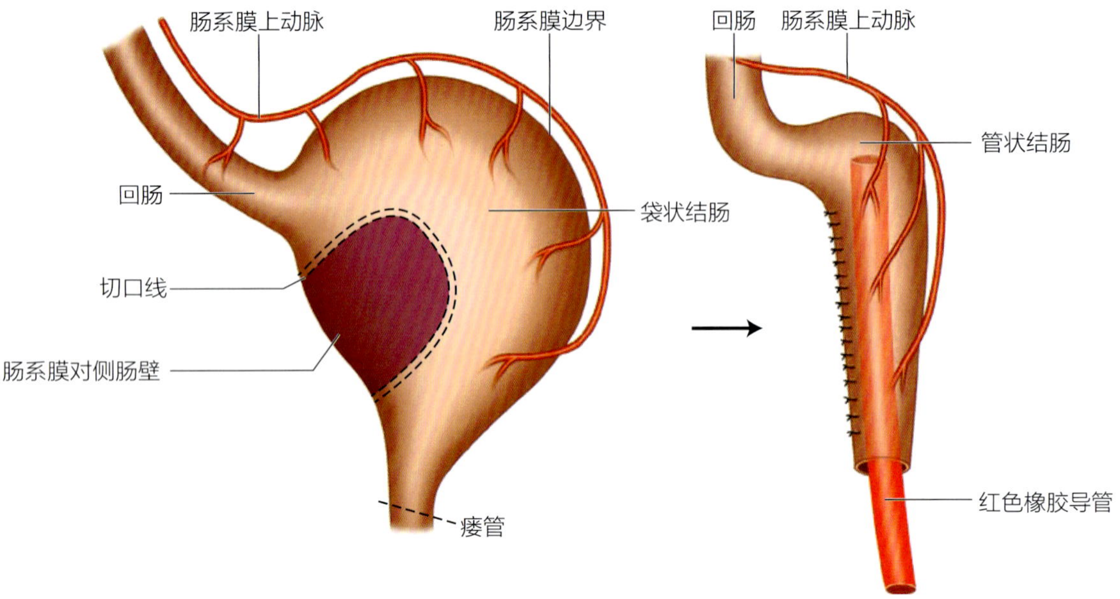

▲ 图 25-5 进行结肠成形术同时保护袋状结肠的血供

表 25-3 腹会阴拖出手术相关的并发症

类 型	并发症	管 理
Ⅰ	黏膜脱垂	黏膜切除
Ⅱ	肛门狭窄	手术后 3 周开始定期肛门扩张
Ⅲ	结肠成形术后结肠再扩张	有时需要再次手术，使用较短的袋状结肠进一步缝合成型管状结肠
Ⅳ	结肠长度缩短导致反复水样便和体重增加不满	补充足够的维生素、矿物质和膳食纤维
Ⅴ	大便失禁	肠道管理和饮食调整

的 3 年中进行每 6 个月 1 次的随访。此后，可以每 2 年对孩子进行 1 次随访直至成年，以评估长期结果。

最初，婴儿排便频繁，但随后频率降低，稠度变为半固态，几个月后变为固态。会阴部皮肤糜烂和细菌、真菌感染在初期很常见。多数情况下复查结肠管径正常；然而，管状结肠成形术的扩张很少见，但却是一个严重的问题[1, 23]。

十一、结果和预后

先天性袋装结肠 CPC 患者的死亡率从 30%～40% 下降到 10%～20%，提高人们对这种疾病的认识和改善其管理[3]。

预后和结果取决于多种因素。

- 发病年龄。
- 孩子的体重。
- 存在败血症和穿孔。
- 相关先天性异常。
- 完全型 / 不完全型袋状结肠。
- 会阴类型和会阴肌肉复合体。
- 外科专业知识和 NICU 护理。
- 营养管理。
- 随访。

不完全型袋状结肠的婴儿比完全型袋状结肠

的婴儿要好。

大便失禁：大多数患者在青春期时有相当好的节制结果。然而，完全型袋状结肠约60%的儿童术后最初几年可能会出现大便失禁。口服洛哌丁胺/地芬诺酯，每天结肠清洗可能会改善干燥间隔。

尿失禁：虽然不是常见问题，但它可能会持续存在于患有CPC伴膀胱颈宽的女性或那些伴有相关的骶骨异常和骨盆肌肉组织不良的患儿。

生长和发育：在一项关于CPC患者功能结果的研究中，Puri等发现所有13/22（59.1%）的回肠拖出手术患者的身高和体重低于年龄预期值的50%[26]。然而，9/22（40.9%）的Ⅲ/Ⅳ型CPC或Ⅰ/Ⅱ型CPC患者在结肠成形术后具有接近正常的生长模式或参数为50%～80%。

营养结果：这些患者需要监测营养状况。贫血和营养不良在完全型CPC患者中很常见，因此早期饮食调整、高蛋白摄入和微量元素补充补足很重要。

结肠再扩张：报道的发病率各不相同。这主要是因为结肠袋具有异常的组织学和扩张的趋势。因此，现在建议使用较短的小袋进行管状化。

十二、未来

过去的线索将引领未来在CPC领域的工作。仍然需要探索导致CPC的确切病因。尽管CPC的典型地理分布所指向的遗传联系需要进一步研究。与微量营养素缺乏相关的环境可能为预防这种疾病提供了空间。大便失禁和尿失禁的管理，尤其是在女孩中，仍然是一个挑战。需要对这些患者进行长期随访研究直至成年，形成适当的管理方案并改善这些患者的生活质量[27]。

参考文献

[1] Gupta DK, Sharma S. Congenital pouch colon. In: Hutson J, Holschneider A, editors. Anorectal malformations, vol. 11. 1st ed. Heidelberg: Springer; 2006. p. 211-22.
[2] Gupta DK, Sharma S. Congenital pouch colon —then and now. J Indian Assoc Pediatr Surg. 2007;12:5-12.
[3] Sharma S, Gupta DK, Bhatnagar V, Bajpai M, Agarwala S. Management of congenital pouch colon in Association with ARM. J Indian Assoc Pediatr Surg. 2005;10(Suppl 1):S22.
[4] Gupta DK. Congenital pouch colon: present lacunae. J Indian Assoc Pediatr Surg. 2007;12:1-2.
[5] Narasimharao KL, Yadav K, Mitra SK, et al. Congenital short colon with imperforate anus (pouch colon syndrome). Ann Pediatr Surg. 1984;1: 159-67.
[6] Wakhlu AK, Wakhlu A, Pandey A, et al. Congenital short colon. World J Surg. 1996;20:107-14.
[7] Holschneider A, Hutson J, Pena A, Beket E, Chatterjee S, Coran A, Davies M, Georgeson K, Grosfeld J, Gupta D, et al. Preliminary report on the International Conference for the development of standards for the treatment of anorectal malformations. J Pediatr Surg. 2005;40:1521-6.
[8] Gupta DK. Editorial: Anorectal malformations-Wingspread to Krickenbeck. J Indian Assoc Pediatr Surg. 2005;10:79.
[9] Wakhlu AK, Pandey A. Congenital pouch colon. In: Gupta DK, editor. Textbook of neonatal surgery, vol. 38. New Delhi: Modern Publishers; 2000. p. 240-8.
[10] Chadha R, Khan NA. Congenital pouch colon. J Indian Assoc Pediatr Surg. 2017;22:69-78.
[11] Chadha R, Choudhury SR, Pant N, Jain V, Puri A, Acharya H, et al. The anomalous clinical anatomy of congenital pouch colon in girls. J Pediatr Surg. 2011;46:1593-602.
[12] Mathur P, Prabhu K, Jindal D. Unusual presentations of pouch colon. J Pediatr Surg. 2002;37:1351-3.
[13] Chadha R, Sharma A, Bagga D, et al. Pseudoexstrophy associated with congenital pouch colon. J Pediatr Surg. 1998;33:1831-3.
[14] Mathur P, Rana YPS, Simlot A, Soni V. Congenital pouch colon with duplicate bladder exstrophy. J Pediatr Surg. 2008;43:E9-11.
[15] Sharma S, Gupta DK. Chap 76: Congenital pouch colon. In: Pediatric surgery- diagnosis and management. pp. 846-56.
[16] Chiba J, Kasai M, Askura Y. Two cases of coloplasty for congenital short colon. Nihon Geka Hokan. 1976;45:40.
[17] Dickinson SJ. Agenesis of the descending colon with imperforate anus. Correlation with modern concepts of the origin of intestinal atresia. Am J Surg. 1987;113:279-81.
[18] Chatterjee SK. Anorectal malformations, a surgeons experience. Delhi: Oxford University Press; 1991. p. 170-5.
[19] Wu YJ, Du R, Zhang GE, Bi ZG. Association of imperforate anus with short colon: a report of eight cases. J Pediatr Surg. 1990;25:282-4.
[20] Maudar KK, Gandhi P, Varshney S, Budhwani KS, Ghritalaharery RK. Congenital pouch Colon: review of

current clinical and molecular studies. J Pediatr Neonatal Care. 2016;5(9):00227.
[21] Agarwal K, Chadha R, Ahluwalia C, Debnath PR, Sharma A, Roy Choudhury S. The histopathology of congenital pouch colon associated with anorectal agenesis. Eur J Pediatr Surg. 2005;15:102-6.
[22] Gangopadhyay AN, Sharma S, Mohan TV, Gopal SC. Single-stage management of all pouch colon (anorectal malformation) in newborns. J Pediatr Surg. 2005;40:1151-5.
[23] Gangopadhyaya AN, Patne SC, Pandey A, Aryya NC, Upadhyaya VD. Congenital pouch Colon associated with anorectal malformation-histopathological evaluation. J Paediatr Surg. 2009;44(3):600-6.
[24] Mathur P, Saxena AK, Bajaj M, Chandra T, Sharma NC, Simlot A, et al. Role of plain abdominal radiographs in predicting type of congenital pouch colon. Pediatr Radiol. 2010;40:1603-8.
[25] Wester T, Lackgren G, Christofferson R, Rintala RJ. The congenital pouch colon can be used for vaginal reconstruction by longitudinal splitting. J Pediatr Surg. 2006;4:e25-8.
[26] Puri A, Chadha R, Choudhury SR, Garg A. Congenital pouch colon: follow-up and functional results after definitive surgery. J Pediatr Surg. 2006;41:1413-9.
[27] Sharma S, Gupta DK. Management options of congenital pouch colon-a rare variant of anorectal malformation. Pediatr Surg Int. 2015;31:753-8.

第26章　腹股沟斜疝和鞘膜积液

Inguinal Hernia and Hydrocele

Ciro Esposito　Maria Escolino　Alessandro Settimi　Giuseppe Cortese　著
刘雪来　译

在儿童人群中，腹股沟疝（inguinal hernia，IH）的发病率为1%～5%，男性相对更高[1]。早产婴儿患腹股沟疝的风险更高，发病率高达30%[2, 3]。据报道，未经治疗的幼儿腹股沟疝嵌顿发生率占6%～18%，出生之后的前6个月甚至超过60%[4]。双侧腹股沟疝在小婴儿当中更常见，如果患者<1岁，发病率约为50%[5]。

因此，腹股沟疝修补术是儿科外科医生最常见的外科手术之一[6, 7]。在儿童人群中，传统的腹股沟入路是疝修补一种极好的手术方法[8]。然而，它具有精索和输精管损伤、血肿、伤口感染、医源性隐睾症、睾丸萎缩和疝复发的潜在风险[9, 10]。特别是对于小婴儿来说，可能是一个让人后怕的手术，因为疝囊脆弱、解剖区域小，以及可能的合并症，在小婴儿中并发症相对频繁[11]。同样，与一般儿科人群相比，患儿术后并发症（复发和睾丸萎缩）的发生率更高[12–14]。

多年来，开放疝囊高位结扎术（open herniotomy，OH）一直是腹股沟斜疝患儿的标准手术。在过去十年中，腹腔镜疝囊高位结扎术（或疝修补术）（laparoscopic IH repair，LH）已成为较大年龄患儿的常规手术，但其在新生儿和早产儿中的应用仍然有限[15–20]。据报道，与传统开放手术相比，腹腔镜疝修补术的优点包括视觉显露好、输精管和精索血管剥离少、并发症少、复发率无明显差异、美容效果更好[21, 22]。此外，腹腔镜方法可在术中同时诊断和修复对侧鞘状突未闭（contralateral patent processus vaginalis，CPPV）、罕见类型的疝（股疝、直接疝、合并疝）、复发性或复杂疝[4, 23]。在出生第1年，对侧发现出现鞘状突未闭的概率可高达50%[24]，不同研究中报道异时疝发生率为1%～38%[25]。最近，部分学者报道通过腹腔镜成功治疗婴儿腹股沟斜疝。但关于手术时间、费用、适应证和禁忌证的潜在增加、麻醉经口和气管插管等问题仍存在争议[26–28]。在许多中心，手术操作技术困难、共病条件和早产婴儿的麻醉高风险仍然是让儿童外科医生首选开放手术的原因[15]。此外，婴儿腹股沟斜疝修补的时机，即早期或适当延期手术，仍然是一个存在争议的问题。

一、一般注意事项

（一）诊断

对于腹股沟斜疝是一个临床诊断。通常，斜疝患儿需通过病史和临床检查进行评估[29]。他们的病史通常显示在换尿布或洗澡后，腹股沟区域或阴囊突然出现间歇的隆起，也通常在哭闹或排便时出现上述表现[30]。在斜疝嵌顿的情况下会导致肠梗阻，孩子可能会出现呕吐和腹胀。如果查体时发现斜疝嵌顿，通常在腹股沟区域可触诊质地坚韧的肿块[31]（图 26–1）。在女孩身上，腹股沟或阴唇经常出现一个小的移动肿块，通常是卵巢[32]。斜疝与鞘膜积液的鉴别诊断很重要，如果是鞘膜积液，阴囊内会出现无痛性肿块，晚上比早上大。临床检查显示一种波动性无痛肿胀，肿胀可能减轻或可能无法减轻。透光试验显示一个充满液体的阴囊，并且在婴儿中可能是双侧的[33]（图 26–2）。

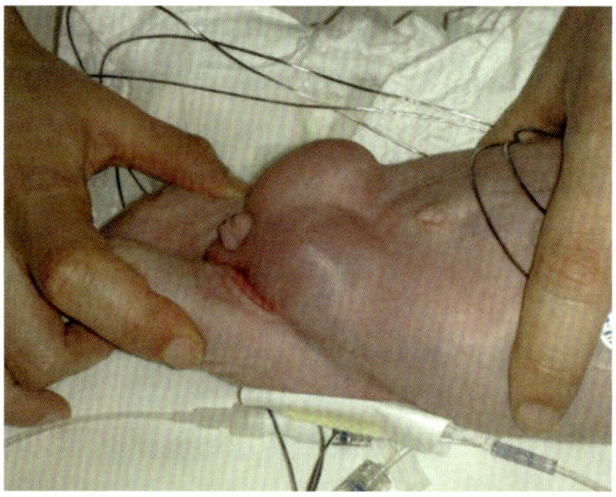

▲ 图 26–1　新生儿双侧巨大腹股沟斜疝

（二）麻醉

绝大多数接受腹股沟疝手术治疗的婴儿和儿童需要麻醉前用药和全身麻醉[34]。

因手术患儿与家长分离会让患儿经历焦虑。遗传、性格、以前的经历和父母的焦虑是导致孩子焦虑严重程度的因素。回忆起麻醉的早期阶段，首先是放置麻醉面罩，然后是麻醉气体的气味，这些也是一种不愉快的经历。一些药物，如苯二氮䓬类药物被用作麻醉前镇静剂。咪达唑仑也是一种常见的麻醉前用药。一些研究报道显示当用作麻醉前镇静剂时，咪达唑仑的剂量为 0.25～1.0mg/kg。关于全身麻醉，一般根据麻醉师的经验和偏好可以通过多种方式完成。

到达手术室后，对每个患儿进行脉搏、血氧饱和度、心率和无创动脉血压监测。通过面罩用 8% 的七氟醚在 6L/min 的氧气中诱导麻醉。七氟醚目前是儿童麻醉中的挥发性药物之一，因此它适合用于吸入诱导，因为它气味令人愉悦，不会刺激气道，其血气分配系数略大于地氟醚或一氧化二氮。在丧失睫毛反射后，进行血管通路并给予阿片类药物可维持适当的麻醉深度。

使用喉罩或气管插管进行气道管理是一种可接受的替代方法[35]。相对于气管插管而言，置管容易，气道并发症发生率较低，这使得喉罩的使用成为一个合理的选择；但对于胃腹胀满、腹股沟疝难以根治的患者和腹腔镜手术来说，使用气管插管是最安全的策略。

麻醉剂导致在呼吸中枢的力学和中枢控制中产生剂量依赖性及药物特异性变化。吸入麻醉药会降低气道、胸壁和横膈内的肌肉张力，此外还会抑制中枢呼吸驱动和对二氧化碳等通气刺激物

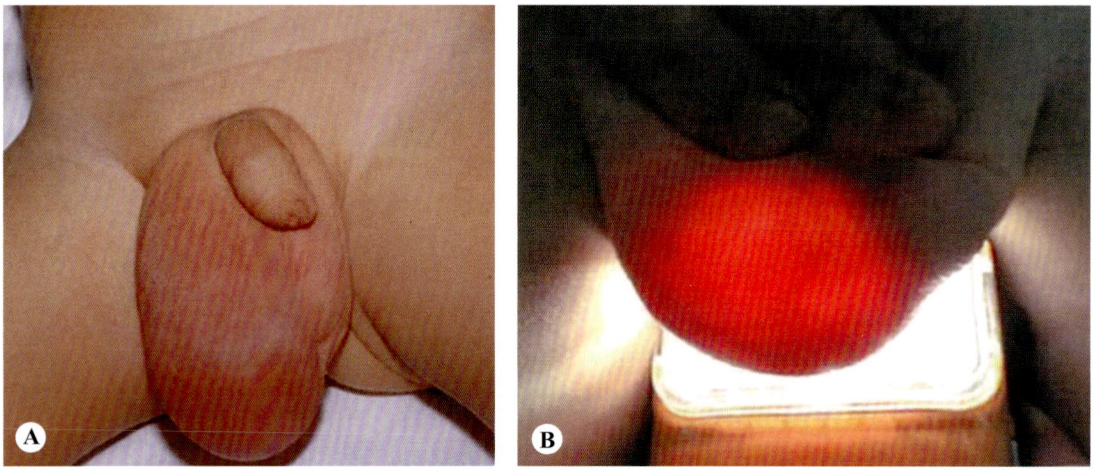

▲ 图 26–2　透光试验阳性，显示阴囊充满液体，证实为鞘膜积液

的反应。静脉麻醉药也可能改变呼吸功能，而阿片类药物会引起延髓呼吸中枢的剂量依赖性抑制，也会导致对二氧化碳分压（$PaCO_2$）的反应性降低。由于这些原因，在儿童手术中，局麻通常与全身麻醉结合使用，并已证明可减少全身麻醉需求、对阿片类药物使用，以及术后恶心呕吐和疼痛 [36, 37]。

疼痛是患者康复过程中最重要的问题。通过提供最佳的疼痛管理，可以改善患儿和父母的满意度、术后早日下地活动、依从性、压力反应引起的血流动力学变化，甚至可能改善伤口愈合。

因此，局麻通常用于补充全身麻醉和术后镇痛。最常用的形式是全身麻醉诱导后进行局麻或骶管麻醉 [38]。

对于局麻而言，可在髂前上棘内侧 1cm 的穿刺部位注入局部麻醉剂。因为神经最常走行在腹外斜肌下方，所以针尖前进直到当针穿过外斜肌时感觉到“咔嚓”一声时，可在此时注射局部麻醉剂。骶管阻滞是通过骶管裂孔将局部麻醉剂注入硬膜外腔进行的。标准剂量在 T_{10}/ 脐皮处及以下提供感觉输入的神经阻滞 [39]。

最后，鼻内可乐定的使用可用于唤醒 [40]。

可乐定可作为 α_2 肾上腺素受体激动药。蓝斑（locus ceruleus，LC）是可乐定镇静的靶点部位。LC 含有高密度的 α_2 肾上腺素受体。在可乐定与 α_2 肾上腺素受体结合后，去甲肾上腺素能信号向腹外侧视前区发生超极化，从而产生镇静作用。

药物通过鼻腔快速吸收，在 10min 内达到峰值血浆水平。单次给药后未观察到鼻腔刺激或水肿的迹象。鼻内给药是一种简单且微创的替代给药途径，相对大的黏膜面积可用于药物吸收，薄薄地通过血管化上皮确保快速吸收，并可通过避免第一次通过效应而直接发挥药效。

（三）早产儿的麻醉风险

与足月和相对大龄早产儿相比，早产儿发生术后呼吸道并发症的风险更高 [29]。Steward 报道称，33% 接受疝修补术的早产儿可出现呼吸并发症，最常见的是呼吸暂停 [41]。所有出现呼吸暂停的早产儿在手术时体重均＜3kg，并且未满 10 周。

Allen 及其同事报道了术中麻醉药和肌肉松弛剂的使用与早产婴儿术后呼吸暂停 – 心动过缓发作发生率之间的关系，这些早产儿的出生后年龄均小于 60 周 [42]。Warner 及其同事发现，呼吸暂停或呼吸窘迫综合征病史显著增加了接受斜疝修补术的早产儿发生术后呼吸问题的概率 [43]。出生后 24h 或更长时间的心动过缓或通气支持史，也是一个重要的危险因素。

早产儿的麻醉风险与受孕后年龄成反比。然而，对于降低术后麻醉风险发生概率的最低受孕后年龄仍存在一些争议。几项研究试图解决这个问题，提出了从受孕后 40～60 周的建议 [44, 45]。尽管受孕后年龄已被证明是主要风险因素，但是否有术前呼吸暂停病史或是否需要呼吸机支持也会影响门诊手术的安全性。一些研究还表明，贫血的存在是术后呼吸暂停事件的独立危险因素 [44, 45]。最近的文献表明，与全身麻醉相比，使用区域麻醉（脊髓麻醉、硬膜外麻醉或尾部麻醉）可降低术后呼吸并发症的风险 [36, 46]。也许这种风险降低可能会让早产儿腹股沟疝修补术后住院术后监测的需求减少。

（四）斜疝修补术的手术时机

所有诊断为腹股沟疝的儿童患者都需要手术 [6, 7]。然而，对早产儿手术修复的时机问题存在争议 [13, 29]。对于小早产儿，手术在技术上更加困难，发病率更高，包括睾丸萎缩和疝复发的发生率增加 [14]。此外，早产儿的麻醉风险更高。关于新生儿重症监护室（neonatal intensive care unit，NICU）早产儿无症状斜疝的最佳修复时间一直存在一些争论。在决定何时手术时必须考虑的因素包括：疝囊脆弱、输精管或睾丸血管受伤的风险较高、存在与早产相关的合并症、早产儿麻醉风险。由于早产儿存在手术风险，许多儿童外科医生通常在患儿从新生儿重症监护室出院回家，并在他们达到一定年龄或体重后修补斜疝。随着麻醉学和新生儿护理的进步，许多儿童外科医生开始在 NICU 出院前进行早期疝修补 [3, 47, 48]。

立即行斜疝修复的支持者[31]基于在手术修复前等待时间较长，嵌顿风险增加，而主张早期手术。其他人主张等到达到合适体重或年龄标准，从而减低相关风险和并发症[49]。

Vaos（2010）和 Uemura（1999）提出患儿在诊断后越早进行手术，并发症的风险就越低[50, 51]。相反，Lautz 及其同事认为，延迟新生儿和婴儿出院后的手术不会增加并发症的风险[52]。

Pini Prato 等强烈建议在住院期间确诊的新生儿斜疝应在出院前进行手术，并尽快（1 个月内）安排门诊预约[3]。

在我们的实践当中，我们通常在 NICU 出院前行新生儿腹股沟疝修补术。然而，如果在不延长住院时间的情况下无法安排手术时，我们会在出院后不久进行手术。

二、手术操作

儿童腹股沟疝可通过开放式或腹腔镜手术治疗。

（一）开放式腹股沟入路

开放式腹股沟疝修补术需要腹股沟入路。在出现症状的腹股沟疝的一侧做一个 3～4cm 的腹股沟切口。手术包括将疝囊与周围的精索结构（包括提睾肌、输精管和睾丸血管或圆韧带）分离。这必须采用无损伤解剖而不能钳夹输精管和（或）血管，以避免血管阻塞或睾丸萎缩。分离远端疝囊之后结扎分离的疝囊。目前文献中没有证据表明采用可吸收或不可吸收缝合线哪个更可取（图 26-3）。一般来说，在单侧腹股沟疝的开放式修补术中，无法检查对侧是否合并斜疝。20 世纪 80 年代，法国儿童外科医生描述了一种检查对侧鞘状突管或疝气存在的技术，包括在结扎（疝气镜检查）之前用 45° 或 70° 镜穿过疝气囊[53]进行观察。当时这种对侧视频控制技术需要使用腹腔镜，创建气腹，使用光学和所有腹腔镜设备，因此，临床实践中很少采用这种方法。

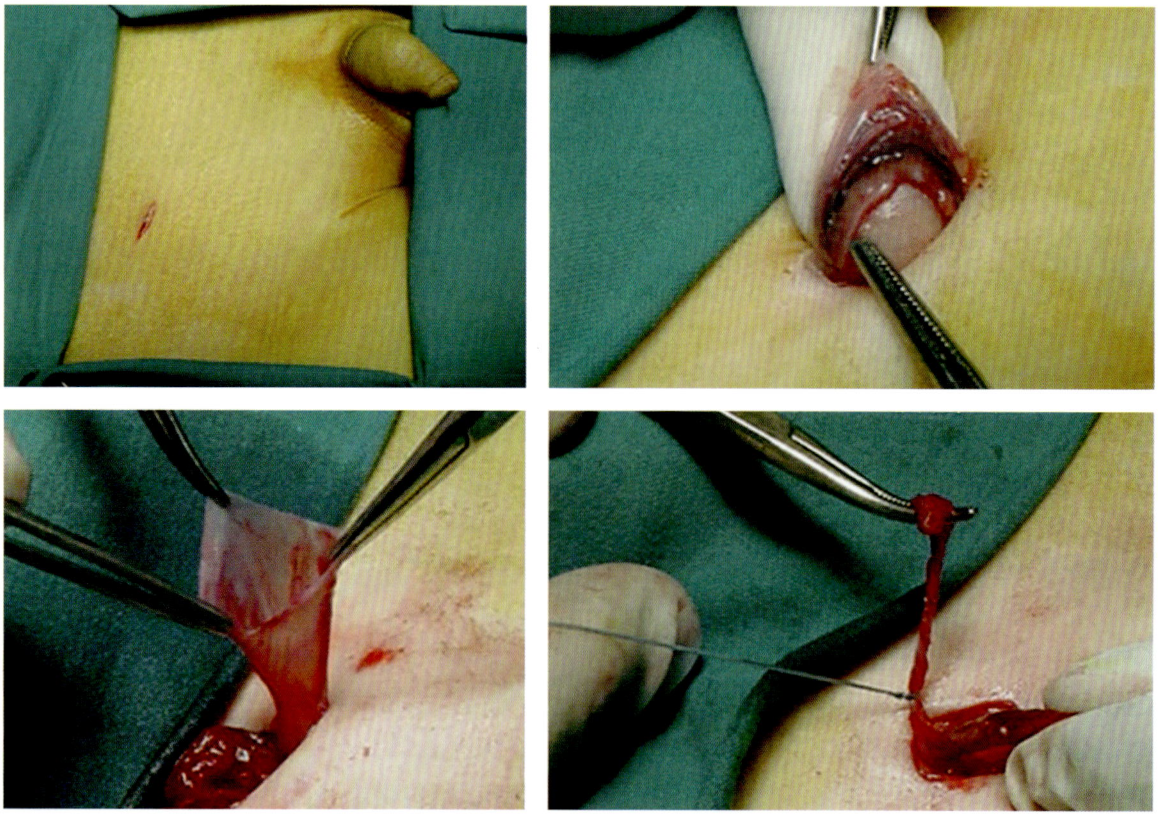

▲ 图 26-3　开放腹股沟斜疝修补术需要在腹股沟区做切口，将疝囊与周围的精索结构分离，结扎疝囊并理短

（二）腹腔镜入路

腹腔镜腹股沟疝修补术（或疝修补术）已被引入作为传统开放式疝修补术的替代方法，Montupet 于 1993 年首次描述[26-28, 54]。从技术角度来看，目前有多种 LH 操作方法[55, 56]。不同的修补方法可分为体内修补或腹膜外 / 经皮修补。关于体内修复，1993 年，Montupet 首次描述了该技术，包括在腹股沟内环水平的腹膜周围进行荷包缝合[26-28]。1998 年，Schier 介绍了他的技术，包括在腹膜周围缝合 N 形缝合[54]。2004 年，Becmeur 及其同事描述了腹腔镜下在内环水平切开和切除疝囊，随后闭合腹膜边缘[57]。

腹膜外技术包括在内环周围放置缝合线，并使用经皮打结技术[58]。关于这种技术已有报道。最近，Ostlie 和 Ponsky 研究显示没有足够的证据支持某一种方法[56]。然而，Esposito 报道称在腹股沟内环水平有意增加腹膜切口会导致更持久的修复[6, 7, 59]。

腹腔镜手术可经腹膜或腹膜外（使用特殊针头）进行，并经腹膜可视化[60]。

我们通常采用的腹腔镜技术是使用三个 Trocar 孔的经典经腹膜入路。患者始终仰卧，手术台倾斜 15°～20°Trendelenburg 体位，以降低腹内压和腹部内容物的影响。医生位于患者头部方向，扶镜者位于患儿侧对面，显示屏位于患儿脚部。1 岁以下患者腹腔压力一般为 6～8mmHg。在手术前使用导尿排空膀胱。

通过脐环使用 5～10mm 0° 镜，可直接看到腹股沟内环，然后遵循三角法则放置两个 3mm 套管针以保持良好的手术操作。5mm 或 10mm 光学系统均可在肚脐上留下隐形瘢痕，因此使用 5mm 或 10mm 光学元件取决于仪器的可用性。对于可操作的 3mm 套管针，大多数术者更倾向于采用螺旋套管针。使用螺旋套管针的优势在 10kg 以下的婴儿最为重要；事实上，在这类患者中，组织和皮肤非常薄，光滑的套管针容易滑出，形成皮下气肿。螺旋套管针更稳定；此外，术者可以快速更换器械，而不会造成套管针移位和气体泄漏（图 26-4）。如果只有光滑的套管针，可以在套管周围放置一根 Nelaton 导管，然后将 Nelaton 导管固定在皮肤上以稳定套管针（图 26-4）。

一些医生更喜欢在没有套管针辅助的情况下使用器械，但如果使用这种技术，可能很难更换仪器。

腹腔镜手术的第一步包括检查鞘状突通畅性，检查对侧腹膜鞘状突管的通畅性，以及检查对侧是否存在对侧鞘状突管。如果是嵌顿疝，在闭合缺损之前，有必要通过牵拉出包括大网膜、肠襻、阑尾或卵巢等嵌顿器官以去除疝内容物。接下来就是使用单极电钩在腹股沟内环远端环形切割腹膜。我们认为环形切割是该技术的关键点，因为使用这种方法会导致疝囊的远端塌陷，在闭合内环时缝合线没有张力。在环形切开腹膜后，用可吸收或不可吸收缝合线闭合内环，如 Montupet（图 26-5）或 Schier（图 26-6）所述进行荷包缝合。通常，如果腹股沟内环口直径为 10mm 或更大，则优选 Montupet 技术进行荷包缝

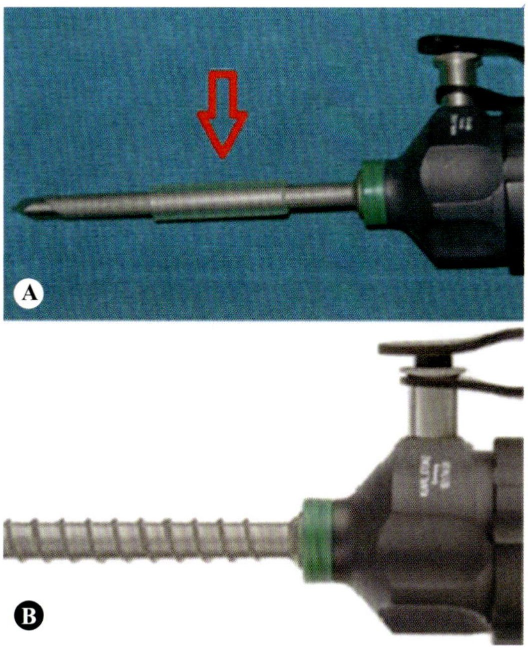

▲ **图 26-4　用于腹腔镜疝修补术的套管针**

A. 光滑的套管针，套管周围有一根 Nelaton 导管用于固定在皮肤上，以稳定套管针；B. 螺旋套管针

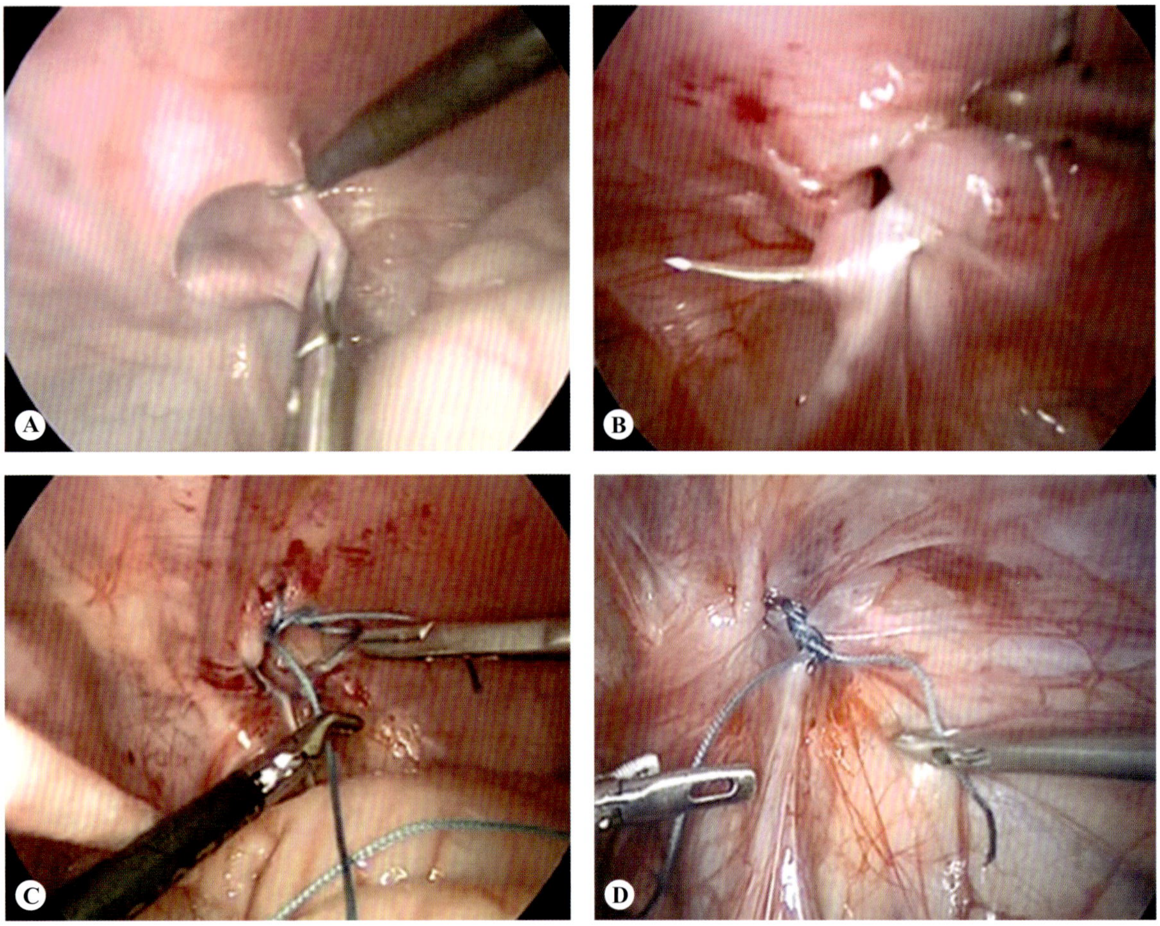

▲ 图 26-5 根据 **Montupet** 技术实施的腹腔镜疝修补术

A. 切开腹膜周围；B. 经腹壁导入缝针和丝线；C. 荷包缝合疝环周围腹膜；D. 闭合疝缺损

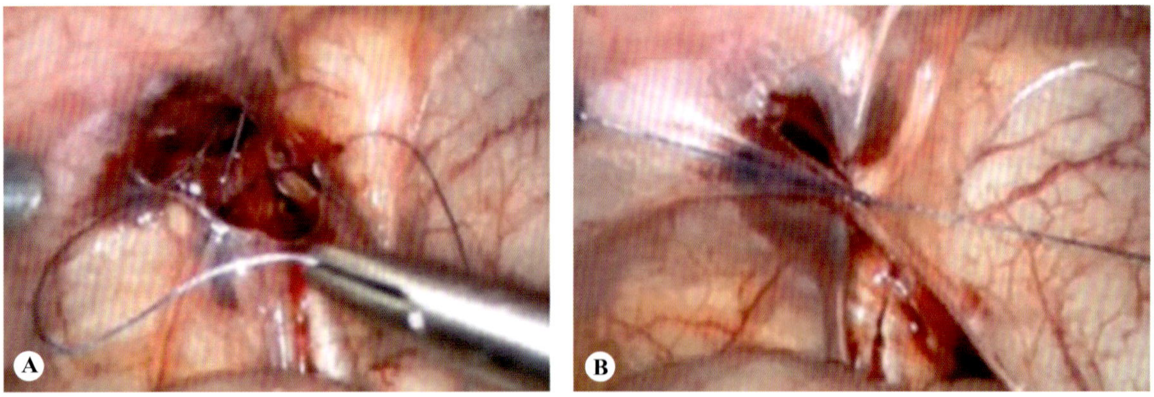

▲ 图 26-6 根据 **Schier** 技术实施的腹腔镜疝修补术

A. N 形缝合疝环周围腹膜；B. 闭合疝缺损

合，在约 5mm 或更小的口，也可以采用 Schier 的 N 形缝合线技术或荷包缝合线。

闭合内环口的内侧部分也很重要，尤其是精索血管和输精管之间的腹膜，因为这是最常见的复发部位。

从操作技术角度来看，带线针头需经会阴进

入腹腔，然后经会阴或经脐取出。首选使用的针头是直径为20～22mm针头的3/8圈。要进行单侧闭合缝合线的长度须为13～15cm；对于双侧修复，根据外科医生的喜好，一般缝合线的长度须为15～20cm。针孔用缝线或胶水封闭。

经皮腹股沟内环闭合技术是腹股沟疝修补术最常见的经皮方法，Patkowski于2006年首次描述了该技术[61]。在该方法中，在诱导气腹和腹股沟内环可视化后，在内环上方做一个2mm的刺口。一根18G血管导管针，带有一根2–0不可吸收单丝缝合线穿过内环的一侧进出腹腔。18G血管导管被引入内环的另一侧，然后针穿过先前针孔处引出。将2–0不可吸收单丝缝合线穿针出环，抓住第二条缝合线并将其从刺口处取出。在手动减少疝囊中的气体后，缝合线被固定，从而闭合内环（图26–7）。

（三）婴幼儿腹腔镜修补术的技巧要点

从技术角度来看，腹腔镜疝修补术在婴儿要求更高，因为由于肠道扩张，视觉限制和可用的工作空间非常小，因此，此类患者的手术前一天需进行肠道准备，每次使用1～2个灌肠剂和西莫昔酮以排空肠道内气体，为腹腔内操作创造更大的空间[26–28]。

关于Trocar孔的放置位置，在小婴儿中，在镜头和套管针之间不必严格遵循三角法则，因为用于操作的Trocar孔位置比通常的位置更高。事实上，我们更喜欢将它们放在脐线水平，与镜头在同一水平面上，这样能在操作孔和腹股沟内环之间创造更大距离[16, 18, 20]。

对于体重在3kg以下的非常小的婴儿，在操作空间极其有限的情况下，也可以在脐部放置一个球囊套管针用于观察；通过这种方式，术者可在不移动套管针的情况下抬起套管针，从而为腹腔创造更多的操作空间；或者也可以采用经腹缝合悬吊，然后抬高腹壁。关于套管针插入，考虑到新生儿的操作空间有限，有时采用经脐带光学镜头套管针（“套管针中的针芯”）插入腹壁建立操作孔会更安全（图26–8）。

另外一个重要的操作技术是在婴儿中采用3mm螺丝套管针，在整个手术过程中，特别是

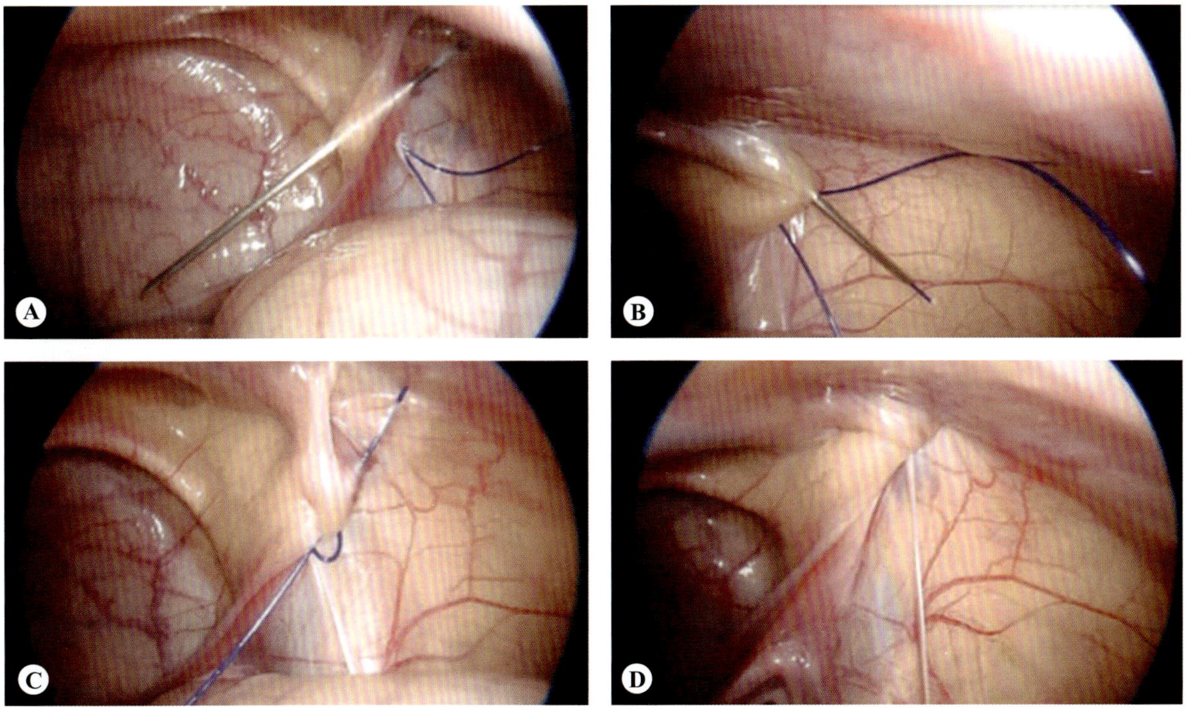

▲ 图 26–7　经皮内环缝合技术

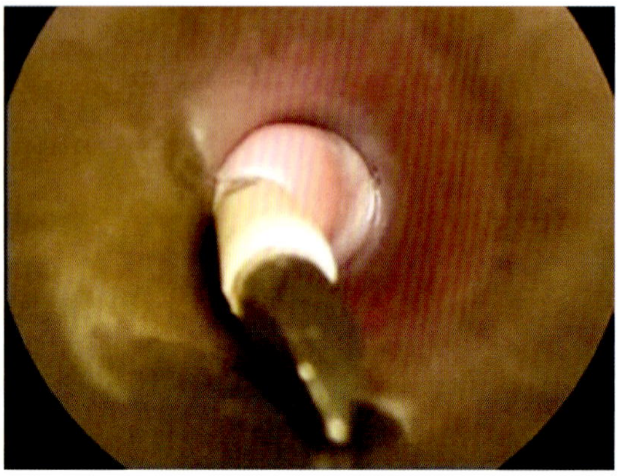

▲ 图 26-8 在新生儿中，通过光学套管针套管插入操作套管针（“套管内套管针”）会更安全

在更换器械期间，这种套针能保持稳定。如果只有光滑的套管针，也可以在套管周围放置一根 Nelaton 导管，然后将 Nelaton 导管固定在皮肤上，以稳定套针（图 26-4）。至于套管针的尺寸，早产儿一般不采用大的套管针，一般最大为 17～20mm，因为较大的针头很难操控，并发症风险较高。

此外，比较重要的是使用 1L/min 的 CO_2 流量，并在整个手术过程中将腹内压维持在 6～8mmHg，以避免手术期间和手术后出现麻醉问题。

关于手术技术，关闭腹股沟内环的内侧部分，特别是精索血管和输精管之间的腹膜也很重要，因为这是最容易复发的位置[16, 18, 20]。

通过这些技术改进，腹腔镜疝囊高位结扎术已经成为一种简单的方法来进行复杂的修补术，如新生儿腹股沟疝。

三、腹股沟嵌顿斜疝的治疗

据报道，儿童人群中腹股沟疝嵌顿的发生率为 6%～18%[29]。然而，婴儿期发生嵌顿的风险更高，据报道发生率约为 30%[62]。无法手法复位的嵌顿疝则需要手术探查。

嵌顿疝如果不加以治疗，很可能会发展为肠绞窄或肠坏死。嵌顿疝的初始治疗为非手术治疗[62]。镇痛或镇静也可用于帮助嵌顿疝复位。

在手动尝试复位之前婴儿稍微抬高臀部，有助于疝内容物复位，从而解除斜疝嵌顿。临床医生的手触诊远端斜疝包块，而手指固定于近端疝囊颈部。轻微压迫，持续缓慢地保持压力，直到疝气复位。70%～85% 的患者通常轻度按压可以成功复位[63]，嵌顿 24～48h 内进行选择性复位。这段时间水肿相对轻，操作能最大限度地达到解剖学复位和减少并发症风险。然而，即使使用镇静药也不能复位的，需立即手术复位。

手术取决于肠道活力情况。如果嵌顿肠管活力好，外科医生可以简单地复位后并进行疝囊高位结扎。如果嵌顿肠管活力欠佳，应通过疝囊或单独经腹部切口切除肠管。婴儿嵌顿疝由于疝囊通常是水肿和脆弱的，睾丸血管和输精管特别容易受伤，水肿和解剖困难，在技术操作上更困难，并发症发生率更高。

据报道，腹腔镜手术的主要优点之一可能是在直视下治疗不可复位斜疝[64]。事实上，由于腹腔镜牵引同时结合来自外部的手动压力，因此很容易实施嵌顿复位，并且在阑尾或肠襻血管损伤的情况下，很容易通过脐部将病变组织取出并进行切除（图 26-9）。

四、新生儿 / 早产儿开放和腹腔镜腹股沟疝修补术的疗效分析

在过去 10 年中，尽管腹腔镜腹股沟疝修补术在年龄较大的儿童中越来越流行，但在新生儿

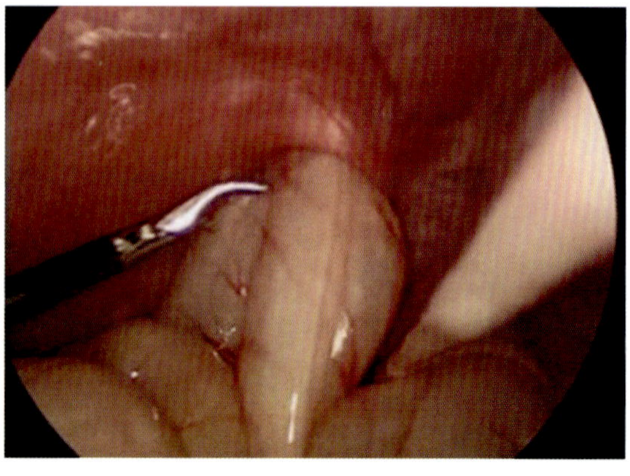

▲ 图 26-9 新生儿左侧嵌顿腹股沟疝的腹腔镜检查

中很少报道。最近的系列研究报道了令人鼓舞的一些结果[16, 18, 20, 21]。在新生儿中使用腹腔镜腹股沟疝修补术是一项技术要求很高的手术，因为体内缝合需要在非常有限的工作空间内进行。然而，新生儿的开放性疝修补术也被认为是一种技术要求较高的手术，与年龄较大的儿童相比，术后并发症（复发、睾丸萎缩、医源性隐睾）总体发生率增加[11]。严重的术中并发症，如膀胱损伤或破裂，也可能发生在膀胱过度松动的开放手术当中[20]。Miyano 等报道了开放性疝修补术导致膀胱损伤后，需要乙状结肠囊成形术进行膀胱扩张[65]。

分析有关新生儿和（或）早产儿开放式和腹腔镜腹股沟疝修补术的文献报道，可以看到报道的结果参数包括术后积液、伤口感染、医源性隐睾症、睾丸萎缩、异时疝发生率和对侧鞘状突未闭（表 26–1）。

（一）复发

开放手术后复发率显著高于腹腔镜手术（2.6% vs. 1.9%，*P*=0.001）。

据报道，低胎龄儿和特定的合并症可能与较高的术后复发有关。然而，就手术技术而言，腹股沟内环的内侧准确闭合是最关键的操作[16, 18, 20]。腹腔镜手术相比开放式手术的巨大优势是因为腹腔镜手术可以更好地显示腹股沟内环的内侧。在腹股沟内环的上部通常包括较多组织，包括腹膜、腹壁下肌肉组织。然而，在内环的下部组织虽然相对较少，但有更重要的神经和血管。因此，操作上重要的是将最内侧的缝合线尽可能靠近血管和输精管。腹股沟环的紧密闭合可以降低复发率[20, 21]。

此外，除外鞘状突内侧正确闭合，成功的关键是使用不可吸收缝合线[6, 7]。

（二）伤口感染

研究显示，相对腹股沟开放入路（感染率 1.1%～2.3%），腹腔镜入路手术的伤口感染率（感染率 0%～1.6%）更低。然而，从平均值来看，两组之间的差异没有统计学意义（腹腔镜入路=0.8% vs. 开放入路 =1.1%，*P*=0.66）。

我们认为，腹股沟开放入路术后较高的伤口感染率可能是因为腹腔镜瘢痕位于腹壁上，而腹股沟瘢痕位于尿布区域内；由于这个原因，受到尿液或粪便的污染可能会导致更高的感染率。

（三）医源性隐睾症、睾丸萎缩和积液

与腹腔镜入路手术方法相比，婴儿和早产儿腹股沟开放入路术后睾丸萎缩的发生率显著增高（1.5% vs. 0.1%，*P*=0.001）。

需要手术的医源性隐睾症在腹腔镜入路手术（平均 2.2%；0.3%～10%）和腹腔镜入路手术（平均 1.6%；0.5%～2.7%）之间没有显著差异（*P*=0.30）。

腹腔镜入路手术（平均 0.8%；1%～6.6%）和腹股沟开放入路（平均 0.5%；0.2%～3.0%）进行比较，两者术后积液发生率也没有显著差异（*P*=0.30）。

婴儿疝修补术后睾丸萎缩和睾丸下降不全的病因尚不清楚。据报道，睾丸萎缩在嵌顿后发生率最高[12]。这可能是由于手术时早产和体重过低，或与手术要求高有关[3]。在腹腔镜修复过程中，与解剖相关的并发症风险最低。

腹腔镜手术闭合内环时无须对腹壁或精索结构进行任何解剖。这一优势非常重要，尤其是新生儿，他们的输精管和血管非常细，疝囊易碎[16, 18, 20]。

据报道，腹腔镜下闭合内环的荷包缝合会导致睾丸血管蒂缠绕，从而导致睾丸受压迫。目前尚不清楚高位隐睾是正常下降受阻的结果，还是荷包线缝合后导致睾丸上升的结果[71]。根据我们的经验，所有腹腔镜疝囊高位结扎术后发生医源性隐睾症的患儿在手术时睾丸本身位于阴囊高位，因此我们一般根据隐睾管理指南在术前与父母一起在 1 岁时矫治这种情况[16, 18]。

术后鞘膜积液是目前公认的常见并发症，但相关讨论很少。一些作者报道了嵌顿疝术后积液的发生率较高，两者相关性的原因尚不清楚；睾丸周围鞘膜的严重炎症和紊乱可能是原因之一[3]。

表 26-1　新生儿和早产儿 OH 和 LH 患儿手术结果分析

参考文献	腹腔镜疝修补术	开放疝修补术	术后复发	获得性隐睾需要再次手术	睾丸萎缩	伤口感染	鞘膜积液	对侧鞘状突未闭	异时疝
Turial 等[20]	147		4（2%）	7（4.1%）	0	1（0.4%）	0	61（57%）	1（0.4%）
Pastore 等[21]	30		0	3（10%）	0	0	0	12（63%）	0
Esposito 等[16, 18]	67		3（4.4%）	4（5.9%）	0	0	0	未报道	0
Pini Prato 等[3]		184	8（4.5%）	1（0.5%）	5（2.7%）	2（1.1%）	4（2.2%）	未报道	13（10.5%）
Chan 等[15]	79		1（1.3%）	0	0	0	0	52（66%）	0
Choi 等[66]	299		4（1%）	1（0.3%）	1（0.3%）	5（1.6%）	4（1%）	136（54%）	0
Hughes 等[67]		408	8（1.9%）	10（2.4%）	2（0.4%）	5（1.2%）	1（0.2%）	未报道	26（6.3%）
Nagraj 等[11]		221	5（2.3%）	6（2.7%）	6（2.7%）	5（2.3%）	0	未报道	未报道
Marinkovic 等[68]		144	3（2%）	未报道	1（1%）	未报道	未报道	未报道	7（5%）
Krieger 等[13]		24	1（4.2%）	未报道	2（8.4%）	未报道	未报道	未报道	未报道
Saha 等[69]	30		1（3.3%）	0	0	未报道	2（6.6%）	18（66%）	0
Saha 等[69]		32	2（6.0%）	0	0	未报道	1（3.0%）	未报道	2（7.4%）
Lin 等[70]	24		0	未报道	未报道	未报道	未报道	13（65%）	0
Lin 等[70]		31	1（3.2%）	未报道	未报道	未报道	未报道	未报道	4（18%）

（四）异时疝和对侧鞘状突未闭

针对开放入路手术的研究显示异时疝（metachronous inguinal hernia，MIH）的发生率为5%[68]～18%[70]，而针对腹腔镜入路的研究记录了1例MIH（0.4%）[20]。

六项研究报道了单侧腹股沟疝与对侧鞘状突未闭并存，对侧合并鞘状突发生率为54%[66]～66%[15, 69]。

考虑到单侧腹股沟斜疝患儿鞘状突未闭发病率较高，腹腔镜修补术有一个明显优势是在同一手术中治疗双侧腹股沟斜疝或对侧未闭鞘状突，以防止未来异时疝的发生[26–28, 72]。这对新生儿和早产婴儿尤其重要，因为他们MIH风险更高，无须进行二次手术能有效降低麻醉、经济影响和并发症的风险[21]。

（五）婴儿腹腔镜腹股沟疝修补术的其他优点

据报道，腹腔镜在治疗婴儿腹股沟疝方面比开腹手术还具有其他优势。首先，腹腔镜允许识别和治疗罕见类型的疝，如直疝、股疝、双疝和Pantalon疝[16, 18]。

在直疝情况下，该技术的关键点是去除病灶处存在的病理性脂肪瘤，并使用荷包缝合或间断缝合来闭合缺损。在出现巨大孔洞的情况下，可以采用膀胱外侧韧带来加强闭合遮盖[16, 18, 73]。

此外，无论之前是开放手术还是腹腔镜手术，腹腔镜对于初次修补术后疝复发的患者尤其有用。事实上，在这种情况下，瘢痕包围疝囊，操作可能会对精索造成危险和伤害，而腹腔内腹腔镜闭合内环创伤更小，技术要求更低。在这种情况下，腹腔镜检查可以识别和治疗复发的原因[74]。

腹腔镜的一个优点是治疗嵌顿疝，尤其是婴儿嵌顿疝。事实上使用腹腔镜复位结合外部手动复位可以促进嵌顿环的复位。气腹也有助于扩大内环，从而更容易复位。在关闭鞘状突之前，可以检查嵌顿状态，必要时切除嵌顿的组织或器官。此外，疝可以立即复位，可以避免水肿组织，降低较高的嵌顿疝相关并发症发生率[64, 75]。

美容效果的改善是腹腔镜技术的另一个优点（图26–10）。

尽管腹腔镜疝囊高位结扎术一直被认为是一种耗时手术，但更多研究表明，腹腔镜手术时间不仅与开放手术时间相当[76]，而且在新生儿和双侧腹股沟疝时，以及当腹腔镜外科医生获得足够的经验时，手术时间会更短[21, 26–28]。

很明显，在文献中没有明确的证据表明腹腔镜和腹股沟开放入路之间的哪种技术更适合修复婴儿腹股沟疝。

就手术操作技术而言，孩子的年龄、大小和体重不是腹腔镜手术的限制因素。由于腹内压力增加，麻醉师并不倾向于儿童腹腔镜手术，因为腹腔镜手术可能会打开心脏左右分流。

尽管儿童麻醉师的学习曲线陡峭，但随着腹腔镜手术成为常规手术技术和安全性普遍提高，除非有明确的腹腔镜禁忌证的患者，包括呼吸窘迫综合征、严重支气管发育不良或其他疾病才应进行开放手术，一般都会选择腹腔镜手术治疗。

根据我们20年的经验[55]，我们认为腹腔镜疝修补术是一种安全、简便的手术，也适用于婴儿和小婴儿。和麻醉师的严格配合对于手术的良好结果至关重要。

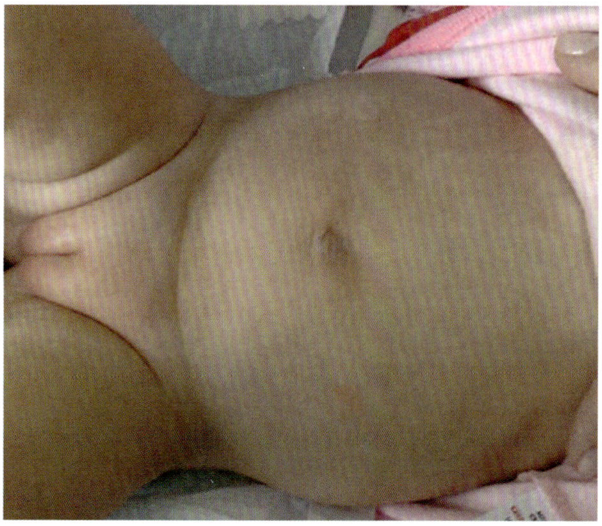

▲ **图26–10** 腹腔镜腹股沟疝修补术后6个月的美容效果

五、当前鞘膜积液的治疗

当检查患儿腹股沟疝时，必须与鞘膜积液进行鉴别诊断。可通常临床检查进行确诊鞘膜积液。通过触诊，可以感觉到腹股沟外环处的鞘膜积液颈部变窄，没有延伸到腹股沟管。超声也有助于做出这种区分。在大多数情况下，鞘状突会在生后1～2年内自发闭合。因此，大多数儿童外科医生不必在患儿出生后的1～2年内实施斜疝手术。2岁后积液不太可能消退，需要手术。如果因腹腔和积液囊之间存在明显的液体交换而鞘膜积液表现出交通征（大小经常变化），多数儿童外科医生选择早期修复交通性鞘膜积液[29]。

鞘膜积液手术方法与腹股沟疝修补术相同。通过腹股沟内环口对未闭鞘状突实施高位结扎，如果发生交通性鞘膜积液，应排空腹股沟积液，这通常需要在远端切开直到阴囊鞘膜，以排净残余液体。对于交通性鞘膜积液，建议采用腹腔镜修复。它类似于腹腔镜治疗腹股沟疝，吸净积液，在腹股沟内环水平处荷包线缝合。然而，目前治疗鞘膜积液仍然是开放式腹股沟入路[6, 7]。

我们的经验是建议所有2岁以上的鞘膜积液患者进行腹股沟探查。

参考文献

[1] Cox JA. Inguinal hernia of childhood. Surg Clin North Am. 1985;65(5):1331-42.
[2] Harper RG, Garcia A, Sia C. Inguinal hernia: a common problem of premature infants weighing 1,000 grams or less at birth. Pediatrics. 1975;56(1):112-5.
[3] Pini Prato A, Rossi V, Mosconi M, Disma N, Mameli L, Montobbio G, Michelazzi A, Faranda F, Avanzini S, Buffa P, Ramenghi L, Tuo P, Mattioli G. Inguinal hernia in neonates and ex-preterm: complications, timing and need for routine contralateral exploration. Pediatr Surg Int. 2015;31:131-6.
[4] Parelkar SV, Oak S, Gupta R, Sanghvi B, Shimoga PH, Kaltari D, Prakash A, Shekhar R, Gupta A, Bachani M. Laparoscopic inguinal hernia repair in the pediatric age group—experience with 437 children. J Pediatr Surg. 2010;45(4):789-92.
[5] Holcomb GW 3rd, Brock JW 3rd, Morgan WM 3rd. Laparoscopic evaluation for a contralateral patent processus vaginalis. J Pediatr Surg. 1994;29(8):970-3. discussion 974.
[6] Esposito C, Escolino M, Settimi A. Laparoscopic pediatric inguinal hernia repair using purse-string suture: technical recommendations after 20 years experience. J Laparoendosc Adv Surg Tech A. 2016a;26(9):748-9.
[7] Esposito C, Escolino M, Turrà F, Roberti A, Cerulo M, Farina A, Caiazzo S, Cortese G, Servillo G, Settimi A. Current concepts in the management of inguinal hernia and hydrocele in pediatric patients in laparoscopic era. Semin Pediatr Surg. 2016b;25(4):232-40.
[8] Misra D, Hewitt G, Potts SR, Brown S, Boston VE. Inguinal herniotomy in young infants, with emphasis on premature neonates. J Pediatr Surg. 1994;29(11):1496-8.
[9] Esposito C, Montinaro L, Alicchio F, Scermino S, Basile A, Armenise T, Settimi A. Technical standardization of laparoscopic herniorrhaphy in pediatric patients. World J Surg. 2009;33(9):1846-50.
[10] Schier F. Laparoscopic inguinal hernia repair: a prospective personal series of 542 children. J Pediatr Surg. 2006;41(6):1081-4.
[11] Nagraj S, Sinha S, Grant H. The incidence of complications following primary inguinal herniotomy in babies weighing 5 Kg or less. Pediatr Surg Int. 2006;22:500-2.
[12] Fette AM, Hollwarth ME. Special aspects of neonatal inguinal hernia and herniotomy. Hernia. 2001;5(2):92-6.
[13] Krieger NR, Schocat SJ, McGowan V. Early hernia repair in the premature infant: long-term follow-up. J Pediatr Surg. 1994;29:978-82.
[14] Phelps S, Agrawal M. Morbidity after neonatal inguinal herniotomy. J Pediatr Surg. 1997;32:445-7.
[15] Chan IHY, Lau CT, Chung PHY, Chan KL, Lan LCL, Wong KKY, Tam PKH. Laparoscopic inguinal hernia repair in premature neonates: is it safe? Pediatr Surg Int. 2013;29:327-30.
[16] Esposito C, Alicchio F, Giurin I, Castellano M, Settimi A. Technical standardization of laparoscopic direct hernia repair in pediatric patients. J Laparoendosc Adv Surg Tech A. 2012a;22(1):113-6.
[17] Esposito C, Montinaro L, Alicchio F, Savanelli A, Armenise T, Settimi A. Laparoscopic treatment of inguinal hernia in the first year of life. J Laparoendosc Adv Surg Tech A. 2010;20(5):473-6.
[18] Esposito C, Turial S, Escolino M, Giurin I, Alicchio F, Enders J, Krause K, Settimi A, Schier F. Laparoscopic inguinal hernia repair in premature babies weighing 3 kg or less. Pediatr Surg Int. 2012b;28:989-92.
[19] Turial S, Enders J, Krause K, Schier F. Laparoscopic inguinal herniorrhaphy in premature infants. Eur J Pediatr Surg. 2010;20:371-4.
[20] Turial S, Enders J, Krause K, Schier F. Laparoscopic inguinal herniorrhaphy in babies weighing 5 kg or less. Surg Endosc. 2011;25:72-8.
[21] Pastore V, Bartoli F. Neonatal laparoscopic inguinal hernia

repair: a 3-year experience. Hernia. 2015;19:611-5.
[22] Shalaby R, Ibrahem R, Shahin M, Yehya A, Abdalrazek M, Alsayaad I, Shouker MA. Laparoscopic hernia repair versus open herniotomy in children: a controlled randomized study. Minim Invasive Surg. 2012;2012:484135.
[23] Perlstein J, Du Bois JJ. The role of laparoscopy in the management of suspected recurrent paediatric hernias. J Pediatr Surg. 2000;35:1205-8.
[24] Schier F, Montoupet P, Esposito C. Laparoscopic inguinal herniorrhaphy in children: a three-center experience with 933 repairs. J Pediatr Surg. 2002;37:323-7.
[25] Ron O, Eaton S, Pierro A. Systematic review of the risk of developing a metachronous contralateral inguinal hernia in children. Br J Surg. 2007;94:804-11.
[26] Esposito C, Escolino M, Farina A, Settimi A. Two decade of history of laparoscopic pediatric inguinal hernia repair. J Laparoendosc Adv Surg Tech A. 2014a;24(9):669-70.
[27] Esposito C, St Peter SD, Escolino M, Juang D, Settimi A, Holcomb GW 3rd. Laparoscopic versus open inguinal hernia repair in pediatric patients: a systematic review. J Laparoendosc Adv Surg Tech A. 2014b;24(11):811-8.
[28] Esposito C, Escolino M, Farina A, Cerulo M, Cortese G, Caprio MG, De Pascale T, Settimi A. The role of bowel preparation to optimize working space in laparoscopic inguinal hernia repair in infants. J Pediatr Surg. 2014c; 49(10): 1536-7.
[29] Lau S, Lee Y, Caty M. Current management of hernias and hydroceles. Sem Pediatr Surg. 2007;16(1):50-7.
[30] Brisson P, Patel H, Feins NJ. Cremasteric muscle hypertrophy accompanies inguinal hernias in children. J Pediatr Surg. 1999;34(9):1320-1.
[31] Coren ME, Madden NP, Haddad M, Lissauer TJ. Incarcerated inguinal hernia in premature babies—a report of two cases. Acta Paediatr. 2001;90(4):453-4.
[32] Boley SJ, Cahn D, Lauer T, Weinberg G, Kleinhaus S. The irreducible ovary: a true emergency. J Pediatr Surg. 1991;26(9):1035-8.
[33] Madden N. Testis, hydrocele, and varicocele. Essent Paediatr Urol. 2007;1691:130.
[34] Wiener ES, Touloukian RJ, Rodgers BM, Grosfeld JL, Smith EI, Ziegler MM, Coran AG. Hernia survey of the section on surgery of the American Academy of Pediatrics. J Pediatr Surg. 1996;31(8):1166-9.
[35] Patel A, Clark SR, Schiffmiller M, Schoenberg C, Tewfik G. A survey of practice patterns in the use of laryngeal mask by pediatric anesthesiologists. Paediatr Anaesth. 2015;25(11):1127-31.
[36] Frumiento C, Abajian JC, Vane DW. Spinal anesthesia for preterm infants undergoing inguinal hernia repair. Arch Surg. 2000;135(4):445-51.
[37] Jones LJ, Craven PD, Lakkundi A, Foster JP, Badawi N. Regional (spinal, epidural, caudal) versus general anaesthesia in preterm infants undergoing inguinal herniorrhaphy in early infancy. Cochrane Database Syst Rev. 2015;9(6):CD003669.
[38] Broadman LM. Use of spinal or continuous caudal anesthesia for inguinal hernia repair in premature infants: are there advantages? Reg Anesth. 1996;21(6 suppl):108-13.
[39] Morrison K, Herbst K, Corbett S, Herndon CD. Pain management practice patterns for common pediatric urology procedures. Urology. 2014;83(1):206-10.
[40] Jing Wang G, Belley-Cotè E, Burry L, Duffett M, Karachi T, Perri D, Alhazzani W, D'Aragon F, Wunsch H, Rochwerg B. Clonidine for sedation in the critically ill: a systematic review and meta-analysis (protocol). Syst Rev. 2015;4:154.
[41] Steward DJ. Preterm infants are more prone to complications following minor surgery than are term infants. Anesthesiology. 1982;56(4):304-6.
[42] Allen GS, Cox CS Jr, White N, Khalil S, Rabb M, Lally KP. Postoperative respiratory complications in ex-premature infants after inguinal herniorrhaphy. J Pediatr Surg. 1998;33(7):1095-8.
[43] Warner LO, Teitelbaum DH, Caniano DA, Vanik PE, Martino JD, Servick JD. Inguinal herniorrhaphy in young infants: perianesthetic complications and associated preanesthetic risk factors. J Clin Anesth. 1992;4(6):455-61.
[44] Bell C, Dubose R, Seashore J, Touloukian R, Rosen C, Oh TH, Hughes CW, Mooney S, O'Connor TZ. Infant apnea detection after herniorrhaphy. J Clin Anesth. 1995;7(3):219-23.
[45] Malviya S, Swartz J, Lerman J. Are all preterm infants younger than 60 weeks postconceptual age at risk for postanesthetic apnea? Anesthesiology. 1993;78(6):1076-81.
[46] Kim GS, Song JG, Gwak MS, Yang M. Postoperative outcome in formerly premature infants undergoing herniorrhaphy: comparison of spinal and general anesthesia. J Korean Med Sci. 2003;18(5):691-5.
[47] Groff DB, Nagaraj HS, Pietsch JB. Inguinal hernias in premature infants operated on before discharge from the neonatal intensive care unit. Arch Surg. 1985;120(8):962-3.
[48] Misra D. Inguinal hernias in premature babies: wait or operate? Acta Paediatr. 2001;90(4):370-1.
[49] Rescorla FJ, Grosfeld JL. Inguinal hernia repair in the perinatal period and early infancy: clinical considerations. J Pediatr Surg. 1984;19(6):832-7.
[50] Uemura S, Woodward AA, Amerena R, Drew J. Early repair of inguinal hernia in premature babies. Pediatr Surg Int. 1999;15(1):36-9.
[51] Vaos G, Gardikis S, Kambouri K, Sigalas I, Kourakis G, Petoussis G. Optimal timing for repair of an inguinal hernia in premature infants. Pediatr Surg Int. 2010;26(4):379-85.
[52] Lautz TB, Raval MV, Reynolds M. Does timing matter? A national perspective on the risk of incarceration in premature neonates with inguinal hernia. J Pediatr. 2011;158(4):573-7.
[53] Niyogi A, Tahim AS, Sherwood WJ, De Caluwe D, Madden NP, Abel RM, Haddad MJ, Clarke SA. A comparative study examining open inguinal herniotomy with and without hernioscopy to laparoscopic inguinal hernia repair in a pediatric population. Pediatr Surg Int. 2010;26(4):387-92.
[54] Schier F. Laparoscopic herniorrhaphy in girls. J Pediatr Surg. 1998;33(10):1495-7.
[55] Esposito C, Escolino M, Cortese G, Aprea G, Turrà F, Farina A, Roberti A, Cerulo M, Settimi A. Twenty-year experience with laparoscopic inguinal hernia repair in infants and children: considerations and results on 1833 hernia repairs. Surg Endosc. 2017;31(3):1461-8.
[56] Ostlie DJ, Ponsky TA. Technical options of the laparoscopic pediatric inguinal hernia repair. J Laparoendosc Adv Surg Tech A. 2014;24(3):194-8.

[57] Becmeur F, Philippe P, Lemandat-Schultz A, Moog R, Grandadam S, Lieber A, Toledano D. A continuous series of 96 laparoscopic inguinal hernia repairs in children by a new technique. Surg Endosc. 2004;18(12):1738-41.
[58] Takehara H, Yakabe S, Kameoka K. Laparoscopic percutaneous extraperitoneal closure for inguinal hernia in children: clinical outcome of 972 repairs done in 3 pediatric surgical institutions. J Pediatr Surg. 2006;41(12):1999-2003.
[59] Montupet P, Esposito C. Laparoscopic treatment of congenital inguinal hernia in children. J Pediatr Surg. 1999;34(3):420-3.
[60] Alzahem A. Laparoscopic versus open inguinal herniotomy in infants and children: a meta-analysis. Pediatr Surg Int. 2011;27(6):605-12.
[61] Patkowski D, Czernik J, Chrzan R, Jaworski W, Apoznański W. Percutaneous internal ring suturing: a simple minimally invasive technique for inguinal hernia repair in children. J Laparoendosc Adv Surg Tech A. 2006;16:513-7.
[62] Grosfeld JL. Current concepts in inguinal hernia in infants and children. World J Surg. 1989;13(5):506-15.
[63] Stylianos S, Jacir NN, Harris BH. Incarceration of inguinal hernia in infants prior to elective repair. J Pediatr Surg. 1993;28(4):582-3.
[64] Esposito C, Turial S, Alicchio F, Enders J, Castagnetti M, Krause K, Settimi A, Schier F. Laparoscopic repair of incarcerated inguinal hernia. A safe and effective procedure to adopt in children. Hernia. 2013;17(2):235-9.
[65] Miyano G, Yamataka A, Okada Y, Shimotakahara A, Kaneko K, Lane GJ, Yamashiro Y, Miyano T. Sigmoidocolocystoplasty for augmentation of iatrogenic small capacity bladder caused by direct injury to the bladder during inguinal hernia repair: long term follow-up. Pediatr Surg Int. 2004;20:61-4.
[66] Choi W, Hall NJ, Garriboli M, Ron O, Curry JI, Cross K, Drake DP, Kiely EM, Eaton S, De Coppi P, Pierro A. Outcomes following laparoscopic inguinal hernia repair in infants compared with older children. Pediatr Surg Int. 2012;28:1165-9.
[67] Hughes K, Horwood JF, Clements C, Leyland D, Corbett HJ. Complications of inguinal herniotomy are comparable in term and premature infants. Hernia. 2016;20:565-9.
[68] Marinković S, Bukarica S, Cvejanov M, Peković-Zrnić V, Jokić R, Dobanovacki D. Inguinal herniotomy in prematurely born infants. Med Pregl. 1998;51(5-6):228-30.
[69] Saha N, Biswas I, Rahman MA, Islam MK. Surgical outcome of laparoscopic and open surgery of pediatric inguinal hernia. Mymensingh Med J. 2013;22(2):232-6.
[70] Lin CD, Tsai YC, Chang SJ, Yang SS. Surgical outcomes of mini laparoscopic herniorrhaphy in infants. J Urol. 2011;185(3):1071-6.
[71] Raveenthiran V. Controversies regarding neonatal inguinal hernia. J Neonatal Surg. 2014;3(3):31-4.
[72] Burgmeier C, Dreyhaupt J, Schier F. Gender-related differences of inguinal hernia and asymptomatic patent processus vaginalis in term and preterm infants. J Pediatr Surg. 2015;50:478-80.
[73] Lima M, Ruggeri G, Domini M, et al. Laparoscopic treatment of bilateral direct inguinal hernia by using the vesical ligament as an autologous patch. Pediatr Endosurg Innov Technol. 2002;6:277-9.
[74] Esposito C, Montupet P. Laparoscopic treatment of recurrent inguinal hernia in children. Pediatr Surg Int. 1998;14(3):182-4.
[75] Kaya M, Huckstedt T, Schier F. Laparoscopic approach to incarcerated inguinal hernia in children. J Pediatr Surg. 2006;41(3):567-9.
[76] Yang C, Zhang H, Pu J, Mei H. Laparoscopic vs open herniorrhaphy in the management of pediatric inguinal hernia: a systemic review and meta-analysis. J Pediatr Surg. 2011;46:1824-34.

第 27 章　肠旋转不良和肠扭转

Intestinal Malrotation and Volvulus

Luisa Ferrero　François Becmeur　Olivier Reinberg　著
段　炼　丛　霆　译

肠旋转不良是胎儿发育过程中发生的各种肠道旋转和附着异常的统称。

一、历史

第 1 例肠旋转不良报道于 18 世纪中叶 [1, 2]。直到 1817 年 Meckel[3] 首次描述正常肠道胚胎学及 1897 年 Mall 首次描述中肠胚胎学 [4]，研究才取得了进一步进展。1923 年，Dott 通过应用胚胎学理论了解肠旋转不良。他将五项临床观察结论与胚胎发育序列相关联，理论上描述了许多潜在错误及相关尚未发现的后果 [5]。1931 年，William E. Ladd 在会上提出了 5 个梗阻病例并撰写了关于肠旋转不良治疗的文章，描述了他的手术方法，即 Ladd 手术。该手术至今仍是治疗该疾病的基本原则 [1]。到 19 世纪 50 年代，美国的 Snyder 和 Chaffin[6]、瑞士的 Grob[7, 8] 为弄清对该畸形的理解做了大量工作。大多数在用示意图都是 Grob 最初绘制作品的复制品。

二、流行病学

肠旋转不良的真实发病率仍然未知。根据文献，它占所有活产婴儿的 1/（200～600）[9–11]。尸检研究估计，其发病率可能高达总人口的 1%[9, 12]。男性比女性更容易受到影响，比例为 2 : 1[6, 13, 14]。

病例报道表明，同卵双胞胎之间甚至非双胞胎兄弟姐妹之间的肠旋转不良具有很强的一致性。因此，遗传因素可能在其致病机制中发挥一定作用 [15–18]。

大多数肠旋转不良在出生后几个月内被发现，其中大部分会在生后第 1 周内出现。大约 90% 的患儿是在 1 岁之前发现的，但有一定比例的患者在成年后仍未确诊 [19]。不幸的是，诊断延误仍很常见。

三、胚胎学

中肠的最终解剖排列遵循一系列复杂过程 [6]。胚胎第 4 周时，胚胎长约 5mm，原肠几乎呈直管状，与外胚层和中胚层等长，位于中线上。它由头端至尾端的前肠、中肠和后肠组成。

胚胎的第 2 个月中肠旋转并成为胃肠道的内侧部分。在本阶段，中肠与脐管内的卵黄管连接并仍与卵黄囊相连。主动脉分别通过 3 个分支向胃肠道供血，腹腔动脉供给前肠，肠系膜上动脉供给中肠，肠系膜下动脉供给后肠。

胃肠道比体腔发育更快，导致空间不足。因此，到 6 周时，它被迫在脐部内疝出线与肠系膜上动脉在矢状面上形成 U 形环的轴（图 27–1A）。

当它突出时，中肠首先逆时针旋转 90°，因此它的远端部分向左，其近端部分向右。U 形环处于水平面中，其远端形成一个袋，将成为盲肠，其近端部分变得曲折。这些环仍然位于腹腔外（图 27–1B）。

到 10 周时，胚胎的体积已经足够大，肠道可以在腹腔内发育，因此中肠会重回腹腔。U 形环的近端部分首先返回。它从远端下方穿过，然后向左逆时针旋转第二个 90°。远端部分跟随它经过近端部分的前面并向右旋转。这是进行第三次逆时针旋转 90°。随着这一发展，中肠的近端部分被放置在远端部分的后面，远端部分将成为横结肠，它们之间有肠系膜上动脉（图 27–1C）。

此时，中肠两部分已经逆时针旋转 270°，然后固定期一直持续到出生后。降结肠和升结肠系膜与腹膜后融合，小肠由左上腹十二指肠空肠交界处至右下腹回盲瓣的肠系膜固定。肠系膜宽阔的底部可稳定其位置并防止肠扭转。

根据 Kluth 的说法，这种对旋转过程的描述是示意性的。这样做是为了更好地解释肠旋转不良的病理背景，而不是研究中肠胚胎学。通过扫描电子显微镜对一系列大鼠胚胎发育中肠连续拍照，他证明了该过程的主要运动不是旋转，而是肠道（主要是小肠）在一个小腔中的延长。肠道以此方式进入空间允许的位置[20]。

四、分类

肠旋转不良包括腹腔中胃肠道排列的一系列解剖异常，每一个都反映了在这些器官发育过程中由于缺失或反方向旋转发生的错误。有三种主要类型，即不旋转、部分肠旋转不良和反向肠旋转不良[6, 9–11, 13, 21–23]。

（一）完全不旋转

在不旋转时，仅发生初始的 90° 逆时针旋转，因此十二指肠空肠交界处位于肠系膜上动脉的右侧，而结肠位于肠系膜上动脉的左侧。它的特征是小肠和大肠垂直走行并共用一个纵行的肠系膜[23]。这种肠旋转不良通常被称为“左侧结肠”（图 27–2）。

（二）部分（不完全）肠旋转不良

部分（不完全）肠旋转不良意味着中肠环未能完成最后的 90° 逆时针旋转，因此，末端回肠

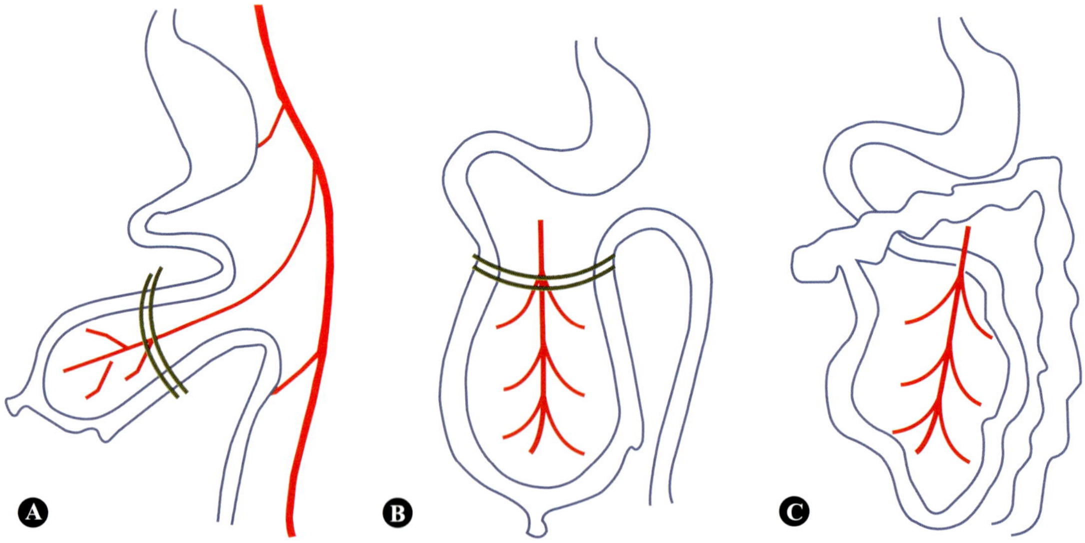

▲ 图 27–1　中肠的正常胚胎发育[23]

A. 中肠尚未旋转并保持在矢状面上。主动脉通过三个分支分别为胃肠道供血，腹腔动脉供给前肠（上），肠系膜上动脉供给中肠（中），肠系膜下动脉供给后肠（下）。它在肠系膜上动脉周围形成一个 U 形环。B. 中肠第一次逆时针旋转 90°，所以它的远端部分在左边，它的近端部分在右边。环此时处于水平面中，环的远端形成一个袋，将成为盲肠。C. 第二次逆时针旋转 90°。环的近端部分首先返回，通过远端部分下方，然后到达左侧。远端部分跟随它从近端部分前面经过并向右旋转

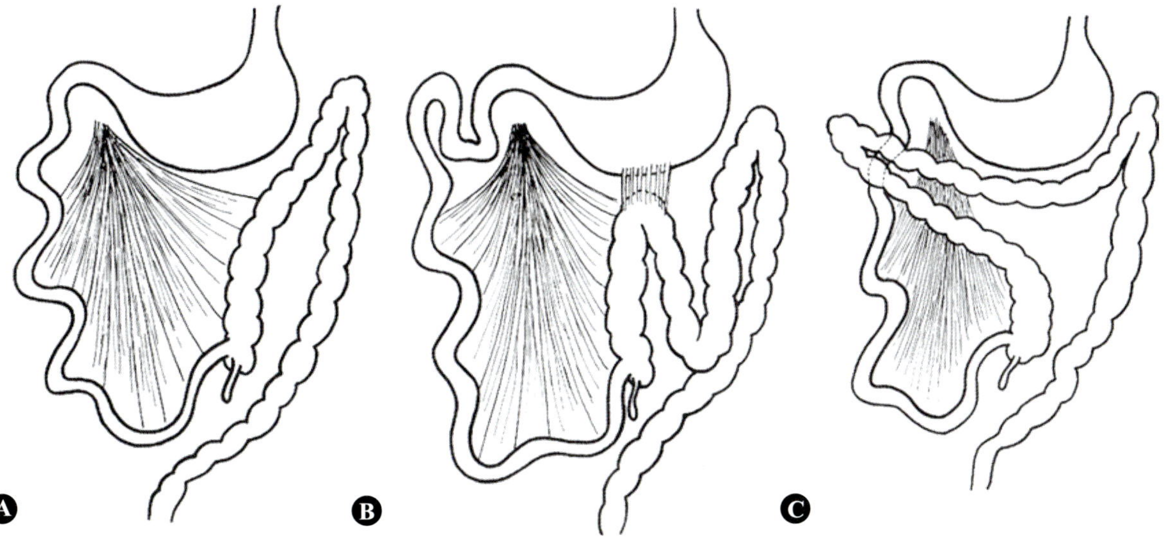

▲ 图 27-2 不旋转

A. 单纯不旋转；B. 结肠粘连于胃；C. 近端结肠压迫十二指肠。注意：回盲瓣朝右（图片由 Max Grob 绘制）[8]

首先进入腹腔。该分型适用于中肠排列从不旋转到正常旋转的所有异常情况。最常见的情况是盲肠位于幽门下方，通过穿过十二指肠并造成外缘性梗阻的腹膜索带（Ladd 索带）固定在后腹壁上。十二指肠和小肠位于肠系膜上动脉的右侧，盲肠和结肠位于左侧（图 27-3）。

（三）肠旋转不良

该类型是指在第二次旋转期间发生的异常情况。根据旋转的完成程度描述了数种类型。最常见的是完成 180° 旋转之前的某个节点停止，十二指肠空肠环未能穿过中线，位于肠系膜上动脉右侧。盲结肠环几乎旋转了 180°，但没有进一步完成，位于十二指肠和肠系膜上动脉的前面。从盲肠到腹膜壁层的先天性粘连带（Ladd 索带）通常会压迫十二指肠降部引起梗阻[23]（图 27-4）。

（四）反向肠旋转不良

顺时针旋转的结果称为反向肠旋转不良，其中十二指肠位于结肠前面。小肠在左边，大肠在右边。盲肠在中线。十二指肠位于肠系膜上动脉前面，横结肠在其后面，这可能导致外缘性结肠梗阻。这是一种罕见的肠旋转不良（图 27-5）。

除了这些类型之外，必须注意的是肠系膜肠旋转不良和固定异常，因为它可能导致肠内疝（“中结肠疝”）[14, 24]（图 27-6）。

在肠旋转不良的患者中，中肠的肠系膜附着部分，尤其是从十二指肠空肠连接处到盲肠的部分会异常缩短。因此，肠管容易围绕肠系膜上动脉逆时针扭转。这种情况被称为中肠扭转（图 27-7）。

五、相关异常

肠旋转不良可能与其他先天性异常或综合征相关，发生率差异较大，为 17%～60%[14, 22, 25]。最常见的相关疾病是其他胃肠道畸形，尤其是空肠和十二指肠狭窄或闭锁、环状胰腺和先天性巨结肠。肠旋转不良常存在于先天性腹壁缺陷（脐膨出和腹裂）或先天性膈疝的患儿中，可能与胚胎期肠管发育紊乱相关。偶尔也有许多其他畸形有关，如肾脏或输尿管缺失、食管闭锁、胆道闭锁、肛门闭锁和假性肠梗阻等。数种综合征与肠旋转不良相关。肠旋转不良可能存在于异位综合征（无脾或右侧对称化重复和多脾或左侧对称化重复）的患者中。应注意该综合征患者是否存在肠旋转不良的可能性[26]。同时，肠旋转不良也可为与 Cornelia de Lange 综合征、猫眼综合征、Coffin-Siris 综合征、马方综合征、梅干腹综合征

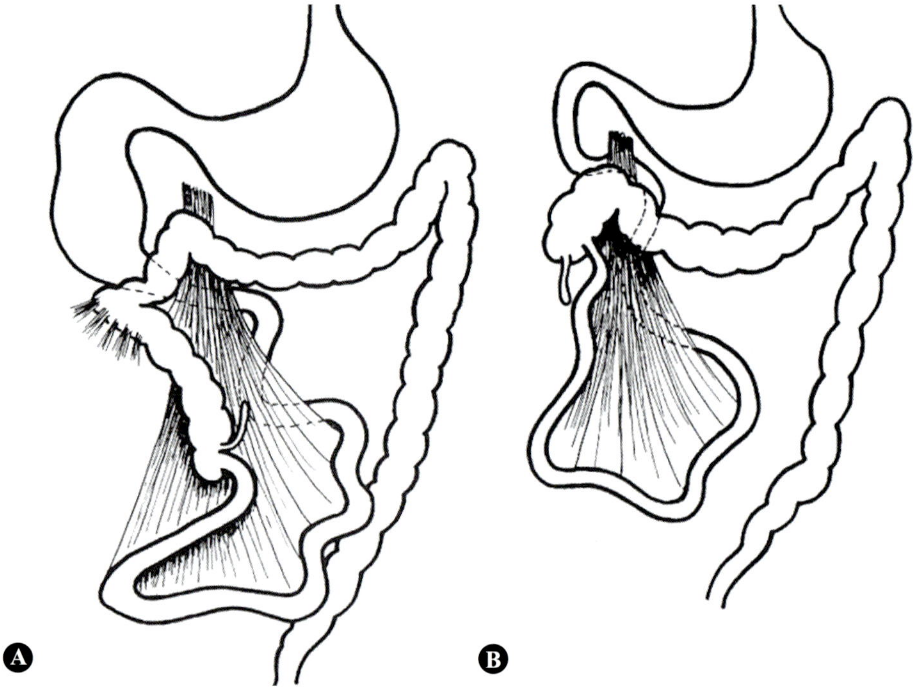

▲ 图 27-3　两种类型：不旋转、部分（不完全）旋转

A. 盲肠位于幽门下方，并通过穿过十二指肠的腹膜索带（Ladd 索带）固定在后腹壁上并导致外缘性梗阻；B. 这是最常见的肠旋转不良之一，逆时针旋转停止在 180°。注意：回盲瓣朝左（图片由 Max Grob 绘制）[8]

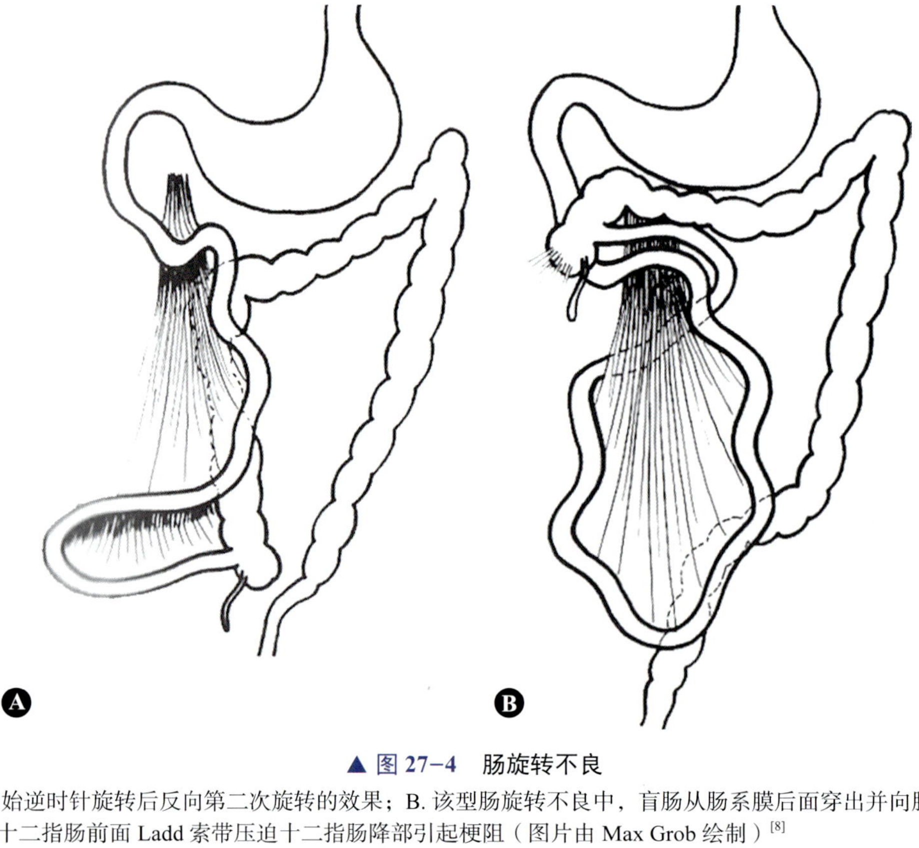

▲ 图 27-4　肠旋转不良

A. 初始逆时针旋转后反向第二次旋转的效果；B. 该型肠旋转不良中，盲肠从肠系膜后面穿出并向肠系膜移动，十二指肠前面 Ladd 索带压迫十二指肠降部引起梗阻（图片由 Max Grob 绘制）[8]

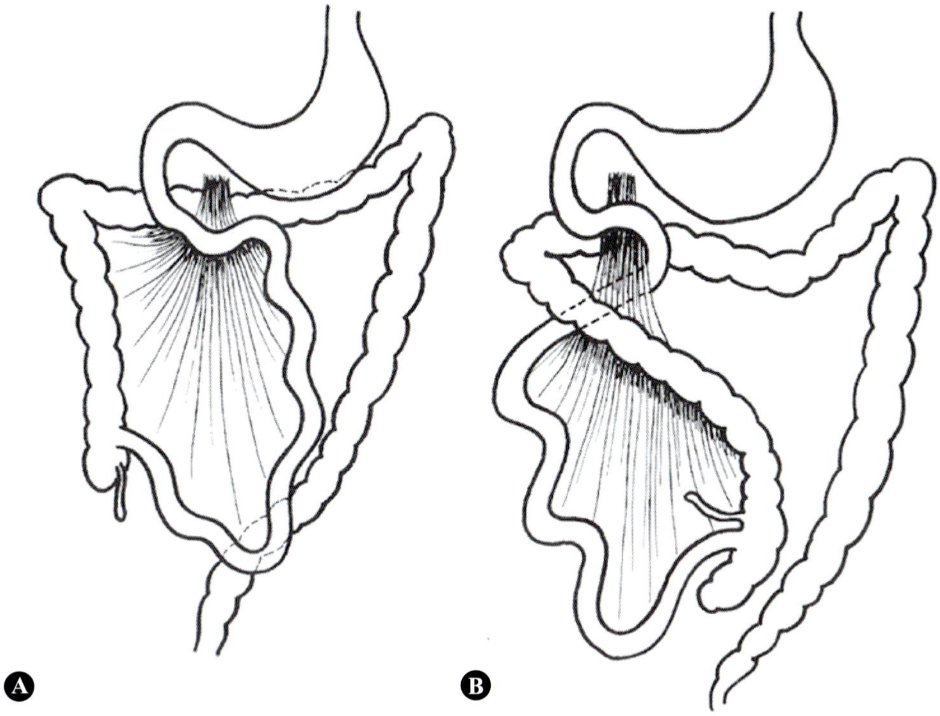

▲ 图 27-5　肠旋转不良：两种类型反向旋转（顺时针 180°）

A. 横结肠位于肠系膜上动脉后面，但盲肠和近端结肠位于右腹；B. 肠系膜上动脉可以压迫结肠（图片由 Max Grob 绘制）[8]

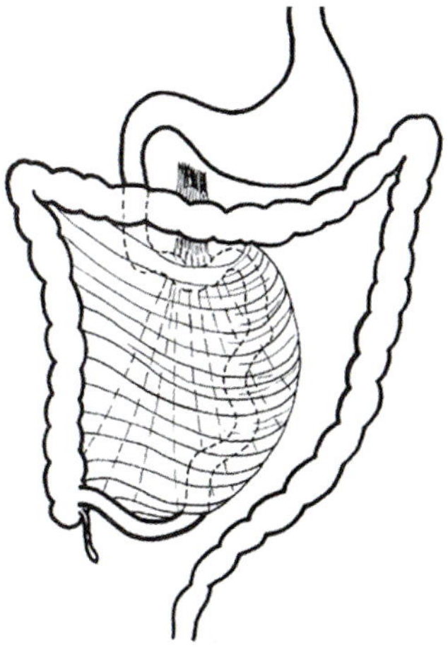

▲ 图 27-6　“中结肠疝”：肠系膜异常固定可能导致肠内疝

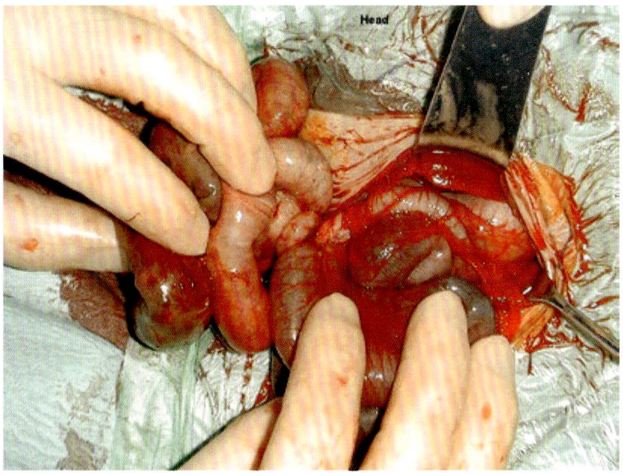

▲ 图 27-7　出生 3 周的男孩，部分旋转伴急性中肠扭转后的急诊剖腹手术。肠管变色无坏死，无须切除

和 21- 三体综合征有关 [27]。

六、临床表现

肠旋转不良的产前诊断可以通过明确的肠管扩张、腹水或胎粪性腹膜炎等并发症提示。上述并发症可以通过超声得到证实。使用超声可以诊断宫内的肠扭转，与多普勒相结合，它可以探查病变肠管的活性 [28-30]。

从慢性腹痛到急性中肠扭转，各种临床表现均可能是由异常的肠道旋转和固定失败引起。新生儿最常见的特征是胆汁性呕吐，伴有或不伴有十二指肠梗阻或中肠扭转引起的腹胀[13, 25, 31]，应高度重视肠旋转不良伴肠扭转的可疑诊断。

肠旋转不良的主要并发症是中肠扭转和肠梗阻，致命或非致命因素造成的肠管大量坏死，引起短肠综合征和对肠外营养的依赖，可能会危及患儿生命。婴儿表现为休克和虚脱状态，伴有胆汁性呕吐（呕吐物中通常含变性的血块）、腹部压痛伴或（更常见）不伴扩张，以及排暗红色血便。肠扭转并发的肠坏死、穿孔和腹膜炎会引起腹壁水肿和红斑。病史、体格检查和代谢性酸中毒应是高度怀疑中肠扭转的证据。延误诊断和治疗可能导致小肠坏死、短肠综合征和对肠外营养的依赖。20 世纪 50—60 年代，患儿死亡率约为 30%，但如今已显著下降至 3%～5%[32]。

七、影像学检查

肠旋转不良的临床诊断必须通过辅助检查确认。

腹部平片对肠道肠旋转不良既不灵敏也不特异[25, 33, 34]。它们通常用于证实梗阻存在（图 27–8A 和图 27–9A）。十二指肠闭锁或高位肠扭转等引起的十二指肠梗阻均可表现为典型的双泡征[21, 25]。普通腹部平片可能提示肠管位置异常。例如，小肠标记主要位于右侧，而大肠位于左侧。上述检查结果提示应行进一步检查。然而，中肠扭转的患者可能表现为正常的 X 线图像。

上消化道造影仍然是诊断肠旋转不良伴或不伴肠扭转的影像学参考标准[21, 22, 25, 35]。

十二指肠通常下降至中线右侧，向左横行，然后在幽门水平处上升至中线左侧。因此，十二指肠空肠交界处位于椎体左侧。标准前后位视野中，十二指肠球部水平的近端空肠位于中线左侧。在侧位视野中，十二指肠空肠交界处位于后方[25]。然而，肠旋转不良可能会导致位置变化，尤其是在上消化道造影的正位视野中[25, 36]。扩张的胃部可能会使胃泡移位，必须排空胃并重新评估胃弯的位置。

婴儿中正常十二指肠空肠交界处的下移是前后位上的常见变化，在早产儿中更为常见。这可能与 Treitz 韧带[36]的相对游离有关。

在肠旋转不良中，远端十二指肠位置异常。在严格的前后位观上，表现为十二指肠空肠交界处的异常位置，未能越过中线而位于椎体右侧，在某些情况下，低于十二指肠球部水平（图 27–8B，图 27–9B 和 C）。在侧位上显示十二指肠空

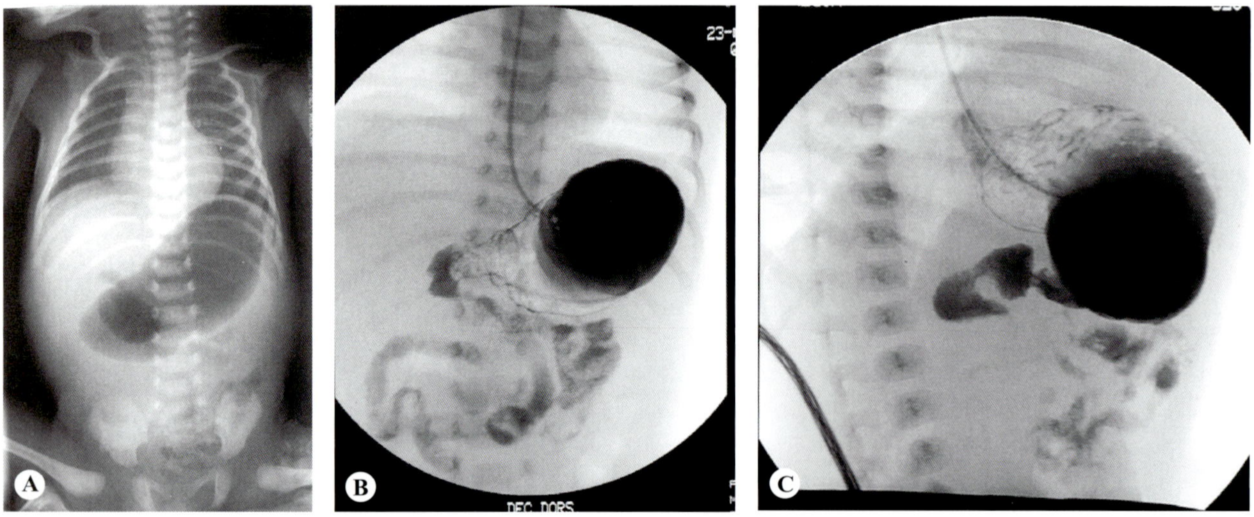

▲ **图 27–8 出生 5 天的男孩，有 Ladd 索带的部分旋转**

A. 腹部平片显示梗阻引起的胃扩张，请注意，有气体已通过至十二指肠下方；B. 上消化道造影，十二指肠空肠交界处位置异常，未能越过中线并低于十二指肠球部水平，近端空肠位于右腹部；C. 上消化道造影侧位：十二指肠空肠交界处位于前方

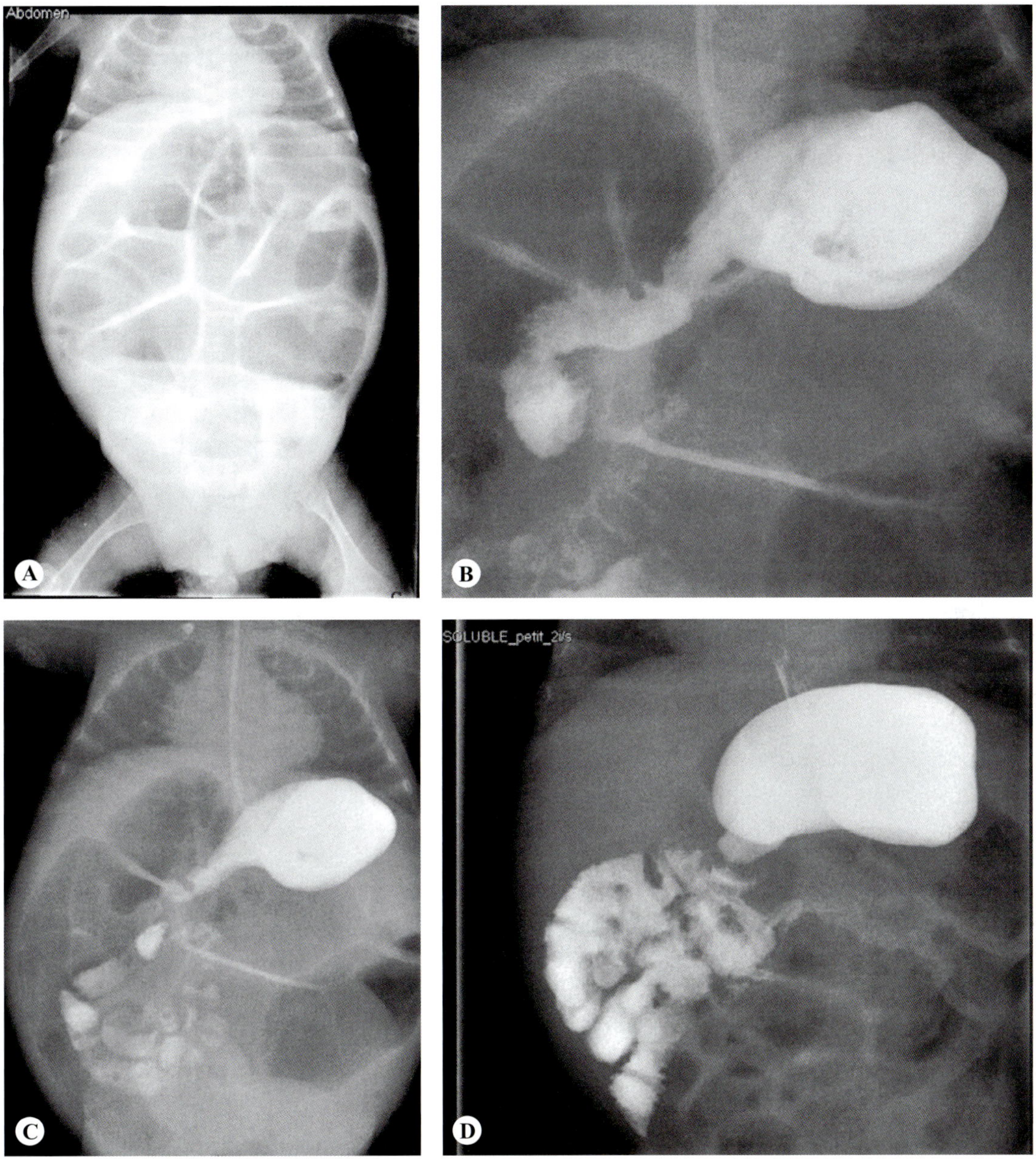

▲ **图 27-9 出生 15 天的男孩，不旋转型和扭转型**

A. 腹部 X 线显示梗阻引起的肠管扩张；B 和 C. 上消化道造影前后位，十二指肠空肠交界征位置异常，未能越过中线并低于十二指肠球部水平；D. 近端空肠环位于右腹部

肠交界处可能位于前方（图 27-8C）。此外，在某些肠旋转不良中，十二指肠空肠弯曲可能会消失，使其定位变得困难。在没有梗阻的情况下，造影显示近端空肠位于右腹（图 27-8D）。80% 的肠旋转不良患者的盲肠位置异常 [21, 25, 35]。中肠扭转造成下行的十二指肠远端或近端空肠的梗阻，并出现外缘性压迫和扭转，在外观上被描述为“鸟嘴征”“螺旋征”“扭曲飘带样”或“盘绕”[21, 25, 37]。

据报道，上消化道造影诊断肠旋转不良的灵敏度为 93%～100%，但诊断中肠扭转的灵敏度仅为 54%[25, 37]。

1987 年，超声被引进作为诊断肠旋转不良的替代方法，重点在于观察肠系膜上血管关系，以及在肠扭转中检测到所谓的“旋涡征”[38-42]（图27-10A和B）。这是因为肠系膜上血管的旋转与肠扭转有关。通常肠系膜上静脉位于肠系膜上动脉的右侧。在肠旋转不良中，肠系膜上静脉盘绕在肠系膜上动脉左侧周围，并且更靠前。显示“旋涡征”时，诊断灵敏度最高，多项研究表明它在病例中具有100%的诊断意义[12, 21, 37, 43-45]。

超声具有便携性和无辐射的潜在优势，虽然是一种出色的检查方式，但结果较强依赖于操作者。此外，由于肠腔空气的叠加，肠系膜上静脉和肠系膜上动脉并不总是可以清楚地检测到。Orzech等报道，超声[31]的灵敏度为86.5%，特异度为75%，阳性预测值为42%，阴性预测值为96%。数项研究表明，肠系膜上血管（即位于肠系膜上动脉左侧的肠系膜上静脉）的倒置可在100%的病例中诊断肠旋转不良[12, 37, 43, 44]。因此，异常的超声结果需要进一步的影像学和临床评估。

然而，也有作者提出，肠系膜上静脉/肠系膜上动脉关系的倒置也可见于中肠旋转正常的患者[12, 21, 43]，以及腹部肿块和远端回结肠肠套叠的患者[46]。此外，并非所有肠旋转不良病例在超声上都具有异常的肠系膜上静脉/肠系膜上动脉关系[47]。由于与胃肠道造影相比，超声的灵敏度和特异度较低，并且由于超声无法估计肠系膜基底部的长度（这决定了中肠扭转的风险），因此胃肠道造影一直是诊断的金标准[31, 48]。

大肠灌肠造影已被用于显示盲肠的位置。然而，大肠灌肠造影在识别肠旋转不良方面不太可靠，因为盲肠和结肠的位置变化很大，甚至可能

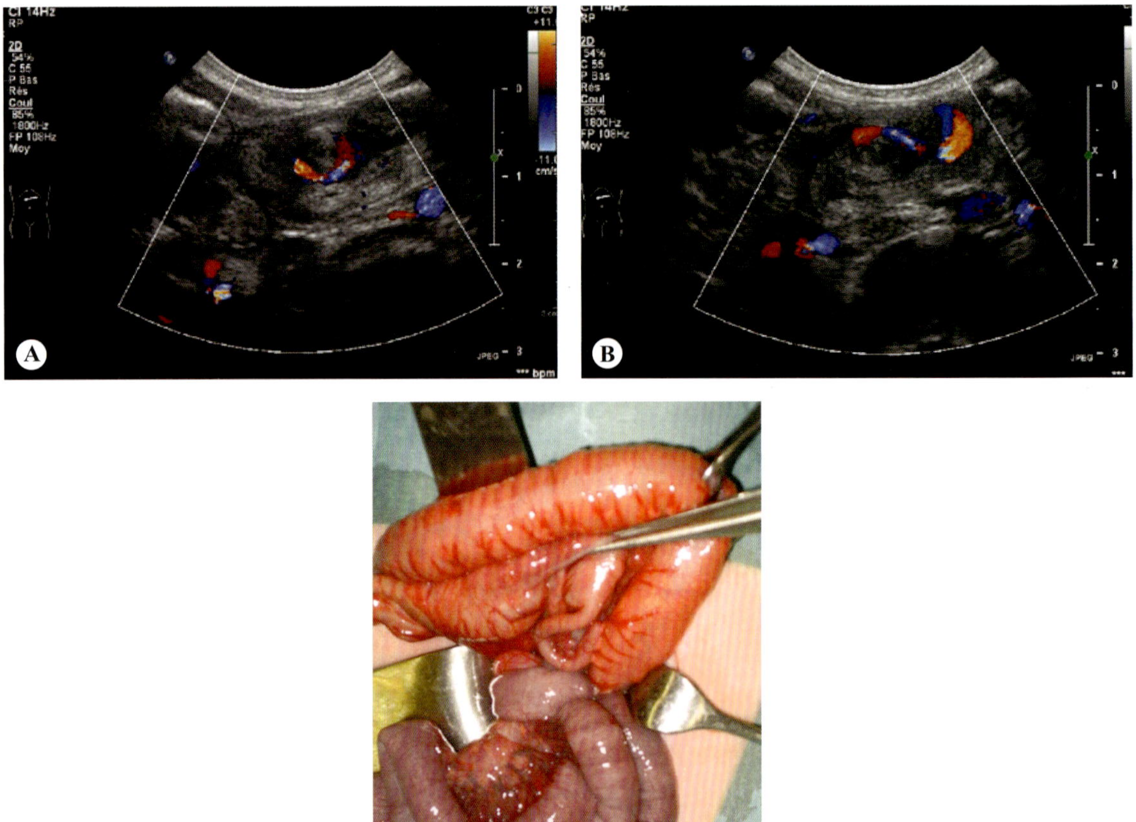

▲ **图27-10　出生12天的男孩：不旋转型和扭转型**

A和B. 超声示“旋涡征”；C. 手术中的肠扭转

是正常的[33]。相反，20%～30% 的肠旋转不良具有正常位置的结肠[42]。目前它因为诊断价值低而很少使用。

CT 和 MRI 均可显示肠系膜上静脉和肠系膜上动脉之间的关系，以及“旋涡征”等肠扭转征象，同时也可以显示小肠和大肠的位置。这些成像技术的另一个优点是可以说明异常综合征或其他的相关异常。然而，由于辐射，CT 不被认为是首选的检查方式，仅限于一些特殊情况。

八、治疗

肠旋转不良的手术步骤具体如下。

- 仔细检查肠道和肠系膜根部以明确肠旋转不良的类型。精确描述比使用标准分类更佳。
- 如果存在扭转，则逆时针扭转盲肠和十二指肠。
- 松解腹膜之间所有异常索带和粘连，即 Ladd 索带，这一步骤被称为 Ladd 术式[1]（图 27–11）。
- 拉直和松解十二指肠，使其下降至右下腹。
- 通过切开部分浆膜层以增宽小肠系膜底部，尽可能创造条件使十二指肠空肠交界处和回盲部之间距离最长。
- 将肠管置于腹部非旋转位置，十二指肠和空肠近端位于腹部右侧，回盲部位于左上腹。

关键步骤是增宽肠系膜以防止复发性肠扭转，并松解十二指肠以缓解患者的胃肠道症状（呕吐、反流、发育迟缓等）。术中的浑浊液体多是由于部分肠扭转造成淋巴充血相关的乳糜腹水，并不意味着出现肠穿孔。

切除阑尾仍有争议。在几十年前这是常规操作，出发点在于阑尾可能处于异常位置，未来阑尾炎的诊断更加困难甚至无法判断。如今，微创技术的进展使阑尾探查变得相对容易，因此儿童外科医生更加重视阑尾，没有特殊需要就不会切除它。盲肠固定术可以预防远期肠扭转的报道很多。没有证据表明盲肠固定术会改善预后或防止复发[49]。相反，它会产生可能发生肠扭转的部位。

急腹症患者需要恰当的复苏和及时的手术探查。如果肠扭转的肠管只被确定为缺血，切除并不是强制性的，明确坏死的肠管必须进行切除。因为肠管在复位、复温和观察后经常出现再灌注，因此更明智的选择是姑息手术，即在切除前等待一段时间。如果肠管坏死不能确定，相比仓促切除，1～2 天内再次行手术探查可能是更好的选择。

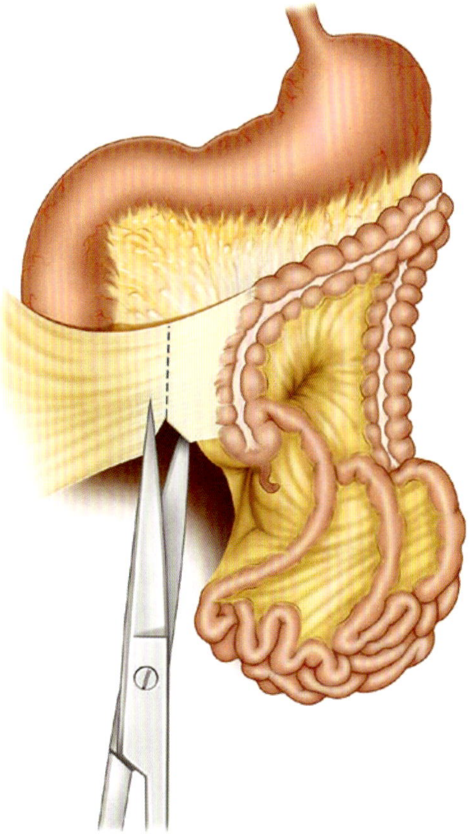

▲ 图 27–11　松解引起梗阻的 Ladd 索带

在没有急性中肠扭转的情况下，可以对有症状的肠旋转不良患者择期行 Ladd 手术。

Ladd 手术可以通过开放手术或微创手术进行，但无论采用何种方法，步骤都保持不变。

如果条件许可，可以通过上腹部横向切口剖腹。切口主要延伸到右侧。避免牵拉肠系膜并深入探查解剖结构，全部肠管外置非常必要。扭转通常逆时针旋转复位，直到横结肠和盲肠被置于肠系膜上蒂的前面。肠管需用温暖的湿纱垫包裹，直到其灌注恢复正常。

20 世纪 90 年代初以来，文献已经描述了在诊治肠旋转不良中使用微创技术[50-52]。Bax 报道了 9 例在 1994—1997 年因肠扭转接受了腹腔镜手术的新生儿[50]。

腹腔镜手术时，孩子被放置在仰卧、反 Trendelenburg 位、“蛙式”体位。外科医生站在手术台的底部，左边是助手，右边是洗手护士。如果条件许可，主显示器位于患儿头端，面朝术者或置于患儿头部右侧。使用了三个戳卡：第一个戳卡通过脐部插入（Hasson 法），置入 5mm 30° 腔镜后，再放置另外两个戳卡，其中一个位于脐部右侧，另一个位于左侧季肋处。也可以在左侧肋下置入一根额外的套管用于牵引。松解 Ladd 索带后，通过腔镜增宽肠系膜基底部，基本操作与开放手术相同[50, 53-56]。

腹腔镜肠旋转不良手术中存在一些挑战。梗阻出现时，在腹腔局限空间内的肠管扩张，以及因肠道病变引起的乳糜腹水或肠系膜炎都会影响术者的视野。操作完成后，新生儿有限的手术区域会使把肠道放至合适位置变得困难。微创手术安全有效，文献报道数量也明显增加。然而，术中中转开腹发生率仍然很高，占比在 12%～33%[14, 54, 56, 57]。

选择开放或微创进行 Ladd 手术仍存在争论。开放或微创手术之间的对比研究仅限于少数病例，缺乏前瞻性随机对照研究[14, 53, 55]。在一组包含 20 例肠旋转不良新生儿接受开放或微创手术的病例对照研究显示，微创手术组更快恢复全量喂养并更早出院。微创手术组有 30% 的患者因梗阻复发而再次住院，而开放组为 40%[14]。此外，尽管术后粘连较少，但如果在 Ladd 手术后肠道没有保持非旋转位置，腹腔镜的优点就并不突出。如果辅助检查不能排除肠旋转不良，腹腔镜是查看肠管位置及肠系膜外观和基底宽度的理想工具[56]。

术中发现的肠旋转不良在知情同意方面处于一个有趣的困境。如果肠旋转不良不涉及手术疾病，则对其治疗将被视为附加手术，这必须征求患儿父母的同意。

另一个困境是偶然发现的无症状肠旋转不良。无症状的中肠扭转具有突发性并伴有血管损伤的风险，但没有人可以预测它。此外，也有成年患者在一生中都没有出现症状。因此，问题在于我们是否应该进行预防性手术。1993 年，Schey 等回顾性分析了 53 例儿童和成人肠旋转不良病例，并根据十二指肠空肠交界处和盲肠的相对位置将其分为 5 种不同类型。他们建议，涉及十二指肠空肠交界处异常位置的类型发生急性中肠扭转的风险最高，即使无症状也应进行手术治疗。涉及盲肠旋转不良的类型也存在肠扭转的风险，但由于受累血管分布范围较小，因此灾难性后果也较小。根据 Schey 的说法，这些患者除非有症状，否则不应进行手术[58]。2002 年，Mehall 等回顾性分析了 201 例小儿肠旋转不良的病例。他们根据十二指肠空肠交界处的位置将它们分为三组类型。如果交界处位于中线右侧，则描述为“典型”；如果位于中线左侧且位于胸椎 T_{12} 下方，则描述为“低”；如果位于中线左侧且位于胸椎 T_{12} 上方，则将其描述为“高”。与“低”和“高”病例组相比，扭转在“典型”病例中更为常见。术后“低”和“高”病例比“典型”病例更易发生手术并发症和其持续症状。鉴于较低的肠扭转风险、较高的手术并发症发生率和较低的手术成功率，他们得出结论，应考虑对十二指肠空肠交界征分类为“低”或“高”的无症状患者进行保守治疗[59]。

九、术后恢复

术后过程取决于手术适应证和术中探查情况。十二指肠扩张和肠道血管受损可能导致肠梗阻持续，应行进一步等待观察，同期应行鼻胃管胃肠减压和静脉输液。肠外营养有利于伴有或不伴有切除的广泛肠损伤患者的恢复。

肠旋转不良术后，可能会发生肠套叠，发病率（3.1%）高于其他剖腹手术（0.05%）[60]。术后粘连性肠梗阻的发生率为 4%。根据文献报道[23]，复发性肠扭转的发生率为 0.5%～1.3%。

参考文献

[1] Ladd WE. Congenital obstruction of the duodenum in children. N Engl J Med. 1932;206:277-83.
[2] Kiesewetter WB, Smith JW. Malrotation of midgut in infancy and childhood. Arch Surg. 1953;77:483-91.
[3] Meckel JF. Bildungsgeschichte des Darmkanals der Säugethiere und namentlich des Menschen. Dtsch Arch Physiol. 1817;3:1-84.
[4] Mall FP. Development of the human intestine and its position in the adult. Bull Johns Hopkins Hosp. 1898;9:197-208.
[5] Dott NM. Anomalies of intestinal rotation: their embryology and surgical aspects with report of five cases. Br J Surg. 1923;11:251-86.
[6] Snyder WH, Chaffin L. Embryology and pathology of the intestinal tract. Ann Surg. 1954;140:368.
[7] Grob M. Uber Lageanomalien des Magendarmtracktes infolge Störungen der fetalen Darmdrehung. Basel: Schwabe; 1953.
[8] Grob M, Stockmann M, Bettex M. Lehrbuch der Kinderchirurgie. Stuttgart: Georg Thieme; 1957.
[9] Clark LA, Oldham KT. Malrotation. In: Ashcraft KW, Murphy JP, Sharp RJ, et al., editors. Pediatric surgery. 3rd ed. Philadelphia: Saunders Company; 2000. p. 425-42.
[10] Warner BW. Malrotation. In: Oldham KT, Colombani PM, Foglia RP, editors. Surgery of infants and children: scientific principles and practice. Philadelphia: Lippincott-Raven; 1997. p. 1229-40.
[11] Donnellan WL, Kimura K. Malrotation, internal hernias, congenital bands. In: Donnellan WL, Burrington JD, Kimura K, editors. Abdominal surgery of infancy and childhood. New York: Harwood Academic Publishers; 1996. p. 1-27.
[12] Durkin ET, Lund DP, Shaaban AF, et al. Age-related differences in diagnosis and morbidity of intestinal malrotation. J Am Coll Surg. 2008;206:658-63.
[13] Pierro A, Ong EG. Malrotation. In: Puri P, Hollwart ME, editors. Pediatric surgery. New York, Berlin, Heidelberg: Springer-Verge; 2004. p. 197-201.
[14] Ferrero L, Ben Ahmed Y, Philippe P, et al. Intestinal malrotation and volvulus in neonates: laparoscopy versus open laparotomy. J Laparoendosc Adv Surg Tech. 2017;27(3):318-21.
[15] Aiken JJ, Oldham KT. Malrotation. In: Ashcraft KW, Holcomb GW, Murphy JP, editors. Pediatric surgery. New York: Elsevier Saunders; 2005. p. 435-77.
[16] Beaudoin S, Mathiot-Gavarin A, Gouizi G, et al. Familial malrotation: report of three affected siblings. Pediatr Surg Int. 2005;21:856-7.
[17] Smith VL, Long F, Nwomeh BC. Monozygotic twins with discordant intestinal rotation. Pediatr Radiol. 2006;26:1-3.
[18] Touloukian RJ, Smith EI. Disorders of rotation and fixation. In: O'Neill JA, Rowe MI, Grosfeld JL, et al., editors. Pediatric surgery. 5th ed. St Louis: Mosby; 1998. p. 1199-214.
[19] Kapfer SA, Joseph F, Rappold JF. Intestinal malrotation - not just the pediatric surgeon's problem. J Am Coll Surg. 2004;199(4):628-35.
[20] Kluth D, Jaeschke-Melli S, Fiegel H. The embryology of gut rotation. Semin Pediatr Surg. 2003;12(4):275-9.
[21] Strouse PJ. Disorders of intestinal rotation and fixation ("malrotation"). Pediatr Radiol. 2004;34(11):837-51.
[22] Jamieson D, Stringer D. Small bowel. In: Babyn PS, editor. Pediatric gastrointestinal imaging and intervention. 2nd ed. Hamilton, ON: Decker; 2000. p. 311-32.
[23] Mentessidou A, Saxena A. Disorders of intestinal rotation and fixation. In: Lima M, editor. Pediatric digestive surgery. Switzerland: Springer; 2017. p. 245-54.
[24] Willwerth BM, Zollinger RM, Izant RJ. Congenital mesocolic (paraduodenal) hernia. Embryologic basis of repair. Am J Surg. 1974;128(3):358-61.
[25] Applegate KE, Anderson JM, Klatte EC. Intestinal malrotation in children: a problem-solving approach to the upper gastrointestinal series. Radiographics. 2006; 26(5): 1485-500.
[26] Millar AJW, Rode H, Cywes S. Malrotation and volvulus in infancy and childhood. Semin Pediatr Surg. 2003;12: 229-36.
[27] Taybi H, Lachman R. Radiology of syndromes, metabolic disorders, and skeletal dysplasias. 3rd ed. Chicago, IL: Yearbook Medical Publishers; 1990. p. 825-6.
[28] Yoo SJ, Park KW, Cho SY, et al. Definitive diagnosis of intestinal volvulus in utero. Ultrasound Obstet Gynecol. 1999;13(3):200-3.
[29] Chung JH, Lim GY, We JS. Fetal primary small bowel volvulus in a child without intestinal malrotation. J Pediatr Surg. 2013;48(7):e1-5.
[30] Lesieur E, Lecompte JF, Gorincour G, et al. Prenatal diagnosis of complete nonrotation of fetal bowel with ultrasound and magnetic resonance imaging. Diagn Interv Imaging. 2016;97(6):687-9.
[31] Orzech N, Navarro OM, Langer JC. Is ultrasonography a good screening test for intestinal malrotation? J Pediatr Surg. 2006;41:1005-9.
[32] Ford EG, Senac MO Jr, Srikanth MS, et al. Malrotation of the intestine in children. Ann Surg. 1992;215:172-8.
[33] Pickhardt PJ, Bhalla S. Intestinal malrotation in adolescents and adults: spectrum of clinical and imaging features. Am J Roentgenol. 2002;179(6):1429-35.
[34] Berdon WE, Baker DH, Bull S, et al. Midgut malrotation and volvulus. Which films are most helpful? Radiology. 1970;96(2):375-84.
[35] Long FR, Kramer SS, Markowitz RI, et al. Intestinal malrotation in children: tutorial on radiographic diagnosis in difficult cases. Radiology. 1996;198:775-80.
[36] Katz ME, Siegel MJ, Shackelford GD, et al. The position and mobility of the duodenum in children. Am J Roentgenol. 1987;148:947-51.
[37] Torres AM, Ziegler MM. Malrotation of the intestine. World J Surg. 1993;17:326-31.
[38] Gaines PA, Saunders AJ, Drake D. Midgut malrotation diagnosed by ultrasound. Clin Radiol. 1987;38(1):51-3. Erratum in: Clin Radiol 1987;38(5):558

[39] Loyer E, Eggli KD. Sonographic evaluation of superior mesenteric vascular relationship in malrotation. Pediatr Radiol. 1989;19(3):173-5.
[40] Pracros JP, Sann L, Genin G, et al. Ultrasound diagnosis of midgut volvulus: the "whirlpool" sign. Pediatr Radiol. 1992;22(1):18-20.
[41] Veyrac C, Baud C, Prodhomme O, et al. US assessment of neonatal bowel (necrotizing enterocolitis excluded). Pediatr Radiol. 2012;42(Suppl 1):S107-14.
[42] Tackett JJ, Muise ED, Cowles RA. Malrotation: current strategies navigating the radiologic diagnosis of a surgical emergency. World J Radiol. 2014;6(9):730-6.
[43] Chao HC, Kong MS, Chen JY, et al. Sonographic features related to volvulus in neonatal intestinal malrotation. J Ultrasound Med. 2000;19(6):371-6.
[44] Kalfa N, Zamfir C, Lopez M, et al. Conditions required for laparoscopic repair of subacute volvulus of the midgut in neonates with intestinal malrotation: 5 cases. Surg Endosc. 2004;18:1815-7.
[45] Weinberger E, Winters WD, Liddell RM, et al. Sonographic diagnosis of intestinal malrotation in infants: importance of the relative positions of the superior mesenteric vein and artery. Am J Roentgenol. 1992;159:825-8.
[46] Millar AJW, Rode H, Brown RA, et al. The deadly vomit: malrotation and midgut volvulus. Pediatr Surg Int. 1987;2:172-6.
[47] Nasir AA, Abdur-Rahman LO, Adeniran JO. Outcomes of malrotation in children. Afr J Paediatr Surg. 2011;8:8-11.
[48] Adikibi BT, Strachan CL, Mackinlay GA. Neonatal laparoscopic Ladd's procedure can safely be performed even if the bowel shows signs of ischemia. J Laparoendosc Adv Surg Tech A. 2009;19(Suppl 1):S167.
[49] Firor HV, Steiger E. Morbidity of rotational abnormalities of the gut beyond infancy. Cleve Clin Q. 1983;50:303-9.
[50] Bax NM, van der Zee DC. Laparoscopic treatment of intestinal malrotation in children. Surg Endosc. 1998;12:1314-6.
[51] Frantzides CT, Cziperle DJ, Soergel K, et al. Laparoscopic Ladd procedure and cecopexy in the treatment of malrotation beyond the neonatal period. Surg Laparosc Endosc. 1996;6:73-5.
[52] Mazziotti MV, Strasberg SM, Langer JC. Intestinal rotation abnormalities abnormalities without volvulus: the role of laparoscopy. J Am Coll Surg. 1997;185:172-6.
[53] Bass KD, Rothenberg SS, Chang JH. Laparoscopic Ladd's procedure in infants with malrotation. J Pediatr Surg. 1998;33(2):279-81.
[54] Fraser JD, Aguayo P, Sharp SW, et al. The role of laparoscopy in the management of malrotation. J Surg Res. 2009;156(1):80-2.
[55] Ooms N, Matthyssens LE, Draaisma JM, et al. Laparoscopic treatment of intestinal malrotation in children. Eur J Pediatr Surg. 2016;26:376-81.
[56] Bax NM, van der Zee DC. Intestinal malrotation. In: Bax NM, Georgeson KE, Rothenberg SS, et al., editors. Endoscopic surgery in infants and children. Berlin, Heidelberg: Springer; 2008. p. 299-304.
[57] Hagendoorn J, Vieira-Travassos D, van der Zee D. Laparoscopic treatment of intestinal malrotation in neonates and infants: retrospective study. Surg Endosc. 2011;25:217-20.
[58] Schey WL, Donaldson JS, Sty JR. Malrotation of bowel: variable patterns with different surgical considerations. J Pediatr Surg. 1993;28:96-101.
[59] Mehall JR, Chandler JC, Mehall RL, et al. Management of typical and atypical intestinal malrotation. J Pediatr Surg. 2002;37:1169-72.
[60] Kidd J, Jackson R, Wagner CW, et al. Intussusception following Ladd's procedure. Arch Surg. 2000;135(6): 713-5.

第五篇　肝脏与胆道

Liver and Biliary Tract

第 28 章 胆道闭锁新进展

Biliary Atresia: New Developments

Filippo Parolini Mark Davenport 著
叶 茂 译

一、介绍

胆道闭锁（biliary atresia，BA）是一种以肝内外胆管进行性纤维化梗阻为特点，特发于新生儿的肝胆疾病[1]。尽管现代在胆道闭锁诊治的管理上发生了一些改变，但其通过肝门–空肠吻合术（kasai portoenterostomy，KPE）恢复胆汁引流的原则自 20 世纪 80 年代以来没有变化[2–7]。如今，有超过 90% 的患者可以通过 Kasai 手术或者肝移植获得长期正常生活[1–3]。本文主要回顾胆道闭锁最新的基础研究和临床研究进展，以及该病的诊断和治疗方法。

（一）流行病学和疾病负担

BA 的发病率在每个国家均有差异，据报道，中国和日本的发病率最高［1/（5000～10 000）名活产婴儿］[2–5]。在欧洲和北美，发病率为 1/（15 000～20 000）[2, 4]。BA 虽然罕见，却是儿童期严重慢性进行性肝病的最常见原因，而且是儿童期肝移植的主要适应证（约 50%）[5, 6]。在美国，每年有 7700 万美元（2003 年）用于支付儿童肝移植费用，需要行肝移植的儿童占儿童总人数约 0.0006%，但是其费用支出却占整个儿童医疗保健总支出的 2%[5]。

（二）宏观分类

日本的 BA 分型是通过肝外胆管梗阻位置来定义的[1, 7]（图 28–1）。

Ⅰ型（5%）：梗阻位置在胆总管，这种类型肝门部通常有一个含有胆汁的囊肿。

Ⅱ型（2%）：梗阻位置在肝总管水平。肝门部横断面，左右肝管应均存在胆汁。

Ⅲ型（>90%）：肝门横断不应显示任何残余胆管，残存胆管为显微水平。通常在肝门处有固体致密的纤维炎性近端残余物。远端导管可能萎缩、缺失或保存相对完好，如果是这样，通常与充满黏液的胆囊有关。

肝内胆管一般情况下是不扩张的，在极少情况下，可能存在大量小胆管在肝门部汇合，可以观察到扩张的肝内胆管。

（三）病因和表型分类

BA 的真正病因尚不清楚，尽管已经提出了发育和感染假说，并且存在流行变化[1, 2, 8]。当然，BA 不是单一的疾病，仅从临床观察就可以识别出至少 4 种具有不同病理背景的不同变体（图 28–2）。

- 综合征型 BA，通常是指胆道闭锁合并脾畸形综合征，但也有其他的症状，如猫眼综合征[9, 10]。
- 囊肿型 BA[11]。
- 巨细胞病毒型 BA[12]。

孤立型 BA 是对于缺乏真正病因线索胆道闭锁统称的术语，这种类型是胆道闭锁的发病主

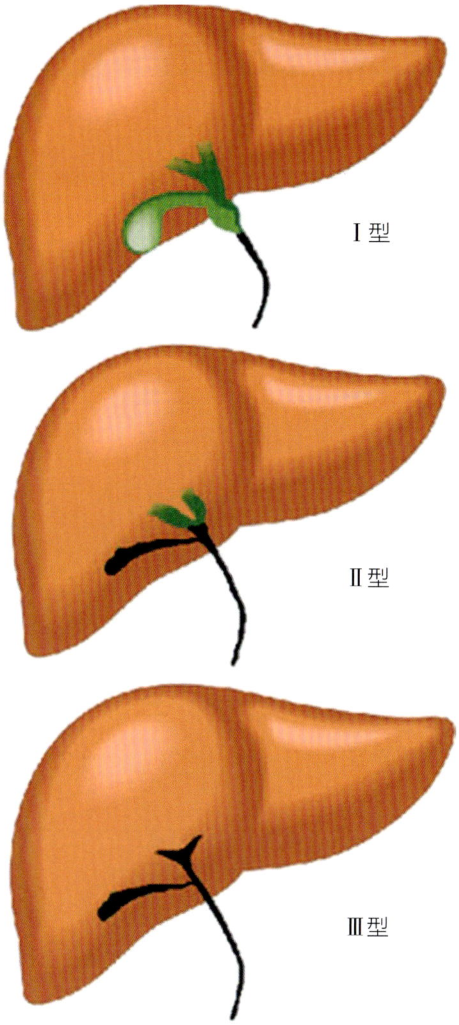

▲ 图 28-1　胆道闭锁日本分型

体，大多数的胆道病例都属于该类型。

发育性 BA 是一个术语，包括胆道闭锁脾畸形综合征（biliary atresia splenic malformation，BASM）和囊肿型 BA，其起病一定是在产前，并且在出生时症状就很明显，发病女性明显多于男性。

（四）肝外胆管的发育

在妊娠 20 天左右，肝外胆管的发育开始于十二指肠憩室。它被无定形的肝原基包裹并形成自己的憩室 – 胆囊。这个阶段大约 45 天结束，它保留一个空腔，内衬胆管细胞，它们表达胰腺和十二指肠常见的转录因子（如 PDX-1、PROX-1、HNF-6）[1, 13]。这一阶段，也是内脏旋转、心脏和脾脏发育、门静脉和下腔静脉进化的关键节点。此阶段的胆管发育不良可以解释胆道闭锁脾畸形综合征，欧洲有 10% 的胆道闭锁病例合并脾畸形（通常是多脾）、内脏反转、旋转不良、下腔静脉缺失和十二指肠前门静脉[10]。其中一些婴儿似乎来自异常的宫内环境（如母体糖尿病和甲状腺毒症）。出生后，患有 BASM 的婴儿表现为胆总管缺失、胆囊萎缩和正常肝脏[10, 14]。在法国，有 50% 的 BASM 婴儿被发现存在 *CFC-1* 基因突变，该基因在小鼠中编码 CRYPTIC 蛋白，这种蛋白与异向性障碍和心脏异常有关[15]。

（五）囊肿型胆道闭锁

囊肿型 BA 约占胆道闭锁病例的 10%，是由在其他情况下闭塞的胆道中形成肝外囊肿引起的[11]。囊肿内可能充满黏液或胆汁，产前可以发现囊肿。囊肿型 BA 和早期梗阻性的胆总管囊肿鉴别诊断有一定的困难性，当然，这两种疾病都需要尽快手术探查。我们推测这种变异发生在相对较晚的妊娠期，妊娠 12 周后，即初始胆汁生成之后，至少在肝内和肝外胆道系统连贯相通的后期发生。这些婴儿可以获得更好的手术效果，可能是因为他们拥有更成熟的肝内胆道系统[6, 11]。

（六）巨细胞相关胆道闭锁

1974 年，Benjamin Landing 提出 BA 可能是由病毒引起的[16]。从那时起，一系列可能致病病毒（如呼肠孤病毒、轮状病毒和巨细胞病毒）的 DNA 和 RNA 从一部分临床病例中分离出来[17, 18]。巨细胞病毒是一种来自疱疹病毒科的双链 DNA 病毒，它具有感染和损伤胆管上皮细胞的能力。中国一系列的研究中，多达 50% 的 BA 患儿在血清中发现了巨细胞病毒感染的证据[12, 17–19]。病毒的直接细胞病变作用或病毒暴露引发的继发性自身免疫反应，是否会导致胆道损伤，目前仍不清楚。与巨细胞病毒 IgM 阴性 BA 患者相比，巨细胞病毒 IgM 阳性 BA 患者（我们研究中约 10% 的病例）有着不同的临床和组织学特征，这些患者 Kasai 手术时年龄较大、脾脏更肿大，与同龄 BA 患者相比，肝脏也会出现更严重的炎症和纤

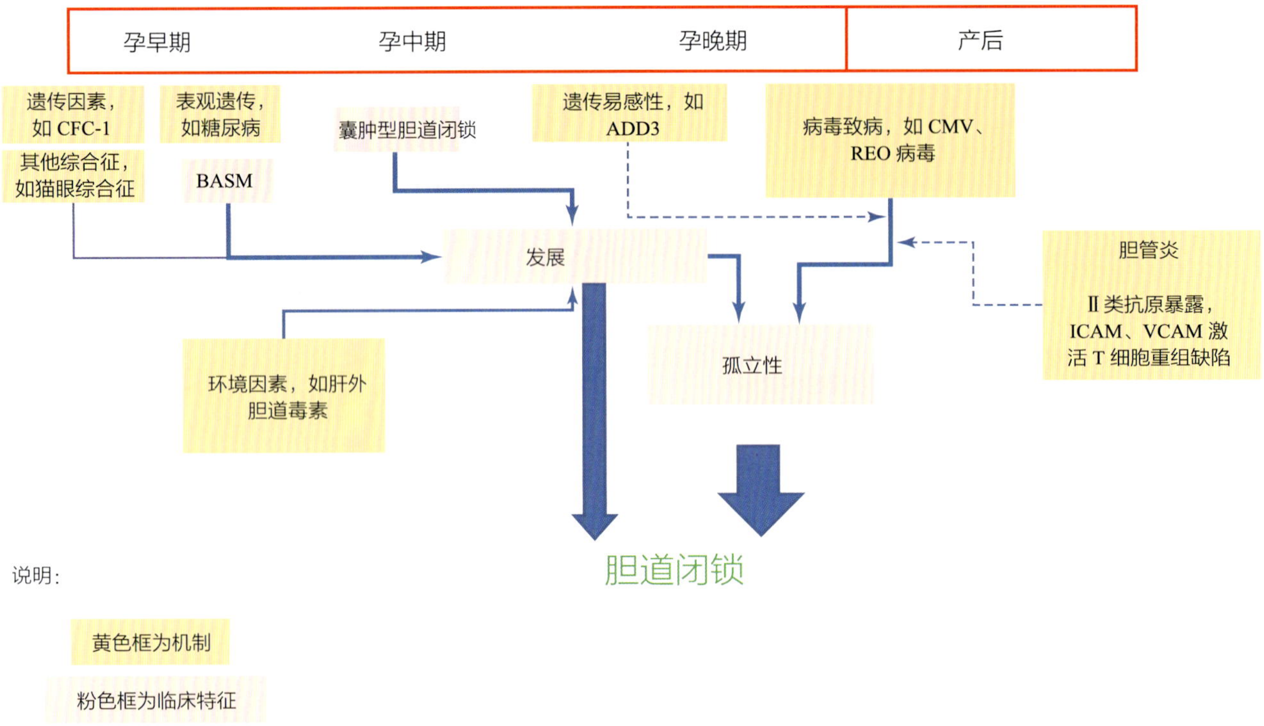

▲ 图 28-2　胆道闭锁可能的病因学路径

维化[12]；对 T 细胞浸润的进一步量化也表明 Th-1 占优势[19]。与巨细胞病毒 IgM 阴性 BA 患者相比，这些患者 Kasai 术后效果差，死亡率高[12, 20, 21]。

（七）孤立型胆道闭锁

对于其他找不到明确病因的胆道闭锁都可称为孤立型 BA，因为它没有对其他系统造成影响，所以它的发病时间一定是在 BASM 之后[3]。我们还知道，肝内胆管系统的形成仅在妊娠 7 周后才开始，并且必须在 12 周时基本完成并与肝门处的肝外胆管相连[13]。一个明显的猜测是这个链接阶段是不完整的，即所谓的“接口”BA。或者，有功能性管道系统的正常形成，但后来作为次要现象消失。

无论剩下的是什么，被称为孤立型 BA，对其病因缺乏任何真正的线索，肝内胆管系统的形成只有在妊娠 7 周后才开始，并且在 12 周时基本完成，这包括肝门处肝内、外胆管的相通。一个可能是这个连接的阶段出现了问题（不完整的），即所谓的“界面”BA。另一种可能是，原本形成了正常的胆道系统，但后来继发性消失。

二、细胞动力学和炎症

大约 40% 的 BA 病例（可能除了 BASM）存在明显的炎症过程，其表现为单核细胞浸润、肝内胆管和血管表面上各种黏附分子的表达[1, 22]。免疫组化的特点是Ⅱ类抗原和细胞因子的异常表达，如 ICAM 主要位于胆管上皮，VCAM 主要位于窦状内皮[22]，也有活化的 $CD4^{+}$ve 淋巴细胞和 $CD56^{+}$ve NK 细胞浸润。大多数研究表明，极化具有主要是 Th1 和 Th17 的效应器谱[19]。肝胆炎症的全身反应是可被检测的，表现为细胞黏附分子（ICAM 和 VCAM）和促炎细胞因子（如 IL-2、TNF-α 和 IL-18）水平的升高[23]。

胆管病的触发因素

许多外在因素曾一度被认为是炎症过程的触发因素，最终导致胆管损伤和闭塞。病毒可能发挥了作用，特别是巨细胞病毒。但也有人提出了其他机制，最近一种被命名为“异黄酮”的毒素被分离出来，这种毒素具有造成胆道损害或发育停滞的特性。图 28-3 描述了它被发现的背后故事。

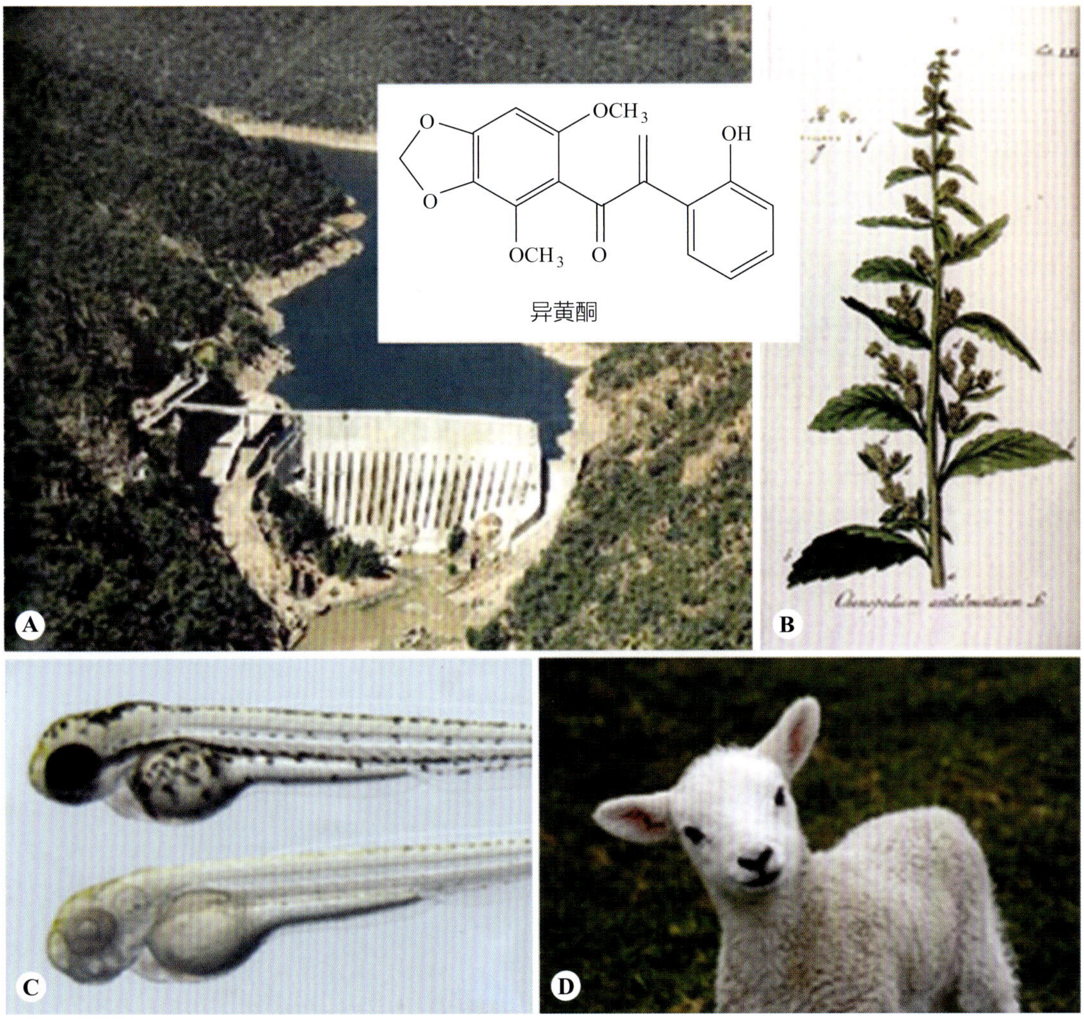

▲ 图 28-3 异黄酮的故事

1964 年，在澳大利亚新南威尔士州 Burrinjuck 大坝周围的地区（A），由于水位下降，大坝前滩的淤泥暴露了出来，导致一种叫作红松子草的特殊杂草异常生长（B）。该地区当时被当地农民当作放羊的牧场（C）。随后出生的羔羊发生了类似胆道闭锁样的病理改变，一种从红松子草提取物中分离出来的异黄酮（现在称为肝外胆道毒）已被清楚地证明会导致斑马鱼幼体胆道发育不良（D）（经许可转载，引自参考文献 [13]）

三、临床表现

通常在妊娠 18～22 周时，可以通过孕期超声对患有囊性 BA（<10%）的人进行产前检测 [11, 24]。对于其余患者，通常在出生后不久就怀疑该疾病，并在其他方面健康的新生儿中出现持续的结合黄疸、无胆汁粪便和深色尿液。由于脂肪吸收减少，大多数婴儿最终表现出一定程度的发育迟缓，而且脂溶性维生素缺乏症很常见（维生素 A、维生素 D、维生素 E 和维生素 K）[25]。肝纤维化和肝硬化是取决于儿童年龄的次要特征，而腹水和肝脾肿大通常要到大约 3 个月后才会出现 [1]。

诊断评估

肝脏生化是非特异性的，显示结合性高胆红素血症，转氨酶（AST 和 ALT）轻微升高，GGT 显著升高。蛋白质和白蛋白水平通常是正常的。AST 与血小板比率指数（AST-to-platelet ratio index，APRI）也可以计算出来，并已在大型研究中用作肝纤维化的替代标志物，甚至可以预测天然肝脏存活率 [26, 27]。腹部超声检查非常重要，它可以鉴别出那些以肝内胆管扩张或者胆总管扩张（如胆管畸形、浓缩胆汁综合征）为特征的外科疾病。胆道闭锁缺乏特异性的超声影像学标志，目前胆道闭锁超声影像学的特点包括：萎缩的胆囊、三角条索征，以及出现在门静脉左右支分叉上方具有代表性的纤维块（肝外近端胆道残留）。

放射性同位素肝胆成像检查，BA 患儿显示没有胆汁排泄，但这项并非是特异性的[28]。在英国和北美，经皮肝活检很流行，阳性预测值＞90%，以“大胆管梗阻”为典型的组织学特征，即汇管区水肿扩张、小管增生、胆管栓塞和门管区纤维化[29]。在某些情况下，像 $CD4^+$ T 细胞和 NK 细胞等这些活化的单核细胞浸润存在，是明显的炎症反应标志。随着疾病的进展，门管区桥接纤维化进一步加重，单核细胞 / 巨噬细胞也会出现[1]。有时，必须进行胆管造影来证明（或反驳）诊断。这可以通过内镜逆行胰胆管造影术完成，也可以通过腹腔镜或右肋下小切口进行。

四、胆道闭锁筛查

在部分国家和地区，如日本[30]、中国台湾[31]、瑞士[32]和加拿大[33]，通过向新生儿父母提供大便比色卡鉴别出无胆汁粪便，从而进行 BA 的人群筛查。一项纳入 6000 多个加拿大家庭的大规模前瞻性研究，证明了大便比色卡的实用性和成本效益[33]，虽然在那些没有定期检查 30 天出生的婴儿大便颜色卡的国家，这个效果可能很有限[34]。最近有一项通过智能手机摄像头和颜色识别软件开发的移动应用程序，以此分析围产期婴儿粪便情况，该试点研究表明，它能够帮助父母识别无胆汁粪便，并提示是否需要儿科医生进行额外评估[35]。

五、治疗

在确认诊断后，重要的是要考虑疾病的进展程度。直接肝移植治疗在西方国家并不常见(在英国＜2%)，在一些国家直接肝移植可能是一种选择，但也仅限定于发现时间较晚的患者（年龄＞100 天），或者有明显肝硬化、腹水、门静脉高压和肝功能衰竭的患者。对于其他患者，主要通过 Kasai 手术保留自体肝。

（一）“大切口”手术

1957 年，日本外科医生 Morio Kasai 首次提出的传统开放式肝门 – 空肠吻合术，至今仍是治疗的金标准。这个手术的关键部分是门静脉板的解剖，我们的做法是通过游离左三角韧带和镰状韧带，将肝脏显露在腹壁外，游离胆囊并切除，游离远端胆总管，然后向肝门部解剖（图 28–4）。离断门静脉汇合处后部到门静脉板的小静脉，有助于门静脉向下牵引并显露尾状叶。在左侧，通常有一个肝实质峡部（Ⅲ～Ⅳ段），需要离断此处肝实质以打开 Rex 隐窝（脐静脉在此处演变为门静脉左支）。在右侧，应看到右侧血管蒂分为前支和后支，门静脉板横断面的“宽度”应从该分叉处延伸至最右侧的 Rouviere 沟，直至左门静脉发出的第一个分支至Ⅳ段。做一个 40～45cm 的 Roux-en-Y 肠襻，空肠 – 空肠吻合口应距 Treitz 韧带约 10cm，可吻合器吻合或缝合。近端吻合口必须宽（约 2cm），通常是端侧吻合。

（二）“微创”手术

在新世纪初期，腹腔镜 Kasai 手术的概念有过一阵短暂的热潮。2002 年，一个巴西团队首次报道了这种手术[36]，此后出现了一系列小病例报道[37]。很明显，腹腔镜 Kasai 手术除了瘢痕更美观外，对孩子没有任何其他好处。临床上有意义的结果肯定不会更好，也很少能与开放手术相媲美[38]。两个大型中心已从腹腔镜手术恢复到开放手术，恢复了之前的结果[38, 39]。最近的一项系统评价发现，腹腔镜和开腹手术在手术时间、黄疸早期清除率和胆管炎方面没有显著差异，但开腹组的 2 年自体肝存活率明显高于腹腔镜组[40]。这可能是因为使用腹腔镜器械进行门静脉板解剖存在困难，因为所有肝外胆管残余物的精细解剖和根治性切除是最大化结果的关键操作。日本的一些中心仍在实施腹腔镜 Kasai 手术，但至少有一个团队已经恢复到更小范围的解剖和更浅的横断[41, 42]。

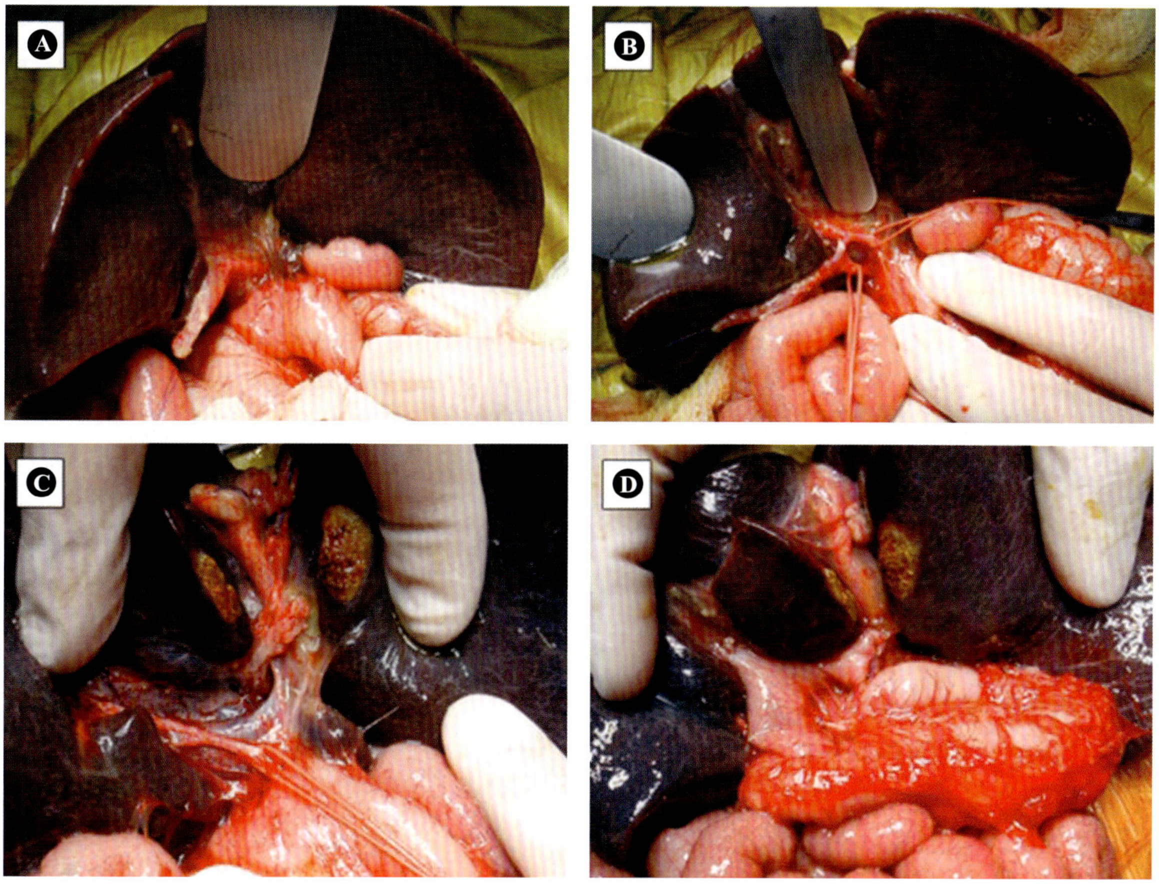

▲ 图 28-4 Kasai 手术术中图片

A. 肝脏显露于腹壁外，显露肝门；B. 将胆囊从胆囊床上游离切除，将远端胆总管游离，然后向肝门方向解剖；C. 门静脉板的显露和横切；D. Roux-en-Y 肠襻吻合肝门

六、胆道闭锁的辅助治疗

手术成功与否通过退黄（术后 6 个月内）来衡量，每个治疗 BA 婴儿的中心都有自己的术后方案，以尽量恢复胆汁流量。大多数包括长期口服抗生素、熊去氧胆酸、脂溶性维生素补充剂、基于中链甘油三酯的牛奶和糖皮质激素（表 28–1）。

（一）糖皮质激素

尽管以一种不受控制的实用主义的方式使用，糖皮质激素已经被使用了至少 30 年[43]。使用激素的理由可能有两个：第一，一部分 BA 患儿存在明显的炎症因素，激素具有许多抗炎特性；第二，激素具有积极的利胆作用，可改善胆汁流动并在术后早期保持原始胆管 – 肠管连接开放[44]。已有两项前瞻性、双盲、随机、安慰剂对

表 28–1 Kasai 术后辅助治疗

治 疗	基本原理
糖皮质激素	抗炎、利胆作用
抗生素	降低胆管炎的风险
熊去氧胆酸	建议胆汁流动，可能有抗炎作用
更昔洛韦	巨细胞病毒脱氧鸟苷三磷酸（dGTP）竞争性抑制剂
脂溶性维生素	补充因胆汁流缺乏导致的内源性维生素不足
苯巴比妥	诱导肝微粒体酶，从而增加胆汁流量
基于中链脂肪酸配方奶	有效维持热量摄入，因为中链脂肪酸在胃肠道吸收时不需要胆汁

照试验。第一个在两个英国集中治疗中心对73例婴儿使用低剂量泼尼松龙［2mg/（kg·d）］[45]。这项研究发现激素组早期胆红素水平（特别是在“年轻”的肝脏）有统计学上的显著改善，但并没有减少移植需求或改善总体生存率。

另一项研究是START试验[46]，将来自北美14个中心的140例婴儿随机分配到激素组，最初3天静脉注射甲泼尼龙4mg/（kg·d），然后口服泼尼松龙［4mg/（kg·d），直到第2周，2mg/kg×2周，然后在接下来的9周内逐渐减停］。尽管退黄率存在从安慰剂组的49%到激素组的59%存在差异，但这并没有达到统计学意义。他们还对行KPE（n=76）时＜70天的婴儿进行了亚组分析，结果显示激素组72%（28/39）的退黄率，而安慰剂组为57%（21/37），不幸的是仍然没有统计学差异（P=0.36）。英国原试验的一项后续研究[47]调查了大剂量泼尼松单独队列［从5mg/（kg·d）开始］的使用，并报道了相同的有益生化效应（现在包括AST和APRI水平），在激素组中退黄率有统计学意义上的显著提高。后来的分析表明，似乎是行KPE时婴儿的年龄起到关键作用[48]。在实践中，所有3个英国专科中心（伦敦、利兹和伯明翰）都使用高剂量激素，尽管治疗方案各有不同。

（二）熊去氧胆酸

这被广泛认为是有益的，但前提是手术已经将胆汁流量恢复到正常水平。熊去氧胆酸（ursodeoxycholic acid，UDCA）“富集”胆汁并具有利胆作用，增加肝脏对所谓有毒的内源性胆汁酸的清除，并可能对肝细胞产生细胞保护作用。只有一项研究观察了UDCA对16例KPE后1年以上已退黄儿童肝功能的影响。其交叉设计在18个月内观察UDCA［25mg/（kg·d），分3次服用］，在6个月内清除，然后恢复。除2人外，其他所有人的肝酶持续显著恶化，重新启动UDCA后逆转[49]。

（三）抗巨细胞病毒治疗

静脉或口服更昔洛韦的抗病毒治疗已经过试验，并被证明在预防有症状的先天性CMV感染新生儿的长期神经障碍（如听力丧失）方面具有良好的耐受性和有效性[50, 51]。即使到目前为止没有令人信服的研究发表[20, 21]，但CMV IgM+ve BA（10%的病例）儿童的抗病毒治疗的真正潜力仍然存在。在我们自己未发表的37例IgM+ve BA患者中，与未接受辅助抗病毒治疗的患者相比，接受辅助抗病毒治疗后的组（9例）黄疸清除率显著高于未接受辅助抗病毒治疗的组（89% vs. 41%）。

七、术后并发症

KPE后最常见的问题是胆汁没有恢复或恢复无效；黄疸恶化，最终出现终末期肝病和肝硬化。对这些婴儿来说，关键是要通过严格注意营养、维生素缺乏和液体管理，为安全的肝移植做好准备。有一些特定的并发症，可能独立于这个过程而发生。

（一）胆管炎

细菌性胆管炎相对常见，在大多数大数据文献中，病例中，至少有一次发作胆管炎的比例高达50%。儿童联盟对219例长期幸存者进行了调查，报道在术后前12个月内胆管炎的发病率为17%[52]。尽管风险降低的原因尚不清楚，但胆管炎发病风险在手术后的前2年最为明显。可能与胆管内局部免疫防御的一些时间依赖性变化有关。胆管炎主要临床特征是发热、黄疸恶化和肝功能指标变化。血培养后，应使用对革兰阴性细菌有效的广谱静脉内抗生素（如庆大霉素、美罗培南、哌拉西林/他唑巴坦）进行治疗[53]。

（二）门静脉高压和食管静脉曲张

大约70%的BA患儿在Kasai手术时已经出现门静脉压异常升高，它是由肝纤维化引起的，并与Kasai手术时患儿年龄、胆红素水平和超声下脾脏大小相关[54]。然而，无论是对Kasai手术的反应而言，还是在那些将继续发展为静脉曲张的人中，初始测量的压力都不能很好地预测预后。在自体肝存活超过2年的儿童中，大约

60% 在内镜检查中会看到明确的静脉曲张，其中 20%～30% 会出血。上消化道静脉曲张的形成需要一定的时间，在 9 月龄之前出血并不常见，而常见于 2—3 岁。静脉曲张出血的紧急治疗包括使用垂体后叶素或生长抑素类似物，有时甚至使用三腔二囊管。大多数可以通过内镜下套扎治疗，对于低龄儿可采用注射硬化疗法[55]。

最近，我们提出了一种新的预测评分，在选择有临床意义的静脉曲张适合进行内镜筛查的儿童，它具有良好的特异度和灵敏度[56]。一些儿童在童年后期也会出现痔疮和肛门直肠静脉曲张[57]。

八、其他

腹水与门静脉高压有关，在一定程度上是门脉高压导致的，但还有其他促成因素，包括低白蛋白血症和低钠血症。常规治疗包括低盐饮食、限制液体摄入和使用利尿药，尤其是螺内酯。如果腹水经常出现在营养不良的情况下，应考虑鼻饲，以增加热量和蛋白质的摄入量。即使在无黄疸的儿童中，肝肺综合征（hepatopulmonary syndrome，HPS）也可能发生，尤其是那些伴有 BASM 的儿童。HPS 的确切机制仍不清楚，尽管它可能是先前存在的先天性血管异常的表现。HPS 可以在有或没有吸入氧气的情况下使用动脉血气估计来诊断，典型的缺氧在站立位时更严重。这种并发症常规治疗通常无效，肝移植似乎是唯一的特异性治疗方法。据报道，Kasai 术后儿童会发生涉及胆管癌和肝细胞癌（hepatocellular carcinoma，HCC）的恶性变化[58]，这与大多数长期幸存者潜在的肝硬化有关。定期血清 AFP 水平测定和超声检查，有助于检测恶变情况，但不是发生恶性的绝对标志，对于可疑结节应通过 MRI、CT 和活检进行彻底检查。

九、结局和结果

为了在不同研究之间进行有意义的比较，准确反映 BA 的性能和有效管理，使用可重复的度量标准尤为重要。

- 退黄至预设水平（通常欧洲≤20μmol/L，北美＜1.5mg/dl）。这受 BA 类型、手术年龄、外科医生的经验和所进行手术性质的影响。经验丰富的外科医生对＜70 日龄的婴儿进行 Kasai 手术，退黄率应＞50%。
- 精算自体肝存活率（死亡终点和肝移植）。这主要受退黄率的影响，但也受术后并发症和医疗随访质量的影响。显然，随着时间的推移，获得移植机会的增加将降低自体肝存活率。
- 精算真实生存率（终点死亡）。这不仅反映了 Kasai 手术的成功，还反映了移植手术的可及性和安全性，以及术后风险的最小化。还应考虑相关异常（主要是心脏异常）的负担。资源的集中化一直是最重要的公共卫生措施，并改变了 BA 的结局。自 1999 年以来，BA 的治疗已集中到英格兰和威尔士的 3 个中心（伦敦、伯明翰和利兹），集中后基准研究允许公布关键的国家统计数据，在 1999—2010 年接受 Kasai 手术的 424 例患者的队列中，退黄率为 55%，5 年和 10 年的自体肝脏存活率分别估计为 47% 和 43%[6]。在英国经验的启示下，芬兰[59]、丹麦[60]和瑞士[61]等国家取得了令人鼓舞的成果。资源的集中化唯一的限制是地理，如加拿大[62]和澳大利亚[63]等人口密度相对较低的国家。表 28-2 给出了公布的国家结果。如果你的国家没有被列出，那么它的结果会更糟。最近推出的在线注册“bard-online”（www.bard-online.com）可能有助于收集多国数据，包括来自没有注册的国家的数据[69]。

十、结论

BA 的起源是神秘的，其诊断存在争议，其结果也不确定。未来将在了解这种神秘疾病的基础方面有所进步，但值得注意的是，目前所有成功的治疗都是手术治疗。如今，超过 90% 的患者可以通过 KPE 或肝移植达到长期生存，这一数据对比 20 世纪 70 年代普遍认为的 10%，有着惊人的变化。

表 28-2 胆道闭锁在各国的结局						
	周 期	例 数	Kasai 手术时年龄[日龄（均值 / 中位数）]	退黄率 [a]	4～5 年自体肝存活率	4～5 年真实生存率
英格兰和威尔士 [6]	1999—2009	443	54	56%	46%	90%
芬兰 [59]	1987—2010	72	64	75%	75% [b]	92% [b]
法国 [64]	2003—2009	329	59	33%～39%	33%～39%	85%～92%
瑞士 [61]	1994—2004	48	59	39.5%	37%	91%
荷兰 [65]	1987—2008	214	59	38%	46%	73%
加拿大 [62]	1992—2002	230	64	n/a	39%	83%
德国 [66]	2001—2005	183	57	18%	20%	83%
美国 [67]	1997—2000	104	54	55%	46%	89%
意大利 [c][67]	2001—2005	59	78	51%	38%	87%
日本 [68]	1989—1998	1381	65	57%～62%	52%～62%	70%～78%

a. 退黄率定义不一
b.Kasai 手术后 2 年结果
c. 未发表的意大利 BA 调查数据包括来自 5 个中心（布雷西亚、贝加莫、摩德纳、那不勒斯和罗马）的患者（Alberti D，个人沟通）

参考文献

[1] Hartley JL, Davenport M, Kelly DA. Biliary atresia. Lancet. 2009;374(9702):1704-13.
[2] Livesey E, Cortina Borja M, Sharif K, Alizai N, McClean P, Kelly D, Hadzic N, Davenport M. Epidemiology of biliary atresia in England and Wales (1999-2006). Arch Dis Child Fetal Neonatal Ed. 2009;94:F451-5.
[3] Petersen C, Davenport M. Aetiology of biliary atresia: what is actually known? Orphanet J Rare Dis. 2013;8:128.
[4] Sokol RJ, Mack C, Narkewicz MR, et al. Pathogenesis and outcome of biliary atresia: current concepts. J Pediatr Gastroenterol Nutr. 2003;37:4-21.
[5] Superina R, Magee JC, Brandt ML, et al. The anatomic pattern of biliary atresia identified at time of Kasai hepatoportoenterostomy and early postoperative clearance of jaundice are significant predictors of transplant-free survival. Ann Surg. 2011;254:577-85.
[6] Davenport M, Ong E, Sharif K, Alizai N, McClean P, Hadzic N, Kelly DA. Biliary atresia in England and Wales: results of centralization and new benchmark. J Pediatr Surg. 2011;46:1689-94.
[7] Kasai M, Sawaguchi S, Akiyama T, et al. A proposal of new classification of biliary atresia. J Jpn Soc Pediatr Surg. 1976;12:327-33.
[8] Govindarajan KK. Biliary atresia: where do we stand now? World J Hepatol. 2016;8(36):1593-601.
[9] Nio M, Wada M, Sasaki H, Tanaka H, Watanabe T. Long-term outcomes of biliary atresia with splenic malformation. J Pediatr Surg. 2015;50(12):2124-7.
[10] Davenport M, Tizzard SA, Underhill J, Mieli-Vergani G, Portmann B, Hadzić N. The biliary atresia splenic malformation syndrome: a 28-year single-center retrospective study. J Pediatr. 2006;149(3):393-400.
[11] Caponcelli E, Knisely AS, Davenport M. Cystic biliary atresia: an etiologic and prognostic subgroup. J Pediatr Surg. 2008;43:1619-24.
[12] Zani A, Quaglia A, Hadzić N, Zuckerman M, Davenport M. Cytomegalovirus-associated biliary atresia: an aetiological and prognostic subgroup. J Pediatr Surg. 2015;50(10):1739-45.
[13] Davenport M. Biliary atresia: from Australia to the zebrafish. J Pediatr Surg. 2016;51(2):200-5.
[14] Makin E, Quaglia A, Kvist N, Petersen BL, Portmann B, Davenport M. Congenital biliary atresia: liver injury begins at birth. J Pediatr Surg. 2009;44(3):630-3.
[15] Davit-Spraul A, Baussan C, Hermeziu B, Bernard O, Jacquemin E. CFC1 gene involvement in biliary atresia

with polysplenia syndrome. J Pediatr Gastroenterol Nutr. 2008;46(1):111-2.
[16] Landing BH. Considerations of the pathogenesis of neonatal hepatitis, biliary atresia and choledochal cyst - the concept of infantile obstructive cholangiopathy. Prog Pediatr Surg. 1974;6:113-39.
[17] Saito T, Terui K, Mitsunaga T, Nakata M, Ono S, Mise N, Yoshida H. Evidence for viral infection as a causative factor of human biliary atresia. J Pediatr Surg. 2015;50:1398-404.
[18] Rauschenfels S, Krassmann M, Al-Masri AN, et al. Incidence of hepatotropic viruses in biliary atresia. Eur J Pediatr. 2009;168:469-76.
[19] Hill R, Quaglia A, Hussain M, Hadzic N, Mieli-Vergani G, Vergani D, Davenport M. Th-17 cells infiltrate the liver in human biliary atresia and are related to surgical outcome. J Pediatr Surg. 2015;50(8):1297-303.
[20] Fischler B, Casswall TH, Malmborg P, Nemeth A. Ganciclovir treatment in infants with cytomegalovirus infection and cholestasis. J Pediatr Gastroenterol Nutr. 2002;34:154-7.
[21] Shah I, Bhatnagar S. Biliary atresia with cytomegalovirus infection and its response to ganciclovir. Trop Gastroenterol. 2014;35(1):56-8.
[22] Davenport M, Gonde C, Redkar R, Koukoulis G, Tredger M, Mieli-Vergani G, Portmann B, Howard ER. Immunohistochemistry of the liver and biliary tree in extrahepatic biliary atresia. J Pediatr Surg. 2001;36(7):1017-25.
[23] Davenport M, Gonde C, Narayanaswamy B, Mieli-Vergani G, Tredger JM. Soluble adhesion molecule profiling in preoperative infants with biliary atresia. J Pediatr Surg. 2005;40(9):1464-9.
[24] Shen O, Sela HY, Nagar H, Rabinowitz R, Jacobovich E, Chen D, Granot E. Prenatal diagnosis of biliary atresia: a case series. Early Hum Dev. 2017;19(111):16-9.
[25] Ng J, Paul A, Wright N, Hadzic N, Davenport M. Vitamin D levels in infants with biliary atresia: pre- and post-Kasai portoenterostomy. J Pediatr Gastroenterol Nutr. 2016;62(5):746-50.
[26] Grieve A, Makin E, Davenport M. Aspartate aminotransferase-to-platelet ratio index (APRi) in infants with biliary atresia: prognostic value at presentation. J Pediatr Surg. 2013;48(4):789-95.
[27] Suominen JS, Lampela H, Heikkilä P, Lohi J, Jalanko H, Pakarinen MP. APRi predicts native liver survival by reflecting portal fibrogenesis and hepatic neovascularization at the time of portoenterostomy in biliary atresia. J Pediatr Surg. 2015;50:1528-31.
[28] Kianifar HR, Tehranian S, Shojaei P, et al. Accuracy of hepatobiliary scintigraphy for differentiation of neonatal hepatitis from biliary atresia: systematic review and meta-analysis of the literature. Pediatr Radiol. 2013;43(8):905-19.
[29] Russo P, Magee JC, Anders RA, Bove KE, et al. Key histopathologic features of liver biopsies that distinguish biliary atresia from other causes of infantile cholestasis and their correlation with outcome: a multicenter study. Am J Surg Pathol. 2016;40: 1601-15.
[30] Matsui A, Ishikawa T. Identification of infants with biliary atresia in Japan. Lancet. 1994;343:925.
[31] Lien TH, Chang MH, Wu JF, Chen HL, Lee HC, Chen AC, et al. Effects of the infant stool color card screening program on 5-year outcome of biliary atresia in Taiwan. Hepatology. 2011;53:202-8.
[32] Wildhaber BE. Screening for biliary atresia: Swiss stool color card. Hepatology. 2011;54:367-8.
[33] Schreiber RA, Masucci L, Kaczorowski J, Collet JP, Lutley P, Espinosa V, Bryan S. Home-based screening for biliary atresia using infant stool colour cards: a large-scale prospective cohort study and cost-effectiveness analysis. J Med Screen. 2014;21(3):126-32.
[34] Verkade HJ, Bezerra JA, Davenport M, et al. Biliary atresia and other cholestatic childhood diseases: advances and future challenges. J Hepatol. 2016;65(3):631-42.
[35] Franciscovich A, Vaidya D, Doyle J, et al. PoopMD, a mobile health application, accurately identifies infant acholic stools. PLoS One. 2015;10:e0132270.
[36] Esteves E, Clemente Neto E, Ottaiano Neto M, Devanir J Jr, Esteves Pereira R. Laparoscopic Kasai portoenterostomy for biliary atresia. Pediatr Surg Int. 2002;18(8):737-40.
[37] Dutta S, Woo R, Albanese CT. Minimal access portoenterostomy: advantages and disadvantages of standard laparoscopic and robotic techniques. J Laparoendosc Adv Surg Tech A. 2007;17(2):258-64.
[38] Chan KW, Lee KH, Wong HY, Tsui SY, Wong YS, Pang KY, Mou JW, Tam YH. From laparoscopic to open Kasai portoenterostomy: the outcome after reintroduction of open Kasai portoenterostomy in infant with biliary atresia. Pediatr Surg Int. 2014;30(6):605-8.
[39] Ure BM, Kuebler JF, Schukfeh N, Engelmann C, Dingemann J, Petersen C. Survival with the native liver after laparoscopic versus conventional Kasai portoenterostomy in infants with biliary atresia: a prospective trial. Ann Surg. 2011;253(4):826-30.
[40] Lishuang M, Zhen C, Guoliang Q, Zhen Z, Chen W, Long L, Shuli L. Laparoscopic portoenterostomy versus open portoenterostomy for the treatment of biliary atresia: a systematic review and meta-analysis of comparative studies. Pediatr Surg Int. 2015;31(3):261-9.
[41] Yamataka A. Laparoscopic Kasai portoenterostomy for biliary atresia. J Hepatobiliary Pancreat Sci. 2013;20(5):481-6.
[42] Wada M, Nakamura H, Koga H, Miyano G, Lane GJ, Okazaki T, Urao M, Murakami H, Kasahara M, Sakamoto S, Ishizaki Y, Kawasaki S, Yamataka A. Experience of treating biliary atresia with three types of portoenterostomy at a single institution: extended, modified Kasai, and laparoscopic modified Kasai. Pediatr Surg Int. 2014; 30(9):863-70.
[43] Karrer FM, Lilly JR. Corticosteroid therapy in biliary atresia. J Pediatr Surg. 1985;20:693-5.
[44] Miner PB Jr, Gaito JM. Bile flow in response to pharmacologic agents. Hepatic DNA as a reference standard. Biochem Pharmacol. 1979;28:1063-6.
[45] Davenport M, Stringer MD, Tizzard SA, McClean P, Mieli-Vergani G, Hadzic N. Randomized, double-blind, placebo controlled trial of corticosteroids after Kasai portoenterostomy for biliary atresia. Hepatology. 2007;46:1821-7.
[46] Bezerra JA, Spino C, Magee JC, Shneider BL,

Rosenthal P, Wang KS, et al. Use of corticosteroids after hepatoportoenterostomy for bile drainage in infants with biliary atresia: the START randomized clinical trial. JAMA. 2014;311:1750-9.
[47] Davenport M, Parsons C, Tizzard S, et al. Steroids in biliary atresia: single surgeon, single centre, prospective study. J Hepatol. 2013;59:1054-8.
[48] Tyraskis A, Davenport M. Steroids after the Kasai procedure for biliary atresia: the effect of age at Kasai portoenterostomy. Pediatr Surg Int. 2016;32:193-2.
[49] Willot S, Uhlen S, Michaud L, Briand G, et al. Effect of ursodeoxycholic acid on liver function in children after successful surgery for biliary atresia. Pediatrics. 2008;122:e1236-41.
[50] Marsico C, Kimberlin DW. Congenital Cytomegalovirus infection: advances and challenges in diagnosis, prevention and treatment. Ital J Pediatr. 2017;43(1):38.
[51] Kimberlin DW, Lin CY, Sánchez PJ, Demmler GJ, Dankner W, Shelton M, National Institute of Allergy and Infectious Diseases Collaborative Antiviral Study Group, et al. Effect of ganciclovir therapy on hearing in symptomatic congenital cytomegalovirus disease involving the central nervous system: a randomized, controlled trial. J Pediatr. 2003;143:16-25.
[52] Ng VL, Haber BH, Magee JC, Miethke A, et al. Medical status of 219 children with biliary atresia surviving long-term with their native livers: results from a North American multicenter consortium. J Pediatr. 2014;165(3):539-546.e2.
[53] Decharun K, Leys CM, West KW, Finnell SM. Prophylactic antibiotics for prevention of cholangitis in patients with biliary atresia status post-Kasai portoenterostomy: a systematic review. Clin Pediatr (Phila). 2016;55:66-72.
[54] Shalaby A, Makin E, Davenport M. Portal venous pressure in biliary atresia. J Pediatr Surg. 2012;47(2):363-6.
[55] Duché M, Ducot B, Ackermann O, Guérin F, Jacquemin E, Bernard O. Portal hypertension in children: high-risk varices, primary prophylaxis and consequences of bleeding. J Hepatol. 2017;66(2):320-7.
[56] Isted A, Grammatikopoulos T, Davenport M. Prediction of esophageal varices in biliary atresia: derivation of the "varices prediction rule", a novel non-invasive predictor. J Pediatr Surg. 2015;50(10): 1734-8.
[57] Heaton ND, Davenport M, Howard ER. Incidence of haemorrhoids and anorectal varices in children with portal hypertension. Br J Surg. 1993; 80(5):616-8.
[58] Hadžić N, Quaglia A, Portmann B, et al. Hepatocellular carcinoma in biliary atresia: King's College Hospital experience. J Pediatr. 2011; 159(4):617-22. e1
[59] Lampela H, Ritvanen A, Kosola S, Koivusalo A, Rintala R, Jalanko H, et al. National centralization of biliary atresia care to an assigned multidisciplinary team provides high-quality outcomes. Scand J Gastroenterol. 2012;47:99-107.
[60] Kvist N, Davenport M. Thirty-four years' experience with biliary atresia in Denmark: a single center study. Eur J Pediatr Surg. 2011;21(4):224-8.
[61] Wildhaber BE, Majno P, Mayr J, Zachariou Z, Hohlfeld J, Schwoebel M, Kistler W, Meuli M, Le Coultre C, Mentha G, Belli D, Chardot C. Biliary atresia: Swiss national study, 1994-2004. J Pediatr Gastroenterol Nutr. 2008;46(3):299-307.
[62] Shreiber RA, Barker CC, Roberts EA, Martin SR, Canadian Pediatric Hepatology Research Group. Biliary atresia in Canada: the effect of centre caseload experience on outcome. J Pediatr Gastroenterol Nutr. 2010;51:61-5.
[63] Tu CG, Khurana S, Couper R, Ford AW. Kasai hepatoportoenterostomy in South Australia: a case for 'centralized decentralization'. ANZ J Surg. 2015;85:865-8.
[64] Chardot C, Buet C, Serinet MO, Golmard JL, Lachaux A, Roquelaure B, Gottrand F, Broué P, Dabadie A, Gauthier F, Jacquemin E. Improving outcomes of biliary atresia: French national series 1986-2009. J Hepatol. 2013;58(6):1209-17.
[65] de Vries W, de Langen ZJ, Groen H, Scheenstra R, Peeters PM, Hulscher JB, Verkade HJ, Netherlands Study Group of Biliary Atresia and Registry (NeSBAR). Biliary atresia in the Netherlands: outcome of patients diagnosed between 1987 and 2008. J Pediatr. 2012;160(4):638-644.e2.
[66] Leonhardt J, Kuebler JF, Leute PJ, Turowski C, Becker T, Pfister ED, et al. Biliary atresia: lessons learned from the voluntary German registry. Eur J Pediatr Surg. 2011;21: 82-7.
[67] Shneider BL, Brown MB, Haber B, Whitington PF, Schwarz K, Squires R, et al. A multicenter study of the outcome of biliary atresia in the United States, 1997 to 2000. J Pediatr. 2006;148:467-74.
[68] Nio M, Ohi R, Miyano T, Saeki M, Shiraki K, Tanaka K, Japanese Biliary Atresia Registry. Five- and 10-year survival rates after surgery for biliary atresia: a report from the Japanese Biliary Atresia Registry. J Pediatr Surg. 2003;38(7):997-1000.
[69] Petersen C, Madadi-Sanjani O. Registries for biliary atresia and related disorders. Eur J Pediatr Surg. 2015;25(6): 469-73.

第 29 章 先天性肝囊肿

Congenital Hepatic Cysts

Morven Allan Mark Davenport 著
王 磊 译

先天性肝囊肿的发病率目前尚不明确。澳大利亚一家中心对产前诊断的腹部囊肿进行的一项为期 10 年的回顾性研究显示，1991 年 1 月—2002 年 1 月，在 22 000 例活产婴儿中检测到 3 例肝囊肿 [1]。然而，随着产前超声检查的普及，这种发病率的增加是不可避免的。虽然产前诊断可疑，但由于缺乏特定的特征，精确诊断可能很困难。当然，任何新生儿腹内的囊性病变都是如此，其鉴别诊断包括肠系膜囊肿、重复囊肿、血管瘤、畸胎瘤、淋巴管瘤、胆总管囊性畸形、肾囊肿、卵巢囊肿等。

可将那些起源于肝实质内的产前囊肿分为四类：单纯性肝囊肿、间叶性错构瘤、纤毛性前肠囊肿和肝内胆总管畸形（典型的 V 型）[2, 3]。我们只会详细讨论前三项。

一、单纯性肝囊肿

大多数出生前发现的肝囊肿起源简单，1986 年，Michel 等描述了第 1 例单纯性肝囊肿的病例 [4]。

单纯性肝囊肿成人中较为常见，但通常是偶然发现。一项研究发现，约 2.5% 的成年人患有单纯性囊肿，最常发生于 40—50 岁 [5]，女性发病率较高（男女比为 1∶4）[6]。然而，产前诊断并不常见，文献中报道的单纯性肝囊肿不到 30 例 [4, 5, 7-19]。我们在 2007 年报道了最大的单中心系列（n=11）[18]。

在组织学上，肝囊肿可以被定义为由立方或柱状上皮覆盖的充满液体的空间，明显缺乏间充质基质，外层为纤维组织 [12]。大多数（90%）是单房的，大小从毫米到厘米不等。据报道，最大的是出生后 MRI 提示囊肿直径＞15cm[16]（图 29-1）。

（一）病因学

其病因被认为是门脉三联管区上皮层立方上皮的出现而导致的肝内胆管的异常发育 [11]。导管发育不全可能继发于炎症或梗阻，随后液体潴留导致囊肿形成。

（二）概述

准确的产前诊断具有挑战性，特别是在与胆总管畸形的鉴别方面。在超声方面，单纯性肝囊肿表现为无回声、单囊积液，常起源于肝右叶 [6]。尽管在妊娠第 17 周就可做出诊断，但囊肿最常在妊娠晚期发现 [17]。可以进行产前 MRI 检查，T_2 加权通常会显示高强度信号 [17]。

（三）治疗

囊肿很少需要在出生前进行干预，可行经皮经子宫穿刺抽吸术（在 1 例病例中实施多达 5 次 [13]），但仅在由于积液或体积增大导致腹部及胸腔脏器移位的少数病例中使用过。当然，这只是一种保守措施，因为囊肿很快就会重新形成 [8, 13, 14, 18]。

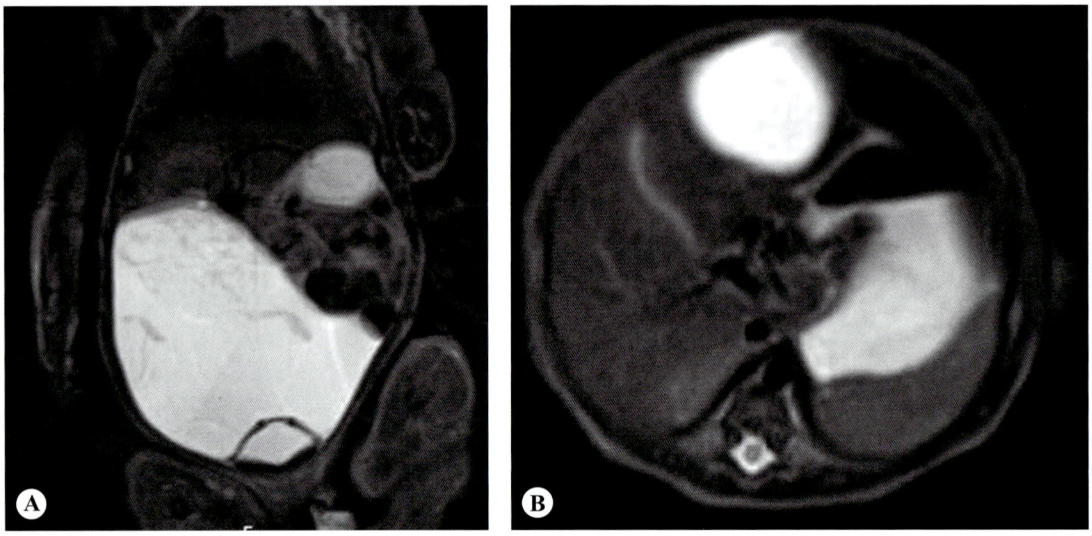

▲ **图 29–1 妊娠 24 周后母体产前超声的单纯性肝囊肿检测。在出生后的超声检查确认**

A. MRI 显示巨大囊肿占据整个右侧腹腔（T_2 加权）。B. 在手术时，确认其来源于脐裂区的薄壁隆起脐裂区。包含 600ml 胆汁（囊肿胆红素 =100μmol/L，可能反映血清胆红素与胆汁无联系），完全切除，无并发症

我们认为，因为没有症状，大多数单纯性囊肿在出生后不需要任何干预，要么保持不变，要么通过超声检测到缩小（图 29–2）。较大的囊肿可能会压迫邻近脏器，并可能导致肠或胆道梗阻，在特殊情况下还会导致下腔静脉梗阻[17]。偶尔会引起感染或出血[17]。Ito 等[13]报道了 1 例病例，该病例在出生前重复抽吸 5 次，并在出生后第 14 天再次成功抽吸。至少在 21 个月的报告之前，不需要进一步干预解决。

对于病变较大引起症状或占位效应者，应手术切除。单纯性肝囊肿的腹腔镜切除术已被证明是安全的[19]。理想情况下，应尝试完整切除以避免复发。然而，这取决于其解剖位置，因为开窗减压术或次全切除术也被证明是有效的[15, 18]。

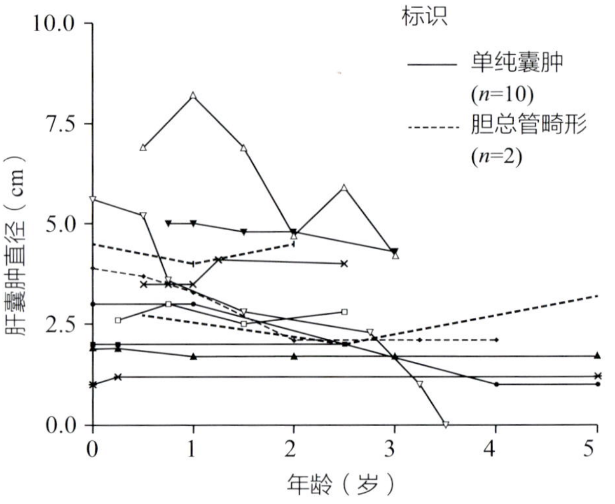

▲ **图 29–2 出生前发现的 12 名肝囊肿不需要手术的婴儿出生后病程**[18]

（四）预后

预后良好，文献中仅有少数病例报道与单纯性囊肿引起的鳞状细胞化生有关。所有这些病例均是在成人中确诊（>30 岁），并且认为这种组织学转化仅可能由慢性炎症引起[20, 21]。

据报道，在成年人群中，接受抽吸或部分切除治疗的患者中复发的风险比较高（>60%），全切除的复发率最低[22]。然而，在上述接受手术治疗（部分或完全切除）的新生儿病例中，没有复发的报道，而在接受产前抽吸的新生儿病例中，3 例中有 2 例在产前复发，但在出生后解决。

二、间叶错构瘤

间叶性错构瘤虽然是儿童第二常见的良性肝肿瘤，但仍较为罕见。通常表现为快速生长的大

肿块，几乎只发生在婴幼儿期（<2岁）。产前诊断并不常见，迄今为止文献中报道的病例不到30例[18, 23–44]。1983年，Foucar报道了第一个产前病例，一名孕妇被转诊，妊娠33周，子宫过小，妊娠高血压[23]。在超声检查中，可见几个大的低回声肿块取代了肝实质。接下来的1周进行了引产，结果产下1例女性死胎。尸检证实为间叶性错构瘤。间叶性错构瘤可以被定义为一种良性的成熟正常细胞和肝脏固有基质的过度生长。大多数为多囊性（75%），其余为实性（回声）或混合性。在组织学外观上，囊性成分由扭曲或囊性的胆管和变性的黏液基质组成，缺乏上皮层，而是由疏松结缔组织取代。固体成分主要是肝细胞，但伴有血管增生[45]。

胎盘病理也有与间叶性错构瘤相关的报道，通常为蜂窝状多囊性增大，可通过母体超声观察到。有几个术语被用来描述这种情况，如间充质干细胞绒毛状增生和胎盘间充质发育不良。组织学上，胎盘显示发育不良绒毛增大、绒毛膜血管血栓形成和绒毛多灶性囊肿转化[18, 43]。

（一）病原学

据推测，胎盘的血液供应不足，导致绒毛膜血管动脉瘤样扩张和绒毛干增生。缺血性病变虽然其机制尚不清楚，但这会导致妊娠中期和晚期出现大的囊性肿块[43]。

（二）临床特征

最常见的表现是在不同孕周（15～38周）的产前超声检查中发现的腹部肿块。较大的病变与羊水过多和胎儿水肿有关。据报道，病变为5～14cm，最常见的部位也是肝右叶（50%～75%）[46, 47]。母体AFP和hCG水平也可能升高。

产前明确诊断具有挑战性，可能没有必要，但如果能够证明快速生长的多房性囊性病变的特征性改变，则可能是间叶性错构瘤。据报道，仅6例产前诊断为间叶性错构瘤[27, 32, 35, 39, 40, 43]，而其余病例均为“腹内囊性病变”，并在产后确诊。

MRI也可用于识别肝脏组织，从而确定肿块的起源，因为它是唯一在T_1成像上产生高信号的胎儿器官[44, 45]。虽然在产后经常使用，但仅有两份关于产前使用的报道[35, 39]。

（三）管理

截至目前，文献中共报道了24例产前检测到的间叶性错构瘤。

4例在妊娠中期出现胎儿水肿[28, 29, 32, 36]，预后极差，其中2例为死胎，还有1例在出生后不久死亡。这是加速分娩的指征，以尝试挽救这样的婴儿。一名幸存者在妊娠30周时通过宫内囊肿引流后分娩并存活[29]。

据报道，有3名胎儿行了产前囊肿抽吸。Bejvan等[29]在妊娠27周时进行产前囊肿抽吸和引流管引流；然而，妊娠30周时发生胎膜早破和早产。第1例婴儿在出生后21天接受了切除手术，并存活下来。第2个病例在因母亲高血压进行紧急剖宫产手术之前行经皮穿刺引流110ml液体。然而，由于穿刺部位出血，婴儿在出生后第1天进行紧急剖腹手术[35]。第3个病例更成功，在妊娠35周自然阴道分娩前进行了3次经皮穿刺，随后在出生后第1天进行了腹腔镜切除术[36]。

通常推荐手术切除，特别是对于那些于膈肌压迫并伴有胸腔容积减少而继发呼吸窘迫患者。文献中的24例婴儿中有17人发生了这种情况，但全部存活。1例婴儿接受了反复囊肿抽吸，使其退化[43]。目前已有6人死亡。其中，尽管1例患者预后不良，仍进行了手术，其在妊娠34周时出现非免疫性水肿[36]。

进行部分或完全囊肿切除术的剖腹手术，伴有或不伴有相关的肺段切除术或肺叶切除术。关于何时应该进行手术（生后1天～5个月），似乎没有达成共识。然而，在出生后早期接受剖腹手术的患者通常是由于新生儿呼吸窘迫，而在接受延迟剖腹手术的患者中，其指征是囊肿消退失败或腹部体积增大。

据报道，有2例婴儿采用更保守的方法治疗后，囊肿自然消退。在1例病例中，出生后反复经皮囊肿抽吸术以减轻腹压，改善肺功能。尽管有肝内钙化的形成，但囊肿随后消退[43]。有 2 例报道术后囊肿复发[35, 42]。然而，这两个都只有中等大小，并且在随后的影像学检查中可以看到退化。

由于自然消退是可能的，并且可能在组织学上是良性的，因此在其他无症状的婴儿中，最初的保守方法是合理的。

三、先天性肝前肠囊肿

先天性肝脏前肠囊肿是一种起源于胚胎前肠的罕见病变。Wheeler 和 Edmonson 在 1984 年首次创造了这个术语，并定义了它们的特征[48]。迄今为止，文献中仅报道了 5 例产前检测到先天性肝脏前肠囊肿的病例（表 29–1）[49–52]。

据推测，这些代表异常前肠芽，起源于胸腔，通过两个未闭的胸膜腹膜管进入肝脏[50]。在这方面，它们与食管和支气管囊肿有组织学关系。

（一）组织学

先天性肝前肠囊肿的典型组织学特征是由 4 层组织组成的囊肿：假复层柱状上皮由纤毛细胞、大量杯状细胞、上皮下结缔组织层和平滑肌层和纤维囊组成[48]（图 29–3）。含有纤毛柱状细胞的肝脏病变是先天性肝前肠囊肿的特征性表现。这些囊肿确实有恶变风险，但总是延迟到成年期。鳞状化生（n=6）和最内层鳞状细胞癌（n=5）在成人中已有报道，最年轻的是 1 例 21 岁的男性，他在婴儿期诊断为肝囊肿，但从未随访[53, 54]。

（二）介绍

超声和横断面成像均提示主要为单囊，囊液中含有沉渣（黏液成分）。可以存在囊壁钙化，它们往往在包膜下，位于中央肝段，典型的是 Couinaud 分段法的第Ⅳ段。有人认为，第Ⅳ段的优势是因为它在发育的第 4～8 周构成了肝脏的大部分物质[50]。抽吸细胞学检查可显示纤毛柱状上皮细胞悬浮在黏蛋白的基底上，这也是特异性改变。

有趣的是，1/3 的儿童和成人病例也出现了肿瘤标志物（如 CA19-9、CEA 和 AFP）升高。然而，这些病例均不伴有化生，而伴有化生的病例肿瘤标志物正常[54]。因此，这一意见可能具有误导性，应谨慎解读。

表 29–1　关于产前诊断的纤毛性肝前肠囊肿的文献总结

来　源	性　别	诊断时的胎龄（周龄）	位置（段）	尺寸（cm）	类　型	出生后表现	手　术	鳞状上皮化生
Stringer[49]	男	30	Ⅴ、Ⅳ、Ⅷ	7	单囊	第 5 天误吸	扩大右肝切除术	是
Betalli[50]	女	20	Ⅳ	3	单囊	胆道梗阻和体积进行性增大	切除，16 个月	否
Guerin[51]	男	22	Ⅳ、Ⅴ、Ⅶ	3	多囊	体积逐渐增大	中央肝切除术和 Roux-en-Y，11 个月	否
Guerin[51]	女	22	Ⅴ	2	多囊		中央肝切除术和 Roux-en-Y，14 个月	是
Khoddami[52]	男	36	Ⅳ	2	单囊	3 年后再次出现腹痛	切除，3.5 岁	否

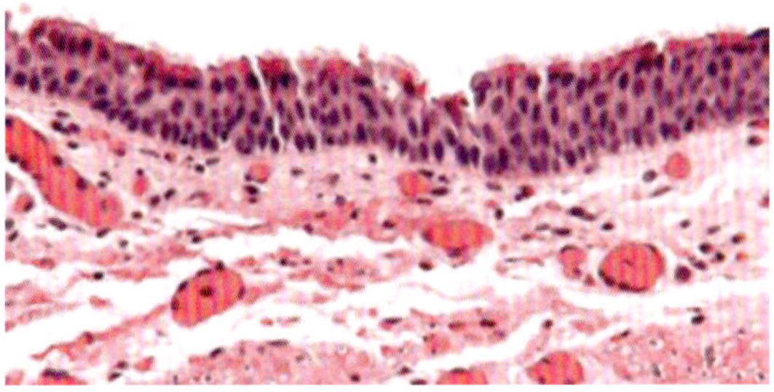

▲ 图 29-3　纤毛肝前肠囊肿

纤毛、假复层和上皮性囊肿衬里的典型组织学表现[54]

（三）治疗

虽然有人建议使用硬化疗法[54]，但考虑到后期恶变的可能性，手术切除是首选方法。手术的一些适应证包括囊肿体积增加、直径>4cm、出现相关临床症状、不明原因的肝功能异常或影像学上的囊壁异常。

与许多中心性囊肿一样，肝内胆管在切除过程中也存在风险。损伤需要某种形式的胆道重建[50]，这可能是将手术推迟到1岁的一个原因，因为这可能相当复杂。

（四）预后

总体预后良好，没有术后复发的报道。有囊肿在活检后增大，硬化治疗后也可能复发[54]。

四、结论

大多数出生前诊断的肝囊肿是偶然的、无害的，具有相对良性的自然史。尽管如此，所有人都需要进行全面的产后检查，包括横断面成像（CT 或 MRI）来做出诊断。与V型胆总管囊肿的鉴别通常是简单的，但可能需要放射性同位素成像（图 29-4）。实际上，所有上述病变都没有同位素摄取，并且是“冷”的，而肝内胆总管囊肿同位素浓度应定义为“温”或“热”的。

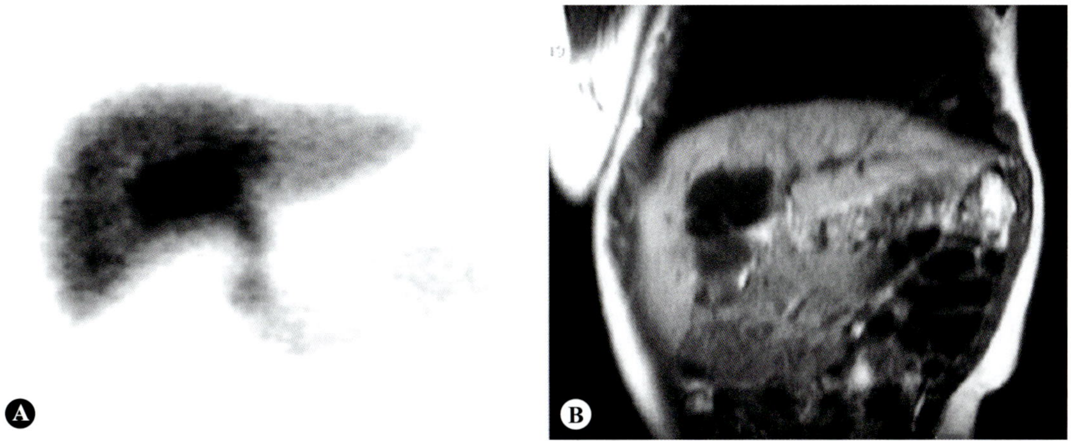

▲ 图 29-4　A. 产前检测，1 岁时成像显示早期放射性同位素摄取；B. 相应的 MRI 显示 V 型胆总管囊肿[18]

参考文献

[1] Foley PT, Sithasanan N, McEwing R, et al. Enteric duplications presenting as antenatally detected abdominal cysts: is delayed resection appropriate? J Pediatr Surg. 2003;38:1810-3.

[2] Todani T, Watanabe Y, Narusue M, et al. Congenital bile duct cysts: classification, operative procedures, and review of thirty-seven cases including cancer arising from choledochal cyst. Am J Surg. 1977;134:263-9.

[3] Dabbas N, Davenport M. Congenital choledochal malformation: not just a problem for children. Ann R Coll Surg Engl. 2009;91:100-5.

[4] Michel W, Albig M, Waldschmidt J, et al. Prenatal ultrasound diagnosis of a cystic abdominal tumor - liver cyst and it's differential diagnosis. Z Geburtshilfe Perinatol. 1986;190:172-4.

[5] Macken MB, Wright JR Jr, Lau H, et al. Prenatal sonographic detection of congenital hepatic cyst in third trimester after normal second- trimester sonographic examination. J Clin

Ultrasound. 2000;28:307-10.
[6] Ishak KG, Sharp HL. Developmental abnormalities and liver dis eases in childhood. In: MacSween NM, Anthony PP, Scheurer PJ, editors. Pathology of the liver. 3rd ed. Edinburgh: Churchill Livingstone; 1994. p. 83-122.
[7] Chung WM. Antenatal detection of hepatic cyst. J Clin Ultrasound. 1986;14:217-9.
[8] Schramm T, Schmolz A, Gloning KP, Brusis E, Permanetter W. Sonographic diagnosis of fetal liver cysts. Geburtshilfe Frauenheilkd. 1987;47:124-7.
[9] Ruiz J, Jimenez L, Cuenca M, et al. Solitary hepatic cyst. Presentation of a case diagnosed in neonatal period. Cir Pediatr. 1992;5:228-30.
[10] Alcacay M, Dan U, Kessler A, Graif M, Shalev E. Prenatal ultrasonic diagnosis of hepatic cyst. J Pediatr Surg. 1991;6:146-7.
[11] Tsao L, Jeanty P. Liver cyst. The Fetus. 1993;3:75164-6.
[12] Avni EF, Rypens F, Donner C, Cuvelliez P, Rodesch F. Hepatic cysts and hyperechogenicities: perinatal assessment and unifying theory on their origin. Pediatr Radiol. 1994;24:569-72.
[13] Ito M, Yoshimura K, Toyoda N, Tanaka H. Aspiration of giant hepatic cyst in the fetus in utero. Fetal Diagn Ther. 1997;12:221-5.
[14] Arzt W, Stock M, Yaman C. Prenatal diagnosis and therapy of a fetal hepatic cyst in the 2nd trimester. Geburtshilfe Frauenheilkd. 1998;58:129-31.
[15] Shankar SR, Parelkar SV, Das SA, Mathure AB. An antenatally- diagnosed solitary, non-parasitic hepatic cyst with duodenal obstruction. Pediatr Surg Int. 2000;16:214-5.
[16] Hackmon-Ram R, Wiznitzer A, Gohar J, Mazor M. Prenatal diagnosis of a fetal abdominal cyst. Eur J Obstet Gynecol Reprod Biol. 2000;91:79-82.
[17] Ropp E, Alviedo N, Kent A. Solitary septated simple liver cyst in a newborn infant. ACG Case Rep J. 2015;2:255-7.
[18] Charlesworth P, Ade-Ajayi N, Davenport M. Natural history and long-term follow-up of antenatally detected liver cysts. J Pediatr Surg. 2007;42:494-9.
[19] Tabrizan P, Midulla P. Laparoscopic excision of a large hepatic cyst. JSLS. 2010;14:272-4.
[20] Banbury J, Conlon K, Ghossein R, et al. Squamous cell carcinoma within a solitary nonparasitic hepatic cyst. J Surg Oncol. 1994;57:210-2.
[21] Weimann A, Klempnauer J, Gebel M. Squamous cell carcinoma of the liver originating from a solitary non-parasitic cyst: case report and review of the literature. HPB Surg. 1996;10:45-9.
[22] Sanchez H, Gagner M, Rossi RL, et al. Surgical management of nonparasitic cystic liver disease. Am J Surg. 1991;161:113-9.
[23] Foucar E, Williamson RA, Yiu-Chiu V, et al. Mesenchymal hamartoma of the liver identified by foetal sonography. AJR Am J Roentgenol. 1983;140:970-2.
[24] Hirata G, Matsunaga M, Medearis A, et al. Ultrasonographic diagnosis of a fetal abdominal mass: a case of a mesenchymal liver hamartoma and a review of the literature. Prenat Diagn. 1990;10:507-12.
[25] Bartho S, Schulz HJ, Bollmann R, et al. Prenatally diagnosed mesenchymal hamartoma of the liver. Zentralblatt fur Pathologie. 1992;138:141-4.
[26] Hansen G, Ragavendra N. Atypical mesenchymal hamartoma of the liver: prenatal sonographic diagnosis. AJR Am J Roentgenol. 1992;158:921-2.
[27] Mason B, Hodges W, Goodman J. Antenatal sonographic detection of a rare solid hepatic mesenchymal hamartoma. J Matern Fetal Med. 1992;1:134-6.
[28] Bessho T, Kubota K, Komori S, et al. Prenatally detected hepatic hamartoma: another cause of non-immune hydrops. Prenat Diagn. 1996;16:337-41.
[29] Bejvan S, Winter T, Shields L, et al. Prenatal evaluation of mesenchymal hamartoma of the liver: gray scale and power Doppler sonographic imaging. J Ultrasound Med. 1997;16:227-9.
[30] Tovbin J, Segal M, Tavori I, et al. Hepatic mesenchymal hamartoma: a pediatric tumor that may be diagnosed prenatally. Ultrasound Obstet Gynecol. 1997;10:63-5.
[31] Littlewood Teele R, Pease PW, Rowley RS. Malrotation in newborns following antenatal diagnosis of intraabdominal cyst. Pediatr Radiol. 1998;28:717-21.
[32] Dickinson JE, Knowles S, Phillips JM. Prenatal diagnosis of hepatic mesenchymal hamartoma. Prenatal Diag. 1999;19:81-4.
[33] Kitano Y, Ruchelli E, Weiner S, et al. Hepatic mesenchymal hamartoma associated with mesenchymal stem villous hyperplasia of the placenta. Fetal Diagn Ther. 2000;15:134-8.
[34] Garcia-de-la-Torre JP, Sotelo-Rodriguez MT, Santos-Briz A, et al. Mesenchymal hamartoma of the liver in Beckwith-Wiedemann syndrome: the first reported case. Pediatr Pathol Mol Med. 2000;19:455-60.
[35] Kamata S, Nose K, Sawai T, et al. Fetal mesenchymal hamartoma of the liver: report of a case. J Pediatr Surg. 2003;38:639-41.
[36] Tsao K, Hirose S, Sydorak R, et al. Fetal therapy for giant hepatic cysts. J Pediatr Surg. 2002;37:31-4.
[37] Mittermayer C, Bettelheim D, Horcher E, et al. Prenatal sonographic detection of a giant multiseptate hepatic cyst in the third trimester. Ultrasound Obstet Gynecol. 2002;20: 97-8.
[38] Carta M, Maresi E, Giuffre M, et al. Congenital hepatic mesenchymal hamartoma associated with mesenchymal stem villous hyperplasia of the placenta: case report. J Pediatr Surg. 2005;40:37-9.
[39] Laberge JM, Patenaude Y, Desilets V, et al. Large hepatic mesenchymal hamartoma leading to mid-trimester fetal demise. Fetal Diagn Ther. 2005;20:141-5.
[40] Cignini P, Coco C, Giorlandino M, et al. Fetal hepatic mesenchymal hamartoma: a case report. J Prenat Med. 2007;1:45-6.
[41] Cornette J, Festen S, van den Hoonaard TL, et al. Mesenchymal hamartoma of the liver: a benign tumor with deceptive prognosis in the perinatal period. Case report and review of the literature. Fetal Diagn Ther. 2009;25(2):196-202.
[42] Kodandapani S, Pai MV, Kumar V, et al. Prenatal diagnosis of congenital mesenchymal hamartoma of liver: a case report. Case Rep Obstet Gynaecol. 2011;2011:932583.
[43] Ruhland B, Schroer A, Gembruch U, et al. Prenatal imaging and postnatal pathologic work-up in a case of fetal

hepatic hamartoma and placental mesenchymal dysplasia. Ultrasound Obstet Gynecol. 2011;38(3):360-2.
[44] Douik F, Blel A, Ben Jamaa N, et al. Fetal hepatic mesenchymal hamartoma. A case report. Rare Dis Orphan Drugs. 2016;3:48-50.
[45] Leung J, Coakley F, Hricak H, et al. Prenatal MR imaging of congenital diaphragmatic hernia. J Roentgenol. 2000;174:1607-12.
[46] Chang HJ, Jin SY, Park C, et al. Mesenchymal hamartomas of the liver: comparison of clinicopathologic features between cystic and solid forms. J Korean Med Sci. 2006; 21: 63-8.
[47] Hart I. Fetal and neonatal hepatic tumors. J Pediatr Surg. 2007;42:1797-803.
[48] Wheeler DA, Edmonson HA. Ciliated hepatic foregut cyst. Am J Surg Pathol. 1984;8:467-70.
[49] Stringer MD, Jones MO, Woodley H, et al. Ciliated hepatic foregut cyst. J Pediatr Surg. 2006;41:1180-3.
[50] Betalli P, Gobbi D, Talenti E, et al. Ciliated hepatic foregut cyst: from antenatal diagnosis to surgery. Pediatr Radiol. 2008;38:230-2.
[51] Guerin F, Hadhri R, Fabre M, et al. Prenatal and postnatal ciliated hepatic foregut cysts in infants. J Pediatr Surg. 2010;45:9-14.
[52] Khoddami M, Aghdam MK, Alvandimanesh A. Ciliated hepatic foregut cyst: two case reports in children and a review of the literature. Case Rep Med. 2013;2013:72017.
[53] Furlanetto A, Dei Tos AP. Squamous cell carcinoma arising in a ciliated hepatic foregut cyst. Arch Pathol Lab Med. 1999;123:1115-7.
[54] Bishop K, Perrino C, Ruzinova M, et al. Ciliated hepatic foregut cyst: a report of 6 cases and a review of the English literature. Diagnostic Pathol. 2015;10:81. https://doi.org/10.1186/s13000-015-0321-1.

第 30 章 胆总管囊肿和肝内胆管囊状扩张症

Choledochal Cyst and Congenital Biliary Dilatation

Alessandro Settimi Alessandra Farina Francesco Turrà Maria Escolino Mariapina Cerulo Ciro Esposito 著
王宪强 董春娟 译

胆道良性疾病种类繁多，其临床表现和实验室检查结果，但在发病机制、治疗和预后方面存在显著差异[1]。影像学在诊断、鉴别诊断、治疗决策和手术规划、随访中发挥着举足轻重的作用。对于无症状患者，这类疾病往往是常规血液检查或胆汁淤积性疾病等排查过程中被偶然发现[2]。患者的病史有可能为疾病诊断提供一定线索。我们特别聚焦于两种病理状况：肝内胆管囊状扩张症（Caroli 病）和胆总管囊肿。

一、肝内胆管囊状扩张症（Caroli 病）

肝内胆管囊状扩张症（Caroli 病）是一种罕见的常染色体隐性遗传疾病，其特征是肝内主要胆管的多灶性、非阻塞性、囊状或梭形扩张，扩张囊肿与胆道树相通[3]。它可以扩散全肝或局限于一个肝叶（主要是左侧）或一个肝段。已经描述了两种类型，它们可能代表同一疾病的不同阶段：一种是“单纯型”，指的是仅有胆管扩张，没有肝脏受累；另一种是伴有肝纤维化的类型被称为 Caroli 综合征，继发于涉及整个肝内胆管树的损伤修复过程[2]。

超声显示明确的无回声肝内囊性病变，囊内也可能出现蛋白栓或结石[4]。增强 CT 和 MRI 可以看到特征性的“中央点征”，其对应于肝内囊状扩张胆管内的纤维血管束，表现为高密度区域。伴发疾病有胆汁淤积、结石、复发性胆管炎、继发性胆汁性肝硬化和胆管癌变等。磁共振胰胆管造影能够清晰显示与胆道相通的肝内胆管囊状扩张的特征，有别于多囊性肝病或其他表现为肝内胆管扩张的疾病。此外，使用肝特异性对比剂进行 MRI 检查，进一步确认胆道特征。治疗方法取决于疾病的临床表现、位置和分期。保守治疗措施包括抗感染药物治疗胆管炎和肝脓肿，以及应用熊去氧胆酸预防结石形成。在胆道梗阻的情况下，需要进行超声或内镜下引流手术，尽管此操作有感染风险，导致严重并发症甚至死亡。对于局部疾病，很少推荐肝切除术，而当存在弥漫性肝脏受累时，肝移植是有效治疗方式[5]。

二、胆总管囊肿

胆总管囊肿是肝外和（或）肝内胆管的先天性囊性扩张。这是一种常见于先天性异常（图 30–1），估计每 5000 例活产中就有 1 例发生，亚洲人群的发生率更高。常见的临床症状包括腹痛和呕吐，但这些症状缺乏特异性，因此在婴儿期通常难以做出正确诊断。相比之下黄疸作为一种更特异性的症状，如果在新生儿期黄疸持续时间延长，或伴随胆汁淤积或胆管炎引起的肝功能异常通常可以及早作出诊断[6]。

腹痛、黄疸、腹部肿物三联征是胆总管囊肿

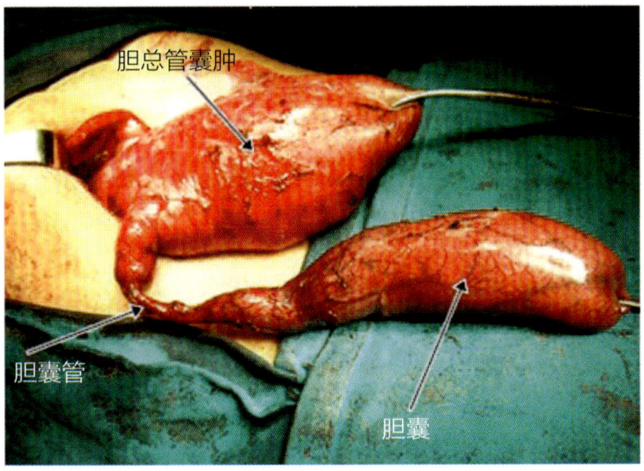

▲ **图 30-1** 巨大胆总管囊肿的手术图片

的典型特征，但很少见。该疾病多在出生后几年即确诊，特别是近年来越来越多的患者在产前得到明确诊断（图 30-2）[7]。鉴于胆总管患儿罹患胆管癌的风险增加，识别和正确处理胆总管囊肿疾病显得尤为重要。胆总管囊肿通常使用 Alonso-Lej 分类的 Todani 改良分类法进行分类（图 30-3）[8]。由于各种囊肿亚型的潜在病因仍然未知，目前的分类可能会存在描述重叠的亚型。和其他作者一样，我们高度怀疑Ⅳ型胆总管囊肿可能是Ⅰ型囊肿疾病进展结果。对于胆总管囊肿的手术治疗，腹腔镜手术在选定患者中是安全可行的，但对技术要求高。患者短期并发症普遍较低，早期并发症发生率＜5%。复发性狭窄和肝内胆管结石形成是常见的长期并发症，其发生率约为 15%。我们的患者都发生恶变。随着产前超声日益普及和简单易行，越来越多的诊断是在产前进行的[9]。这让我们可以更有效地与父母沟通，提升接受度，父母也更愿意同意对患儿进行早期手术干预。早在妊娠 15 周就可以在产前检测胆总管发育的情况。所有产前诊断的患者术前均无症状。早期手术显著降低了与疾病相关并发症的发生，如急性胆管炎、急性胰腺炎、胆石症、胆汁性肝硬化、肝硬化和囊肿恶变[10]。尽管产前诊断和产后诊断组的术后并发症发生率没有统计学差异，可能是因为纳入病例数量少所致，但由于导管周围炎症减少，我们在产前诊断患者

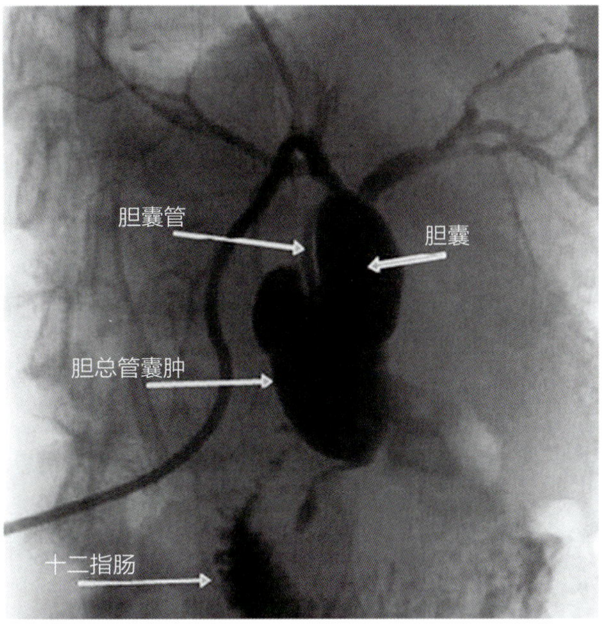

▲ **图 30-2** 超声引导下经皮胆道造影图像
显示胆总管扩张。观察到近端胆总管囊性扩张和对比剂向十二指肠流出

的手术过程中解剖相对容易[11]。

根据 Todani 改良分类，Ⅰ型和Ⅳ型胆总管囊肿是两个不同的类型[8]。Ⅰ型囊肿无肝内成分，囊肿近端的肝总管通常正常，而Ⅳ型囊肿多发，累及肝内胆管。根据我们的经验，Ⅰ型囊肿更常见于那些在其早期被诊断出的患者，而Ⅳ型囊肿通常见于年龄较大的儿童[12]。大龄儿童的常见症状是胆总管囊肿的并发症，即结石形成和急性胆管炎。由于反复胆管炎，可能会导致胆管狭窄。可以推断，近端部分的扩张需要经历一段时间来形成，并且是一个渐进的过程。因此，Ⅳ型胆总管囊肿很可能是Ⅰ型慢性并发症发展的结果。

慢性炎症的刺激可能导致进一步的结石形成和狭窄。最终这一病理的结果将是更近端部分的扩张，因此存在多个囊肿，即Ⅳ型胆总管囊肿。总之，胆总管囊肿是一种罕见的疾病，主要在儿童时期发病。通常产前常规超声筛查可以实现对该疾病早期诊断、早期治疗、减少并发症[13]。腹腔镜手术是可行的，但对技术要求高。有必要进行长期随访，以便及时确定那些有并发症风险的患儿。

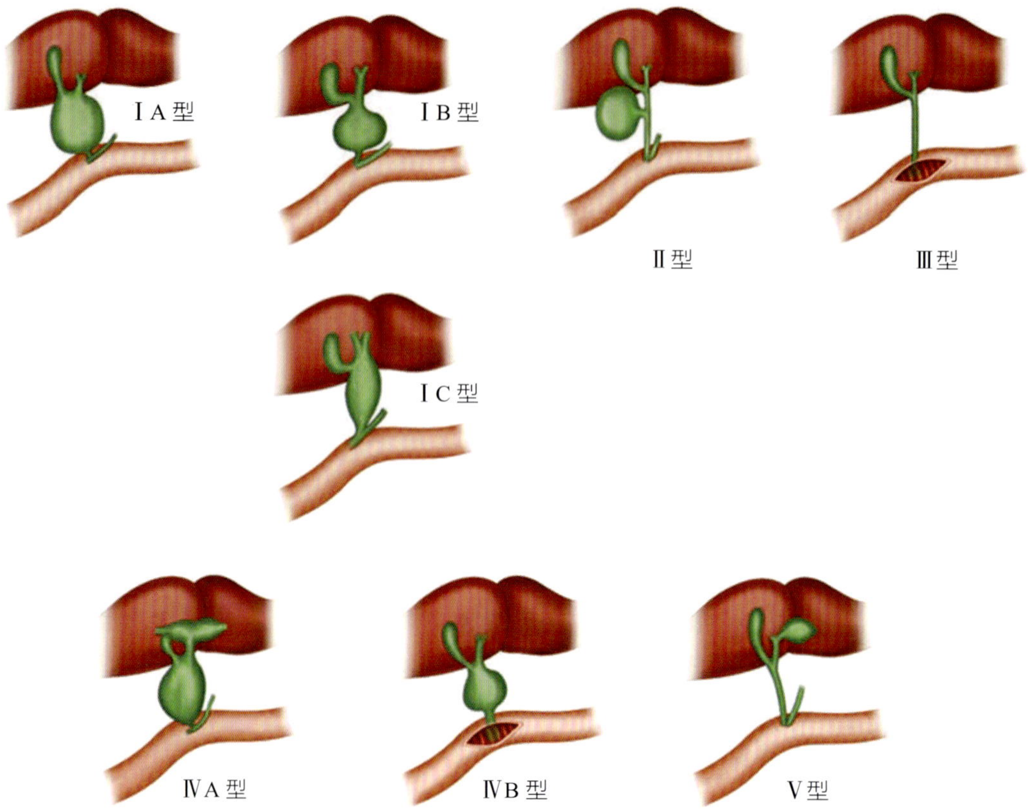

▲ 图 30-3　**Todani 改良分类法**

三、讨论

文献报道指出，胆管囊状扩张症在亚洲的患病率高于西方国家。在一项针对韩国儿童的全国性调查中显示，继发性胆道疾病和先天性肝胆疾病分别占全部肝胆疾病的 7.6% 和 12.6%[1]。因此，明确界定胆管异常扩张很重要，它可能与先天性畸形，以及感染、结石、胆道功能障碍和恶性肿瘤病理状况有关。继发于胆管扩张和胰胆管合流异常可导致肝胆系统和胰腺出现多种并发症，如胆汁和胰液分泌障碍、胆汁和胰液反流、胆道系统恶性肿瘤等。

超声是评估儿童胆道系统的有效方法，具有快速且无创、无辐射的优点。至于先天性胆管扩张，并发症与胆汁淤滞密切相关，易导致结石形成、复发性胆管炎、继发性胆汁性肝硬化和胆管癌。保守治疗方法包括使用抗生素来治疗胆管炎和肝脓肿，用熊去氧胆酸来防止结石的形成。由于感染并发症而导致高发病率和死亡率，放射或内镜下引流操作仍被视为适用于胆道梗阻。肝切除术很少被推荐用于局部疾病，而当肝弥漫性受累时，肝移植是一种治疗选择。

众所周知，胆总管囊肿与胰胆管连接异常高度相关，1995 年，Todani 将胰胆管合流异常的概念纳入分类。根据世界各地先天性胆管扩张病例报道，大多数病例被归类为Ⅰ型（伴有胆总管局部扩张）或ⅣA 型（肝内胆管受累）。此外，已明确胰胆管合流异常与Ⅰa 型、Ⅰc 型、ⅣA 型的相关性极高；然而，它与Ⅰb 型、Ⅱ型、Ⅲ型、ⅣB 型和Ⅴ型无关[8]。

三联征的存在是胆总管囊肿的典型特征，但很少见，多在出生后甚至产前得以明确诊断[9]。在选定的患儿中，腹腔镜手术是安全可行的，但技术要求很高[14]。患儿的早期并发症发生率小于 5%[15]，复发性胆管狭窄和肝内胆管结石形成是常见的长期并发症鉴于胆管先天性病变罕见且复杂，国际指南建议，患有这些疾病的儿童必须被送往具有高水平治疗专业知识的国家医疗中心，以获得良好的效果，在某些情况下微创手术治疗也是推荐的治疗方法。

参考文献

[1] Santiago I, Loureiro R, Curvo-Semedo L, Marques C, Tardáguila F, Matos C. Congenital cystic lesions of the biliary tree. Am J Roentgenol. 2012;198:825-35.
[2] Yonem O, Bayraktar Y. Clinical characteristics of Caroli's disease. World J Gastroenterol. 2007;13:1930-3.
[3] Dhumeaux D. Congenital cystic diseases of the intra and extrahepatic bile ducts. Gastroenterol Clin Biol. 2005;29:878-82.
[4] Choi BI, Yeon KM, Kim SH, Han MC. Caroli disease: central dot sign in CT. Radiology. 1990;174:161-3.
[5] Lai Q, Lerut J. Proposal for an algorithm for liver transplantation in Caroli's disease and syndrome: putting an uncommon effort into a common task. Clin Transpl. 2016;30:3-9.
[6] Gezer HO, Oğuzkurt P, Temiz A, İnce E, Ezer SS, Hiçsönmez A. Choledochal cysts in children: intrahepatic ductal dilatation does not indicate true intrahepatic biliary duct disease. Turk J Gastroenterol. 2016;27:23-9.
[7] Foo DC, Wong KK, Lan LC, Tam PK. Impact of prenatal diagnosis on choledochal cysts and the benefits of early excision. J Paediatr Child Health. 2009;45:28-30.
[8] Todani T, Watanabe Y, Narusue M. Congenital bile duct cysts classification, operative procedures, and review of thirty-seven cases including cancer arising from choledochal cyst. Am J Surg. 1977;134(2):263-9.
[9] Howell CG, Templeton JM, Weiner S, Glassman M, Betts JM, Witzleben CL. Antenatal diagnosis and early surgery for choledochal cyst. J Pediatr Surg. 1983;18(4):387-93.
[10] Kasai M, Asakura Y, Taira Y. Surgical treatment of choledochal cyst. Ann Surg. 1970;172(5):844-51.
[11] Yamataka A, Ohshiro K, Okada Y. Complications after cyst excision with hepaticoenterostomy for choledochal cysts and their surgical management in children versus adults. J Pediatr Surg. 1997;32(7):1097-102.
[12] Todani T, Watanabe Y, Toki A. Classification of congenital biliary cystic disease: special reference to type Ic and IVA cysts with primary ductal stricture. J Hepato-Biliary-Pancreat Surg. 2003;10(5):340-4.
[13] Schroeder D, Smith L, Prain HC. Antenatal diagnosis of choledochal cyst at 15 weeks' gestation: etiologic implications and management. J Pediatr Surg. 1989; 24(9): 936-8.
[14] Lipsett PA, Pitt HA. Surgical treatment of choledochal cysts. J Hepato-Biliary-Pancreat Surg. 2003;10(5):352-9.
[15] Saing H, Han H, Chan KL, Lam W, Chan FL, Cheng W, Tam PK. Early and late results of excision of choledochal cysts. J Pediatr Surg. 1997;32(11):1563-6.

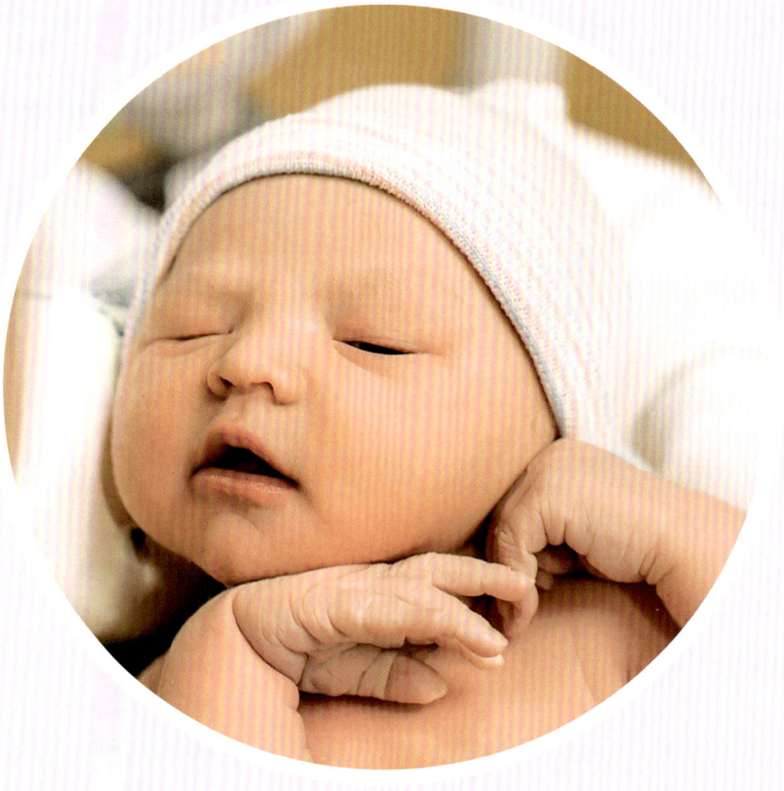

第六篇　前腹壁缺损

Anterior Abdominal Wall Defects

第 31 章　腹裂和脐膨出

Gastroschisis and Omphalocele

Mikko P. Pakarinen　Antti Koivusalo　Janne Suominen　著
钭金法　译

腹裂和脐膨出是最常见的先天性腹壁畸形，其病因不明。腹裂的发病率为（3～4.5）/10 000，脐膨出的发病率为（2～3）/10 000[1]。西方国家的腹裂发病率呈持续增长的趋势。例如，芬兰新生儿的腹裂发病率在 20 年间增长了 40%。

腹裂是由于腹壁发育不全导致的腹壁缺损，缺损面积较小，常位于脐部右侧，腹腔脏器可通过该缺损疝出体外（通常为小肠和结肠，有时还有胃或性腺），表面无囊膜覆盖，其余腹壁及肌层发育正常。相比之下，脐膨出的腹壁缺损较大，疝出的脏器包括肠道、肝脏、脾脏和性腺，表面有囊膜覆盖，缺损上方的腹直肌有不同程度的发育不全。另外，脐膨出可作为头 – 尾襞缺损的一部分出现，如 Cantrell 五联征和泄殖腔外翻（此部分不在本文阐述范围内）。

治疗主要包括及时还纳腹腔脏器、关闭腹壁，并减少医源性损伤。腹裂的治疗相对简单，多数患儿的腹壁缺损可在出生后 1 周内完成闭合，而巨型脐膨出的患儿需经历多次手术才能闭合腹腔。肠道动力异常是腹裂治疗面临的主要挑战，因此需长期静脉营养支持治疗，易伴发肠衰竭并发症，包括败血症和肝功能异常[2]。当腹裂患儿合并肠闭锁、肠坏死或肠穿孔，需手术切除部分肠管，或合并先天性中肠缺失时，肠衰竭的风险进一步增加[3-7]。脐膨出常合并先天性畸形，需仔细规划腹壁缺损闭合时间，予以综合治疗，以达到最佳疗效[8]。

一、胚胎学和病理生理学

虽然腹裂的发病率在过去几十年内有所增加，但我们仍不明确其病因和发病机制。在胚胎发育的过程中，妊娠第 3 周，中肠从卵黄囊中分离出来，妊娠第 6 周，中肠迅速生长，并形成生理性脐疝。侧襞是由侧板中胚层的壁层和覆盖的外胚层构成，于妊娠早期出现，并逐渐向腹中线靠拢[9]。妊娠第 10 周，疝出的中肠迅速还纳入腹腔，腹壁闭合。腹裂是由于侧襞闭合异常，导致腹壁缺损。有几种导致腹裂形成的假说[10, 11]。在一些研究中，腹裂的发病率与母亲孕龄小、吸烟或吸毒等呈正相关，这说明致畸因子与腹裂的形成有关[12]。另外，种族和体重指数与腹裂也有相关性。虽然我们已经明确腹裂发生的危险因素，但是腹裂的发病机制仍存在争议，很有可能是多因素作用的结果。

脐膨出的发病机制目前仍不清楚。脐膨出是由于妊娠第 6～11 周出现生理性脐疝后，中肠无法返回腹腔所造成的先天性畸形。脐膨出常合并先天性畸形，如 Beckwith-Wiedemann 综合征。从这点看来，腹裂和脐膨出的病因是不同的。

二、产前筛查和随访

在发达国家，90% 以上的腹裂和脐膨出可在妊娠中期确诊，分娩方式可于产前再确定[13]。由于产前超声的无创性、快速性和及时性，使得它成为孕期主要的胎儿成像方式。若胎儿存在腹壁缺损，母亲的血清 AFP 数值常常上升，但升高值在腹裂和脐膨出之间存在差异。腹裂的母亲 AFP 常显著升高，而脐膨出的母亲 AFP 表现为上升一定幅度，并且幅度区间较大。目前，腹裂产前监测的方案并不统一，但定期的超声检查可监测肠道扩张或增厚程度、羊水量和胎儿生长发育情况，并检测是否存在相关畸形。腹裂分为单纯型和复杂型（合并肠闭锁、肠坏死、肠穿孔、肠扭转），产前明确腹裂类型有助于产前咨询和产后治疗。若产前超声发现胎儿腹腔内肠道扩张或羊水过多，可能是合并肠闭锁；若发现胃扩张，新生儿期的死亡率可能上升[14]。多普勒超声可在妊娠晚期用于监测肠系膜血流，但难以为分娩时机提供依据。通常来说，腹裂的胎儿 MRI 并不是必需的，但若产前超声结果提示异常，胎儿 MRI 可作为辅助手段，更好地明确解剖结构。目前尚未发现导致腹裂发生的异常基因或合并腹裂的综合征，因此，不需要特意检测胎儿核型[15]。家族遗传风险约为 2.5%[16]。

相比于腹裂，脐膨出常常合并相关先天性畸形，因此，当产前超声确诊脐膨出后，需完善 MRI 检查，尤其是对心脏和中枢神经系统。另外，还需完善胎儿心脏超声和核型分析。相比于脐膨出的大小和病变本身，复杂型先天性心脏病、中枢神经系统异常和染色体异常更能决定其预后和死亡率。尽管在过去几十年间影像学检查有了突飞猛进的发展，但仍有一定比例的胎儿在产前被认为是单纯型脐膨出，产后却被发现合并多种畸形。因此，产前咨询时需与患儿父母充分沟通这个情况。

三、分娩

制订腹壁畸形胎儿的分娩计划需充分考虑分娩的场所、时间和方式等问题。已有证据表明，应在三级医疗中心完成腹壁畸形患儿的分娩。腹裂患儿的早产风险高，产后需及时闭合腹腔，可能合并肠闭锁、肠穿孔等并发症；脐膨出患儿的呼吸系统损害风险高，可能合并先天性心脏病。因此，腹壁畸形患儿产后需予以专业的新生儿重症监护和新生儿外科手术治疗[17, 18]。虽然部分患儿产前未被诊断为腹壁畸形，并于低级别医疗中心分娩，但可通过合理的产后护理和及时的转运获得良好的预后。目前并无证据显示早产（35～37 周）腹裂患儿的预后与足月产（≥38 周）的预后有显著的差别。但是，腹裂患儿的早产风险高，易导致新生儿期死亡，因此，孕妇需警惕早产迹象，一旦发生，应立即入院。即使产前超声发现胎儿肠道扩张，但该征象并不能用于指导分娩时间。腹裂胎儿的分娩方式可采用经阴道分娩，不论是诱导性还是自发性宫缩，都是安全的，若有相关产科指征，可采用剖宫产[19–21]。

脐膨出患儿多为足月儿。脐膨出患儿的预后与分娩方式无关。但是，巨型脐膨出即肝脏疝出体外的患儿应予以剖宫产[21]。

四、临床表现和合并畸形

（一）脐膨出

脐膨出的腹壁缺损位于脐部，缺损大小不等，胃肠道或者肝脏、脾脏、性腺等器官可通过该缺损疝出体外。表面有囊膜覆盖，囊膜由腹膜、Wharton 胶和羊膜构成，囊膜通常是完整的。其余腹壁肌层虽然是完整的，但存在发育不良的情况，并且偏向腹壁两侧。脐膨出的大小差异巨大，可小至仅有部分小肠疝出，也可大至大部分的胃肠道或腹腔脏器都疝出，腹腔发育极差。脐膨出的大小和合并畸形对早期治疗策略的制定和长期预后的影响巨大。脐膨出常合并先天性畸形，据报道，超过 75% 的脐膨出患儿合并染色体异常或其他系统畸形[22, 23]。除了囊膜破裂需急诊手术治疗，合并相关畸形也需得到及时的诊治。巨型脐膨出的患儿可能由于胸腔发育不良而合并肺发育不全，导致新生儿期呼吸功能严重衰竭。另外，有1/3的脐膨出患儿合并先天性心脏病[23]。相比于巨型脐膨出，小型脐膨出更易合并相关畸形[24]。母亲年龄超过35岁，脐膨出患儿更易合并染色体异常[22]。常见的染色体异常有13-三体综合征和18-三体综合征，其中高达7.5%的患儿合并脐膨出；另外，由于脐膨出可于妊娠早期被发现，因此21-三体综合征合并脐膨出的关系存在争议[25]。综上所述，当妊娠早期确诊脐膨出后，患儿的非整倍体染色体异常的风险会增加2/3。如若孕期未行胎儿核型分析，应于产后进行染色体检测。单纯型脐膨出患儿的存活率可超过90%，一旦合并相关畸形，将显著影响预后，若合并染色体异常，患儿预后较差。

（二）腹裂

由于腹裂的肠道疝出体外，导致肠旋转异常或肠道闭锁，因此不能将先天性肠旋转不良或肠闭锁视为合并畸形。另外，肠道疝出和腹内压降低可导致睾丸下降不全。然而，越来越多的证据显示，高达1/3的腹裂合并相关畸形[13, 23]。传统意义上，我们认为脐膨出常合并先天性心脏病，但似乎腹裂也易合并该畸形。相比于活产，宫内死亡或终止妊娠的腹裂胎儿合并先天性畸形的比例更高[26]。综上所述，近期的数据表明腹裂患儿有合并畸形的可能，应予以详细的产后评估。

腹裂胎儿的肠道疝出，浸泡在羊水中，与健康胎儿的肠道明显不同。腹裂的肠道会增厚、水肿，表面常被纤维蛋白覆盖，15%～20%易合并肠闭锁[23]。即使并未合并肠闭锁，腹裂患儿的肠道长度较健康儿短，并且伴有不同程度的肠道动力功能障碍。

五、治疗和并发症

（一）脐膨出

巨型脐膨出患儿可能合并胸腔发育不良和肺发育不全，因此产后可能需要气管插管和机械通气。置入鼻胃管，行胃肠减压。打开静脉通路，予以合理的液体复苏。胸片检查可以发现是否存在膈肌缺损。

如果脐膨出的囊膜破裂，可以像腹裂一样用薄膜保护疝出的脏器，并予以输注抗生素抗感染治疗。如果不能缝合皮肤，可通过缝合囊膜或异体皮移植覆盖进行闭合[27, 28]。

不论腹壁缺损大小，所有脐膨出患儿均应接受详细检查，评估是否合并相关异常，包括心脏超声、肾脏超声、核型评估和其他畸形的检查。出生后低血糖提示患儿可能合并Beckwith-Wiedeman综合征。大多数脐膨出患儿静脉营养时间短，可在肠外营养期间早期开始肠内营养；许多患儿甚至不需要中心静脉置管。

手术治疗脐膨出的目的是完全闭合腹壁缺损，包括筋膜和皮肤。小型脐膨出可于出生后数天内实现腹壁全层闭合。巨型脐膨出的手术治疗难度大，需解决小腹腔和腹壁肌层发育不全等问题。合并先天性心脏病、肺发育不全或早产的脐膨出患儿难以耐受手术，即使是少量还纳腹腔脏器，也可能导致腹腔压力上升，引发患儿心肺功能障碍。尤其是肝脏疝出的巨型脐膨出，早期还纳腹腔脏器可能导致腹腔间隙综合征，因此一期闭合通常是难以实现的，建议分期闭合。对于上腹部的高位缺损的脐膨出，由于腹壁缺损周围的肌肉距离肋弓较近，因此其闭合具有一定难度。

分期闭合有多种方案可供选择。对于中等大小的脐膨出，可通过大范围游离皮肤，将活动的皮肤缝合在囊上来覆盖缺损，以达到闭合的目的，但张力过大可能会导致伤口裂开、破裂或瘢痕增生等后果。另一个方案是囊膜上皮化，具体操作是在囊膜上外涂无毒的药物（如磺胺嘧啶银）或异体皮肤移植覆盖囊膜。近期一项小型的病例系列研究阐释了真空抽吸装置在脐膨出治疗中的应用[29]。在患儿出生后的前几周，用敷料包裹膨出物。囊膜上皮化的过程可能需要几个月的时间。在此期间，膨出物通常会逐渐缩小。即使存在较大的腹疝，患儿的运动发育仍是正常的，会在相应的年龄段掌握爬行、行走等技能。

大型腹壁缺损的闭合时间取决于患儿的一般

情况，可在1—7岁治疗合并畸形和完全闭合腹腔。也可先使用人工补片，随着腹壁发育逐渐切除补片，直到筋膜发育至中线，即可直接闭合。但是，长期使用假体材料可能会导致伤口感染甚至裂开。从这点来讲，初期闭合是优于分期闭合的。最后，想要完成最终闭合，需充分评估膨出物体积与腹腔容积的匹配度。通过使用全身MRI检查，让腹壁肌肉成像，充分显示组织边缘位置。对于小腹腔，可以经Pfannenstiel切口插入腹腔内组织扩张器，可逐渐扩张腹腔（图31-1至图31-3）。

另外，可通过组织分离技术实现最终闭合，具体操作是在不影响肌肉神经支配和血液供应的情况下，平移肌肉层，增加腹壁面积[30]。建议与

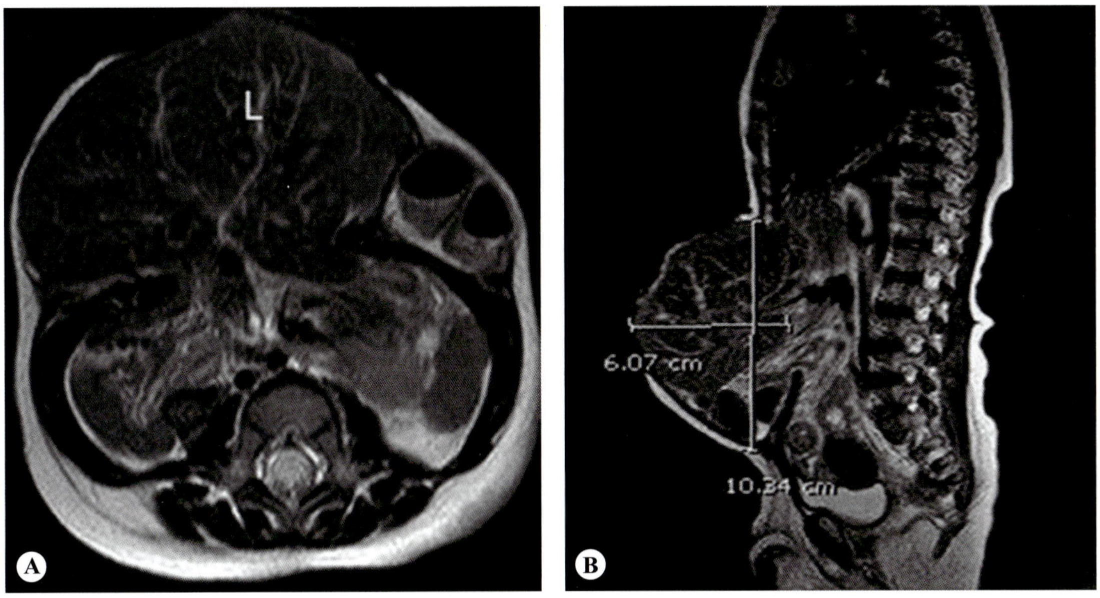

▲ **图31-1　1岁脐膨出患儿术前轴位（A）和矢状位（B）MRI**

囊膜内含肝脏，已上皮化（L）；腹壁缺损直径是10cm

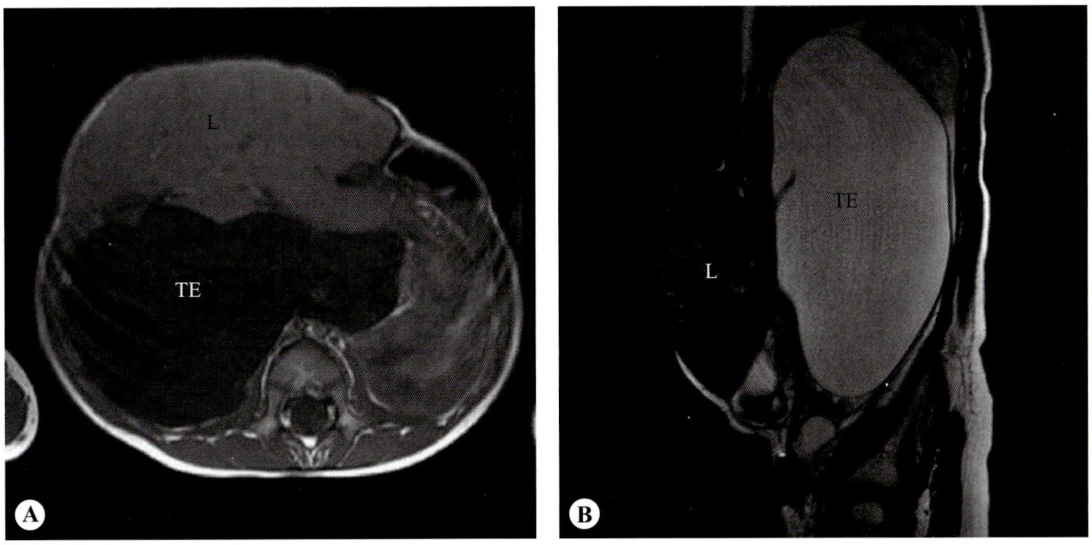

▲ **图31-2　与图31-1同1例患儿**

轴位（A）和矢状位（B）MRI成像显示腹部区域增宽，可见腹腔内组织扩张器（TE）。L. 肝脏

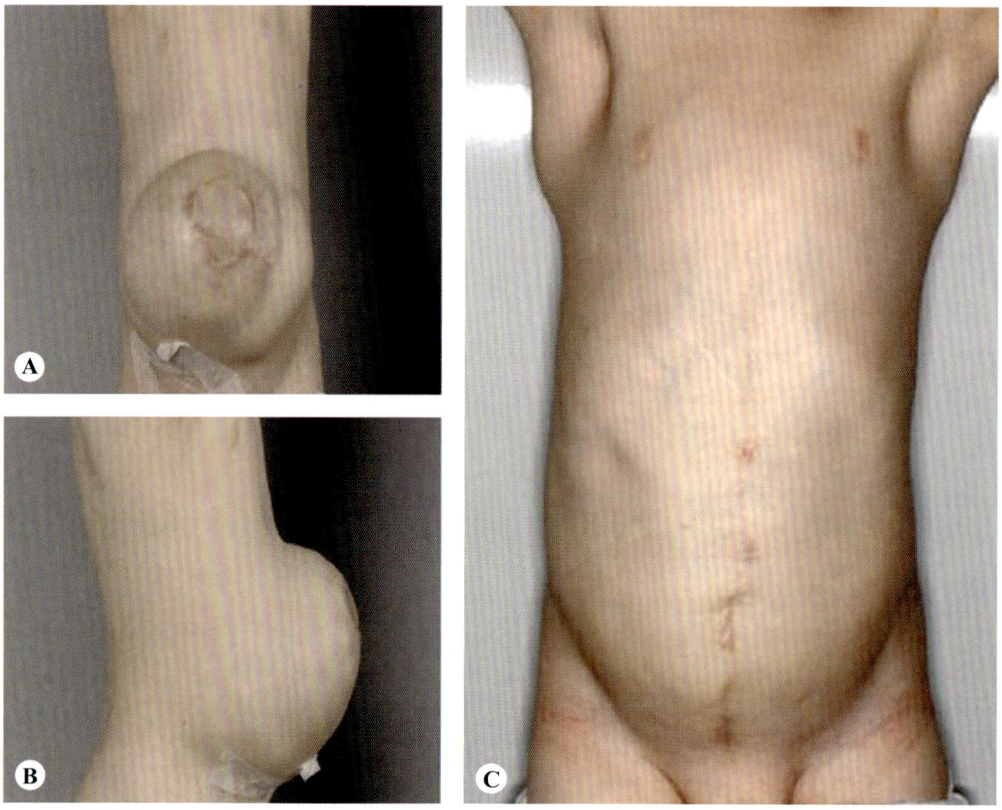

▲ 图 31-3 与图 31-1 和图 31-2 同 1 例患儿

腹内组织扩张器正逐步扩大腹腔（A 和 B），取出组织扩张器，并使用组织分离技术实现最终闭合（C）

熟悉相关手术技术的整形外科医生合作。如有需要，甚至可以使用背阔肌带蒂皮瓣转移。

术后需监测腹内压、中心静脉压、尿量和乳酸。分期闭合可通过精心规划闭合时间，防止腹腔压力过大，从而避免腹腔室综合征和长时间的机械通气。

（二）腹裂

腹裂患儿产后需立刻转送到新生儿重症监护室，用透明的薄膜或塑料袋包裹患儿的下半身，可对肠道起到保护、支撑和便于检查等作用。除了保护肠道，还需维持体温、液体和电解质平衡，并予以必要的呼吸支持。检查肠系膜是否扭转或裂口压迫肠道，确保疝出的肠道有血供。根据低血容量的临床症状，予以适当的静脉补液，但应避免过度补液而造成组织水肿。建议优先通过颈静脉置管建立静脉通路，在患儿肠功能恢复之前，可予以数周的肠外营养，另外，置入鼻胃管，行胃肠减压。可通过超声检查患儿的心脏、头颅和腹部，常规筛查是否存在相关畸形。

手术治疗通常是还纳肠道，在避免腹内压增加的情况下闭合腹壁（图 31-4）。部分患儿产后可立即接受一期闭合，而其他患儿需通过 silo 袋分期还纳肠道。在腹腔完全闭合前，应仔细检查肠道，是否存在肠闭锁、肠穿孔或肠坏死等情况，若存在上述情况，将严重影响手术预后。

当患儿存在肠壁增厚或水肿，肠壁表面覆盖纤维蛋白，以及小腹腔等不利因素时，一期闭合是不安全的。最佳的治疗是予以充分镇痛和镇静，将肠道放入一个透明的装有弹簧的 silo 袋内。在 1 周内，每天通过 silo 袋还纳部分肠道，最后闭合腹腔，通过直接缝合皮肤或简单拉伸残余未脱落的脐带覆盖缺损，不需缝合筋膜（图 31-5）。覆盖缺损的脐带可在几周内自行收缩，形成外观正常的肚脐[1]。

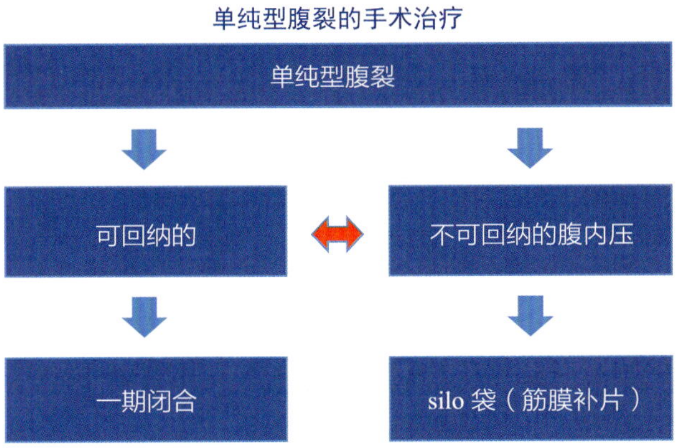

▲ 图 31-4　单纯型腹裂的手术治疗原则流程

腹腔间隙综合征虽然是罕见的，却是最严重的并发症，一旦发生，将导致大部分的肠坏死和肠切除，最终导致短肠综合征。暴力复位肠道可能会导致腹内压显著增加，导致腹腔间隙综合征。腹腔间隙综合征可危及生命，其表现是静脉回流减少、心排量低、通气障碍、肠系膜缺血和肾灌注不足。一旦发生腹腔间隙综合征，需急诊行剖腹探查术，降低腹腔压力，避免肠坏死。另外，也可通过拆除缝线、放置环形补片或 silo 袋来降低腹内压。在一期关腹或使用 silo 袋分期治疗期间，可通过 Foley 导管测量膀胱内压力或红外光谱法监测肾灌注，间接监测腹内压变化。在尝试一期闭合时，如果出现通气或血流动力学异常，可以改用分期闭合的办法，有效避免腹腔间隙综合征。

治疗腹裂合并肠闭锁、肠穿孔或肠坏死的手术方式有多种（图 31-6）。最安全的方式是切除病变肠管，采用双腔造口。如果患儿的一般情况良好，没有明显的腹腔感染，可行一期肠吻合术。根据术中情况，可于肠造瘘或肠吻合术后行一期闭合或 silo 袋分期闭合。另外，也可用另一种手术方式治疗腹裂合并肠闭锁，具体操作是保留闭锁肠段，继续维持肠外营养和胃肠减压，待肠管回纳后再行延期手术治疗肠闭锁。延期手术常于腹壁手术愈合后几周内进行。此时腹腔炎症消退，有助于松解粘连肠段，识别扩张肠段和闭锁肠段。还纳肠管过程中，应尽可能保留剩余的所有肠管，并对扩张肠管进行适当的剪裁或延长。

一旦闭合腹壁，患儿可不再需要机械通气，并可通过鼻胃管进行肠内营养。根据个体耐受性，优先考虑母乳经口喂养。但是，患儿常表现出间歇性喂养不耐受的情况，尤其是在术后早期。如果肠道功能在 2～3 周内仍未恢复，则应通过小肠造影排除肠闭锁漏诊的可能性。

与单纯型腹裂相比，复杂型腹裂发生肠功能衰竭的风险增高 12 倍 [3]。因此，复杂型腹裂患

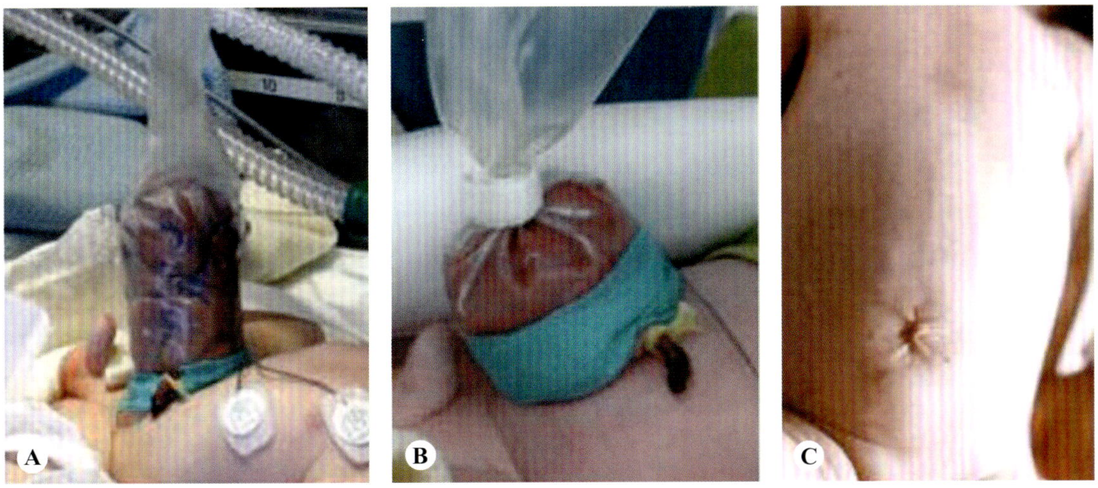

出生时　　出生 4 天　　出生 7 天

▲ 图 31-5　silo 袋逐渐还纳肠道和分期闭合

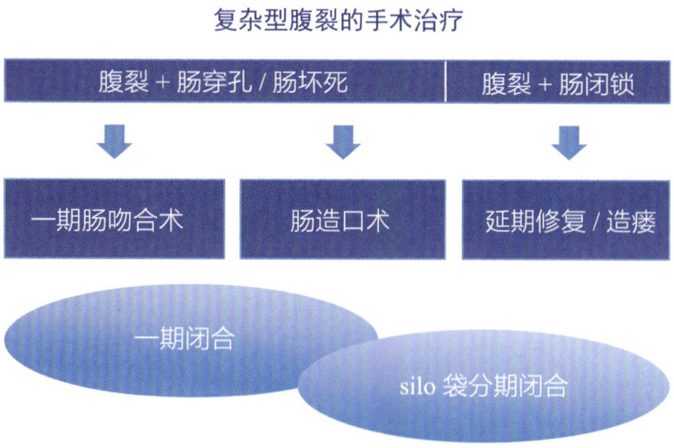

▲ 图 31-6　复杂型腹裂的手术治疗原则流程

儿应于产后立即接受相关治疗。除外一些常规治疗，还需使用带抗菌锁的经皮隧道式单腔中心静脉导管预防脓毒症和新型肠外脂肪乳剂预防肠衰竭相关性肝病。行肠造瘘术后，可予以远端肠管肠内营养，以促进肠功能恢复，并在维持生理性肝功能的同时，将肠外营养的需求降至最低。

六、早期预后

（一）脐膨出

在脐膨出活产中，婴儿死亡率约为 25%（表 31-1）。若合并先天性心脏缺陷、中枢神经系统畸形、早产或染色体异常，婴儿死亡风险将增加 2.4～7.7 倍 [22]。另外，新生儿呼吸功能不全或肺动脉高压是影响死亡率的重要预测因子。肺动脉高压的特征是需氧量上升和右心室压力增加（＞40mmHg），巨型脐膨出患儿易合并肺动脉高压 [32]。单纯型脐膨出占所有活产的 20%～25%，预后最好，婴儿死亡率为 7.8%[22]。

据报道，约一半的巨型脐膨出合并中枢神经发育障碍，这些患儿的初次住院时间延长，机械通气时间或需氧时间延长、肠内营养时间延长、腹壁闭合时间延长。自闭症、肌低张力、神经发育迟缓和运动功能不良是常见的功能障碍 [33]。

长期并发症有生长发育不良、胃食管反流和间歇性腹痛。无论腹壁缺损大小，在所有的脐膨出患儿中，美观问题包括脐部缺失和腹部瘢痕也较为常见。但大多数脐膨出患者成年后的生活质量与健康的同龄人相似 [21]。

（二）腹裂

与单纯型腹裂相比，复杂型腹裂的患儿的临床过程更为复杂。单纯型腹裂患儿的平均机械通气时间为 4～6 天，而复杂型腹裂中的机械通气时间则延长 1 倍 [3, 4]。腹裂均有不同程度的肠道运动障碍，不仅延长了肠蠕动功能的恢复，也延长了肠外营养的时间（表 31-2）。腹裂相关的肠道运动障碍药物治疗效果不佳，根据 Cochrane 综述统计，红霉素并无促进腹裂患者的喂养耐受性。单纯型腹裂的平均肠外营养时间和住院时间超过 1 个月，一小部分患儿出现肠衰竭相关肝病，死亡率约为 4%。腹裂合并肠闭锁、肠穿孔或肠坏死的患儿在相应的持续时间或死亡率上明显增高（表 31-2）。表现为住院时间、肠外营养持续时间和肠衰竭相关肝病的发生率是单纯型腹裂患儿的 2 倍，死亡率约为单纯型腹裂的 4 倍 [3, 4]。

表 31-1　脐膨出活产的婴儿死亡率

作者（年份）	研究周期	活　产	婴儿死亡率（%）
Marshall 等 [24] 2015, USA	1995—2005	1729	28.7
Corey 等 [31] 2014, USA	1997—2012	1448	20.0
Finnish Register of Congenital Malformations 2011, Finland	1993—2011	245	21.6
合计		4001	25（平均）

表 31-2　单纯型与复杂型腹裂的对比结果

	单纯型腹裂	复杂型腹裂
住院时间（天）	36（28～32）	76（67～84）
肠外营养时间（天）	34（25～41）	72（63～81）
肠衰竭相关性肝病	12%（4%～20%）	28%（23%～33%）
死亡率	4%（1%～8%）	15%（4%～30%）

以上数据是来自以下四项研究，综合了 5161 例患者的数据得出，即平均数（范围）（Arnold et al.[5]，Bradnock et al.[6]，Gover et al.[7]，Lap et al.[4]）

参考文献

[1] Skarsgard ED. Management of gastroschisis. Curr Opin Pediatr. 2016;28:363-9. https://doi.org/10.1097/MOP.0000000000000336.

[2] Dicken BJ, Sergi C, Rescorla FJ, Breckler F, Sigalet D. Medical management of motility disorders in patients with intestinal failure: a focus on necrotizing enterocolitis, gastroschisis, and intestinal atresia. J Pediatr Surg. 2011;46:1618-30. https://doi. org/10.1016/j.jpedsurg. 2011. 04. 002.

[3] Bergholz R, Boettcher M, Reinshagen K, Wenke K. Complex gastroschisis is a different entity to simple gastroschisis affecting morbidity and mortality-a systematic review and meta-analysis. J Pediatr Surg. 2014;49:1527-32. https://doi.org/10.1016/j. jpedsurg.2014.08.001.

[4] Lap CC, Brizot ML, Pistorius LR, Kramer WL, Teeuwen IB, Eijkemans MJ, et al. Outcome of isolated gastroschisis; an international study, systematic review and meta-analysis. Early Hum Dev. 2016;103:209-18. https://doi.org/10.1016/j. earlhumdev.2016.10.002.

[5] Arnold MA, Chang DC, Nabaweesi R, Colombani PM, Bathurst MA, Mon KS, et al. Risk stratification of 4344 patients with gastroschisis into simple and complex categories. J Pediatr Surg. 2007;42:1520-5. https://doi. org/10.1016/j.jpedsurg.2007.04.032.

[6] Bradnock TJ, Marven S, Owen A, Johnson P, Kurinczuk JJ, Spark P, et al. BAPS-CASS gastroschisis: one year outcomes from national cohort study. BMJ. 2011;343:d6749. https:// doi.org/10.1136/bmj. d6749.

[7] Gover A, Albersheim S, Sherlock R, Claydon J, Butterworth S, Kuzeljevic B, Canadian Pediatric Surgery Network. Outcome of patients with gastroschisis managed with and without multidisciplinary teams in Canada. Paediatr Child Health. 2014;19:128-32.

[8] Bauman B, Stephens D, Gershone H, Bongiorno C, Osterholm E, Acton R, et al. Management of giant omphaloceles: a systematic review of methods of staged surgical vs. nonoperative delayed closure. J Pediatr Surg. 2016;51:1725-30. https://doi. org/10.1016/j.jpedsurg.2016.07.006.

[9] Sadler TW. The embryologic origin of ventral body wall defects. Semin Pediatr Surg. 2010;19(3):209-14. https://doi. org/10.1053/j.sempedsurg.2010.03.006.

[10] Folkerth RD, Habbe DM, Boyd TK, McMillan K, Gromer J, Sens MA, et al. Gastroschisis, destructive brain lesions, and placental infarction in the second trimester suggest a vascular pathogenesis. Pediatr Dev Pathol. 2013;16(5):391-6. https://doi. org/10.2350/13-03-1316-CR.1.

[11] Chambers CD, Chen BH, Kalla K, Jernigan L, Jones KL. Novel risk factor in gastroschisis: change of paternity. Am J Med Genet A. 2007 Apr 1;143A(7):653-9. https://doi. org/10.1002/ajmg.a.31577.

[12] Jenkins MM, Reefhuis J, Gallagher ML, Mulle JG, Hoffmann TJ, Koontz DA, et al. Maternal smoking, xenobiotic metabolizing enzyme gene variants, and gastroschisis risk. Am J Med Genet A. 2014;164A(6):1454-63. https://doi.org/10.1002/ajmg.a.36478.

[13] Garne E, Loane M, Dolk H, De Vigan C, Scarano G, Tucker D, et al. Prenatal diagnosis of severe structural congenital malformations in Europe. Ultrasound Obstet Gynecol. 2005;25(1):6-11. https://doi.org/10.1002/uog.1784.

[14] D'Antonio F, Virgone C, Rizzo G, Khalil A, Baud D, Cohen-Overbeek TE, et al. Prenatal risk factors and outcomes in gastroschisis: a meta-analysis. Pediatrics. 2015;136(1):e159-69. https://doi.org/10.1542/peds. 2015-0017.

[15] Mastroiacovo P, Lisi A, Castilla EE, Martínez-Frías ML, Bermejo E, Marengo L, et al. Gastroschisis and associated defects: an international study. Am J Med Genet A. 2007;143A(7):660-71. https://doi. org/10.1002/ajmg. a.31607.

[16] Feldkamp ML, Carey JC, Pimentel R, Krikov S, Botto LD. Is gastroschisis truly a sporadic defect? Familial cases of gastroschisis is in Utah, 1997 to 2008. Birth Defects Res A Clin Mol Teratol. 2011;91(10):873-8. https://doi. org/10.1002/bdra.22844.

[17] Nasr A, Langer JC. Influence of location of delivery on outcome in neonates with gastroschisis. J Pediatr Surg. 2012;47:2022-5. https://doi.org/10.1016/j.

jpedsurg.2012.07.037.
[18] Lepigeon K, Van Mieghem T, Vasseur Maurer S, Giannoni E, Baud D. Gastroschisis—what should be told to parents? Prenat Diagn. 2014;34:316-26. https://doi.org/10.1002/pd.4305.
[19] Al-Kaff A, MacDonald SC, Kent N, Burrows J, Skarsgard ED, Hutcheon JA. Delivery planning for pregnancies with gastroschisis: findings from a prospective national registry. Am J Obstet Gynecol. 2015;213:557e.1-8. https://doi.org/10.1016/j.ajog.2015.06.048.
[20] Friedman AM, Ananth CV, Siddiq Z, D'Alton ME, Wright JD. Gastroschisis: epidemiology and mode of delivery, 2005-2013. Am J Obstet Gynecol. 2016;215:348.e1-9. https://doi.org/10.1016/j.ajog. 2016.03.039.
[21] Gamba P, Midrio P. Abdominal wall defects: prenatal diagnosis, newborn management, and long-term outcomes. Semin Pediatr Surg. 2014;23:283-90. https:// doi.org/10.1053/j.sempedsurg.2014.09.009.
[22] Marshall J, Salemi JL, Tanner JP, Ramakrishnan R, Feldkamp ML, Marengo LK, et al. Prevalence, correlates, and outcomes of Omphalocele in the United States, 1995-2005. Obstet Gynecol. 2015;126(2):284-93. https://doi.org/10.1097/AOG. 0000000000000920.
[23] Benjamin B, Wilson GN. Registry analysis supports different mechanisms for gastroschisis and omphalocele within shared developmental fields. Am J Med Genet A. 2015;167A(11):2568-81. https://doi. org/10.1002/ajmg.a.37236.
[24] Christison-Lagay ER, Kelleher CM, Langer JC. Neonatal abdominal wall defects. Semin Fetal Neonatal Med. 2011;16(3):164-72. https://doi. org/10.1016/j.siny. 2011.02.003.
[25] Meyer RE, Liu G, Gilboa SM, Ethen MK, Aylsworth AS, Powell CM, et al. Survival of children with trisomy 13 and trisomy 18: a multi-state population-based study. Am J Med Genet A. 2016;170A(4):825-37. https://doi.org/10.1002/ajmg.a.37495.
[26] Akhtar J, Skarsgard ED, Canadian Pediatric Surgery Network (CAPSNet). Associated malformations and the "hidden mortality" of gastroschisis. J Pediatr Surg. 2012;47:911-6. https://doi.org/10.1016/j. jpedsurg. 2012.01.044.
[27] Akakpo-Numado GK, Gnassingbe K, Boume MA, Sakiye KA, Mihluedo-Agbolan K, Attipou K, et al. Emergency treatment of a ruptured huge omphalocele by simple suture of its membrane. Ann Surg Innov Res. 2012;6:2. https://doi.org/10.1186/1750-1164-6-2.
[28] Bawazir OA, Wong A, Sigalet DL. Absorbable mesh and skin flaps or grafts in the management of ruptured giant omphalocele. J Pediatr Surg. 2003;38:725-8. https://doi.org/10.1016/jpsu.2003.50193.
[29] Aldridge B, Ladd AP, Kepple J, Wingle T, Ring C, Kokoska ER. Negative pressure wound therapy for initial management of giant omphalocele. Am J Surg. 2016;211(3):605-9. https://doi.org/10.1016/j. amjsurg.2015.11.009.
[30] Levy S, Tsao K, Cox CS Jr, Phatak UR, Lally KP, Andrassy RJ. Component separation for complex congenital abdominal wall defects: not just for adults anymore. J Pediatr Surg. 2013;48:2525-9. https://doi. org/10.1016/j.jpedsurg.2013.05.067.
[31] Corey KM, Hornik CP, Laughon MM, McHutchison K, Clark RH, Smith PB. Frequency of anomalies and hospital outcomes in infants with gastroschisis and omphalocele. Early Hum Dev 2014;90:421-4
[32] Baerg JE, Thorpe DL, Sharp NE, Ramlogan SR, Hutson SM, Goff DA, et al. Pulmonary hypertension predicts mortality in infants with omphalocele. J Neonatal Perinatal Med. 2015;8(4):333-8. https://doi. org/10.3233/NPM-15915011.
[33] Danzer E, Gerdes M, D'Agostino JA, Bernbaum J, Hoffman C, Rintoul NE, et al. Patient characteristics are important determinants of neurodevelopmental outcome during infancy in giant omphalocele. Early Hum Dev. 2015;91:187-93. https://doi.org/10.1016/j. earlhumdev.2014.12.009.

第 32 章 卵黄管和脐尿管畸形

Omphalomesenteric Duct and Urachal Remnants

Daniele Alberti Giovanni Boroni 著
刘雪来 译

卵黄管和脐尿管是胚胎发育过程中两个暂时存在的组织学结构，通常仅在胚胎期存在。卵黄管在妊娠 5～7 周时消失，而脐尿管在胚胎期随着时间逐渐变窄，在胎儿期逐渐变成纤维条索结构。这些胚胎残迹的异常可导致各种出生后畸形。

一、正常胚胎学

在发育早期，盘状三层胚胎的羊膜位于背侧，而卵黄囊位于腹侧。从妊娠第 4 周开始，胚胎组织的不同发育产生了胚胎的头侧折叠和侧方折叠。因此，卵黄囊腔的背侧部分被并入胚胎以形成原始肠道，该肠道通过脐肠系膜或卵黄管与卵黄囊的胚外体腔部分保持连接。随着生长，胎盘成为胎儿的主要营养来源，胚胎外面的卵黄囊退化；脐肠系膜管通常在妊娠第 5～7 周消失[1, 2]（图 32–1）。

与此同时，在妊娠第 16 天左右，从卵黄囊的尾侧壁形成了一个指状的外突，即尿囊。在一些低等脊椎动物中，这种结构是发育中的泌尿系系统排泄物的储存库，但在人类中，它仍然是初级的，没有已知的作用。膀胱的头端从远端后肠腹侧部分的泄殖腔发育而来，最初在脐水平处进入尿囊。到妊娠 4～5 个月，膀胱下降到骨盆，其顶端部分变窄形成脐尿管，脐尿管是连接膀胱和尿囊的纤维肌带。脐尿管最终在胎儿发育后半阶段被纤维增生所覆盖，形成一条纤维索，从脐的下方延伸到膀胱的穹顶，即脐正中韧带[2, 3]。

二、脐肠系膜管残留

脐肠系膜导管无法完全退化会导致各种各样的异常，有时在出生后就很明显，需要手术矫治。

最常见的脐肠系膜导管残留是梅克尔憩室，占所有缺陷的 67%[4]；其他畸形还包括脐瘘、窦道、囊肿、黏膜残留、先天性索带，以及这些畸形的组合（即含有囊肿的纤维带或附着在脐上的梅克尔憩室）。

当从回肠到脐的卵黄管完全相通时就会发生脐肠管瘘（图 32–2A），这是最不常见的畸形（约 5%）[5]。通常在新生儿期脐带引流出粪便，瘘管可能与肉芽组织或脐茸一起发生，并且很少或没有分泌物。回肠偶尔会通过未闭导管向外脱垂，出现梗阻症状和回肠嵌顿所致的缺血性损伤。即使是在明确诊断（粪便脐带引流）的情况下，也应该做包括超声和瘘管造影在内的检查，以确定瘘管与肠道相通[4]。脐肠管瘘的治疗需要手术切除脐部到回肠的瘘管，并应在确诊后立即进行（图 32–3A 和 B）。

脐肠管窦（图 32–2B）是由卵黄管外部无法

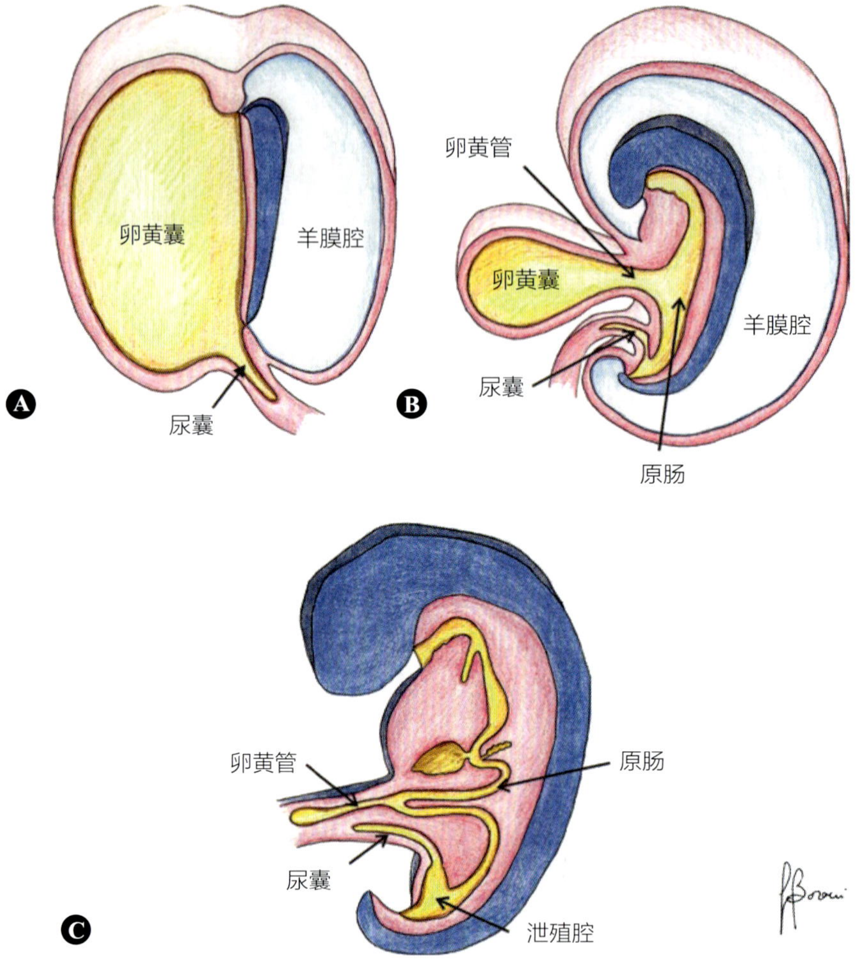

▲ 图 32-1　卵黄管（脐肠管）的正常胚胎发育
A. 3 周胚胎；B. 4 周胚胎；C. 5 周胚胎

完全闭合引起的，回肠连接可能以纤维索形式持续存在或消失。临床上，这种情况可能导致脐部黏液排出；注射对比剂可有助于明确诊断。在手术切除过程中，必须进行全面探查，明确切除与小肠之间的任何附着[2, 4]。

脐茸（图 32-2C）代表脐部显露的胃肠黏膜。这种情况下最常见的是起源于胃或胰腺的异位黏膜，胃黏膜分泌酸性物质可导致脐周皮肤的化学性皮炎。有时息肉被误诊为脐带肉芽肿并用硝酸银烧灼治疗，但无法得到解决。需要进行手术切除，并仔细确定脐下的任何残余物[4, 6]。

脐肠管囊肿（图 32-2D）是由卵黄管中间部分无法闭合引起的。囊肿可能位于脐下（脐囊肿）或纤维残余物中。囊肿通常有柱状上皮：胃黏膜是最常见的，但也可能有小肠、结肠或胰腺组织[4]。这种情况通常无症状，但囊肿可能会被感染，导致脐部红斑肿胀，有时自发性溢出或排出脓液。与脐茸一样，在手术切除脐肠囊肿的过程中，必须寻找并切除任何相关的残余物。

脐与回肠之间的纤维索带持续存在，它被视为一个闭塞的脐肠系膜导管，可能与其他残余物有关（图 32-2B、C 和 E），可能导致肠襻成角、扭转、疝或绞窄，出现机械性肠梗阻[2]。

三、梅克尔憩室

梅克尔憩室是由卵黄管内的部分肠管不完

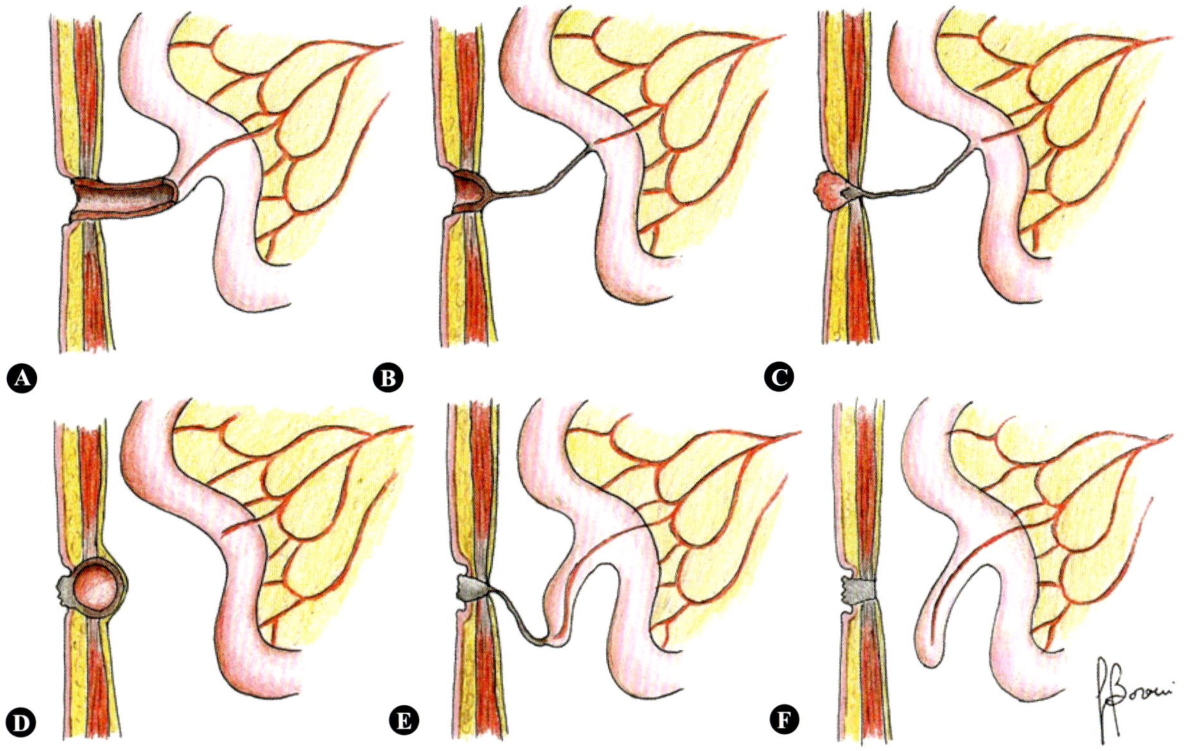

▲ 图 32-2　各种脐肠管残留畸形

A. 脐肠管瘘；B. 伴有纤维带的脐肠管窦；C. 伴有纤维带的脐茸；D. 脐肠管囊肿；E 和 F. 伴有或不伴有纤维带的梅克尔憩室

全闭塞引起的。1598 年，德国外科医生 Wilhelm Fabricius Hildanus 首次描述了这种“不寻常的”小肠憩室，但直到 1908 年，年轻的 Johann Friedrich Meckel 发表了他的研究，描述了其解剖学、胚胎学和临床表现 [7]，这种憩室才被命名。梅克尔憩室是最常见的胃肠道先天性畸形，在 1.2%～3% 的人群中发现。在 31 499 例尸检中有 386 例发现梅克尔憩室，患病率为 1.23%[8]。无症状患者的男女比例几乎相等，而有症状的患者更常见于男性，男女比例为（2～3）：1[9, 10]。大多数梅克尔憩室是孤立的，没有其他相关异常。Simms 等的研究表明，出生时患有脐部、消化道、神经系统或心血管系统严重畸形的儿童，梅克尔憩室的发病率增加。他们在 24.5% 的小型脐膨出患者、12% 的食管闭锁患者、11% 的肛门闭锁患者、6% 的神经系统异常、4.6% 先天性心血管异常和4.2%的十二指肠闭锁患者中发现梅克尔憩室 [11]。

在一些教科书中，引用了一个被称为“二法则”的记忆技巧：梅克尔憩室在 2% 的人群中发现，并在 2 岁之前出现症状，男性是女性的 2 倍，距离回盲瓣 2 英尺（1 英尺 ≈30.48cm）长，直径 2cm，包含 2 种异位黏膜组织（胃和胰腺）[12]。

（一）病理学

梅克尔憩室是一个真正的憩室，包含肠壁的三层组织结构，从肠系膜上动脉的终末支 – 卵黄动脉接受血流。它通常位于回肠的对肠系膜缘，但有时也可以在侧面或肠系膜缘。这些位置可以通过存在一条短卵黄动脉来解释，该动脉将憩室尖端固定到肠系膜上，决定了肠生长期间从肠系膜边缘移行的方向 [4]。3/4 的梅克尔憩室不附着于腹壁，在腹腔内自由漂浮（图 32-2E 和 F）。大多数梅克尔憩室位于回盲瓣 100cm 以内，长度为 2～3cm。在对 100 例儿童期症状性梅克尔憩室的回顾研究中，距离回盲瓣的长度平均为（47.58 ± 14.50）cm，憩室长度为（3.72 ± 1.95）

cm，憩室直径平均为（1.65 ± 0.66）cm[9]。在一项针对成年患者的研究中，超过 1/4 的梅克尔憩室位于距离回盲瓣 91～161cm。

据报道，异位黏膜的发病率为 15%～50%，症状性病例和偶发病例之间差异很大。最常见的异位类型是胃黏膜异位，其次是胰腺黏膜异位，而其他类型的黏膜异位非常罕见。Park 报道了 1476 例梅克尔憩室患者异位组织的发病率为 21.5%。在无症状患者中，儿童和成人的发病率分别为 11% 和 14%，而在有症状的病例中，儿童和成人的发病率分别为 59% 和 43%。在出血性憩室中，63% 的成人和 78% 的儿童出现胃黏膜异位 [10]。Huang 报道有症状的儿童中 73% 存在异位组织（61% 为胃黏膜，2% 为胰腺黏膜，10% 为胃黏膜和胰腺黏膜共存）；97.7% 的胃肠道出血患者中发现了异位胃组织，而肠套叠患者中异位胰腺组织的出现更为频繁 [9]。

（二）临床表现

大多数梅克尔憩室临床上无症状，因其他疾病在手术时偶然发现。通常出现并发症时，它们会出现症状。根据 Johann Friedrich Meckel 的原始论文，梅克尔憩室出现并发症的风险为 25%，但在最近的文献中，据估计并发症风险为 4%～6%[5]。在儿童中，胃肠道出血是最常见的表现，尤其是 2 岁以下的儿童，其次是梗阻和炎症。成年人最常见的并发症是梗阻、溃疡、憩室炎和穿孔 [7]。肿瘤在老年人中是最常见的并发症。

梅克尔憩室引起的胃肠道出血通常被描述为砖红色、栗色，或不太常见的柏油色；在新生儿中，由于快速肠道传输，可能存在鲜红色血液。患者通常表现为阵发性无痛性或轻微疼痛性胃肠道出血；高达 70% 的患者出现大出血，需要输血 [9]。慢性出血伴孤立性缺铁性贫血是少数患者的表现症状，成年人比儿童多见。

出血的主要机制是异位黏膜分泌酸性物质，导致邻近回肠黏膜溃疡；胃黏膜异位至少在 60% 的出血性憩室中被描述，在一些研究中其发生率高达 100%[9]。

肠梗阻是儿童期梅克尔憩室的第二常见并发症，主要见于年龄较大的儿童，有几种可能的机制。梅克尔憩室可作为空回肠或回肠 – 结肠肠套叠的病理性导点。大多数肠套叠不能通过气灌肠或对比剂灌肠来复位，术前影像学检查很少能确定根本原因，而只能怀疑。然而，2 年后再次发生肠套叠患者中只有 5%～10% 患有梅克尔憩室 [5]。从憩室尖端到脐部的纤维索可导致肠扭转，为肠扭转提供环绕其扭转的固定点。纤维残余物也可导致肠梗阻，造成肠襻的压迫和扭结。

系膜憩室带是一种卵黄血管的残余物，起源于肠系膜和憩室上的残留，它的存在可以形成一个易于发生内疝的结构 [13]（图 32–3E 和 F）。炎症过程引起的粘连也可能导致梗阻。更罕见的梗阻原因是倒置憩室（图 32–3C 和 D）、肠结石、异物或憩室内肿瘤。

梅克尔憩室也可能在疝（Littre 疝）中发现，可能发生疝的嵌顿和梗阻 [14]。成年期间，Littre 疝通常发生在腹股沟区，而在儿科人群中，脐型更常见。

梅克尔憩室炎通常发生在年龄较大的儿童，由于临床特征重叠，常被误诊为阑尾炎。梅克尔憩室的炎症继发于异位黏膜的酸分泌，或类似于阑尾炎，可因肠结石或异物阻塞管腔而导致肠内容物淤滞和细菌增殖 [4]。

肠穿孔（图 32–3G）是一种非常罕见的临床表现，继发于憩室炎、憩室扭转引起的缺血（图 32–3H）或异位胃黏膜引起的消化性溃疡 [14]。

据报道，梅克尔憩室中的恶性肿瘤仅占并发症的 0.5%～3.2%。已经描述了几种类型的梅克尔憩室肿瘤，其中以恶性肿瘤为主，类癌最常见。其他病理类型包括腺癌、胰腺癌、导管内乳头状黏液性肿瘤、胃肠道间质瘤（gastrointestinal stromal tumor，GIST）、平滑肌肉瘤、淋巴瘤、脂肪瘤、腺肌瘤和绒毛状腺瘤 [15, 16]。梅克尔憩室并发肿瘤的年平均发病率为 1.8/1000 万；发病率随着年龄的增长而逐渐增加，在 80 岁左右达到峰值。类癌是最常见的病理类型，占所有梅克尔憩

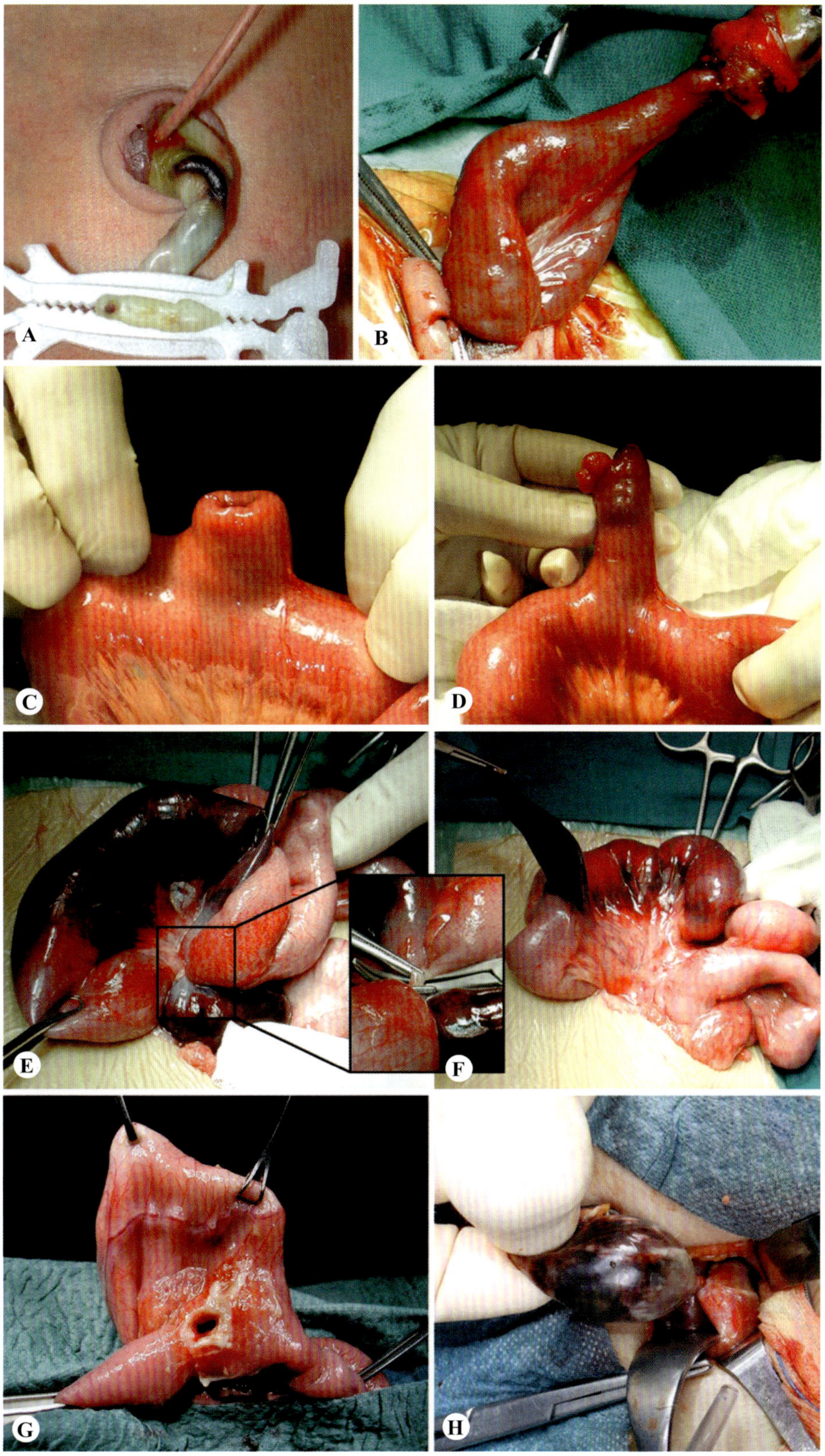

▲ 图 32-3　脐肠管残留畸形的各种临床表现和并发症

A 和 B. 在外科治疗和解剖过程中插管探查脐肠管瘘；C 和 D. 梅克尔憩室嵌顿导致肠梗阻；E 和 F. 由于憩室索带压迫引起的内疝，导致憩室本身和邻近回肠的缺血性损伤；G. 巨大梅克尔憩室继发消化性溃疡导致的穿孔；H. 梅克尔憩室扭转室癌的 76.5%[15]。梅克尔憩室出现类癌的平均年龄为 55 岁，男性的发病率是女性的 2.5 倍。典型的类癌综合征出现在 10%～20% 的患者中，由 5-羟色胺分泌所致，通常发生在肝转移患者中。＜1cm 的类癌，转移率为 2%；1～2cm 的病灶，转移率为 50%；＞2cm 的病灶，转移率为 80%。肝脏是最常见的转移部位，肝转移患者的 5 年生存率为 30%[16]。在超过 70% 的病例中，类癌起源于梅克尔憩室的远端。在梅克尔憩室肿瘤中，切除时一般建议切除包含憩室和相应憩室的回肠肠系膜。

（三）诊断

大多数无并发症的梅克尔憩室无症状，通常是在剖腹手术或腹腔镜手术中偶然发现的。由于越来越多地使用更灵敏的放射检查，很少有人通过影像学检查怀疑梅克尔憩室。在上消化道造影研究中，典型的发现是一个起源于回肠远端对肠系膜边缘的憩室。在超声和 CT 检查中，无并发症、起源于回肠的圆形或管状盲端结构的梅克尔憩室，很少被发现 [17]。

在胃肠道出血的情况下，广泛使用 ^{99m}Tc 高锝酸盐放射性核素研究（“梅克尔憩室扫描”）。Harper 在 1962 年介绍了这项研究，但 Jewett 在 1970 年首次将其应用于临床 [18]。^{99m}Tc 高锝酸盐由胃内胃黏膜的管状腺体吸收和分泌，但也存在于异位胃黏膜中，这在 70%～100% 的儿童出血性梅克尔憩室中存在（图 32-4）。在儿童中，梅克尔憩室扫描的灵敏度为 80%～90%，特异度为 95%，准确度为 90%[4, 7]。通过服用五肽胃泌素（可增加胃黏膜摄取并刺激酸分泌）、H_2 受体阻滞药（如西咪替丁或雷尼替丁）（可减少同位素的排泄并增加细胞滞留）来提高准确性，此外也采用胰高血糖素（通过其反蠕动作用，使同位素在憩室中持续更长时间）来提高准确性 [17]。假阳性结果的原因包括含有异位胃黏膜的肠重复畸形、肠套叠、肠道炎症、示踪剂在泌尿系统中的滞留、血管病变（如血管瘤）、动静脉畸形，与梅克尔憩室无关的胃肠道出血。假阴性闪烁扫描可能是由于憩室中的胃异位黏膜缺失或体积小：至少需要 1cm[2] 的异位组织。其他因素包括膀胱中的示踪剂可能会掩盖位于盆腔的梅克尔憩室，先前钡剂研究中肠道中的残余对比剂会减弱伽马射

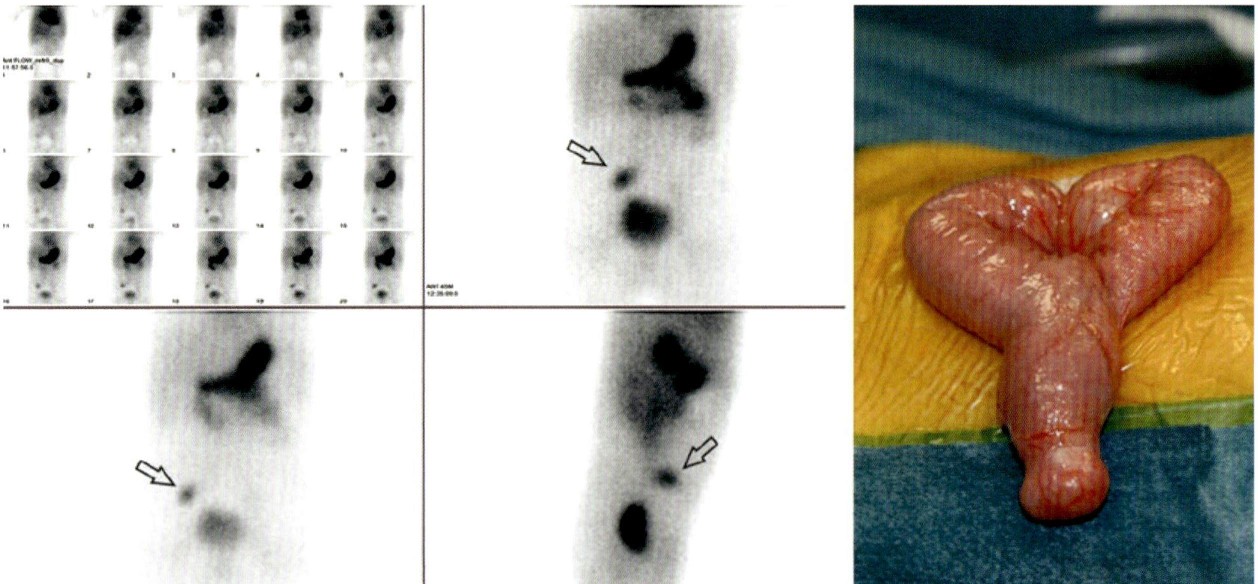

▲ 图 32-4　在 1 例梅克尔憩室出血病例中，^{99m}Tc 高锝酸盐放射性核素扫描显示右下腹摄取呈现聚集；右侧为术中发现，憩室尖端可触及异位黏膜

线，以及高出血率或憩室血液供应不良导致放射性示踪剂的快速稀释[18]。SPECT 已经成功地识别了使用传统平面成像无法看到的病灶[17]。肠系膜血管造影可用于研究与梅克尔憩室相关的胃肠道出血，但出血率必须>0.5ml/min。相比之下，^{99m}Tc 标记的红细胞扫描是一种更灵敏的检测，可以以低至 0.1ml/min 的速度识别出血，但它没有特异性[17]。在出现具有典型特征的出血和重复阴性闪烁扫描时，一些学者建议进行探查性腹腔镜检查。

无线胶囊内镜已经广泛应用于不明原因胃肠道出血的患者，阳性发现率为 40%～75%，3%～15% 梅克尔憩室的患者可被诊断[19]。在闪烁扫描阴性的儿童中，逆行双气囊小肠镜也被成功用于梅克尔憩室的诊断[20]。

炎症性梅克尔憩室在超声上表现为厚壁、管状、不可压性病变，彩色多普勒超声显示肠壁充血；然而，这些特征往往与急性阑尾炎相似，导致误诊。在 CT 检查时，急性梅克尔憩室炎表现为盲端管状或囊性厚壁结构，并伴有肠壁强化和周围肠系膜脂肪组织的炎症改变[13, 17]。在肠套叠病例中，灌肠很少提示梅克尔憩室作为导点，通常都是在手术中做出诊断。Itagaki 描述了一种超声征象，他将其命名为“双靶征”，其中一个靶点由内翻的梅克尔憩室形成，第二个靶点由肠套叠的回肠形成[4, 14]。

在肠梗阻或憩室穿孔的患者中，放射学表现通常是非特异性的：肠襻扩张、气液平和腹腔游离气体。

（四）治疗

症状性梅克尔憩室的首选治疗方法是手术切除，可采用开放式或腹腔镜技术。腹腔镜越来越多地被用于梅克尔憩室的诊断和治疗：在大多数情况下，憩室被识别、抓住、提拉至腹壁外，然后从体外切除，可以通过简单的憩室切除和回肠横行吻合，或者通过肠段切除和再吻合来实现。单纯憩室切除术可导致黏膜残留，或在出血的情况下肠系膜侧或憩室颈部残留溃疡。对于有出血或炎症症状的患者，切除回肠段（包括憩室）可能是最安全的选择[5, 12]。

偶然发现的梅克尔憩室的处理仍然存在争议。经典的方法是切除，避免可能导致并发症的出现。1976 年，Soltero 首次提出不应切除无症状梅克尔憩室，其证据是在患者晚年只有一个小的无症状憩室引起的疾病[8]。其他学者建议采用“选择性”方法，建议在选定病例中切除偶然发现的梅克尔憩室。例如，Park 建议切除最常与症状相关的、具有下述 4 个特征之一的憩室：年龄< 50 岁、男性、憩室长度>2cm、异位组织或憩室内异常表现[10]。然而，关于最后一点，同一作者报道称，手术中发现，可触及的肿物中，只有 38% 的憩室其组织病理学诊断为异位组织[10]。Zani 最近的一项 Meta 分析得出结论，切除偶然发现的梅克尔憩室的早期并发症发生率明显高于保留其于原位（梅克尔憩室切除并发症发生率为 5.3%，而未切除的梅克尔憩室，其并发症的发生率为 1.3%）；据估计，梅克尔憩室终生出现并发症，而需要手术切除的概率为 2.9%，需要切除 758 例无症状憩室，以防止 1 例死于梅克尔憩室[8]。

四、脐尿管残余

脐尿管无法完全纤维闭塞或延迟闭塞可导致各种脐尿管组织残留，包括脐尿管未闭、脐尿管窦、脐尿管囊肿和脐尿管憩室。

（一）流行病学和分类

1550 年，Bartholomaeus Cabrolius 首次描述了脐尿管的持续存在[21]。脐尿管畸形在历史上被认为是罕见的；新生儿出生时的发病率估计为 1/（5000～8000）例活产胎儿[22, 23]，但真正的发病率可能更高。Schubert 发现，在 122 个成人尸检标本中，38% 的标本有管状脐尿管残留[24]。自从腹部超声常被用作筛查方法，脐尿管残余物经常被诊断，但这些偶然诊断的残余物的临床意义尚不清楚。2003 年，Ueno 回顾了 3400 例患者的超声报告，发现 56 例儿童脐尿管残留，发病率为 1.6%；56 例中有 36 例无症状[25]。最近，

Gleason 回顾了 13 年间 64 803 例 18 岁以下患者的腹部影像学研究，在这些患者中，721 例经 X 线诊断为脐尿管异常（1.1%）；只有 54 例脐尿管异常（7.5%）有症状[26]。男性的发病率略高，男女比例为 1.36 : 1[23]。脐尿管异常最常见的类型是脐尿管囊肿（36%～61%）（图 32-5D），如果脐尿管在脐部和膀胱部位闭合，在这两个部位之间仍保持通畅则发生脐尿管囊肿。脐带脐尿管窦（图 32-5C）是在脐部开口的盲端残余物，占 16%～49%；脐尿管未闭（图 32-5A）在膀胱腔和脐部之间相通，占 10%～23%[27, 28]。脐尿管憩室（图 32-5B）由脐尿管处的膀胱突出所致，非常罕见，仅占脐尿管异常的 1%～3%[3, 27]。

（二）临床表现

随着腹部超声检查的广泛应用，偶然诊断出的脐尿管残余物（没有任何症状）的数量正在增加。在有症状的病例中，脐部引流是最常见的表现形式。疼痛、红斑和其他感染症状、可触及的囊肿或肿块、排尿困难或尿路感染是其他临床症状[27, 28]。脐部回缩伴排尿可能是脐尿管异常的标志[5]。

脐尿管未闭通常与新生儿期的漏尿有关。此外，它可能是新生儿巨大脐带的原因之一[2, 3]。脐尿管窦可能无症状，也可能出现周期性分泌物增多，通常与感染有关。脐尿管囊肿有时在常规检查中，因偶然发现肿物，而被发现；当囊肿扩大或发生感染时，就会出现症状，症状包括急性腹痛、发热、尿路感染和腹部肿块[29, 30]。大多数膀胱脐尿管憩室无症状，但可能合并尿路感染和脐尿管内结石形成，尤其是当它们储存尿液时[3, 5]。脐尿管异常被认为与脐尿管癌风险增加有关。恶性脐尿管肿瘤非常罕见，占所有膀胱恶性肿瘤的 0.1%～0.5%；腺癌占大多数病例（占所有脐尿管癌的 88%～97%），估计每年的发病率为 0.18/100 000。诊断时的中位年龄峰值主要出现在 50—60 岁，性别分布显示出男性倾向[26, 31]。脐尿管肿瘤通常是无症状的，大部分患者表现为肿瘤 3 期或更高。最常见的症状是血尿，源于 90% 的癌起源于膀胱近旁的脐尿管部。5 年癌特异性生存率 43%～61%[31]，局部浸润和全身转移导致 5 年生存率为 6.5%～15%[3]。

（三）诊断

任何怀疑脐尿管异常的儿童都应该接受超声评估作为初始筛查方法。超声对大多数脐尿管囊肿（82%～100%）及脐尿管窦和脐尿管未闭的不同百分比有诊断价值，研究显示诊断率为 33%～100%。在脐部持续渗出的情况下，窦道 / 瘘管造影有助于描绘缺损的解剖结构，并排除脐肠系膜畸形残余[27]。大多数学者认为，对于疑似脐尿管异常的患者，排尿膀胱尿道造影术很

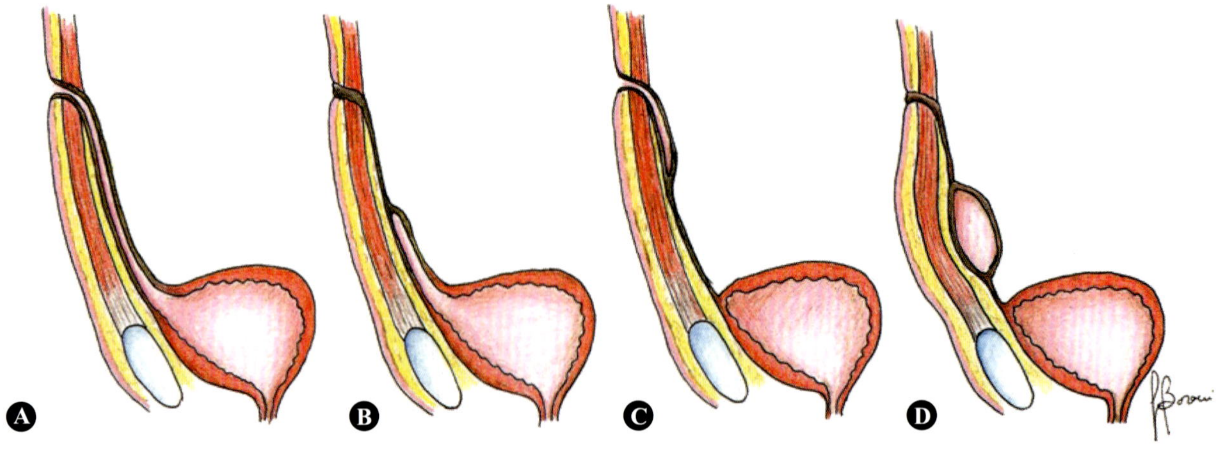

▲ 图 32-5 各种脐尿管残留

A. 脐尿管开放；B. 膀胱脐尿管憩室；C. 脐尿管窦；D. 脐尿管囊肿

少提供信息，因此不采用。然而，在罕见的膀胱脐尿管憩室中，排尿膀胱尿道造影可能有助于描绘憩室的解剖结构。在脐尿管未闭患儿中，可能有助于排除后尿道瓣膜或其他膀胱梗阻。目前这种合并症似乎非常罕见，但在过去，约1/3的脐尿管未闭患者出现后尿道瓣膜[3, 32]。在一些病例当中，当超声无法明确时，建议进行CT或MRI检查[27]。

（四）治疗

传统意义上，儿童脐尿管畸形应该切除以避免感染和防止恶变。在最近的文献中，有学者建议对偶然发现的脐尿管畸形，给予保守治疗，即使是对于感染异常情况，特别是年龄较小的患儿[21, 23, 32]。一些证据证明，脐尿管残余物治疗新趋势是合理的，在6个月以下的患儿中，偶然发现的脐尿管残余物数量不断增加，自发消退率可达80%[28, 32]。此外，脐尿管残余物切除术在预防脐尿管癌中的确切作用尚不清楚。Gleason计算出平均治疗数量为5.721个脐尿管残留可能预防1例脐尿管腺癌，并得出结论，预防性手术切除既不合理，也不推荐[26]。

尽管进行适当的保守治疗，但仍有持续症状出现的一些患儿，尤其是年龄超过1岁的患儿，脐尿管残余物切除仍然是最被接受的治疗方法。对于受感染的脐尿管囊肿患儿，一些学者建议采用两阶段治疗方法，首先进行引流和抗生素治疗，然后进行切除[21]。

推荐的手术方法包括从脐部到膀胱顶的脐尿管残余物的根治性切除，同时做出膀胱壁袖口。事实上，大多数脐尿管癌发生在脐尿管的远端[29]。传统的开放入路，经脐（可能需要向外侧扩大切口）、中线垂直切口或下腹横切口，以实现全切除，主要适用于年龄较大的儿童[30]。1993年，Trondsen描述了第1例腹腔镜脐尿管残余物切除术。1995年，Fahlenkamp将该手术扩展到儿科患者[29, 30]。目前腹腔镜手术被广泛应用；大多数报道描述了一种三孔法，一个孔用于30°镜头观察孔，两个操作孔。镜头观察孔分别位于脐下或脐上，操作孔分别位于右腹壁和左腹壁中部[29]。其他放置技术包括将所有孔放置在中线的右侧或左侧：第一个孔位于上腹部；第二个位于脐水平，锁中线侧方；第三个在下腹部，锁中线上[30]。在布孔和脐尿管残余物切除时，必须放置Foley尿管以首先排空膀胱，然后用生理盐水或稀释的必要的染料充盈膀胱，以便更好地显示膀胱和脐尿管之间的边界，并在脐尿管切除后迅速识别可能存在的任何渗漏。在打开前腹壁腹膜之后，采用电钩、剪刀或超声刀从腹横筋膜上分离脐尿管残余物，然后在其上端靠近脐处离断。解剖一直进行到膀胱，在膀胱顶处采用圈套器结扎脐尿管残余物，贴近逼尿肌切除残余物。可以再缝1～2针，以确保膀胱完全闭合。导尿管应留置2～3天，以防止尿漏[29, 30]。

参考文献

[1] Sadler TW. Langman's medical embryology. 10th ed. Philadelphia: Lippincot Williams & Wilkins; 2006.
[2] Cilley RE. Disorders of the umbilicus. In: Coran AG, Adzick NS, Krummel TM, Laberge JM, Shamberger RC, Caldamone AA, editors. Pediatric surgery. 7th ed. Philadelphia: Elsevier Saunders; 2012. p. 961-72.
[3] Yu JS, Kim KW, Lee HJ, Lee YJ, Yoon CS, Kim MJ. Urachal remnant diseases: spectrum of CT and US findings. Radiographics. 2001;21(2):451-61. Review.
[4] Bagade S, Khanna G. Imaging of omphalomesenteric duct remnants and related pathologies in children. Curr Probl Diagn Radiol. 2015;44(3):246-55. https://doi.org/10.1067/j.cpradiol.2014.12.003. Epub 2015 Jan 3. Review.
[5] Snyder CL. Current management of umbilical abnormalities and related anomalies. Semin Pediatr Surg. 2007;16(1):41-9. Review.
[6] Hegazy AA. Anatomy and embryology of umbilicus in newborns: a review and clinical correlations. Front Med. 2016;10(3):271-7. https://doi.org/10.1007/s11684-016-0457-8.
[7] Sagar J, Kumar V, Shah DK. Meckel's diverticulum: a

systematic review. J R Soc Med. 2006;99(10):501-5. Review.
[8] Zani A, Eaton S, Rees CM, Pierro A. Incidentally detected Meckel diverticulum: to resect or not to resect? Ann Surg. 2008;247(2):276-81. https://doi. org/10.1097/SLA.0b013e31815aaaf8. Review.
[9] Huang CC, Lai MW, Hwang FM, Yeh YC, Chen SY, Kong MS, et al. Diverse presentations in pediatric Meckel's diverticulum: a review of 100 cases. Pediatr Neonatol. 2014;55(5):369-75. https://doi. org/10.1016/j.pedneo. 2013. 12.005.
[10] Park JJ, Wolff BG, Tollefson MK, Walsh EE, Larson DR. Meckel diverticulum: the Mayo Clinic experience with 1476 patients (1950-2002). Ann Surg. 2005;241(3):529-33.
[11] Simms MH, Corkery JJ. Meckel's diverticulum: its association with congenital malformation and the significance of atypical morphology. Br J Surg. 1980; 67(3): 216-9.
[12] Snyder CL. Meckel diverticulum. In: Coran AG, Adzick NS, Krummel TM, Laberge JM, Shamberger RC, Caldamone AA, editors. Pediatric surgery. 7th ed. Philadelphia: Elsevier Saunders; 2012. p. p1085-92.
[13] Kotecha M, Bellah R, Pena AH, Jaimes C, Mattei P. Multimodality imaging manifestations of the Meckel diverticulum in children. Pediatr Radiol. 2012;42(1):95-103. https://doi.org/10.1007/s00247-011-2252-7.
[14] Kotha VK, Khandelwal A, Saboo SS, Shanbhogue AK, Virmani V, Marginean EC, et al. Radiologist's perspective for the Meckel's diverticulum and its complications. Br J Radiol. 2014;87(1037):20130743. https://doi.org/10.1259/bjr.20130743.
[15] Thirunavukarasu P, Sathaiah M, Sukumar S, Bartels CJ, Zeh H 3rd, Lee KK, et al. Meckel's diverticulum—a high-risk region for malignancy in the ileum. Insights from a population-based epidemiological study and implications in surgical management. Ann Surg. 2011;253(2):223-30. https://doi.org/10.1097/SLA.0b013e3181ef488d.
[16] Caracappa D, Gullà N, Lombardo F, Burini G, Castellani E, Boselli C, Gemini A, Burattini MF, Covarelli P, Noya G. Incidental finding of carcinoid tumor on Meckel's diverticulum: case report and literature review, should prophylactic resection be recommended? World J Surg Oncol. 2014;12:144. https://doi.org/10.1186/1477-7819-12-144.
[17] Thurley PD, Halliday KE, Somers JM, Al-Daraji WI, Ilyas M, Broderick NJ. Radiological features of Meckel's diverticulum and its complications. Clin Radiol. 2009;64(2):109-18. https://doi.org/10.1016/j.crad.2008.07.012.
[18] Kiratli PO, Aksoy T, Bozkurt MF, Orhan D. Detection of ectopic gastric mucosa using 99mTc pertechnetate: review of the literature. Ann Nucl Med. 2009;23(2):97-105. https://doi.org/10.1007/s12149-008-0204-6.
[19] Krstic SN, Martinov JB, Sokic-Milutinovic AD, Milosavljevic TN, Krstic MN. Capsule endoscopy is useful diagnostic tool for diagnosing Meckel's diverticulum. Eur J Gastroenterol Hepatol. 2016;28(6):702-7. https://doi.org/10.1097/MEG.0000000000000603.
[20] Geng LL, Chen PY, Wu Q, Li HW, Li DY, Yang M, et al. Bleeding Meckel's Diverticulum in children: the diagnostic value of Double-Balloon Enteroscopy. Gastroenterol Res Pract. 2017;2017:7940851. https://doi.org/10.1155/2017/7940851.
[21] Lipskar AM, Glick RD, Rosen NG, Layliev J, Hong AR, Dolgin SE, Soffer SZ. Nonoperative management of symptomatic urachal anomalies. J Pediatr Surg. 2010;45(5):1016-9. https://doi.org/10.1016/j. jpedsurg.2010.02.031.
[22] Nogueras-Ocaña M, Rodríguez-Belmonte R, Uberos-Fernández J, Jiménez-Pacheco A, Merino-Salas S, Zuluaga-Gómez A. Urachal anomalies in children: surgical or conservative treatment? J Pediatr Urol. 2014;10(3):522-6. https://doi.org/10.1016/j. jpurol.2013.11.010.
[23] Stopak JK, Azarow KS, Abdessalam SF, Raynor SC, Perry DA, Cusick RA. Trends in surgical management of urachal anomalies. J Pediatr Surg. 2015;50(8):1334-7. https://doi.org/10.1016/j. jpedsurg.2015.04.020.
[24] Copp HL, Wong IY, Krishnan C, Malhotra S, Kennedy WA. Clinical presentation and urachal remnant pathology: implications for treatment. J Urol. 2009;182(4 Suppl):1921-4. https://doi.org/10.1016/j. juro.2009.03.026.
[25] Ueno T, Hashimoto H, Yokoyama H, Ito M, Kouda K, Kanamaru H. Urachal anomalies: ultrasonography and management. J Pediatr Surg. 2003;38(8):1203-7.
[26] Gleason JM, Bowlin PR, Bagli DJ, Lorenzo AJ, Hassouna T, Koyle MA, Farhat WA. A comprehensive review of pediatric urachal anomalies and predictive analysis for adult urachal adenocarcinoma. J Urol. 2015;193(2):632-6. https://doi.org/10.1016/j. juro.2014.09.004.
[27] Yiee JH, Garcia N, Baker LA, Barber R, Snodgrass WT, Wilcox DT. A diagnostic algorithm for urachal anomalies. J Pediatr Urol. 2007;3(6):500-4. https://doi.org/10.1016/j.jpurol.2007.07.010.
[28] Naiditch JA, Radhakrishnan J, Chin AC. Current diagnosis and management of urachal remnants. J Pediatr Surg. 2013;48(10):2148-52. https://doi.org/10.1016/j.jpedsurg.2013.02.069.
[29] Chiarenza SF, Bleve C. Laparoscopic management of urachal cysts. Transl Pediatr. 2016;5(4):275-81. https://doi.org/10.21037/tp.2016.09.10.
[30] Sato H, Furuta S, Tsuji S, Kawase H, Kitagawa H. The current strategy for urachal remnants. Pediatr Surg Int. 2015;31(6):581-7. https://doi.org/10.1007/s00383-015-3712-1.
[31] Behrendt MA, DE Jong J, VAN Rhijn BW. Urachal cancer: contemporary review of the pathological, surgical, and prognostic aspects of this rare disease. Minerva Urol Nefrol. 2016;68(2):172-84.
[32] Galati V, Donovan B, Ramji F, Campbell J, Kropp BP, Frimberger D. Management of urachal remnants in early childhood. J Urol. 2008;180(4 Suppl):1824-6 ; discussion 1827. https://doi.org/10.1016/j.juro.2008. 03.105.

第 33 章　膀胱外翻 – 尿道上裂复合体
The Bladder Exstrophy-Epispadias Complex (BEEC)

Geoffroy de Sallmard　Omar Alhadeedi　Delphine Demède　Pierre Mouriquand　著
余梦楠　译

膀胱外翻 – 尿道上裂复合体（bladder exstrophy-epispadias complex，BEEC）是盆腔器官空化和分离失败、盆腔环闭合失败的结果。在妊娠前 2 个月，胚胎（生发盘）经历了颅尾管状化的复杂过程（界定）[1]，导致盆腔器官出现管状化并连接到盆底。这使泌尿系、生殖器和肠腔互相分开，这些腔通过各自的导管及其相应的括约肌独立地连接到会阴表面。如果分界过程提前中断，远端肠、膀胱和尿道就不是互相独立的，而是表现为相连且经常重复的板。这是泄殖腔外翻，通常并存其他异常。如果该过程停止在妊娠后期，则肠道已正确形成并连接，但膀胱和尿道均广泛开放，表现为典型的膀胱外翻。最后，当过程停止较晚，只有尿道和尿道括约肌开放且无功能，则表现为尿道上裂。根据空化失败的时间，应注意区分涉及括约肌功能和儿童不同程度失禁的后尿道上裂，以及排便机制发育完全或部分完成、生殖结节存在异常的前尿道上裂。尿道上裂在男性和女性中均可见。

目前已有复杂的胚胎假说来解释这些异常。包括泄殖腔膜的形成和定位，泄殖腔膜位于生发盘的尾端并占据脐下腹壁。在形成最初泄殖腔膜的两层（外胚层和内胚层）之间出现了间充质向内生长[2]，它最终形成下腹部肌肉和骨盆[3]。周围的中胚层后期将位于生殖结节的起始处。胚胎的三维发育从头端到尾端，从背侧到胚胎腹侧。如果尾端定界中止，外胚层和内胚层之间的间充质无法向内生长，泄殖腔过度拉伸变得脆弱，并发生过早破裂，导致盆腔器官外翻（或未空腔化）[4]。这个“拉链”过程[5]解释了骨盆的逐渐闭合和骨盆器官从后到前、从胚胎顶部到底部的空化。泄殖腔定界的中期可能比早期和晚期更脆弱。这可以解释为什么膀胱外翻比泄殖腔外翻和尿道上裂更常见[6]。此外，还报道了一些其他胚胎假说[7-10]。

流行病学资料证实膀胱外翻发生率在（2.15～3.3）/100 000[11, 12]。尿道上裂的发病率为 1/101 000[13]，男女比为 5 : 1[14]。膀胱外翻的男女比为（1～6）: 1[15]。白种人儿童、体外受精[16]和社会经济地位似乎是相互作用的因素。由于病例数较少[17-19]，遗传易感性仍然不能确定。复发风险为 0.3%[20]～2.3%[17-19]。

一、BEEC 解剖结构（图 33–1 至图 33–6）

骨骼异常包括两个半骨盆的旋转和分离、在两个半耻骨之间产生间隙，骨盆腔变平，会阴上升，女孩的肛门和阴道前移，以及腹部肌肉功能紊乱导致腹股沟疝频发[21]。盆底和耻骨直肠悬带被拉开，这解释了为什么女孩经常发生生殖器脱垂和偶尔发生直肠脱垂[22]。

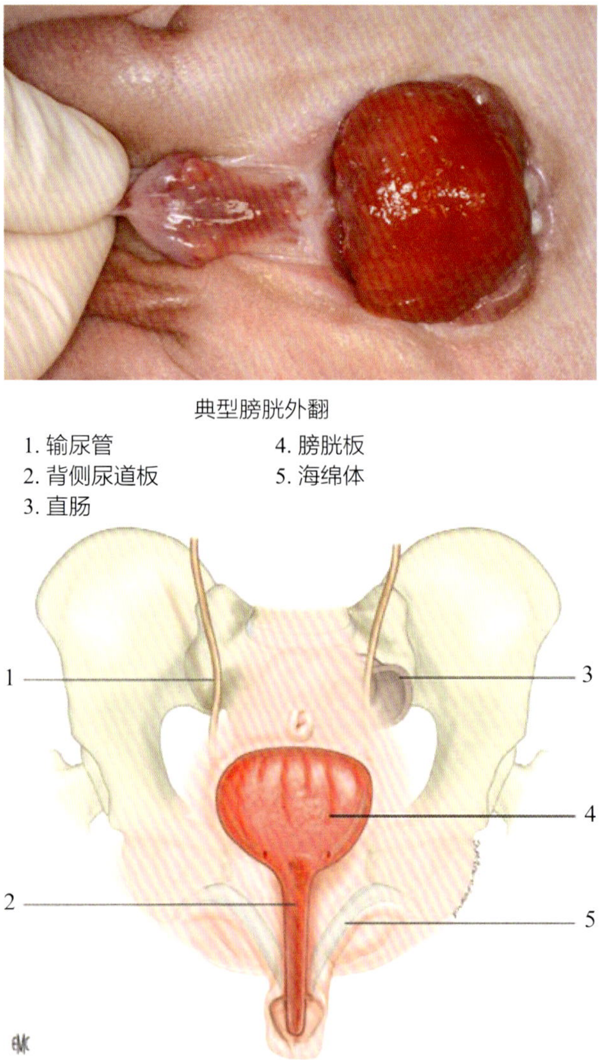

▲ 图 33-1 典型男性膀胱外翻

图片由 Mouriquand P., Vidal I.Complexe Exstrophie Epispade. Encyclopédie Médico-Chirurgicale—Urologie.Volume 18-208-A-10 2012.pp 1-18 提供

在经典的膀胱外翻中，下尿道显露表现为膀胱和尿道呈开放状态。括约肌功能不全导致完全尿失禁。输尿管 – 膀胱交界处异常，输尿管黏膜下隧道短，一旦闭合膀胱将导致膀胱输尿管反流。

存在变异，包括部分外翻（“耻骨联合分裂”）、盆腔器官重复畸形[23]、脊髓脊膜膨出、脊柱异常、脐膨出、短肠或肛门直肠畸形。

在男孩中，有尿道上裂的阴茎短而宽，阴茎皮肤分布异常。由于阴茎海绵体的异常旋转，阴茎出现背侧弯曲。可有勃起现象。阴茎背侧尿道板敞开。龟头背侧开放并一分为二。神经血管束分成两个宽条，由侧面通向每个半龟头。

在极少数情况下，存在尿道上裂的尿道被紧密完整的包皮所掩盖。阴茎皮肤轴的先天缺陷导致阴茎被掩盖[24]。

女孩的尿道也是敞开的，显露出膀胱颈或膀胱本身。因此，排尿控制机制也存在缺陷[25]。两个半阴蒂分裂位于尿道板两侧。阴道口位置前移且通常很窄。阴阜分离呈两半，导致其间形成了一个三角形的无毛区域[25]。

在泄殖腔外翻中，腹部缺陷更严重，可能有脐膨出。肠道外翻于两个半膀胱之间。小肠短而大肠发育不良（“后肠”）。男孩的生殖结节发育很差。孩子大小便失禁。

二、BEEC 的诊断

产前超声可在妊娠第 16 周开始发现膀胱外翻，如发现脐带低植入、膀胱缺如、耻骨间隙和脐下壁突出。在泄殖腔外翻中，也可以看到脐膨出。也有很多时候出生时才诊断[26]。

三、BEEC 治疗

BEEC 的治疗目标是保护肾功能，实现“社交干燥”，重塑生殖器区域，改善未来的性生活和未来的生育能力，并在整个童年和青春期提供持续的心理支持。

（一）出生时

应取下脐带夹并缝合脐带，以免损坏膀胱表面。膀胱应覆盖石蜡浸湿纱布或硅胶保护网，并将孩子转移到专门的儿童泌尿外科。

（二）两种主要的治疗方法

1. 经典的分期手术方法

巴尔的摩[27]的 Robert Jeffs 所描述的三步方法包括：①在新生儿期闭合膀胱，进行或不进行截骨术；② 6—18 月龄重建生殖器结节，进行或不进行雄激素刺激、进行或不进行截骨术；③ 4 岁以后行膀胱颈手术，做或不做膀胱扩大术、进

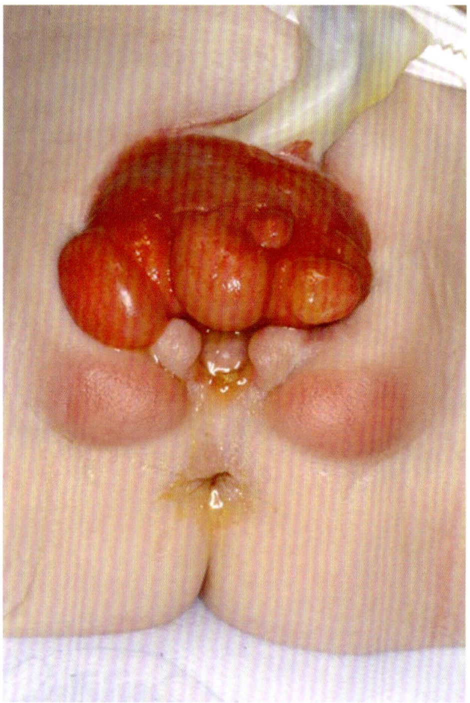

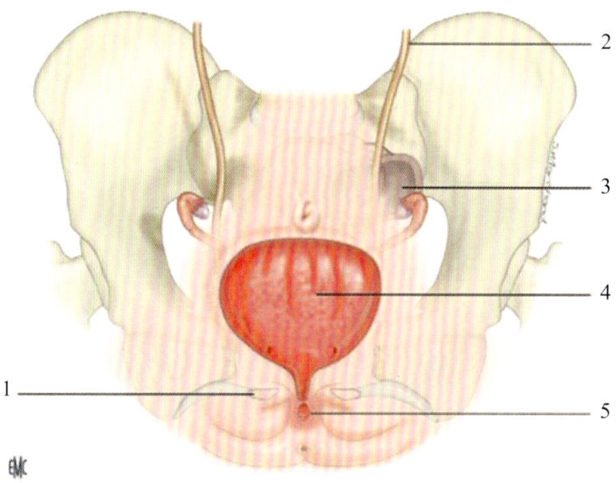

▲ 图 33-2　典型女性膀胱外翻

图片由 Mouriquand P., Vidal I.Complexe Exstrophie Epispade. Encyclopédie Médico-Chirurgicale—Urologie.Volume 18-208-A-10 2012.pp 1-18 提供

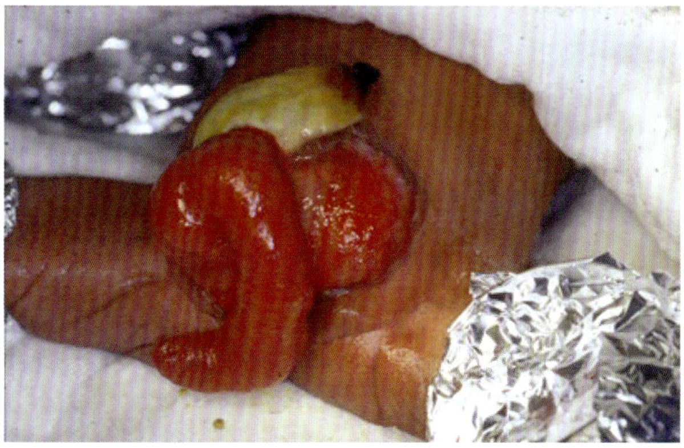

▲ 图 33-3　泄殖腔外翻

行或不进行 Mitrofanoff 分流术。

2. 闭合膀胱板（图 33-7 至图 33-9）

输尿管插入导管后，将膀胱板仔细从相邻结构中分离出来，注意几个重要的标志：直肌的内侧缘，每个半耻骨的内侧缘直到充分显露骨盆底、脐部和腹膜。用双层间断缝线缝合膀胱腔，直到膀胱颈水平。闭合前腹壁肌层，将两个半耻骨用强力缝线缝合在一起。这种操作可以在骨盆环内重新定位膀胱和后尿道。骨盆骨通常在出生后不久就有足够弹性使得骨盆环能闭合。有些人仍然喜欢进行骨盆截骨术以促进两个半骨盆的连接。在出生后几天，进行骨盆后部截骨术时可以插入针和进行外固定，因为后面的骨头更厚。前斜截骨也是可行的，但从前面插入针更加困难。首选进行 Bryant 牵引。新生儿截骨术的优点是通过减少伤口上的张力来促进腹部和骨盆环闭合。它还有助于在骨盆内重建膀胱和后尿道的位置。此外，它使术后护理更容易。但是，它增加了手术难度，同时当孩子营养不良不适合进行大手术时，截骨术也增加了并发症发生。

3. 尿道上裂外生殖结节和尿道手术（图 33-10 至图 33-14）

手术修复生殖器异常通常在生后的 2 年内进行。

在男孩中，该手术的目的是：①通过旋转

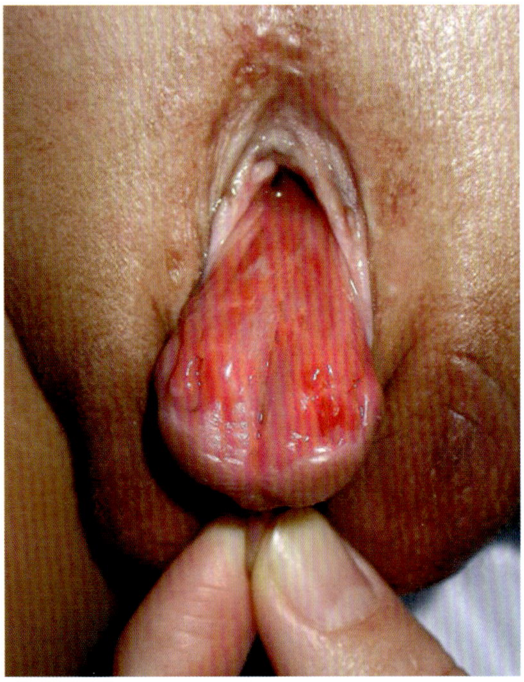

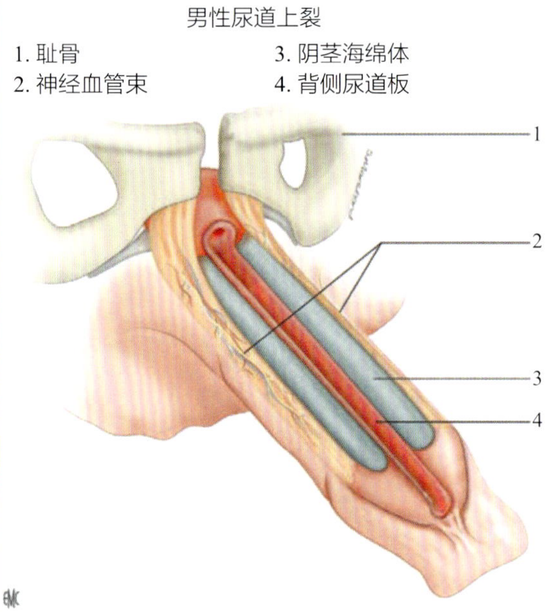

▲ **图 33-4　失禁（后侧）男性尿道上裂**

图片由 Mouriquand P., Vidal I.Complexe Exstrophie Epispade.Encyclopédie Médico-Chirurgicale—Urologie.Volume 18-208-A-10 2012.pp 1-18 提供

海绵体来矫正阴茎的背侧弯曲以获得悬垂的阴茎；②在阴茎腹侧重建尿道的位置；③调整阴茎周围皮肤分布以修补背部皮肤缺损。尽管多年来已经描述了许多术式，仍以 Ransley、Mitchell 和 Kelly 的方法最为常用。术前雄激素刺激生殖结节可使手术更容易。

在 Ransley 的技术[28] 中，切口从尿道开口上方的中线开始，并在尿道板的两侧继续向下（背后是海绵体），绕冠状沟向腹侧切开，将包皮和阴茎体分开。一旦阴茎体腹侧完全显露，在每个阴茎体腹侧垂直切开覆盖其的筋膜。

此操作可显露白膜。继续在筋膜下围绕白膜解剖，向内侧分离通向尿道板的血管组织（海绵体），向外侧分离支配龟头的宽条神经纤维。将每个神经血管束和具有其海绵组织的尿道板与相邻结构分开。将尿道板做成管状，成型其远端（IPGAM= 反向 MAGPI）使未来尿道口腹侧化。然后，通过近端海绵体 – 海绵体造口术使阴茎体向内旋转大约 90° 以去扭转并保持此形态。

这种阴茎体间新吻合使尿道保持在腹侧位置，使阴茎松弛时处于悬垂位置。用带蒂腹侧横向皮瓣转移至阴茎背侧，覆盖皮干（反向 Duckett）。

Mitchell 技术[29, 30] 需要彻底分解阴茎结构，可使整个尿道的管状化和腹侧化，并可以更彻底的纠正阴茎体扭转。海绵体与其相应半龟头一起完全分离。尿道板从海绵体中分离出来，根据尿道板下方血供，将其自阴茎体分离。将其管状化并向腹侧转移。将阴茎体完全分离并各自旋转，矫正背侧腱索并缝合在一起。随后将两半龟头合在一起。

有些人采用 Kelly 手术，即彻底游离软组织[31, 32]。该技术在其他地方有所描述[33]，可能是 EEC 患者进行初次或二次阴茎重建的有价值替代方法。坐骨和耻骨内侧的骨膜与括约肌相附着，从两侧游离阴部血管和神经，有助于过度延展的肌肉重建膜部尿道而不需截骨。其他人[34] 建议在不进行 Kelly 游离的情况下从耻骨支游离阴茎

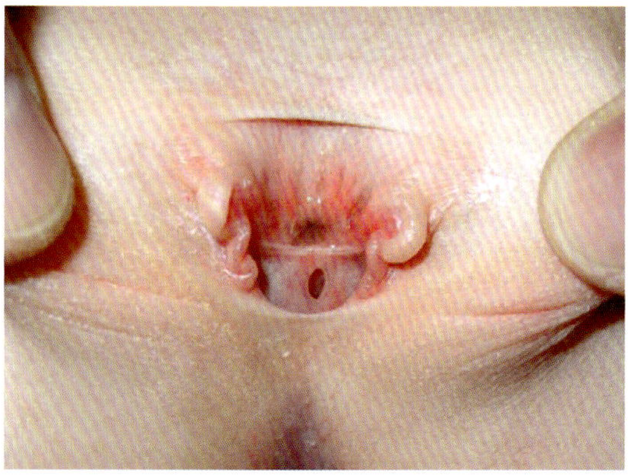

女性尿道上裂
1. 半耻骨
2. 半阴蒂
3. 阴道口
4. 无毛区
5. 开放的尿道

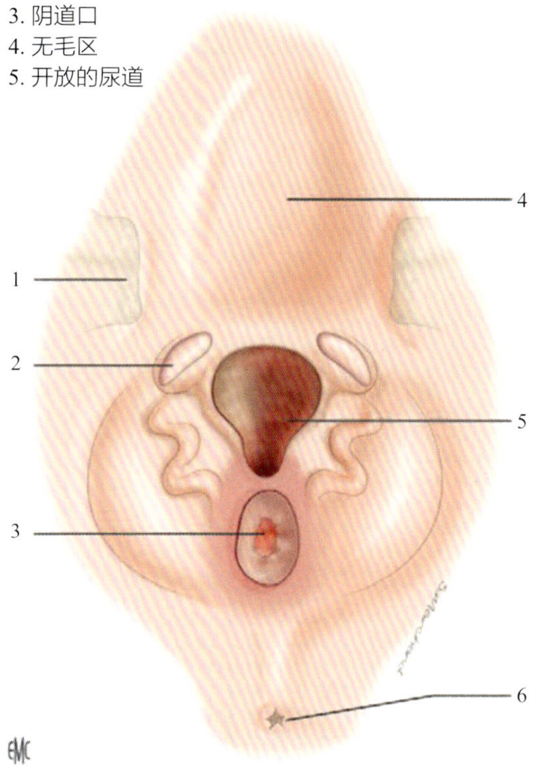

▲ 图 33-5　女性尿道上裂

图片由 Mouriquand P., Vidal I.Complexe Exstrophie Epispade. Encyclopédie Médico-Chirurgicale—Urologie.Volume 18-208-A-10 2012.pp 1-18 提供

脚以获得更长的阴茎。

在女孩中，开放的尿道板从膀胱颈向前延伸到两个半阴蒂的内侧，向后延伸到阴道边缘前方，与相邻会阴肌肉结构分开，随后形成管状。切除两个半耻骨间的三角形无毛区域。在重建的尿道和阴道口之前和之间的会阴肌分别进行缝合，可显著增加膀胱出口阻力，并在大多数情况下保证社交时的排尿控制。如果该区域的外观仍不令人满意，则可能需要在青春期进行二次成形。建议不要对两个半阴蒂的内侧进行解剖和缝合，以避免对阴蒂灵敏度造成影响[35]。

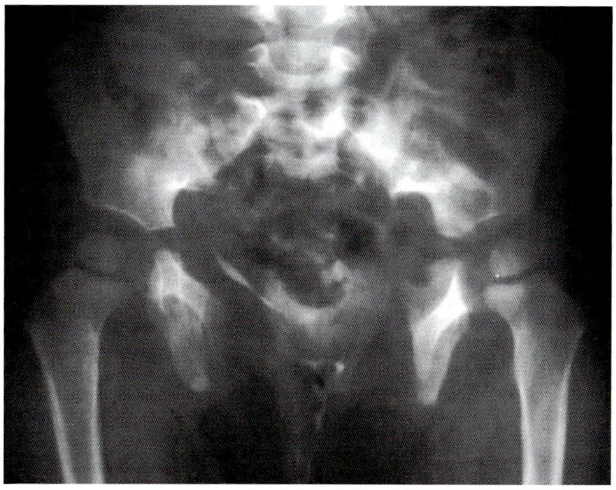

▲ 图 33-6　骨盆环外翻，两个半耻骨之间有明显间隙

4. 失禁手术（图 33-15）

所有操作的目的旨在增加膀胱出口阻力以实现社交干燥（>3h），并能通过重建的尿道或通过导尿管（Mitrofanoff）[36] 排空膀胱。控制排便需要复杂、协调的主动神经肌肉控制机制，无法由常规手术实现。手术只能创造一个足够的静态控制，在理想状态下，它可以让患儿至少 3h 不排尿而不出现明显的渗漏。这种状态下的干燥表明被动机制并不总是容易控制。

(1) 膀胱颈周围注射生物相容性材料：通过在膀胱颈部区域注射填充剂来增加出口阻力是最简单的选择。虽然侵入性不是很大，但该方法中长期效果有些令人失望。最好的结果[37] 是随访数年达到了 30%～40% 干燥。

尽管即时效果令人满意，但随后漏尿持续加重很常见。已经证明，填充剂主要用作膀胱颈手术的术后辅助治疗时，其功效比用来单独治疗要大得多[38]。使用的填充剂类型似乎没有太大区别[39]。

男性膀胱外翻的手术标志

1. 膀胱板周围切口线
2. 精阜
3. 海绵体
4. 背侧尿道板
5. 脐
6. 直肌
7. 直肌内侧缘
8. 膀胱板
9. 输尿管口
10. 耻骨

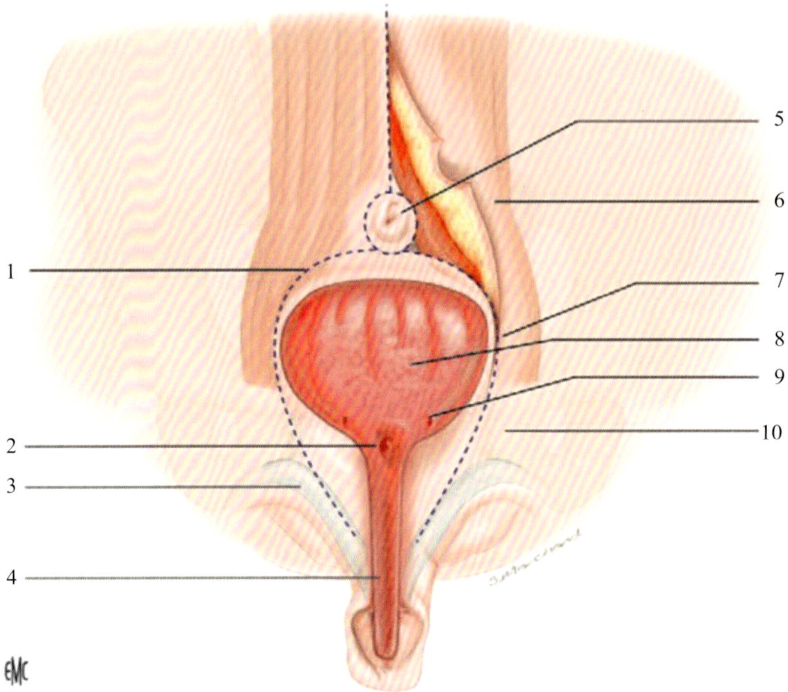

女性手术标记

1. 输尿管开口
2. 切口线
3. 中线切口
4. 脐
5. 直肌
6. 耻骨
7. 半阴蒂
8. 阴道口
9. 肛门

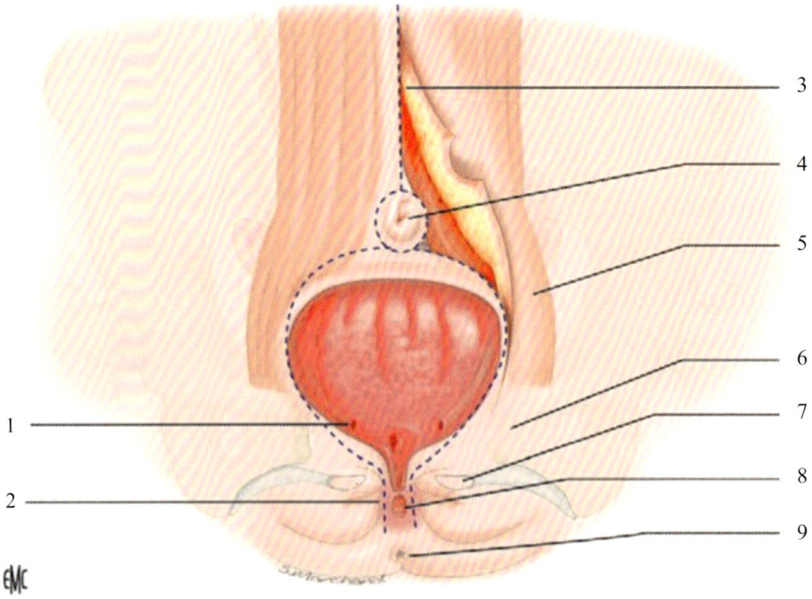

▲ **图 33-7　男性和女性膀胱外翻中膀胱板解剖的解剖标志**

图片由 Mouriquand P., Vidal I.Complexe Exstrophie Epispade.Encyclopédie Médico-Chirurgicale—Urologie.Volume 18-208-A-10 2012.pp 1-18 提供

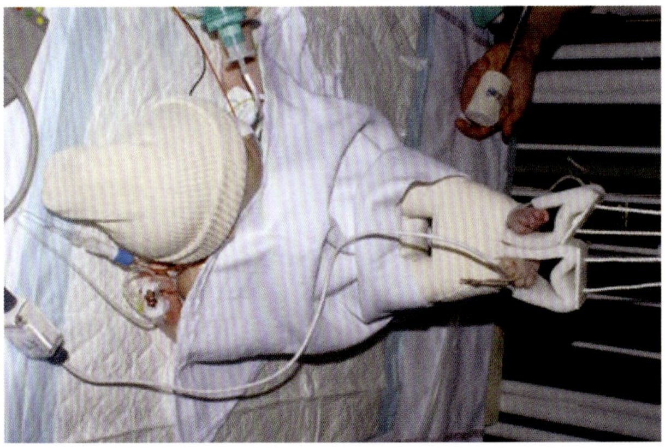

▲ 图 33-8 **Bryant 牵引**

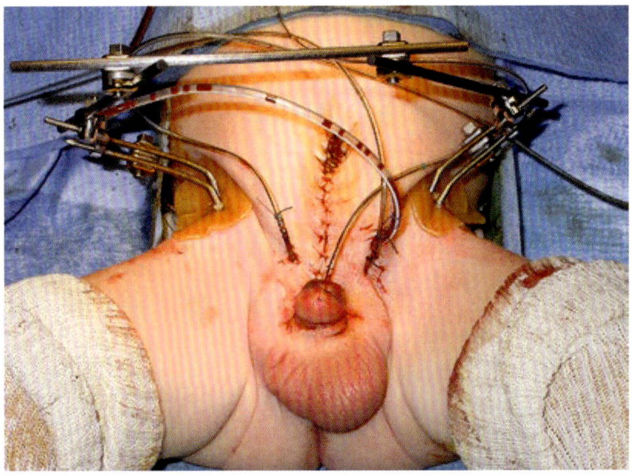

▲ 图 33-9 **新生儿膀胱闭合后外固定**

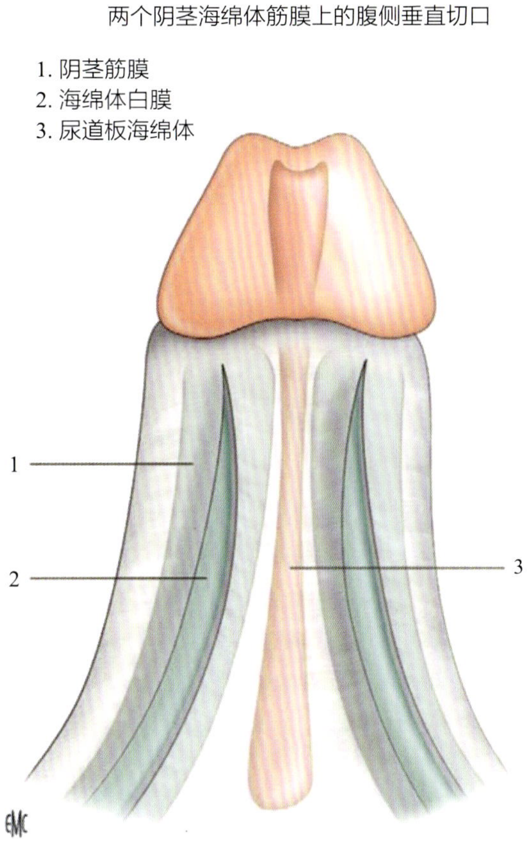

▲ 图 33-10 **海绵体腹侧入路**

图片由 Mouriquand P., Vidal I.Complexe Exstrophie Epispade. Encyclopédie Médico-Chirurgicale—Urologie.Volume 18-208-A-10 2012.pp 1-18 提供

(2) 膀胱颈成形术：这种手术通常在 3—4 岁后用于治疗尿道上裂时的尿失禁，此时患儿可以更好地配合治疗，并且这时膀胱的容积也足够大（>80ml）。这是该重建中最复杂的部分，因为它旨在增加膀胱出口阻力以实现保持干燥至少 3h 而不影响膀胱排空和上尿路引流。经验表明，膀胱外翻患儿很难达到这个效果，而在尿道上裂患儿中要效果更好，因为后者的膀胱功能可能更正常。膀胱颈成形术的原理是缩窄膀胱出口，并恢复尿道内精阜。通过成形一个肌性保护套使膀胱颈收紧，该保护套本身会产生静态的出口阻力。需要再植输尿管防止反流，因为一旦膀胱关闭反流几乎不可避免，再植输尿管还能提供足够的三角空间来收紧膀胱出口。膀胱颈结扎是基于 Young-Dees-Leadbetter 操作及其多种改良术式。这种技术通常会导致"梗阻性"排尿，即高压排空，这对膀胱和整个上尿路构成损伤。解剖三角区也会损伤生殖道。这些患者通常因括约肌功能不足而发生射精不良或逆行射精。

(3) 人工尿道括约肌：有关在 EEC 膀胱颈周围插入人造括约肌瓣的报道很少，经验有限。重建的膀胱颈和尿道发生糜烂的风险更高 [40, 41]。因此，虽然有报道通过在特定的患者中放置硅胶护套有助于插入肌瓣，但人工括约肌不是 EEC 的首选治疗方案 [42, 43]。

(4) 膀胱颈闭合：这是当所有其他方法都失败时的最终解决方案。这是一项困难的手术，因为之前所有膀胱颈组织都经过解剖，此时分离三角区与膀胱颈可能很棘手。这个手术虽然可以相

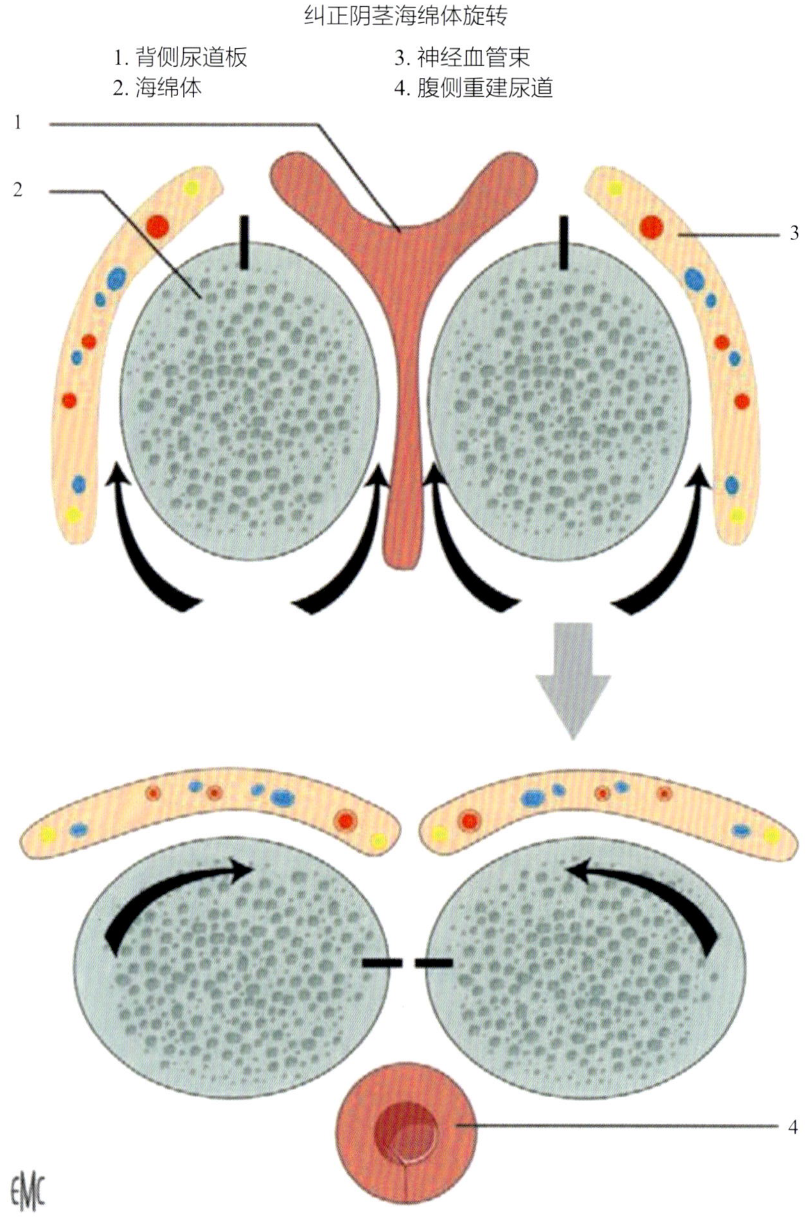

▲ 图 33-11 海绵体旋转

图片由 Mouriquand P., Vidal I.Complexe Exstrophie Epispade.Encyclopédie Médico-Chirurgicale—Urologie.Volume 18-208-A-10 2012.pp 1-18 提供

当好的保证患儿干燥，但它不可逆，当然同时需要做 Mitrofanoff 分流 [44]。

(5) 辅助性手术：膀胱颈成形术结果无法预测，通常需要同时行 Mitrofanoff 分流，提供完整、规律和低压的膀胱排空 [36]。如果尿道成形术后膀胱容量没有增加，有时需要覆盖肠管来扩大膀胱容量。最后，大多数 EEC 膀胱存在反流，通常在膀胱颈成形术时得以纠正。尿道 – 远端结肠 [45] 或其变体（Mainz Pouch Ⅱ）分流具有减少手术次数和实现较好排尿控制的优势，但也会使患者面临严重逆行性尿路感染和肠癌的风险 [46]。非排尿控制的分流术（Bricker）是另一个最终选择。

(6) 后期手术：BEEC 患儿在青少年期经常需要进行外生殖器及脐整形术。通常在无毛三角和

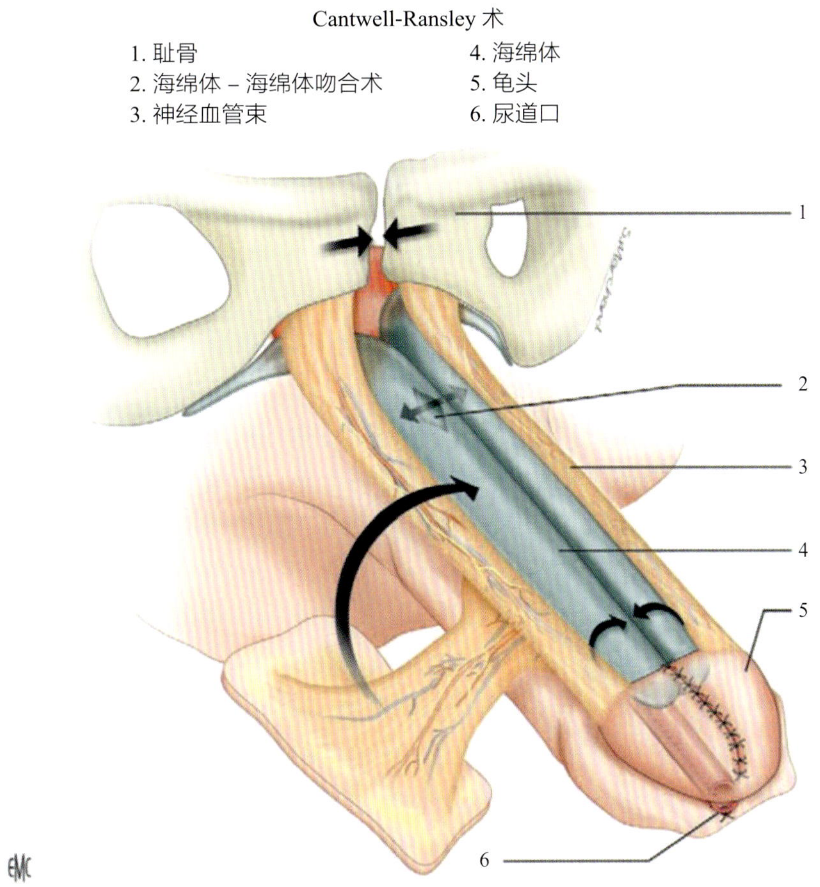

▲ 图 33-12　旋转阴茎体并用皮肤覆盖生殖结节背侧

图片由 Mouriquand P., Vidal I.Complexe Exstrophie Epispade.Encyclopédie Médico-Chirurgicale—Urologie.Volume 18-208-A-10 2012.pp 1-18 提供

耻骨中线凹陷进行。需要旋转有毛的耻骨皮瓣。已报道多种脐整形技术。我们推荐 Ransley 的技术，需要观摩才能理解。在青少年女性中，阴道口成形术和子宫脱垂的治疗也常见且具有挑战性。将子宫固定在骶骨上经常失败，有时需要在妊娠后进行根治性手术。最终，阴茎成形术是阴茎完全衰竭的最终选择。这个复杂的手术应该在指定的中心进行。

(7) 泄殖腔外翻术：手术步骤相似，只是大多数患者需要在出生时进行肠道改道以分离泌尿道和肠道。

四、膀胱外翻的一期完全修复

最早在 1989 年由西雅图小组 [47-49] 提出，完整的一期修复基于早期、一次性治疗，做或不做骨盆截骨术，主要目标是早期实现膀胱出口阻力、膀胱生长，因此避免进行膀胱颈重建。手术在出生后 3 天内或出生后 6～8 周进行，联合进行一期关闭腹壁和膀胱、尿道上裂修复和膀胱颈部分收紧。延迟手术最常见的适应证是能接受小膀胱板生长，以及延迟转诊 [50]。这种技术可以降低多次手术带来的并发症，并刺激早期的膀胱生长。然而，许多儿童需要通过手术治疗由此导致的尿道下裂、持续性膀胱输尿管反流、失禁或一期闭合失败 [51-54]。伤口裂开、膀胱脱垂、膀胱皮肤瘘和阴茎组织缺失与膀胱外翻的一期完全修复（complete primary repair of exstrophy，CPRE）相关 [55, 56]。西雅图小组 74% 的患者最终实现了社交干燥；遗憾的是，80% 的男孩和 57% 的女孩需要随后进行膀胱颈修复 [53]。Gargollo 的报道带

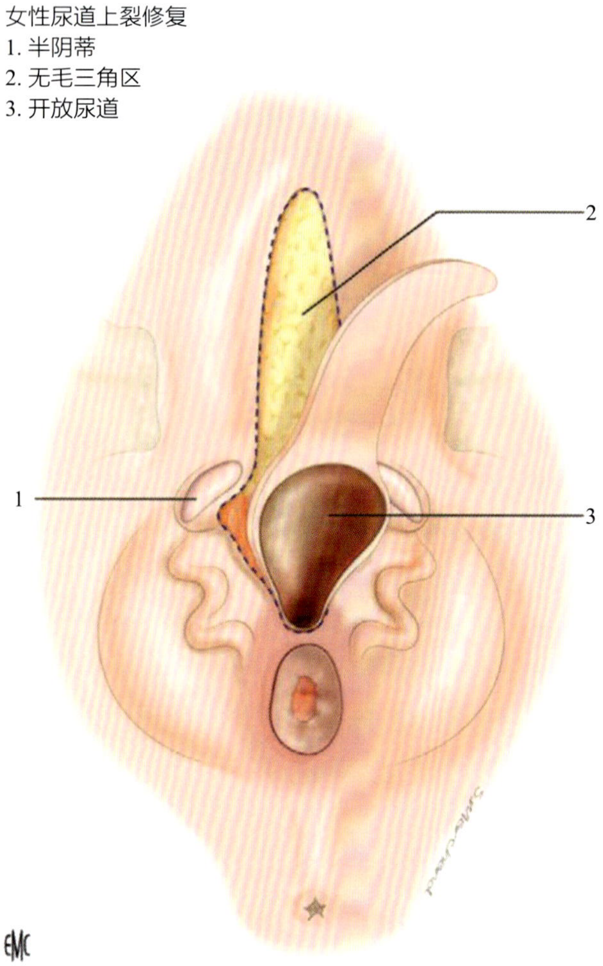

▲ 图 33-13　女性尿道上裂的手术标志

图片由 Mouriquand P., Vidal I.Complexe Exstrophie Epispade. Encyclopédie Médico-Chirurgicale—Urologie.Volume 18-208-A-10 2012.pp 1-18 提供

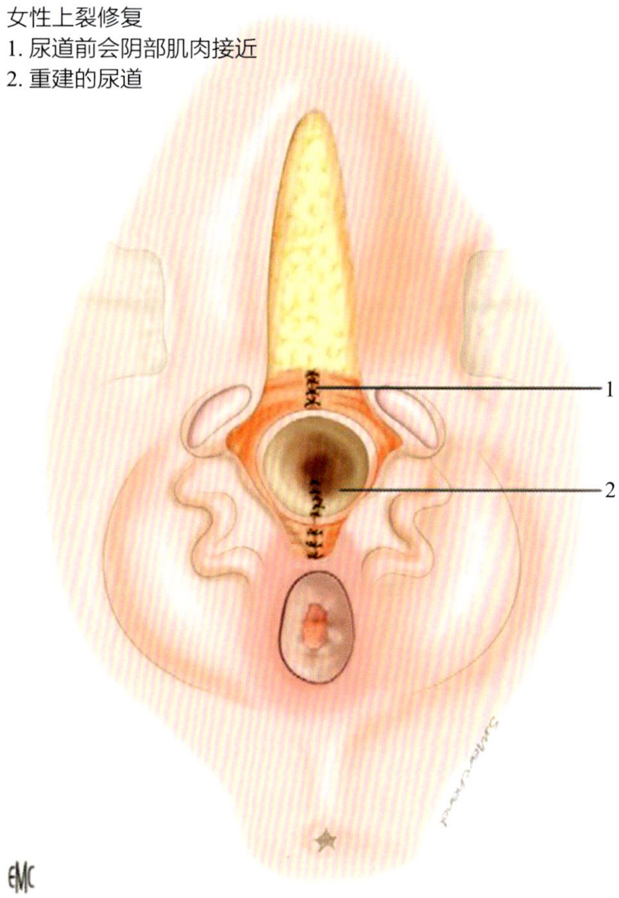

▲ 图 33-14　女性尿道上裂的尿道成形术

图片由 Mouriquand P., Vidal I.Complexe Exstrophie Epispade. Encyclopédie Médico-Chirurgicale—Urologie.Volume 18-208-A-10 2012.pp 1-18 提供

来了希望，只有 43% 的男孩和 27% 的女孩在初次闭合后需要膀胱颈修复 [54]。然而，长期尿失禁和 CPRE 可能类似于分期修复膀胱外翻 [53]。新生儿是否需要截骨与手术方法无关，尽管一单中心经验证明了在 95% 的病例中成功闭合而无须截骨术的一期闭合可行性 [57]。

五、结局

（一）美观方面

尿道上裂通常比膀胱外翻的结果更好，女孩比男孩更好。在美容方面，女孩的结果是令人满意的，尽管青春期阴阜可能会需要进一步手术。与外翻组相比，上裂的尿道修复后阴茎通常短而宽，单纯尿道上裂比膀胱外翻修复效果更好。毫无疑问，Cantwell-Ransley 阴茎修复术不论在手术结果方面，还是在对这种情况的理解方面都向前迈出了一大步 [58-62]。Mitchell 阴茎重建 [29, 30, 47, 63, 64] 结果相同，但龟头或半龟头坏死的风险可能更高。对于曾有过十分困难的解剖分离、面临阴茎丢失巨大风险的医生来说，他们支持进行 Kelly 手术 [32, 65]。旨在通过将腹侧皮肤转移到背侧达到对重建尿道上裂阴茎进行皮肤覆盖的目的。术后阴茎通常看起来很小且好似被埋，美容外观可能常常难以令人满意。有报道对这一

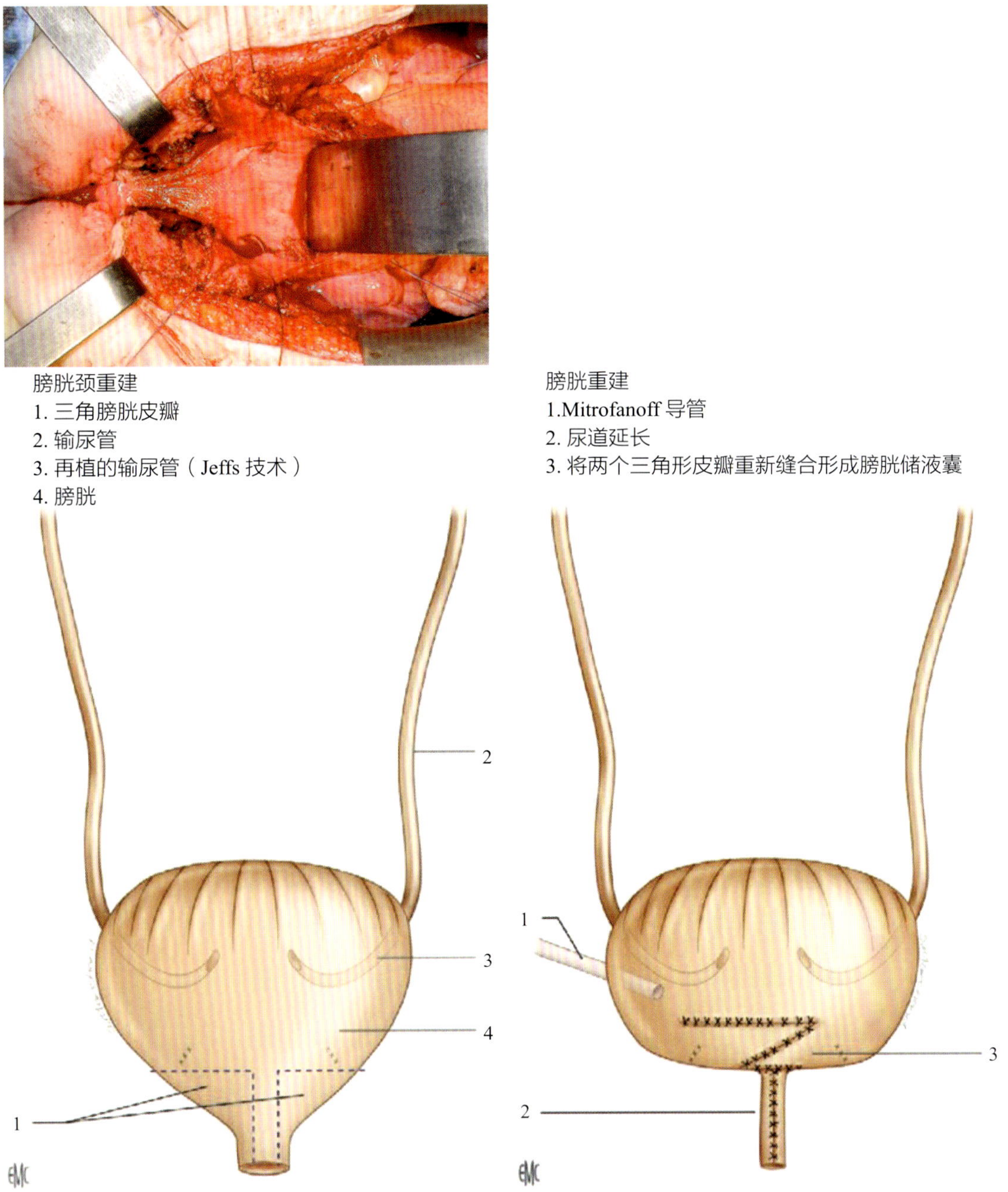

▲ **图 33-15　宫颈膀胱成形术以增加膀胱出口阻力**

图片由 Mouriquand P.，Vidal I.Complexe Exstrophie Epispade.Encyclopédie Médico-Chirurgicale—Urologie.Volume 18-208-A-10 2012.pp 1-18 提供

点进行尝试[66]。

（二）干燥

在功能上，两性尿道的初步重建是允许膀胱生长的重要的第一步。文献中对社会干燥的定义各不相同，3h 的干燥间隔是公认的标准[67]。在巴尔的摩小组[68]中，大约 75% 的女性膀胱外翻患者实现了社交干燥，而 15 年前这一比例为 87.5%。我们的长期结果[69]、来自印第安纳波利斯小组[70]和其他人[71]的结果清楚地显示了后期达到干燥越来越难，以及与排尿梗阻相关的严重并发症（感染、结石、膀胱穿孔、上尿路扩张），主要发生在外翻组。在我们自己的 25 例尿失禁

的尿道上裂患者中，28% 的人白天和黑夜都实现干燥，白天能超过 3h 的占 24%，16% 的人为 1～3h，8% 的人少于 1h。这些结果在该组中比外翻组（80 例患者）更好，在外翻组中，只有 45% 表现出经尿道排尿的干燥间隔超过 3h。与排尿梗阻及其他并发症有关的并发症也很多，反复尿路感染占 48%（外翻组 65%），结石占 8%（外翻组 24%），上尿路扩张占 20%（外翻组 26%），膀胱穿孔占 4%(vs.16%），两组都有 1 例腺癌患者 [69]。已有研究报道了简化的膀胱颈成形术的技术 [72]。关键问题是通过增加出口阻力促进膀胱生长。与外翻膀胱相比，尿道上裂患儿的膀胱具有更安全的行为，因此干燥效果更好，前者基本上是异常的 [73]。内镜注射的作用仍然不确定，因为已发表的研究病例较少，是回顾性研究，并且通常将神经膀胱和 EEC 混淆。它可能有助于治疗部分尿失禁和帮助膀胱生长。小规模研究显示，在术前做 β-hCG 激发实验作为判断预后指标，经过 4 年的随访，尿失禁评分明显改善，结果令人鼓舞 [74]。重做膀胱颈是一个更大的挑战，在我们的系列中几乎没有成功 [58, 69]，最终改为环绕膀胱颈作为其他技术调整 [75]。

（三）性心理

BEEC 患者的性功能和心理功能障碍明显较高，而单纯尿道上裂程度较低。女性患者可能比男性患者更容易适应这种障碍，男性患者修复后的阴茎通常短而宽，能勃起但射精差 [76-80]。

六、结论

BEEC 是一种复杂且罕见的畸形，需要非常具有挑战性的手术重建才能获得可接受的美容和功能效果。它的罕见性意味着这些患者应该被转诊到限定的专科中心进行治疗。目前尿道上裂的治疗通常从尿道重建开始，以增加出口阻力并让膀胱生长。在某些情况下（主要是女孩），这个唯一的步骤可能足以实现社交干燥。如果没有，尝试在膀胱颈周围注射填充剂可能会暂时有所帮助。从长远来看，膀胱颈成形术联合抗反流手术是经典的方法，即便明知这种手术的结果无法预料且并发症率高。尽管存在长期并发症，但膀胱颈闭合是最终的解决方案，尤其是在男孩中。青少年和成人及大型系列的结果缺乏，应鼓励前瞻性多中心研究。

参考文献

[1] David, G. and H. P., LA delimitation. Embryologie, ed. E. MAsson: Paris; 1971.
[2] Muecke EC. The role of the cloacal membrane in exstrophy: the first successful experimental study. J Urol. 1964;92: 659-67.
[3] Gearhart JP, et al. The Cantwell-Ransley technique for repair of epispadias. J Urol. 1992;148(3):851-4.
[4] Männer J, Kluth D. The morphogenesis of the exstrophy-epispadias complex: a new concept based on observations made in early embryonic cases of cloacal exstrophy. Anat Embryol (Berl). 2005;210(1):51-7.
[5] Mouriquand PDE. Congenital disorders of the bladder and the urethra. In: Whitfield HN, Hendry WF, Kirby RS, Duckett JW, editors. Textbook of genitourinary surgery, vol. 1. London: Blackwell Science; 1998.
[6] Marshall VF, Muecke EC. Variations in extrophy of the bladder. J Urol. 1962;88:766-96.
[7] Patten BM, Barry A. The genesis of exstrophy of the bladder and epispadias. Am J Anat. 1952;90(1):35-57.
[8] Ambrose SS, O'Brien DP 3rd. Surgical embryology of the exstrophy-epispadias complex. Surg Clin North Am. 1974;54(6):1379-90.
[9] Thomalla JV, et al. Induction of cloacal exstrophy in the chick embryo using the CO2 laser. J Urol. 1985;134(5):991-5.
[10] Mildenberger H, Kluth D, Dziuba M. Embryology of bladder exstrophy. J Pediatr Surg. 1988;23(2):166-70.
[11] Nelson CP, Dunn RL, Wei JT. Contemporary epidemiology of the bladder exstrophy in the United States. J Urol. 2005; 173:1728.
[12] Lancaster, Epidemiology of bladder exstrophy: a communication from the International Clearinghouse for Birth Defects Monitoring Systems. Teratology 198736:221-227.
[13] Cervellione RM, Mantovani A, Gearhart J, Bogaert G, Gobet R, Caione P, Dickson AP. Prospective study on the incidence of bladder/cloacal exstrophy and epispadias in Europe. J Pediatr Urol. 2015;11(6):337:e1-6. https://doi.org/10.1016/j.jpurol.2015.03.023.
[14] Dees JE. Congenital epispadias with incontinence. J Urol. 1949;62(4):513-22.

[15] Siffel C, et al. Bladder exstrophy: an epidemiologic study from the International Clearinghouse for Birth Defects Surveillance and Research, and an overview of the literature. Am J Med Genet C Semin Med Genet. 2011;(4):321-32.
[16] Wood HP, Babineau D, Gearhart JP. In vitro fertilization and the cloacal-bladder exstrophy-epispadias complex: is there an association. J Urol. 2003;169:1512.
[17] Ives E, Coffey R, Carter CO. A family study of bladder exstrophy. J Med Genet. 1980;17:139.
[18] Messelink E. Four cases of bladder exstrophy in two families. J Med Genet. 1994;31(6):490-2.
[19] Reutter H, Shapiro E, Gruen JR. Seven new cases of familial isolated bladder exstrophy and epispadias complex (BEEC) and review of the literature. Am J Med Genet. 2003;120A:215.
[20] Shapiro E, Lepor H, Jeffs RD. The inheritance of the exstrophy-epispadias complex. J Urol. 1984;132(2):308-10.
[21] Sponseller PD, et al. The anatomy of the pelvis in the exstrophy complex. J Bone Joint Surgery Am. 1995; 77(2): 177-89.
[22] Bujons A, et al. Quality of life in female patients with bladder exstrophy-epispadias complex : Long-term follow-up. J Pediatr Urol. 2016;12(4):210.e1-6. https://doi.org/10.1016/j.jpurol.2016.05.005.
[23] Schulze KA, Pfister RR, Ransley PG. Urethral duplication and complete bladder exstrophy. J Urol. 1985;133(2):276-8.
[24] Sol Melgar R, Gorduza D, Demède D, Mouriquand P. Concealed epispadias associated with a buried penis. J Pediatr Urol. 2016;12(6):347-51. https://doi. org/10.1016/j.jpurol.2016.07.016.
[25] Bhat AL, Bhat M, Sharma R, Saxena G. Single-stage perineal urethroplasty for continence in female epispadias: a preliminary report. Urology. 2008;72(2):300-3; discussion 303-4. https://doi. org/10.1016/j.urology.2007.09.073.
[26] Gearhart JP, et al. Criteria for the prenatal diagnosis of classic bladder exstrophy. Obstet Gynecol. 1995;85(6): 961-4.
[27] Gearhart JP, Jeffs RD. State-of-the-art reconstructive surgery for bladder exstrophy at the Johns Hopkins Hospital. Am J Dis Child. 1989;143(12):1475.
[28] Ransley PG, Duffy PG, Wolin M. Bladder extrophy closure and epispadias repair. In: Spitz L, Nixon HH, editors. Operative surgery. 4th ed. London: Butterworth; 1988. p. 620-32.
[29] Mitchell ME, Bagli DJ. Complete penile disassembly for epispadias repair: the Mitchell technique. J Urol. 1996;155(1):300-4.
[30] Perovic SV, et al. Penile disassembly technique for epispadias repair: variants of technique. J Urol. 1999;162(3 Pt 2):1181-4.
[31] Jarzebowski AC, et al. The Kelly technique of bladder exstrophy repair: continence, cosmesis and pelvic organ prolapse outcomes. J Urol. 2009;182(4 Suppl):1802-6.
[32] Berrettini A, Castagnetti M, Rigamonti W. Radical soft tissue mobilization and reconstruction (Kelly procedure) for bladder extrophy [correction of exstrophy] repair in males: initial experience with nine cases. Pediatr Surg Int. 2009;25(5):427-31.
[33] Kelly JH. Vesical extrophy: repair using radical mobilisation of soft tissues. Pediatr Surg Int. 1995;10:298-304.
[34] VanderBrink BA, Stock JA, Hanna MK. Esthetic outcomes of genitoplasty in males born with bladder exstrophy and epispadias. J Urol. 2007;178(4 Pt 2):1606-10; discussion 1610
[35] Gearhart JP, Peppas DS, Jeffs RD. Complete genitourinary reconstruction in female epispadias. J Urol. 1993; 149(5): 1110-3.
[36] Mitrofanoff P. Trans-appendicular continent cystostomy in the management of the neurogenic bladder. Chir Pediatr. 1980;21(4):297-305.
[37] Lottmann HB, et al. Long-term effects of dextranomer endoscopic injections for treatment of urinary incontinence: an update of a prospective study of 31 patients. J Urol. 2006;175(4):1485-9.
[38] Shah BB, Massanyi EZ, Dicarlo H, Shear D, Kern A, Baradaran N, Gearhart JP. Role of urethral bulking agents in epispadias-exstrophy complex patients. Shah BB, Massanyi. J Pediatr Urol. 2014;10(1):176-80. https://doi.org/10.1016/j.jpurol.2013.08.004.
[39] Eftekharzadeh S, Sabetkish N, Sabetkish S, Kajbafzadeh AM. Comparing the bulking effect of calcium hydroxyapatite and Deflux injection into the bladder neck for improvement of urinary incontinence in bladder exstrophy-epispadias complex. Int Urol Nephrol. 2017;49(2):183-9. https://doi.org/10.1007/s11255-016-1464-z.
[40] Ruiz E, Puigdevall J, Moldes J, Lobos P, Boer M, Ithurralde J, Escalante J, de Badiola F. 14 years of experience with the artificial urinary sphincter in children and adolescents without spina bifida. J Urol. 2006;176(4 Pt 2):1821-5.
[41] Herndon CD, Rink RC, Shaw MB, Simmons GR, Cain MP, Kaefer M, Casale AJ. The Indiana experience with artificial urinary sphincters in children and young adults. J Urol. 2003;169(2):650-4; discussion 654
[42] Quimby GF, et al. Bladder neck reconstruction: long-term followup of reconstruction with omentum and silicone sheath. J Urol. 1996;156(2 Pt 2):629-32.
[43] Diamond DA, et al. Use of the silastic sheath in bladder neck reconstruction. ScientificWorldJournal. 2004;4(Suppl 1):103-7.
[44] Hernandez-Martin S, Lopez-Pereira P, Lopez-Fernandez S, Ortiz R, Marcos M, Lobato R, Martinez-Urrutia MJ, Jaureguizar E. Bladder neck closure in children: long-term results and consequences. Eur J Pediatr Surg. 2015;25(1):100-4. https://doi.org/10.10 55/s-0034-1387935.
[45] Pahernik S, et al. Rectosigmoid pouch (Mainz Pouch II) in children. J Urol. 2006;175(1):284-7.
[46] Smeulders N, et al. Adenocarcinoma at the ureterosigmoidostomy site in a 16-year-old demonstrates the importance of screening in children. J Pediatr Urol. 2008;4(3):234-5.
[47] Grady RW, Mitchell ME. Complete primary repair of exstrophy surgical technique. Urol Clin North Am. 2000;27(3):569-78, xi
[48] Grady RW, Carr MC, Mitchell ME. Complete primary closure of bladder exstrophy. Epispadias and bladder exstrophy repair. Urol Clin North Am. 1999;26(1):95.
[49] Grady RW, Mitchell ME. Newborn exstrophy closure and epispadias repair. World J Urol. 1998;16(3):200.

[50] Baradaran N, Cervellione RM, Stec AA, Gearhart JP. Delayed primary repair of bladder exstrophy: ultimate effect on growth. J Urol. 2012;188(6):2336-41.
[51] Hafez AT, Helmy T. Complete penile disassembly for epispadias repair in postpubertal patients. Urology. 2011;78:1407-10.
[52] Hafez AT, El-Sherbiny MT, Shorrab AA, et al. Complete primary repair of bladder exstrophy in children presenting late and those with failed initial closure: single center experience. J Urol. 2005;174:1549-52.
[53] Shnorhavorian M, Grady RW, Andersen A, Joyner BD, Mitchell ME. Long-term follow up of complete primary repair of exstrophy: the Seattle experience. J Urol. 2008;180(4 Sup 1):1615-9.
[54] Gargollo P, Hendren WH, Diamond DA, Pennison M, Grant R, Rosoklija I, Retik AB, Borer JG. Bladder neck reconstruction is often necessary after complete primary repair of exstrophy. J Urol. 2011;185(6 Suppl):2563.
[55] Husmann DA, Gearhart JP. Loss of the penile glans and/or corpora following primary repair of bladder exstrophy using the complete penile disassembly technique. J Urol. 2004;172(4 Pt 2):1696-700.
[56] Alpert SA, et al. Bladder neck fistula after the complete primary repair of exstrophy: a multi-institutional experience. J urol. 2005;174(4Pt2):1689-90.
[57] Mushtaq I, Garriboli M, Smeulders N, Cherian A, Desai D, Eaton S, Duffy P, Cuckow P. Primary bladder exstrophy closure in neonates: challenging the traditions. J Urol. 2014;191(1):193-8. Epub 2013 Jul 18
[58] Mollard P, Basset T, Mure PY. Male epispadias: experience with 45 cases. J Urol. 1998;160(1):55-9.
[59] Lottmann HB, Yaqouti M, Melin Y. Male epispadias repair: surgical and functional results with the Cantwell-Ransley procedure in 40 patients. J Urol. 1999;162(3 Pt 2):1176-80.
[60] Surer I, et al. The modified Cantwell-Ransley repair for exstrophy and epispadias: 10-year experience. J Urol. 2000;164(3 Pt 2):1040-2; discussion 1042-3
[61] Baird AD, Nelson CP, Gearhart JP. Modern staged repair of bladder exstrophy: a contemporary series. J Pediatr Urol. 2007;3(4):311-5.
[62] Braga LH, et al. Outcome analysis of isolated male epispadias: single center experience with 33 cases. J Urol. 2008;179(3):1107-12.
[63] Zaontz MR, et al. Multicenter experience with the Mitchell technique for epispadias repair. J Urol. 1998;160(1):172-6.
[64] Kibar Y, et al. Long-term results of penile disassembly technique for correction of epispadias. Urology. 2009; 73(3): 510-4.
[65] Purves JT, Gearhart JP. Complications of radical soft-tissue mobilization procedure as a primary closure of exstrophy. J Pediatr Urol. 2008;4(1):65-9.
[66] Khoury AE, et al. A novel approach to skin coverage for epispadias repair. J Urol. 2005;173(4):1332-3.
[67] Purves JT, Baird AD, Gearhart JP. The modern staged repair of bladder exstrophy in the female: a contemporary series. J Pediatr Urol. 2008;4(2):150-3.
[68] Lloyd JC. How dry is dry? A review of definitions of continence in the contemporary exstrophy/epispadias literature. J Urol. 2012;188(5):1900-4.
[69] Mouriquand PD, et al. Long-term results of bladder neck reconstruction for incontinence in children with classical bladder exstrophy or incontinent epispadias. BJU Int. 2003;92(9):997-1001; discussion 1002
[70] Yerkes EB, et al. How well do patients with exstrophy actually void? J Urol. 2000;164(3 Pt 2):1044-7.
[71] Woodhouse CR, Redgrave NG. Late failure of the reconstructed exstrophy bladder. Br J Urol. 1996;77(4): 590-2.
[72] Canon S, Reagan R, Koff SA. Pathophysiology and management of urinary incontinence in case of distal penile epispadias. J Urol. 2008;180(6):2636-42; discussion 2642
[73] Lee BR, et al. Evaluation of smooth muscle and collagen subtypes in normal newborns and those with bladder exstrophy. J Urol. 1996;156(6):2034-6.
[74] Sabetkish N. Low-dose human chorionic gonadotropin stimulation test as a prognostic incontinent indicator in boys with bladder exstrophy-epispadias complex. Int Urol Nephrol. 2017;49(2):183-9.
[75] DeCambre M, et al. Modified bladder neck reconstruction in patients with incontinence after staged exstrophy/epispadias closures. J Urol. 2006;176(1):288-91.
[76] Castagnetti M, et al. Sexual function in men born with classic bladder exstrophy: a norm related study. J Urol. 2010;183(3):1118-22.
[77] Catti M, et al. Quality of life for adult women born with bladder and cloacal exstrophy: a long-term follow-up. J Pediatr Urol. 2006;2(1):16-22.
[78] Ebert AK, et al. Long-term follow-up of male patients after reconstruction of the bladder-exstrophy-epispadias complex: psychosocial status, continence, renal and genital function. J Pediatr Urol. 2010;6(1):6-10.
[79] Lee C, Reutter HM, Grässer MF, Fisch M, Noeker M. Gender-associated differences in the psychosocial and developmental outcome in patients affected with the bladder exstrophy-epispadias complex. BJU Int. 2006;97(2):349-53.
[80] Gupta AD, Goel SK, Woodhouse CR, Wood D. Examining long-term outcomes of bladder exstrophy: a 20-year follow-up. BJU Int. 2014;113:137-41.

第 34 章　梅干腹综合征
Prune-Belly Syndrome

Mario Messina　Francesco Molinaro　Rossella Angotti　著
谢华伟　译

一、定义

1901 年，因患儿腹壁皮肤皱纹样改变，William Osier 将其命名为梅干腹综合征（腹肌发育缺陷综合征）（prune-belly syndrome，PBS）。梅干腹综合征因为有三种主要临床表现，也被称为三联综合征和 Eagle-Barrett 综合征。它是一种罕见的先天性疾病，有三个主要特征：腹壁肌肉组织缺陷、尿路畸形和男性双侧隐睾[1]。

二、流行病学

PBS 主要发生在男孩（>95%）中，其在活产婴儿中的年发病率在 1/（30 000～50 000）。在已知患儿中，女性占 3%～5%[2]。

三、病理生理学

PBS 的确切发病机制尚不清楚。尽管已经提出了许多理论，但没有一个能被普遍接受，因为没有一个能完全解释该综合征的全部表现。此外，由于缺乏检验这些理论可能性的实验模型，导致它们仅被认为是猜想[3-10]。

以下是 3 个主要理论。

- 胎儿出口梗阻：该理论由 Strumme 于 1903 年提出。尿路扩张和腹壁萎缩被认为是宫内早期后尿道梗阻的最终结果，在发育的关键时期会产生显著的背压。
- 中胚层停滞理论：该理论认为，梅干腹综合征的病因是侧板中胚层的原发缺陷。这是输尿管、膀胱、前列腺、尿道和隐带的前体[13, 14]。然而，中胚层停滞理论并不能解释该综合征以男性为主，也无法解释无数相关异常和腹壁异常却伴有正常泌尿道。
- 卵黄囊缺陷：这是由 Stephens 提出的。它是基于卵黄囊和尿囊的胚胎发育错误。该理论假设卵黄囊不会再吸收。腹部围绕它闭合，使腹部肌肉组织高度冗余。

四、遗传学

虽然该病存在高男女比例、男性兄弟和堂兄弟偶尔发生、双胞胎发生率增高等情况，预示该病应该存在遗传学基础，但是迄今为止，尚未发现 PBS 的特定基因缺陷。大多数病例是散发的，并且具有正常的核型。一些患者有染色体异常，包括特纳综合征和 13- 三体综合征、18- 三体综合征。然而，目前的共识仍然是相关的染色体异常是个别的，而非常规的[3]。

五、临床特征

（一）腹壁

腹壁肌肉缺陷，可能是部分或完全的。腹壁

松弛，薄且突出（图 34–1）。严重病例可能合并严重的肋缘外翻、下部胸骨凹陷和脊柱后凸。皮肤是有皱纹的，直到老年，皮肤通常变得更平滑。腹壁的主要组织学特征是缺失和肌肉发育不全，尤其是在下腹部和中腹部区域。腹壁所有这些特征的临床效应是什么？首先，许多患儿的咳嗽机制无效，这使他们反复发生呼吸道感染并使肺部状况恶化；其次，缺乏 Valsalva 动作导致膀胱和小肠功能无效。

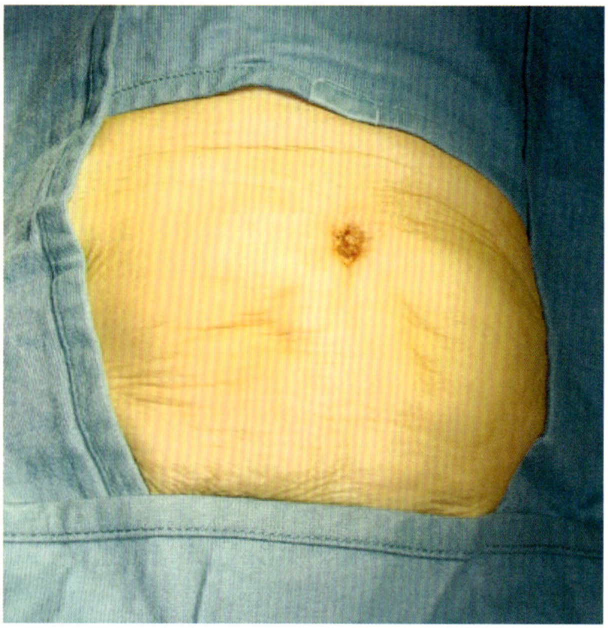

▲ 图 34–1　梅干腹综合征的腹壁

（二）尿路

1. 泌尿道

就上尿路和下尿路而言，都涉及很多方面。

(1) 肾：肾发育不良和肾积水是常见表现。

肾脏的受累范围从正常到发育异常变化很大，预后与肾功能和肾发育不良程度直接相关。肾发育不良见于半数以上的患儿，是预后的主要决定性因素。各方面的发育不良的程度在同一患儿也可能差异很大。

(2) 输尿管：输尿管通常扩张、延伸并扭曲。输尿管下 1/3 比近端部分受影响更严重。影像学方面的表现是该综合征的标志。肾输尿管积水通常是非梗阻性的，与肾发育不良的程度无关。输尿管管壁结构变形，蠕动很差且无效。85% 的 PBS 患儿存在膀胱输尿管反流，由于涉及输尿管、肾盂和肾盏的扩张变形，其积水程度可能难以通过传统的分级系统确定。输尿管的组织学检查显示，输尿管管壁结构的严重破坏导致输尿管蠕动不良。输尿管的扩张和蠕动减少会干扰膀胱排尿，导致尿潴留，并增加尿路感染的风险，这是对肾实质的最大威胁。

(3) 膀胱：巨膀胱是 PBS 患儿的典型特征。膀胱通常体积增大，壁厚而光滑，不存在膀胱小梁；膀胱顶被拉长，类似于脐尿管残留形成的大憩室，使膀胱呈沙漏状。可能存在未闭的脐尿管，特别是合并尿道异常（闭锁或微尿道）的患儿。输尿管口通常是侧方的、扩张的，并且在膀胱三角区之外，这些导致了大量反流。膀胱的组织学检查表明结缔组织与平滑肌的比例发生了变化，即使膀胱受累程度低于输尿管，膀胱顺应性良好，亦可导致膀胱收缩性差。

(4) 尿道：已知的前尿道异常程度从尿道闭锁到巨尿道。出现尿道闭锁、狭窄或微尿道的病例会预后不良，这些患者的生存与脐尿管未闭有关。

巨尿道可能是舟状或梭形的。梭形巨尿道伴有阴茎海绵体缺陷，是一种更严重的缺陷，通常与肾发育不良和致死性异常有关。舟状巨尿道的特征是尿道海绵体缺陷，伴有正常的龟头和舟状窝。典型的排泄性膀胱尿道造影片子像心脏一样。高达 50% 的患儿存在精阜水平以上的尿道梗阻（10% 的病例有后尿道瓣膜）。

2. 睾丸、附睾、精囊、前列腺和输精管

睾丸未降是 PBS 的基本特征。作为其他间充质衍生的泌尿生殖器官，附睾、精囊和输精管也可能与 PBS 中的发育异常相关。所有这些发现都促成了梅干腹综合征相关的已知不孕症。睾丸通常位于腹腔内腹股沟内环水平，恶变的风险增加。性腺小，血管短。睾丸引带通常近端附着在附睾尾部，通过腹股沟管，远端附着在耻骨结节上。输精管和睾丸网之间、附睾体和睾丸之间的

不连续是常见的。输精管增厚并可能异位引流。精囊可能扩张、闭锁或缺失。精阜很小或不存在，并且可能存在反流到输精管中。前列腺发育不全，它是该综合征引起不孕症的病因之一。

六、伴发畸形[1, 3, 14]

梅干腹综合征患儿经常受到许多相关疾病的影响，这些疾病影响他们的预后，决定了其中75%的长期发病率和死亡率。对这些患者来讲，多学科治疗方法通常是必须遵循的。在PBS患者中已知的许多伴发畸形如表34-1所示。

七、疾病谱[1, 15, 16]

基于PBS患儿存在的各种伴发畸形，便可理解其临床表现的多样性。许多作者已经制订了基于这种临床谱的分类系统，并且都考虑了初始和随后的肾功能。Woodard描述了新生儿期的三种主要表现类型，如表34-2所示。

Ⅰ类包括最严重的梅干腹综合征的患者。存在羊水过少、肺发育不全或气胸，以及严重的肾发育不良。可能存在代表PBS致死形式的尿道梗阻或闭锁。由于肺部并发症，这类患儿通常在出生后几天内死亡。

Ⅱ类包括无肺发育不全但有不同等级肾发育不良的婴儿。他们通常没有直接危及患儿生命的问题。

Ⅲ类占PBS患儿的大多数，具有典型的腹壁外部特征和隐睾，尽管泌尿系明显扩张，但肺和肾功能仍保持尚好。

八、假梅干综合征

有人建议使用“假梅干”一词来定义女性和男性患者，他们不具备梅干腹综合征（不完全综合征）的所有特征。

（一）不完全综合征

不完全综合征通常缺乏腹壁特征，但存在常见的泌尿系疾病和隐睾症。多数患者可能由于诊断延迟而有发生肾衰竭的风险。其中一些患儿可

表34-1　伴发畸形及发生率[1]

脏器系统	发生率	伴发畸形
心脏	10%	动脉导管未闭、房间隔缺损、室间隔缺损、法洛四联症
胃肠道	30%	肠旋转不良、肠闭锁、肠狭窄、肠扭转、肛门直肠发育不全、肛门闭锁、脐膨出、腹裂、肝胆异常、获得性巨结肠
骨	45%～60%	先天性髋关节脱位、胸壁畸形（漏斗胸及鸡胸）、脊柱侧弯、膝外翻、马蹄内翻、严重的腿部发育不良（关节挛缩）
肺	50%	肺发育不全、气胸、纵隔气肿、肺不张、肺炎、慢性支气管炎

表34-2　Woodard描述的新生儿期表现类别

类　别	临床表现
Ⅰ	羊水过少、肺发育不全或气胸。可能有尿道梗阻或脐尿管未闭和马蹄内翻足
Ⅱ	具有典型的外部特征。全面综合征的泌尿系疾病，但没有直接的危及生命问题。可有轻度或单侧肾发育不良。可能会也可能不会发生尿毒症或渐进性氮质血症
Ⅲ	外部特征可能是轻微或不确定的。泌尿系疾病不太严重。肾功能稳定

这些分类中的每一个都包括特定的临床特征，以及不同的产后管理和预后[1]

能会在成年后出现肾衰和高血压症状。由于这些原因，这些患者需要密切随访、仔细监测和具体干预[17]。

（二）女性综合征

女性占 PBS 患者 3%～5%，其中大多数患有腹壁缺陷和异常泌尿道，但典型的腹壁缺陷伴有正常泌尿道也是存在的。这些患者经常受到脐膨出和膀胱出口梗阻的影响[18]。

九、检查

（一）产前

从妊娠 11 周开始，就可以通过超声对梅干腹综合征进行产前诊断。超声诊断准确率为 30%～85%。产前诊断的重要性与被称为膀胱羊膜腔分流术的子宫内治疗的可能性相关。超声检查结果包括羊水过少或羊水不足、输尿管积水、膀胱扩张和腹壁变薄。巨膀胱综合征、巨膀胱－小结肠－肠蠕动减退综合征、膀胱输尿管反流或后尿道瓣膜在胎儿超声检查中可能有类似的表现。尽管现代超声的功能和可视化性已经有所改进，但仍难以给出明确的产前诊断。

膀胱羊膜腔分流术：通过套管针经皮插入双猪尾导管，将尿液从阻塞的胎儿膀胱排入羊水中。

很明显，这种干预只能在特定情况下进行（正常核型、严重羊水过少和预测良好的肾功能）[19-26]。

（二）产后

PBS 患者的表型是典型的，无论产前如何怀疑，出生时的体检都会明确，需要一个多学科的团队评估患儿。最初的主要关注点是管理心脏和呼吸系统问题。立即进行胸部 X 线检查需要排除常见的相关肺部异常，如气胸、纵隔气肿和肺发育不全，这些异常通常是由于羊水过少而发生的。必须进行肾脏超声检查以了解肾脏情况，包括肾皮质厚度、囊性病变情况、肾脏大小和尿路扩张程度等。

连续尿常规分析和尿液培养都非常重要。

必须进行排尿性膀胱尿道造影检查，以明确膀胱输尿管反流（85% 的 PBS 患者）并评估膀胱排空情况（图 34-2）。初步评估后，可进行 ^{99m}Tc DTPA 和 MAG3 的肾脏扫描，以提供关于肾脏功能和解剖方面的信息。该检查一般在 4—6 周龄时进行，以防止由于新生儿生理技能过渡期导致的解释困难。

尿道膀胱镜检查可以评估尿道的病理解剖结

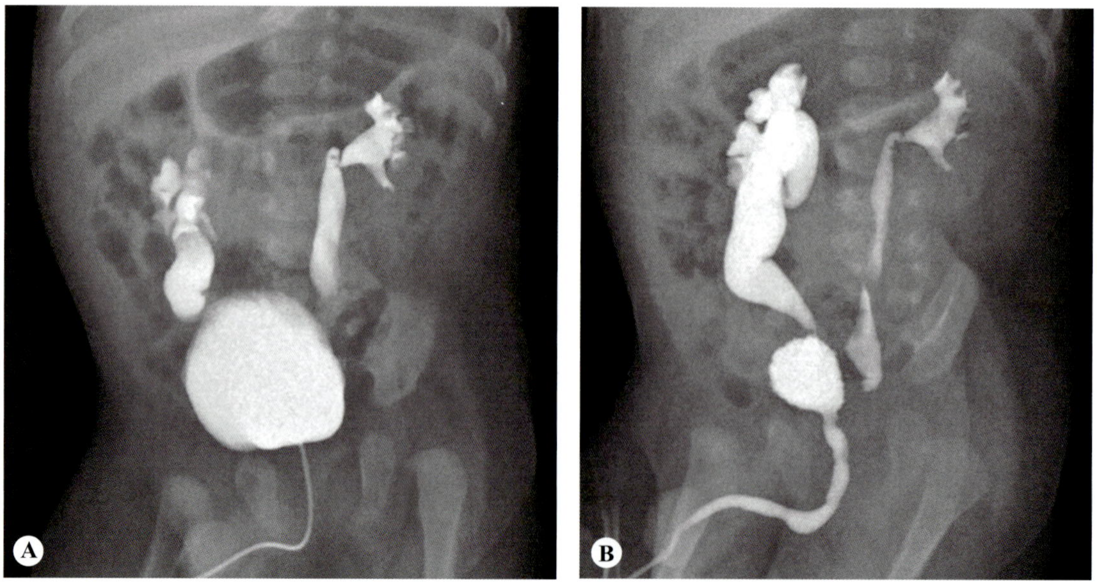

▲ 图 34-2 VCUG 显示被动（A）和主动（B）阶段的双侧高度反流

构。必须强制进行连续的肌酐测量。

尽管初始肌酐测定对于建立基线很重要，但众所周知，其出生时的肌酐水平反映了母体的肾功能。出生后早期几天或几周内肌酐水平的趋势更能预测长期的肾功能变化。在出生的最初几周内，血清肌酐逐渐升高与预后不良相关。如果48～72h后血清肌酐水平足月儿＞1.0mg/dl或早产儿＞1.5mg/dl，则可以诊断为一定程度的肾功能不全。如果初始肌酐值＜0.7mg/dl，则接下来不太可能出现肾衰竭。血清和尿电解质水平BUN分析有助于评估肾功能不全患儿中可能出现的潜在的全身性酸中毒和电解质失衡。另外，早产儿和足月儿的肾小球滤过率最初较低，然后会迅速增加。这是在使用静脉注射对比剂进行检查之前需要慎重考虑的一个因素，静脉对比剂可导致血浆渗透压升高，进而引起脑室内出血并损伤肾功能。基于患者伴发畸形的特定检查将有助于对患者的初步诊断。最后，心脏和腹部超声、胸部X线检查需常规进行[1, 3]。

十、管理

PBS患者的主要治疗目标是保护肾功能，这些患者的预后和产后管理确实与之密切相关。治疗方面包括从“等待观察”方法到立即或延迟的泌尿外科手术。应该强调的是，除非有专业的麻醉和医疗的支持，以及有丰富手术经验的外科医生主刀，否则不应对这些婴儿进行手术。此外，必须谨慎考虑积极的治疗方法，因为手术很复杂并且患者容易出现肺部并发症。

需要早期手术干预的新生儿很少，他们是膀胱出口梗阻的患儿，通常由于肺部并发症而在出生后即死亡（Ⅰ类）。在这些情况下，需要进行膀胱造口术或经皮肾盂造口术以提供及时的尿液引流。然而，由于患儿存在严重的潜在肾发育不良，这些手术方法并不能改变他们长期生存率差的状况。对于不同等级的肾发育不良但没有肺发育不全（Ⅱ类）的患儿，可在其出生后预防性使用抗生素，必要时尿流改道以确保有效的尿液引流，然后根据肺成熟情况，推迟3个月或以上再进行手术重建。肾功能基本正常（Ⅲ类）的患儿通常采用保守治疗，建议预防性使用抗生素，避免尿路感染。必须有定期监测尿路扩张（超声检查）和肾功能（血清肌酐测量）的计划。泌尿外科手术通常不是必需的，仅限于那些有反复泌尿系感染的患儿，这些患儿受益于早期睾丸固定术和腹壁整形术[3, 16]。

十一、外科手术治疗[1, 3]

儿童PBS的手术治疗包括3种不同的可能性：泌尿外科手术、腹壁重建术和睾丸固定术。

（一）泌尿外科手术包括两种不同的选择：暂时性尿流改道和尿路重建

通常不建议临时尿流改道。对于有明确尿路梗阻的儿童，该手术作为一种临时措施，为整个泌尿道减压可能是必要的。膀胱皮肤造口术通常是首选术式，可以在重症监护室进行。Duckett[27]改进的Blocksom手术是最常用方法，它用于创建宽大造口，并能预防造口狭窄。在脐和耻骨联合中间做一个短的横切口，从膀胱顶解剖腹膜后，在膀胱顶后部开一个小圆孔。这一点非常重要，能够最大限度地减少膀胱后壁通过造口脱垂而导致梗阻的风险。象限缝合线放置在前腹壁腹直肌前鞘和造口处的膀胱之间。腹直肌鞘的外侧缘采用可吸收缝线间断缝合封闭。使用一根18～24F Foley导管通过膀胱造口术置入膀胱，术后原位保留几天，以尽量减少造口脱垂或狭窄的风险。此后，应该让尿液经膀胱造口自由排入患儿的尿布中。如果在膀胱造口术中遇到大的脐尿管憩室，可以将其切除。很少使用更近端的尿流改道，如肾盂皮肤成形术。通常避免进行近端输尿管造口术，因为它提供的上尿路引流并不好，并且牺牲了可能在以后尿路重建中有用的正常近端输尿管。

尿路重建手术一般应用于进行性或严重的肾积水、反复上尿路感染和肾功能恶化的情况。手术时机是有争议的。一些专家主张出生后立即重建，认为这样可以降低尿路感染和进行性肾衰竭的风险。其他专家推荐非手术治疗，因为泌尿道功能通常会随着年龄的增长而改善。但是，不推荐在3～6个月前进行广泛的重建手术[1, 3]。

输尿管重建：通常进行输尿管剪裁和再植。输尿管重建目标是保留近端输尿管上部几厘米以进行重建，需要细致的解剖输尿管。切除远端、冗余和扩张的输尿管，并使用常见的输尿管剪裁技术使扩张输尿管变细。将输尿管再植到异常和松软的膀胱中可能很困难，因为创建黏膜下隧道具有挑战性[28]。

对于真正存在尿道梗阻的年长患儿，应考虑尿道内切开术。然而，众所周知，如果不存在出口梗阻的尿动力学表现，则在考虑间歇导尿后，再选择尿道内切开术[29, 30]。使用内镜进行热刀或冷刀尿道切开时，通常需注意避免损伤尿道括约肌。

前尿道重建：梅干腹综合征与微尿道和巨尿道有关。可以连续进行尿道扩张。如果前尿道不可用，则需要结合皮瓣和移植物的尿道成形术来弥补前尿道的缺损。可通过尿道下裂手术技术修复巨尿道[3, 31, 32]。

膀胱缩小成形术：收缩性差和无效排尿是PBS中膀胱功能异常的典型表现。进行膀胱缩小成形术以减少膀胱体积并改善膀胱排空。已经提出了多种技术，从简单切除脐尿管憩室到切除多余黏膜、膀胱折叠以提高收缩性。膀胱缩小成形术仅用于去除较大的脐尿管憩室或作为更广泛的重建手术的一部分。通过尿道或阑尾膀胱造口通道进行间歇性导尿，可能会更好地促进长期的膀胱排空，以及残余尿量的减少[33–35]。

（二）腹壁重建

尽管轻微程度的腹壁松弛可以发育成熟，但潜在的心理创伤证明腹壁重建是合理的。

然而，除了美容之外，腹壁重建还有改善膀胱、肠和肺功能的作用。腹壁重建的手术时机应取决于其他手术干预的需要。如果上尿路重建时机不能确定，那么可以随时处理腹壁异常。在众多有关PBS患者的腹壁成形术的手术方式中，Monfort手术汇集了迄今为止的普遍共识，因为它能让患者获得最好的功能和美容效果[35–40]。

对冗余腹壁做出估计后，做一个从剑突尖到耻骨的椭圆形切口，然后在脐周围做第二个切口以将其原位保留。

将皮肤和皮下组织与变薄的筋膜和肌肉分离，横向延伸至腋前线。在腹壁上动脉外侧做垂直筋膜切口，留下中央筋膜桥。通过这种方法，能够完美显露泌尿道或腹部睾丸，并且可以进行腹腔内手术。

将外侧筋膜从两侧推进到中央筋膜桥，减轻腹壁的冗余并增加腹壁的厚度。最近对Monfort手术的改进是采用腹腔镜进行。

（三）睾丸固定术[41–48]

对PBS患儿来说，早期的睾丸固定术是必需的，这样既可以定期检查发生睾丸肿瘤的潜在风险，又确保青春期正常的激素分泌功能。尽管已知PBS患者的生育潜力会受到损害，但以上原因证明早期手术是合理的。目前认为，在大约6个月时进行经腹双侧睾丸固定术是首选方法，这种方法通常与其他腹部手术联合进行，如膀胱造口术、尿路重建或腹壁重建术。在不需要进行其他腹部手术的情况下，这个过程可以通过腹腔镜来完成。

大龄儿童的睾丸固定术经常需要分离精索血管，可以通过多种技术进行，如Fowler-Stephens睾丸固定术、分期Fowler-Stephens睾丸固定术和微血管自体移植等。

十二、长期随访结果[49, 50]

梅干腹综合征患儿的预后与肾功能和肾发育不良程度直接相关。尽管已明确肾发育不良的管理，但在初始评估时出现肾功能受损的患者中，仍有约30%的患儿在儿童期或青少年期发展为慢性肾衰竭。当肾功能在年幼时出现恶化，通常可以暂时使用腹膜透析，直到患儿足够大而可以接受肾移植。

大多数患者可以预期正常的生长发育和第二

性征发育。这些患者的不孕症是已知的。许多作为解剖学的因素有助于疾病形成（前列腺发育不全，输精管和睾丸网之间缺乏连续性，输精管异常增厚和异位引流，精囊闭锁、缺失或扩张，睾丸位于腹腔内的位置）和逆行射精，后者与膀胱颈开放及前列腺发育不全有关。然而，对于那些已经成功进行早期睾丸固定术的患者来说，使用辅助生殖技术进行生育是可行的。PBS 患者的总体前景，无论是生存率还是生活质量，在过去几年都有很大改善。管理的关键是个体化的护理时机。关于泌尿道的长期随访是必不可少的，因为它会随着时间推移而改变。

参考文献

[1] Hudson RG, Skoog SJ. Prune belly syndrome. In: Docimo SG, editor. Clinical pediatric urology. London: Informa Helathcare; 2007. p. 1081-114.
[2] Guvenc M, Guvenc H, Aygun AD, et al. Prune-belly syndrome associated with omphalocele in a female newborn. J Pediatr Surg. 1995;30(6):896-7.
[3] Caldamone AA, Woodard JR. Prune-belly syndrome. In: Gearhart JP, Rink RC, Mouriqand PDE, editors. Pediatric urology. Philadelphia, PA: Saunders Elsevier; 2010. p. 425-36.
[4] Hoagland MH, Hutchins GM. Obstructive lesions of the lower urinary tract in the prune belly syndrome. Arch Pathol Lab Med. 1987;111:154-6.
[5] Volmar KE, Nguyen TC, Holcroft CJ, Blakemore KJ, Hutchins GM. Phimosis as a cause of the prune belly syndrome: comparison to a more common pattern of proximal penile urethra obstruction. Virchows Arch. 2003;442:169-72.
[6] Volmar KE, Fritsch MK, Perlman EJ, Hutchins GM. Patterns of congenital lower urinary tract obstructive uropathy: relation to abnormal prostate and bladder development and the prune belly syndrome. Pediatric Dev Pathol. 2001;4:467-72.
[7] Moerman P, Fryns JP, Goddeeris P, et al. Pathogenesis of the prune-belly syndrome: a functional urethral obstruction caused by prostatic hypoplasia. Pediatrics. 1984;73:470-5.
[8] Beasley SW, Henay F, Hutson JM. The anterior urethra provides clues to the aetiology of prune belly syndrome. Pediatr Surg Int. 1988;3:169.
[9] Sellers BB, McNeal R, Smith RV, et al. Congenital megalourethra associated with prune belly syndrome. J Urol. 1796;116:814-5.
[10] Kroovand RL, Al-Ansari RM, Perlmutter AD. Urethral and genital malformations in prune belly syndrome. J Urol. 1982;127:94-6.
[11] Garlinger P, Ott J. Prune belly syndrome: possible genetic implications. Birth Defects. 1974;10:173-80.
[12] Druschel CM. A descriptive study of prune belly in New York State 1983 to 1989. Arch Pediatr Adolesc Med. 1995;149:70-6.
[13] Greenfield SP, Rutigliano E, Steinhardt G, et al. Genitourinary tract malformations and maternal cocaine abuse. Urology. 1991;37:455-9.
[14] Geary DF, MacLusky IB, Churchill BM, et al. A broader spectrum of abnormalities in the prune belly syndrome. J Urol. 1986;135:324-6.
[15] Woodard JR, Trulock TS. Prune belly syndrome. In: Walsh PC, Retik AB, Vaughan Jr ED, Wein AJ, editors. Campbell's urology. Philadelphia, PA: WB Saunders; 1996. p. 2159-67.
[16] Woodard JR. Prune Belly syndrome. In: King LR, Kelalis PP, Belman AB, editors. Clinical Pediatric Urology. Philadelphia: WB Saunders; 1985. pp 805-24.
[17] Bellah RD, States LJ, Duckett JW. Pseudoprune belly syndrome: imaging, findings and outcome. AJR Am J Roentgenol. 1996;167:1389-93.
[18] Reinberg Y, Shapiro E, Manivel JC. Prune belly syndrome in females: a triad of abdominal musculature deficiency and anomalies of the urinary and genital systems. J Pediatr. 1991;118:395-8.
[19] Yamamoto H, Nishikawa S, Hayashi T, Sagae S, Kudo R. Antenatal diagnosis of prune belly syndrome at 11 weeks of gestation. J Obstet Gynaecol Res. 2001;27(1):37-40.
[20] Cromie WJ. Implications of antenatal ultrasound screening in the incidence of major genitourinary malformations. Semin Pediatr Surg. 2001;10(4):204-11.
[21] Elder JS. Intrauterine intervention for obstructive uropathy. Kidney. 1990;22:19-24.
[22] Leeners BL, Sauer I, Schefels J, Cotarelo CL, Funk A. Prune-belly syndrome: therapeutic options including in utero placement of a vesicoamniotic shunt. J Clin Ultrasound. 2000;28(9):500-7.
[23] Makino Y, Kobayashi H, Kyono K, Oshima K, Kawarabayashi T. Clinical results of fetal obstructive uropathy treated by vesicoamniotic shunting. Urology. 2000;55(1):118-22.
[24] Kaplan BS. In utero intervention in prune-belly syndrome. Pediatr Nephrol. 1999;13(2):138.
[25] Johnson MP, Bukowski TP, Reitleman C. In utero surgical treatment of fetal obstructive uropathy: a new comprehensive approach to identify appropriate candidates for vesicoamniotic shunt therapy. Am J Obstet Gynecol. 1994;170:1770-6, discussion 1776-9.
[26] Kramer SA. Current status of fetal intervention for hydronephrosis. J Urol. 1983;130:641-6.
[27] Duckett JW Jr. Cutaneous vesicostomy in childhood. Urol Clin North Am. 1974;1:485-95.
[28] Hendren WH. Functional restoration of decompensated

ureters in children. Am J Surg. 1970;119:477-82.
[29] Cukier J. Resection of the urethra with the prune belly syndrome. Birth Defects. 1977;13:95-6.
[30] Kinahan TJ, Churchill BM, McLorie GA, et al. The efficiency of bladder emptying in the prune belly syndrome. J Urol. 1992;148:600-3.
[31] Passerini-Glazel G, Araguna F, Chiozza L, et al. The P.A.D.U.A. (progressive augmentation by dilating the urethral anterior) procedure for the treatment of severe urethral hypoplasia. J Urol. 1988;140:1247-9.
[32] Hutson JM, Beasley SW. Aetiology of the prune belly syndrome. Aust Paediatr J. 1987;23:309-10.
[33] Shrom SH, Cromie WJ, Duckett JW. Megalourethra. Urology. 1981;17:152-6.
[34] Binard JE, Zoedler D. Treatment of hypotonic decompensated urinary bladder. Int Surg. 1968;50:502-7.
[35] Bukowski TP, Perlmutter AD. Reduction cystoplasty in the prune belly syndrome: a long-term follow-up. J Urol. 1994;152:2113-6.
[36] Bukowski TP, Smith CA. Monfort abdominoplasty with neoumbilical modification. J Urol. 2000;164:1711-3.
[37] Monfort G, Guys JM, Bocciardi A, et al. A novel technique for reconstruction of the abdominal wall in prune belly syndrome. J Urol. 1991;146:639-40.
[38] Parrott TS, Woodard JRR. The Monfort operation for the abdominal wall reconstruction in the prune belly syndrome. J Urol. 1992;148:688-90.
[39] Ehrlich RM, Lesavoy MA, Fine RN. Total abdominal wall reconstruction in the prune belly syndrome. J Urol. 1986;136:282-5.
[40] Furness PD III, Cheng EY, Franco I, et al. The prune belly syndrome: a new and simplified technique for abdominal wall reconstruction. J Urol. 1998;160:1195-7.
[41] Ransley PG, Vordermark JS, Caldamone AA, Bellinger MF. Preliminary ligation of the gonadal vessels prior to orchidopexy for the intra-abdominal testicle: a staged Fowler-Stephens procedure. World J Urol. 1984;2:266.
[42] Patil AA, Duffy PG, Woodhouse CRJ, Ransley PG. Long-term outcome of Fowler-Stephens orchiopexy in boys with prune-belly syndrome. J Urol. 2004;171:1666-9.
[43] Gibbons DM, Cromie WJ, Duckett JW. Management of the abdominal undescended testicle. J Urol. 1979;122:76-9.
[44] Docimo SG. The results of surgical therapy for cryptorchidism: a literature review and analysis. J Urol. 1995; 154:1148-52.
[45] Fowler R, Stephens FD. The role of testicular vascular anatomy in the salvage of high undescended testes. Aust NZ J Surg. 1959;29:92-6.
[46] Bloom DA. Two step orchiopexy with pelviscopic clip ligation of the spermatic vessels. J Urol. 1991;145:1030-3.
[47] Yu TJ, Lai MK, Chen WF, et al. Two stage orchiopexy with laparoscopic clip ligation of the spermatic vessels in prune belly syndrome. J Pediatr Surg. 1995;30:870-2.
[48] Wacksman J, Dinner M, Staffon RA. Technique of testicular autotransplantation using a microvascular anastomosis. Surg Obstet Gynecol. 1980;150: 399-401.
[49] Dreikorn K, Palmtag H, Rohl L. Prune belly syndrome: treatment of terminal renal failure by hemodialysis and renal transplantation. Eur Urol. 1978; 3:245-7.
[50] Reinberg Y, Manivel JC, Fryd P, et al. The outcome of renal transplantation in children with the prune belly syndrome. J Urol. 1989;142:1541-2.

第七篇 肿 瘤

Tumors

第 35 章　新生儿神经母细胞瘤

Neuroblastoma in Neonates

Matteo Carella　Riccardo Masetti　Claudio Antonellini　Beatrice Randi　Andrea Pession　Mario Lima　著
马　柱　译

新生儿肿瘤虽然非常罕见，但却是新生儿发病率和死亡率的一个重要因素。在出生后的 1 个月内活产儿中，肿瘤的发病率为 1/27 500～1/12 500，其中 40%～50% 的肿瘤会进展成为恶性肿瘤。新生儿肿瘤通常在产前筛查或已知癌症倾向综合征的随访期间就已确诊；事实上，先天性异常、多灶性或双侧疾病和近亲中患癌提示存在潜在的癌症易感综合征。应对这类可能发生肿瘤的人群进行遗传咨询和检测。

因为新生儿肿瘤通常起源于胚胎和未成熟组织，由细胞生长和增殖的内在功能障碍而发生，所以新生儿肿瘤不同于较大儿童的癌症；鉴于此，新生儿肿瘤的发病率、遗传性、组织学特征、临床表现和治疗都是不同的。新生儿良性肿瘤如果不治疗可能存在恶变的可能性；然而，有一些新生儿肿瘤，如临床表现为良性组织学特征却是恶性的肿瘤，或者明确是恶性的肿瘤，却可以在不治疗的情况下自行消退。

由于新生儿时期的特点是细胞和组织生长速度快，造血和免疫系统尚未完全发育，所以新生儿恶性肿瘤的治疗是一项艰巨的挑战，需要结合儿童外科医生和儿科肿瘤学家的专业知识。

手术在新生儿实体瘤的诊断和治疗中起着核心作用。化疗亦是对快速生长的器官不可逆损伤的一种平衡；化疗药物剂量的计算应根据体重而不是体表面积，化疗药物剂量应从低水平开始，并在耐受性良好的前提下增加。由于放疗对生长器官和组织存在不可逆的损伤，以及继发恶性肿瘤的风险，反而应该避免放疗[1-3]。

一、概述和流行病学

神经母细胞瘤常发生于新生儿，是新生儿期最常见的肿瘤，其发病率为每年（7～8）/100 万，发病率几乎是白血病的 2 倍，白血病是出生后第 1 年最易发生的第二大恶性肿瘤[4]。

神经母细胞瘤起源于神经嵴细胞，该细胞起到促进外周交感神经系统发育的作用。肾上腺是最常见的原发肿瘤部位，几乎占神经母细胞瘤病例的 50%，其次是结缔组织、腹膜后和纵隔[4]。通过监测产前筛查中检出的一些神经母细胞瘤患者，以及在出生后第 1 年就确诊神经母细胞瘤的患者，发现即使肿瘤发生了转移，也存在肿瘤自行消退的现象[5]。

二、遗传和风险因素

神经母细胞瘤出现在新生儿期，说明需要调查妊娠前和妊娠期间的暴露事件。不同的研究发现，神经母细胞瘤与母亲孕期饮酒和吸烟[6]、孕前父母职业和产前使用药物（如可待因、口服避孕药、抗惊厥药物）[7]、环境空气毒性[8]或母亲叶酸缺乏[9]存在关联。

大多数神经母细胞瘤是偶发的，但新生儿的神经母细胞瘤更应考虑是遗传引起的。ALK和PHOX2B是新生儿遗传性神经母细胞瘤中最常见的种系突变基因[10]。

ALK，即间变性淋巴瘤激酶基因，最近被确定为神经母细胞瘤的第一个易感基因。ALK是一种跨膜受体酪氨酸激酶，通常在中枢和外周神经系统中表达[11]。我们发现ALK突变可在多达10%的散发性神经母细胞瘤和许多其他瘤样小细胞肺癌及间变性大细胞淋巴瘤中出现，所以它就成了一个值得关注的治疗靶点[12]。

PHOX2B是一种参与正常交感神经元发育和儿茶酚胺合成的基因。PHOX2B种系突变最先是先天性中枢性低通气综合征（congenital central hypoventilation syndrome，CCHS）患者中发现。在许多病例中发现先天性巨结肠都与CCHS相关，因为神经嵴细胞在肠壁中的迁移失败了。PHOX2B突变还在同时合并其他疾病的神经母细胞瘤家族中发现[13]。

神经母细胞瘤也存在于其他癌症易感综合征中，如NF-1，因为这两种疾病都是由神经嵴细胞发育缺陷引起的[14]。

如果在神经嵴胚胎发育的背景下研究肿瘤疾病的发病机制，我们可以发现神经母细胞瘤临床和病理的异质性，源于在不同的成熟阶段引导这些细胞的分子驱动的改变。现在，神经母细胞瘤的许多遗传性都已明确，根据这些特征可将肿瘤分为不同亚型，不同亚型的肿瘤具有不同的遗传异常和临床表现[14]。

*MYCN*基因扩增：约20%的神经母细胞瘤伴有*MYCN*基因染色体2p24的扩增，其中90%与不良临床结果相关[15]。在新生儿期，*MYCN*基因扩增是一个不良预后因素，应加强治疗[5]。

1p等位基因缺失：高达35%的神经母细胞瘤中出现1p杂合性缺失。1p的杂合性缺失与*MYCN*基因扩增和肿瘤晚期相关，但与年龄和分期无关[16, 17]。

非平衡的17q增益：神经母细胞瘤中最常见的遗传异常，高达70%的肿瘤中出现非平衡的17q增益[18]。

11q等位基因缺失/失衡：40%的神经母细胞瘤中有报道过这些遗传异常，11q等位基因缺失/失衡是与*MYCN*基因扩增阴性的神经母细胞瘤患者预后不良的相关因素。

DNA指数/倍性：二倍体神经母细胞瘤即使在婴儿和疾病发展较低阶段的患者，肿瘤也会快速进展并且预后不良，所以与二倍体神经母细胞瘤相比，超二倍体和近三倍体神经母细胞瘤预后多良好[5, 14]。

三、病理学

神经母细胞瘤通常定义为与肾上腺或交感神经链密切相关的肿瘤，肿瘤被覆纤薄包膜由此分隔成分叶状肿块。肿块柔软，呈灰白色，部分瘤内可见出血。在显微镜镜检时经常识别出两种主要的细胞群：神经母细胞/神经节细胞和施万基质细胞。按照两种主要的细胞群百分比不同，可分四组神经母细胞肿瘤，并可分为预后的良好型和预后不良型。

- 神经母细胞瘤（施万基质贫乏）。
- 混合性节细胞神经母细胞瘤（施万基质丰富）。
- 神经节神经瘤（施万基质为主）。
- 结节状节细胞神经母细胞瘤（复合施万基质丰富/基质为主和基质贫乏[19]）。

神经母细胞瘤如节细胞神经母细胞瘤和神经节神经瘤在新生儿中是罕见的实体，因为其成熟过程需要数月至数年才能发生[5]。

四、临床特征

神经母细胞瘤胎儿患者可在妊娠晚期筛查时发现，此时超声检查可见实性或囊性肾上腺肿块和钙化灶。鉴别诊断包括肾上腺出血、肠道重复囊肿、膈下肺叶外隔离症、肾上腺巨细胞、肾上腺皮质肿瘤、肾上腺脓肿和神经母细胞瘤。

神经母细胞瘤儿童患者的临床特征是肿瘤主要位于交感神经链。神经母细胞瘤常见于肾上腺、椎旁腹膜后、后纵隔、骨盆和颈部。神经母细胞瘤新生儿患者沿胸椎和颈椎神经束发生的频率远高于较大年龄的儿童患者，腹部包块是最常见的临床特征，骨盆肿瘤可引起排尿排便习惯的改变。肿瘤压迫脊髓和颈部交感神经链时可分别引起与膀胱和直肠功能障碍相关或无关的弛缓性腿麻痹和霍纳综合征[5]。

在42%的神经母细胞瘤患者中，神经母细胞瘤可表现为原发性的局部肿瘤，并有在皮肤、肝脏和（或）骨髓范围内的多发性转移。皮下结节（蓝色发白，形似“蓝莓松饼”）和肝脏迅速增大并弥漫性改变，可能导致呼吸抑制、肾功能损害、肠功能障碍和凝血障碍，这些都是神经母细胞瘤4S/MS期的临床特征[5, 20]。

在2%～3%的神经母细胞瘤患者中可以发生一种副肿瘤综合征，称为斜视性眼阵挛－肌阵挛－共济失调综合征，平均发病年龄为18—22月龄[21]。血管活性肠肽综合征（vasoactive intestinal peptide syndrome，VIP），也称Kerner-Morrison综合征，表现为难治性水样腹泻[22]。

五、诊断

超声是新生儿腹部肿瘤的首选检查方法。MRI是评估脊柱旁和骨盆肿瘤的金标准，在避免与辐射暴露相关的风险方面优于CT（表35–1）。尿儿茶酚胺代谢产物，如高香草酸（homovanillic acid，HVA）和香草基扁桃酸（vanillylmandelic acid，VMA），通常在>90%的神经母细胞瘤儿童患者会引起升高，但只在33%的新生儿患者会引起升高。全血细胞计数、生化和血清LDH水平可以作为评估指标，但LDH、铁蛋白和NSE仅仅是评估肿瘤体积的指标，而不是神经母细胞瘤的特异性指标[5]。

^{123}I-MIBG成像对神经母细胞瘤具有高灵敏度和特异度；^{123}I-MIBG的重要性，不仅可以进行鉴别诊断，而且可以评估远处转移以及治疗后效果[23]。通常，围产期的神经母细胞瘤对MIBG是高摄取的[5]。

根据国际神经母细胞瘤分期系统（International Neuroblastoma Staging System，INSS）指南，如果符合以下任何一组标准，则诊断为神经母细胞瘤。

- 通过肿瘤组织和免疫组织检查作出明确的病理诊断，尿儿茶酚胺升高具有诊断意义。如果通过组织学检查仍不能确定，还可以考虑基因检查。
- 骨髓穿刺液或环钻活检组织中含有明确的肿瘤细胞，如合胞体或免疫细胞团块，以及尿儿茶酚胺水平升高[24]。

六、预后因素和危险度分组

新的国际神经母细胞瘤风险组分期是以预后为基础的，但临床表现、组织学特征和基因异常在确定不同的三个危险组中也起着重要作用。临床特征包括肿瘤的可切除程度，可以根据MRI或CT上的影像学表现来确定。

这里用国际神经母细胞瘤风险组（International Neuroblastoma Risk Group，INRG）分期系统取代了旧的国际神经母细胞瘤分期系统（表35–2）。L_1期（旧系统1期和2期）包括以IDRF列表为参考的不涉及重要组织结构的局限性肿瘤，L_2期（旧系统3期）包括具有一个或多个IDRF的局限性肿瘤，M期（旧系统4期）包括具有远处转移病灶的肿瘤，MS期（旧系统4S期）包括年龄小于18月龄，转移病灶限于皮肤、肝脏和（或）骨髓[25]。

七、治疗管理

（一）低危组

低危组包括大约70%的新生儿神经母细胞瘤，其5年生存率为95%～100%。对于所有局限的、可切除的（L_1）肿瘤，仅需要手术治疗。对于不能切除或不适合活检的肿瘤，需要MRI随访，因为其中一些肿瘤很大可能会自行消退。对

表 35-1 神经母细胞瘤影像学危险因素[25]

单侧肿瘤病变延伸到两个室间	• 颈部－胸腔 • 胸腔－腹腔 • 腹腔－盆腔
颈部	• 肿瘤包绕颈动脉和（或）椎动脉和（或）颈内静脉 • 肿瘤延伸至颅底 • 肿瘤压迫气管
颈胸腔	• 肿瘤包绕臂丛神经根 • 肿瘤包绕锁骨下血管和（或）椎动脉和（或）颈动脉 • 肿瘤压迫气管
胸腔	• 肿瘤包绕主动脉和（或）主要分支 • 肿瘤压迫气管和（或）主支气管 • 下纵隔肿瘤，浸润 T_9 和 T_{12} 之间的肋椎关节
胸腹腔	• 肿瘤包绕主动脉和（或）腔静脉
腹盆腔	• 肿瘤侵犯肝门和（或）肝十二指肠韧带 • 肿瘤在肠系膜根部包绕肠系膜上动脉分支 • 肿瘤包绕腹腔干和（或）肠系膜上动脉起始部 • 肿瘤侵犯一侧或双侧肾蒂 • 肿瘤包绕腹主动脉和（或）下腔静脉 • 肿瘤包绕髂血管 • 盆腔肿瘤越过坐骨切迹
肿瘤向椎管内延伸，无论位置如何，需要具备一定条件	• 轴向平面上超过 1/3 的椎管被侵入，和（或）环脊髓软脑膜间隙小时和（或）脊髓信号异常
肿瘤使邻近器官 / 组织受累	• 心包 • 横膈 • 肾脏 • 肝脏 • 胰－十二指肠和肠系膜
需要记录，但不需 IDRF 评估的条件	• 多灶性原位肿瘤 • 胸腔积液，有或没有恶性细胞 • 腹水，有或没有恶性细胞

表 35-2 国际神经母细胞瘤风险组分期系统[22]

分 期	描 述
L_1 期	局限性肿瘤不涉及重要组织结构，以列表中的 IDRF 为参考，肿瘤只局限于 1 个体腔
L_2 期	局限性肿瘤，有一个或多个 IDRF
M_2 期	远处转移性病灶
MS 期	年龄＜18 月龄，转移病灶限于皮肤、肝脏和（或）骨髓

于不能切除的肿瘤（L_2）、与临床表现有关的 4S 期（M）（如由于脊髓压迫）或 M 期（无骨、肺或中枢神经系统转移），需要卡铂为基础的化疗。事实上，在没有出现脊髓小脑性共济失调的无症状 MS 期的患者中，有很高比例的患者肿瘤会自行消退，肿瘤复发的风险低，可以不需要治疗。

（二）中危组

中危组占神经母细胞瘤患者的 20%，包括< 12 个月 M 期婴幼儿患者（存在骨 / 肺 / 中枢神经系统转移，*MYCN* 未扩增），通过适度治疗其 2 年总生存率为 95%，而年龄较大的儿童患者预后较差，需要更多的强化治疗。这些患者需要卡铂联合多柔比星为基础的化疗。

对于中危组患者，手术的作用是尽可能完整地切除肿瘤，同时尽可能保护整体器官和神经功能。这可能经常导致残留的病灶遗留在关键的解剖结构上。

在选定的对 4S 期合并呼吸功能不全的婴儿患者或合并硬膜外疾病和脊髓压迫症状的患者进行放疗治疗。

（三）高危组

高危组约占所有神经母细胞瘤的 50%，但只有约 5% 的新生儿患儿，尽管采用强化的多模式治疗，其 2 年总生存率仅为 30%。一项 SIOPENHR-NBL-1 的欧洲试验纳入了小于 12 月龄的 *MYCN* 扩增型患儿，实验还包括以下内容。

- 诱导化疗：以顺铂为基础的多剂量强化化疗。
- 原位肿瘤的手术切除。
- 清髓性治疗和自体干细胞解救。
- 原位肿瘤定位放疗治疗。
- 13– 顺 – 维 A 酸 + 抗 GD2 免疫治疗（ ± IL-2 ）。

尽管手术的作用尚不确定，目前 COG 高危方案建议尝试对高危神经母细胞瘤患者的原位肿瘤和局部区域肿瘤进行全切除[2, 23]。

八、新生儿神经母细胞瘤的外科治疗

手术方式取决于原发肿瘤的位置。大多数原发肿瘤起源于肾上腺（90%），其次是后纵隔的交感神经链。

（一）原发性肾上腺肿瘤

手术入路为脐上横行长切口；进入腹膜（图 35–1）；游离结肠牵向内侧，切开侧腹膜。

（二）右肾上腺（图 35–2）

游离十二指肠和胰头牵向内侧；动脉血供通常来自右肾动脉、主动脉和膈血管；静脉回流直接进入下腔静脉。因此，当肿瘤的血供和静脉引流被阻断后（图 35–3），肿瘤的游离也就完成了。

（三）左肾上腺

脾脏、胰腺和胃应向上牵拉以显露左侧肿瘤，动脉血供通常来自降主动脉，静脉回流直接

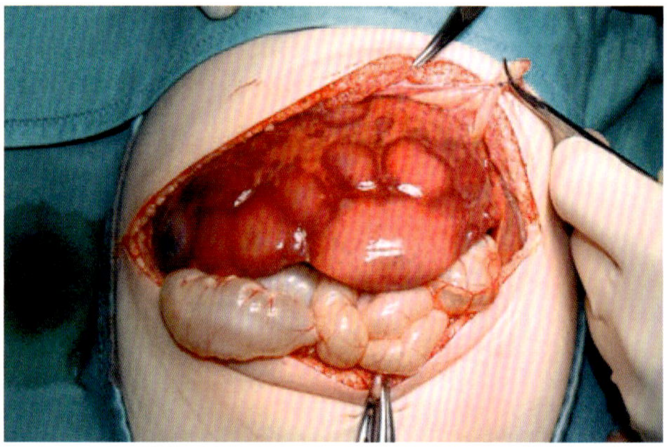

▲ 图 35–1　在 4S 期神经母细胞瘤患者，打开腹膜时就已明确存在肿瘤肝转移

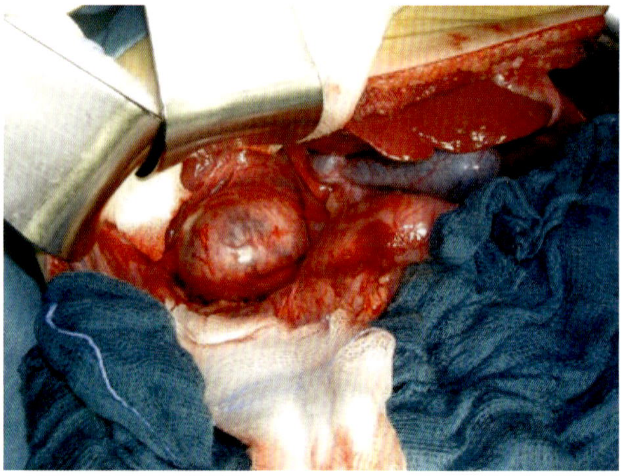

▲ 图 35–2　起源于右侧肾上腺的神经母细胞瘤

进入左肾静脉和膈下血管。因此，当肿瘤的血供和静脉引流被阻断后（图 35-4），肿瘤的游离也就完成了。

（四）纵隔神经母细胞瘤（图 35-5）

手术入路为后外侧开胸切口；切开覆盖肿瘤的壁层胸膜，将肿瘤从肋骨上游离。探查来自肋间血管维持肿瘤血供和回流的血管，将其结扎。然后向前牵拉肿瘤，显露椎间延伸部分。纵隔神经母细胞瘤常累及椎间孔，但遗留在椎间孔中小的残余肿瘤并不影响治疗效果[5, 26]。

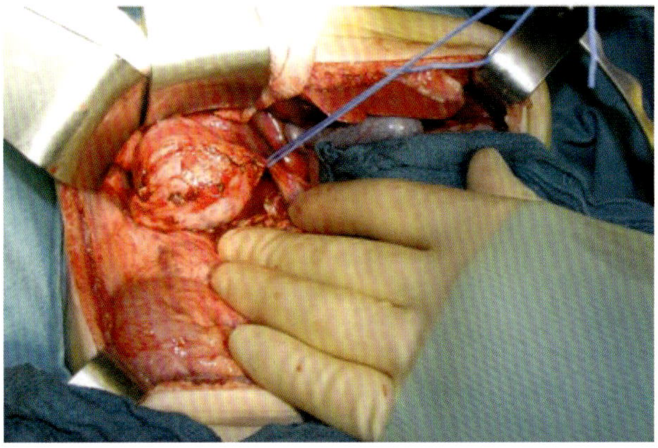

▲ 图 35-3　肿瘤血供被阻断

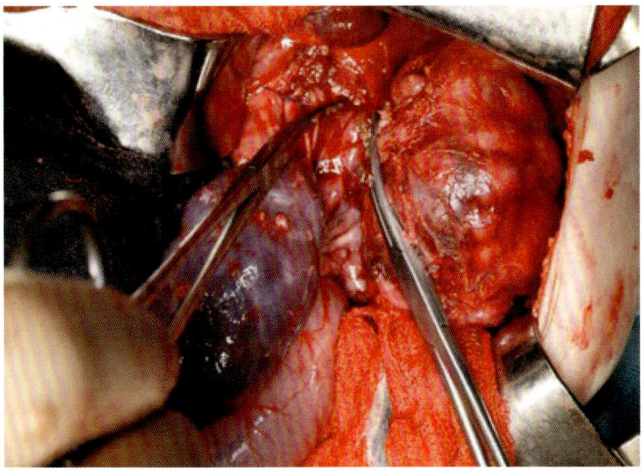

▲ 图 35-4　起源于左肾上腺的神经母细胞瘤，肿瘤血管被阻断

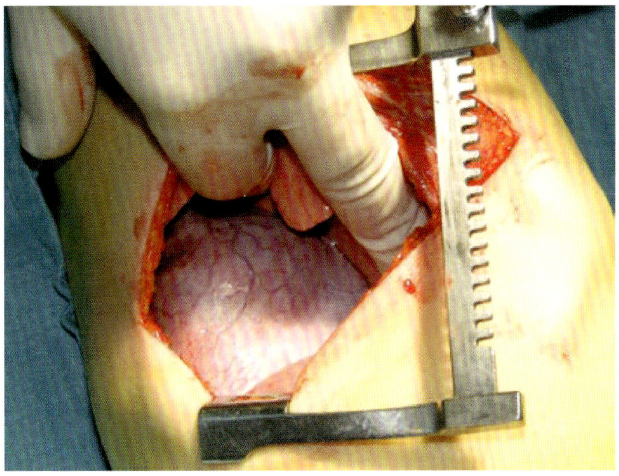

▲ 图 35-5　纵隔神经母细胞瘤

参考文献

[1] Chandrasekaran A. Neonatal solid tumors. Pediatrics and neonatology; 2017.
[2] Orbach D, Sarnacki S, Brisse HJ, et al. Neonatal cancer. Lancet Oncol. 2013;14:e609-20.
[3] Moore SW, Satge D, Sasco AJ, Zimmermann A, Plaschkes J. The epidemiology of neonatal tumours. Report of an international working group. Pediatr Surg Int. 2003;19:509-19.
[4] Alfaar AS, Hassan WM, Bakry MS, Qaddoumi I. Neonates with cancer and causes of death; lessons from 615 cases in the SEER databases. Cancer Med. 2017;6:1817-26.
[5] Fisher JP, Tweddle DA. Neonatal neuroblastoma. Semin Fetal Neonatal Med. 2012;17:207-15.
[6] Muller-Schulte E, Kurlemann G, Harder A. Tobacco, alcohol and illicit drugs during pregnancy and risk of neuroblastoma: systematic review. Arch Dis Child Fetal Neonatal Ed. 2018;103(5):F467-73.
[7] Cook MN, Olshan AF, Guess HA, et al. Maternal medication use and neuroblastoma in offspring. Am J Epidemiol. 2004;159:721-31.
[8] Heck JE, Park AS, Qiu J, Cockburn M, Ritz B. An exploratory study of ambient air toxics exposure in pregnancy and the risk of neuroblastoma in offspring. Environ Res. 2013;127:1-6.
[9] French AE, Grant R, Weitzman S, et al. Folic acid food fortification is associated with a decline in neuroblastoma. Clin Pharmacol Ther. 2003;74:288-94.
[10] Tolbert VP, Coggins GE, Maris JM. Genetic susceptibility to neuroblastoma. Curr Opin Genet Dev. 2017;42:81-90.
[11] Chiarle R, Voena C, Ambrogio C, Piva R, Inghirami G. The anaplastic lymphoma kinase in the pathogenesis of cancer. Nat Rev Cancer. 2008;8:11-23.

[12] Mossé YP, Laudenslager M, Longo L, et al. Identification of ALK as a major familial neuroblastoma predisposition gene. Nature. 2008;455:930-5.
[13] Trochet D, Bourdeaut F, Janoueix-Lerosey I, et al. Germline mutations of the paired-like homeobox 2B (PHOX2B) gene in neuroblastoma. Am J Hum Genet. 2004;74:761-4.
[14] Brodeur GM. Neuroblastoma: biological insights into a clinical enigma. Nat Rev Cancer. 2003;3:203-16.
[15] Newman EA, Nuchtern JG. Recent biologic and genetic advances in neuroblastoma: implications for diagnostic, risk stratification, and treatment strategies. Semin Pediatr Surg. 2016;25:257-64.
[16] Attiyeh EF, London WB, Mosse YP, et al. Chromosome 1p and 11q deletions and outcome in neuroblastoma. N Engl J Med. 2005;353:2243-53.
[17] Caron H, van Sluis P, de Kraker J, et al. Allelic loss of chromosome 1p as a predictor of unfavorable outcome in patients with neuroblastoma. N Engl J Med. 1996;334:225-30.
[18] Bown N, Cotterill S, Lastowska M, et al. Gain of chromosome arm 17q and adverse outcome in patients with neuroblastoma. N Engl J Med. 1999;340:1954-61.
[19] Shimada H, Ambros IM. Pathology of peripheral neuroblastic tumors. In: NKV C, Cohn SL, editors. Neuroblastoma. Berlin, Heidelberg: Springer; 2005. p. 87-95.
[20] Moppett J, Haddadin I, Foot ABM. Neonatal neuroblastoma. Arch Dis Child Fetal Neonatal Ed. 1999;81:F134-F7.
[21] Matthay KK, Blaes F, Hero B, et al. Opsoclonus myoclonus syndrome in neuroblastoma a report from a workshop on the dancing eyes syndrome at the advances in neuroblastoma meeting in genoa, Italy, 2004. Cancer Lett. 2005;228: 275-82.
[22] Kaplan SJ, Holbrook CT, McDaniel HG, Buntain WL, Crist WM. Vasoactive intestinal peptide secreting tumors of childhood. Am J Dis Child. 1980;134:21-4.
[23] Brisse HJ, McCarville MB, Granata C, et al. Guidelines for imaging and staging of neuroblastic tumors: consensus report from the International Neuroblastoma Risk Group Project. Radiology. 2011;261:243-57.
[24] Brodeur GM, Pritchard J, Berthold F, et al. Revisions of the international criteria for neuroblastoma diagnosis, staging, and response to treatment. J Clin Oncol. 1993;11:1466-77.
[25] Monclair T, Brodeur GM, Ambros PF, et al. The International Neuroblastoma Risk Group (INRG) staging system: an INRG Task Force report. J Clin Oncol. 2009;27:298-303.
[26] Davidoff AM. Neuroblastoma. Semin Pediatr Surg. 2012; 21:2-14.

第 36 章　肝脏肿瘤
Hepatic Tumours

Matteo Carella　Riccardo Masetti　Claudio Antonellini　Beatrice Randi　Andrea Pession　著
王宪强　董春娟　译

肝脏肿瘤占产前和新生儿期所有肿瘤的 5%[1]。涵盖了各种良性肿瘤和恶性肿瘤，其疾病谱与大龄儿童迥异（表 36–1）。最常见的是血管瘤，特别是婴儿血管内皮瘤和海绵状血管瘤，其次是胚胎源性肝细胞瘤，如肝母细胞瘤。间叶错构瘤和生殖细胞肿瘤则较为罕见，这些肿瘤的鉴别诊断极具挑战。

许多肝脏肿瘤是在产前筛查阶段或婴儿出生几周后便得以确诊。腹部超声可以提供所遇到的肿瘤种类的信息。为了进行分期和其他重要的考虑因素需要 CT 或 MRI 检查。

在特定情况下，使用 SPECT 进行诊断或治疗时是有必要的。血常规检查、肝功能、感染性血清学和肿瘤标志物（如 AFP）、β-hCG、乳酸脱氢酶和神经母细胞瘤标志物（儿茶酚胺代谢物、神经元特异性烯醇化酶）是鉴别诊断的关键。患有肝脏肿瘤的新生儿通常有临床表现，血液学检查并非决定性因素，影像学结果可能会产生误导，因此可能需要活检和组织学检查来纠正诊断[2]。

一、血管瘤

新生儿期最常见的肝脏肿瘤是血管瘤，尤其是血管内皮瘤，在新生儿中更常见。这些肿瘤往往通过产前的超声扫描得以初步诊断，或者最常见的是在生命的最初几周内被偶然发现。这些血管病变的发病机制目前尚不清楚。据报道，在 50% 的病例中，患儿的皮肤和其他器官中会出现多发性血管瘤，在少数病例中，它可能与脐膨出和其他先天性畸形有关。

婴儿型血管内皮细胞瘤可表现为腹胀、肝大，严重时合并动静脉畸形。

充血性心力衰竭、影响血流动力学的贫血、血小板减少症、凝血障碍、肿瘤破裂伴腹腔内出血和呼吸窘迫。快速生长或多发性病变可导致在生命最初几周，或有时甚至在胎儿期出现的危及生命的胎儿水肿和宫内心力衰竭。

血管内皮瘤和血管瘤的治疗基于其临床特征。无症状病变建议随访；如果患者表现出逐渐出现的可控症状，则应考虑药物治疗。洋地黄和利尿药可用于治疗充血性心力衰竭，而血液制品可用于纠正贫血和凝血功能障碍。也推荐类固醇治疗［泼尼松 2～5mg/（kg · d）］，但通常效果不佳[3]。α– 干扰素治疗可能更有效，但这与潜在的严重不良反应有关[4]。在症状严重且快速发作的情况下，同时技术上可行，应考虑手术切除，但在肝组织中有大量扩散的血管内皮瘤时，应首选肝动脉结扎或介入栓塞。手术成功率为 80%，然而，在少数病例中，可在首次手术后数天内观察到新血管的发育[5]。

表 36-1 新生儿的肝脏恶性肿瘤 / 良性肿瘤和肿瘤样病变

肝脏恶性肿瘤	肝脏良性肿瘤
• 肝母细胞瘤 • 肝细胞癌 • 横纹肌样瘤 • 卵黄囊瘤 • 绒毛膜癌 • 未分化肉瘤 • 横纹肌肉瘤	• 婴儿血管内皮瘤 / 海绵状血管瘤 • 间叶错构瘤 • 畸胎瘤 • 腺瘤 • 局灶性结节性增生 • 肝囊肿 • 肝脓肿 • 炎性假瘤

二、肝母细胞瘤

肝母细胞瘤是儿童早期最常见的肝脏肿瘤，其中 10% 的病例发生在新生儿期[2]。这种肿瘤通常是散发性的和最常见的遗传异常基因 Wnt 信号通路。有时，肝母细胞瘤与遗传异常相关，如爱德华综合征（18- 三体综合征）和遗传性癌症易感综合征，如 Beckwith-Wiedemann 综合征、家族性腺瘤性结肠息肉病和胎儿酒精综合征[6]。极早产儿发生肝母细胞瘤的风险增加[7, 8]。

肝母细胞瘤的特征是恶性上皮细胞具有不同的分化程度，最常具有胚胎性或胎儿性特征。混合性肝母细胞瘤是一种亚型，其特征是存在恶性间叶组织，伴有未成熟纤维区、梭形细胞和软骨样骨样细胞。新生儿与较大的儿童相比，相对较好分化的单纯胎儿型似乎占主导地位[9]。

肝母细胞瘤可通过产前超声筛查发现，并可能导致羊水过多和死产。其临床表现也可能不同：由于胎儿循环的差异，转移（通常是全身性的）出现较早，且多累及肺部[9]。新生儿肿瘤破裂伴大出血是可能危及生命的事件。AFP 的数值应与该年龄段的正常值进行比较，因为与年龄较大的儿童相比，该年龄段的 AFP 水平仍然较高[5]。

可以进行肿瘤活检，但不同的研究证实，对于 AFP 水平非常高的 3 岁以下儿童，可能没有必要进行肿瘤活检。

SIOPEL（Société Internationale d'oncologie Pédiatrique）根据肝脏的解剖结构和诊断时的影像学检查结果，形成了一套称为 PRETEXT 的术前分期系统。应评估胸部和脑部 CT，以除外肿瘤转移。

在分期系统中，肝脏被分为四个肝叶：右前叶、右后叶、左内叶和左外叶。通过这种方式，确定了四个分期（Ⅰ～Ⅳ）。用以下字母表示疾病在肝脏以外的发展："V" 表示肿瘤延伸到腔静脉和（或）所有三条肝静脉中；"P" 表示肿瘤累及门静脉的主干和（或）左右两个分支；"C" 表示累及尾状叶；如果有肝外腹腔内疾病的证据，则为 "E"；如果有远处转移，则为 "M"[10, 11]。

儿童肝脏肿瘤国际协作组提出的危险分层系统包括 PRETEXT 分期系统、患者年龄和血清 AFP 水平。

具有临床意义的组织学亚型也被纳入危险分层；事实上，儿童肿瘤组（Children's Oncology Group，COG）报道称，单纯胎儿型患儿，如分期 I 期，达到 R0 切除，其预后很好。不同的研究证实，低 AFP 水平的 HBL 患者（<100ng/ml）和（或）未分化亚型患儿的预后较差[12–14]。

手术切除在肝母细胞瘤治疗中起着核心作用。事实上，无论是否进行新辅助化疗，标准 / 低风险患者可以安全地接受完整手术切除。顺铂和多柔比星被用于不同的治疗方案，这可能会将一些广泛的肝母细胞瘤缩小到可手术的大小。在没有肝外转移的情况下，存在极高风险的肝母细胞瘤患者，可以考虑肝移植。这些不能切除的肝脏肿瘤患者可以在接受化疗的同时进行切除术。日本儿童肝脏肿瘤研究组表明，使用顺铂类药物的经动脉化疗栓塞（TACE）可能是治疗非转移性肿瘤患者的重要选择，因为与全身化疗相比，其具有等效性和较低的毒性[14, 15]。

一般来说，标准中危和低位干母细胞癌的 3

年无事件生存率（EFS）和总生存率（OS）相近，预计为80%～90%。预后不良（高危肿瘤）的患者接受COG和SIOPEL治疗，并增加铂类治疗的剂量，据报道其生存率有所提高[8]。在SIOPEL4研究中，每周静脉滴注顺铂24h联合每月滴注多柔比星，结果显示，PRETEXT Ⅳ期肿瘤患者的3年总生存率和无事件生存率分别约为83%和76%。然而，肺转移患者3年的EFS和OS分别约为79%和77%[16]。一项回顾性研究报道称，先天性肝母细胞瘤患儿的预后要比年龄较大的患儿好得多[17]。

三、新生儿肝脏肿瘤的外科治疗

如果新生儿在药物治疗（皮质类固醇、地高辛、利尿药、β受体拮抗药）后仍有症状（明显的血流动力学分流），则需要对新生儿血管内皮瘤进行手术治疗。

手术治疗包括以下内容。

- 肝动脉结扎（由于血管内皮瘤通常由肥大的肝动脉供血，而不是由门静脉供血，因此血管内皮瘤缺血）；如果有介入放射科专家，也可以通过栓塞进行。
- 手术切除：仅限于单叶肿瘤，但如有可能，手术切除应推迟到新生儿期之后。
- 肝移植是对不可切除和不适合结扎/栓塞的病变保留的一种治疗选择。术前及时进行放射学栓塞是一种减少肿瘤血流量的替代方法，并将切除过程中急剧出血的风险降至最低。

新生儿间叶错构瘤的治疗是完全切除，因为这种肿瘤的自然病程尚不确定。

用于治疗肝母细胞瘤（图36-1），对于患有PRETEXT Ⅰ期和任何单病灶PRETEXT Ⅱ期肿瘤的患者，在诊断时需要进行手术治疗。如有必要，所有其他患者将接受诊断性活检（开放或首先经皮穿刺）、血管通路置入和术前化疗。化疗是用来缩小肿瘤的体积，这些肿瘤初诊时是无法切除的。在那些肿瘤因弥漫性肝脏受累而无法手术的病例中，考虑进行肝移植。

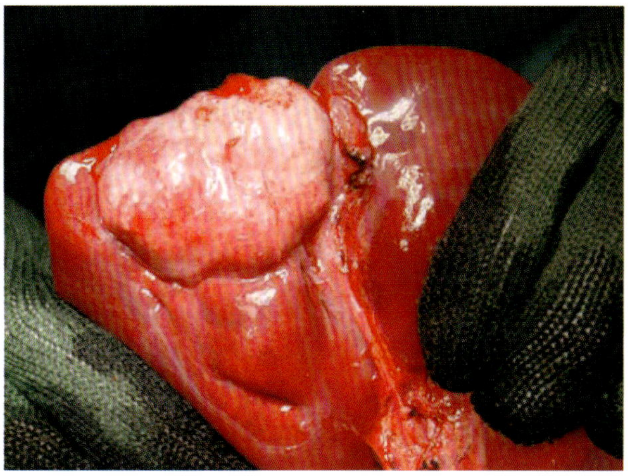

▲ 图36-1 肝母细胞瘤

（一）肝部分切除

不建议进行肝部分切除或楔形切除，因为不完全切除的风险很高。肝部分切除仅适用于罕见的带蒂肿瘤或边缘位置小肿瘤。

（二）解剖性肝切除术

解剖性肝切除术是基于Couinaud的解剖学分类，可以精准切除特定段，而不影响其他部分。

肝脏被门静脉主裂分为左半肝和右半叶。

肝脏又被分为四叶，八段。

八段中的每一段都由格列森系统供应，并引流至肝静脉。格列森系统由门静脉和肝动脉的分支组成，并由右或左主肝管的分支引流。

主要的肝切除术包括以下内容。

- 左外叶切除术：切除Ⅱ～Ⅲ段。
- 左半肝切除术（Ⅱ、Ⅲ、Ⅳ）。
- 扩大左半肝切除术（Ⅱ、Ⅲ、Ⅳ、Ⅴ、Ⅷ）。
- 右半肝切除术（Ⅴ、Ⅵ、Ⅶ、Ⅷ）。
- 扩大右半肝切除术（Ⅳ、Ⅴ、Ⅵ、Ⅶ、Ⅷ）。
- 中央肝叶切除术（Ⅳ、Ⅴ、Ⅷ）。

Ⅰ段接受来自肝动脉和门静脉的左右分支的流入，并直接引流至下腔静脉。因此，如有必要，可以在扩大的右肝或左肝切除术中切除尾状叶。

肝切除术通常开腹进行，并进行肝门阻断，以控制出血（快速显露肝上下腔静脉）。对于右肝病变，外科医生进行上腹部横切口，将切口穿过肋缘延伸到第7肋间隙，对于左肝病变，进行左上腹部横切口，将垂直中线延伸到胸部。

通过分开镰状韧带、右侧三角韧带、冠状韧带和左侧三角韧带来移动肝脏。

如有必要，阻断肝十二指肠韧带，以控制入肝血管（Pringle手法）。

然后，在每种类型的肝切除术中，第一步是控制血管流入（肝动脉和门静脉的分支）和胆管结构（肝管分支）。

血管流入和胆道控制可以通过肝外血管控制进行。

在实质内进行血管控制的优点是保护了其他血管蒂，但对于靠近肝门的肿瘤，肝外技术是必要的。

一旦实现了流入道和胆道控制，外科医生就控制流出道（右、中和左肝静脉）。最后一步是肝实质切除。

（三）肝移植

化疗或手术切除彻底根除转移病灶是肝移植的先决条件。

当肿瘤切除不完全或肝切除后出现肝内复发时，其预后较差，进行肝移植是相对禁忌证。

肝移植的早期适应证如下。

- 无论化疗的结果如何，多灶性、Ⅳ期肝母细胞瘤都是肝移植的明确指征，即便完整肝切除，但显微镜下残留肿瘤细胞的可能性很高。
- 只有在化疗后肿瘤不降期的情况下，涉及肝脏所有四个叶、单灶性的Ⅵ期肝母细胞瘤才是肝移植的指征。
- 涉及主要肝门结构或肝静脉的单灶性、位于中央的Ⅱ期和Ⅲ期应考虑进行肝移植，这些部位的肿瘤在化疗也会有残留[1, 18]。

参考文献

[1] Makin E, Davenport M. Fetal and neonatal liver tumours. Early Hum Dev. 2010;86:637-42.
[2] von Schweinitz D. Neonatal liver tumours. Semin Neonatol. 2003;8:403-10.
[3] Prokurat A, Chrupek M, Ko-ciesza A, et al. Hemangioma of the liver in children-conservative versus operative treatment. Surg Child Intern. 2000;3:202-7.
[4] Deb G, Donfrancesco A, Ilari I, et al. Hemangioendothelioma: Successful therapy with interferon-α. A study in association with the Italian Pediatric Haematology/Oncology Society (AIEOP). Med Pediatr Oncol. 2002;38:118-9.
[5] Thompson PA, Chintagumpala M. Renal and hepatic tumors in the neonatal period. Semin Fetal Neonatal Med. 2012;17:216-21.
[6] Czauderna P, Lopez-Terrada D, Hiyama E, Haberle B, Malogolowkin MH, Meyers RL. Hepatoblastoma state of the art: pathology, genetics, risk stratification, and chemotherapy. Curr Opin Pediatr. 2014;26:19-28.
[7] Ikeda H, Matsuyama S, Tanimura M. Association between hepatoblastoma and very low birth weight: A trend or a chance? J Pediatr. 1997;130:557-60.
[8] Aronson DC, Meyers RL. Malignant tumors of the liver in children. Semin Pediatr Surg. 2016;25:265-75.
[9] Ammann RA, Plaschkes J, Leibundgut K. Congenital hepatoblastoma: A distinct entity? Med Pediatr Oncol. 1999;32:466-8.
[10] Roebuck DJ, Aronson D, Clapuyt P, et al. 2005 PRETEXT: a revised staging system for primary malignant liver tumours of childhood developed by the SIOPEL group. Pediatr Radiol. 2007;37:123-32; quiz 249-50.
[11] Aronson DC, Czauderna P, Maibach R, Perilongo G, Morland B. The treatment of hepatoblastoma: Its evolution and the current status as per the SIOPEL trials. J Indian Assoc Pediatr Surg. 2014;19:201-7.
[12] De Ioris M, Brugieres L, Zimmermann A, et al. Hepatoblastoma with a low serum alpha-fetoprotein level at diagnosis: the SIOPEL group experience. Eur J Cancer. 2008;44:545-50.
[13] Trobaugh-Lotrario AD, Tomlinson GE, Finegold MJ, Gore L, Feusner JH. Small cell undifferentiated variant of hepatoblastoma: adverse clinical and molecular features similar to rhabdoid tumors. Pediatr Blood Cancer. 2009;52:328-34.
[14] Hiyama E. Pediatric hepatoblastoma: diagnosis and treatment. Transl Pediatr. 2014;3:293-9.
[15] Hishiki T, Matsunaga T, Sasaki F, et al. Outcome of hepatoblastomas treated using the Japanese study group for pediatric liver tumor (JPLT) protocol-2: report from the

JPLT. Pediatr Surg Int. 2011;27:1-8.
[16] Zsiros J, Brugieres L, Brock P, et al. Dose-dense cisplatin-based chemotherapy and surgery for children with high-risk hepatoblastoma (SIOPEL-4): a prospective, single-arm, feasibility study. Lancet Oncol. 2013;14:834-42.
[17] Trobaugh-Lotrario AD, Chaiyachati BH, Meyers RL, et al. Outcomes for patients with congenital hepatoblastoma. Pediatr Blood Cancer. 2013;60:1817-25.
[18] Isaacs H Jr. Fetal and neonatal hepatic tumors. J Pediatr Surg. 2007;42:1797-803.

第 37 章　肾母细胞瘤
Wilms Tumor in Neonates

Matteo Carella　Riccardo Masetti　Claudio Antonellini　Beatrice Randi　Andrea Pession　著
陶元东　译

一、概述和流行病学

肾母细胞瘤，又称 Wilms 肿瘤（Wilms tumor，WT），是儿童时期最常见的肾脏肿瘤，其发病率在新生儿肿瘤中位居第二位，约占 20%。肾母细胞瘤起源于原始后肾胚芽，也可来源于非肾组织。在患有肾母细胞瘤的新生儿中，只有约 16% 可在出生前诊断，其余的病例常在孕妇羊水过多、胎儿水肿或其他先天异常诊断中发现。其在男性和女性中的发病率相同。约 1% 的病例存在家族史，并且合并各种先天性综合征[1, 2]。意大利儿科肿瘤协会（Associazione Italiana Ematologia Oncologia Pediatrica，AIEOP）的研究表明，相较于年长儿童，罹患肾母细胞瘤的婴儿预后较好。这是因为婴儿接受了早期诊断，以及与之有关的泌尿生殖系统畸形和遗传综合征筛查[3]。

二、遗传和风险因素

肾母细胞瘤 1 基因（Wilms tumor 1，WT1）位于 11 号染色体（11p13），其缺陷与肾母细胞瘤、泌尿生殖系统畸形和肾功能不良有关。与野生型相比，*WT1* 基因突变的患者肾母细胞瘤发病更早（前者起病中位数年龄 4 岁，后者为 1 岁）。

WAGR 综合征的主要表现为肾母细胞瘤、泌尿生殖系统畸形和发育落后，其在肾母细胞瘤患儿中的比例为（7～8）/1000。在遗传学水平，*WT1* 基因（与肾母细胞瘤和泌尿生殖系统畸形有关）和 *PAX8* 基因（与无虹膜有关）杂合性微缺失可以导致 WAGR 综合征。

Denys-Drash 综合征与肾母细胞瘤的关系更密切，它由生殖细胞 *WT1* 基因的异常所导致。该综合征主要表现为男性肾母细胞瘤、肾病和泌尿生殖系统畸形。疾病的严重程度存在较大个体差异，轻者表现为尿道下裂，严重者可存在假两性畸形。肾病则以系膜硬化为主要特征，患儿往往在 10 岁前出现肾衰竭。

Beckwith-Wiedemann 综合征的肾母细胞瘤发生风险也明显增加，其中 10% 的患者可发生肾母细胞瘤[4]。该综合征是由于 11 号染色体（11p15）上受遗传印记调控的基因簇发生改变所导致的。父系和母系等位基因的甲基化缺失与此病有关。

此外，其他患有过度生长综合征的患儿其罹患肾母细胞瘤的风险也有一定程度升高（5%～20%）。

- Sotos 综合征，特征为脑性巨人症。
- Simpson-Golabi-Behmel 综合征，特征为巨舌症、巨大儿，以及与胚胎癌相关的肾脏和骨骼畸形。
- Perlman 综合征，特征为胎儿巨人症、肾发育不良、肾母细胞瘤、胰岛细胞肥大、多发性先天性异常和智力低下。

• 孤立性偏侧肥大，特征为骨骼、软组织或两者的异常生长。

最后，肾母细胞瘤也可发生染色体 11p、16q 和 1p 的杂合性缺失，这与肿瘤的复发风险和不良预后正相关[5]。

三、临床特征

临床上肾母细胞瘤通常无明显症状。新生儿及多数（79%）肾脏肿瘤患者表现为无症状的腹部肿块，亲属常在给患儿洗澡时无意间触摸而发现。约 10% 的患儿可出现肉眼或镜下血尿[6]。胎儿水肿与肾母细胞瘤有关者较为罕见[7, 8]。在年长的儿童中，20%～30% 的病例可能出现腹部不适、疼痛和血尿。25% 的患儿可发生高血压，这是由肾素活性增加所致。若腹部肿块迅速增大且合并血尿、高血压、腹痛和发热，则可能发生了肿瘤包膜下出血[9]。此外，若儿童出现与肾母细胞瘤有关的综合征时，必须怀疑是否存在肾母细胞瘤。

四、病理学

组织学上，肾母细胞瘤由上皮、间叶和原始肾胚芽 3 种成分构成。3 种成分构成比例的差异可导致不同的分型和预后[10]。间变性成分与预后不良高度相关，尤其是在弥漫性间变和晚期肿瘤患者中。是否存在间变成分对于预后和治疗至关重要[11]。

肾源性残余指的是胚胎肾细胞的灶状残存，35% 的单侧肾母细胞瘤和 100% 的双侧肾母细胞瘤存在肾源性残余[12, 13]。肾母细胞瘤病是指肾源性残余弥漫性分布，根据灶状类别（叶内或叶周肾源性）及其生长特征（初期或休眠期，增生性，退行性或硬化性）进行分类。弥漫性增生性叶周肾母细胞瘤病是一种癌前病变，因此当出现双侧病变时通常采用化疗治疗，以降低发生肾母细胞瘤的风险[14]。肾外肾源性残余罕见，可发展为肾外肾母细胞瘤[15]。

五、诊断

首选超声对腹部肿块进行检查，同时应评估对侧肾、泌尿生殖系统畸形、下腔静脉受累及肝脏转移情况。怀疑肾母细胞瘤的患者应给予 CT 或 MRI 检查，MRI 能避免婴幼儿遭受辐射危害[16]。

六、预后因素和危险分级

COG 根据肿瘤分期、组织学、患儿年龄、肿瘤重量、肺结节反应情况、遗传学情况（染色体 1p 和 16q 杂合缺失）对肾母细胞瘤进行分组。SIOP 则依据肿瘤分期、组织学、术前化疗反应情况和肿瘤体积进行分级[17]。

AIEOP 肾母细胞瘤工作组构建了一个更为敏感的分级系统，除外肿瘤分期和是否存在间变，还依据年龄、Ⅲ期肿瘤（将是否存在淋巴结转移或腔静脉受累区分开）和 6 周肺脏结节是否完全缓解等将肾母细胞瘤分为 6 类。在这项研究中，小于 2 岁且患有Ⅱ期肿瘤的患儿被划分至低风险组。因为染色体 1p 和 16q 缺失、1q 扩增在 2 岁前不常见，故这个时期的肾母细胞瘤在生物学和组织学上均属于预后较好的类型[18]。

七、治疗

肾母细胞瘤的治疗原则是以手术、化疗和放疗相结合的综合治疗。NWTSG 认为应依据肿瘤分期先进行肾切除术而后化疗，这一策略可能增加手术不良事件的发生率，如肿瘤破裂和术中肿瘤组织溢出。SIOP 则提倡术前新辅助化疗然后进行肾切除术，以减少手术相关并发症，同时也能评估肿瘤的化疗反应情况。不仅如此，SIOP 策略还能防止良性肿瘤的过度治疗，以及恶性肿瘤的治疗不足。常用化疗药物包括长春新碱、放线菌素 D 和多柔比星，它们可用于不含间变的各阶段肿瘤化疗。而间变型肾母细胞瘤或高危患者应给予环磷酰胺、依托泊苷和卡铂[19, 20]。

最近研究表明，极低风险肾母细胞瘤也可只接受肾切除术治疗。不过，虽然仅接受手术治疗和接受新辅助化疗的患者总体生存率没有差异，但前者存在 10%～15% 的复发率，需进行补救化疗。

Ⅱ期及其以上的化疗方案与病变程度和遗传学危险因素有关。对于伴有综合征和单侧肾母细胞瘤，或双侧肾母细胞瘤接受肾部分切除术的患者，可给予新辅助化疗。总之，新生儿肾母细胞瘤手术结合新辅助化疗能收获很好的治疗效果。放疗适用于高风险患者，但因放疗存在严重不良反应故而应尽量避免[6, 21]。<1 岁的婴儿，放疗剂量应降低 50%。

八、手术

新生儿肾母细胞瘤在诊断时一般为早期（Ⅰ期和Ⅱ期），典型手术方式为经腹肾切除术。

手术切口为上腹部大横切口，从肿瘤侧到对侧侧腹部（图 37–1）。切口范围不足可能导致肿瘤破裂。

打开腹膜，翻出小肠，探查是否存在肿瘤肝转移，触诊肾静脉和下腔静脉以评估肿瘤是否累及血管，对侧肾脏也应给予探查。

对于右侧肾母细胞瘤，在升结肠腹膜反折的外侧打开腹膜后间隙；对于左侧肿瘤，在降结肠旁沟打开后腹膜间隙。之后将结肠从肿瘤上移开至健侧，以充分显露肿瘤（图 37–2）。

游离肾静脉，用阻断带阻断肾静脉以降低手术过程中肿瘤栓塞的风险。游离肾动脉和输尿管（图 37–3）。

结扎和离断肾动脉，防止术中肿瘤瘀血。

对于肾静脉和下腔静脉癌栓患者，横行切开血管并吸净血栓。

扫患侧和健侧主动脉旁淋巴结。

输尿管应尽量向下游离，以避免憩室发生。

将肿瘤从腹膜后间隙彻底游离，并将所有淋巴结包括肾门淋巴结和肾周脂肪彻底移除。

如果肿瘤侵犯肾上极，切除肾上腺可获得足够的肿瘤切缘。而肾下极肿瘤同侧肾上腺可保留。

离体的肿瘤送检病理。逐层关闭腹腔。

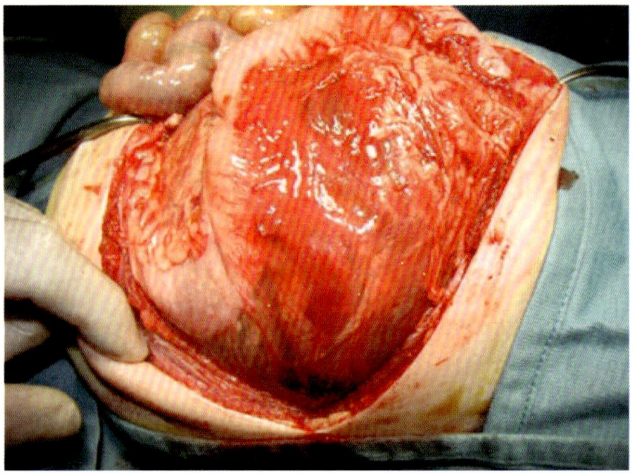

▲ 图 37–1　新生儿左侧巨大肾母细胞瘤经腹横切口取出

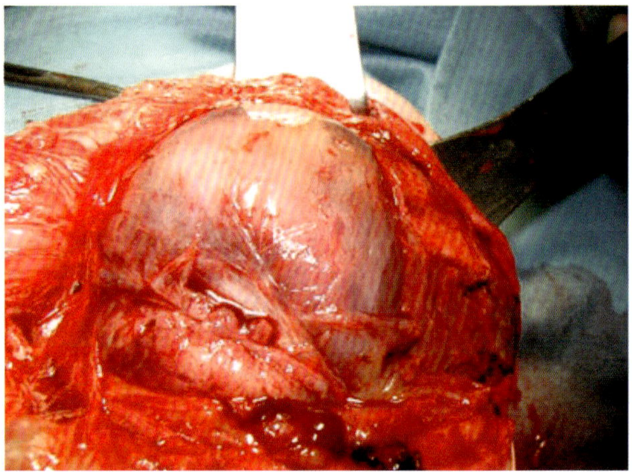

▲ 图 37–2　在降结肠腹膜反折的外侧切开腹膜后间隙，将结肠反折向内侧，显露肿瘤

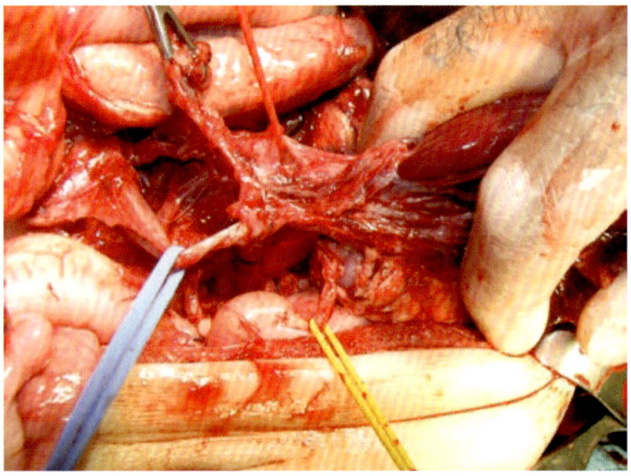

▲ 图 37–3　肾门部位的处理

分离肾静脉（蓝色阻断带）、肾动脉（红色阻断带）和输尿管（黄色阻断带）

肾母细胞瘤手术最常见的并发症是肠梗阻（6%～7%），其次为术中出血（5%～6%），以及腹内其他器官损伤（1%～2%）[2, 20, 22, 23]。

此外，有研究报道了16例肾母细胞瘤经腹腔镜切除的可行性。选择腹腔镜切除术基于严格的术前影像学评估[24]。

参考文献

[1] Isaacs H Jr. Fetal and neonatal renal tumors. J Pediatr Surg. 2008;43:1587-95.
[2] Powis M. Neonatal renal tumours. Early Hum Dev. 2010;86:607-12.
[3] D'Angelo P, Di Cataldo A, Terenziani M, et al. Factors possibly affecting prognosis in children with Wilms' tumor diagnosed before 24 months of age: a report from the Associazione Italiana Ematologia Oncologia Pediatrica (AIEOP) Wilms Tumor Working Group. Pediatr Blood Cancer. 2017;64 https://doi. org/10.1002/pbc.26644.
[4] Scott RH, Stiller CA, Walker L, Rahman N. Syndromes and constitutional chromosomal abnormalities associated with Wilms tumour. J Med Genet. 2006;43:705-15.
[5] Grundy P, Telzerow P, Moksness J, Breslow NE. Clinicopathologic correlates of loss of heterozygosity in Wilm's tumor: a preliminary analysis. Med Pediatr Oncol. 1996;27:429-33.
[6] Lamb MG, Aldrink JH, O'Brien SH, Yin H, Arnold MA, Ranalli MA. Renal tumors in children younger than 12 months of age: a 65-year single institution review. J Pediatr Hematol Oncol. 2017;39: 103-7.
[7] Vadeyar S, Ramsay M, James D, O'Neill D. Prenatal diagnosis of congenital Wilms' tumor (nephroblastoma) presenting as fetal hydrops. Ultrasound Obstet Gynecol. 2000;16:80-3.
[8] Glick RD, Hicks MJ, Nuchtern JG, Wesson DE, Olutoye OO, Cass DL. Renal tumors in infants less than 6 months of age. J Pediatr Surg. 2004;39:522-5.
[9] Davidoff AM. Wilms tumor. Adv Pediatr. 2012;59: 247-67.
[10] Perlman EJ. Pediatric renal tumors: practical updates for the pathologist. Pediatr Dev Pathol. 2005;8:320-38.
[11] Popov SD, Sebire NJ, Vujanic GM. Wilms' tumour—histology and differential diagnosis. In: van den Heuvel-Eibrink MM, editor. Wilms Tumor. Brisbane (AU): Codon Publications Copyright: The Authors; 2016.
[12] Beckwith JB. New developments in the pathology of Wilms tumor. Cancer Investig. 1997;15:153-62.
[13] Beckwith JB. Precursor lesions of Wilms tumor: clinical and biological implications. Med Pediatr Oncol. 1993;21: 158-68.
[14] Perlman EJ, Faria P, Soares A, et al. Hyperplastic perilobar nephroblastomatosis: long-term survival of 52 patients. Pediatr Blood Cancer. 2006;46:203-21.
[15] Cooke A, Deshpande AV, La Hei ER, Kellie S, Arbuckle S, Cummins G. Ectopic nephrogenic rests in children: the clinicosurgical implications. J Pediatr Surg. 2009;44:e13-6.
[16] Szychot E, Apps J, Pritchard-Jones K. Wilms' tumor: biology, diagnosis and treatment. Transl Pediatr. 2014;3: 12-24.
[17] Dome JS, Perlman EJ, Graf N. Risk stratification for wilms tumor: current approach and future directions. Am Soc Clin Oncol Educ Book. 2014:215-23.
[18] Spreafico F, Biasoni D, Lo Vullo S, et al. Results of the Third AIEOP Cooperative Protocol on Wilms Tumor (TW2003) and Related Considerations. J Urol. 2017;198:1138-45.
[19] Kembhavi SA, Qureshi S, Vora T, et al. Understanding the principles in management of Wilms' tumour: Can imaging assist in patient selection? Clin Radiol. 2013;68:646-53.
[20] Lima M, Manzoni G. Pediatric urology: contemporary strategies from fetal life to adolescence. Milan: Springer; 2014.
[21] Reddy R, Kannaiyan L, Srirampur S, Irfan G, Rao S. Neoadjuvant chemotherapy in neonatal Wilms' tumor. J Dr NTR Univ Health Sci. 2015;4:134-5.
[22] Lakhoo K, Sowerbutts H. Neonatal tumours. Pediatr Surg Int. 2010;26:1159-68.
[23] Thompson PA, Chintagumpala M. Renal and hepatic tumors in the neonatal period. Semin Fetal Neonatal Med. 2012;17:216e221.
[24] Varlet F, Petit T, Leclair MD, Lardy H, Geiss S, Becmeur F, et al. Laparoscopic treatment of renal cancer in children: a multicentric study and review of oncologic and surgical complications. J Pediatr Urol. 2014;10(3):500-5.

第 38 章　新生儿卵巢囊肿

Neonatal Ovarian Cysts

Gloria Pelizzo　著
田　爽　译

卵巢囊肿是女性胎儿和新生儿最常见的腹部肿瘤。有临床意义的卵巢囊肿的发生率约占活产婴儿的 1/2500。首例报道的新生儿卵巢囊肿（neonatal ovarian cyst，NOC）是 1889 年在一例早产死产婴儿的尸检中发现的[1, 2]。如今，随着放射影像医学的进步，特别是超声检查的广泛应用，在妊娠中末期的胎儿中很容易记录到 NOC。

胎儿和新生儿的卵巢通常处于休眠状态，但在出生前后可能会发生卵泡囊肿。胎儿卵巢囊肿一般在妊娠晚期出现，最广泛接受的发病机制是胎儿暴露于垂体促性腺激素、胎盘绒毛膜促性腺激素和母体雌激素中，使胎儿卵巢受到刺激而引起卵泡的发育和成熟[2-6]。另外，胎儿甲状腺功能减退症的激素刺激、先天性肾上腺皮质增生症、G 蛋白 α 亚单位突变、早产卵巢过度刺激综合征（一种罕见的自限性疾病）、母体糖尿病、Rh 同种免疫溶血病、早产子痫和毒血症也通常被认为是 NOC 的病因（表 38-1）[6-13]。

出生后母体 – 胎盘雌激素和 β-hCG 的减少及婴儿自身的神经发育成熟可以使囊肿自然消退。出生后，由于婴儿的 FSH-LH 水平会持续增加，直到促性腺激素调节机制成熟，所以囊肿可能会持续增大约 3 个月[5, 6, 14, 15]。迄今为止，NOC 的产前检出率超过 30%。尽管超过一半的产前 NOC 病例会自然消退[2-6, 16]，但胎儿卵巢囊肿仍可能会引起并发症危害新生儿健康，包括压迫其他内脏、囊肿破裂、出血等，其中最常见的是卵巢扭转并导致卵巢丧失。

表 38-1　胎儿卵巢囊肿的病因

- 胎儿激素刺激
- 胎儿甲状腺功能减退症
- 先天性肾上腺皮质增生症
- G 蛋白 α 亚单位基因突变
- 早产卵巢过度刺激综合征
- 母体和胎盘激素刺激
- 母亲糖尿病
- Rh 同种免疫溶血性疾病
- 先兆子痫
- 毒血症

NOC 的处理方法包括孕期、产前和产后对囊肿的监测，以防发生卵巢扭转和丧失。必须对复发的复杂性囊肿进行产前管理，并对复发的卵巢囊肿病例进行产后随访。只有在有症状或复杂病例中，才应考虑手术治疗[2-4, 17-19]。在进行手术时，无论囊肿的大小和复杂性如何，所有类型的囊肿都应强调使用保留卵巢的方法。

一、影像学特点

95% 的新生儿卵巢囊肿是单侧的。囊肿根据其超声学特征分为简单或复杂，根据其大小分为小囊肿（直径 2.5～5cm）或大囊肿（直径超过 5cm）[17, 20, 21]（图 38-1）。单纯性囊肿表现为完全无回声，偶尔有单一分隔。复杂的囊肿可能包含内部回声、液体平面、分隔或点状回声（表 38-2，图 38-2 和图 38-3）[17, 22]。

囊肿通常是单侧的，腹部囊肿比盆腔内囊肿更常见。直径<20mm 的卵巢囊肿通常应考虑为生理性的成熟卵泡而非病理性。直径>20mm 的囊肿则应被视为异常情况，需仔细观察[23-27]。

大多数<4cm 的单纯性囊肿不会出现并发症，并在最初 6 个月内随着激素刺激的减少而自行消退。它们通常不会转为复杂性，并且主要取决于它们的大小和蒂的长度[5, 6, 8, 24]。

复杂性卵巢囊肿的定义是存在液体碎片平面，回缩的血块和多个分隔，伴或不伴内部回声，表明囊肿内有出血。单纯性囊肿最常见和最严重的并发症是卵巢扭转[28, 29]。扭转在胎儿中比新生儿中更常见，胎儿超声表现为钙化的腹部肿块和伴有或不伴有游走的实性成分，相当于自行卵巢切除[28, 29]。超声评估的复杂性卵巢囊肿表现为厚壁和不均匀回声。复杂囊肿被认为是破裂、

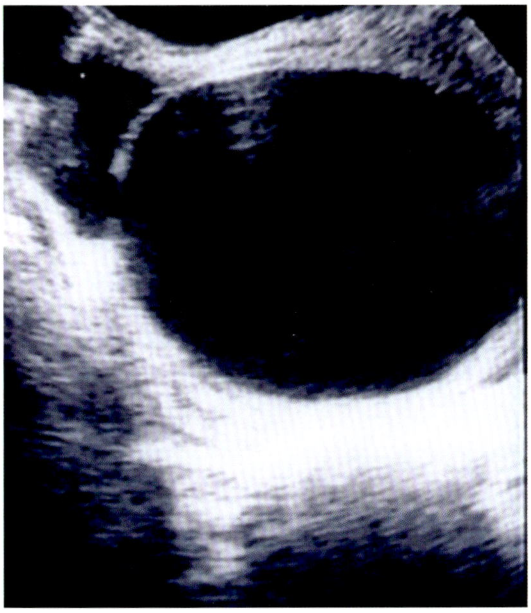

▲ 图 38-1 单纯性无回声卵巢囊肿（5cm）

表 38-2 卵巢囊肿的产前和产后超声表现

单纯囊肿	• 无回声 • 单隔
复杂囊肿（扭转）	• 厚壁 • 双壁征 • 流体 – 流体平面 • 不均匀回声 • 钙化和固体成分
复杂囊肿（出血）	• 流体 – 碎屑平面 • 回缩的血凝块 • 有或无内部回声的分隔

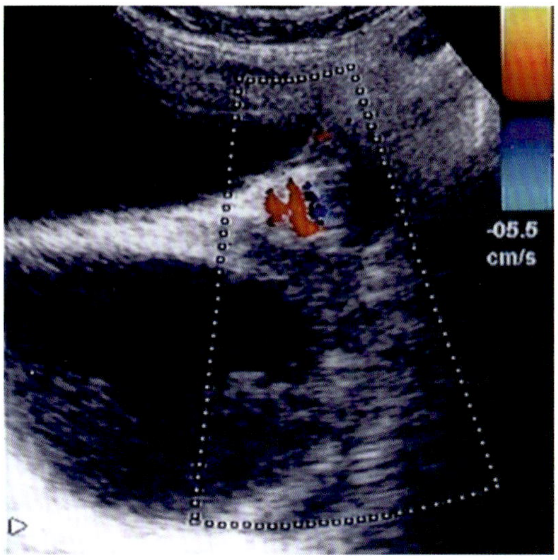

▲ 图 38-2 大卵巢囊肿（8.5cm），内部回声和正常卵巢血管分布和血流

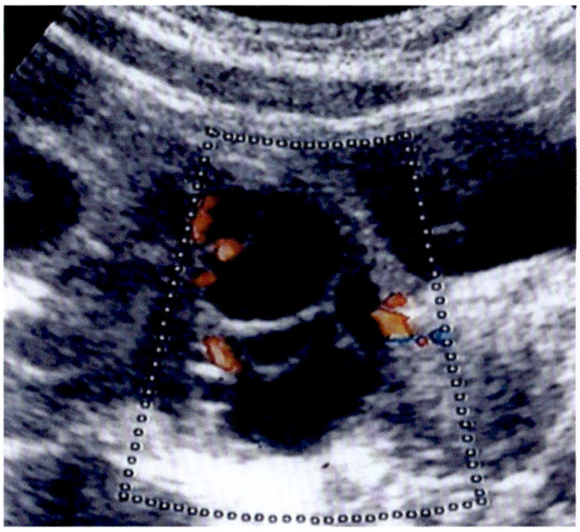

▲ 图 38-3 复杂性新生儿卵巢囊肿伴多个分隔

分娩时难产，以及血管、子宫、肠道和泌尿系统等附近结构出现受压等危险因素引起[22, 30]。如果囊肿从一开始就表现出复杂的超声特征，则可能是卵巢血管发育不全或肿瘤[5, 8, 15, 28]。

二、临床表现及并发症

当出生前或出生后发现的小囊肿开始快速生长且其超声影像特征发生改变时，应考虑卵巢扭转。卵巢扭转很少发生在产后，更易发生在宫内（20%～32%）或分娩期。在出生时，几乎所有新生儿是无症状的，不会出现卵巢扭转相关的体征[4, 5, 10, 15, 21, 23]。

在各种卵巢囊肿的并发症中，扭转是最常见的，在所有新生儿卵巢囊肿患者中的发生率为50%～78%，其次是压迫其他脏器、囊肿破裂和出血。扭转大多发生在大于4～5cm的囊肿，可能导致卵巢坏死及肠道或其他器官的粘连，并导致肠梗阻或穿孔、泌尿系梗阻，甚至婴儿猝死[5, 6, 8, 24]。较大的NOC可能导致新生儿和婴儿疼痛、烦躁、呕吐、发热和腹胀。通过连续监测囊肿的消退情况或外观变化，是早期诊断扭转的必要条件[23]。超声通常足以确诊卵巢扭转，但有时也需要MRI来确定出血时间[22]。

三、鉴别诊断

一旦发现囊肿，必须进行密切的超声随访，以便进行鉴别诊断（表38-3）。鉴别诊断包括胆总管、肠系膜、脐尿管和肠套叠囊肿和子宫阴道积液[22]。恶性肿瘤在新生儿期很少见，但良性畸胎瘤是较常见的卵巢肿瘤[22, 30, 31]。胎儿-新生儿卵巢错构瘤性病变中也包括淋巴管瘤[22, 30]。

表38-3　用于区分囊肿和其他囊性肿块的NOC超声特征[22]

卵巢囊肿	只有女性胎儿；“女儿囊肿”征（较大卵巢囊肿内有一个较小囊肿）
胆总管囊肿	与胆管相通的单房囊肿；位于右上腹部
肠套叠囊肿	“肠折叠”征（囊壁厚且分层）
脐尿管囊肿	充满液体的囊肿局限于前中线位于膀胱和脐部之间
子宫阴道积液	膀胱后方充满液体的盆腔中线肿块；可能伴有子宫扩张（子宫阴道积液）
淋巴管瘤	薄壁多房性囊性肿块，有多个分隔；浸润性；可能浸润体壁

四、处理

治疗方案包括密切随访观察、囊肿抽吸术、腹腔镜或开腹手术。出生前发现的单纯性囊肿，当直径<4cm时，需要密切观察；当直径>4cm时，建议进行产前抽吸，以防止卵巢扭转及损失；在新生儿期，有必要切除所有有症状的复杂囊肿，以避免发生卵巢损失[2, 3, 17, 19, 20]。扭转囊肿的手术治疗至关重要[2, 3, 6, 32]。手术和非手术治疗的主要目标都是保存新生儿的卵巢功能，即使长期结果和未来生育风险是未知的[19, 30]。

（一）期待管理

只要产前单纯性囊肿较小，没有表现出快速生长的趋势，并且无症状，就应通过连续超声和期待疗法进行监测[2, 3, 17, 19, 20, 33]。直径<5cm的胎儿囊肿不太可能引起并发症，并且可以观察到自然消退。在新生儿中，对于NOC监测的方式和时机尚未达成共识。产后应每4～6周进行1次系统性超声检查，直到囊肿消退、增大、出现症状或持续6个月以上，如果囊肿较大（直径>5cm），无退化趋势或体积增大，应进行穿刺或手术切除[2, 3, 17, 19, 20, 33]。

（二）超声引导下囊肿抽吸术

超声引导下新生儿囊肿抽吸术仅推荐用于较大的单纯性囊肿。以降低卵巢扭转等并发症的发生风险[34]。超声引导下穿刺有几个优点：它是一种微创手术，不需要全身麻醉，并且能够保存卵巢组织[34]。该手术简单安全，可在床旁进行，如果囊肿再次充盈，可根据需要重复治疗。

尽管超声引导下穿刺具有许多优点，但卵巢

的情况可能无法准确确定，邻近器官可能干扰进针，并且超声引导下穿刺在分隔或复杂囊肿中的作用可能相当有限。此外，手术后复发的风险很高，可能需要密切的超声随访和反复抽吸，这会增加囊肿出血和感染的风险[22, 34–38]。

（三）腹腔镜手术

腹腔镜手术以其微创、术后恢复快的特点，在新生儿治疗中具有很大优势。其既可以对疾病进行诊断，外科医生在手术中可以观察到两个卵巢，也可以同时进行囊肿抽吸术、囊肿切除术、囊肿剥脱术及必要时的卵巢切除术[39–43]。

腹腔镜抽吸也克服了超声引导抽吸的所有缺点。这种方法可保证在不损伤邻近器官的情况下进行手术，这是超声引导下抽吸过程中最大的风险。几乎所有的液体都可以通过不同的方向进入带有分隔的囊肿中反复抽吸。此外，还可以观察到扭转的卵巢和正常的对侧卵巢。

仅抽吸术的操作时间不到30min，并且留下的瘢痕最少，因为只需要一个3mm Trocar（观察镜）切口。如果发现卵巢扭转，外科医生可以同时进行扭转复位或囊肿切除术。囊肿的尺寸不是腹腔镜手术的禁忌证，因为腹腔镜囊肿穿刺和抽吸可以充分缩小囊肿大小[39–42]。

手术切除一般适用于复杂且有症状或体积增大并持续6个月以上的囊肿。此外，早期手术治疗也可以用来排除恶性肿瘤。虽然超声不能明确区分复杂囊肿和卵巢畸胎瘤或其他肿瘤，但可明确新生儿卵巢肿瘤的存在[30, 31]。

当需要手术治疗时，应尽一切努力保留尽可能多的性腺组织。事实上，即使肉眼看不到卵巢，卵巢组织仍可能存在，手术应仅限于囊肿的切除。

大的良性囊肿的剥除手术在婴儿中也是可行的，并且当卵巢组织没有随囊肿被一起切除时，是一种可保留器官的手术[26]。

在准备所有腹腔镜手术时，术前评估对所有儿童都至关重要。需要由经验丰富的儿童外科医生在专门的术前评估机构进行。

患者的体位必须可以充分显露手术区域并能使器械顺利进入。建议监护仪、手术医生和患者或靶器官在一条直线上。在腹腔镜新生儿妇科手术中，患者被置于仰卧横位，横跨手术台，以便外科医生和助手可以在手术台的右侧从患者的头部进行操作[43, 44]（图38–4）。

如图38–5所示，通常使用3个切口：1个3mm或5mm的脐带切口（观察镜）和2个分别位于其右侧和左侧的3mm切口（工作切口）。

以5～8mmHg的压力向腹腔充入CO_2。充入CO_2的流速范围为1～5L/min。

对于患有巨大腹部囊肿的儿童，在腹腔镜手术操作上具有挑战性。首先，由于婴儿的腹部空间有限且需要多种器械，因此通常难以将腹腔镜

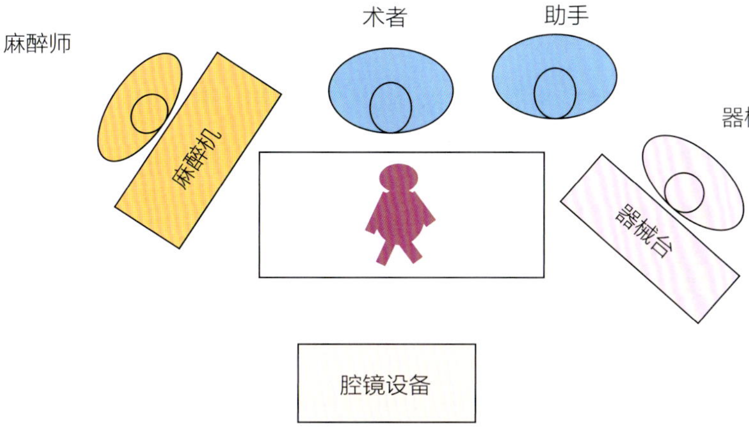

▲ 图38–4　新生儿妇科手术操作室的设置

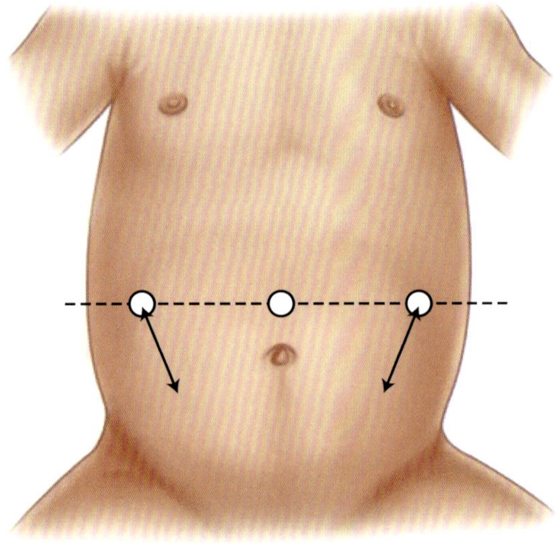

▲ 图 38-5 套管针定位

器械进入腹腔并进行手术操作。另外，良性囊液漏入腹膜腔可能引起化学性腹膜炎[45-48]。

为了解决这些问题，已经出现了几种改进的腹腔镜方法。这些方法包括超声引导下的穿刺术引流囊肿，或在腹腔镜下引流囊肿，然后再进行囊肿切除术。对于囊肿的引流，已经描述了多种不同的技术，包括通过放置囊肿穿刺器、经皮胃造口术导入套件、软杯吸引器套件、耻骨上导管、小型剖腹术进行体外引流，以及通过穿刺口进行抽吸和牵引以促进囊肿剥离[45, 46]。这些技术提供了可操作的囊肿抽吸手段，并可以对囊肿壁进行牵引，以便于在腹腔内对囊肿进行操作。针栓技术最大限度地减少了对额外器械和牵引切口的需求，并且最大限度地利用了人体工程学以便于对大囊肿进行体内操作。

与开放式外科手术相比，卵巢囊肿的腹腔镜治疗仅留存三个点状瘢痕，最大限度保存了患者的外观完整，缩短了住院时间，减少疼痛，并能使患者快速恢复正常活动（或家属工作）。

（四）下腹部开腹手术

在卵巢囊肿患者中，传统的开腹手术仍然是治疗巨大卵巢囊肿的常见方法。此外，新生儿腹腔镜检查是一种安全的选择。它提供了更好的美容效果，应尽可能推荐使用[40, 49, 50]。

（五）机器人手术方法

在儿科患者中，机器人卵巢囊肿切除术也是一种安全可行的手术，并发症发生率低，可转为剖腹手术[44]。到目前为止，没有证据表明机器人手术的效果优于传统的腹腔镜手术。由于其在新生儿囊肿的应用数据和有效性分析有限，机器人手术方法没有在婴儿和新生儿中推广。

五、其他考虑因素

NOC 需要由多学科团队管理，包括儿童外科医生、儿科放射学医生、妇科医生、麻醉科医生、新生儿科医生和儿科医生。必须为婴儿微创手术提供充足的围术期和手术时器械[51]。术前谈话是必不可少的，父母双方都应该参与。在谈话过程中，应交代并记录手术的风险、益处和替代方案。最后，建议在术后恢复期间进行充分的疼痛管理。

致谢

作者感谢意大利帕维亚大学内科和治疗学系儿科和青少年病科的 Calcaterra V. 博士和意大利巴勒莫 Arnas Civico-di Cristinabenfratelli 儿童医院儿科放射科的 Re A. 博士。

参考文献

[1] Doran AH. Large ovarian tumors in 7 months old child. London: Trans Path Soc; 1889.
[2] Carlson DH, Griscom TN. Ovarian cysts in the newborn. Am J Roentgenol. 1972;116:664-72.
[3] Monnery-Noché ME, Auber F, Jouannic JM, Bénifla JL, Carbonne B, Dommergues M, Lenoir M, Lepointe HD, Larroquet M, Grapin C, Audry G, Hélardot PG. Fetal and neonatal ovarian cysts: is surgery indicated? Prenat Diagn. 2008;28:15-20.
[4] Galinier P, Carfagna L, Juricic M, Lemasson F, Moscovici J, Guitard J, Baunin C, Menendez M, Cartault A, Pienkowski C, Kessler S, Sarramon MF, Vaysse P. Fetal ovarian cysts

management and ovarian prognosis: a report of 82 cases. J Pediatr Surg. 2008;43:2004-9.
[5] Zampieri N, Borruto F, Zamboni C, Camoglio FS. Foetal and neonatal ovarian cysts: a 5-year experience. Arch Gynecol Obstet. 2008;277:303-6.
[6] Shimada T, Miura K, Gotoh H, Nakayama D, Masuzaki H. Management of prenatal ovarian cysts. Early Hum Dev. 2008;84:417-20.
[7] Erol O, Erol MB, Isenlik BS, Ozkiraz S, Karaca M. Prenatal diagnosis of fetal ovarian cyst: case report and review of the literature. J Turk Ger Gynecol Assoc. 2013;14(2):119-22.
[8] Enríquez G, Durán C, Torán N, Piqueras J, Gratacós E, Aso C, et al. Conservative versus surgical treatment for complex neonatal ovarian cysts: outcomes study. AJR Am J Roentgenol. 2005;185:501-8.
[9] Arisaka O, Kanazawa S, Ohyama M, Nitta A, Suzumura H, Kuribayashi T. Elevated circulating estradiol level in neonatal ovarian cyst. Arch Pediatr Adolesc Med. 1999;153(11):1202-3.
[10] Hasiakos D, Papakonstantinou K, Bacanu AM, Argeitis J, Botsis D, Vitoratos N. Clinical experience of five fetal ovarian cysts: diagnosis and follow-up. Arch Gynecol Obstet. 2008;277:575-8.
[11] Jafri SZ, Bree RL, Silver TM, Ouimette M. Fetal ovarian cysts: sonographic detection and association with hypothyroidism. Radiology. 1984;150:809-12.
[12] Gaspari L, Paris F, Nicolino M, Hameury F, Bonnaure H, Pienkowski C, et al. Fetal ovarian cysts: an early manifestation of McCune-Albright syndrome? Prenat Diagn. 2012;32:859-63.
[13] Chen CE, Di TW, Zhu RH, Zhang LL, Wang Q, Qian Y, Sun YY. Preterm ovarian hyperstimulation syndrome: a case report and literature review. Zhonghua Er Ke Za Zhi. 2016;54(4):283-6.
[14] Kessler A, Nagar H, Graif M, Ben-Sira L, Miller E, Fisher D, Hadas-Halperin I. Percutaneous drainage as the treatment of choice for neonatal ovarian cysts. Pediatr Radiol. 2006;36:954-8.
[15] Vogtländer MF, Rijntjes-Jacobs EGJ, van den Hoonaard TL, Versteegh FGA. Neonatal ovarian cysts. Acta Paediatr. 2003;92:498-501.
[16] Prasad S, Chui CH. Laparoscopic-assisted transumbilical ovarian cystectomy in a neonate. JSLS. 2007;11:138-41.
[17] Bascietto F, Liberati M, Marrone L, Khalil A, Pagani G, Gustapane S, Leombroni M, Buca D, Flacco ME, Rizzo G, Acharya G, Manzoli L, D'Antonio F. Outcome of fetal ovarian cysts diagnosed on prenatal ultrasound examination: systematic review and meta-analysis. Ultrasound Obstet Gynecol. 2017;50(1):20-31.
[18] Dolgin SE. Ovarian masses in the newborn. Semin Pediatr Surg. 2000;9(3):121-7.
[19] Papic JC, Billmire DF, Rescorla FJ, Finnell SM, Leys CM. Management of neonatal ovarian cysts and its effect on ovarian preservation. J Pediatr Surg. 2014;49(6):990-3.
[20] Nussbaum AR, Sanders RC, Benator RM, Haller JAJ, Dudgeon DL. Spontaneous resolution of neonatal ovarian cysts. AJR Am J Roentgenol. 1987;148:175-6.
[21] Kuroiva M, Hatakeyama S, Suzuki N, Murai H, Toki F, Tsuchida Y. Neonatal ovarian cysts: management with reference to magnetic resonance imaging. Asian J Surg. 2004;27:43-8.
[22] Trinh TW, Kennedy AM. Fetal ovarian cysts: review of imaging spectrum, differential diagnosis, management, and outcome. Radiographics. 2015;35(2):621-35.
[23] Akın MA, Akın L, Özbek S, Tireli G, Kavuncuoğlu S, Sander S, Akçakuş M, Güneş T, Öztürk MA, Kurtoğlu S. Fetal-neonatal ovarian cysts--their monitoring and management: retrospective evaluation of 20 cases and review of the literature. J Clin Res Pediatr Endocrinol. 2010;2(1):28-33.
[24] Kwak DW, Sohn YS, Kim SK, Kim IK, Park YW, Kim YH. Clinical experiences of fetal ovarian cyst: diagnosis and consequence. J Korean Med Sci. 2006;21:690-4.
[25] Dobremez E, Moro A, Bondonny J-M, Vergnes P. Laparoscopic treatment of ovarian cyst in the newborn, A series of nine cases. Surg Endosc. 2003;17:328-32.
[26] Arena F, Romeo C, Castagnetti M, Scalfari GF, Cimador M, Impellizzeri P, Villari D, Zimbaro F, DeGrazia E. Is the stripping technique a tissue-sparing procedure in large simple ovarian cysts in children? J Pediatr Surg. 2008;43:1353-7.
[27] Lin JY, Lee ZF, Chang YT. Transumbilical management for neonatal ovarian cysts. J Pediatr Surg. 2007;42:2136-9.
[28] Kim HS, Yoo SY, Cha MJ, Kim JH, Jeon TY, Kim WK. Diagnosis of neonatal ovarian torsion: emphasis on prenatal and postnatal sonographic findings. J Clin Ultrasound. 2016;44(5):290-7.
[29] Turgal M, Ozyuncu O, Yazicioglu A. Outcome of sonographically suspected fetal ovarian cysts. J Matern Fetal Neonatal Med. 2013;26(17):1728-32.
[30] De Backer A, Madern GC, Oosterhuis JW, et al. Ovarian germ cell tumors in children: a clinical study of 66 patients. Pediatr Blood Cancer. 2006;46:459-64.
[31] Marinković S, Jokić R, Bukarica S, Mikić AN, Vucković N, Antić J. Surgical treatment of neonatal ovarian cysts. Med Pregl. 2011;64(7-8):408-12.
[32] Aamir M, Punia H, Dalal P, Sharma D. Conservative management of a large neonatal ovarian cyst: a case report. J Clin Diagn Res. 2015;9(4):SD04-5.
[33] Cho MJ, Kim DY, Kim SC. Ovarian cyst aspiration in the neonate: minimally invasive surgery. J Pediatr Adolesc Gynecol. 2015;28(5):348-53.
[34] Cesca E, Midrio P, Boscolo-Berto R, Snijders D, Salvador L, D'Antona D, Zanon GF, Gamba P. Conservative treatment for complex neonatal ovarian cysts: a long-term follow-up analysis. J Pediatr Surg. 2013;48(3):510-5.
[35] Ikeda K, Suita S, Nakano H. Management of ovarian cyst detected antenatally. J Pediatr Surg. 1988;23(5):432-5.
[36] Nakamura M, Ishii K, Murata M, Sasahara J, Mitsuda N. Postnatal outcome in cases of prenatally diagnosed fetal ovarian cysts under conservative prenatal management. Fetal Diagn Ther. 2015;37(2):129-34.
[37] Dera-Szymanowska A, Malinger A, Madejczyk M, Szymanowski K, Bręborowicz GH, Opala T. Recurrent fetal complex ovarian cysts with rupture followed by simple cyst in the neonatal period with no adverse sequelae. J Matern Fetal Neonatal Med. 2016;29:328-30.
[38] Panteli C, Minocha A, Kulkarni MS, Tsang T. The role of laparoscopy in the management of adnexal lesions in

children. Surg Laparosc Endosc Percutan Tech. 2009; 19:514-7.
[39] Pujar VC, Joshi SS, Pujar YV, Dhumale HA. Role of laparoscopy in the management of neonatal ovarian cysts. J Neonatal Surg. 2014;3:16.
[40] Heling KS, Chaoi R, Kirchmair F, Stadie S, Bollmann R. Fetal ovarian cysts: prenatal diagnosis, management and postnatal outcome. Ultrasound Obstet Gynecol. 2002;20:47-52.
[41] Aslam A, Wong C, Haworth JM. Autoamputation of ovarian cyst in an infant. J Pediatr Surg. 1995;30:1609-10.
[42] Esposito C, Garipoli V, Di Matteo G, De Pasquale M. Laparoscopic management of ovarian cysts in newborns. Surg Endosc. 1998;12:1152-4.
[43] Nakib G, Calcaterra V, Scorletti F, Romano P, Goruppi I, Mencherini S, Avolio L, Pelizzo G. Robotic assisted surgery in pediatric gynecology: promising innovation in mini invasive surgical procedures. J Pediatr Adolesc Gynecol. 2013;26:e5-7.
[44] Schenkman L, Weiner TM, Phillips JD. Evolution of the surgical management of neonatal ovarian cysts: laparoscopic-assisted transumbilical extracorporeal ovarian cystectomy (LATEC). J Laparoendosc Adv Surg Tech A. 2008;18:635-40.
[45] Antao B, Tan J, Quinn F. Laparoscopic excision of large intra-abdominal cysts in children: needle hitch technique. Case Rep Med. 2015;2015:937191.
[46] Stitely ML. Laparoscopic removal of a large ovarian mass utilizing planned trocar puncture. JSLS. 2012;16:148-50.
[47] Edwards AG, Lawrence A, Tsaltas J. Ovarian dermoid cyst leakage-a cautionary tale. Aust N Z J Obstet Gynaecol. 1998;38:332-3.
[48] Kondo W, Bourdel N, Cotte B, et al. Does prevention of intraperitoneal spillage when removing a dermoid cyst prevent granulomatous peritonitis? BJOG. 2010;117(8):1027-30.
[49] Manjiri S, Padmalatha SK, Shetty J. Management of complex cvarian cysts in newborns - our experience. J Neonatal Surg. 2017;6:3.
[50] Kozlov Y, Kovalkov K, Nowogilov V. 3D Laparoscopy in neonates and infants. J Laparoendosc Adv Surg Tech A. 2016;26(12):1021-7.
[51] Casey J, Yunker A, Anderson T. Gynecologic surgery in the pediatric and adolescent populations: review of perioperative and operative considerations. J Minim Invasive Gynecol. 2016;23:1033-9.

第 39 章 骶尾部和颈部畸胎瘤

Teratoma: Sacrococcygeal and Cervical

Olivier Reinberg 著
余珍珠 译

性腺外畸胎瘤一般位于中线部位。发病率在骶尾部（40%）、松果体（13.3%）、颈部（13.1%）、鼻咽部（8%）、心脏（7.5%）、胃（2.6%）、纵隔（2.6%）、眼眶（2.4%）、面部（1.5%）、胎盘（1.5%）及其他罕见部位（3%）中依次降低[1]。随着超声的发展，产前超声检查可予以诊断。骶尾部畸胎瘤（sacrococcygeal teratoma，SCT）是最常见的儿童生殖细胞肿瘤，但它仍然是一种罕见的胎儿畸形。常见的临床表现为出生后骶尾部肿块，然而，一些盆腔内 SCT 没有明显的临床症状。颈部畸胎瘤的发病率为 10% 左右，本章最后一段将对涉及颈部、鼻咽和口咽的畸胎瘤进行探讨。

一、历史研究

SCT 相关病例报道很多，其中大多数与连体双胞胎有关，它们难以与成熟的 SCT 相鉴别，给观察者留下了深刻的印象。据 JW Ballantyne（一位在古代医学文献中专门研究胎儿疾病的苏格兰学者）记载，第一例病例报道记载在大约公元前 2000 年的迦勒底楔形文字板上[2]。

大约公元 600 年，塞维利亚的大主教 Isidore 将当时的知识汇编在 Etymologiae 一书中，他在书中首次对先天性畸形进行了伪科学的描述。这本书是中世纪图书馆中最受欢迎的汇编，在文艺复兴时期也流传甚广，到 15 世纪，已经出版了十多个版本，显示了它在文艺复兴时期持续的受欢迎程度 [Isidore of Seville，Etymologiae，Liber XI：De hominibus et portentis（Of men and monsters）]。

16 世纪中叶—17 世纪中叶，SCT 和连体双胞胎畸形在多本书中被记载，包括来自苏黎世的 Jacob Rueff 所著的 De conceptu et generatione hominis（1554），来自法国的 Ambroise Paré 所著的 Des monstres et prodiges（1573），来自拉帕洛的 Fortunio Liceti 在博洛尼亚所著的 De monstrorum natura，caussis et differentiis libri duo（1616），以及同样来自博洛尼亚的 Ulisse Aldrovandi 出版的 *Monstrorum historica*（1642）。

“畸胎瘤”（teratoma）源于希腊语“τερατωδηζ”（意为怪物）和“τεραζ”（意为怪物），由德国病理学家 Rudolf Virchow 于 1869 年初次使用，用于描述含有异物组织的病变部位[3]。

近代医学中，Gross 在 1951 年首次发表了包含 40 名 SCT 患儿的病例报道。

二、流行病学

20 世纪 70 年代以前，大多数研究表明骶尾部畸胎瘤（SCT）发病率为 1/（30 000～40 000）[5-9]。然而，近期的研究显示发病率高达 1/23 300[10-13]，并且该数字似乎还在增加。SCT 在北欧地区可能更常见，如瑞典（1/13 000）[14] 和芬兰（1/10 000）[13]。但是，斯堪的纳维亚半岛 SCT 的发病率高可能是由于该地区使用全国出生登记册所致 [14]。大多数研究表明，女性与男性的比例约为 4 ∶ 1［（1.9～8.3）∶ 1］[9, 12, 16–19]。虽然大多数 SCT 病例被认为是散发的，但也存在家族性形式。与散发性 SCT 相比，家族性 SCT 具有一些独有的特征：如常染色体显性遗传、无性别差异以及通常位于骶部且多为良性，恶性风险相对较低 [20–22]。在所有的 SCT 中，成熟畸胎瘤是最常见的类型 [14, 15, 23, 24]。人口统计学和种族背景也可能影响 SCT 的恶性风险 [25]。

三、病因学

骶尾部畸胎瘤（SCT）的病因目前仍不明确。它源于位于 Hensen 结的多能干细胞。这可能是双胞胎形成失败的结果，或者是由于一组异常定位的干细胞或生殖细胞所致。

在孪生失败的假说中，提出的问题是成熟的 SCT 与高度分化的组织、坐骨连体、侏儒双胞胎或胎中胎之间的区别是什么。Gonzalez-Crussi[26] 提出了对胎中胎的定义，即“器官发育良好和存在椎轴，并且组织围绕该椎轴排列”。一些作者提出问题，高度分化的畸胎瘤和胎中胎是否可能是同一病理学 [16, 27, 28]。

DeLagausie 报道表明胎中胎可能是一个高度分化的畸胎瘤。成熟 SCT 来源于三种胚胎发育组织（外胚层、中胚层、内胚层）的残留物，且缺乏器官特异性，而连体双胎则具有高度分化的结构组织。SCT 多生长于生殖细胞最集中的尾骨附近。Buchs 利用免疫组化技术发现，SCT 来源于外胚层的尾芽胚层的残余组织。他证明它们含有对胚胎干细胞标记物呈阳性的细胞，可能代表人类胚胎干细胞的新来源 [29]。一组异位的干细胞或生殖细胞，可以从卵黄囊迁移到性腺通路，在 Hensen 结的尾骨前方停留、分化和成熟。多能干细胞的生长经过胚胎组织的诱导和调控，从而形成畸胎瘤。原癌基因或异常调控序列的重排可导致该解剖部位外源细胞的分子转化 [29, 30]。

四、分型

所有 SCT 都附着在尾骨上，位于盆腔内或骶前区，或两者兼而有之。Altman 根据盆腔内外肿瘤的相对数量描述了 SCT 的四阶段分类 [5]（图 39–1）。Altman 还将 SCT 细分为小型（直径 2～5cm）、中型（5～10cm）和大型（＞10cm）。该分类方法已被美国儿童外科学会采用，并在全球范围内通用。Ⅰ型主要位于骨盆外，小部分位于骶前区（图 39–1A 和图 39–2）。Ⅱ型骨盆内外均有较大肿瘤（图 39–1B）。Ⅲ型肿瘤主要位于盆腔内，向腹部生长，部分位于骨盆外（图 39–1C 和图 39–3）。Ⅳ型完全位于盆腔内和腹部（图 39–1D）。这种分类与手术切除和产前检查的难易程度及肿瘤的恶性程度相关。Ⅰ型 SCT 易于诊断和切除，恶性发生率极低。反之，Ⅳ型 SCT 则难以诊断，不适合在胎儿期切除，并且通常是恶性的。幸运的是，大多数 SCT 是Ⅰ型或Ⅱ型。

成熟畸胎瘤来源于 3 个胚层（外胚层、中胚层、内胚层）的残留物，因此表现出不均匀性，包括实性、囊性和骨性部分。在成熟的 SCT 中，可以存在任何分化良好的组织，如皮肤、骨骼、软骨和神经组织，还有指甲、牙齿和头发（图 39–4）。当未分化细胞，特别是来自神经上皮组织的细胞占优势时，SCT 为未成熟畸胎瘤。恶性 SCT 大多是实性的，而未成熟畸胎瘤通常是囊性的。成熟和未成熟畸胎瘤占病例的 87%～93%，恶性肿瘤占 7%～13%[15, 31–33]。肿瘤恶变在男性中更为常见 [5, 34]。

Gonzalez-Crussi 的 SCT 分级系统（1978）基于组织学 [31]。0 级内含分化完全成熟的组织，是良性畸胎瘤。1 级主要是分化完全成熟的组织，罕见分化未成熟组织，因此也视为良性肿瘤。2 级有相当多的分化未成熟组织，具有潜在恶性。3 级见大量的未成熟组织，因此无论是否伴有卵黄囊肿瘤，都被视为恶性的；因此，必须增加额

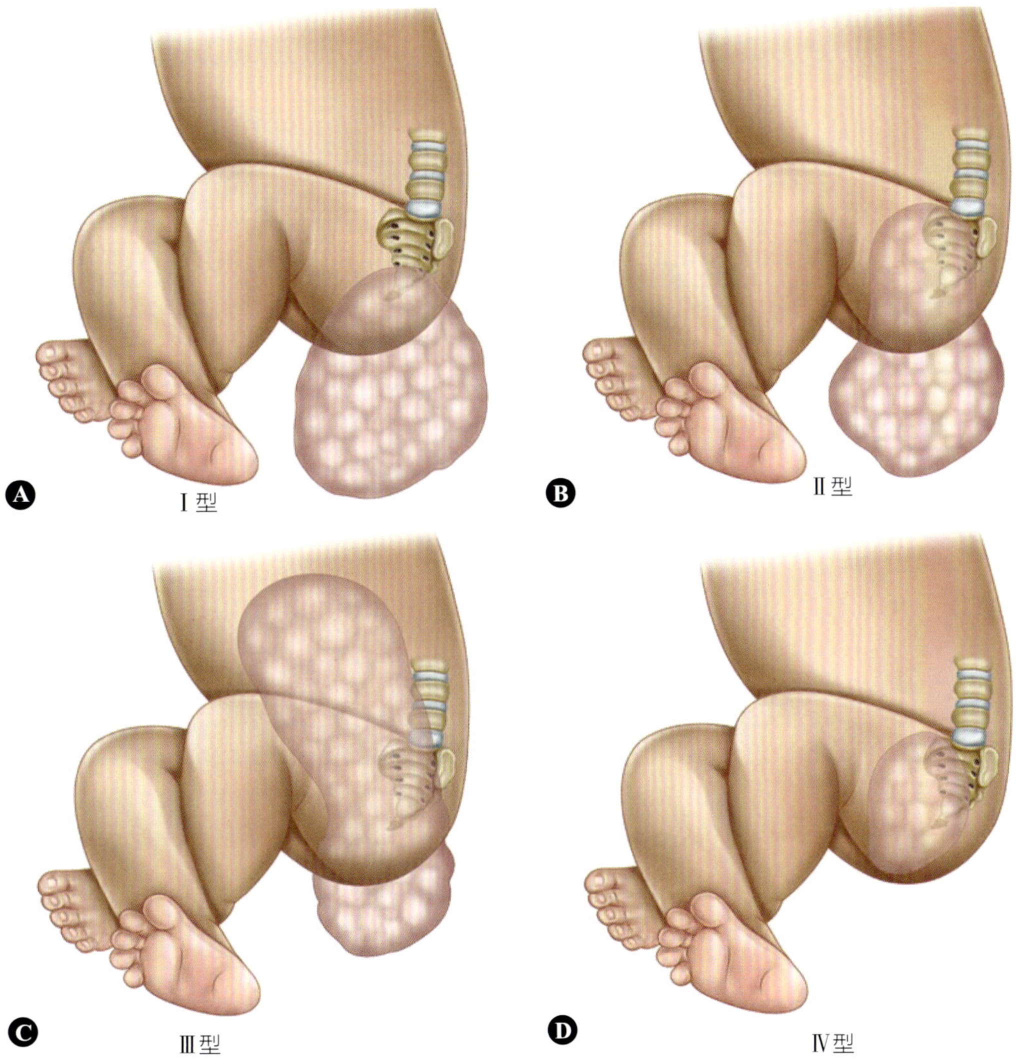

▲ 图 39-1 **SCT 的 Altman 分型**[5]

A. Ⅰ型；B. Ⅱ型；C. Ⅲ型；D. Ⅳ型

外的癌症分期。

大多数（55%～94%）SCT 是良性的。与卵巢畸胎瘤不同，SCT 的组织学分级与预后没有直接相关性。恶性肿瘤的组织学比例从出生时的 10% 增加到 2 个月时的 50%～70%。

特殊的 SCT 也有报道，如硬膜内延伸的 SCT[35, 36]。通常 SCT 界限清楚，但可能会与尿道或直肠相通[37]。变形综合征可能与 SCT[38] 相关。

五、产前诊断和治疗

常规超声即可发现 SCT，表现为骶尾部或盆腔内肿块，需要完善更多检查。确诊 SCT 后，患儿母亲需要被转诊到一个具有临床经验的多学科团队所在的三级诊疗中心。家属可放心，大多数肿瘤是良性的，如果在新生儿期完全切除，预后良好且复发风险低。然而，应告知家属，治疗期间是封闭式管理，并且在妊娠期间或分娩时患儿均可能死亡。

MRI 是评估 SCT 体积的最佳方法（图 39–5）。带有能量多普勒的 3D 超声是一种替代方案[39, 40]，还应辅以超声心动图（EKG）和超声多普勒测量。一旦做出 SCT 的诊断，必须每周行超声和 EKG 检查进行评估是否发生心力衰竭。

产前检查可发现与 SCT 相关的病变，其比

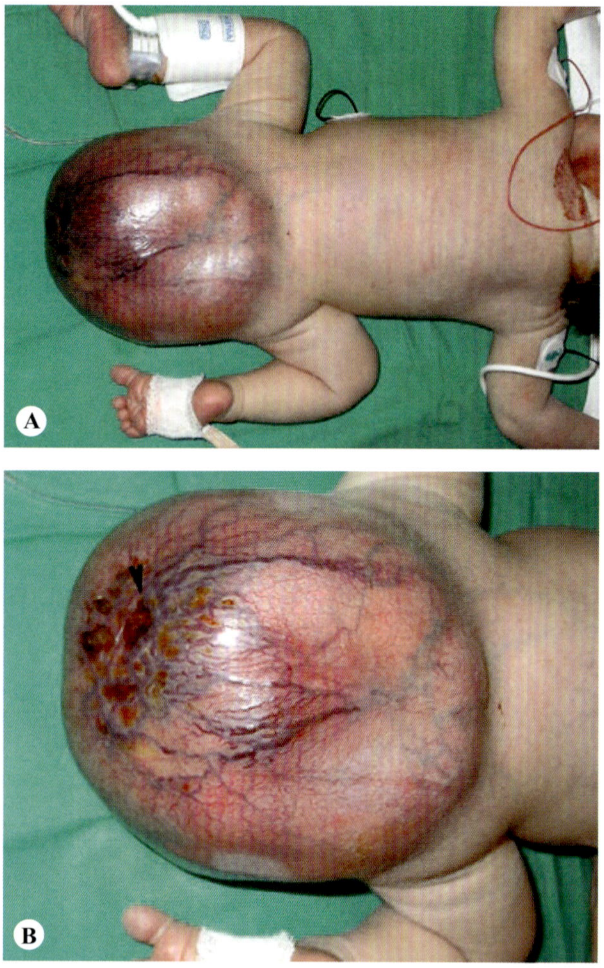

▲ **图 39-2　出生 1 天的女性新生儿的 Altman Ⅰ型 SCT**
近距离观察（B）注意可能出血的浅表大血管和与分娩无关的浅表伤口（剖宫产）（箭头）

例为 5%～26%[10, 13, 15, 41]。这些病变多种多样，包括脑积水、脊髓栓系、脊柱裂、椎体异常、骶骨发育不全、脑膜膨出、肛门直肠畸形、唇腭裂、多指畸形、大血管转位、神经源性膀胱、阴囊分裂、尿道下裂、尿道上裂和异位肾等。当 SCT 与肛门直肠畸形和骶骨异常有关时，它可被视为 Currarino 三联征的一部分。泌尿生殖系统异常在女性 SCT 患儿中更常见[42]。

血管破裂缺陷是指胎儿血管形成中某些部分中断或破坏的缺陷。Atis 提到了一个罕见的 SCT 病例的血管破裂序列，该病例有多个胎儿破裂缺陷，如唇腭裂、截肢和水肿[43]。

对大多数胎儿来说，产前过程都是平稳的。然而，如果发生不利进展，胎儿和母亲可能处于危险之中。密切监测有助于预防这些异常结果。已发现肿瘤形态（实性与囊性）、血管分布、肿瘤生长速度和羊水过多等多种因素可预测产前诊断 SCT 的预后[44-46]。

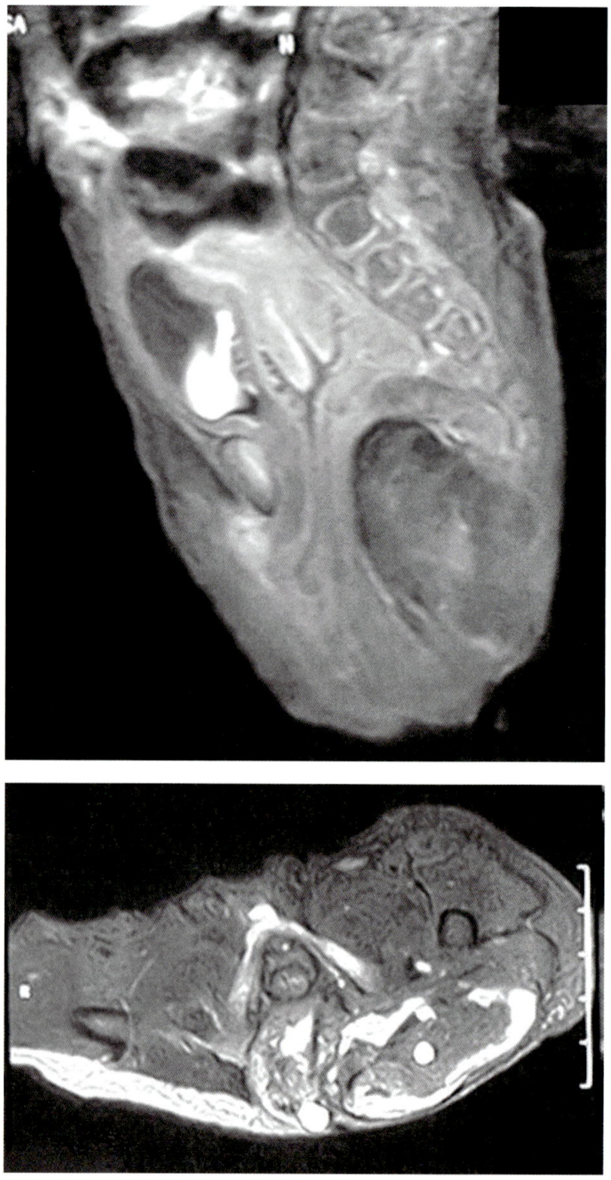

▲ **图 39-3　女性新生儿的 Altman Ⅲ型 SCT，出生后 2 天 MRI 检查**

Benachi 认为，可通过 SCT 的大小、血管化程度和超声多普勒评估的体积对其预后进行分类。SCT 的预后分为 3 组：①肿瘤直径＜10cm，血管分布较少，生长缓慢；②直径＞10cm，血

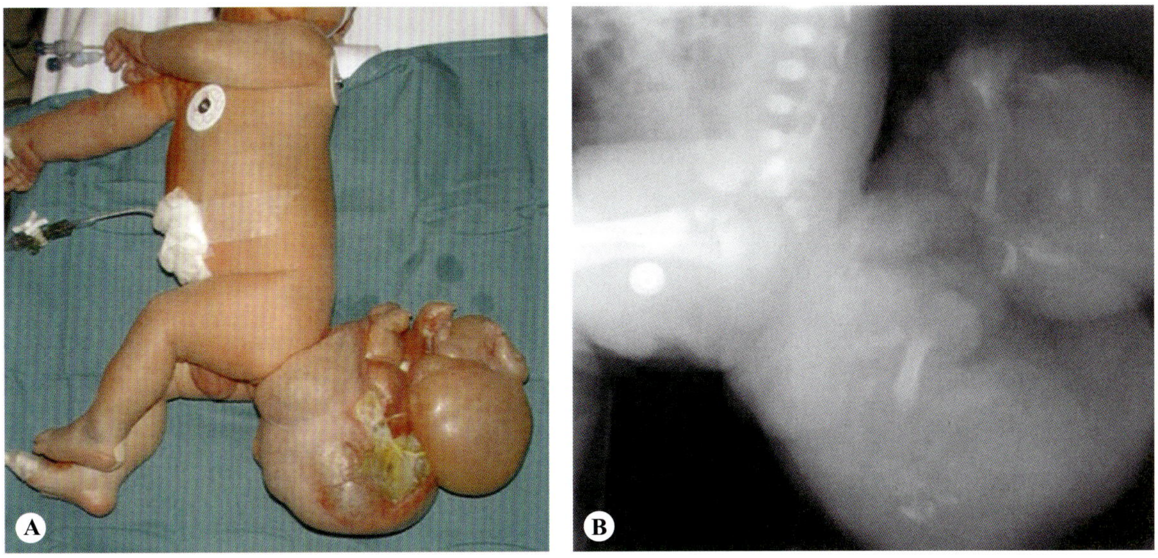

▲ 图 39-4　出生 1 天的男性新生儿成熟性 Altman Ⅰ型 SCT（A）和常规普通 X 线显示多个肢体样骨成分（B）

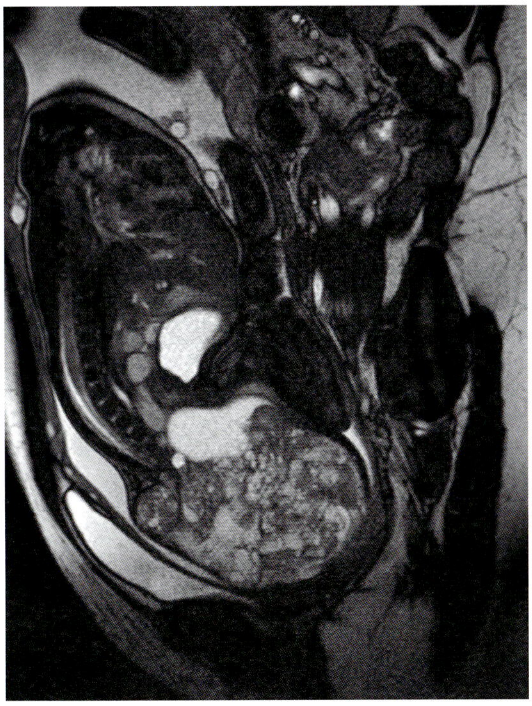

▲ 图 39-5　妊娠 30 周的产前 MRI（与图 39-2 为同一位患者）

管分布较多，高输出性心力衰竭，生长迅速；③直径≥10cm，以囊性为主，血管分布较少，生长缓慢。A 组母婴预后良好。B 组预后不良，死亡率及胎儿和产妇的发病率很高。尽管可能需要对 SCT 进行分流或引流，但 C 组预后良好。与具有少量血管分布的小病变相比，具有大量血管分布的快速生长的 SCT，其围产期死亡率和发病率更高[23]。

由于 SCT 的体积不够显著，因此明确几个比率，以便更好地预测预后和进行妊娠期间的随访。

THR 比率是 SCT 体积和胎头之间的比率[46, 47]。在囊性 SCT 中，仅考虑实性成分的体积。THR＜1 表示无宫内死亡，而 THR＞1 则预后不良风险为 61%。

TFR 比率是 SCT 体积和胎儿体重之间的比率[48, 49]。最好做孕周 24 周之前（WGA）测量。TFR＜12 表示预后良好，而 TFR＞12 表示预后不良。TFR 比率的灵敏度＞91%，其特异度约为 80%[47, 49]。

这些比率有助于诊断，但在妊娠期间必须定期监测以评估 SCT 的生长速度。SCT 生长速度过快（每周 Coleman＞60cm^3；每周 Wilson＞150cm^3；每周 Hambraeus＞8mm）与早产[15]一样预后不佳[14, 15, 19, 44, 50, 51]。在回顾了包含 420 例 SCT 患儿在内的 18 项研究后，Ayed 得出结论，28 孕周之后诊断且 34 孕周之后分娩的 SCT 患儿存活率为 90%[19, 44, 51, 52]。

SCT 的宏观 – 微观分型也是影响预后的一部分因素。

成熟型 SCT（存活率 98%）预后优于未成熟型 SCT（存活率 69%），囊性或混合型（存活率 73%）预后优于实性 SCT（存活率 45%）[15, 31]。

SCT 对胎儿的影响分为两种类型：由于肿瘤体积较大造成的压迫，这在体内生长型（即Ⅲ型和Ⅳ型）中更为严重，以及由 SCT 本身引起的心循环障碍。SCT 血液供应通常来自骶中动脉或髂内外血管，这会导致血液通过扩张的血管，从正常血液循环系统中分流走大量血液。无论肿瘤体积大小，导致胎儿死亡风险最高的是血管最丰富的肿瘤[51]。胎儿可能会出现高输出性心力衰竭、胎儿水肿、肿瘤内外出血、羊水过多或胎盘肿大。如果在 30 孕周之后出现水肿，死亡风险为 25%，而在 30 孕周之前出现水肿，则死亡率高达 90%[51]。Grossly 认为，在没有胎儿水肿或羊水过多的情况下，SCT 患儿的足月儿存活率为 80%，但早产儿存活率（胎龄 34 周）仅为 52%[51]。

据报道，胎盘血供不足可诱发血管活性物质的释放，这些物质可以进入母体循环。它们诱导内皮细胞损伤并导致妊娠毒血症（Ballantyne 综合征）。这种综合征有先兆子痫的体征和症状，包括高血压、蛋白尿、外周水肿、肺水肿、恶心和呕吐。

最后同样重要的是，显露型 SCT 胎儿存在显著的难产风险，并且由于其大小（＞10cm?），以及在分娩过程中表面主支血管破裂的风险，可能需要进行剖宫产（图 39–2）。

因此，在特定病例中存在胎儿管理的比例。如果发生异常，则必须根据孕周考虑剖宫产终止妊娠。剖宫产的指征包括胎儿（胎儿水肿、心力衰竭）或产妇并发症。早期分娩作为高风险 SCT 的替代管理策略，必须权衡宫内死亡风险和早产儿死亡风险之间的利弊[53]。对于特定病例，只要没有产妇或胎盘损害，EXIT 手术（宫外分娩治疗）可以在 28～36 孕周作为替代方案[54, 55]。宫外产治疗手术需要妇产科专家、儿科麻醉医生、新生儿科医生和儿童外科医生在分娩时在场，以确保在离断脐带之前婴儿获得稳定的气道通路。

此外，已经研发了许多技术减小肿块的体积或将出血风险降至最低。对于无血管囊性 SCT，可在超声引导下行经皮穿刺引流[56]。可在胎儿镜检查、超声引导下或使用射频消融术对表面或深层血管进行激光凝固[57–60]。射频消融是通过将针穿过母亲腹部插入肿瘤来完成的。射频波通过该针头向肿瘤传递热量并破坏为其供血的血管[61, 62]。其缺点是难以控制释放的能量，导致周围组织严重受损。已报道的并发症包括严重的骨科后遗症，如骨盆和坐骨神经损伤[63]。使用线圈、酒精或组织黏合剂（Histoacyl®）闭塞的放射学技术已被使用[60]。

Adzick 于 1997 年首次使用开放性胎儿手术进行肿瘤消融，此后其他人也纷纷效仿[41, 64–67]。这种手术方式对胎儿和母亲都有风险[59]。因此，必须严格遵守胎儿手术的指征：准确的产前诊断，没有其他危及生命或致残的风险，以及手术不会危机产妇生命或影响她未来的生育能力[65]。SCT 的特定标准包括 SCT 循环所具有的血容量可能已超过婴儿肺动脉化血液的能力，来自 SCT 的大量静脉血流导致混合静脉 PO_2 降低和肺血管收缩、胎儿腹水和腹胀损害宫内的肺发育，导致肺体积减小，最终推测出生后 SCT 体积会影响膈肌运动。

六、产后术前护理和手术

SCT 在分娩期间和分娩后具有很高的致命风险。据说它是“新生儿死亡的最常见原因”[68]。产前死亡与浅表血管创伤相关的大出血有关，产后死亡则与深部血管损伤引起的大出血有关[10]。

产前评估包括产后 MRI、脊柱的全面评估（主要是Ⅳ型），以及血液采样检测 αFP、β-hCG 和 CA-125。此外，应进行交叉配血以确保在手术室中有可用血液，并进行广泛的凝血测试，因为严重的凝血病与 SCT 有关。如果输尿管受压且出现肾积水，则应进行肾功能检查。

SCT 的治疗方案主要是手术治疗。为避免一些未分化的病灶随着时间的推移增殖并逐步导致出现其他部位转移[51, 67]，应尽可能在患儿出生后 1 周内早期切除。手术应切除全部 SCT 和部分尾骨，为了减少血管扩张时急剧出血的风险，需要控制骶前动脉。可以使用术前放射栓塞术[69–71]或在患儿条件允许的情况下通过腹腔镜夹闭动脉[72–78]。如果不可行，它必须作为开放性剖腹手术的第一步。

患者俯卧，在耻骨联合下方放置垫子。切口因外科医生和皮肤质量而异。从历史上看，人字形切口较为常用，但会留下横向瘢痕，美容效果较差。后矢状入路肛门直肠成形术（posterior sagittal anorectoplasty，PSARP）也曾被使用[79]。不建议在切口时切除皮肤，以免 SCT 切除结束时伤口无法闭合。寻找骶骨和尾骨之间的界限并仔细横向切开（图 39–6）。骶前动脉位于骶骨下方（图 39–7），它可能是 SCT 的主要供血血管，必须仔细结扎。它的有效结扎可显著减少出血量。我们的任何患者都不需要阻断主动脉，即使是大肿瘤。在肿瘤上极周围进行解剖（图 39–6B），可至直肠后壁。两侧臀肌散开，有时难以识别。最安全的方法是在不打开肿瘤的情况下分离肿瘤。解剖的下部与肛门直肠肌肉复合体紧密相连。避免侧向解剖以防止神经损伤。SCT 切除后皮肤可缝合，但 SCT 切除后的臀部重建很困难。

一些外科医生更倾向于在联合腹骶切除大型Ⅲ型和Ⅳ型病变之前预防性行初步结肠造口术，以降低发病率[80]。在大型 SCT 切除术中，已经描述了使用体外膜肺氧合（ECMO）和低温低灌注[81, 82]/ 心肺转流和 ECMO[83] 的情况。

七、复发和预后

SCT 切除后的总体预后良好，5 年生存率＞90%[10]。其预后与多种因素有关：包括早期完整切除肿瘤、肿瘤的大小及组织学类型。病理结果为良性的肿瘤预后良好，完整切除肉眼可见的肿瘤后复发率为 7%～22%，不完整切除肿瘤复发率可达 37%～49%。然而，在肉眼下和组织学上均彻底切除肿瘤后，仍有复发的报道。因此，肿

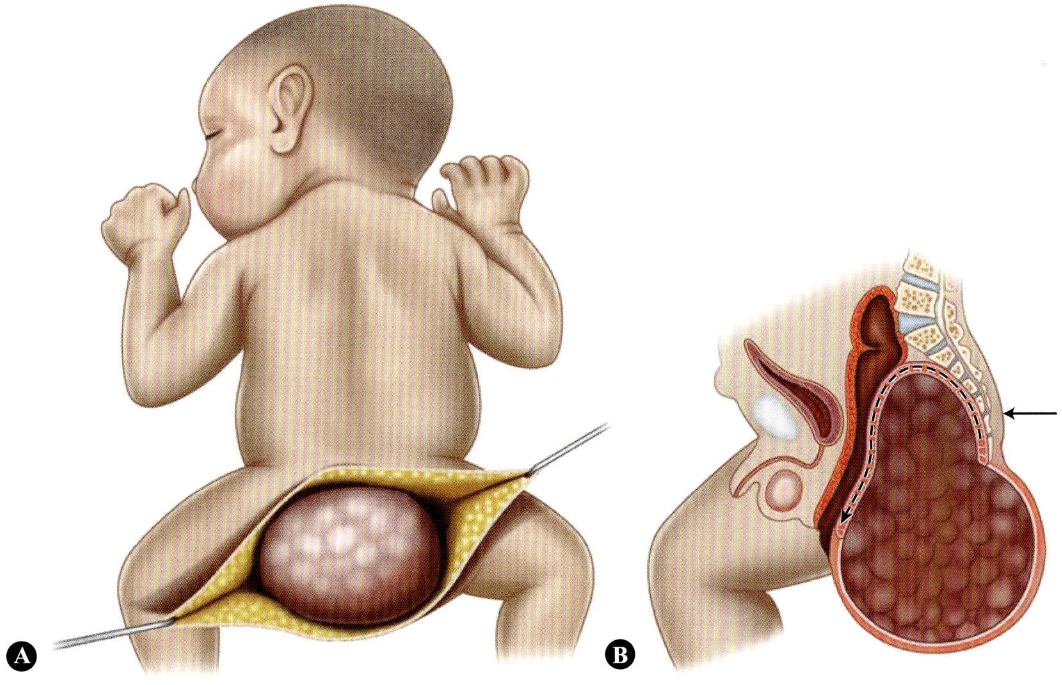

▲ 图 39–6　骶骨和尾骨之间的横切面（箭）
切开尾骨后，围绕肿瘤的上极从顶部进行解剖分离（B）

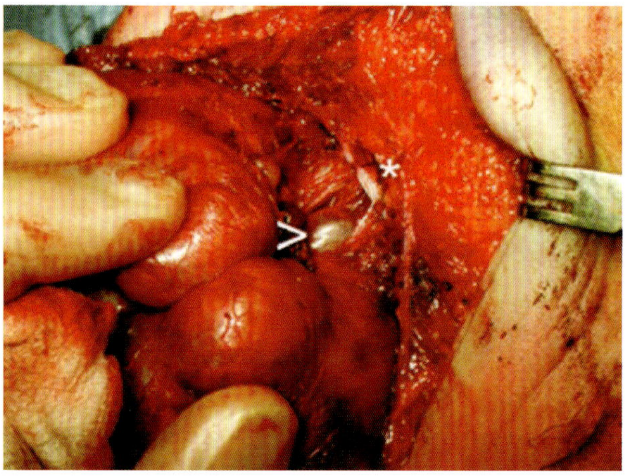

▲ 图 39-7 尾骨切开后的手术视图

注意位于骶骨（*）下方的大骶前动脉（箭头）（与图 39-2 为同一位患者，出生后第 2 天手术）

瘤复发需要广泛的组织学检查。如果手术时间延迟，复发率会更高（2～4 个月手术复发率>50%，而 1 个月内手术复发率为 10%～35%）。一个强有力的论据支持早期切除：肿瘤的组织学类型从良性发展为不成熟性或恶性 [10, 67, 84] 已被频繁报道。胎儿 SCT 的组织学可能在子宫内和出生后发生变化。Graf 报道称，初次减瘤手术和最终完整切除肿瘤相比，胎儿 SCT 的组织学类型逐渐成熟化 [67]。然而，尚不清楚这种情况是子宫内肿瘤自发成熟还是胎儿手术诱导转化的结果。尽管切除了尾骨，仍有报道良性肿瘤切除后的恶性复发 [84-86]。大多数复发发生在术后 2～3 年内 [10, 84]。

恶性 SCT 在手术和化疗后，总体预后较好。新辅助化疗的广泛应用已显著改善了 5 年生存率，从 49% 提高到了 83%[23, 33, 85]。首次切除肿瘤即有远处转移或复发的患儿，接受姑息性化疗可改善预后 [85]。

并非所有骶前畸胎瘤的恶性程度都相同。单纯的 SCT 与 Currarino 综合征中骶前畸胎瘤的恶性程度就不同。单纯性 SCT 患者的无恶性肿瘤生存率低于 Currarino 综合征相关的骶前畸胎瘤患者（孤立性 SCT1 年和 2 年后生存率分别为 80% 和 58%，而 Currarino 综合征 2 年后生存率为 100%）[87]。

SCT 切除后的长期功能性后遗症比较常见。主要表现为大便失禁和尿失禁，降低生活质量。在大多数患儿中，Altman Ⅰ 型 SCT 患者无肛门直肠或泌尿系统并发症 [88, 89]。但 Dericks 认为 Altman 分类、性别、组织病理学、不完全切除和诊断时的年龄并非功能性后遗症的风险因素 [8]。

排便并发症可能表现为不自主排便、大便失禁或便秘。8%～50% 的患者表现为便秘 [8, 88, 90, 91]。24%～27% 的患者表现为大便失禁 [8, 88-91]。

在瑞典对 34 例 SCT 的研究中，尽管直肠 – 肛门抑制反射存在且正常，但仍发现 40% 的患儿大便失禁。作者无法确定大便失禁是因手术还是肿瘤本身造成的 [92]。Rintala 报道了一项非常长期的随访（平均 30 年），88% 的患者自称排便正常，但只有 27% 的患者排便习惯完全正常。与其他报道一样，肛门直肠功能受损与肿瘤向盆腔内扩展程度之间的关系没有相关性 [91]。

泌尿系统并发症是 SCT 及其切除手术影响中被低估的后遗症。大多数研究报道显示，泌尿系统并发症的发生率约为 30%[8, 88-92]。患者在手术后可能没有泌尿系统不适，但尿动力学检查显示 78% 的病例存在异常，包括神经源性膀胱，特别是盆腔内畸胎瘤 [88, 90, 93, 94]。产前影像学检查发现肿瘤压迫输尿管相关性阻塞可能会导致肾脏损害 [93]。

SCT 切除后的性活动似乎正常。据报道，男性有正常的勃起功能和正常射精的穿透能力。然而，与男性相比，女性的身体形象调查问卷结果显著降低 [95]。据报道，成功妊娠后，他们的孩子都没有 SCT[42]。一些作者提到他们的患者由于骨盆出口僵硬导致分娩困难 [96, 97]，但在一组 20 例曾患有 SCT 的孕妇中，17 例经引导分娩，3 名需剖宫产 [98]。

40% 的患者抱怨瘢痕在美观上难以接受 [8]。根据 Derikx 报道，肿瘤的大小（>500cm^3）是美观上难以接受的瘢痕的重要风险因素。Fishman 描述了一种改善 SCT 切除术后瘢痕和臀部外观的技术 [99]。然而，不得不提的是，皮肤质量差和需要全切除有时会阻碍皮肤切口良好的重建和缝合（图 39–8）。

SCT 切除后的骨科后遗症已被报道[96]。大多数患者行走时步态正常，但存在一些肌肉的动力学异常，这些异常与肿瘤大小无关。

AFP 和 β-hCG 在 SCT 随访中的作用众所周知[85, 100, 101]。Pauniaho 证明 AFP 可用于检测恶性复发，而 CA-125 可用于早期检测成熟和未成熟肿瘤的复发[100]。肿瘤标志物恢复正常所需的平均时间是切除后 8～12 个月[100, 102]。6 个月时没有降低，应行 MRI 检查。因此，建议在 SCT 的术后随访中定期监测 AFP、β-hCG 和 CA-125。然而，对监测的频率和持续时间尚未达成共识。一些作者建议患者在 SCT 切除后每 3 个月进行一次血清 AFP 监测，持续 3 年以上[86, 101]。Barreto 建议在前 6 个月内每月进行 1 次 AFP 监测，接下来的 6 个月每 2 个月评估 1 次，第 2 年和第 3 年每 3 个月评估 1 次[102]。

八、颈部畸胎瘤

先天性颈部畸胎瘤是继 SCT 之后第二常见的性腺外畸胎瘤。此类畸胎瘤非常罕见，在活产婴儿中发病率为 1/（20 000～40 000）[1, 54, 103]。术语“上颌畸胎瘤”是指源自蝶骨区域（称为 Rathke 囊）的口咽或腭部的畸胎瘤[104]。

关于 SCT 的相关说法适用于颈部畸胎瘤，包括心血管并发症和胎儿水肿。然而，根据肿瘤的位置，它们可能会导致胎儿气管或食管受压。外部肿物压迫导致食管腔闭合会引起羊水过多，从而增加早产的风险。

较大直径的（＞5cm）肿瘤引起的羊水过多

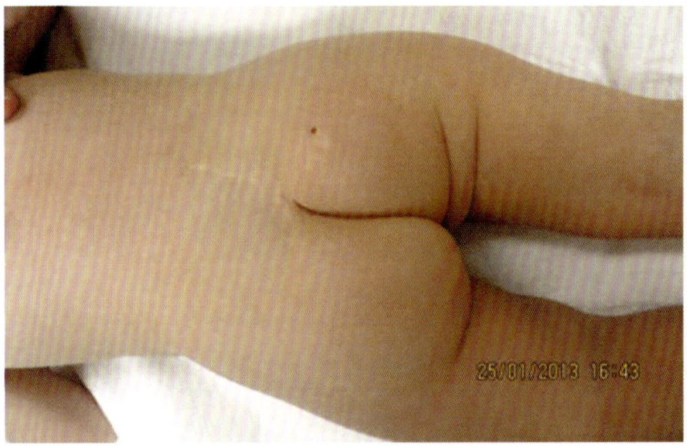

▲ 图 39–8 术后 4 年的美容效果（与图 39–2 为同 1 例患者）

和胎儿水肿预后不良[105, 106]。来自面部、咽部、上腭或舌头的畸胎瘤可能阻塞气道，导致新生儿出生时呼吸窘迫，气管插管非常困难，甚至无法进行气管插管[107–109]。胎儿磁共振成像与三维虚拟重建（胎儿的外部和内部视图）可对气道受压或扭曲情况进行最佳评估。

因此产妇分娩前必须组织包括妇产科专家、新生儿科医生、儿童外科医生和儿科麻醉师等在内的多学科联合会诊。即使胎儿没有气道堵塞，由于肿瘤较大易导致胎儿颈部过伸和难产，通常也需要进行剖宫产[110]。

有多种方法被用于维持新生儿充分通气和氧合。在气道受压时，确保胎儿气道通路稳定的最佳选择是 EXIT（产时子宫外治疗）[111–115]。如果在产时于宫外治疗过程中顺行气管插管失败，则必须通过气管切开术进行逆行插管[114]。这些极端因素可能导致 20%～30% 的新生儿死亡[114]。

一些在胎儿外科手术或胎儿内窥镜检查方面有经验的团队已能够缩小胎儿颈部畸胎瘤的体积，并在其出生前成功清除气道堵塞[116, 117]。

参考文献

[1] Isaacs H Jr. Perinatal (fetal and neonatal) germ cell tumors. J Pediatr Surg. 2004;39:1003-13.
[2] Ballantyne JW. Diseases and deformities of the foetus, vol. 1. Edinburgh, UK: Oliver and Boyd; 1892.
[3] Virchow R. Ueber Die Sakralgeschwulst Des Schliewener Kindes. Klin Wochenschr. 1869;46:132.
[4] Gross RE, Clatworthy HW, Meeker IA. Sacrococcygeal teratoma in infants and children: report of 40 cases. Surg

Gynecol Obstet. 1951;92:341-52.
[5] Altman RP, Randolph JG, Lilly JR. Sacrococcygeal teratoma: American Academy of Pediatrics Surgical Section Survey-1973. J Pediatr Surg. 1974;9:389-98.
[6] Pantoja E, Lopez E. Sacrococcygeal teratomas in infancy and childhood. N Y State J Med. 1978;78:813-6.
[7] Leung AK, Rubin SZ, Seagram GF, et al. Sacrococcygeal teratoma. Aust Paediatr J. 1985; 21:123-5.
[8] Derikx JP, De Backer A, van de Schoot L, et al. Long-term functional sequelae of sacrococcygeal teratoma: a national study in The Netherlands. J Pediatr Surg. 2007;42(6):1122-6.
[9] Johnson MP, Mann S. Fetal tumors. In: Rodeck CH, Whittle MJ, editors. Fetal medicine: basic science and clinical practice. 2nd ed. London: Churchill Livingstone; 2009. p. 532-5.
[10] Derikx JP, De Backer A, van de Schoot L, et al. Factors associated with recurrence and metastasis in sacrococcygeal teratoma. Br J Surg. 2006;93(12):1543-8.
[11] Forrester MB, Merz RD. Descriptive epidemiology of teratoma in infants, Hawaii, 1986-2001. Paediatr Perinat Epidemiol. 2006;20:54-8.
[12] Swamy R, Embleton N, Hale J. Sacrococcygeal teratoma over two decades: birth prevalence, prenatal diagnosis and clinical outcomes. Prenat Diagn. 2008;28:1048-51.
[13] Pauniaho SL, Heikinheimo O, Vettenranta K, et al. High prevalence of sacrococcygeal teratoma in Finland-a nationwide population-based study. Acta Paediatr. 2013;102(6):e251-6.
[14] Hambraeus M, Arnbjörnsson E, Börjesson A, et al. Sacrococcygeal teratoma: a population-based study of incidence and prenatal prognostic factors. J Pediatr Surg. 2016;51(3):481-5.
[15] Ayed A, Tonks AM, Lander A, Kilby MD. A review of pregnancies complicated by congenital sacrococcygeal teratoma in the West Midlands region over an 18-year period: population-based, cohort study. Prenat Diagn. 2015;35(11):1037-47.
[16] Tapper D, Lack EE. Teratomas in infancy and childhood. A 54-year experience at the Children's Hospital Medical Center. Ann Surg. 1983;198(3):398-410.
[17] Chisholm CA, Heider AL, Kuller JA, et al. Prenatal diagnosis and perinatalmanagement of fetal sacrococcygeal teratoma. Am J Perinatol. 1999;16(1):47-50.
[18] Brace V, Grant SR, Brackley KJ, et al. Prenatal diagnosis and outcome in sacrococcygeal teratomas: a review of cases between 1992 and 1998. Prenat Diagn. 2000;20(1):51-5.
[19] Wilson RD, Hedrick H, Flake AW, et al. Sacrococcygeal teratomas: prenatal surveillance, growth and pregnancy outcome. Fetal Diagn Ther. 2009;25:15-20.
[20] Ashcraft KW, Holder TM. Hereditary presacral teratoma. J Pediatr Surg. 1974;9(5):691-7.
[21] Sonnino RE, Chou S, Guttman FM. Hereditary sacrococcygeal teratomas. J Pediatr Surg. 1989;24(10):1075.
[22] Gopal M, Turnpenny PD, Spicer R. Hereditary Sacrococcygeal Teratoma. Not the Same as Its Sporadic Counterpart! Eur J Pediatr Surg. 2007;17(3):214-6.
[23] Benachi A, Durin L, Vasseur Maurer S, et al. Prenatally diagnosed sacrococcygeal tera-toma: a prognostic classification. J Pediatr Surg. 2006;41(9):1517-21.
[24] Tuladhar R, Patole SK, Whitehall JS. Sacrococcygeal teratoma in the perinatal period. Postgrad Med J. 2000;76(902):754-9.
[25] Hall C, Ritz B, Cockburn M, et al. Risk of malignant childhood germ cell tumors in relation to demographic, gestational, and perinatal characteristics. Cancer Epidemiol. 2017;46:42-9.
[26] Gonzalez-Crussi F. Extragonadal teratomas. In: Atlas of tumor pathology, 2nd Series, Fascicle 18. Bethesda, MD: Armed Forces Institute of Pathology; 1982. p. 50-76.
[27] de Lagausie P, de Napoli Cocci S, Stempfle N, et al. Highly differentiated teratoma and fetus-in-fetu: a single pathology ? J Pediatr Surg. 1997;32(1):115-6.
[28] Ji Y, Chen S, Zhong L, Jiang X, et al. Fetus in fetu: two case reports and literature review. BMC Pediatr. 2014;14:88.
[29] Busch C, Oppitz M, Wehrmann M, et al. Immunohistochemical localization of nanog and Oct4 in stem cell compartments of human sacrococcygeal teratomas. Histopathology. 2008;52:717-30.
[30] Busch C, Bareiss PM, Sinnberg T, et al. Isolation of three stem cell lines from human sacrococcygeal teratomas. J Pathol. 2009;217(4):589-96.
[31] Gonzalez-Crussi F, Winkler RF, Mirkin DL. Sacrococcygeal teratomas in infants and children: relationship of histology and prognosis in 40 cases. Arch Pathol Lab Med. 1978;102(8):420-5.
[32] Valdiserri RO, Yunis EJ. Sacrococcygeal teratomas: a review of 68 cases. Cancer. 1981;48:217-21.
[33] Rescorla FJ, Sawin RS, Coran AG. Long-term outcome for infants and children with sacrococcygeal teratoma: a report from the Childrens Cancer Group. J Pediatr Surg. 1998;33(2):171-6.
[34] Scropp KT, Lobe TE, Rao B. Sacrococcygeal teratoma: the experience of four decades. J Pediatr Surg. 1992;27(8):1075-9.
[35] Powell RW, Weber ED, Manci EA. Intradural extension of a sacrococcygeal teratoma. J Pediatr Surg. 1993;28(6):770-2.
[36] Ribeiro PR, Guys JM, Lena G. Sacrococcygeal teratoma with an intradural and extramedullary extension in a neonate: case report. Neurosurgery. 1999;44(2):398-400.
[37] Henry PY, Hariharan S, Prathap S, et al. Neonatal benign sacrococcygeal teratoma with N-type rectobulbar fistula. Pediatr Surg Int. 1998;14(1-2): 127-8.
[38] Zachariou Z, Krug M, Benz G, et al. Proteus syndrome associated with a sacrococcygeal teratoma; a rare combination. Eur J Pediatr Surg. 1996;6(4):249-51.
[39] Adekola H, Mody S, Bronshtein E, et al. The clinical relevance of fetal MRI in the diagnosis of type IV cystic sacrococcygeal teratoma-A review. Fetal Pediatr Pathol. 2015;34(1):31-43.
[40] Bonilia-Musoles F, Machado LE, Raga F, et al. Prenatal diagnosis of sacrococcygeal teratomas by two- and three-dimensional ultrasound. Ultrasound Obstet Gynecol. 2002;19(2):200-5.
[41] Graf JL, Albanese CT. Fetal sacrococcygeal teratoma. World J Surg. 2003;27(1):84-6.
[42] Shalaby MS, O'Toole S, Driver C, et al. Urogenital anomalies in girls with sacrococcygeal teratoma: a commonly missed association. J Pediatr Surg. 2012; 47(2): 371-4.
[43] Atis A, Kaya B, Acar D, Polat I, et al. A huge fetal sacrococcygeal teratoma with a vascular disruption sequence. Fetal Pediatr Pathol. 2015;34(4):212-5.
[44] Westerburg B, Feldstein VA, Sandberg PL, et al. Sonographic

prognostic factors in fetuses with sacrococcygeal teratoma. J Pediatr Surg. 2000;35:322-6.
[45] Kamata S, Imura K, Kubota A, et al. Operative management for sacrococcygeal teratoma diagnosed in utero. J Pediatr Surg. 2001;36:545-8.
[46] Sy ED, Filly RA, Cheong ML, et al. Prognostic role of tumor-head volume ratio in fetal sacrococcygeal teratoma. Fetal Diagn Ther. 2009;26:75-80.
[47] Shue E, Bolouri M, Jelin EB, et al. Tumor metrics and morphology predict poor prognosis in prenatally diagnosed sacrococcygeal teratoma: a 25-year experience at a single institution. J Pediatr Surg. 2013;48(6):1225-31.
[48] Rodriguez MA, Cass DL, Lazar DA, et al. Tumor volume to fetal weight ratio as an early prognostic classification for fetal sacrococcygeal teratoma. J Pediatr Surg. 2011; 46(6): 1182-5.
[49] Akinkuotu AC, Coleman A, Shue E, et al. Predictors of poor prognosis in prenatally diagnosed sacrococcygeal teratoma: a multiinstitutional review. J Pediatr Surg. 2015;50(5):771-4.
[50] Coleman A, Shaaban A, Keswani S, et al. Sacrococcygeal teratoma growth rate predicts adverse outcomes. J Pediatr Surg. 2014;49(6):985-9.
[51] Gucciardo L, Uyttebroek A, Wever I D, et al. Prenatal assessment and management of sacrococcygeal teratoma. Prenat Diagn. 2011;31(7):678-88.
[52] Lee M-Y, Won H-S, Hyun M-K, et al. Perinatal outcome of sacrococcygeal teratoma. Prenat Diagn. 2011;31:1217-21.
[53] Roybal JL, Moldenhauer JS, Khalek N, et al. Early delivery as an alternative management strategy for selected high-risk fetal sacrococcygeal teratomas. J Pediatr Surg. 2011; 46:1325-32.
[54] Peiró JL, Sbragia L, Scorletti F, Lim FY, et al. Management of fetal teratomas. Pediatr Surg Int. 2016;32(7):635-47.
[55] Padilla Iserte P, Sanroma Pérez A, Ferri Folch B, et al. Ultrasound evaluation of congenital cervical teratoma and therapeutic management (ex utero intrapartum treatment). Case Rep Obstet Gynecol. 2012;2012:597489.
[56] Kay S, Khalife S, Laberge JM, et al. Prenatal percutaneous needle drainage of cystic sacrococcygeal teratomas. J Pediatr Surg. 1999;34(7):1148-51.
[57] Ding J, Chen Q, Stone P. Percutaneous laser photocoagulation of tumour vessels for the treatment of a rapidly growing sacrococcygeal teratoma in an extremely premature fetus. J Matern Fetal Neonatal Med. 2010;23(12):1516-8.
[58] Lepigeon K, Baud D. Fetal therapy: prenatal surgery. Rev Med Suisse. 2013;9(403):1959-64.
[59] Van Mieghem T, Al-Ibrahim A, Deprest J, et al. Minimally invasive therapy for fetal sacrococcygeal teratoma: case series and systematic review of the literature. Ultrasound Obstet Gynecol. 2014;43(6):611-9.
[60] Sananes N, Javadian P, Schwach Werneck Britto I, et al. Technical aspects and effectiveness of percutaneous fetal therapies for large sacrococcygeal teratomas: cohort study and literature review. Ultrasound Obstet Gynecol. 2016;47(6):712-9.
[61] Paek BW, Jennings RW, Harrison MR, et al. Radiofrequency ablation of human fetal sacrococcygeal teratoma. Am J Obstet Gynecol. 2001;184:503-7.
[62] Lam YH, Tang MH, Shek TW. Thermocoagulation of fetal sacrococcygeal teratoma. Prenat Diagn. 2002;22(2):99-101.
[63] Ibrahim D, Ho E, Scherl SA, Sullivan CM. Newborn with an open posterior hip dislocation and sciatic nerve injury after intrauterine radiofrequency ablation of a sacrococcygeal teratoma. J Pediatr Surg. 2003;38:248-50.
[64] Adzick NS, Crombleholme TM, Morgan MA, et al. A rapidly growing fetal teratoma. Lancet. 1997;349:538.
[65] Adzick NS. Open fetal surgery for life-threatening fetal anomalies. Semin Fetal Neonatal Med. 2010;5(1):1-8.
[66] Chiba T, Albanese CT, Jennings RW, et al. In utero repair of rectal atresia after complete resection of a sacrococcygeal teratoma. Fetal Diagn Ther. 2000;15(3):187-90.
[67] Graf JL, Housely HT, Albanese CT, et al. A surprising histological evolution of preterm sacrococcygeal teratoma. J Pediatr Surg. 1998;33(2):177-9.
[68] Kremer MEB, Wellens LM, Derikx JP, et al. Hemorrhage is the most common cause of neonatal mortality in patients with sacrococcygeal teratoma. J Pediatr Surg. 2016;51(11):1826-9.
[69] Cowles RA, Stolar CJ, Kandel JJ, et al. Preoperative angiography with embolization and radiofrequency ablation as novel adjuncts to safe surgical resection of a large, vascular sacrococcygeal teratoma. Pediatr Surg Int. 2006;22(6):554-6.
[70] Lahdes-Vasama TT, Korhonen PH, Seppänen JM, et al. Preoperative embolization of giant sacrococcygeal teratoma in a premature newborn. J Pediatr Surg. 2011;46(1):e5-8.
[71] Rossi UG, Cariati M, Tomà P. Giant sacrococcygeal teratoma embolization. Indian J Radiol Imaging. 2013;23(2):145-7.
[72] Bax NM, Van der Zee DC. Laparoscopic clipping of the median sacral artery in huge teratomas. Surg Endosc. 1998;12:882-3.
[73] Bax NM, Van der Zee DC. The laparoscopic approach to teratomas. Surg Endosc. 2004;18:128-30.
[74] Bax KN, van der Zee DC. Laparoscopic ligation of the median sacral artery before excision of type I sacrococcygeal teratomas. J Pediatr Surg. 2005;40(5):885.
[75] Lukish JR, Powell DM. Laparoscopic ligation of the median sacral artery before resection of a teratoma. J Pediatr Surg. 2004;39:1288-90.
[76] Lee KH, Tam YH, Chan KW, et al. Laparoscopic-assisted excision of sacrococcygeal teratoma in children. J Laparoendosc Adv Surg Tech A. 2008;18(2):296-301.
[77] Desai AP, Wragg R, Kulkarni M, et al. Sacrococcygeal teratoma: excision aided by laparoscopic ligation of the median sacral artery in a premature neonate. J Indian Assoc Pediatr Surg. 2009;14(1):39.
[78] Solari V, Jawaid W, Jesudason EC. Enhancing safety of laparoscopic vascular control for neonatal sacrococcygeal teratoma. J Pediatr Surg. 2011;46(5):e5-7.
[79] Jan IA, Khan EA, Yasmeen N, et al. Posterior sagittal approach for resection of sacrococcygeal teratomas. Pediatr Surg Int. 2011;27(5):545-8.
[80] Wakhlu A, Sanjeev Misra S, Tandon RH, et al. Sacrococcygeal teratoma. Pediatr Surg Int. 2002;18:384-7.
[81] Lund DP, Soriano SG, Fauza D, et al. Resection of a massive sacrococcygeal teratoma using hypothermic hypoperfusion: a novel use of extracorporeal membrane oxygenation. J Pediatr Surg. 1995;30(11):1557-9.
[82] Raffensperger JG. Massive sacrococcygeal teratoma using hypothermic perfusion with extracorporeal membrane oxygenation. J Pediatr Surg. 1996;31(10):1467.
[83] Burdis L, Koch DD. The use of cardiopulmonary bypass

and extracorporeal membrane oxygenation for support during removal of two teratomas and hydrops fetalis. J Extra Corpor Technol. 2004;36(2):182-4.
[84] Yao W, Li K, Zheng S, Dong K, et al. Analysis of recurrence risks for sacrococcygeal teratoma in children. J Pediatr Surg. 2014;49(12):1839-42.
[85] De Corti F, Sarnacki S, Patte C, et al. Prognosis of malignant sacrococcygeal germ cell tumours according to their natural history and surgical management. Surg Oncol. 2012;21(2):e31-7.
[86] Bilik R, Shandling B, Pope M. Malignant benign neonatal sacrococcygeal teratoma. J Pediatr Surg. 1993;28(9):1158-60.
[87] Dirix M, van Becelaere T, Berkenbosch L, et al. Malignant transformation in sacrococcygeal teratoma and in presacral teratoma associated with Currarino syndrome: a comparative study. J Pediatr Surg. 2015;50(3):462-4.
[88] Partridge EA, Canning D, Long C, et al. Urologic and anorectal complications of sacrococcygeal teratomas: prenatal and postnatal predictors. J Pediatr Surg. 2014; 49(1): 139-42.
[89] Kremer ME, Derikx JP, van Baren R, et al. Patient-reported defecation and micturition problems among adults treated for sacrococcygeal teratoma during childhood - the need for new surveillance strategies. Pediatr Blood Cancer. 2016;63(4):690-4.
[90] Shalaby MS, Walker G, O'Toole S, et al. The long-term outcome of patients diagnosed with sacrococcygeal teratoma in childhood. A study of a national cohort. Arch Dis Child. 2014;99(11):1009-13.
[91] Rintala R, Lahdenne P, Lindahl H, et al. Anorectal function in adults operated for a benign sacrococcygeal teratoma. J Pediatr Surg. 1993;28:1165-7.
[92] Havránek P, Hedlund H, Rubenson A, et al. Sacrococcygeal teratoma in Sweden between 1978 and 1989: long-term functional results. J Pediatr Surg. 1992;27(7):916-8.
[93] Le LD, Alam S, Lim FY, et al. Prenatal and postnatal urologic complications of sacrococcygeal teratomas. J Pediatr Surg. 2011;46(6):1186-90.
[94] Lahdenne P, Wikstrom S, Heikinheimo M, et al. Late urological sequelae after surgery for congenital sacrococcygeal teratoma. Pediatr Surg Int. 1992;7:195-8.
[95] Kremer ME, Derikx JP, Peeters A, et al. Sexual function after treatment for sacrococcygeal teratoma during childhood. J Pediatr Surg. 2016;51(4):534-40.
[96] Zaccara A, Iacobelli BD, Adorisio O, et al. Gait analysis in patients operated on for sacrococcygeal teratoma. J Pediatr Surg. 2004;39:947-52.
[97] Bittmann S, Bittmann V. Surgical experience and cosmetic outcomes in children with sacrococcygeal teratoma. Curr Surg. 2006;63:51-4.
[98] Kremer ME, Koeneman MM, Derikx JP, et al. Evaluation of pregnancy and delivery in 13 women who underwent resection of a sacrococcygeal teratoma during early childhood. BMC Pregnancy Childbirth. 2014;14:407.
[99] Fishman SJ, Jennings RW, Johnson SM, et al. Contouring buttock reconstruction after sacrococcygeal teratoma resection. J Pediatr Surg. 2004;39(3):439-41.
[100] Pauniaho SL, Tatti O, Lahdenne P, et al. Tumor markers AFP, CA 125, and CA 19-9 in the long-term follow-up of sacrococcygeal teratomas in infancy and childhood. Tumour Biol. 2010;31(4):261-5.
[101] Yoshida M, Matsuoka K, Nakazawa A, et al. Sacrococcygeal yolk sac tumor developing after teratoma: a clinicopathological study of pediatric sacrococcygeal germ cell tumors and a proposal of the pathogenesis of sacrococcygeal yolk sac tumors. J Pediatr Surg. 2013;48(4):776-81.
[102] Barreto MW, Silva LV, Barini R, et al. Alpha-fetoprotein following neonatal resection of sacrococcygeal teratoma. Pediatr Hematol Oncol. 2006;23(4):287-91.
[103] Mehta M, Chandra M, Sen S, et al. Orbital teratoma: a rare cause of congenital proptosis. Clin Exp Ophthalmol. 2009;37:626-8.
[104] Zakaria MA. Epignathus (congenital teratoma of the hard palate): a case report. Br J Oral Maxillofac Surg. 1986;24:272-6.
[105] Byard RW, Jimenez CL, Carpenter BF, et al. Congenital teratomas of the neck and nasopharynx: a clinical and pathological study of 18 cases. J Paediatr Child Health. 1990;26:12-6.
[106] Berge SJ, von Lindern JJ, Appel T, et al. Diagnosis and management of cervical teratomas. Br J Oral Maxillofac Surg. 2004;42:41-5.
[107] Celik M, Akkaya H, Arda IS, et al. Congenital teratoma of the tongue: a case report and review of the literature. J Pediatr Surg. 2006;41:25-8.
[108] Posod A, Griesmaier E, Brunner A, et al. An unusual cause of inspiratory stridor in the newborn: congenital pharyngeal teratoma—a case report. BMC Pediatr. 2016;16:1.
[109] Kumar KM, Veligandla I, Lakshmi AR, et al. Congenital giant teratoma arising from the hard palate: a rare clinical presentation. J Clin Diagn Res. 2016;10(7):ED03-4.
[110] Castillo F, Peiro JL, Carreras E, et al. The exit procedure (ex-utero intrapartum treatment): management of giant fetal cervical teratoma. J Perinat Med. 2007;35:553-5.
[111] Mychaliska GB, Bealer JF, Graf JL, et al. Operating on placental support: the ex utero intrapartum treatment procedure. J Pediatr Surg. 1997;32:227-30.
[112] Liechty KW, Crombleholme TM, Flake AW, et al. Intrapartum airway management for giant fetal neck masses: the EXIT (ex utero intrapartum treatment) procedure. Am J Obstet Gynecol. 1997;177:870-4.
[113] Liechty KW. Ex-utero intrapartum therapy. Semin Fetal Neonatal Med. 2010;15:34-9.
[114] Laje P, Johnson MP, Howell LJ, et al. Ex utero intrapartum treatment in the management of giant cervical teratomas. J Pediatr Surg. 2012;47:1208-16.
[115] Lazar DA, Olutoye OO, Moise KJ Jr, et al. Ex-utero intrapartum treatment procedure for giant neck masses fetal and maternal outcomes. J Pediatr Surg. 2011;46:817-22.
[116] Kontopoulos EV, Gualtieri M, Quintero RA. Successful in utero treatment of an oral teratoma via operative fetoscopy: case report and review of the literature. Am J Obstet Gynecol. 2012;207:e12-5.
[117] Cruz-Martinez R, Moreno-Alvarez O, Garcia M, et al. Fetal endoscopic tracheal intubation: a new fetoscopic procedure to ensure extrauterine tracheal permeability in a case with congenital cervical teratoma. Fetal Diagn Ther. 2015;38(2):154-8.

第八篇　泌尿生殖系统

Genitourinary

第 40 章　先天性肾盂输尿管连接部梗阻

Congenital Ureteropelvic Junction Obstruction

Michela Maffi　Mario Lima　著
王　政　译

一、定义

原发性或先天性肾积水是肾盂和肾内肾盏的扩张，主要是由于肾盂输尿管连接部（ureteropelvic junction，UPJ）梗阻导致尿液从肾盂进入上段输尿管的引流不通畅，产生肾盂内压力增加，以及集合系统内尿液淤滞导致肾脏组织进行性损伤。

二、分类

随着时间的推移，已经提出了几种尿路（urinary tract，UT）扩张的分类系统，其中一些目前正在使用。也许最基本的传统的分级系统，将肾积水的严重程度等级描述性地定义为轻度、中度及重度[1]。这很显然是一个高度主观的分级系统，使得评分者之间可靠性差。一个更客观的分级系统是基于对不同产前胎龄肾盂前后径（anterior-posterior diameter，APD）的测量。目前有充分的证据表明存在显著的相关性。

由于肾盂的直径随着胎龄（gestational age，GA）的增加而增大，所以产前进行超声波检查所测量到的 APD 值与胎儿出生后肾盂发生病理性扩张的可能性之间存在着相当大的差异。大多数学者普遍接受的阈值是妊娠中期 APD<4mm，妊娠晚期 APD<7mm。APD 分级见表 40–1。

1993 年，胎儿泌尿外科学会（Society of Fetal Urology，SFU）提出了基于肾盂、肾盏和肾实质外观的分类（图 40–1）[2]。在单侧肾积水的情况下，如果小于未受累肾脏的一半，则认为实质厚度减少是显著的，如果是双侧肾积水，则<4mm 时被认为是显著的。SFU 分类总结见表 40–2。

SFU 分级系统应用广泛，然而，它强调更多的囊腔和肾盂扩张，并没有考虑 APD 测量。为了修正这一局限性，2008 年，欧洲儿科放射学会提出了对 SFU 分类的修订，其中就包括引入了 APD 测量[3, 4]。

2014 年，一个由 8 个对胎儿和儿童 UT 扩张症的诊断和管理感兴趣的学会组成的协作组合作开发围产期 UT 扩张症的统一分级系统（UTD 系统），并提出一个标准化方案，以便用于后续评价参考[5]。这个六项分级系统考虑以下与年龄相关的超声结果：APD、肾盏扩张、实质厚度、实质外观、输尿管可见度和膀胱方面。另一个产前项目是不容易解释的羊水过少。在正常胎儿中，肾盏不扩张，肾实质厚度和外观正常，输尿管不可见，膀胱正常，无羊水过少。妊娠<28 周正常 APD 测量<4mm，≥28 周时<7mm，产后<10mm。当产前检测到 UTD 时用 A 表示为，可以识别出低风险组（UTD A1）和高风险组（UTD A2～3）。出生后检测到的 UTD 用 P 表示，患者可

表 40-1　APD 值对产前肾积水的分型定义

ANH 分型	孕中期	孕晚期
轻型	4～7mm	7～9mm
中型	7～10mm	9～15mm
重型	＞10mm	＞15mm

分为低风险（UTD P1）、中风险（UTD P2）和高风险（UTD P3）组。每组的特征总结见表 40–3。

三、胚胎发生

在 GA 的第 4 周，原始结构如泄殖腔和中肾已经形成。在 GA 的第 5 周，输尿管芽即中肾管的

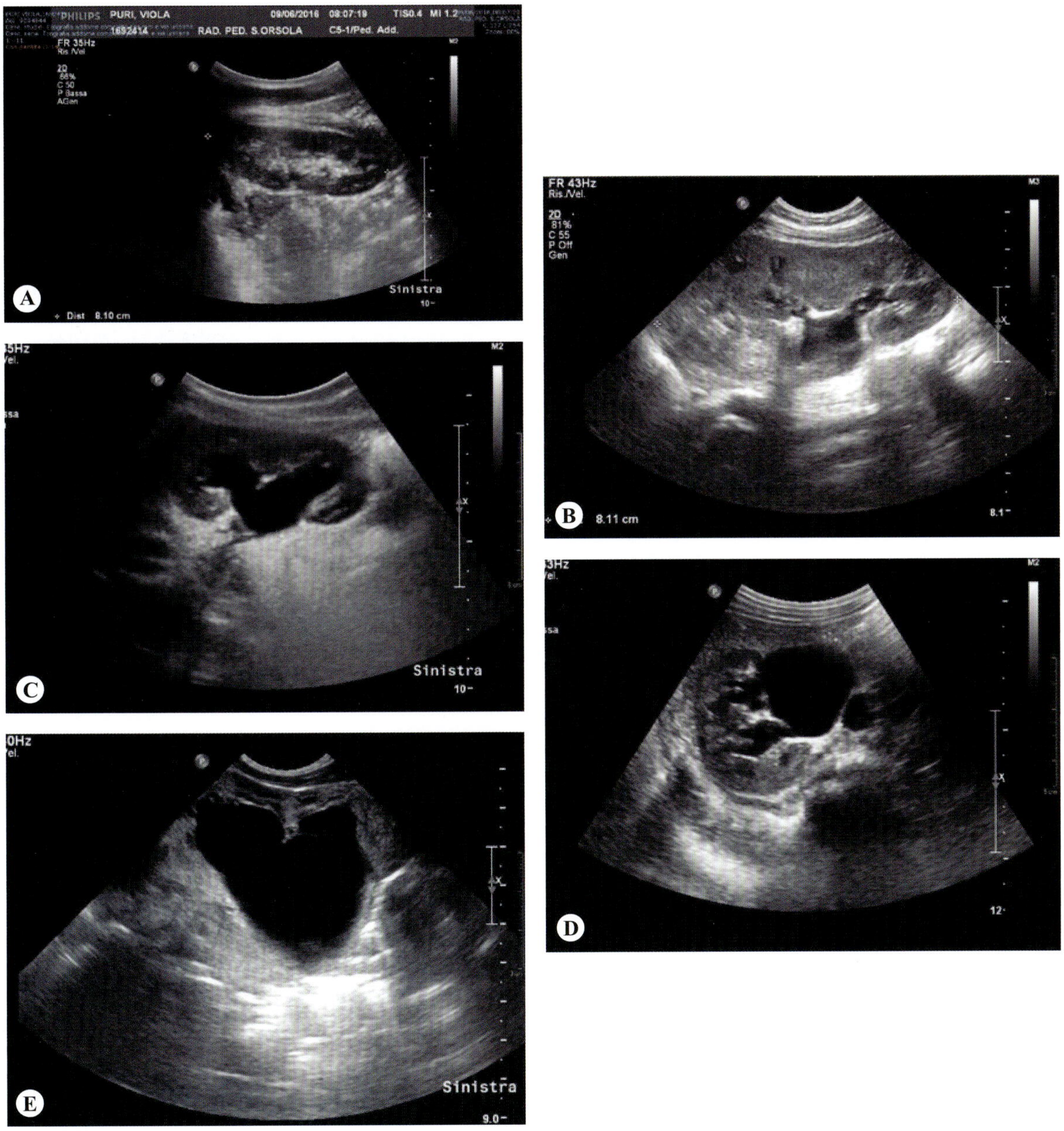

▲ **图 40–1　SFU 系统尿路扩张的超声表现**

A. SFU0 级，不分离；B. SFU1 级，肾盂可见尿液几乎不分离；C. SFU2 级，尿液充满肾内肾盂 / 尿液填充肾外肾盂；主肾盏扩张；D. SFU3 级，SFU2 级加小肾盏均匀扩张并保留实质外形；E. SFU4 级，SFU3 级加实质变薄（节段性 4A 或弥漫性 4B）

表 40–2 胎儿泌尿外科学会肾积水分级系统

	肾盂分离程度
SFU0 级	没有分离
SFU1 级	肾盂有尿液几乎没有分离
SFU2 级	尿液充满肾内肾盂 / 尿液充满肾外肾盂；有主要肾盏扩张
SFU3 级	SFU2 级 + 小肾盏均匀扩张并保留实质外形
SFU4 级	SFU3 级 + 实质变薄（节段型 4A、弥漫型 4B）

表 40–3 UTD 分类系统

	产前表现				产后表现		
APD	16～27 周 4～7mm	≥28 周 7～10mm	16～27 周 ≥7mm	≥28 周 >10mm	>48h APD 10～15mm	>48h APD ≥15mm	>48h APD ≥15mm
肾盏扩张	中央或无肾盏扩张		外周肾盏扩张		中央肾盏扩张	外周肾盏扩张	外周肾盏扩张
实质厚度	普通		异常		普通	普通	异常
实质外貌	普通		异常		普通	普通	异常
输尿管	普通		异常		普通	异常	异常
膀胱	普通		异常		普通	普通	异常
羊水过少	无		无法解释羊水过少		—	—	—
	UTD A1 低风险		UTD A2～3 风险增加		UTD P1 低风险	UTD P2 中等风险	UTD P3 高风险

向外反射，向颅侧方向生长，直到穿透后肾胚芽。

这些结构之间的相互作用致使肾脏发育。输尿管芽诱导后肾胚芽形成相应的肾单位，并诱导形成肾盂、肾盏和集合管。在 GA 的第 10～12 周，开始产生尿液并引入膀胱[4]。

第 18～20 周，几乎所有的羊水都是由胎儿尿液组成的。位于小杯中的非典型肌细胞充当起搏器部位。蠕动波通过主要的肾盏传播并激活肾盂的肌肉，将尿液推向远端方向。UPJ 代表了以短波和频繁波为特征的肾盂蠕动活动转变为以宽和慢波为特征的输尿管蠕动活动的过渡点。当肾盂内压超过输尿管压力时，UPJ 开始打开，将尿液推向输尿管，然后关闭，避免输尿管收缩导致尿液反流到肾盂。输尿管肌肉发育的过早停止将导致在 UPJ 水平没有蠕动的无动力节段。

四、病因学和生理病理学[6]

UPJ 阻塞的形成有内在和外在的两方面因

素。在多数情况下，当输尿管接近肾盂时，UPJ的可变部分会出现狭窄或扭结。尿路上皮内层正常，但壁层平滑肌细胞数量减少，肌纤维间胶原蛋白比例增加，外膜弹性蛋白比例增加，肌纤维方向发生重排，以纵向排列为主。这个发育不全和无动力的部分虽然能够在低压下排出尿液，但不能充分排出随着肾盂进行性扩张而增加的尿量。胎儿和婴幼儿肾盂的高顺应性解释了与高肾盂内压力和继发性肾损伤无关的严重肾积水的发生。其他罕见形式的内在性阻塞是由于黏膜瓣或输尿管息肉的存在或胎儿型输尿管的持续存在。在10%～20%的患者中，UPJ阻塞是外在的，主要是由于存在与UPJ前方相交的下极异常血管。外部压迫导致输尿管壁进行性改变，肌细胞数量减少、纤维化和胶原蛋白沉积，从而导致管腔狭窄。因此，在纠正因血管异常引起的肾积水时，有必要在交叉血管移位后检查UPJ的通畅性和功能。非常少见的外源性阻塞是由肾盂和输尿管之间的结缔组织带压迫或粘连引起。

五、流行病学

UPJ梗阻的发生率为1/500，是原发性肾积水的主要原因（10%～30%的患者产前肾积水受UPJ阻塞的影响）[4]。在男性中最常见，M/F比例为（2～3）：1，主要影响左侧（L/R=2：1）。在15%～35%的病例是双侧的[7-10]。

UPJ梗阻可能与其他泌尿生殖系统异常有关，如马蹄肾，或者是CHARGE（心脏异常、后鼻孔闭锁、发育迟缓、生殖器和耳部异常等）综合征的组成部分[11, 12]。

六、鉴别诊断

UPJ梗阻属于先天性肾脏和泌尿道异常（congenital anomalies of the kidney and urinary tract，CAKUT）。所有这些情况可以出现在任何胎龄的肾积水胎儿。CAKUT是1/3患者产前肾积水的原因[13]。UPJ梗阻是肾积水的最常见原因，但也可以明确其他几种产生肾积水的原因。

- 巨输尿管。
- 多囊肾发育不良。
- 输尿管囊肿。
- 后尿道瓣膜。
- 异位输尿管。
- 梅干腹综合征。
- 脐尿管囊肿。
- 双肾盂输尿管。
- 尿道闭锁。

七、临床表现

随着胎儿超声的出现，肾积水的诊断基本上是产前作出的。在没有早期诊断的患者中，症状可能多种多样且复杂。在新生儿时期，可触及的腹部肿块可能是首要也是唯一的临床体征。典型症状可能是尿路感染、血尿和拒食。

在年龄较大的儿童中，有时第一次发作可能是肾绞痛或位于侧腹部的疼痛。严重双侧肾积水或单侧肾脏出现严重肾积水，临床表现可能以肾衰竭症状为主。

八、诊断

出生时，需要进行诊断性检查以评估扩张的肾盂和肾实质、明确形成原因并评估肾功能。获得这些信息必不可少的诊断方法有肾脏超声检查（renal ultrasonography，RUS）、排尿性膀胱尿道造影和利尿药肾闪烁显像。

（一）产后超声

出生后第1周应进行产后超声检查；在出生后48h内进行的RUS可能会存在低估肾积水的情况，这是由肾小球滤过减少和利尿受限导致的短暂脱水状态所致。RUS可以评估肾盂和肾盏扩张、肾实质厚度、可能存在的输尿管扩张及对侧肾脏和泌尿系的状况，同时评估膀胱的功能。在UPJ梗阻的情况下，输尿管通常具有正常直径，在RUS期间无法看到。在输尿管肾积水的情况下，可伴随存在输尿管扩张，根据输尿管直径分为1级（＜7mm）、2级（7～10mm）和3级（＞

10mm）。

（二）利尿药肾闪烁显像

通过静脉输注放射性核素、^{99m}Tc DTPA 或优选 ^{99m}Tc MAG3，然后给予利尿药（呋塞米）来进行利尿药肾闪烁显像。虽然在确定肾功能方面不如 DMSA 闪烁显像准确，但利尿药肾闪烁显像可以评估响应利尿药的尿流，区分梗阻或非梗阻原因引起的尿路扩张。梗阻程度通过计算 $T_{1/2}$ 来评估，即消除 50% 的放射性核素所需的时间。$T_{1/2}>$ 20min 表示梗阻，$T_{1/2}$ 为 15～20min 被认为是可疑的。$T_{1/2}$ 评估受几个因素的影响：技术、水合状态、肾功能和解剖结构（图 40-2）。肾脏闪烁显像应在 3～4 周进行，因为新生儿的肾脏不成熟会导致肾小球滤过率降低和利尿药反应降低。

（三）排尿性膀胱尿道造影

排尿性膀胱尿道造影（voiding cystourethrography，VCUG）通过经导尿管用对比剂充盈膀胱后获取 X 线。充分的膀胱充盈可用于检测膀胱异常和是否存在膀胱输尿管反流。排尿阶段显示活跃的反流，显示尿道形态，并评估膀胱排空情况。排尿性尿路超声造影是 VCUG 的替代方法，通过导管将特殊对比剂注入膀胱，该对比剂允许任何回流的可视化。它具有避免辐射暴露的优点，但在提供泌尿道形态学信息方面存在一定局限性。

（四）静脉尿路造影

在可疑情况下，静脉尿路造影可以更好地确定解剖细节。在儿童期间，由于高辐射暴露，它目前未被充分利用。

（五）MRI

泌尿系统磁共振成像（Uro-RM）可以提供准确的解剖和功能细节。它的优点是不暴露于电离辐射，但缺点是需要对较小的患者进行全身麻醉[14–16]。

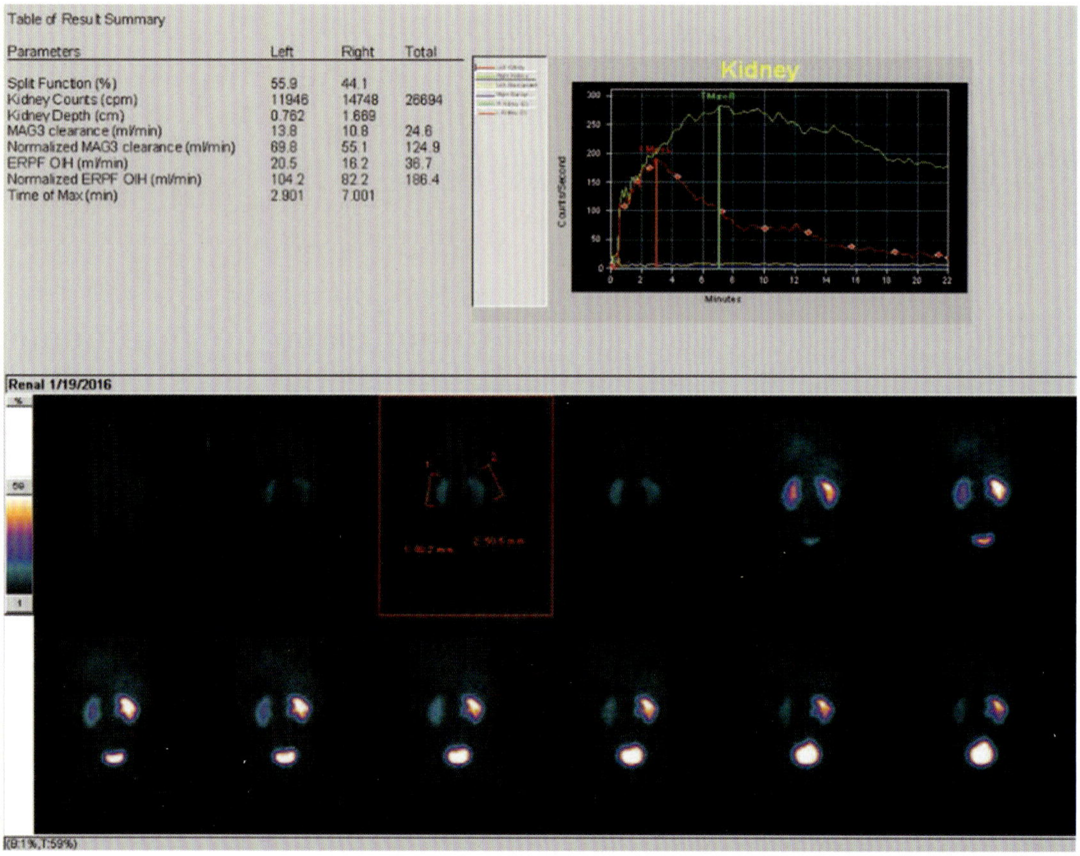

▲ 图 40-2 利尿药闪烁显像显示右侧肾盂中放射性药物持续滞留

九、SFU 分类的产后管理

（一）SFU Ⅰ和 SFU Ⅱ单侧肾积水

出生后第 1 周（>48h）的 RUS 和大约 1 个月的 VCUG。在没有膀胱输尿管反流的情况下，在 1 周岁内每 3 个月进行 1 次 RUS 随访。如果诊断出膀胱输尿管反流，则应用抗生素预防感染，并在 4～6 周进行闪烁显像检查以评估肾功能（differential renal function，DRF）。如果 DRF<40% 或超声检查结果恶化，则在 3 个月时重复 RUS 和 MAG3 利尿药闪烁扫描会有帮助。保守治疗适用于 DRF>40% 且家族“依从性”良好的幼儿。

在 DRF<40% 的情况下需要手术，在基线差异肾功能<40% 的患者中 DRF 进一步降低>5%。

（二）SFU Ⅲ和 SFU Ⅳ单侧肾积水

出生后第 1 周（>48h）的 RUS 和大约 1 个月的 VCUG。在 4～6 周应用抗生素预防感染和 MAG3 利尿药肾闪烁显像。在 DRF>40% 的情况下，将每 3 个月进行 1 次 RUS，并在 6 个月时进行 1 次 MAG3 利尿药闪烁扫描。在 DRF<40% 的情况下，将进行 3 个月时的 RUS 和 MAG3 闪烁显像。如果在随访期间出现明显症状、临床特征恶化或 DRF 与基线值相比降低>10%，建议进行早期手术。

（三）双侧肾积水 SFU Ⅲ和 SFU Ⅳ

双侧肾积水的处理类似于相同程度的单侧肾积水，但在出生后 24～48h 内必须进行 VCUG 检查以排除下尿路梗阻（lower urinary tract obstruction，LUTO）。此外，由于难以准确评估双侧肾积水中不同侧别的肾功能，因此，希望选择较低的 DRF 阈值来指示手术矫正，以免进一步损害肾功能。

（四）手术指征

手术矫正的主要标准具体如下。

- DRF<40%。
- 减少 DRF>5%。
- 肾积水恶化。
- 严重单外侧肾积水（AP 直径>50mm）。
- 单肾重度肾积水。
- 重度双侧肾积水（AP 直径>30mm）。
- 尿路感染、症状性肾积水。

十、根据 UTD 系统的肾积水管理 [5]

（一）产前检测肾积水

如果在 32 周前诊断出 UTD A1，则建议在≥32 周时进一步进行 RUS。如果第二个 RUS 正常，则无须进一步评估。如果 32 周后 UT 持续存在，则无论风险如何，都建议进行产后评估。出生后，推荐进行两个 RUS：第一个在 48h～1 个月之间，第二个在 1～6 个月。在 UTD A2～3 的情况下，产前和产后随访可以更频繁，产前 RUS 和早期产后评估（出生 48h 以上）。

（二）产后检测肾积水

对于 UTD P1，建议在 1～6 个月时进行 RUS 随访。抗生素预防和 VCUG 由临床医生自行决定，但不推荐功能性扫描。

在 UTD P2 的情况下，建议在 1～3 个月时进行 RUS 随访。抗生素预防和 VCUG 和功能扫描由临床医生决定。

对于 UTD P3，建议在 1 个月时进行 RUS 随访、抗生素预防和 VCUG，而功能扫描由临床医生决定。

需要进一步研究将 UTD 分类系统风险分层与其他特定临床结果（如手术干预、肾功能、尿路感染等）的相互关系。目前可以将现有的评分系统转换为 UTD 分类。例如，SFU2 级相当于 UTD P1，SFU3 级相当于 UTD P2，SFU4 级相当于 UTD P3。

十一、手术治疗

在特殊和极端的情况下，可以考虑对肾积水进行产前减压，以防止难产分娩或胎儿肺部受压。

而在大多数情况下，手术治疗可以推迟到新生儿年龄之后。以下报道了 UPJ 梗阻的可能手术方法。

（一）Anderson-Hynes 肾盂成形术（离断式肾盂成形术）：开放式方法

几乎普遍使用的技术是离断式肾盂成形术。它包括切除 UPJ 狭窄道、部分肾盂和近端输尿管。经典的方法是腹膜外切除术。患者侧卧位，在第 12 肋骨间隙做一个切口。这种方法是直接显露肾门，第一根牵引缝合线放置在肾盂前部，靠近计划的切开线，第二根牵引缝合线放置在上段输尿管的前部，远离狭窄道。这两个缝线将作为标志，以避免吻合的扭曲。切除多余的肾盂及梗阻的 UPJ，并在其下（后）边界上剖开近端输尿管以获得广泛的吻合。吻合是通过将第一针放置在铲状输尿管的下部和横切的肾盂之间，并使用 6–0 或 7–0 单丝可吸收缝线沿任一侧进行连续缝合。在完成吻合之前，放置一个经过吻合口的支架管[17]。

（二）腹腔镜方法

患者采取侧卧位。第一个 5mm Trocar 放置在脐部，另外两个 3～5mm Trocar 放置在待治疗侧的上腹部（下肋骨边缘）和下腹部（髂嵴），均可到达肾盂。悬吊肾盂，肾盂成形术将按照开放手术的原则进行。

（三）后腹腔镜方法

这种方法遵循开放方法的原则。患者采取侧卧位。第一个 5mm Trocar 在第 12 根肋骨的间隙进行。分别在棘肋边缘和髂嵴正上方放置另外两个 3mm Trocar。在后方接近肾脏，并且识别和隔离肾盂。按照开放式方法执行该步骤。在新生儿中，腹腔镜后入路受到工作空间小的限制。

（四）机器人手术

机器人辅助入路类似于腹腔镜入路，但它提供了比传统腹腔镜器械更高的精度和更广泛的自由度。尽管如此，机器人仪器仍然太大（达•芬奇 Xi 为 8mm，达•芬奇 Si 为 5mm，但动作有限且工具种类繁多），并且需要彼此相距太远（6～7cm）才能放置在新生儿中，因此新生儿的经验仍然有限。

（五）单套管针辅助肾盂成形术

单套管针辅助肾盂成形术（one-trocar-assisted pyeloplasty，OTAP）是一种将开放入路原理与后腹腔镜微创手术相结合的技术（图 40–3）。该技术使用一个 10mm Trocar 提供后腹腔镜进入肾后间隙，用于探查评估，随后的 GPU 识别、通过手术切口外化和遵循 Anderson-Hynes 开放技术的肾盂成形术[18]。

手术切口长约 1cm，位于第 12 根肋骨的尖端。通过切口，到达腹膜后间隙，打开 Gerota 筋膜。引入自锚式 10mm Trocar，并以 8mmHg 压力和 0.5L/min 流量注入 CO_2。工作空间是在腹腔镜拭子的帮助下创建的，使用腰大肌作为标志来识别和隔离输尿管。在输尿管之后，确定肾下极和肾盂。引入橡皮筋围绕输尿管，并与 UPJ 一起外置。如果肾盂扩张严重，可以通过穿刺放水将其清空。该技术通用的方法是切除梗阻道和多余的肾盂，然后用 6–0 或 7–0 单丝可吸收缝线缝合。在完成吻合之前，放置一个经吻合口支架管，如 Mazeman-Porges 或 JJ 或 Pippi-Salle 支架管。

然后，通过内镜检查吻合口通畅性。

如果放置了肾盂造口或肾造口支架管，在术后第 5 天将其取出，而 JJ 支架管将在 4～6 周后通过膀胱镜取出。

（六）术后随访

手术后 4～6 周随访 RUS。如果检查发现有改善（肾积水减少），则可以增加时间间隔（最初每 3 个月，然后每年和每 2～3 年）进行系列 RUS[19]。如果随访 RUS 未显示任何改善，则需要进行 MAG3 闪烁显像以评估梗阻的复发可能。

（七）并发症

开放性离断式肾盂成形术的结果非常好，90%～95% 的病例（包括新生儿）梗阻得到解决[20, 21]。在可能的早期并发症中，最常见的是吻合口漏伴腹膜后尿瘤形成。一般情况下采取保守治疗，必要时可进行引流和应用抗生素。最明显的长期并发症是梗阻复发，这可能需要重新干预（5% 的病例）。

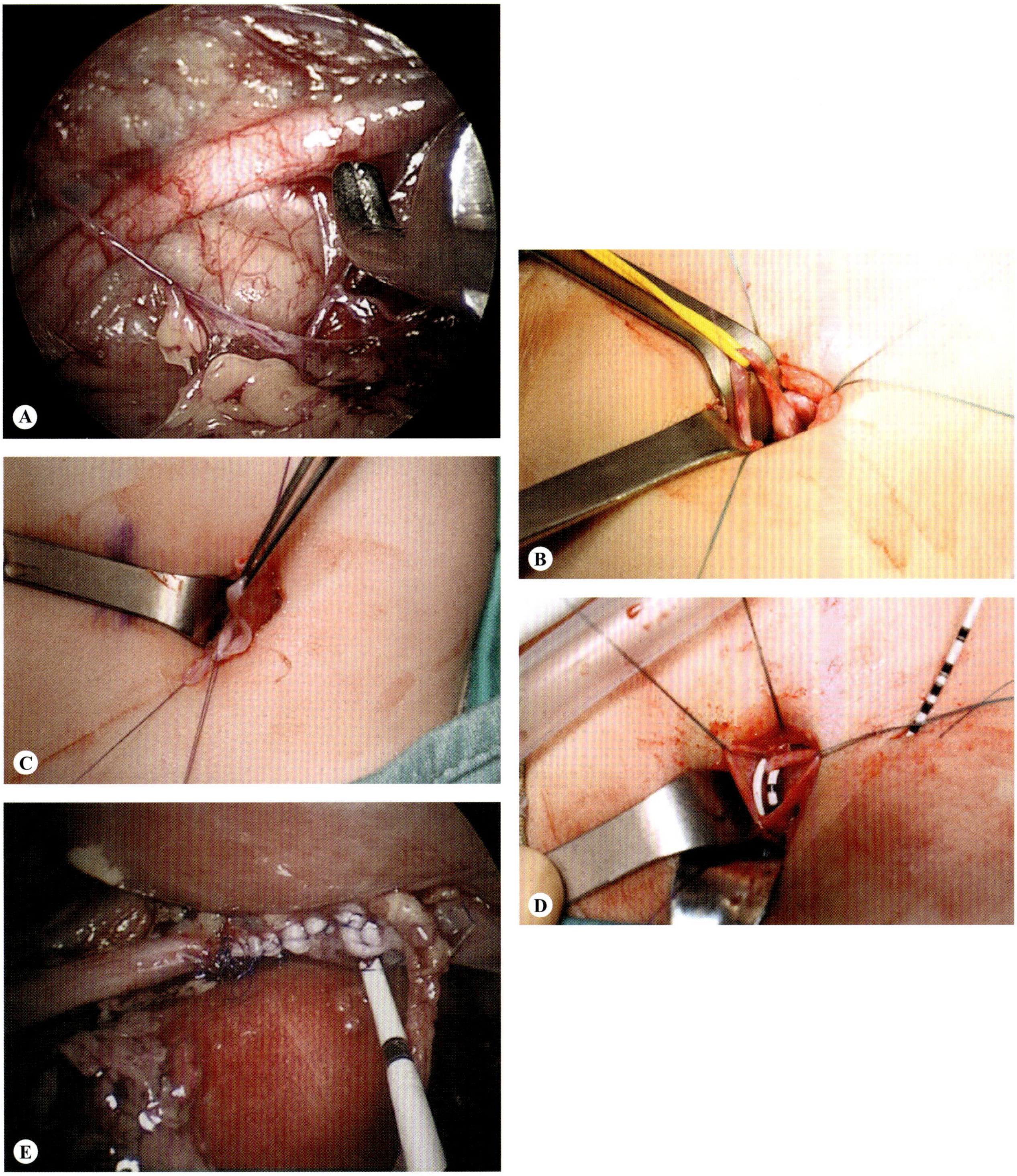

▲ **图 40-3　单套管针辅助肾盂成形术**

A. 已识别隔离输尿管；B.UPJ 外置；C. 切除狭窄道及开始吻合；D. 输尿管支架管置入；E. 在手术结束时对肾盂成形术进行内镜检查

参考文献

[1] Ellenbogen PH, Scheible FW, Talner LB, Leopold GR. Sensitivity of gray scale ultrasound in detecting urinary tract obstruction. Am J Roentgenol. 1978;130:731e3.
[2] Fernbach SK, Maizels M, Conway JJ. Ultrasound grading of hydronephrosis: introduction to the system used by the Society for Fetal Urology. Pediatr Radiol. 1993;23:478.
[3] Riccabona M, Avni FE, Blickman JG, Dacher JN, Darge K, Lobo ML, et al. Imaging recommendations in paediatric uroradiology: minutes of the ESPR workgroup session on urinary tract infection, fetal hydronephrosis, urinary tract ultrasonography and voiding cystourethrography, Barcelona, Spain, June 2007. Pediatr Radiol. 2008;38:138e45.
[4] Nguyen HT, Herndon CD, Cooper C, Gatti J, Kirsch A, Kokorowski P, Lee R, Perez-Brayfield M, Metcalfe P, Yerkes E, Cendron M, Campbell JB. The Society for Fetal Urology consensus statement on the evaluation and management of antenatal hydronephrosis. J Pediatr Urol. 2010;6(3):212-31. https://doi. org/10.1016/j.jpurol.2010.02.205. Epub 2010 Apr 15.
[5] Nguyen HT, Benson CB, Bromley B, Campbell JB, Chow J, Coleman B, Cooper C, Crino J, Darge K, Herndon CD, Odibo AO, Somers MJ, Stein DR. Multidisciplinary consensus on the classification of prenatal and postnatal urinary tract dilation (UTD classification system). J Pediatr Urol. 2014;10(6):982-98. https://doi.org/10.1016/j.jpurol.2014.10.002.
[6] Shulam PG. Ureteropelvic junction obstruction. http://kidney.niddk.nih.gov/statistics/uda/Ureteropelvic_Junction_Obstruction-Chapter09.pdf. Accessed 22 Apr 2010.
[7] Koff SA, Mutabagani KH. Anomalies of the kidney. In: Gillenwater JY, Grayhack JT, Howards SS, Mitchell ME, editors. Adult and pediatric urology. 4th ed. Philadelphia: Lippincott Williams and Wilkins; 2002. p. 2129.
[8] Liang CC, Cheng PJ, Lin CJ, et al. Outcome of prenatally diagnosed fetal hydronephrosis. J Reprod Med. 2002;47:27.
[9] Morin L, Cendron M, Crombleholme TM, et al. Minimal hydronephrosis in the fetus: clinical significance and implications for management. J Urol. 1996;155:2047.
[10] Duong HP, Piepsz A, Collier F, et al. Predicting the clinical outcome of antenatally detected unilateral pelviureteric junction stenosis. Urology. 2013;82:691.
[11] Cascio S, Sweeney B, Granata C, et al. Vesicoureteral reflux and ureteropelvic junction obstruction in children with horseshoe kidney: treatment and outcome. J Urol. 2002;167:2566.
[12] Ragan DC, Casale AJ, Rink RC, et al. Genitourinary anomalies in the CHARGE association. J Urol. 1999; 161: 622.
[13] Lee RS, Cendron M, Kinnamon DD, Nguyen HT. Antenatal hydronephrosis as a predictor of postnatal outcome: a meta-analysis. Pediatrics. 2006;118:586.
[14] McMann LP, Kirsch AJ, Scherz HC, et al. Magnetic resonance urography in the evaluation of prenatally diagnosed hydronephrosis and renal dysgenesis. J Urol. 2006;176:1786.
[15] Jones RA, Easley K, Little SB, et al. Dynamic contrast-enhanced MR urography in the evaluation of pediatric hydronephrosis: Part 1, functional assessment. AJR Am J Roentgenol. 2005;185:1598.
[16] McDaniel BB, Jones RA, Scherz H, et al. Dynamic contrast-enhanced MR urography in the evaluation of pediatric hydronephrosis: Part 2, anatomic and functional assessment of ureteropelvic junction obstruction [corrected]. AJR Am J Roentgenol. 2005;185:1608.
[17] Hensle TW, Shabsigh A. Surgery illustrated Pyeloplasty (Anderson-Hynes). BJU Int. 2004;93:1123-34. https://doi.org/10.1111/j.1464-410X.2004.04878.x.
[18] Lima M, Tursini S, Ruggeri G, Gargano T, Libri M, Domini M. One trocar assisted pyeloplasty (OTAP): initial experience and codification of a technique. Pediatr Med Chir. 2007;29(2):108-11.
[19] Almodhen F, Jednak R, Capolicchio JP, et al. Is routine renography required after pyeloplasty? J Urol. 2010; 184: 1128.
[20] Sutherland RW, Chung SK, Roth DR, Gonzales ET. Pediatric pyeloplasty: outcome analysis based on patient age and surgical technique. Urology. 1997;50:963.
[21] Baek M, Park K, Choi H. Long-term outcomes of dismembered pyeloplasty for midline-crossing giant hydronephrosis caused by ureteropelvic junction obstruction in children. Urology. 2010;76:1463.

第 41 章　多囊性发育不良肾

Multicystic Dysplastic Kidney

Michela Maffi　Mario Lima　著
王　政　译

一、概述和定义

多囊性发育不良肾（multicystis dysplastic kidney，MCDK）是儿童中最常见的囊性肾异常，是继肾积水之后新生儿可触及肿块的第二个原因。该病的特征是肾脏存在多个非交通性囊肿而没有正常肾实质。

二、流行病学

活产婴儿 MCDK 的发病率为 1/（1000～4300），男性的发病率略高于女性（M/F=2.4∶1）[1]。MCDK 一般是单侧的，左侧比右侧多见。但也有双侧 MCDK 病例，由于肾组织功能很差或没有功能，可能影响生活。60%～80% 的病例中是在产前诊断出来的 [1, 2]。

三、病因学

MCDK 的病因仍未明确，但是有两种主要的理论。

第一种理论认为肾盂输尿管闭锁导致严重梗阻并伴有大量肾积水和 MCDK，但有理由认为造成的是严重肾积水而不是囊性发育不良 [2]。

第二种理论认为 MCDK 源于输尿管芽和后肾胚芽之间的相互作用的改变 [3]。

后肾和输尿管芽之间的相互作用，引起了肾单位和集合系统形成中不确定性的器官发生。当这种相互作用发生改变时，肾实质的最终结构将被破坏。

最近的一项研究确定了一些在儿童 MCDK 中发生突变的基因：*CHD1L*、*ROBO2*、*HNF1B* 和 *SALL1*[4]。

另一种目前还未被广泛认可的理论是暴露于致畸剂，如病毒剂（巨细胞病毒、腺病毒、肠道病毒）或妊娠期间可导致泌尿道畸形的药物（抗癫痫药）[1]。

四、相关异常

相关异常的发生率为 5%～48%[1, 2, 6]。MCDK 可能与对侧的几种泌尿系畸形伴发，如肾旋转或位置异常、发育不全、发育不良、膀胱输尿管反流（vesicoureteral reflux，VUR）（7%～26%）、肾盂输尿管连接部梗阻（1.5%～5%）、输尿管膀胱交界处梗阻（2%）、输尿管膨出、马蹄肾或生殖器异常 [1, 2, 5–10]。

肾外相关异常包括心脏缺陷、食管或肠闭锁、神经管缺陷（脊髓脊膜膨出）和非整倍体。

五、诊断

（一）产前诊断

60%～80% 的单侧 MCDK 病例是通过产前

超声检测到的。MCDK的典型表现是由多个不同大小的薄壁囊肿组成的腹部肿块，这些囊肿彼此不相通（图41-1）。肾脏通常增大且不规则，没有可见的肾盂，输尿管闭锁或缺失，肾动脉小或缺失。囊肿之间的实质组织通常是高回声的，并且在妊娠期间肾脏可能会缩小。

有时超声表现可能与严重的肾积水相混淆，但在这种情况下，囊肿相互连通，并且可以看到实质。罕见的肾母细胞瘤、多房囊肿或囊性中胚层肾瘤可能具有与MCDK相似的表现。

（二）产后诊断

患者可能完全无症状，有时可在因其他原因进行的超声检查时发现。

最常见的临床表现是新生儿时期可触及的腹部肿块。与肾积水或多囊肾病相比，肾脏表面通常是不规则的。对侧肾脏，如果不是发育异常，通常会因代偿性肥大而增大。

六、自然发展

MCDK的自然演化是自行退化。完全退化可能发生在胎儿期，并且在孕早期发生率更高。到10岁时，退化率为35%～62%，如果没有发生完全退化，MCDK的大小可能会减小（30%～44%）或保持稳定（13%～34%）。初始小于5～6cm似乎预示着完全退化[1, 2, 6]。

RVU经常出现在对侧肾脏中，90%为低级别

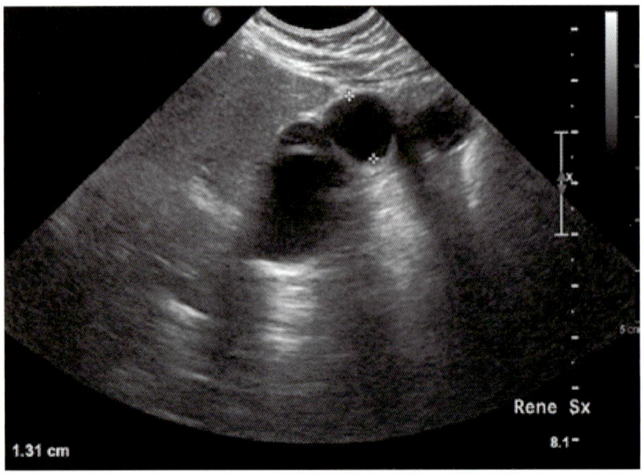

▲ 图41-1 MCDK中的RUS显示多个非交通性囊肿

（<Ⅲ级）病例，很少需要治疗[11]。

MCDK曾被认为是高血压的起因。事实上，不同的研究表明，只有极少数患者发生高血压，发生率为1.5%～6%[2, 10, 12–14]，但有意义的是，患肾切除使得25%～50%的高血压消退[3]。

MCDK的理论风险之一是恶变，特别是有人提出与肾母细胞瘤的发生有关。同样，虽然已经报道了一些病例，但也有几篇评论报道MCDK患者没有恶性肿瘤[2, 11, 15]。我们可以认为，与普通人群相比，MCDK中肾母细胞瘤的总风险并未增加，也不足以表明对健康患者进行预防性肾切除术的必要性。

七、管理

根据这些数据，MCDK最正确的治疗方法是基于超声监测肾脏和处理对侧肾脏相关异常的保守治疗。目前关于影像学方式、频率和随访时间存在争议。特别是，争议焦点涉及确认性的肾脏扫描和常规排泄性膀胱尿道造影的必要性，以及超声随访的频率和时间。

在过去几年中，常规进行肾脏扫描以明确受影响肾脏功能的丧失（图41-2）。最近，为了避免辐射暴露，几项研究验证了进行这项检查的好处，得出的结论是肾脏超声能够诊断几乎所有的MCDK病例，因此保留肾扫描应用于可疑病例[16]。

同样，VCUG应保留用于对侧肾盂输尿管积水或尿路感染症状和体征的患者，因为MCDK中的大多数超声正常的膀胱输尿管反流病例没有临床意义[2, 5, 17]。

一种合适的规则建议产后超声检查和1岁时进行任何其他影像学检查，这些检查依据对侧泌尿道的任何异常、血压异常或MCDK范围增加而进行[2]。另一种更广泛接受的规则建议在出生时、4周、2岁、5岁和10岁时进行超声检查[18]。在所有情况下，应通过常规血压测量、尿液分析检测蛋白尿和肾功能检查（如血清肌酐）完成随访，尤其是对侧肾脏异常可能发展为慢性肾病的患者[19, 20]。

目前，患肾切除术不是正常处理MCDK的

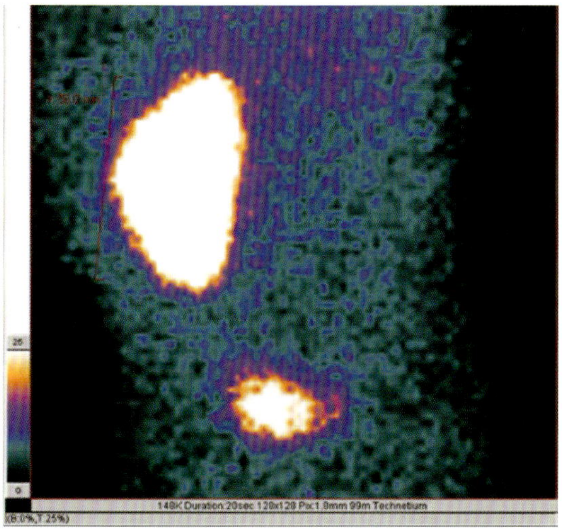

▲ 图 41–2　**DMSA 肾扫描显示 MCDK 病引起的右肾功能丧失**

一部分；但是，可以在特定的情况下进行。

受压引起的症状：MCDK 大或体积增大，可导致肠道受压。尽管有人质疑减压的可能性，但肾切除术仍然是一种治疗方法。

其他症状：在少数情况下，患者可能会抱怨疼痛、血尿、反复感染和高血压。这也可能是手术的指征[21]。

疑似诊断：在不确定的情况下，应考虑患者可能患有另一种可能危及生命的疾病，如囊性肾母细胞瘤[22]。

八、肾切除术

切除肾脏的方法传统上是腹膜外的，尽管它也可以经腹膜途径。肾切除术可以通过开放或微创手术、腹腔镜或后腹膜镜及机器人进行。在开放手术中，患者侧卧位，肩部略微向前旋转，骨盆略微向后旋转。切口在第 12 肋骨的顶点进行。沿纤维方向钝性剥离壁肌，然后打开 Gerota 筋膜以显露肾脏。分离和解剖血管和输尿管。通过穿刺囊肿减压可以帮助识别肾门，从而切除肾脏。

微创入路采用患者俯卧位的膈腔镜下后腹膜途径。在我们的研究所，我们通常通过单一通道进行视频辅助后腹腔镜入路（图 41–3）[23]。患者体位与开放入路相同，切口位于第 12 肋骨顶点

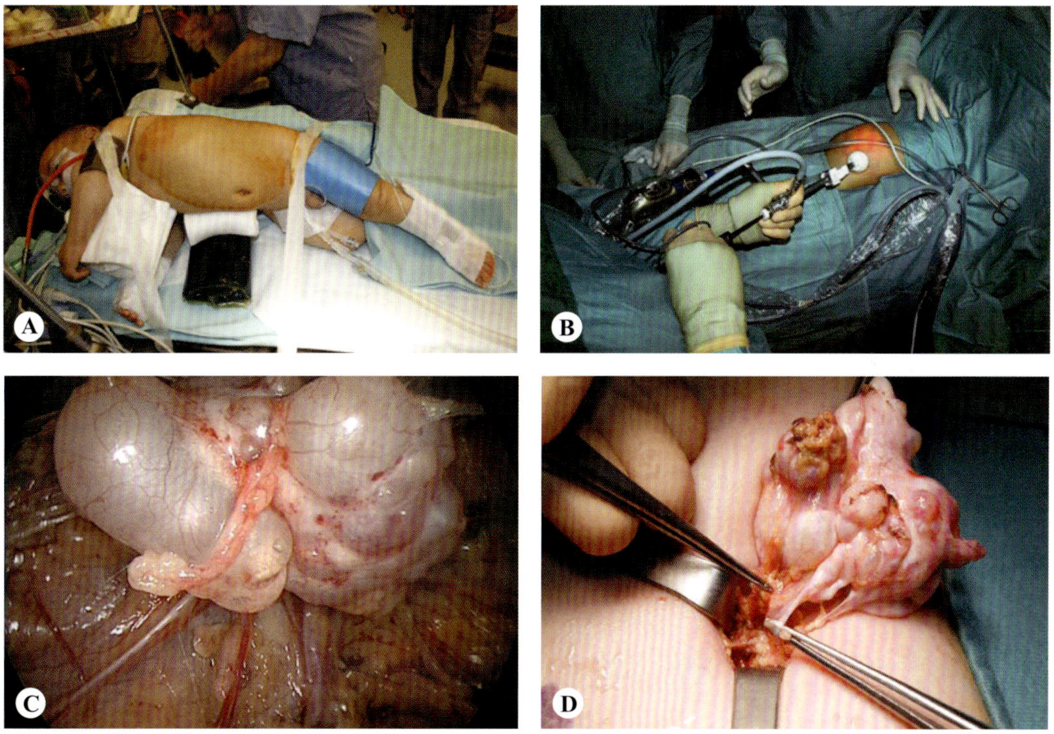

▲ 图 41–3　**单通道辅助肾切除术**

A. 患者体位；B. 手术设置和戳卡位置；C. MCDK 的腹膜后镜下表现；D. 将 MCDK 提出体腔

的前方上方，但切口小，可插入 10mm 套管针即可。操作空间是在腹腔镜拭子的帮助下通过钝性解剖分离创建的。确定肾脏后，排空囊肿，通过切口将其拉出并像开放手术一样取出。应该注意的是，在同侧 RVU 的情况下，必须尽可能远地切除输尿管并缝合残端。

参考文献

[1] Cardona-Grau D, Kogan BA. Update on multicystic dysplastic kidney. Curr Urol Rep. 2015;16:67.
[2] Eickmeyer AB, Casanova NF, He C, et al. The natural history of the multicystic dysplastic kidney—is limited follow-up warranted? J Pediatr Urol. 2014;10(4):655-61.
[3] Hains DS, Bates CM, Ingraham S, Schwaderer AL. Management and etiology of the unilateral multicystic dysplastic kidney: a review. Pediatr Nephrol. 2009;24(2):233-41.
[4] Hwang DY, Dworschak GC, Kohl S, et al. Mutations in 12 known dominant disease-causing genes clarify many congenital anomalies of the kidney and urinary tract. Kidney Int. 2014;85:1429.
[5] Ismaili K, Avni FE, Alexander M, Schulman C, Collier F, Hall M. Routine voiding cystourethrography is of no value in neonates with unilateral multicystic dysplastic kidney. J Pediatr. 2005 Jun;146(6):759-63.
[6] Onal B, Kogan BA. Natural history of patients with multicystic dysplastic kidney-what followup is needed? J Urol. 2006;176(4 Pt 1):1607-11.
[7] Guarino N, Casamassima MG, Tadini B, Marras E, Lace R, Bianchi M. Natural history of vesicoureteral reflux associated with kidney anomalies. Urology. 2005;65(6):1208-11.
[8] Merrot T, Lumenta DB, Tercier S, Morisson-Lacombes G, Guys JM, Alessandrini P. Multicystic dysplastic kidney with ipsilateral abnormalities of genitourinary tract: experience in children. Urology. 2006 Mar;67(3):603-7.
[9] Atiyeh B, Husmann D, Baum M. Contralateral renal abnormalities in multicystic-dysplastic kidney disease. J Pediatr. 1992 Jul;121(1):65-7.
[10] Moralıoğlu S, Celayir AC, Bosnalı O, Pektaş OZ, Bulut IK. Single center experience in patients with unilateral multicystic dysplastic kidney. J Pediatr Urol. 2014 Aug;10(4):763-8.
[11] Cambio AJ, Evans CP, Kurzrock EA. Non-surgical management of multicystic dysplastic kidney. BJU Int. 2008;101(7):804-8. https://doi.org/10.1111/j.1464-410X. 2007. 07328.x. Epub 2008 Jan 8
[12] Sarhan OM, Alghanbar M, Alsulaihim A, Alharbi B, Alotay A, Nakshabandi Z. Multicystic dysplastic kidney: impact of imaging modality selection on the initial management and prognosis. J Pediatr Urol. 2014;10(4):645-9. https://doi. org/10.1016/j.jpurol. 2014.03.004. Epub 2014 Mar 29.
[13] Doğan ÇS, Torun-Bayram M, Aybar MD. Unilateral multicystic dysplastic kidney in children. Turk J Pediatr. 2014;56(1):75-9.
[14] Narchi H. Risk of hypertension with multicystic kidney disease: a systematic review. Arch Dis Child. 2005;90(9):921-4. Epub 2005 May 4.
[15] Narchi H. Risk of Wilms' tumour with multicystic kidney disease: a systematic review. Arch Dis Child. 2005;90(2):147-9.
[16] Whittam BM, Calaway A, Szymanski KM, Carroll AE, Misseri R, Kaefer M, Rink RC, Karmazyn B, Cain MP. Ultrasound diagnosis of multicystic dysplastic kidney: is a confirmatory nuclear medicine scan necessary? J Pediatr Urol. 2014;10(6):1059-62. https://doi.org/10.1016/ j.jpurol.2014.03.011. Epub 2014 May 2.
[17] Calaway AC, Whittam B, Szymanski KM, Misseri R, Kaefer M, Rink RC, Karymazn B, Cain MP. Multicystic dysplastic kidney: is an initial voiding cystourethrogram necessary? Can J Urol. 2014;21(5):7510-4.
[18] Aslam M, Watson AR, Trent & Anglia MCDK Study Group. Unilateral multicystic dysplastic kidney: long term outcomes. Arch Dis Child. 2006;91(10):820-3. Epub 2006 June 5.
[19] Westland R, Schreuder MF, van der Lof DF, Vermeulen A, Dekker-van der Meer IM, Bökenkamp A, Van Wijk JA. Ambulatory blood pressure monitoring is recommended in the clinical management of children with a solitary functioning kidney. Pediatr Nephrol. 2014;29(11):2205-11. https://doi. org/10.1007/s00467-014-2853-0. Epub 2014 June 9.
[20] Mansoor O, Chandar J, Rodriguez MM, Abitbol CL, Seeherunvong W, Freundlich M, Zilleruelo G. Long-term risk of chronic kidney disease in unilateral multicystic dysplastic kidney. Pediatr Nephrol. 2011;26(4):597-603. https://doi.org/10.1007/s00467-010-1746-0. Epub 2011 Jan 15.
[21] Kumar B, Upadhyaya VD, Gupta MK, Bharti LK, Rao RN, Kumar S. Early nephrectomy in unilateral multicystic dysplastic kidney in children cures hypertension early: an observation. Eur J Pediatr Surg. 2017;27(6):533-7. https:// doi. org/10.1055/s-0037-1599837. [Epub ahead of print].
[22] Minevich E, Wacksman J, Phipps L, Lewis AG, Sheldon CA. The importance of accurate diagnosis and early close followup in patients with suspected multicystic dysplastic kidney. J Urol. 1997;158(3 Pt 2):1301-4.
[23] Lima M, Ruggeri G, Molinaro F, Gargano T, Gregori G, Randi B. One-trocar-assisted nephrectomy (OTAN): initial experience and codification of a technique. Surg Endosc. 2012;26(4):1165-9. https://doi. org/10.1007/s00464-011-1998-1. Epub 2011 Nov 4.

第 42 章 膀胱输尿管反流

Vesicoureteral Reflux

Michela Cing Yu Wong Girolamo Mattioli 著
肖元宏 译

一、定义

膀胱输尿管反流是一种解剖和（或）功能疾病，其特征是尿液从膀胱反流到输尿管，有时还会反流到肾脏集合系统。VUR 相关的尿路感染（urinary tract infection，UTI）使儿童易患急性肾盂肾炎，随后可能出现肾瘢痕、高血压和肾衰竭 [1-3]。VUR 可以原发于或继发于尿路梗阻 [如继发于后尿道瓣膜（posterior urethral valve，PUV）]。PUV 是后尿道的先天性梗阻，被认为是新生儿期发现的少数威胁生命的泌尿道先天性畸形之一 [4]。

二、流行病学

VUR 是儿童中最常见的泌尿系统异常，影响 1% 的儿童 [1-3]。真正的患病率很难确定，因为 VUR 也可能是无症状的。无症状儿童的 VUR 患病率估计为 0.4%～1.8%[5]。在超声检查的产前肾积水婴儿中，VUR 的患病率为 16.2%[6]。流行率出于解剖学原因，女孩（23%）的反流率在统计学上高于男孩（16%）[6]。患有 VUR 的儿童的兄弟姐妹也有 27.4%（3%～51%）的风险，而患有 VUR 的父母的后代有更高的发生率，为 35.7%（21.2%～61.4%）[6]。

在患有尿路感染的儿童中，VUR 的发生率要高得多（30%～50%，取决于年龄）。由于解剖学差异，UTI 在女孩中比男孩更常见 [1]。到 6 岁时，2% 的男孩和 8% 的女孩会经历 UTI[7]。大多数感染发生在生命的前 2 年，最初 6 个月是男孩为主，之后是女孩为主 [8, 9]。VUR 患者发生急性肾盂肾炎和肾脏瘢痕形成的特定危险因素包括更高级别的反流、功能失调的排尿 / 排空、复发性肾盂肾炎发作和延迟开始抗生素治疗 [10]。未经治疗的复发性尿路感染可能对儿童的躯体生长和健康状况产生负面影响。重要的是，要强调 VUR 患者的肾脏瘢痕形成是先天性发育不良和获得性感染后损伤的共同结果 [10]。

原发性 VUR 是一种可以自发性消退的疾病。它取决于就诊时的年龄、性别、VUR 分级、偏侧性、临床表现方式和输尿管解剖 [11]。发病年龄＜1 岁，反流程度较低（1～3 级），无症状的产前肾积水或兄弟姐妹反流，以及单侧输尿管反流与明显较早反流消退相关。双侧高级别反流的自发消退率较低 [11]。

继发性 VUR 通常是由存在 PUV 引起的。由于这种疾病在妊娠早期发生，因此膀胱和上尿路在整个发育过程中都暴露在高压下。尽管进行了最佳治疗，但儿童中的 PUV 可能导致近 1/3 的病例出现肾衰竭 [12]。据估计，每 10 000 例新生儿中 PUV 的发病率为 2.2，其中高达 62% 的人在产前诊断[4, 13]。尽管它们很罕见，但 PUV 对上尿路的损害如此严重，以至于它们占终末期肾衰竭儿童的近 17%[14, 15]。

三、临床表现和诊断途径

VUR 临床表现可能是可变的。临床特点如下[1]。

- 产前肾积水。
- 患者的兄弟姐妹和（或）后代患有 VUR。
- 发热的尿路感染 / 肾盂肾炎。

（一）产前肾积水

由于常规妊娠中期超声的广泛使用，先天性异常的检测有所增加。最常检测到的异常之一是胎儿肾脏集合系统的扩张，影响所有妊娠的 1%～4.5%[16–18]。肾盂扩张的产前检测并不总是与病理状况相关；事实上，这些发现可能反而反映了正常的生理[17]。区分产前超声检查明显的肾盂（sonographically evident renal pelvis，SERP）和肾积水很重要，肾积水也包括肾盏扩张[16]。

高达 64%～94% 的产前 SERP 胎儿最终将没有可识别的产后泌尿系异常[19–21]。随着产前肾积水程度的增加，风险显著增加[20]。一些研究试图评估诊断与持续性肾脏异常相关的胎儿肾积水的阈值[22–24]。最普遍接受的值是 Corteville 及其同事最初描述的值：前后径，当妊娠 33 周前≥4mm 或妊娠 33 周后≥7mm，可以识别 100% 的胎儿，其最终将损害肾功能或需要手术[24]。

为了表征集合系统的扩张并将胎儿肾积水与产后临床相关性关联起来，胎儿泌尿外科学会为妊娠 20 周以上的胎儿制定了分级量表[25]（表 42–1）。

- 0 级：无肾积水。
- 1 级：仅肾盂可见。
- 2 级：除了肾盂之外，当少数但不是所有的肾盏被识别时，存在肾积水。
- 3 级：肾积水需要几乎所有的肾盏都能看到。
- 4 级：肾积水的肾盏外观可能与 3 级相似，但与正常侧相比，受累肾脏实质变薄。

无论是 SFU 分级量表还是 APD 都无法具体识别病理病例。它们仍然是“潜在”疾病的指标[26]。

在存在 PUV 的情况下，产前超声通常显示扩张的厚壁膀胱和扩张的后尿道（锁孔征），与单侧 / 双侧输尿管肾积水和有时羊水过少有关。这种疾病可能占所有产前检测到的肾积水的 10%[13]。

出生后，体检通常是正常的。单侧产前肾积水患儿不需要进行基本的血清实验室检查，特别是肌酐，但对于伴有膀胱扩张和肾脏回声增强的双侧显著肾积水的患者，应强制使用，因为膀胱出口梗阻（如在 PUV 的情况下）的风险随着更严重的疾病过程而更高[26]。初始血清肌酐反映了母体肾功能，但它可用作基线值。足月新生儿的血清肌酐应在生命的第 7 天达到 0.4mg/dl[26]。

成像包括产后肾脏和膀胱超声、排尿性膀胱尿道造影和利尿药肾闪烁显像[21, 27]。如果怀疑 PUV，则应立即进行产后 US 和 VCUG，因为肾功能不全的风险很高[26]。在存在 PUV 的情况下，VCUG 将显示扩张的后尿道和膀胱小梁，通常是膀胱输尿管反流，并且可以检测到瓣叶本身[4, 15]。重要的是，要在没有导管的情况下查看尿道的排尿视图，以便对尿道进行全面评估并记录所有瓣膜病例[4, 15]。

目前的 SFU 指南建议，在妊娠中期诊断出的产前肾积水在妊娠晚期，重复超声检查已经消退者，不需要产后评估，而在妊娠晚期的任何产前肾积水病例，都需要进行评估[28]。

理想情况下，产后超声应在 5～30 天进行，因为在出生后的前 2 天内进行可能会因为考虑到新生儿少尿，而低估肾积水的程度[1, 26]。通常建议在 1 个月后进行超声随访以确认消退。在连续 2 次正常扫描的婴儿中，VUR 是一种罕见的疾病，如果存在，它可能是低级别的[1, 16, 27]。

US 皮质异常（如皮质变薄或回声增强）在重度肾积水中更为常见，因此需要使用 VCUG 来检测 VUR 和（或）PUV[1]。对于双侧高级别输尿

表 42-1 超声成像的肾积水分级

SFU 分级	肾窦分裂模式		分 级	妊娠>20 周 / 肾盏扩张时的 APD（13）
SFU0	没有分裂	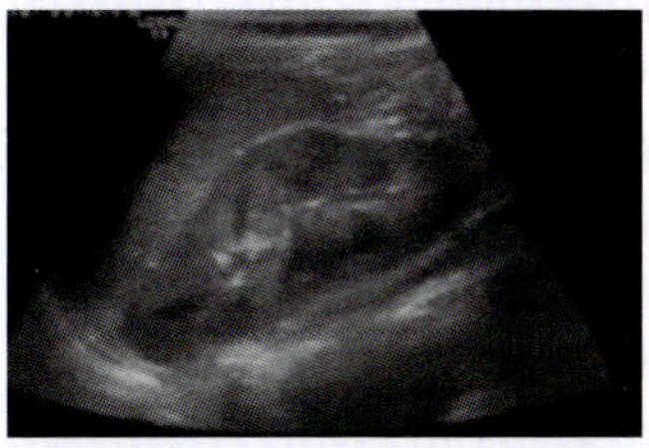		不适用
SFU1	骨盆里的尿液几乎不会裂开鼻窦	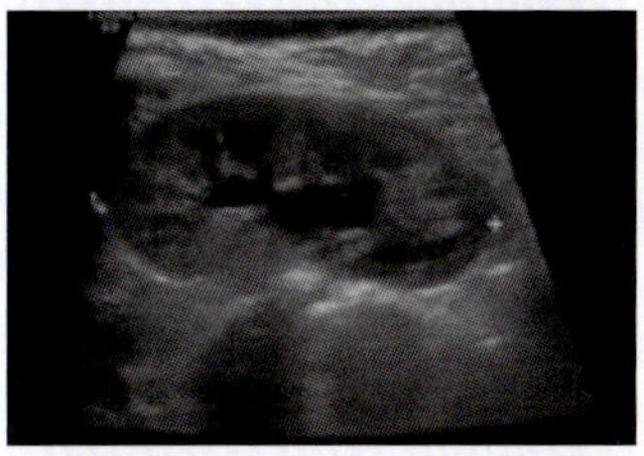	1	1cm 正常肾盏
SFU2	尿液充满肾内骨盆或尿液充满肾外骨盆和主要肾盏扩张	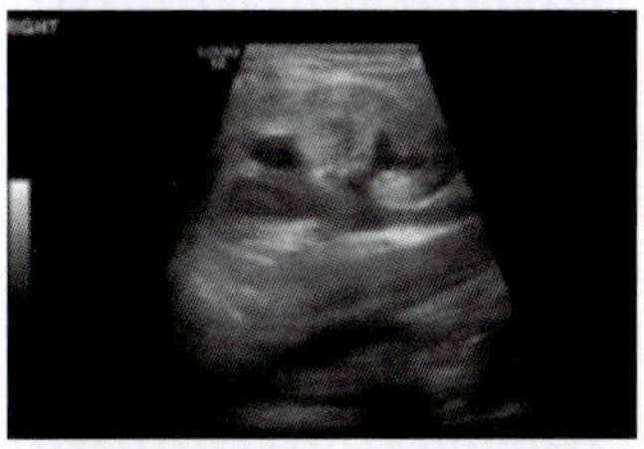	2	1～1.5cm 肾盏是正常的
SFU3	SFU2 级 + 小肾盏均匀扩张，实质保留	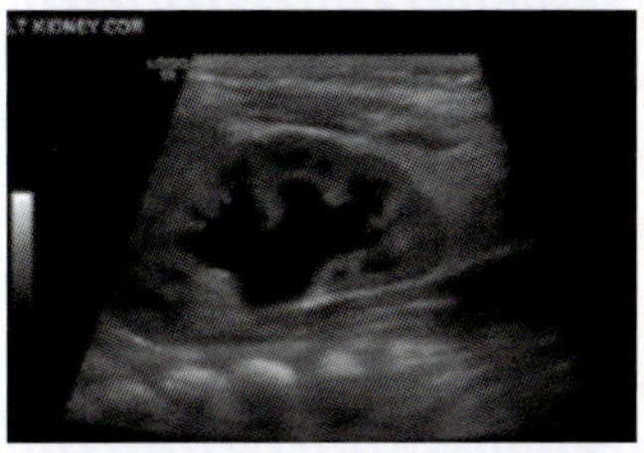	3	>1.5cm 轻度胆管扩张
SFU4	SFU3+ 薄壁组织变薄	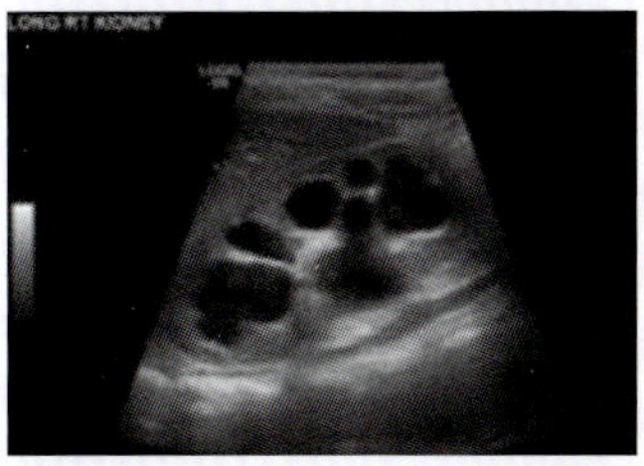	4	>1.5cm 中度胆囊扩张
		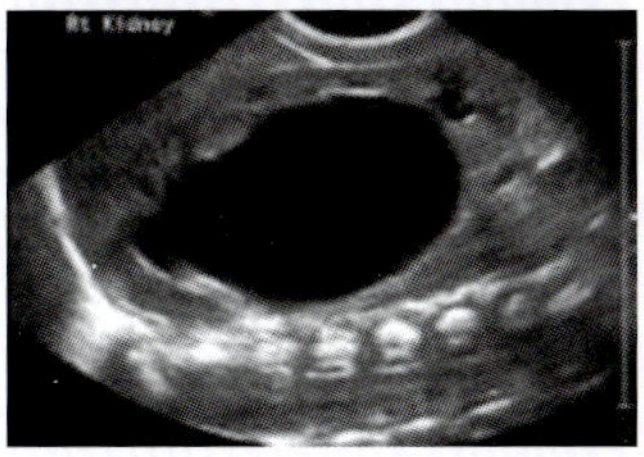	5	>1.5cm 伴有严重肾盂扩张和肾皮质变薄<2mm

表 42-1[23, 24] 为 SFU 肾积水分级

SFU. 胎儿泌尿外科学会；APD. 前后径

管积水、双侧肾积水、输尿管膨出和膀胱异常的患者，也建议使用VCUG进行VUR评估，因为VUR的可能性要高得多。

（二）反流患者的兄弟姐妹和（或）后代

VUR患者的兄弟姐妹和后代的筛查是非常有争议的。与普通人群相比，VUR患者的兄弟姐妹发生反流的风险更大。似乎在3岁以下的患者中，兄弟姐妹VUR的发生率最高。在3岁以下有症状的兄弟姐妹中，反流通常是高度恶性的，并且与较高的肾瘢痕发生率相关[29]。建议对3岁以下的Ⅲ～Ⅴ级VUR患者的兄弟姐妹进行筛查[29]。在患者的年长无症状兄弟姐妹中，发病率非常低，单独观察是首选[30]。其他作者认为，有必要对VUR患者的所有兄弟姐妹进行筛查，因为无症状的年长兄弟姐妹也存在肾病和肾瘢痕形成的风险[31]。

（三）患有发热性尿路感染/肾盂肾炎的儿童

UTI是幼儿中最常见的细菌感染，其肾瘢痕的发生率为15%。与没有VUR的儿童相比，患有VUR的儿童更容易发生肾盂肾炎和肾瘢痕[32]。由大肠杆菌引起的感染是最常见的，尽管在生命的第1年，肺炎克雷伯菌、肠杆菌属、肠球菌属和假单胞菌属比1岁之后更频繁[33]。

尿路感染的体征和症状通常是非特异性的，尤其是在新生儿中。在幼儿中，发热可能是尿路感染的唯一症状。新生儿尿路感染可能表现为具有非特异性体征和症状的败血症，如体重增加不良、食欲不振、厌食、呕吐、吸吮不良、易怒、嗜睡、抽搐和体温过低[34]。在年龄较大的儿童中，下尿路症状包括排尿困难、尿频、尿急、尿臭、尿失禁、上尿路的血尿和耻骨上疼痛、发热和腰痛[34]。

体格检查应该是完整的，包括营养方面、生长和精神运动发育。实验室检查包括C反应蛋白、血细胞计数和肾功能，在严重的情况下，还应进行血培养[34]。诊断尿路感染需要适当收集未受污染的尿液样本进行尿分析和尿培养。对于接受过如厕训练的儿童，建议以清洁的方式收集尿液，而对于婴儿和年幼的儿童，应通过导尿或耻骨上抽吸获得尿液[35]。尿液培养仍然是诊断尿路感染的参考标准，即使结果不是立竿见影的[35]。显著的尿路感染的特征是超过105CFU/ml尿液[34]。

在尿路感染患者中，成像技术非常重要。对儿童尿路感染最有效的诊断策略已经争论了几年，但尚未达成共识。如果怀疑UTI，肾脏US是一线影像学检查。它可用于检测肾脓肿、肾积水、先天性异常，有时还有结石，但它对诊断肾盂肾炎的灵敏度低于DMSA肾扫描[35]。

已经提出了两种可能的影像学策略来诊断UTI患者的VUR：自下而上的方法（VCUG，如果阳性，则进行DMSA扫描）或自上而下的方法（DMSA扫描，如果阳性，则进行VCUG）[34, 36, 37]。美国儿科学会指南建议在第一次发热性UTI后不应常规进行VCUG[38]。EAU/ESPU指南建议，对于1岁以下的婴儿，应通过VCUG和（或）DMSA扫描排除VUR[1]。在成功治疗UTI后，VCUG通常会延迟2～4周，以评估VUR和(或)PUV的存在。Ⅲ级或更高级别与较高的肾皮质损伤风险显著相关，应考虑进行DMSA扫描以评估肾瘢痕形成[33]。通常急性肾盂肾炎后，需要延迟4～6个月，以使急性可逆性病变消退，以检测明确的肾瘢痕[35]。

四、成像

诊断检查的目的应该是评估儿童的整体健康和发育、是否存在尿路感染、肾脏状况、是否存在VUR和分级、是否存在低尿路梗阻。一项基本的诊断检查包括详细的病史（包括家族史）、体格检查（包括血压测量）、尿液分析（评估蛋白尿）、尿培养和双侧肾实质异常患者的血清肌酐[1]。目前对于第一次发热性UTI发作后的最佳影像学方法尚无共识。在这种情况下，Williams等建议一种简单直接的方法：①对所有儿童进行肾脏和膀胱超声检查；②对肾道超声检查异常的儿童进行VCUG和（或）DMSA。

（一）肾和膀胱超声（美国）

肾脏和膀胱超声是一种非侵入性工具，可提供有关膀胱壁、肾脏结构、大小、实质厚度和收集系统扩张的可靠信息[1]。US 被认为是儿科人群的一线影像学检查，因为它没有辐射、成本低且简单易行[26]。在超声检查期间应该要求孩子充分补充水分，因此在这项研究之前允许其正常饮食[26]。如前所述，对于产前肾积水患者，理想情况下应在 5～30 天之间进行产后超声检查，因为在生命的前 2 天，新生儿少尿可能导致低估肾积水的程度[1, 26]，而当怀疑 PUV，则应立即进行超声检查，因为肾功能不全的风险较高[26]。必须仔细评估以下特征：肾实质和大小、肾积水程度、是否存在输尿管扩张、异位输尿管或输尿管囊肿和膀胱解剖[1, 16]。

（二）排尿膀胱尿道造影

VCUG 用于评估膀胱、膀胱颈和尿道的解剖结构和容量并检测 VUR（图 42-1 和图 42-2）[26]。在国际科学领域，尚未就常规进行 VCUG 达成一致。事实上，一方面，VCUG 被认为是金标准，因为它更好地表征了 VUR 并允许评估尿道和膀胱[2]；另一方面，可不适当数量的阴性 VCUG 和辐射暴露，应该避免[39]。Lee 等建议这个仅当超声出现以下 3 种发现之一时才需要进行放射学检查：存在输尿管积水、肾畸形或重复[39]。1985 年，国际反流研究委员会引入了一个统一的 VUR 分类系统。它基于输尿管、肾盂和肾盏的 VUR 充盈和扩张程度[40]（表 42-2）。

（三）肾皮质闪烁显像（DMSA 肾扫描）

DMSA 肾皮质闪烁显像是诊断肾瘢痕和肾盂肾炎的金标准[2]。DMSA 是可视化皮质组织和评估肾脏之间差异功能的最佳核试剂。事实上，DMSA 被近端肾小管细胞和急性炎症或瘢痕区域吸收。DMSA 吸收差，表现为冷点。DMSA 对于检测和监测肾脏瘢痕形成很重要[1, 41]。

2004 年，Hansson 等介绍了自上而下的方法，该方法包括对所有首次出现 UTI 的患者进行 DMSA 闪烁扫描，然后仅对 DMSA 闪烁扫描有

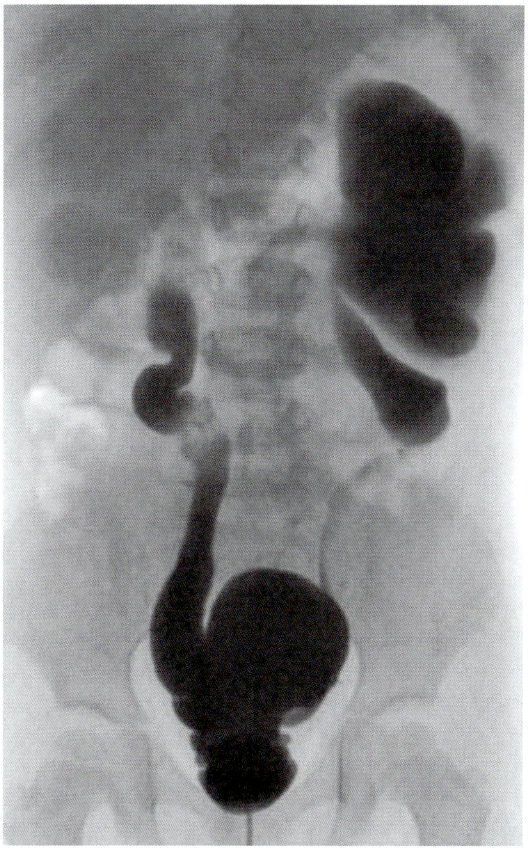

▲ 图 42-1 患有复发性尿路感染和反流性肾病的 2 岁女孩双侧反流的 CUM 图像

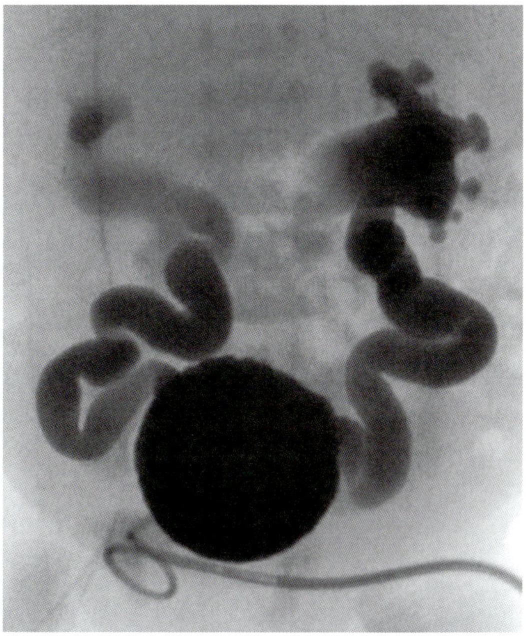

▲ 图 42-2 3 日龄新生儿的 CUM 图像，伴有 PUV 和随之而来的双侧反流

表 42-2 VCUG 上 VUR 的分级系统（根据国际反流研究委员会）[1, 36]

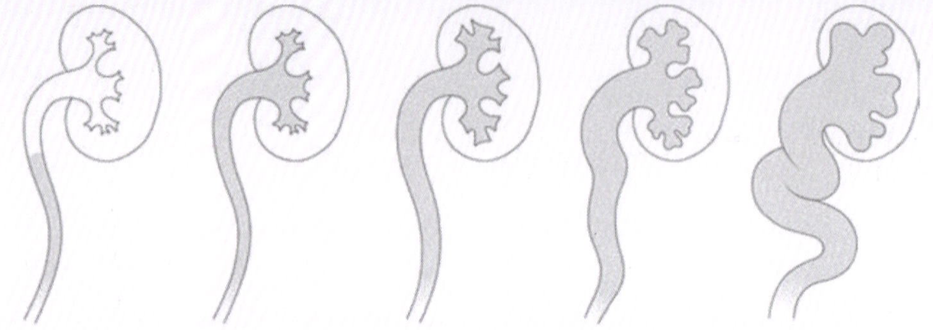

Ⅰ级	反流没有到达肾盂；不同程度的输尿管扩张
Ⅱ级	反流到达肾盂；收集系统没有扩张；正常的穹窿
Ⅲ级	输尿管轻度或中度扩张，有或无扭结；收集系统适度扩张；正常或轻微变形的穹窿
Ⅳ级	输尿管中度扩张，有或无扭结；收集系统适度扩张；钝的穹窿，但乳头印迹仍然可见
Ⅴ级	输尿管明显扩张和扭结，集合系统明显扩张；乳头印迹不再可见；实质内反流

缺陷的患者进行 VCUG[42]。采用这种方法，可以避免大量不必要的 VCUG，并且只有不到 0.05% 的肾脏受损儿童被遗漏[42]。

（四）回声增强膀胱超声

回声增强膀胱超声（cystosonography，CSG）已被提议作为 VCUG 的替代疗法。它是一种安全的成像工具，可以在不暴露于电离辐射的情况下检测 VUR。在儿科患者中使用由半乳糖悬浮液制成的 US 回声增强剂（如 SH U 508A）已描述了出色的结果[43–47]。CSG 的诊断准确率优于 90%，而且似乎 CSG 也可能有助于评估高度怀疑 VUR 但 VCUG 图像为阴性的患者的疾病，因为它可以在没有额外辐射暴露的情况下重复进行[47]。在以下情况下，CSG 可以替代 VCUG。

- 女性首次诊断。
- 在抗生素预防期间和内镜治疗和（或）膀胱输尿管再植术后监测 VUR。
- 已经通过内镜检查或经膀胱手术诊断和治疗或未治疗的狭窄性巨输尿管和（或）输尿管囊肿。
- 移植肾中 VUR 的诊断[46, 47]。

五、治疗

VUR 治疗管理有两种方法[1]。

（一）保守疗法

考虑到大约 20% 经历一次感染的儿童会重复发作[1, 48]，保守方法的目的是防止发热性 UTI 和瘢痕形成。保守的选择是基于 VUR 可以自发解决的知识。尤其是低等级的年轻患者，包括观察等待、抗生素预防、膀胱康复和肠道管理[49]。

在科学文献中，由于缺乏适当的随机对照研究，抗生素预防的使用一直存在很大争议。长期以来，婴儿人群，关于预防性治疗对预防首次 UTI 发作后复发的有效性的证据一直缺乏[48]。几项研究前瞻性地观察了预防性反流的儿童，并发现两组之间的感染率相似[50–54]。2014 年报道了膀胱输尿管反流儿童随机干预（Randomized Intervention for Children with Vesicoureteral Reflux，RIVUR）试验。这是一项随机、双盲、安慰剂对照试验，用于在第一次或第二次发热或有症状的尿路感染后诊断的VUR患儿中使用甲氧苄啶–磺胺甲噁唑进行预防[55]。根据这项研究，与安慰剂相比，抗生素预防可将复发风险降低50%。此外，有膀胱和肠道功能障碍，以及首次感染发热基础的儿童，似乎从预防中获益特别多。

另一个有争议的方面是预防和不预防儿童肾瘢痕的发生。两组之间的瘢痕发生率似乎没有显著差异[55]。

最后，几项研究表明膀胱和肠道功能障碍（bladder and bowel dysfunction，BBD）治疗后VUR消退，这强调了BBD治疗与手术治疗及药物治疗、生物反馈和行为治疗的更高成功率之间的重要相关性[56, 57]。

（二）手术方法

手术方法应区分原发性VUR和继发性VUR治疗。

1. 初级VUR手术治疗

手术治疗通常保留给患有高级别VUR、尽管使用抗生素预防但仍复发UTI和不遵守预防性抗生素的患者[58]。手术治疗可以通过内镜注射填充剂或输尿管再植入来进行。

(1) 内镜VUR治疗

自1984年O'Donnell和Puri[59]在VUR中首次临床应用以来，内镜治疗在儿科泌尿科医师中广受欢迎，特别是在2001年，美国FDA批准右旋糖苷/透明质酸(Dx/HA)共聚物之后。多年来，在临床实践中评估了许多不同的组织增强物质：聚四氟乙烯（Teflon）、牛胶原蛋白、聚二甲基硅氧烷（Macroplastique）、自体软骨细胞、合成羟基磷灰石钙、Dx/HA共聚物（Deflux）和聚丙烯酸酯–多元醇共聚物(Vantris)[59–67]。使用膀胱镜，在输尿管黏膜下注射填充剂，抬高输尿管口和输尿管远端，从而改善其功能。管腔因此变窄，防止尿液回流到输尿管，同时仍允许尿液顺行流动[68]。已经描述了两种可能的技术：经尿道输尿管下注射（subureteral transurethral injection，STING）和水扩张植入技术（hydrodistension implantation technique，HIT）。STING技术由Matouschek于1981年首次引入[69]，随后由O'Donnell和Puri在1984年推广[59]。STING包括在6点钟位置将针头插入输尿管口下方2～3mm处，然后再推进3mm（图42–3）。目的是创建一个“新月形”输尿管口[69, 70]。2004年，Kirsch首次描述了HIT技术[71]。在这个过程中，远端输尿管的管腔通过静水压力扩张，并且在6点钟位置将填充剂注入中/远端输尿管隧道的黏膜下层4mm（图42–3）。目的是完成注射后，将输尿管口转化为火山状的丘[70, 71]。在Dx/Ha注射后，HIT似乎优于STING技术解决VUR[72]。

根据2010年进行的一项Meta分析[73]，在5527名患者和8101个肾脏单位中，一次内镜下用Dx/HA治疗后，Ⅰ级和Ⅱ级反流的VUR消退率为78.5%，Ⅲ级为72%，63% Ⅳ级，Ⅴ级51%。如果第一次注射不成功，第二次治疗成功率为68%，第三次治疗成功率为34%。一次或多次Dx/HA注射的总体成功率为85%。成功率与术前VUR等级相关，与单一集合系统（73%）相比，重复集合系统成功率（50%）明显低；神经性膀胱的成功率（62%）明显低于正常膀胱（74%）。

一些研究表明，内镜下注射Dx/HA后，复发率很高，2年内复发率可能高达20%[74, 75]。这些发现导致了对具有更高长期功效的新物质的研究，因此，引入了聚丙烯酸酯–多元醇共聚物。它是一种不可生物降解的组织增强子，这可能导致注射材料更好的稳定性并避免VUR复发，已经随访了3年[76–78]。

内镜手术后的并发症并不常见，主要与输尿管膀胱交界处的阻塞和单侧VUR治疗后新的对侧VUR的发展有关[78]。

内镜方法是一种安全的手术，并发症风险低，目前是大多数泌尿科医生和父母为1岁以上儿童选择的方法[58, 79]。

(2) 输尿管再植

已经描述了各种用于VUR手术矫正的膀胱内和膀胱外技术。它们都是基于通过输尿管黏膜

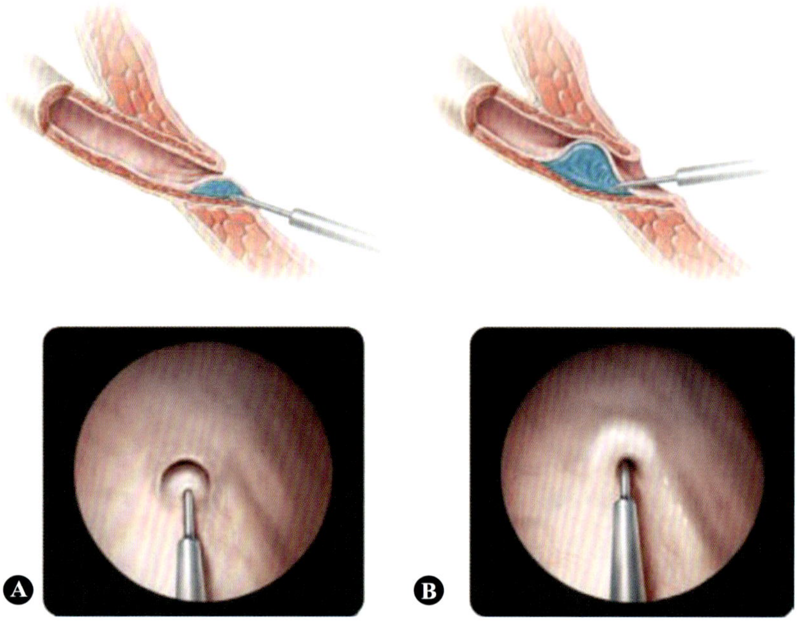

▲ 图 42-3　STING 技术（A）和 HIT 技术（B）

引自 G. Lackgren and A. J. Kirsch (2010).Surgery illustrated Surgical atlas:endoscopic treatment of VUR[72]

下植入来延长输尿管壁内部分的基本原理，黏膜下隧道长度与输尿管宽度比为（4～5）：1。最广泛使用的技术是膀胱内 Cohen 交叉三角再植入术 [80]。该手术的主要问题是，当儿童年龄较大时，如果需要，难以通过内镜进入输尿管 [1]。目前成功率为 95%～98%。其他再植入技术已被描述为 Politano-Leadbetter 上口再植入 [81]、Glenn-Anderson 下口再植入 [82] 和 Lich-Gregoir 膀胱外再植入 [83]。腹腔镜和机器人方法也描述了 VUR 手术治疗。Lakshmanan 等是第一个描述人类腹腔镜膀胱外再植入的人 [84]。Yeung 于 2005 年报道了一种新型微创气腹下，跨三角输尿管再植技术，现已广泛应用，成功率高（92%～94%）[85-87]。

Cohen 再植：Cohen 在 1975 年描述了膀胱内交叉三角再植 [80]。图 42-4 说明了该过程［引自 Mure，P.-Y. and Mouriquand，P. D. E.（2004），Surgical Atlas The Cohen procedure.BJU International，94：679-698.doi：https：//doi.org/10.1111/j.1464-410X.2004.05083.x）[88]］。

在耻骨联合上方 2cm 处做一个耻骨上横切口。

直肌和膀胱在中线垂直打开。

每侧放置 2～3 根缝合线以显露膀胱。为了显露三角区，将一块或几块纱布卷放入膀胱内并向上缩回。将 3-0 或 4-0 可吸收缝线放置在膀胱造口术的最低点，以防止切口向下进入膀胱颈和尿道。每个输尿管都插入一根输尿管导管（通常为 4F）。

在每个输尿管口周围放置一根固定缝合线并系在输尿管导管上，用电刀对输尿管口进行环形切开，使输尿管远端 2cm 可以移动。

进入膀胱和输尿管壁内段之间的正确层面很必要，从输尿管口下方开始，使用雷诺剪刀（解剖分离）。用细镊子夹住肌肉纤维，凝固并分开其与膀胱之间的粘连。纤维应在距输尿管一定距离处凝固，以免损害其血液供应。

进行性环形解剖分离，直至输尿管完全游离。

形成黏膜下隧道；它通常是一条水平隧道，

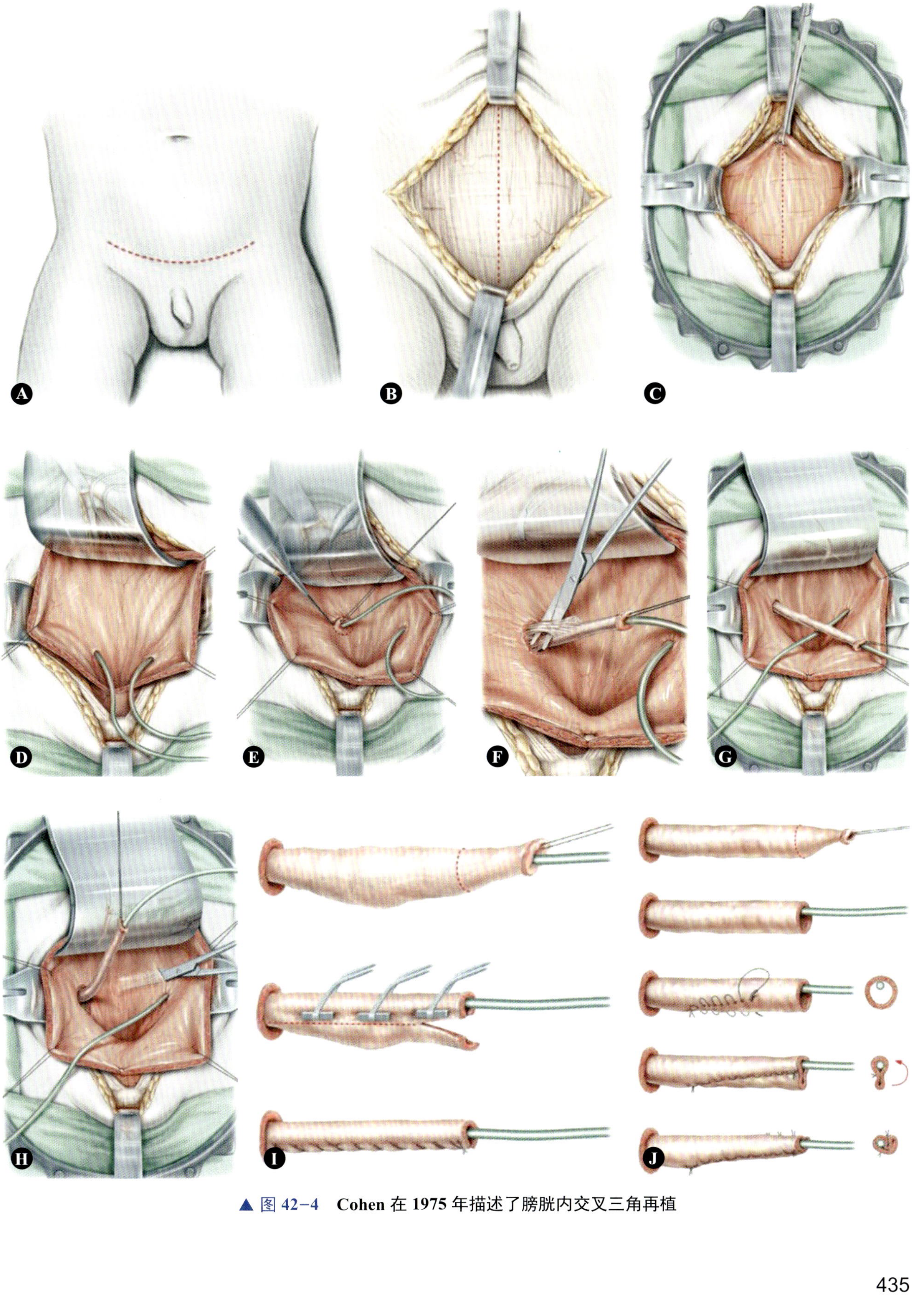

▲ 图 42-4 Cohen 在 1975 年描述了膀胱内交叉三角再植

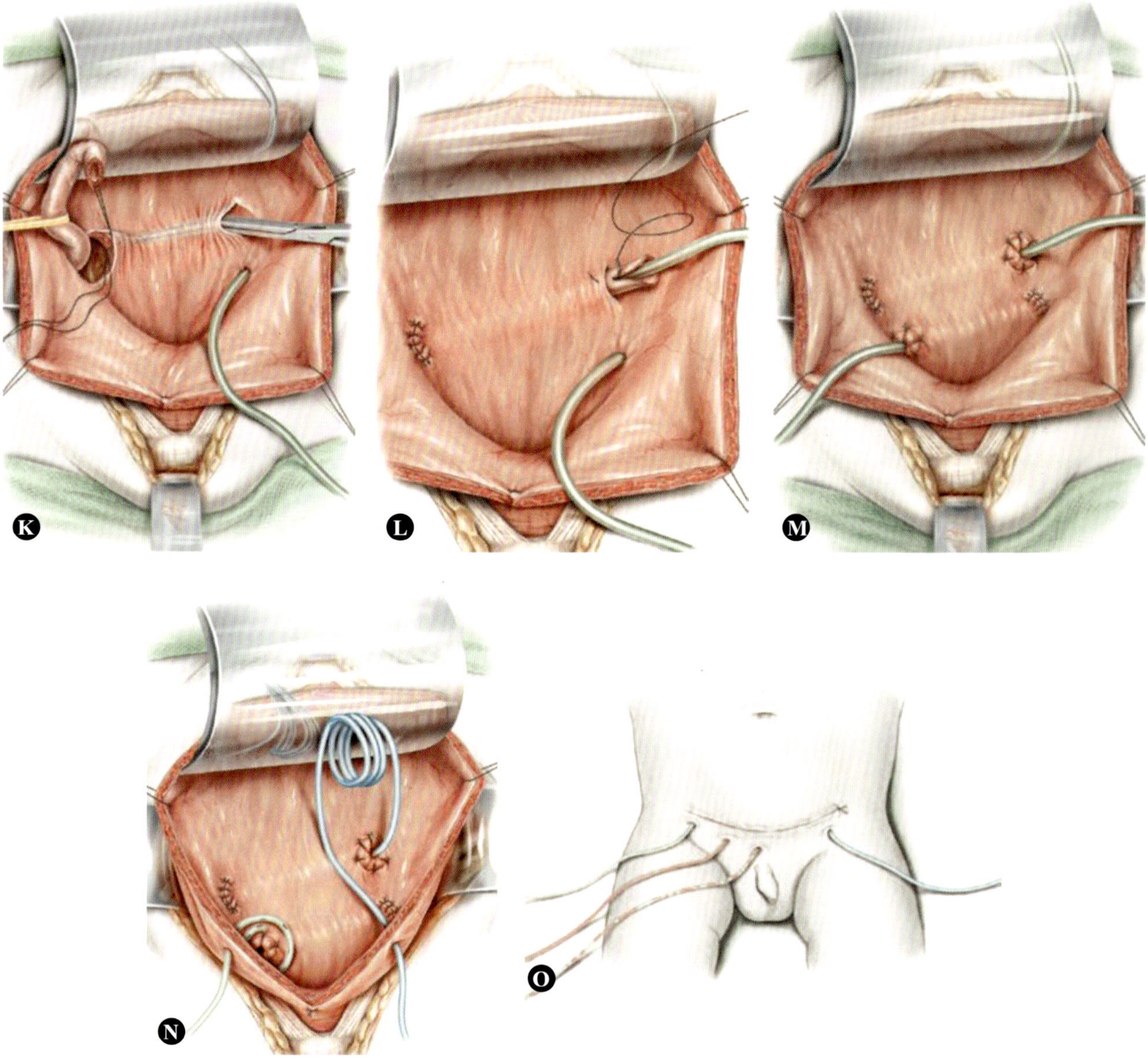

▲ 图 42-4（续） **Cohen 在 1975 年描述了膀胱内交叉三角再植**

穿过膀胱后表面的中线，就在三角区的上方。

黏膜下隧道的长度应至少是输尿管直径的 5 倍（Paquin 规则）[89]。如果这不能满足，则应考虑输尿管建模，有两种可能性。在左侧，该图描述了 Hendren 技术，其中通过切除一条输尿管组织来减小输尿管的口径 [90]。在右侧，该图描述了 Kalicinski 技术，其中通过折叠输尿管来减小输尿管的口径 [91]。

选择新输尿管口的位置，提起膀胱黏膜，用一把雷诺剪刀，从裂孔或新输尿管口开始，分离膀胱黏膜和肌肉之间的隧道。这隧道应该足够宽，以便输尿管容易插入，没有收缩。在双侧再植入的情况下，类似的程序可用于对侧输尿管。

5-0 可吸收缝线将输尿管固定到膀胱肌肉上，使用 6-0 可吸收线，间断缝合，来完成输尿管膀胱吻合术。

有些外科医生将婴儿输尿管导管或双 J 支架插入重新植入的输尿管，并使用耻骨上导管的冲头，使导管或双 J 管通过膀胱壁、腹直肌和皮肤而外露。输尿管导管保留 2 天，如果输尿管已经进行了整形，则保留 10 天。对再植输尿管引流的疗效尚无共识，部分外科医生不留任何引流。膀胱通过经尿道导管引流 5 天或通过耻骨上导管引流。

膀胱用 3–0 或 4–0 缝合线（间断或连续）缝合。膀胱前和皮下空间通过抽吸引流管引流。闭合腹壁、皮下组织和皮肤。

2. 二次 VUR 手术治疗

继发性 VUR 的治疗包括缓解尿路梗阻和压力，注意尽可能长时间地维持正常的膀胱和肾功能[4]。手术方法还包括胎儿干预，应向妊娠 18 周后羊水过少和严重双侧肾积水但“肾功能正常”的胎儿的父母提出该干预措施[92]。需要强调的是，羊水是肺部正常发育所必需的，羊水缺乏可能会导致肺发育不全，从而导致危及生命的问题[1]。用于胎儿干预的主要技术是膀胱羊膜腔分流术，在超声引导和母体局部麻醉下，通过套管针经皮引入双猪尾支架。另一种方法是胎儿膀胱镜检查，其中将套管针放置在胎儿膀胱下方超声引导和胎儿镜以顺行方式进入胎儿膀胱，瓣膜可视化和消融[13]。

出生后，插入膀胱引流管，密切监测血清电解质和肾功能，并使用抗生素预防尿路感染[4]。一期瓣膜消融被认为是 PUV 的首选治疗方法，而关于膀胱或膀胱上分流和延迟瓣膜消融存在争议[93]。实际上，目前看来，接受初次膀胱造口术治疗的儿童与接受一期电灼治疗的儿童的主要结局似乎没有显著差异[93]。

(1) 一期瓣膜消融

现阶段，经导管引流后，如果肾积水和肌酐有所改善，最佳实践指南建议在儿童病情稳定时计划内镜瓣膜消融[4]。

进行膀胱镜检查，在用盐水填充膀胱后，使用 Credé 手法压缩耻骨上区域，以完全扩张并观察后尿道。在尿道镜检查中检测到两种主要类型的 PUV：1 型和 3 型。2 型起源于 1919 年最终由 Young 定义，但后来被确定为过度分类[94, 95]。1 型 PUV 被描述为倾斜于尿道轴的瓣膜样病变，其中最重要的发现是病变与 5 点钟位置和 7 点钟位置的精阜连接并形成后外侧皱襞（图 42–2），3 型 PUV 被描述为中心有孔的膜或隔膜（图 42–5）。

如今，小型儿科膀胱镜和切除镜可用于在 5

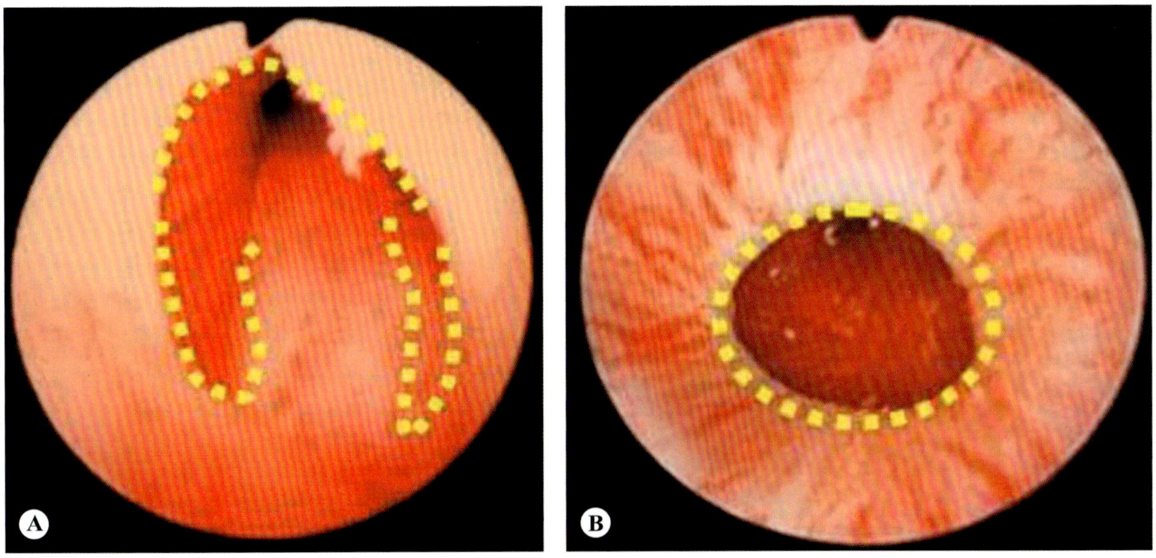

▲ 图 42–5　**1 型 VUP 的内镜检查结果（A），3 型 VUP 的内镜检查结果（B）**

引自 Nakai H et al.Aggressive diagnosis and treatment for posterior urethral valve as an etiology for vesicoureteral reflux or urge incontinence in children.Investig Clin Urol.2017 June; 58(Suppl 1):S46-S53[95]

点钟、7 点钟或 12 点钟位置或所有三个位置切开或切除瓣膜，具体取决于外科医生的偏好 [1]。瓣膜消融可以通过冷刀消融和电钩进行，即使第一种的尿道狭窄率似乎低于后者。瓣膜消融后可能会出现两种并发症：尿道狭窄和瓣膜残留 [96]。3 个月后进行 VCUG 或第二次膀胱镜检查以证明治疗的有效性 [1]。

(2) 膀胱造口术

对于新生儿太小（体重<2000g）和那些尽管膀胱导管引流、肾积水和肌酐恶化的患者 [1, 4]，膀胱造口术是一种外科手术，可保护上尿路，减少肾积水，并改善 90% 以上患者的肾功能 [97]。在文献中，关于膀胱造口术后膀胱功能的争论已久。一些作者担心膀胱造口术会导致膀胱顺应性和容量降低，但现在没有可用的有效数据 [98, 99]。最后，膀胱造口术似乎比双侧环状皮肤输尿管造口术更有利，因为它可以自由排出尿液并避免膀胱功能完全丧失 [98]。

(3) 高位尿路分流

高位尿路改道术包括高位输尿管襻造口术、环形输尿管造口术、末端输尿管造口术或肾盂造口术。如果有上尿路反复感染、肾功能没有改善和（或）上尿路扩张增加，尽管膀胱引流充足，则可能适合改道。如今，由于膀胱引流完全失功能化，这种手术选择几乎没有评估者 [98]。

参考文献

[1] S. Tekgül, H.S. Dogan, E. Erdem, P. Hoebeke, R. Kŏcvara, J.M. Nijman, C. Radmayr, M.S. Silay, R. Stein, S. Undre. Guidelines on pediatric urology. http://uroweb.org/wp-content/uploads/23-Paediatric-Urology_LR_full.pdf. Accessed 22 Apr 2017.

[2] Bundy DG. Vesicoureteral reflux. Pediatr Rev. 2007;28(2):e6-8; discussion e8.

[3] King LR. The development of the management of vesico-ureteric reflux in the USA. BJU Int. 2003;92(Suppl 1):4-6.

[4] Hodges SJ, Patel B, McLorie G, Atala A. Posterior urethral valves. ScientificWorldJournal. 2009;9:1119-26.

[5] Sargent MA. What is the normal prevalence of vesicoureteral reflux? Pediatr Radiol. 2000;30(9):587-93.

[6] Skoog SJ, Peters CA, Arant BS Jr, Copp HL, Elder JS, Hudson RG, Khoury AE, Lorenzo AJ, Pohl HG, Shapiro E, Snodgrass WT, Diaz M. Pediatric vesicoureteral reflux guidelines panel summary report: clinical practice guidelines for screening siblings of children with vesicoureteral reflux and neonates/ infants with prenatal Hydronephrosis. J Urol. 2010;184(3):1145-51.

[7] Hellström A, Hanson E, Hansson S, Hjälmås K, Jodal U. Association between urinary symptoms at 7 years old and previous urinary tract infection. Arch Dis Child. 1991;66(2):232-4.

[8] Jakobsson B, Esbjörner E, Hansson S. Minimum incidence and diagnostic rate of first urinary tract infection. Pediatrics. 1999;104(2 Pt 1):222-6.

[9] Brandström P, Hansson S. Long-term, low-dose prophylaxis against urinary tract infections in young children. Pediatr Nephrol. 2015;30(3):425-32.

[10] Peters C, Rushton HG. Vesicoureteral reflux associate renal damage: congenital reflux nephropathy and acquired renal scarring. J Urol. 2010;184(1):265-73.

[11] Estrada CR Jr, Passerotti CC, Graham DA, Peters CA, Bauer SB, Diamond DA, Cilento BG Jr, Borer JG, Cendron M, Nelson CP, Lee RS, Zhou J, Retik AB, Nguyen HT. Nomograms for predicting annal resolution rate of primary vesicoureteral reflux: results from 2,462 children. J Urol. 2009;182(4):1535-41.

[12] Heikkila J, et al. Long-term risk of end stage renal disease in patients with posterior urethral valves. J Urol. 2011;186(6):2392-6.

[13] Farrugia MK. Fetal bladder outlet obstruction: Embryopathology, in utero intervention and outcome. J Pediatr Urol. 2016; 12(5):296-303.

[14] Yohannes P, Hanna M. Current trends in the management of posterior urethral valves in the pediatric population. Urology. 2002;60(6):947-53.

[15] Lissauer D, Morris RK, Kilby MD. Fetal lower urinary tract obstruction. Semin Fetal Neonatal Med. 2007;12(6):464-70.

[16] Liu DB, Armstrong WR 3rd, Maizels M. Hydronephrosis: prenatal and postnatal evaluation and management. Clin Perinatol. 2014;41(3):661-78.

[17] Hothi DK, Wade AS, Gilbert R, Winyard PJ. Mild fetal renal pelvis dilatation: much ado about nothing? Clin J Am Soc Nephrol. 2009;4(1):168-77.

[18] Ismaili K, Hall M, Donner C, Thomas D, Vermeylen D, Avni FE, Brussels Free University Perinatal Nephrology study group. Results of systematic screening for minor degrees of fetal renal pelvis dilatation in an unselected population. Am J Obstet Gynecol. 2003;188(1):242-6.

[19] Ahmad G, Green P. Outcome of fetal pyelectasis diagnosed antenatally. J Obstet Gynaecol. 2005;25(2):119-22.

[20] Sidhu G, Beyene J, Rosenblum ND. Outcome of isolated

antenatal hydronephrosis: a systematic review and meta-analysis. Pediatr Nephrol. 2006;21(2):218-24.
[21] Lee RS, Cendron M, Kinnamon DD, Nguyen HT. Antenatal hydronephrosis as a predictor of postnatal outcome: a meta-analysis. Pediatrics. 2006;118(2):586-93.
[22] Siemens DR, Prouse KA, MacNeily AE, Sauerbrei EE. Antenatal hydronephrosis: thresholds of renal pelvic diameter to predict insignificant postnatal pelviectasis. Tech Urol. 1998;4(4):198-201.
[23] Chou CY, Chen LC, Cheong ML, Tsai MS. Frequency of postnatal hydronephrosis in infants with a renal anterior-posterior pelvic diameter >4 mm on midtrimester ultrasound. Taiwan J Obstet Gynecol. 2015;54(5):554-8.
[24] Corteville JE, Gray DL, Crane JP. Congenital hydronephrosis: correlation of fetal ultrasonographic findings with infant outcome. Am J Obstet Gynecol. 1991; 165(2): 384-8.
[25] Fernbach SK, Maizels M, Conway JJ. Ultrasound grading of hydronephrosis: introduction to the system used by the Society for Fetal Urology. Pediatr Radiol. 1993;23(6): 478-80.
[26] Swords KA, Peters CA. Neonatal and early infancy management of prenatally detected hydronephrosis. Arch Dis Child Fetal Neonatal Ed. 2015;100(5):F460-4.
[27] Kaefer M, Peters CA, Retik AB, Benacerraf BB. Increased renal echogenicity: a sonographic sign for differentiating between obstructive and nonobstructive etiologies of in utero bladder distension. J Urol. 1997;158(3 Pt 2):1026-9.
[28] Nguyen HT, Herndon CD, Cooper C, Gatti J, Kirsch A, Kokorowski P, Lee R, Perez-Brayfield M, Metcalfe P, Yerkes E, Cendron M, Campbell JB. The Society for Fetal Urology consensus statement on the evaluation and management of antenatal hydronephrosis. J Pediatr Urol. 2010;6(3):212-31.
[29] Menezes M, Puri P. Familial vesicoureteral reflux--is screening beneficial? J Urol. 2009;182(4 Suppl):1673-7.
[30] Giel DW, Noe HN, Williams MA. Ultrasound screening of asymptomatic siblings of children with vesicoureteral reflux: a long-term followup study. J Urol. 2005;174(4 Pt 2):1602-4; discussion 1604-5
[31] Wan J, Greenfield SP, Ng M, Zerin M, Ritchey ML, Bloom D. Sibling reflux: a dual center retrospective study. J Urol. 1996;156(2 Pt 2):677-9.
[32] Shaikh N, Ewing AL, Bhatnagar S, Hoberman A. Risk of renal scarring in children with a first urinary tract infection: a systematic review. Pediatrics. 2010;126(6):1084-91.
[33] Arshad M, Seed PC. Urinary tract infections in the infant. Clin Perinatol. 2015;42(1):17-28, vii.
[34] Simões e Silva AC, Oliveira EA. Update on the approach of urinary tract infection in childhood. J Pediatr (Rio J). 2015;91(6 Suppl 1):S2-10.
[35] Saadeh SA, Mattoo TK. Managing urinary tract infections. Pediatr Nephrol. 2011;26(11):1967-76.
[36] Quirino IG, Silva JM, Diniz JS, Lima EM, Rocha AC, Simões e Silva AC, Oliveira EA. Combined use of late phase dimercapto-succinic acid renal scintigraphy and ultrasound as first-line screening after urinary tract infection in children. J Urol. 2011;185(1):258-63.
[37] Preda I, Jodal U, Sixt R, Stokland E, Hansson S. Normal dimercaptosuccinic acid scintigraphy makes voiding cystourethrography unnecessary after urinary tract infection. J Pediatr. 2007;151(6):581-4, 584.e1.
[38] Subcommittee on Urinary Tract Infection, Steering Committee on Quality Improvement and Management, Roberts KB. Urinary tract infection: clinical practice guideline for the diagnosis and management of the initial UTI in febrile infants and children 2 to 24 months. Pediatrics. 2011;128(3):595-610.
[39] Lee NG, Rushton HG, Peters CA, Groves DS, Pohl HG. Evaluation of prenatal hydronephrosis: novel criteria for predicting vesicoureteral reflux on ultrasonography. J Urol. 2014;192(3):914-8.
[40] Lebowitz RL, Olbing H, Parkkulainen KV, Smellie JM, Tamminen-Möbius TE. International system of radiographic grading of vesicoureteric reflux. International Reflux Study in Children. Pediatr Radiol. 1985;15(2):105-9.
[41] Scherz HC, Downs TM, Caesar R. The selective use of dimercaptosuccinic acid renal scans in children with vesicoureteral reflux. J Urol. 1994;152(2 Pt 2):628-31.
[42] Hansson S, Dhamey M, Sigström O, Sixt R, Stokland E, Wennerström M, Jodal U. Dimercapto-succinic acid scintigraphy instead of voiding cystourethrography for infants with urinary tract infection. J Urol. 2004;172(3):1071-3; discussion 1073-4.
[43] Darge K, Troeger J, Duetting T, Zieger B, Rohrschneider W, Moehring K, Weber C, Toenshoff B. Reflux in young patients: comparison of voiding US of the bladder and retrovesical space with echo enhancement versus voiding cystourethrography for diagnosis. Radiology. 1999;210(1):201-7.
[44] Darge K, Moeller RT, Trusen A, Butter F, Gordjani N, Riedmiller H. Diagnosis of vesicoureteric reflux with low-dose contrast-enhanced harmonic ultrasound imaging. Pediatr Radiol. 2005;35(1):73-8.
[45] Berrocal T, Gayá F, Arjonilla A, Lonergan GJ. Vesicoureteral reflux: diagnosis and grading with echo-enhanced cystosonography versus voiding cystourethrography. Radiology. 2001;221(2):359-65.
[46] Piaggio G, Degl 'Innocenti ML, Tomà P, Calevo MG, Perfumo F. Cystosonography and voiding cystourethrography in the diagnosis of vesicoureteral reflux. Pediatr Nephrol. 2003;18(1):18-22.
[47] Darge K. Voiding urosonography with US contrast agents for the diagnosis of vesicoureteric reflux in children. II. Comparison with radiological examinations. Pediatr Radiol. 2008;38(1):54-63; quiz 126-7
[48] Williams GJ, Craig JC, Carapetis JR. Preventing urinary tract infections in early childhood. Adv Exp Med Biol. 2013;764:211-8.
[49] Elder JS, Peters CA, Arant BS Jr, Ewalt DH, Hawtrey CE, Hurwitz RS, Parrott TS, Snyder HM 3rd, Weiss RA, Woolf SH, Hasselblad V. Pediatric Vesicoureteral Reflux Guidelines Panel summary report on the management of primary vesicoureteral reflux in children. J Urol. 1997;157(5):1846-51.
[50] Cooper CS, Chung BI, Kirsch AJ, Canning DA, Snyder HM 3rd. The outcome of stopping prophylactic antibiotics in older children with vesicoureteral reflux. J Urol. 2000;163(1):269-72; discussion 272-3.

[51] Thompson RH, Chen JJ, Pugach J, Naseer S, Steinhardt GF. Cessation of prophylactic antibiotics for managing persistent vesicoureteral reflux. J Urol. 2001;166(4):1465-9.
[52] Garin EH, Olavarria F, Garcia Nieto V, Valenciano B, Campos A, Young L. Clinical significance of primary vesicoureteral reflux and urinary antibiotic prophylaxis after acute pyelonephritis: a multicenter, randomized, controlled study. Pediatrics. 2006;117(3):626-32.
[53] Montini G, et al. Prophylaxis after first febrile urinary tract infection in children? A multicenter, randomized, controlled, noninferiority trial. Pediatrics. 2008;122(5):1064-71.
[54] Roussey-Kesler G, et al. Antibiotic prophylaxis for the prevention of recurrent urinary tract infection in children with low grade vesicoureteral reflux: results from a prospective randomized study. J Urol. 2008;179(2):674-9; discussion 679.
[55] RIVUR Trial Investigators, Hoberman A, Greenfield SP, Mattoo TK, Keren R, Mathews R, Pohl HG, Kropp BP, Skoog SJ, Nelson CP, Moxey-Mims M, Chesney RW, Carpenter MA. Antimicrobial prophylaxis for children with vesicoureteral reflux. N Engl J Med. 2014;370(25):2367-76.
[56] Kibar Y, Ors O, Demir E, Kalman S, Sakallioglu O, Dayanc M. Results of biofeedback treatment on reflux resolution rates in children with dysfunctional voiding and vesicoureteral reflux. Urology. 2007;70(3):563-6; discussion 566-7.
[57] Snodgrass W. The impact of treated dysfunctional voiding on the nonsurgical management of vesicoureteral reflux. J Urol. 1998;160(5):1823-5.
[58] Lopez PJ, Celis S, Reed F, Zubieta R. Vesicoureteral reflux: current management in children. Curr Urol Rep. 2014;15(10):447.
[59] O'Donnell B, Puri P. Treatment of vesicoureteric reflux by endoscopic injection of Teflon. Br Med J (Clin Res Ed). 1984;289(6436):7-9.
[60] Reunanen M. Correction of vesicoureteral reflux in children by endoscopic collagen injection: a prospective study. J Urol. 1995;154(6):2156-8.
[61] van Capelle JW, de Haan T, El Sayed W, Azmy A. The long-term outcome of the endoscopic subureteric implantation of polydimethylsiloxane for treating vesico-ureteric reflux in children: a retrospective analysis of the first 195 consecutive patients in two European centres. BJU Int. 2004;94(9): 1348-51.
[62] Dodat H, Aubert D, Chavrier Y, Geiss S, Guys JM, Lacombe A, Pierre E, Jean-Stéphane V. Vesicoureteric reflux in children: long-term results of endoscopic treatment by macroplastique injection. Prog Urol. 2004;14(3):380-4.
[63] Caldamone AA, Diamond DA. Long-term results of the endoscopic correction of vesicoureteral reflux in children using autologous chondrocytes. J Urol. 2001;165(6 Pt 2):2224-7.
[64] Mevorach RA, Hulbert WC, Rabinowitz R, Kennedy WA, Kogan BA, Kryger JV, Caldamone A, Clark WR, Kaplan GW, Durkee CT, Elder JS. Results of a 2-year multicenter trial of endoscopic treatment of vesicoureteral reflux with synthetic calcium hydroxyapatite. J Urol. 2006;175(1): 288-91.
[65] Puri P, Chertin B, Murugesh V, Dass L, Colhoun E. Treatment of vesicoureteral reflux by endoscopic injection of dex-tranomer/hyaluronic acid copolymer (Deflux): preliminary results. J Urol. 2003;170:1541-4; discussion 1544
[66] Ormaechea M, Paladini M, Pisano R, Scagliotti M, Sambuelli R, Lopez S, Guidi A, Muñoz J, Rossetti V, Carnerero M, Beltramo D, Alasino R, Bianco I, Griguol O, Valladares D, De Badiola F. Vantris, a biocompatible, synthetic, non-biodegradable, easy-to-inject bulking substance. Evaluation of local tissular reaction, localized migration and long-distance migration. Arch Esp Urol. 2008 Mar;61(2):263-8.
[67] Chertin B, Kocherov S. Long-term results of endoscopic treatment of vesicoureteric reflux with different tissue-augmenting substances. J Pediatr Urol. 2010 Jun;6(3):251-6.
[68] Tekgül S, Riedmiller H, Hoebeke P, Kočvara R, Nijman RJ, Radmayr C, Stein R, Dogan HS, European Association of Urology. EAU guidelines on vesicoureteral reflux in children. Eur Urol. 2012;62(3):534-42.
[69] Matouschek E. Treatment of vesicorenal reflux by transurethral teflon-injection (author's transl). Urologe A. 1981;20(5):263-4.
[70] Yap TL, Chen Y, Nah SA, Ong CC, Jacobsen A, Low Y. STING versus HIT technique of endoscopic treatment for vesicoureteral reflux: a systematic review and meta-analysis. J Pediatr Surg. 2016;51(12):2015-20.
[71] Kirsch AJ, Perez-Brayfield M, Smith EA, Scherz HC. The modified sting procedure to correct vesicoureteral reflux: improved results with submucosal implantation within the intramural ureter. J Urol. 2004;171(6 Pt 1):2413-6.
[72] Läckgren G, Kirsch AJ. Surgery illustrated—surgical atlas endoscopic treatment of vesicoureteral reflux. BJU Int. 2010;105(9):1332-47.
[73] Routh JC, Inman BA, Reinberg Y. Dextranomer/hyaluronic acid for pediatric vesicoureteral reflux: systematic review. Pediatrics. 2010;125(5):1010-9.
[74] Holmdahl G, Brandström P, Läckgren G, Sillén U, Stokland E, Jodal U, Hansson S. The Swedish reflux trial in children: II. Vesicoureteral reflux outcome. J Urol. 2010;184(1): 280-5.
[75] Lee EK, Gatti JM, Demarco RT, Murphy JP. Long-term followup of dextranomer/hyaluronic acid injection for vesicoureteral reflux: late failure warrants continued followup. J Urol. 2009;181(4):1869-74; discussion 1874-5
[76] Chertin B, Arafeh WA, Zeldin A, Kocherov S. Preliminary data on endoscopic treatment of vesicoureteric reflux with polyacrylate polyalcohol copolymer (Vantris®): surgical outcome following single injection. J Pediatr Urol. 2011;7(6):654-7.
[77] Chertin B, Arafeh WA, Zeldin A, Ostrovsky IA, Kocherov S. Endoscopic correction of VUR using vantris as a new non-biodegradable tissue augmenting substance: three years of prospective follow-up. Urology. 2013;82(1):201-4.
[78] Kocherov S, Ulman I, Nikolaev S, Corbetta JP, Rudin Y, Slavkovic A, Dokumcu Z, Avanoglu A, Menovshchikova L, Kovarskiy S, Skliarova T, Weller S, Bortagaray JI, Lopez JC, Durán V, Burek C, Sager C, Maruhnenko D, Garmanova T, Djamal A, Jovanovic Z, Vacic N, Abu Arafeh W, Chertin B. Multicenter survey of endoscopic treatment of

vesicoureteral reflux using polyacrylate-polyalcohol bulking copolymer (Vantris). Urology. 2014;84(3):689-93.
[79] Capozza N, Lais A, Matarazzo E, Nappo S, Patricolo M, Caione P. Treatment of vesico-ureteric reflux: a new algorithm based on parental preference. BJU Int. 2003; 92(3):285-8.
[80] Cohen SJ. Ureterozystoneostomie: eine neue antirefluxtechnik. Akt Urol. 1975;6:1-8.
[81] Politano VA, Leadbetter WF. An operative technique for the correction of vesicoureteral reflux. J Urol. 1958;79(6): 932-41.
[82] Glenn JF, Anderson EE. Distal tunnel ureteral reimplantation. J Urol. 1967;97(4):623-6.
[83] Gregoir W, Vanregemorter G. Congenital vesico-ureteral reflux. Urol Int. 1964;18:122-36.
[84] Lakshmanan Y, Fung LC. Laparoscopic extravesicular ureteral reimplantation for vesicoureteral reflux: recent technical advances. J Endourol. 2000;14(7):589-93; discussion 593-4
[85] Yeung CK, Sihoe JD, Borzi PA. Endoscopic cross-trigonal ureteral reimplantation under carbon dioxide bladder insufflation: a novel technique. J Endourol. 2005;19(3): 295-9.
[86] Valla JS, Steyaert H, Griffin SJ, Lauron J, Fragoso AC, Arnaud P, Léculée R. Transvesicoscopic Cohen ureteric reimplantation for vesicoureteral reflux in children: a single-centre 5-year experience. J Pediatr Urol. 2009;5(6):466-71.
[87] Soh S, Kobori Y, Shin T, Suzuki K, Iwahata T, Sadaoka Y, Sato R, Nishi M, Iwamura M, Okada H. Transvesicoscopic ureteral reimplantation: Politano-Leadbetter versus Cohen technique. Int J Urol. 2015;22(4):394-9.
[88] Mure PY, Mouriquand PD. Surgical atlas the Cohen procedure. BJU Int. 2004;94(4):679-98.
[89] Paquin AJ Jr. Ureterovesical anastomosis: the description and evaluation of a technique. J Urol. 1959;82:573-83.
[90] Hendren WH. Operative repair of megaureter in children. J Urol. 1969;101(4):491-507.
[91] Kaliciński ZH, Kansy J, Kotarbińska B, Joszt W. Surgery of megaureters—modification of Hendren's operation. J Pediatr Surg. 1977; 12(2):183-8.
[92] Ruano R, Sananes N, Wilson C, Au J, Koh CJ, Gargollo P, Shamshirsaz AA, Espinoza J, Safdar A, Moaddab A, Meyer N, Cass DL, Olutoye OO, Olutoye OA, Welty S, Roth DR, Braun MC, Belfort MA. Fetal lower urinary tract obstruction: proposal for standardized multidisciplinary prenatal management based on disease severity. Ultrasound Obstet Gynecol. 2016;48(4):476-82.
[93] Godbole P, Wade A, Mushtaq I, Wilcox DT. Vesicostomy vs primary ablation for posterior urethral valves: always a difference in outcome? J Pediatr Urol. 2007;3(4):273-5.
[94] Young HH, et al. Congenital obstruction of the posterior urethra. J Urol, 3: 289-365, 1919. J Urol. 167(1):265-7; discussion 268.
[95] Nakai H, Hyuga T, Kawai S, Kubo T, Nakamura S. Aggressive diagnosis and treatment for posterior urethral valve as an etiology for vesicoureteral reflux or urge incontinence in children. Investig Clin Urol. 2017;58(Suppl 1):S46-53.
[96] Babu R, Kumar R. Early outcome following diathermy versus cold knife ablation of posterior urethral valves. J Pediatr Urol. 2013;9(1):7-10.
[97] Prudente A, Reis LO, França Rde P, Miranda M, D'ancona CA. Vesicostomy as a protector of upper urinary tract in long-term follow-up. Urol J. 2009;6(2):96-100.
[98] Podestá ML, Ruarte A, Gargiulo C, Medel R, Castera R. Urodynamic findings in boys with posterior urethral valves after treatment with primary valve ablation or vesicostomy and delayed ablation. J Urol. 2000;164(1):139-44.
[99] Kim YH, Horowitz M, Combs A, Nitti VW, Libretti D, Glassberg KI. Comparative urodynamic findings after primary valve ablation, vesicostomy or proximal diversion. J Urol. 1996;156(2 Pt 2):673-6.

第 43 章　输尿管膨出

Ureterocele

Pierluigi Lelli Chiesa　Dacia Di Renzo　Giuseppe Lauriti　著
刘　伟　译

一、定义及发病率

输尿管膨出（ureterocele，UC）是输尿管末端在膀胱内的囊性扩张。输尿管膨出的发病率报道不一，据尸检报告，其发病率为 1/（500～4000）。输尿管膨出在女性的发病率是男性的 3～7 倍，在白种人中的发病率比黑人高。左侧稍多于右侧，约 10% 的病例为双侧。

由于输尿管膨出可伴发于多种畸形，其大小和位置也有不同。UC 常伴发于重复肾畸形，患侧下肾输尿管或对侧输尿管可存在膀胱输尿管反流，以及输尿管膨出所在肾单位的囊性发育不良（见分型）。

二、胚胎学

UC 的发生机制有几种理论，但目前尚无定论，也没有哪一种理论可以完全解释 UC 的复杂多样性。

学者 Chwalla[1] 推测，分隔 Wolffian 管与泌尿生殖窦的 Chwalla 膜破裂延迟会导致输尿管开口的狭窄和远端输尿管呈动脉瘤样扩张。这种阻塞理论可以解释伴有末端狭窄的 UC，而且此种类型占 UC 的多数，但该理论不能解释那些具有正常或宽大输尿管开口的 UC 的发生。

Tanagho[2] 认为输尿管远端管腔发育延迟，因此在尿液压力的作用下出现输尿管扩张。

此外，Stephens[3, 4] 提出输尿管壁存在肌层发育异常的理论，因此输尿管末端部分扩张形成 UC。与没有伴发 UC 的异位输尿管开口相比，研究发现，伴有 UC 的异位输尿管的末端肌层组织存在缺陷。

三、分型

通常 UC 是根据输尿管口的位置进行分型的，在 1954 年由 Ericsson 提出 2 种分型[5]。

- 单纯型：UC 完全位于在膀胱内。
- 异位型：UC 延伸到膀胱颈或后尿道。

Stephens[3, 4] 根据 UC 病理生理学特征，将其又分为 4 种类型。

- 梗阻型：对应的是 Ericsson 分型中的单纯型，膨出完全位于在膀胱中，其开口较小，膨出大小及扩张程度均有不同。
- 括约肌型：是一种异位 UC，其开口位于括约肌内（膀胱颈或后尿道），开口大小可以是正常或宽大的，但也会引起梗阻，只有在排尿期间括约肌松弛的情况下输尿管口才能引流通畅。
- 括约肌狭窄型：UC 的开口位于括约肌内，并且伴有梗阻，即使在排尿期间 UC 也不能排空，因此膨出往往巨大而且张力高，并且可能造成膀胱出口梗阻。

- 盲袋型：膨出开口位于膀胱内，但 UC 呈“盲袋”或舌状从黏膜下层延伸至尿道。

迄今为止，较为准确的分型是由美国儿科学会基于泌尿外科术语、命名和分类委员会的报告提出的，根据 UC 是否发生在重复肾中、UC 的位置范围及 UC 的解剖变异对 UC 进行了更为详细的分型。

重复集合系统型：UC 发生在完全型重复肾的上肾输尿管末端。

- 单一集合系统型：UC 发生在单一集合系统的输尿管末端。
- 膀胱内型：UC 及其开口均位于膀胱内。
- 异位型：UC 及其开口位于膀胱颈或尿道。
- 异位型 UC 占 60%～70%，其中 70%～80% 的与重复肾有关。当一侧重复肾伴发 UC 时，有 30%～40% 的可能对侧也为重复肾。异位型 UC 多见于重复肾的上肾输尿管末端，但也会发生于单一集合系统中。膀胱内型 UC 通常发生在单一集合系统中，很少发生在重复肾中，尤其是在男性患儿中。

四、临床表现

在过去的几十年中，产前超声的广泛应用使 UC 诊断时的症状和诊断年龄均发生了改变。目前，75% 的 UC 病例是由于在产前发现肾积水、生后进行评估时发现的。因此，诊断年龄大多在生后第 1 周内，只有不到 25% 的 UC 患儿是在之后因尿路感染被诊断的。过去比较常见的一些临床症状目前已很少出现，如败血症、血尿、尿失禁和（或）腰背部疼痛。可触及的腹部肿块也可能是 UC 的症状，肿块为梗阻扩张的上肾输尿管（UC 开口狭窄造成梗阻）或膀胱。

膀胱出口梗阻（bladder outlet obstruction，BOO）可由张力高的 UC 引起，巨大的 UC 进入膀胱出口造成阻塞；也可由盲袋状输尿管膨出引起的膀胱颈部黏膜下抬升或远端黏膜唇样凸起导致膀胱出口阻塞。因为大多数 UC 在排尿时受压缩小，所以通常不会引起尿路梗阻。低年龄女性患儿尿道梗阻最常见的原因是 UC 向尿道脱垂，即所谓的哑铃型 UC，表现为外阴肿块（图 43-1 和图 43-2）。

五、诊断

在妊娠 16 周后进行的产前超声检查能够检

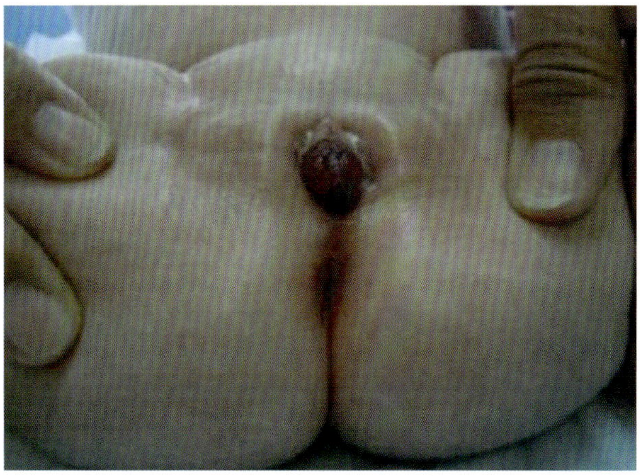

▲ 图 43-1　UC 经尿道脱出，表现为外阴肿物

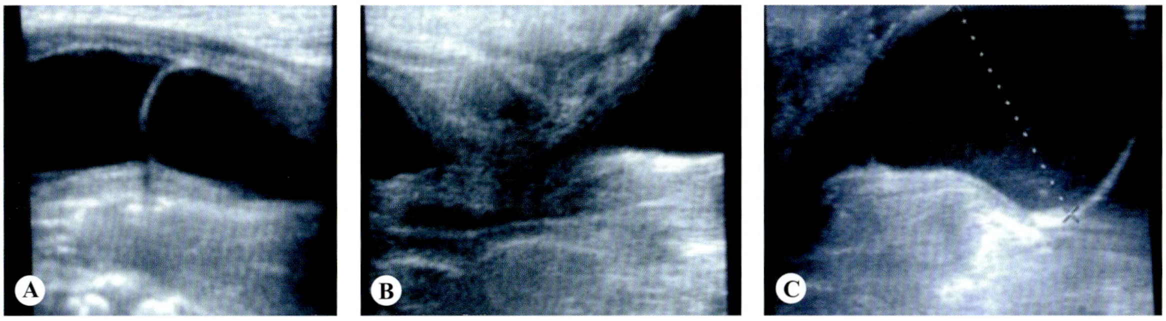

▲ 图 43-2　哑铃形 UC

膀胱（A）、尿道（B）和会阴部（C）的超声图像（图片由 Dr. A. A. Caldamone 提供）

测出胎儿肾积水，可能会与 UC 相关（图 43-3A）；妊娠 30 周后，超声有时会在胎儿膀胱内会直接看到 UC（图 43-3B）。

但大多数情况下，只有在出生后 UC 才能获得明确的诊断。

诊断的目标包括：①识别出输尿管膨出，确定发生侧别，评估同侧和对侧肾脏的状态及膀胱情况；②检测是否存在 VUR 和对侧泌尿系畸形。

检查包括超声、排尿性膀胱尿道造影、肾脏核素扫描，必要时需行膀胱镜检查。过去静脉肾盂造影（intravenous pyelogram，IVP）是重要的检查手段，现在已被 MR 尿路成像所取代。

如产前检查有异常或生后有症状，超声是常规的检查手段，超声可以显示膀胱内边界清楚的囊性肿物（图 43-4A）。如果存在重复肾畸形，超声可以发现盆腔内扩张的输尿管和上肾输尿管的积水，同时可评估肾积水程度、肾实质厚度及回声情况（图 43-4B）。

VCUG 也是评估 UC 患者的重要检查手段，因为 UC 常伴有反流。40%～50% 的患儿合并

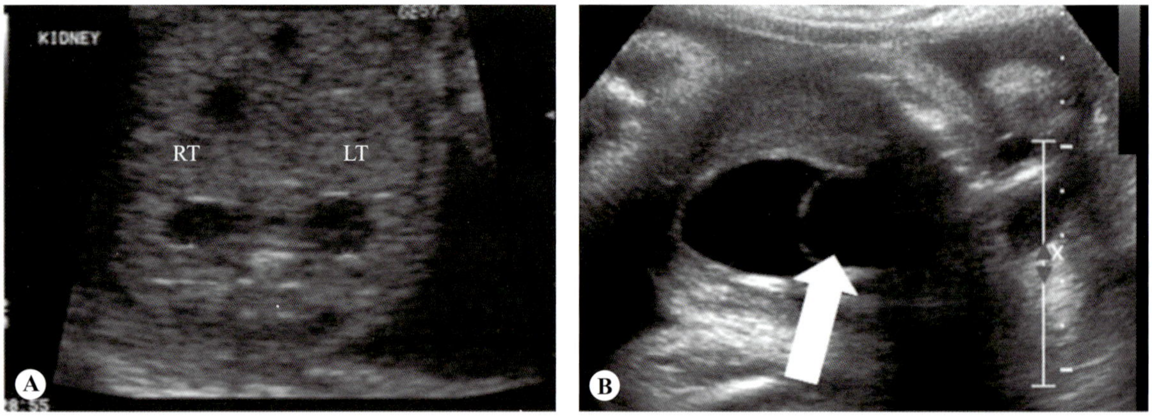

▲ 图 43-3　产前超声显示双侧肾积水（A）和充盈膀胱内的 UC（白箭）（B）

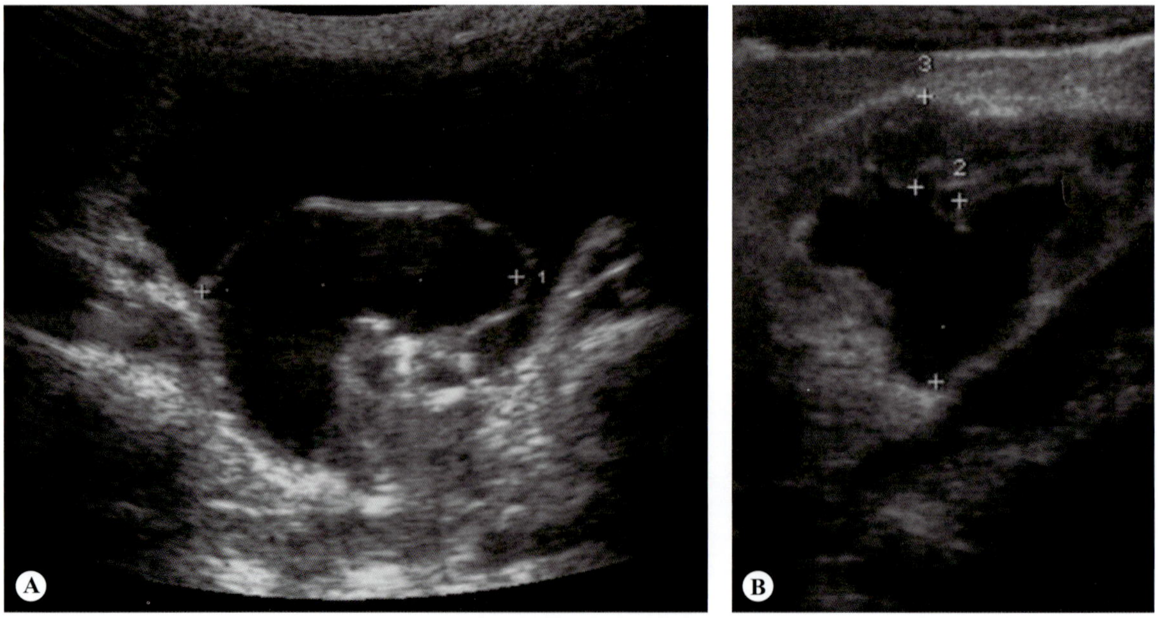

▲ 图 43-4　新生儿超声显示膀胱内巨大 UC（A）和重复肾上肾积水（B）

同侧下肾输尿管反流（图 43-5A），15%～25% 的病例对侧输尿管也有反流。VCUG 还可以评估 UC 患儿膀胱逼尿肌功能，当逼尿肌功能欠佳时，会出现膀胱憩室。在 15% 的病例中，UC 本身也可以出现反流，最常见于盲袋样输尿管膨出或输尿管膨出开口位于膀胱颈部时。不伴有重复肾畸形、单纯膀胱内的 UC 很少出现反流（图 43-5B）。

肾脏核素扫描检查通常用于评估肾功能（尤其是重复肾的上肾功能）、尿路梗阻程度及检测有无肾瘢痕形成（图 43-6）。应用 ^{99m}Tc DTPA 和 MAG3 可对肾功能和梗阻程度进行有效的评估。由于 ^{99m}Tc DMSA 扫描能标记肾小管且不受梗阻影响，因此它们对肾功能低下的患者更敏感，有助于检测到其他检查不易发现的重复肾畸形和发育不良肾脏 [6]。

当重复肾上肾或单侧肾脏的肾功能低于 10% 时，通常被认为是无功能的。当发生严重肾输尿管积水时提示梗阻，为进一步评估梗阻程度，通常用呋塞米进行利尿性肾核素扫描。

在过去，静脉肾盂造影是泌尿系统非常重要的检查方法，随着超声和核医学成像技术的发展，该检查已较少采用，但在明确解剖结构方面，它仍然具有一定优势。它可显示重复肾上下肾输尿管的解剖结构和肾功能。当上肾功能良好时，可以很容易地辨别是否存在重复畸形，同时可以观察到膀胱内典型的“眼镜蛇头征”，这是由于含有对比剂不透光的尿液内包绕着透光的 UC 所形成的征象（图 43-7）。

由于大多数情况下重复肾的上肾发育不良、功能低下，因此放射学检查结果是间接证据。如果上肾功能差不能使集合系统显影，那么可以通过观察上肾积水对下肾的影响来进行判断。如患侧上肾的集合系统显影，则可以看到肾盏数量少、肾盏乳头消失。当上肾伴有肾积水时，它会向于向外、向下推挤下肾，出现经典的“百合下垂”影像，扩张的上肾输尿管也会压迫下肾盂及输尿管向外侧移位，由于下肾远端输尿管与扩张的上肾输尿管并行，从而在影像上，下肾输尿管也会呈现迂曲走行。在成像早期，由于膀胱内尿

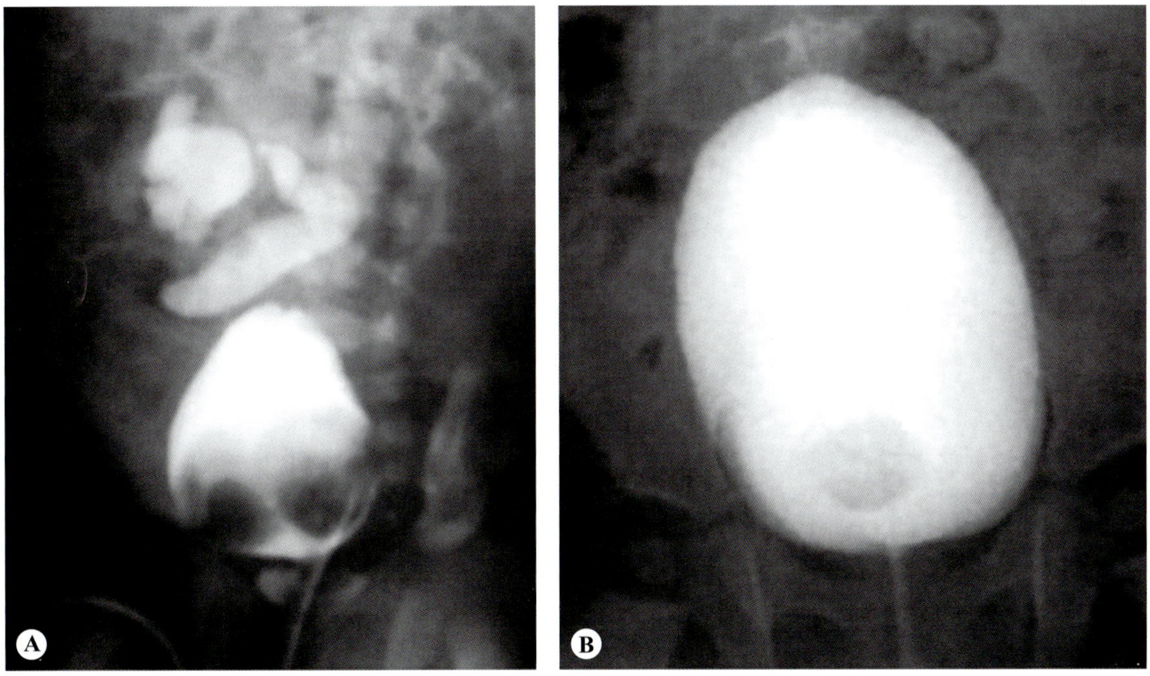

▲ 图 43-5　**A. VCUG 显示 5 级反流进入下肾集合系统，膀胱内有两个 UC；B. VCUG 显示无反流，膀胱内 UC 呈充盈缺损**

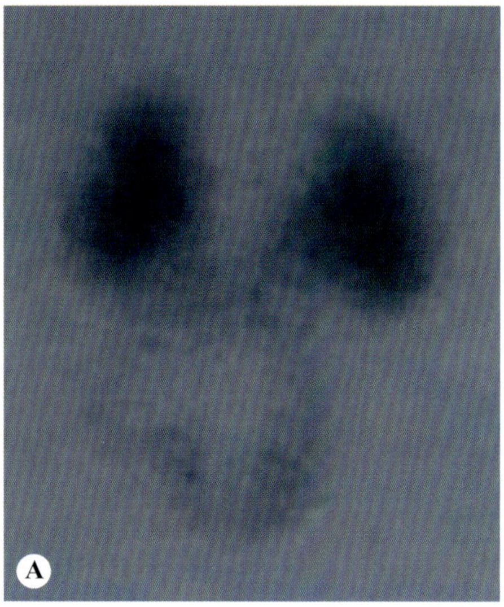

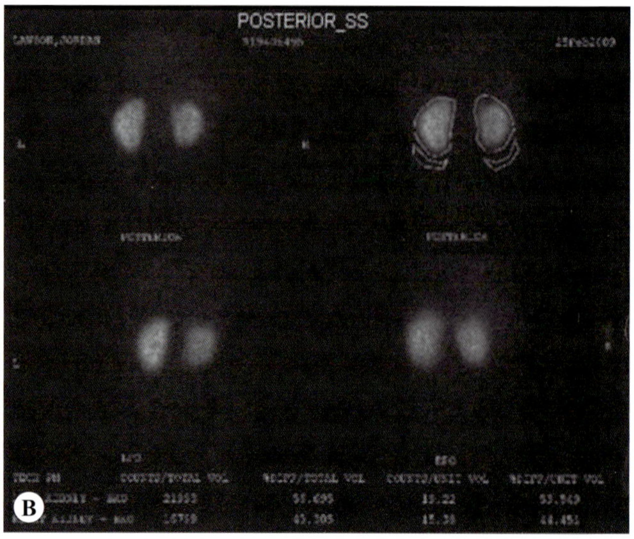

▲ 图 43-6 **MAG3 肾核素扫描显示单一集合系统的肾脏功能正常（A）和右侧重复肾上肾无功能（B）**

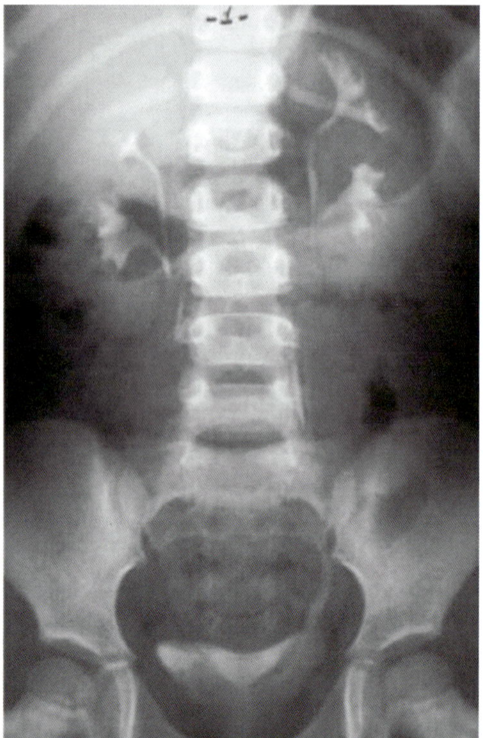

▲ 图 43-7 **IVP 显示双侧重复肾合并膀胱内双侧小的输尿管膨出**

液含有对比剂，而 UC 中尿液不含对比剂，在影像上可见膀胱内出现一个透光的阴影。

膀胱镜检查对于确认有无 UC 及判断 UC 位置和类型非常重要（图 43-8）。经尿道切开或穿刺治疗 UC 或经膀胱镜治疗反流之前，也需常规行膀胱镜检查。需在膀胱完全充盈和排空的状态下都进行检查，因为膀胱充盈时会压迫 UC 缩小，使之不明显甚至表现为膀胱憩室；相反，在膀胱排空状态下，扩张的输尿管末端也会使膀胱三角区抬高，在膀胱镜下形成假性输尿管膨出。

六、治疗：概述

UC 有多种治疗方法，但最佳治疗方案目前尚未达成共识，因此该疾病的治疗仍存在争议。以往治疗的目标是预防继发于感染和梗阻的肾损伤，然而，随着产前诊断技术的提高，改变了该种疾病的自然病史，使得该病的治疗目标和时机也发生了变化。当前的治疗策略更倾向于保守治疗，因为它也可以达到相同的疗效[7]。

- 治疗的目标包括以下方面。
- 对感染的尿路梗阻进行及时减压。
- 消除潜在的感染因素。
- 缓解上尿路梗阻和（或）膀胱出口梗阻。
- 消除有临床症状的反流。
- 尽可能保留肾功能（包括重复集合系统的上下肾）。
- 恢复和维持尿控。
- 预防和治疗膀胱壁的缺陷（憩室、逼尿肌功

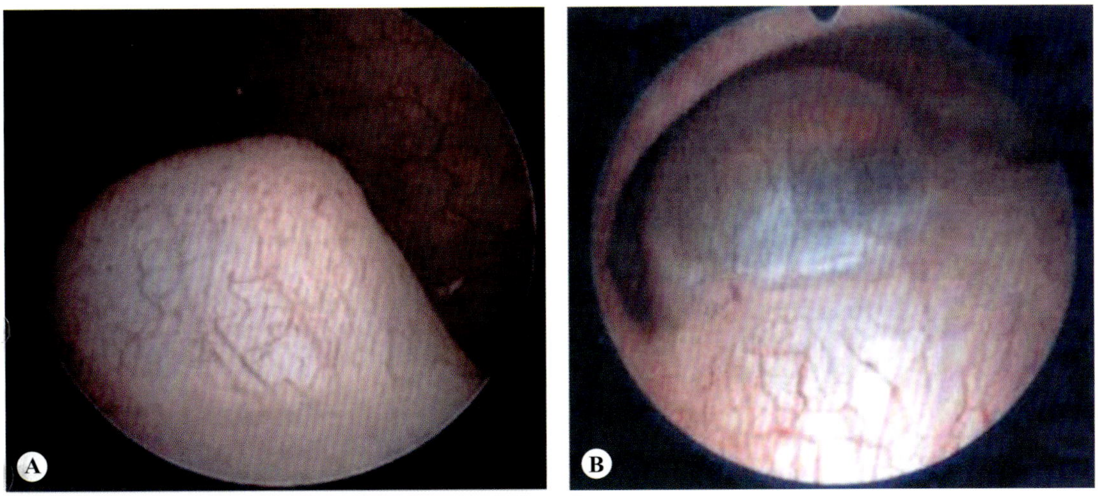

▲ 图 43-8 膀胱镜下可见膀胱内 UC（A）和异位 UC（B）
照片由 Dr. A. A. Caldamone 提供

能不良）。

• 最大限度地减少手术次数和手术风险[8, 9]。

然而，实现这些治疗目标对于儿童泌尿外科医生仍然是巨大挑战。虽然有多种手术方式，但目前仍缺乏前瞻性随机对照研究来指导治疗决策[10, 11]。此外，治疗方法的对比研究也比较困难，因为每个患者都有不同的临床特点，没有一种治疗方法能够满足所有病例的需要，因此提倡个体化治疗[12]。治疗的方法包括非手术治疗、内镜下输尿管膨出减压术、上肾输尿管切除术、高位或低位输尿管造口术、输尿管膨出切除及输尿管再植术，因此，治疗方式的选择只能基于疾病可能引起的风险和权衡各种治疗方案的利弊进行选择[13, 14]。此外，外科医生即使掌握多种术式，其个人偏好也会影响治疗方法的选择。由于病例特点各有不同，选择何种治疗方案及何时治疗仍然有一定困难。虽然 UC 的最佳治疗方案存在争议，但不论何种治疗都应该遵循统一的诊治流程，即评估病史、查体、影像学检查和与家长沟通病情[15]。

在过去的 40 年里，异位输尿管膨出的治疗有了很大的变化。最初，人们认为上肾切除是最理想的治疗方法，在极少数情况下，如果整个肾都没有功能，可进行上下肾切除术。随着时间的推移，这些患者中的不少需要再次手术，治疗方式又变为同期行上肾及输尿管切除、输尿管膨出切除或整形及单侧或双侧输尿管膀胱再植术[16]。

近年来，对于没有梗阻的无症状患者提倡保守治疗，这些患者没有症状，而且随着输尿管膨出的塌陷肾积水也会趋于消退，膀胱输尿管反流也逐渐自愈。经尿道输尿管膨出穿刺减压（transurethral puncture，TUP）已经成为一种流行、安全、微创的手术方式。然而，医生对于 TUP 治疗后新发反流及再手术的可能仍存在担忧。虽然创伤相对较大的上肾切除术或输尿管膀胱再植术是安全有效的，并且并发症发生率低，但对于一些病例并不是必要的手术（图 43-9）[7]。

治疗的首要是确定患儿是否需要手术干预还是保守治疗，并用尽可能少的干预措施实现治疗目标和避免并发症。近期也有人对产前诊断是否会增加不必要的干预提出质疑[7]，因此目前的治疗趋势已不再是行一期行开放手术（包括上肾切除、输尿管膨出切除、膀胱底/颈部重建和输尿管再植），而是更倾向于保守治疗和更微创的治疗方案[9]。

七、非手术治疗

在一些情况下，UC 本身并不需要手术治疗。

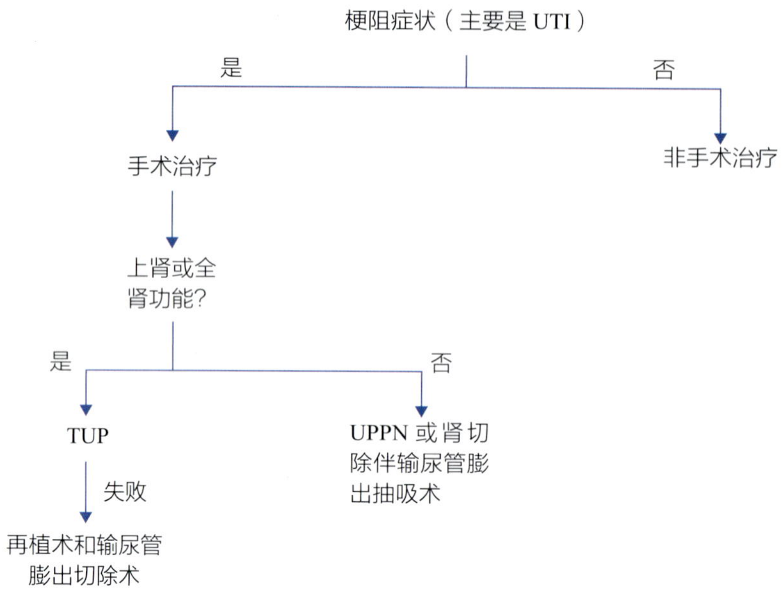

▲ 图 43-9　UC 的治疗流程[7]

TUP. 经尿道输尿管膨出穿刺减压术；UPPN. 重复肾上肾切除术；UTI. 泌尿系感染

由于大多数 UC 是在产前诊断出来的，但并没有症状，因此对于没有明显的尿路梗阻的患儿可以考虑非手术治疗（表 43-1）[14]。

Shankar 等[17]报道了 52 例 UC 患儿，其中 14 例行保守治疗。非手术治疗的指征为重复肾上肾无功能，下肾无梗阻，下肾无或有轻度的膀胱输尿管反流，无膀胱出口梗阻。对于上肾功能大于 10% 的患者，需要考虑行手术干预。随访中位时间为 8 年，随访期间保守治疗组没有患儿接受手术或出现尿路感染。作者认为，这些保守治疗的患儿也得到了预期治疗效果。

Coplen 和 Austen[18]报道了 8 例伴有囊性肾发育不良的 UC 患儿，4 例发生在单一集合系统中，4 例发生在重复肾中，均未行手术治疗。随访过程中所有患儿囊性肾发育不良合并的积水逐渐减轻，同侧和对侧的反流也都逐渐消失。有 1 例患儿因无临床症状未行膀胱造影检查，因此假定其反流消失。在平均 36 个月的随访期间，只有 1 例患儿出现泌尿系感染。

Han 等[19]报道了 13 例行保守治疗的 UC 病例，与 Shankar 的研究结论不同，他们认为，上肾功能并不是手术治疗的指征，对这些患者需行 MAG3 肾核素扫描评估是否存在梗阻，如果存在严重梗阻，则需进行手术治疗。

Gander 等的研究[7]同意上述观点，对于上肾有功能的患儿如采取保守治疗时应评估梗阻情况。基于他们的研究和之前的研究结果，他们认为无症状且没有梗阻的患儿，保守治疗是安全的，定期随访超声即可。对于上肾有功能的患儿，随访时应特别注意是否存在梗阻，可行 MAG3 肾脏核素扫描检查。

Direnna 和 Leonard[20]的研究结果也支持对特定的患儿可采取保守治疗。该队列研究仅代表了产前诊断为 UC 的少数患者，同时也强调了产前发现的 UC 行个体化治疗的重要性。

综上所述，对于非梗阻性无感染症状的输尿管膨出患儿，尤其是患肾无功能的发育不良肾脏，即使存在反流，也很少需要手术治疗。根据文献报道，对于产前诊断的无梗阻症状或体征的输尿管膨出患儿，首选非手术治疗。然而，任何保守治疗的患儿都应予以随访，如果出现 BOO、症状性 UTI 或上尿路梗阻明显加重，都应考虑手

表 43-1　输尿管膨出非手术治疗的研究

参考文献	临床表现（例数）	非手术治疗指征	是否预防性应用抗生素	随访时间	接受手术人数	泌尿系感染人数	VUR（例数）	肾积水好转 / 多囊性肾发育不良萎缩
Shankar 等[17]	产前发现（14）	下肾功能＜10% 下肾无梗阻 下肾 VUR＜3 级 无膀胱出口梗阻	是	中位时间，8 年（1.6～12.8 年）	0	0		肾积水好转（6/14）
Coplen 和 Austin[18]	产前发现（8）	多囊性肾发育不良	—	中位时间，3 年（1.2～4.5 年）	0	1		多囊性肾发育不良萎缩（8/8）
Han 等[19]	产前发现（10）	上肾无梗阻	是	中位时间，3.42 年（1～8 年）	进行性梗阻加重（1）	3	同侧下肾 VUR，3 级（2）	发育不良肾萎缩（3）
	泌尿系感染（3）	多囊性肾发育不良			泌尿系感染（3）		同侧下肾 VUR，4 级（3）	肾积水好转（6）
Direnna 和 Leonand[20]	重复肾（6） 单一集合系统（4）	下肾 VUR≤3 级 下肾无梗阻 无膀胱出口梗阻	是	中位时间，5 年（1～11 年）	0	0	同侧下肾 VUR，≤3 级（4）	肾积水好转（6） VUR 自愈（2）

VUR. 膀胱输尿管反流

术治疗[9]。需要强调的是，这类病例只占很少一部分。

八、手术治疗

对于存在梗阻或有临床症状的患儿需要手术干预。

（一）TUP

少部分患儿因尿路梗阻程度较轻，诊断年龄偏大，但目前在发达国家，绝大多数UC患儿都是通过产前超声诊断出来的，因此出现了新生儿期的早期治疗。除了诊断模式的改变之外，麻醉和内镜技术的发展也使手术干预的时机越来越早[21]。因此，UC 患儿的手术年龄逐渐变小，而且年龄较小的患儿也适合创伤更小的内镜手术[22]。

事实上，内镜下经尿道 UC 穿刺减压术是一种广泛应用的微创治疗方法，可以给 UC 减压并降低发生 UTI 的风险，同时可避免或推迟在婴儿期行膀胱手术[9]。此外，它是一种相对简单的手术，可以作为日间手术进行（图 43–10）。

在一些复杂病例或急症情况下，TUP 也可作为一种治疗选择。

对于出生时即出现全身感染和氮质血症、梗阻严重或输尿管膨出经尿道脱出造成膀胱出口梗阻的 UC 患儿，TUP 是首选的治疗方法。该治疗

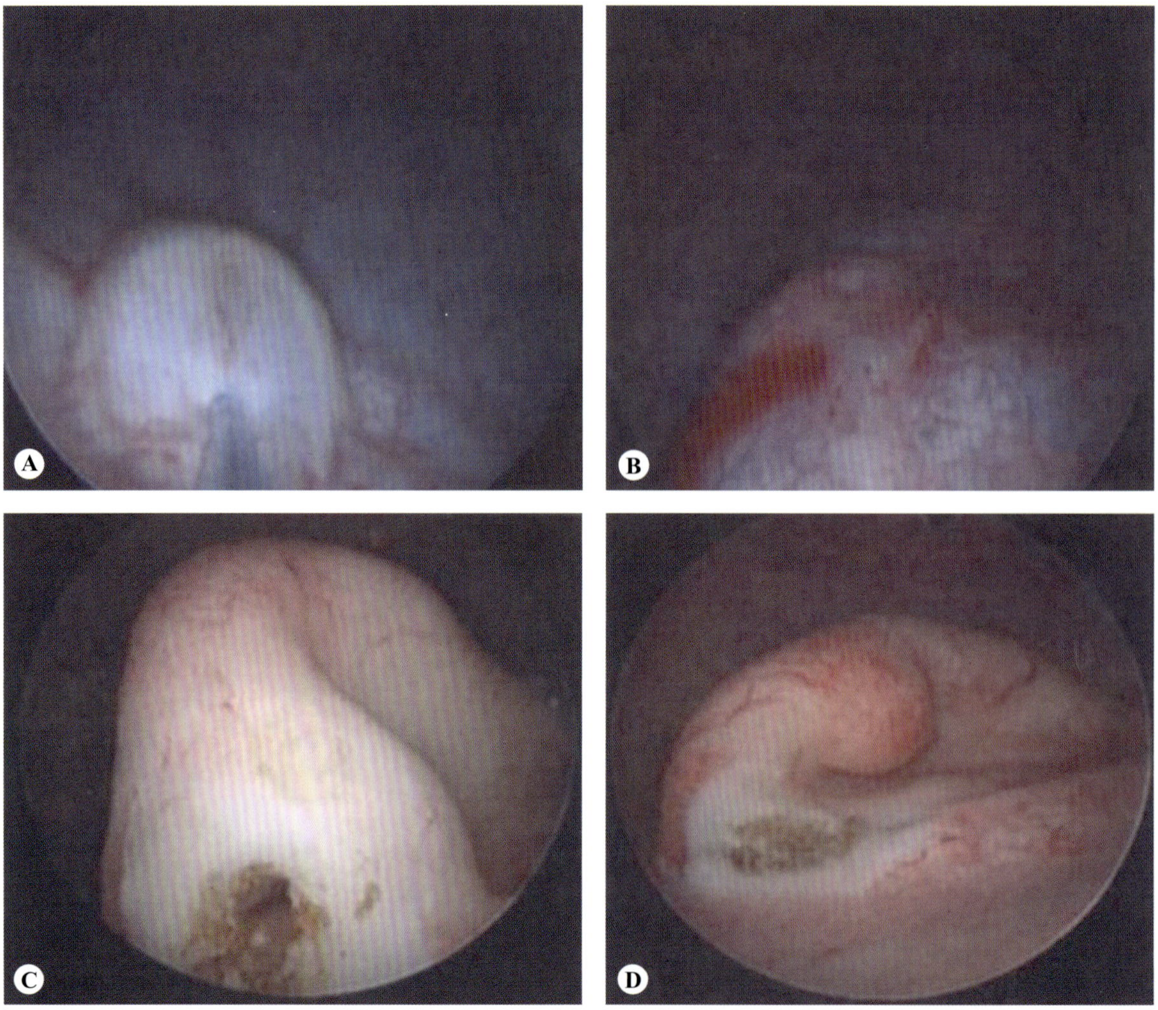

▲ 图 43–10　膀胱内 UC 行 TUI 手术时（A）及穿刺减压后的 UC 图片（B），以及另一例膀胱内 UC 患儿刚刚穿刺后（C）和完全减压后（D）的 UC 图片

照片由 Dr. A. A. Caldamone 提供

可以使肾脏减压，更快控制感染，对于某些病例仅行 TUP 就可治愈。

在择期手术中，术前需明确 UC 的类型和位置、上尿路解剖和功能，以及是否存在同侧和（或）对侧的 VUR。在过去，治疗方案的制定主要基于 UC 的位置，单纯膀胱内 UC 首选内镜治疗，合并重复肾的异位 UC 建议行上尿路手术或下尿路完全重建手术。再手术率是评价 TUP 手术成功的主要参考指标。事实上，TUP 是大多数膀胱内单纯输尿管膨出患儿的有效治疗方法，在这类病例中，70%～80% 的患儿可通过 TUP 减压而无反流发生[10, 23]。目前 TUP 还可用于治疗异位 UC[13, 23–26]，也有医生将 TUP 联合注射治疗应用于 UC 合并严重反流的病例中[27]。

虽然 TUP 对于上尿路梗阻在短期内是有效的解决方法，但在大多数异位 UC 中，TUP 可能不是最终的治疗方法[23, 24, 26, 28, 29]。许多患儿需要多次 TUP 才能充分减压，而且如果有持续性梗阻、反复感染、持续或新发反流仍需重建手术。此外，对于术前无反流的患儿，输尿管膨出切开或穿刺后可能会发生反流而需再次手术，但出现新发反流的机制尚不清楚[24, 27]。考虑到这些问题，传统上认为异位 UC 需行上尿路手术治疗。然而，也有研究显示[13]TUP 对于不同位置的 UC 在治疗效果方面没有差异，因此作者认为在临床上区分原位和异位 UC 的意义不大；而且即使需要二次手术，先行 TUP 治疗也可以通过解除梗阻对患肾功能进行更好的评估，并且输尿管减压后有利于再次的膀胱手术，避免了行输尿管裁剪[8]。

关于 UC 的治疗，医生可能更关注上肾输尿管的减压，但在治疗中也必须考虑合并患侧下肾或对侧肾的 VUR 的处理。此外，TUP 术后出现新发 VUR 或使原有 VUR 加重都有可能使治疗进一步复杂化[14]。一些研究表明，无论是否存在反流，都可以行 TUP 治疗，同时可采用内镜下注射治疗重复肾下肾输尿管反流或 TUP 治疗后引起的反流[9]。然而，TUP 术后的 VUR 一般可以保守治疗，因为它往往会自愈。但如果 VUR 有症状，还是需要治疗的，内镜下注射是首选[7]。

Adorisio 及其同事[30]报道了 46 例连续收治的 UC 病例，不论术前是否存在反流均采用了 TUP 治疗。在 14 例术前伴有 VUR 的患者中，10 例在术后随访中反流自愈，4 例经内镜下注射治疗。所有患儿中有 5 例在 TUP 术后出现了同侧上肾的反流，其中两例自愈，而另外两例则进行了内镜下注射治疗。

对于肾脏功能较差或无功能的 UC 行 TUP 治疗后，患侧肾脏发生并发症风险（如 UTI、尿石症、高血压、恶性肿瘤）尚不清楚[9]。当上肾分肾功能低于 10% 有临床症状的患儿，上肾切除术（upper pole nephrectomy，UPPN）一直被认为是安全有效的治疗方式，但也不都是必要的。囊性发育不良的上肾合并感染或其他并发症的概率较低，因此对于这部分患者是否真正需要 UPPN 治疗是我们需要思考的问题[7]。Chertin 及其同事[31, 32]研究了发育不良肾脏或肾功能较差患儿仅行 TUP、术后远期的并发症情况，结果显示，这种治疗并不会增加并发症的发生率，以及需再行上肾切除的手术率。

TUP 术后需要个体化的随访。在全身感染的情况下，通过 TUP 急性减压后需住院接受注射抗生素治疗和监测。在择期手术患儿中，TUP 通常是门诊手术。

术后影像学检查应包括在术后 4～6 周的超声和 VCUG 检查。在术后通常需要预防性使用抗生素，直至影像学检查评估没有反流[9]。

（二）技术

TUP 需要膀胱镜设备来进行输尿管膨出的减压。

近年来，TUP 已成为 UC 的首选治疗术式[10, 11]。有几种不同的 TUP 方法，如电切、冷刀切开及近期的激光穿刺减压。

TUP 通常使用 8F 或 10F 膀胱镜和 3F 单极电切装置。切割电流应设置足够高，以确保穿刺彻底。最好在膀胱部分充盈的情况下进行穿刺，使 UC 处于最大状态以便于穿刺。膀胱内型的UC应在靠近膀胱底部、斜向上方进行单部位穿刺，使得UC瘪陷的部分在膀胱内建立抗反流机制；同时靠近膀胱底在UC远端切开，可以防止术后反流[8, 9]。对于异位UC，可以在近膀胱颈处对UC的膀胱内部分进行单部位穿刺[9]。过去，认为有必要在尿道内进一步切开UC，以降低UC减压后造成膀胱出口梗阻的发生率，但目前认为只要UC在膀胱内的部分得到充分减压，即使UC延伸至尿道，也不会有梗阻[8]。

（三）激光

在1987年，Ehrlich[33]首次报道了经膀胱镜用激光（Nd:YAG激光）治疗儿童后尿道瓣膜，该报道中的6名男性患儿（年龄7—20月龄）通过经皮膀胱造口以顺行方式进行了手术。自那时起，激光被开始被使用，但仅用于治疗PUV，病例数也很少。在2000年，Bhatnagar等[34]又报道了一组23例年龄稍大的PUV患儿（年龄3月龄—9岁），同样使用了Nd:YAG激光进行治疗。

Marr于2002年首次应用激光对儿童UC进行穿刺减压治疗，该研究中他使用Ho:YAG激光治疗了14例患儿，UC减压率达到100%。激光对厚和薄的输尿管膨出均能进行有效减压，无须再次手术。Marr也是第一个在儿童患者中使用钬激光的医生[22]。

Ho:YAG激光是目前内镜下治疗儿童UC的最新技术[35]。Ho:YAG激光是一种固态脉冲激光器，能发出2100nm的光，它结合了二氧化碳和Nd:YAG激光的特性，通过单一导丝进行组织切割和凝血。由于钬激光波长可以通过光纤传输，它特别适合内镜手术，消融发生在组织表面，达到精准切开，热损伤区范围为0.5～1.0mm，这种强度对于凝血也是足够的[36]。与Nd:YAG激光相比，钬激光具有精度高、穿透较浅、不同组织间差异性小、对组织热损伤小等优点[21]。

在2013年，Mandal首先报道了Ho：YAG激光在临床中的应用，并将其与电切进行比较[37]，虽然该研究没有UC病例，但这是迄今为止报道钬激光治疗儿童PUV病例数最多的临床研究。他回顾性分析了40例经钬激光治疗的患儿（平均年龄24个月），并与另外40例接受电切治疗的患儿进行了对比，结果发现，钬激光治疗组手术时间明显缩短，拔管后自主排尿率高，但两组在降低再手术率、尿道狭窄和尿失禁方面无显著差异。尽管研究结果令人鼓舞，但该研究的平均年龄为24月龄（3—60月龄），并没有新生儿患者[21, 37]。

目前仅有少数文献报道了应用激光消融技术治疗新生儿（＜28天）尿道瓣膜或输尿管膨出。Biewald和Schier[38]首次报道了使用Nd:YAG激光治疗13例PUV患儿。2006年，Jankowski和Palmer首次报道了使用激光治疗新生儿UC[35]，他们用Ho:YAG激光治疗了4例UC患儿（共有5侧输尿管膨出），其中2例为异位UC合并重复肾，1例为膀胱内UC，1例为膀胱内双侧UC同时治疗；术后超声和VCUG结果显示，5个输尿管膨出中有4个（80%）经一次治疗好转，1例患儿在术后第46天时因减压不明显再次手术；所有患儿术中、术后均未出现膀胱穿孔、膀胱颈或尿道括约肌损伤、尿路感染等并发症；4例患儿术后无新发VUR，2例膀胱内UC患儿术前术后均无VUR，2例异位UC患儿中有1例在术前术后均存在VUR，而另外1例没有VUR。Pagano[21]在最近的文章中报道了应用Ho:YAG激光治疗新生儿UC（8例）和后尿道瓣膜（9例），术后3个月所有UC均得到部分或完全减压，并且肾积水也得到改善，术后VUR较术前无改变（包括新发反流、反流加重或好转）；3例患儿有持续性VUR，最终行输尿管再植术，这些患儿均是重复肾下肾输尿管反流。该研究由于样本量较小，因此研究结果并不能支持Ho:YAG激光可以广泛应用于UC治疗，但该研究是目前有关Ho:YAG激光应用在新生儿病例中、样本量最大的报道。

激光治疗在新生儿中有如下优势。

• 激光光纤更细，更适合新生儿的解剖结构[35]。随着技术的发展，已有适合新生儿的较小型号的膀胱镜，除了能获得清晰的视野，也可使用激光光纤进行治疗，因为光纤比较纤细可以很容易地通过膀胱镜的工作通道，对液体灌注也没有影响。在Pagano[21]的研究中，用较细的激光光纤（200μm）治疗新生儿UC，研究认为激光穿刺更精准，同时激光可以通过汽化作用破坏掉碎裂的组织。虽然小型Bugbee电极也可用于新生儿膀胱镜，但在Pagano等的研究中，激光光纤精度更高也更容易控制[21]。另外，Jankowski和Palmer的研究中他们使用了更粗的激光光纤（365μm或550μm），仅有1例使用了200μm光纤。使用较细激光光纤的患儿出现了减压失败，再次手术时用550μm的光纤成功进行了减压。由于激光光纤的大小决定了UC穿刺部位的大小，因此使用较细激光光纤治疗的患儿再手术率相对较高[35]。

- 与Bugbee电极相比，激光光纤没有超出切口的热效应。既能保证穿刺的精准性，也可以进行多次穿刺，而Bugbee电极穿刺点则相对较大[35]。激光能量不仅保持了与电凝一样的止血效果，而且还具有热损伤小，使组织较早地进行上皮再生修复。这些优点使激光在泌尿外科的多个领域得到广泛应用，包括治疗尿道狭窄和输尿管狭窄。
- 激光的能量可以使组织汽化，而不是像电灼、探针和冷刀只能进行简单地烧灼、刺穿或切割组织。与其他技术相比，激光穿刺点不会闭合[35]，闭合率低于常规穿刺、切开和电灼[22]。
- TUP术后可能会引起VUR。研究曾显示，采用传统技术时，术后反流的发生率为18%～27%。而使用激光行TUP手术精度高、穿孔较小，可降低反流的发生率。然而，这一观点还有待于进一步证实。

九、胎儿期干预

胎儿下尿路梗阻是一种罕见复杂的疾病，出生死亡率高、预后差。随着20世纪70年代胎儿超声的发展，胎儿介入手术［从最初的膀胱穿刺到后来的膀胱羊膜腔分流术（vesicoamniotic shunting，VAS）、最近的胎儿膀胱镜检查］可以降低这些患儿的死亡率，并减缓或逆转疾病造成的肾损伤。然而，胎儿干预的利弊仍然存在争议。在LUTO胎儿干预治疗的研究中，由于样本量小、随访数据有限及胎儿干预标准存在差异，其利弊尚无定论[39]。

由于LUTO中泌尿道解剖和肾脏病理存在异质性，在胎儿期进行干预具有一定挑战性。PUV是LUTO的主要病因，但其他疾病（如尿道闭锁、尿道狭窄、UC和梅干腹部综合征）也会引起LUTO，由于梗阻原因不同，引起的梗阻程度及肾脏病理改变也有所不同，所有这些均增加了LUTO的复杂性。动物和人类的研究都认为发育中的肾脏可因尿路梗阻而受到损害，梗阻的程度和梗阻发生的时间对肾损伤的严重程度有直接影响，可以导致继发性肾发育不良或囊性肾发育不良，可发生在单侧或双侧，通常在妊娠后期才能发现。在LUTO中也经常伴发其他原发性肾脏发育异常，如肾发育不全或肾小球囊性病[39, 40]。

为了区分哪些患儿需要胎儿干预并从中受益，得克萨斯儿童医院胎儿医学中心于2012年提出了一个LUTO的分期标准，根据肾损伤相关的胎儿尿液生物标志物的表达情况、羊水量（代表了梗阻的严重程度）、影像学检查中是否存在肾发育不良或肾囊性病变进行了LUTO的分期（表43–2）[41]。

对于患肾脏疾病或肺发育不全风险较低的患儿（Ⅰ期），不建议胎儿期干预。伴有严重LUTO体征的患儿，发生进行性肾损伤或肺发育不全的风险很高，虽然当时没有严重的肾损害（Ⅱ期），也建议VAS治疗，有些情况下需要多次放置VAS引流管。对于那些在评估时已经存在严重LUTO合并肾脏疾病（Ⅲ期）的患儿，胎儿干预需个体化选择，通常基于胎儿膀胱容量或膀胱穿刺后的膀胱灌注容量[39, 41]。

一旦决定行胎儿期干预，就需要考虑“如何干预”。过去常采用胎儿膀胱造口术进行治疗[42]。

表 43-2 胎儿下尿路梗阻严重程度分期[41]

	Ⅰ期（轻度下尿路梗阻）	Ⅱ期（严重的下尿路梗阻，产前检查提示胎儿肾功能尚可）	Ⅲ期（严重的下尿路梗阻，产前检查提示胎儿肾功能异常）
羊水量	正常	羊水过少或羊水缺乏	羊水过少，通常会有羊水缺乏
胎儿肾脏的回声	正常	高回声	高回声
肾皮质囊肿	无	无	可伴发
肾发育不良	无	无	可伴发
胎儿尿液生化检查	良好	三次连续检查结果良好	三次连续检查结果不良
胎儿干预	无干预指证	可以预防肺发育不良和严重的肾功能损害	可能会预防肺发育不良，但不能预防出生后肾功能损害；还需要进一步研究证实

也可选择胎儿膀胱羊膜腔分流术，但管道脱出率较高，而且该技术在过去的20～25年内并没有进展。宫内胎儿膀胱镜是一个新技术，但具有较大挑战性，目前的经验多来自PUV的治疗，这在新生儿中就很困难，尤其是在早产、低体重出生儿中，更不用说在胎儿中了。此外，瓣膜切除有时并不能完全解除尿路梗阻，从而导致上尿路持续扩张和肾功能恶化。宫内胎儿无法固定，以及治疗时间窗口有限，使得这一技术更为困难[39]。

通常UC发生在单侧，可能只引起输尿管梗阻。然而，有时较大的UC也会脱出阻塞尿道导致BOO[43]。当胎儿被诊断UC导致BOO时，一般定期检查、生后行内镜切开治疗即可。但如果BOO非常严重，有可能会导致双侧肾脏损害、羊水过少、肺发育不全和新生儿死亡时，应考虑胎儿期干预。干预的指征是超声检查提示进行性梗阻加重，如双侧肾积水增加、肾脏高回声和羊水量显著减少[44, 45]。

2001年，Quintero[45]在文章中指出，胎儿UC所致膀胱出口梗阻的产前治疗是胎儿微创手术治疗的里程碑，可应用该项技术在宫内纠正出生缺陷。但这种新的产前干预方法的利弊还有待于进一步研究。

和治疗PUV的方案一样，UC产前治疗包括羊水输注、膀胱羊膜腔分流、超声引导下经皮穿刺切开UC，或者最近的胎儿膀胱镜激光切开UC[43, 46]。与经皮穿刺切开相比，内镜下切开治疗UC可以在直视下精确选择UC切开的大小和部位，并能避免膀胱壁受损[44]。

2001年，Quintero首次报道了经胎儿膀胱镜激光切开治疗UC的病例[45]，在全身麻醉下，在超声引导下将3.5mm鞘管置入胎儿膀胱，胎儿膀胱镜检查显示输尿管膨出从右侧膀胱颈部延伸到尿道，呈盲袋样，使用400μm Nd:YAG激光光纤（Surgical laser Technologies，Montgomeryville，PA，USA）在尿道和膀胱水平穿刺UC进行减压，术中无并发症。术后患儿羊水量增加，妊娠持续到足月，左肾功能得到保护，也避免了羊水过少引起的肺发育不全，但右肾功能未能恢复。只有在出现膀胱出口梗阻和羊水过少的情况下，胎儿期干预可能才是必要的。

第二篇关于胎儿内镜治疗的文献是Montebruno在2015年发表的[47]，他报道了1例26周女性胎儿由于UC脱出，导致间歇性BOO和羊水过少，成功经胎儿内镜治疗。在这个病例中，UC经尿道外口脱出，无须进入胎儿膀胱，在产妇局麻镇静、胎儿肌内注射镇痛药物后，经皮将3mm套管插入羊膜腔，在超声引导和内镜直视下，于外阴大阴唇之间找到脱出的输尿管膨出，用激光光纤轻轻触碰UC（功率为10w），

UC 经穿刺减压后，缓解了上尿路的扩张，使孕期胎儿的羊水保持正常。

2016 年，Persico 等报道了 2 例采用膀胱镜激光穿刺减压治疗胎儿 UC 的病例 [44]。在第一个病例中，使用了标准的 3.3mm 胎儿镜，用直径 400μm 激光光纤，输出功率 10～15W，在内镜下行输尿管膨出穿刺减压，术后肾积水得到改善，羊水容量恢复正常。第二例采用 1.6mm 针式可视内镜，用直径 200μm、输出功率 10～15W 钬激光光纤穿刺 UC 减压，术后肾积水和羊水量也都得到了改善。

Persico 等的经验表明，胎儿膀胱镜激光治疗可以使用比标准 3.3mm 胎儿镜更小的设备（1.6mm），这种设备同样可以提供良好的视野并能使用激光光纤，在此之前还没有关于其用于胎儿 UC 宫内治疗的报道。器械的直径对于胎儿手术尤为重要，因为它与胎膜破裂的风险直接相关。该研究所用的微创技术，在产前干预领域或许有更大的应用范围 [44]。

十、下尿路入路

重复肾畸形的下尿路手术方法包括下尿路完全重建和保留上肾的手术，如同侧输尿管端侧吻合（ipsilateral ureteroureterostomy，IUU）和输尿管肾盂吻合术。

（一）尿路重建（图 43-11）

一直以来，下尿路重建手术很少应用于婴幼儿，因为该手术有损伤膀胱的风险。这些风险包括了输尿管再植术后引起的持续性反流或梗阻、膀胱颈损伤引起的尿失禁、残留的功能差或肾脏发育不良带来的风险。

过去，人们普遍认为这种手术会导致排尿功能障碍，虽然一些研究认为这些患者本身就存在排尿功能障碍。然而，近期一些学者认为在任何年龄都可以做这种手术，而不会影响膀胱功能，即使这种手术在预防尿失禁方面还存在争议 [13, 48, 49]。

Cohen 术式的输尿管再植术可以有效抑制反流，也是治疗 VUR 最有效的术式，但其成功率也不是 100%[49–51]。Beganovic 等 [52] 研究发现，在 53 例患儿术后长期随访中，有 13% 的病例出现 VUR 复发，其中 36% 的患儿需再次手术。因此，下尿路完全重建手术更适合双侧或高级别反流的病例 [49, 50, 53]。

目前很少有人尝试简化这种术式。一方面，Gran 等 [54] 提出，为了避免上尿路手术，即使无功能的肾脏也可行输尿管膀胱再植术，他们研究中的 16 例患儿在平均 5 年的随访中没有出现任何问题，这一结果得到 Wang 等的研究证实 [55]。另一方面，IUU 被认为是一种可选择的术式，即使在上下肾的两根输尿管直径存在显著差异的情况下也可行这种术式 [56, 57]。还有学者提出，为了避免在膀胱内切除 UC 和进行膀胱颈重建，还可以通过膀胱外入路进行输尿管再植 [10, 58]。

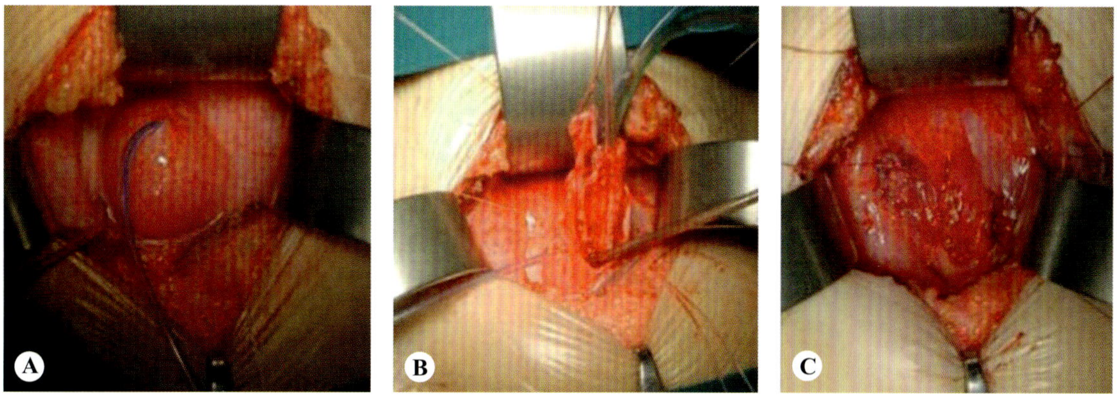

▲ 图 43-11　重复肾合并膀胱内 UC 行 UC 切除及输尿管再植手术

下尿路重建手术需要切除远端输尿管膨出的黏膜后壁，并对变薄的膀胱后壁进行修补，以确保有足够的膀胱肌层支撑。在一些病例中输尿管膨出延伸至尿道内，完整切除膨出是比较困难的，甚至在切除时会损伤括约肌、在女性患儿中造成尿道阴道瘘。Shimada 等 [59] 认为，在这种情况下，为了不遗留瓣膜样结构，需尽量沿输尿管膨出远端边缘切除，可以电灼后部的黏膜上皮，而不是完全切除黏膜层。

（二）保留上肾的手术方式

一些研究认为上肾保留手术（IUU）对整体肾功能的恢复有限，并且会增加一些患儿的手术并发症。Vates 及其同事的研究 [60] 发现，在接受上肾切除术的 31 例患儿中，总体肾功能平均下降仅为 2.25%。

当重复肾畸形合并 UC 造成上肾输尿管梗阻时，将重复肾的上下肾输尿管进行端侧吻合是一种很好的术式，尤其是当上肾不需要切除时 [14]。因此，IUU 术式越来越多被用于重复肾上肾输尿管梗阻且上肾功能较好的病例 [9, 61, 62]。此外，腹腔镜和机器人辅助腹腔镜下的 IUU 术式，也让医生更愿意用该方法治疗重复肾合并异位输尿管开口。相比上肾切除术，IUU 术式保留了上肾功能，避免了肾脏手术的风险，尤其是下肾损伤风险。因此，在一些病例中微创 IUU 是一个很好的治疗选择。但 Vates 等 [60] 反对将该术式应用于上肾无功能、下肾输尿管存在高级别反流及上肾输尿管严重扩张的病例。

经腹腔镜 IUU 术式是安全可行的 [63, 64]，该手术除了专业的腹腔镜外科医生之外，还需要掌握腔镜下精细的缝合、重建技术，仍然具有一定挑战性 [65]。微创 IUU 手术的临床经验目前仍有限，有关疗效和并发症的研究也较少。大多数医生认为该术式仅适用于没有 VUR 的患儿，以避免将反流引入功能正常但解剖异常的上肾 [62, 63, 66]。然而，不论上肾输尿管的扩张程度、上肾有无功能及是否存在同侧反流，一些中心都采用 IUU 术式来治疗重复肾 [57, 67]。研究认为，即使下肾存在反流，也可同时行 IUU 和下肾输尿管膀胱再植术，但术后可能会出现持续性 VUR[56, 57]。

已有多个研究报道使用机器人辅助腹腔镜进行 IUU 手术，机器人手术的优势包括良好的 3D 放大视野、过滤震颤、类似手腕一样灵活的操作方式等，这些都会降低并发症的发生，同时具有小切口的美容效果 [61, 68–70]。此外，与传统腹腔镜缝合技术要求较高相比，机器人辅助腹腔镜手术可以降低学习曲线，提高了婴幼儿行 IUU 微创手术的比例 [71]。与传统腹腔镜手术相比，这些特点使手术医生的灵巧度提高了近 50%，操作性失误减少了 93%[72]，这些对于需要精准缝合确保吻合口通畅的手术（如 IUU）非常重要。对比机器人辅助腹腔镜手术和开放手术在儿童 IUU、肾盂成形术和膀胱外输尿管再植术的疗效，发现两组患儿在手术时间、失血量和并发症发生率上无明显差异，但机器人手术组的患儿住院时间略短于开放手术组，其术后随访中肾积水改善率也更高 [73–75]。早期考虑到儿童手术空间较小限制了机器人手术在儿童患者的应用，只有少数报道在婴儿中应用了机器人手术 [76–78]。然而，随着越来越多的研究证实了机器人手术的安全有效性，其适用范围在儿科也逐渐扩大。

十一、上尿路手术

重复肾畸形的上尿路手术通常包括上下肾盂吻合术、上输尿管与下肾肾盂吻合术和上肾切除术。前两种很少应用，因为与上肾切除术相比，它们几乎没有优势，而且发生并发症的概率更高 [9, 60]。

上肾切除术 + 输尿管部分切除术

与 IUU 相比，上肾切除术被认为是一种疗效更确切的手术，它适用于重复肾畸形合并上肾输尿管异位开口、下肾无反流的患儿，手术成功率可达 85%[26, 28, 79]。上肾切除术也被认为是一种“简单”的方法，相比 IUU，上肾切除术更适合上肾功能较差的病例（图 43–12）。

根据 Michaud 的研究 [80]，由于上肾切除术避

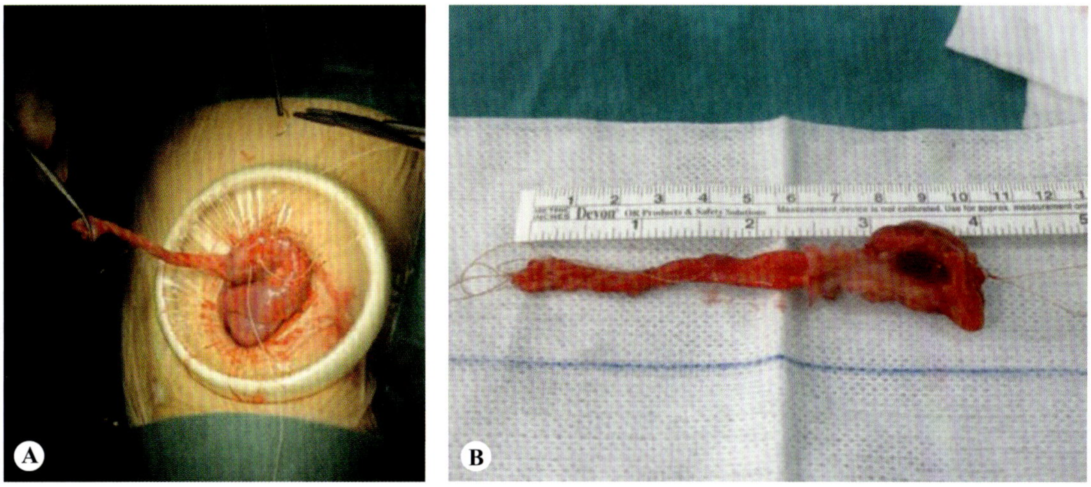

▲ 图 43-12 上肾及输尿管切除术照片
A. 向近端游离扩张的输尿管；B. 切除发育不良的上肾、肾盂及扩张的输尿管

免了对远端输尿管的解剖游离，同时避免了保留发育不良上肾可能引起的风险，如高血压、肾盂肾炎，因此上肾切除术优于 IUU 术式。但上肾切除术也存在损伤下肾导致肾功能丢失的风险，也可能会造成下肾持续或新发的 VUR，以及远端输尿管残端综合征而需要再次手术。

对于上肾功能低下、无同侧 VUR 的患儿，有研究显示上肾切除术是有效的治疗方法。但该术式也存在一些并发症，包括患侧肾功能减低、VUR 引起 UTI、术后新发 VUR 及需要再次手术。对于上肾切除后对肾功能影响仍然缺乏长期的随访研究。

上肾切除可通过经腹膜后腹腔镜手术[81-86]、经腹腔的腹腔镜手术[31, 32, 55, 87-90]、经腹膜后机器人辅助腹腔镜手术[91]和经腹腔的机器人辅助腹腔镜手术[92, 93]。与开放手术相比，这些术式具有一定优势。首先，开放手术需要游离整个肾脏才能更好地显露，操作过程中可能会导致肾蒂扭转，从而损伤正常下肾[85, 94]；相比之下，腹腔镜手术游离范围小，对肾蒂的牵拉少[82]，降低了下肾血管痉挛和损伤的风险[70]。此外，微创手术可缩短住院时间，切口美容效果较好，也没有延长手术时间[95]。

不论经腹腔还是经腹膜后入路手术，在手术时间、住院天数和止痛药的使用方面均优于开放手术[31, 32, 83, 93]。与腹膜后入路相比，在儿童患者中经腹腔途径行腹腔镜上肾切除术是更快、更安全、更容易掌握的手术，因为经腹腔途径可以获得更大的手术空间，肾脏的解剖结构可以得到更好的显露，输尿管可以更低位地切除，避免遗留下合并反流的输尿管残端[96, 97]；此外，在低年龄患儿中，经腹膜后入路的腹腔镜手术可能会中转开放手术，尤其是 6 月龄以下的患儿[84, 86, 98]，对于 1 岁以内患儿由于腹膜后空间狭小、操作空间有限，以及经腹膜后很难将输尿管切除至膀胱顶部附近，一些医生建议经腹膜后腔镜手术应在 1 岁以上患儿进行[97]。但腹膜后入路的腔镜手术也有一定优势，如更好显露肾脏及肾蒂血管，对肾脏周围游离较少，同时降低了对腹腔器官损伤和术后肠粘连的风险，这些对儿童患者也很重要[99]。

一些医生推荐用机器人辅助腹腔镜行上肾切除术[93]，因为机器人手术可以提供更清晰和放大倍数更高的 3D 视野，手术器械更加灵活，大部分病例使用两个操作通道就能完成手术，手术并发症的发生率也更低[92]。机器人手术可以更精准地区分上下肾的血管及解剖分界，更好地保护下肾及其血管和输尿管。Malik 等[100]报道了机器人辅助腹腔镜手术可以准确地识别上下肾的输尿管，从而避免了通过术前放置输尿管支架以帮助术中辨认输尿管的操作步骤。

对于重复肾合并 VUR 的患儿，上肾切除术并不是根治性手术。Husmann 及其同事[26, 28]的研究发现，在合并反流的异位输尿管膨出的患儿中，内镜下膨出切开和上肾切除仅在 16% 的病例中是有效的。还有研究认为，在上肾切除术后，患侧下肾或对侧输尿管新发反流的发生率为 40%～50%[19, 26, 28, 101]。

据报道，与其他三种术式（下尿路完全重建、上、下尿路同期手术和分期下尿路重建）相比，上肾切除的术后的反流率明显增加[16]。虽然对于没有出现反流的患儿上肾切除术疗效确切，但对于术后仍存在输尿管膨出的患儿可能需要行后续的膀胱手术治疗反复 UTI 和反流。

致谢

感谢美国布朗大学外科（泌尿外科）和儿科的 Anthony A. Caldamone 教授提供的图片（图 43-2、图 43-8 和图 43-10）。

参考文献

[1] Chwalla R. The process of formation of cystic dilatations of the vesical end of the ureter and of diverticula at the ureteral ostium. Urol Cutan Rev. 1927;31:499.
[2] Tanagho EA. Embryologic basis for lower ureteral anomalies: a hypothesis. Urology. 1976;7:451-64.
[3] Stephens FD. Aetiology of ureteroceles and effects of ureteroceles on the urethra. Br J Urol. 1968;40(4):483.
[4] Stephens D. Caecoureterocele and concepts on the embryology and aetiology of ureteroceles. Aust N Z J Surg. 1971;40:239-48.
[5] Ericsson NO. Ectopic ureterocele in infants and children; a clinical study. Acta Chir Scand Suppl. 1954;197:1-93.
[6] Keating MA. Ureteral duplication anomalies: ectopic ureters and ureteroceles. In: The Kelalis-King-Belman textbook of clinical pediatric urology. 5th ed. Informa Healthcare UK Ltd.; 2007.
[7] Gander R, Asensio M, Royo GF, et al. Evaluation of the initial treatment of ureteroceles. Urology. 2016;89:113-7.
[8] Merlini E, Lelli CP. Obstructive ureterocele-an ongoing challenge. World J Urol. 2004;22:107-14.
[9] Timberlake MD, Corbett ST. Minimally invasive techniques for management of the ureterocele and ectopic ureter: upper tract versus lower tract approach. Urol Clin North Am. 2015;42:61-76.
[10] Merguerian PA, Taenzer A, Knoerlein K, et al. Variation in management of duplex system intravesical ureteroceles: a survey of pediatric urologists. J Urol. 2010;184:1625.
[11] Merguerian PA, Byun E, Chang B. Lower urinary tract reconstruction for duplicated renal units with ureterocele. Is excision of the ureterocele with reconstruction of the bladder base necessary? J Urol. 2003;170:1510-3.
[12] Shokeir AA, Nijman RJ. Ureterocele: an ongoing challenge in infancy and childhood. BJU Int. 2002;90:777-83.
[13] Castagnetti M, El-Ghoneimi A. Management of duplex system ureteroceles in neonates and infants. Nat Rev Urol. 2009;6:307-15.
[14] Pohl HG. Recent advances in the management of ureteroceles in infants and children: why less may be more. Curr Opin Urol. 2011;21:322-7.
[15] Weiss DA. Management of ureterocele? The search for the holy grail. J Urol. 2015;193:398-9.
[16] Cohen SA, Juwono T, Palazzi KL, et al. Examining trends in the treatment of ureterocele yields no definitive solution. J Pediatr Urol. 2015;11:29.e1-6.
[17] Shankar KR, Vishwanath N, Rickwood AM. Outcome of patients with prenatally detected duplex system ureterocele; natural history of those managed expectantly. J Urol. 2001;165:1226-8.
[18] Coplen DE, Austin PF. Outcome analysis of prenatally detected ureteroceles associated with multicystic dysplasia. J Urol. 2004;172:1637.
[19] Han MY, Gibbons MD, Belman AB, et al. Indications for nonoperative management of ureteroceles. J Urol. 2005;174:1652-5.
[20] Direnna T, Leonard MP. Watchful waiting for prenatally detected ureteroceles. J Urol. 2006;175:1493-5.
[21] Pagano MJ, van Batavia JP, Casale P. Laser ablation in the management of obstructive uropathy in neonates. J Endourol. 2015;29(5):611-4.
[22] Marr L, Skoog SJ. Laser incision of ureterocele in the pediatric patient. J Urol. 2002;167:280.
[23] Di Renzo D, Ellsworth PI, Caldamone AA, et al. Transurethral puncture for ureterocele-which factors dictate outcomes? J Urol. 2010;184:1620.
[24] Jayanthi VR, Koff SA. Long-term outcome of transurethral puncture of ectopic ureteroceles: initial success and late problems. J Urol. 1999;162:1077.
[25] Sander JC, Bilgutay AN, Stanasel I, et al. Outcomes of endoscopic incision for the treatment of ureterocele in children at a single institution. J Urol. 2015;193:662-6.
[26] Husmann DA, Ewalt DH, Glenski WJ, et al. Ureterocele associated with ureteral duplication and a nonfunctioning upper pole segment: management by partial nephroureterectomy alone. J Urol. 1995;154:723-6.

[27] Calisti A, Perrotta ML, Coletta R, et al. An all-endo approach to complete ureteral duplications complicated by ureterocele and/or vesicoureteral reflux: feasibility, limitations, and results. Int J Pediatr. 2011;2011:103067.
[28] Husmann D, Strand B, Ewalt D, et al. Management of ectopic ureterocele associated with renal duplication: a comparison of partial nephrectomy and endoscopic decompression. J Urol. 1999a;162:1406.
[29] Cooper CS, Passerini-Glazel G, Hutcheson JC, et al. Long-term followup of endoscopic incision of ureteroceles: intravesical versus extravesical. J Urol. 2000;164:1097.
[30] Adorisio O, Elia A, Landi L, et al. Effectiveness of primary endoscopic incision in treatment of ectopic ureterocele associated with duplex system. Urology. 2011;77:191.
[31] Chertin B, Rabinowitz R, Pollack A, et al. Does prenatal diagnosis influence the morbidity associated with left in situ nonfunctioning or poorly functioning renal moiety after endoscopic puncture of ureterocele? J Urol. 2005;173:1349.
[32] Chertin B, Ben-Chaim J, Landau EH, et al. Pediatric transperitoneal laparoscopic partial nephrectomy: comparison with an age-matched group undergoing open surgery. Pediatr Surg Int. 2007;23:1233-6.
[33] Ehrlich RM, Shanberg A, Fine RN. Neodymium:YAG laser ablation of posterior urethral valves. J Urol. 1987;138: 959-62.
[34] Bhatnagar V, Agarwala S, Lal R, et al. Fulguration of posterior urethral valves using the Nd:YAG laser. Pediatr Surg Int. 2000;16:69-71.
[35] Jankowski JT, Palmer JS. Holmium: yttrium aluminum-garnet laser puncture of ureteroceles in neonatal period. Urology. 2006;68:179.
[36] Wollin TA, Denstedt JD. The holmium laser in urology. J Clin Laser Med Surg. 1998;16:13-20.
[37] Mandal S, Goel A, Kumar M, et al. Use of holmium:YAG laser in posterior urethral valves: another method of fulguration. J Pediatr Urol. 2013;9:1093-7.
[38] Biewald W, Schier F. Laser treatment of posterior urethral valves in neonates. Br J Urol. 1992;69: 425-7.
[39] Farrugia MK, Braun MC, Peters CA, et al. Report on The Society for Fetal Urology panel discussion on the selection criteria and intervention for fetal bladder outlet obstruction. J Pediatr Urol. 2017;13(4):345-51. https://doi.org/10.1016/j.jpurol.2017.02.021. [Epub ahead of print]
[40] Chevalier RL, Thornhill BA, Forbes MS, et al. Mechanisms of renal injury and progression of renal disease in congenital obstructive nephropathy. Pediatr Nephrol. 2010;25:687-97.
[41] Ruano R, Sananes N, Wilson C, et al. Fetal lower urinary tract obstruction—a proposal of standardized multidisciplinary prenatal management based on disease severity. Ultrasound Obstet Gynecol. 2016;48:476-82.
[42] Holmes N, Harrison MR, Baskin LS. Fetal surgery for posterior urethral valves: long term postnatal outcomes. Pediatrics. 2001;108:E7.
[43] Soothill PW, Bartha JL, Tizard J. Ultrasound-guided laser treatment for fetal bladder outlet obstruction resulting from ureterocele. Am J Obstet Gynecol. 2003;188:1107-8.
[44] Persico N, Berrettini A, Fabietti I, et al. New minimally invasive technique for cystoscopic laser treatment of fetal ureterocele. Ultrasound Obstet Gynecol. 2017;50:124-7.
[45] Quintero RA, Homsy Y, Bornick PW, et al. In-utero treatment of fetal bladder outlet obstruction by a ureterocele. Lancet. 2001;357:1947-8.
[46] Hansen WF, Cooper CS, Yankowitz J. Ureterocele causing anhydramnios successfully treated with percutaneous decompression. Obstet Gynecol. 2002;99:953-6.
[47] Torres Montebruno X, Martinez JM, Eixarch E, et al. Fetoscopic laser surgery to decompress distal urethral obstruction caused by prolapsed ureterocele. Ultrasound Obstet Gynecol. 2015;46:623-6.
[48] de Jong TP, Dik P, Klijn AJ, et al. Ectopic ureterocele: results of open surgical therapy in 40 patients. J Urol. 2000;164:2040-3.
[49] Shekarriz B, Upadhyay J, Fleming P, et al. Long-term outcome based on the initial surgical approach to ureterocele. J Urol. 1999;162:1072-6.
[50] Decter RM, Sprunger JK, Holland RJ. Can a single individualized procedure predictably resolve all the problematic aspects of the pediatric ureterocele? J Urol. 2001;165:2308-10.
[51] DeFoor W, Minevich E, Tackett L, et al. Ectopic ureterocele: clinical application of classification based on renal unit jeopardy. J Urol. 2003;169:1092-4.
[52] Beganovic A, Klijn AJ, Dik P, et al. Ectopic ureterocele: long-term results of open surgical therapy in 54 patients. J Urol. 2007;178:251-4.
[53] Gomes J, Mendes M, Castro R, et al. Current role of simplified upper tract approach in the surgical treatment of ectopic ureteroceles: a single center's experience. Eur Urol. 2002;41:323-7.
[54] Gran CD, Kropp BP, Cheng EY, et al. Primary lower urinary tract reconstruction for nonfunctioning renal moieties associated with obstructing ureteroceles. J Urol. 2005;173:198-201.
[55] Wang M, Greenfield SP, Williot P, et al. Ectopic ureterocele in duplex systems: long-term follow up and "treatment free" status. J Pediatr Urol. 2008;4: 183-7.
[56] Lashley DB, McAleer IM, Kaplan GW. Ipsilateral ureteroureterostomy for the treatment of vesicoureteral reflux or obstruction associated with complete ureteral duplication. J Urol. 2001;165:552-4.
[57] Chacko JK, Koyle MA, Mingin GC, et al. Ipsilateral ureteroureterostomy in the surgical management of the severely dilated ureter in ureteral duplication. J Urol. 2007;178:1689-92.
[58] Lewis JM, Cheng EY, Campbell JB, et al. Complete excision and marsupialization of ureterocele: does choice of surgical approach affect outcome? J Urol. 2008;180:1819-23.
[59] Shimada K, Matsumoto F, Matsui F. Surgical treatment for ureterocele with special reference to lower urinary tract reconstruction. Int J Urol. 2007;14:1063-7.
[60] Vates TS, Bukowski T, Triest J, et al. Is there a best alternative to treating the obstructed upper pole? J Urol. 1996;156:744-6.
[61] Van Batavia JP, Casale P. Robotic surgery in pediatric urology. Curr Urol Rep. 2014;15:402-8.
[62] Prieto J, Ziada A, Baker L, et al. Ureteroureterostomy via inguinal incision for ectopic ureters and ureteroceles without ipsilateral lower pole reflux. J Urol. 2009;181:1844-8.

[63] Olguner M, Akgur FM, Turkmen MA, et al. Laparoscopic ureteroureterostomy in children with a duplex collecting system plus obstructed ureteral ectopia. J Pediatr Surg. 2012;47:e27-30.
[64] Gonzalez R, Piaggio L. Initial experience with laparoscopic ipsilateral ureteroureterostomy in infants and children for duplication anomalies of the urinary tract. J Urol. 2007;177:2315-8.
[65] Corbett ST, Burris MB, Herndon CD. Pediatric robotic-assisted laparoscopic ipsilateral ureteroureterostomy in a duplicated collecting system. J Pediatr Urol. 2013;9:1239. e1-2.
[66] Leavitt DA, Rambachan A, Haberman K, et al. Robotassisted laparoscopic ipsilateral ureteroureterostomy for ectopic ureters in children: description of technique. J Endourol. 2012;26:1279-83.
[67] McLeod DJ, Alpert SA, Ural Z, et al. Ureteroureterostomy irrespective of ureteral size or upper pole function: a single center experience. J Pediatr Urol. 2014;10:616-9.
[68] Traxel EJ, Minevich EA, Noh PH. A review: the application of minimally invasive surgery to pediatric urology: lower urinary tract reconstructive procedures. Urology. 2010;76:115-20.
[69] Thiel DD, Badger WJ, Winfield HN. Robot-assisted laparoscopic excision and ureteroureterostomy for congenital midureteral stricture. J Endourol. 2008;22: 2667-9.
[70] Peters CA. Laparoscopy in pediatric urology. Curr Opin Urol. 2004;14:67-73.
[71] Biles MJ, Finkelstein JB, Silva MV, et al. Innovation in robotics and pediatric urology: robotic ureteroureterostomy for duplex systems with ureteral ectopia. J Endourol. 2016;30:1041-8.
[72] Moorthy K, Munz Y, Dosis A, et al. Dexterity enhancement with robotic surgery. Surg Endosc. 2004;18:790-5.
[73] Lee NG, Corbett ST, Cobb K, et al. Bi-institutional comparison of robot-assisted laparoscopic versus open ureteroureterostomy in the pediatric population. J Endourol. 2015;29:1237-41.
[74] Lee RS, Retik AB, Borer JG, et al. Pediatric robot assisted laparoscopic dismembered pyeloplasty: comparison with a cohort of open surgery. J Urol. 2006;175:683-7.
[75] Smith RP, Oliver JL, Peters CA. Pediatric robotic extravesical ureteral reimplantation: comparison with open surgery. J Urol. 2011;185:1876-81.
[76] Bansal D, Cost NG, Bean CM, et al. Infant robot-assisted laparoscopic upper urinary tract reconstructive surgery. J Pediatr Urol. 2014;10:869-74.
[77] Kutikov A, Nguyen M, Guzzo T, et al. Robot assisted pyeloplasty in the infant-lessons learned. J Urol. 2006;176:2237-9.
[78] Finkelstein JB, Levy AC, Silva MV, et al. How to decide which infant can have robotic surgery? Just do the math. J Pediatr Urol. 2015;11:170 e1-4.
[79] El-Ghoneimi A, Farhat W, Bolduc S, et al. Retroperitoneal laparoscopic vs open partial nephroureterectomy in children. BJU Int. 2003;91:532-5.
[80] Michaud JE, Akhavan A. Upper pole heminephrectomy versus lower pole ureteroureterostomy for ectopic upper pole ureters. Curr Urol Rep. 2017;18:21. https://doi.org/10.1007/s11934-017-0664-0.
[81] Jayram G, Roberts J, Hernandez A, et al. Outcomes and fate of the remnant moiety following laparoscopic heminephrectomy for duplex kidney: a multicenter review. J Pediatr Urol. 2011;7:272-5.
[82] Valla JS, Breaud J, Carfagna L, et al. Treatment of ureterocele on duplex ureter: upper pole nephrectomy by retroperitoneoscopy in children based on a series of 24 cases. Eur Urol. 2003;43:426-9.
[83] Lee RS, Retik AB, Borer JG, et al. Pediatric retroperitoneal laparoscopic partial nephrectomy: comparison with an age matched cohort of open surgery. J Urol. 2005;174:708-11.
[84] Wallis MC, Khoury AE, Lorenzo AJ, et al. Outcome analysis of retroperitoneal laparoscopic heminephrectomy in children. J Urol. 2006a;175:2277-80.
[85] You D, Bang JK, Shim M, et al. Analysis of the late outcome of laparoscopic heminephrectomy in children with duplex kidneys. BJU Int. 2010;106:250-4.
[86] Wallis MC, Khoury AE, Lorenzo AJ, et al. Outcomes analysis of retroperitoneal laparoscopic heminephrectomy in children. J Urol. 2006b;175:2277-80.
[87] Wang DS, Bird VG, Cooper CS, et al. Laparoscopic upper-pole heminephrectomy for ectopic ureter: surgical technique. J Endourol. 2003;17:469-73.
[88] Garcia-Aparicio L, Krauel L, Tarrado X, et al. Heminephroureterectomy for duplex kidney: laparoscopy versus open surgery. J Pediatr Urol. 2010;6:157-60.
[89] Denes FT, Danilovic A, Srougi M. Outcome of laparoscopic upper-pole nephrectomy in children with duplex systems. J Endourol. 2007;21:162-8.
[90] Cabezali D, Maruszewski P, Lopez F, et al. Complications and late outcome in transperitoneal laparoscopic heminephrectomy for duplex kidney in children. J Endourol. 2013;27:133-8.
[91] Olsen LH, Jorgensen TM. Robotically assisted retroperitoneoscopic heminephrectomy in children: initial clinical results. J Pediatr Urol. 2005;1:101-4.
[92] Mason MD, Anthony Herndon CD, Smith-Harrison LI, et al. Robotic-assisted partial nephrectomy in duplicated collecting systems in the pediatric population: techniques and outcomes. J Pediatr Urol. 2014;10:374-9.
[93] Lee RS, Sethi AS, Passerotti CC, et al. Robot assisted laparoscopic partial nephrectomy: a viable and safe option in children. J Urol. 2009;181:823-8.
[94] Cascio S, Winning J, Flett ME, et al. Open versus prone retroperitoneoscopic partial nephrectomy in children: a comparative study. J Pediatr Urol. 2011;7:61-4.
[95] Smaldone MC, Sweeney DD, Ost MC, et al. Laparoscopy in paediatric urology: present status. BJU Int. 2007;100:143-50.
[96] Esposito C, Escolino M, Miyano G, et al. A comparison between laparoscopic and retroperitoneoscopic approach for partial nephrectomy in children with duplex kidney: a multicentric survey. World J Urol. 2016;34:939-48.
[97] Esposito C, Miyano G, Caione P, et al. Retroperitoneoscopic heminephrectomy in duplex kidney in infants and children: results of a multicentric survey. J Laparoendosc Adv Surg Tech A. 2015;25:864-9.

[98] Leclair MD, Vidal I, Suply E, et al. Retroperitoneal laparoscopic heminephrectomy in duplex kidney in infants and children: a 15-year experience. Eur Urol. 2009;56:385-9.
[99] Joyeux L, Lacreuse I, Schneider A, et al. Long-term functional renal outcomes after retroperitoneoscopic upper pole heminephrectomy for duplex kidney in children: a multicenter cohort study. Surg Endosc. 2017;31:1241-9.
[100] Malik RD, Pariser JJ, Gundeti MS. Outcomes in pediatric robot-assisted laparoscopic heminephrectomy compared with contemporary open and laparoscopic series. J Endourol. 2015;29:1346-52.
[101] Coplen DE, Duckett JW. The modern approach to ureteroceles. J Urol. 1995;153:166-71.

第 44 章　后尿道瓣膜：胎儿和新生儿特点
Posterior Urethral Valves: Fetal and Neonatal Aspects

Lisieux Eyer de Jesus　João Luiz Pippi-Salle　著
肖元宏　译

后尿道瓣膜（posterior urethral valves，PUV）是最常见的尿道梗阻形式。该疾病在男性活产新生儿中发病率为 1∶(5000～8000)[1]。PUV 是围产期死亡的重要原因，也是婴儿和儿童期肾衰竭最常见的原因之一（1/3 的 PUV 患儿进展为终末期肾衰竭，PUV 占接受肾移植儿童的 15%），5 级肾衰竭很少见（7∶1 000 000 新生儿），但几乎完全由 PUV/ 胎儿尿道梗阻和双侧肾发育不全 / 发育不良决定。在现代转诊中心，这类新生儿可能通过透析存活：大约 80% 存活到学龄前[2]，但代价是致残率非常高，并且需要对幼儿进行肾移植。

本章的目的是探讨 PUV 在胎儿期和婴儿期特点，尤其是涉及该疾病的诊断和治疗干预方面。

一、后尿道瓣膜：定义和病理生理学

PUV 是引起近端（后）尿道部分阻塞的黏膜小叶。它们的胚胎起源是有争议的。

Young[3] 将 PUV 分为 3 种类型（图 44–1）。

Ⅰ型，最常见（约 95%）：膜状不完整小叶，位于尾部和前部，形状为新月形，凹面朝向其起源的精阜。

Ⅱ型，现在被认为在临床上无关紧要：二尖瓣从精阜到膀胱颈呈头侧方向。

Ⅲ型（约 5%）：膜状同心穿孔隔膜位于后尿道，靠近精阜。

最近，Dewan 和 Goh[4] 提出了一个统一的概念，表明 PUV 实际上是一种独特的疾病，由起源于 Wolffian 导管最尾端的先天性后尿道膜阻塞（congenital obstructing posterior urethral membrane，COPUM）引起，当导管与发育中的泄殖腔（妊娠第 4 周）膜的消融方式不同，阻塞程度不同，影响肾脏、输尿管和膀胱。对于这些作者，COPUM 应与 Cobb 项圈区分开来，Cobb 项圈是一种位于尿道外括约肌附近的横向部分阻塞物。

胎儿对尿道梗阻的反应以膀胱肌肉壁的增生和肥大为特征。逼尿肌的功能和解剖反应性改变，以及特定胶原类型的沉积增加，决定了进行性增厚、肌肉过度活跃和膀胱顺应性丧失。在妊娠早期，膀胱表现为扩大的充满液体的结构（巨膀胱），并演变为增厚、低容量、低顺应性的假性憩室器官。

膀胱排空是以胎儿生命中的高压为代价的。后方压力决定了输尿管肾积水，通常与肾实质萎缩有关。膀胱输尿管反流或末端输尿管功能性阻塞可继发于膀胱高压、逼尿肌肥大和膀胱顺应性低。

发育中肾脏的持续阻塞决定了结构异常，即单侧，或双侧发育不良。远端小管受影响最大，

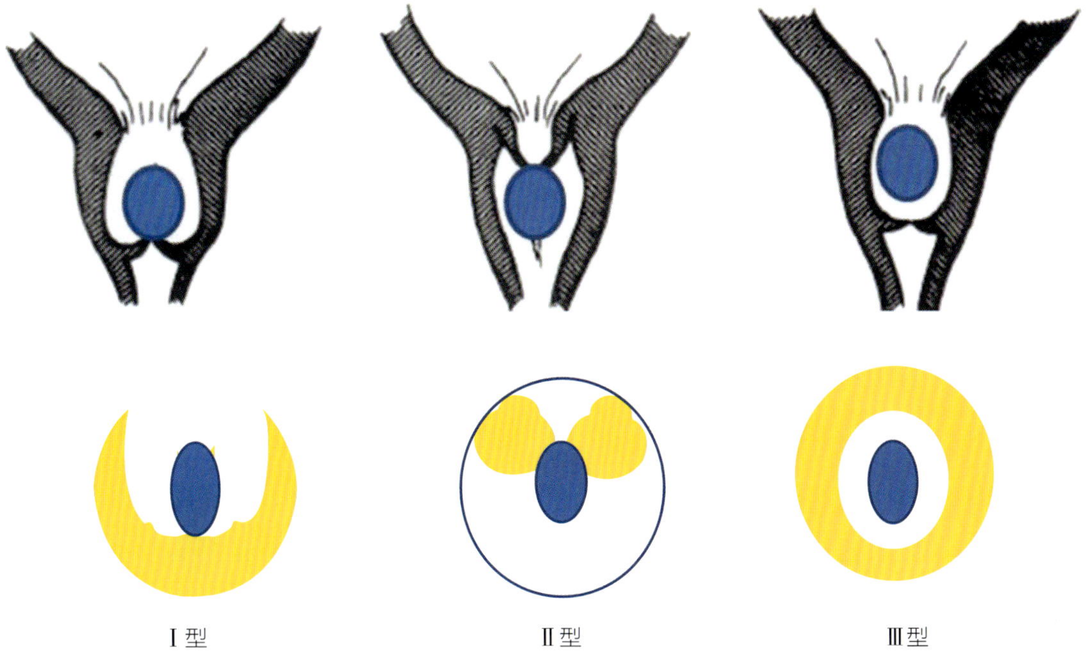

▲ **图 44-1　后尿道瓣膜 3 种类型的示意**

上行：解剖视图，冠状切面。下行：内镜视图（黄色瓣膜）。精阜：蓝色圆圈

导致浓缩能力有限和假性醛固酮增多症样多尿综合征，在梗阻解除后暂时或永久持续存在（梗阻后利尿）。

由于胎儿尿液是羊水的主要成分，因此胎儿期严重的尿道梗阻可能导致妊娠中期的羊水过少。羊水过少的严重程度具有预后和治疗意义，并且必须在妊娠期间对具有提示 PUV 的图像的胎儿进行监测。羊水量减少会导致继发性肺发育不全，因为肺部的正常发育需要吸入羊水。羊水过少也可能导致形态异常，尤其是马蹄足，严重时会导致面部畸形（波特面容）。严重的 PUV 病例可导致产前胎儿死亡。图 44-2 说明了与 PUV 相关的尿路畸形的许多特征。

二、PUV：产前方面

产前超声检查现在是常规检查，在妊娠早期、中期和晚期至少进行 3 次评估。PUV 通常在妊娠第 16 周开始诊断，在肾脏形成和尿液作为羊水的主要成分之后，尽管可能会更早看到一些迹象，尤其是在严重的情况下。

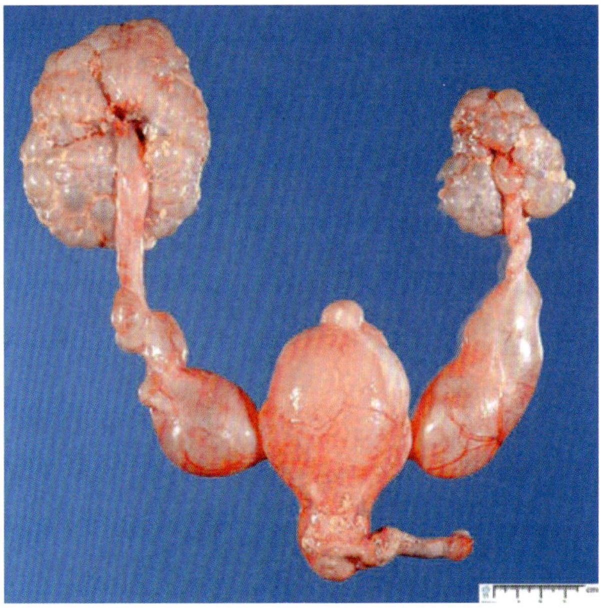

▲ **图 44-2　严重 PUV 胎儿的尸检（双侧肾发育不良、输尿管肾积水、逼尿肌增厚和后尿道扩张）**

该疾病通常在孕中期被发现，由一系列症状（男性、双侧输尿管肾积水、巨膀胱、后尿道扩张和羊水过少）引起。提示 PUV 的主要超声信

号具体如下。

- 男性胎儿（PUV 男孩独有）。
- 羊水过少，这也是预后不良的迹象。
- 巨膀胱（定义为孕早期膀胱直径纵向≥7mm。
- 和孕中晚期胎儿膀胱纵向直径≥孕周（周）+12mm[5]。早期诊断提示预后较差[6]。巨膀胱存在于＜1% 的妊娠，大多数持续性病例是由 PUV 引起的（图 44-3）。胎儿巨膀胱的鉴别诊断是阻塞性问题（主要是 PUV）、暂时性成熟现象，还是综合征胎儿中的一个组成部分。专业的超声医师应注意以下事实：从妊娠中期开始，膀胱排空失败 45min 提示梗阻[1]。
- 膀胱 / 巨膀胱增厚。
- 双侧输尿管肾积水是典型的，但大约 15% 的胎儿存在单侧扩张。
- 肾发育不良（高回声肾脏、多发性皮质囊肿、皮质髓质分化丧失）。
- 后尿道扩张（锁孔征），在一半的 PUV 病例中可检测到，但特异度低（可能在 1/3 的非 PUV 下尿路梗阻病例中检测到[1]）（图 44-4）。

胎儿 MRI 也可以记录相同的发现（图 44-5）。主要的鉴别诊断是梅干腹综合征、后尿道的其他尿道阻塞（狭窄和闭锁）、尿道前瓣膜、空洞膨出或憩室、阻塞性脱垂输尿管膨出、先天性巨尿道、与逼尿肌 – 括约肌协同失调相关的严重膀胱输尿管反流[7]和巨膀胱 – 巨输尿管 – 小结肠关联。

如前所述，任何疑似 PUV 的胎儿都需要密切监测妊娠，以检测该疾病的两种主要胎儿并发症。

- 羊水过少（提示继发性肾损伤和发育不良，与肺发育不全和胎儿呼吸功能不全直接相关）。羊水过少是考虑对 PUV 病例进行宫内治疗的触发因素。
- 胎儿腹水或肾周尿瘤，通常继发于后方压力造成的肾盏破裂。膀胱破裂极为罕见。

未来的肾脏预后主要取决于肾脏发育不良的体征，尤其是高回声、皮质囊肿和皮质髓质分化

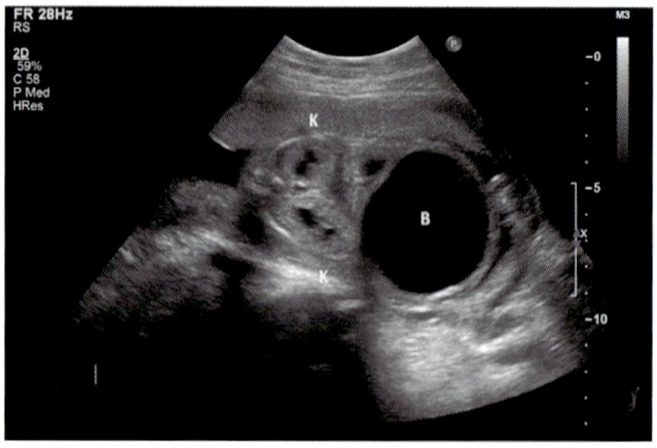

▲ 图 44-3　17 周胎儿的超声检查：由 PUV 引起的巨囊肾

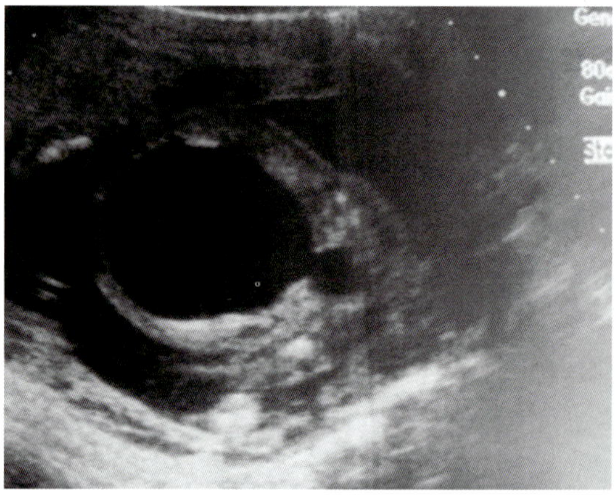

▲ 图 44-4　巨膀胱胎儿超声和逼尿肌增厚膀胱锁孔征

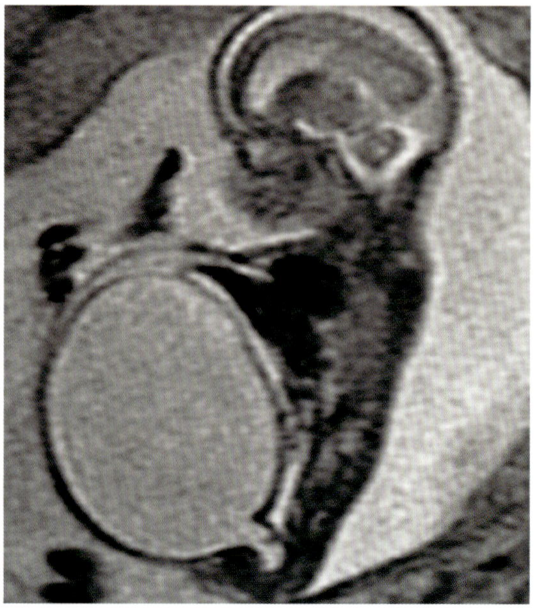

▲ 图 44-5　胎儿 MRI，后尿道瓣膜，显示巨膀胱和后尿道扩张

丧失[8, 9]（图 44–6）。减压前的总实质面积 / 皮质体积也被建议作为预后标志物，但到目前为止还没有产前列线图[8, 10, 11]。较低的尿 TGF-β_1、TNF-α 和微量白蛋白提示预后较好，并且这些标志物在减压后逐渐降低[12]。最近，一些作者提出某些遗传标记（拷贝数变异）也可能影响 PUV 病例的肾脏预后[13]。胎儿尿液 / 羊膜肽谱也正在研究中，以寻找胎儿尿路梗阻的预后标志物[14]。

还有一些证据表明，产前检测 PUV 可以提供更好的预后[15]，可能是在设备更好的中心计划分娩，在那里新生儿可能接受专业的肾脏病学护理，包括根据需要进行透析。此外，文献中存在明显的偏倚，因为预后差的病例随机出生在欠发达国家，而在发达国家，胎儿诊断为严重疾病会进行流产，因此选择预后好的病例。

可以通过以下方式进行胎儿干预以治疗 PUV。

- 反复膀胱穿刺术。
- 膀胱羊膜腔分流术。
- 宫内顺行经膀胱激光瓣膜消融术（intrauterine antegrade transvesical laser valve ablation，ITVLA）。
- 羊膜腔灌注（用于妊娠晚期，以避免在严重晚期羊水过少的情况下早产）。
- 腹腔内分流术治疗严重胎儿腹水（不常见）。

VAS 或 ITVLA 仅适用于未受其他严重畸形影响的遗传正常胎儿的早期、严重或进行性羊水过少的单胎妊娠。需要与父母仔细讨论。应考虑孕产妇风险。此外，这些干预措施不能保证未来婴儿的肾功能恢复。PUV 的胎儿治疗确实成功地预防了肺功能不全，但避免肾功能不全的概率要低一些。

报道产前干预的相关文献存在几个偏倚，即对样本量较小、自愿终止的高税收（包括产前治疗后）及胎儿选择的不同标准。最近在严重 LUTO 病例中比较不干预、VAS 和 ITVLA 的研究表明。

- 干预组围产期生存的可能性增加，可能是由于更好的产后肺功能。
- 仅在 ITVLA 组中，肾功能在生命的第一个半年往往更好[16]。

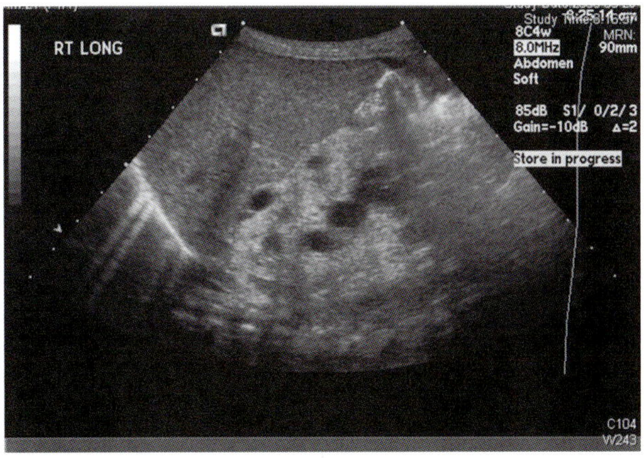

▲ 图 44–6　PUV 婴儿产后超声（高回声肾皮质囊肿）

正如超声，以及经腹经子宫穿刺获得的胎儿尿液分析等表明，胎儿存在不可逆的肾衰竭，就不应该向其提供产前干预了。表 44–1 描述了评估胎儿肾脏活力的最常见标志物（表 44–1）[1]。

VAS 和 ITLVA 更适用于具有羊水过少和预后好的尿标志物的妊娠中期胎儿。VAS 和 ITVLA 都提供更好的围产期存活率（主要是由于避免继发于 PUV 的呼吸功能不全），并且可能降低出生后肾衰竭的发生率，因为选择进行该程序的胎儿属于具有存活肾功能的 PUV 病例。即便如此，这两种方法都无法消除未来肾衰竭的风险，可能是因为胎儿干预是在胚胎肾形成的胚胎期之后进

表 44–1　反复膀胱抽吸获得的胎儿尿液标志物

胎儿泌尿预后标志物	有利的价值观
钠	＜100mEq/L
氯化物	＜90mEq/L
钙	＜8mg/dl
渗透压	＜200mOsm/L
蛋白质	＜20mg/dl
β_2– 微球蛋白	＜6mg/L

行的，因此不能预防肾发育不良。

VAS 是第一个成功的 PUV 胎儿治疗。双猪尾导管经腹插入胎儿膀胱，使器官与羊膜腔连通。该程序是微创的，可以在局部麻醉下进行。使用超声引导的 Seldinger 样穿刺方法。母亲腹壁和子宫壁、胎儿腹壁和膀胱壁被穿刺。插入导丝。双线圈导管插入导丝上。导管的一端位于胎儿膀胱内。另一端穿过胎儿腹壁进入羊膜腔。对母亲的风险相对较小，包括胎膜早破、早产和绒毛膜羊膜感染。胎儿的主要风险是导管脱位（自发、由胎儿生长驱动或被胎儿拉动）、膀胱脱垂和医源性腹裂（图 44–7）。

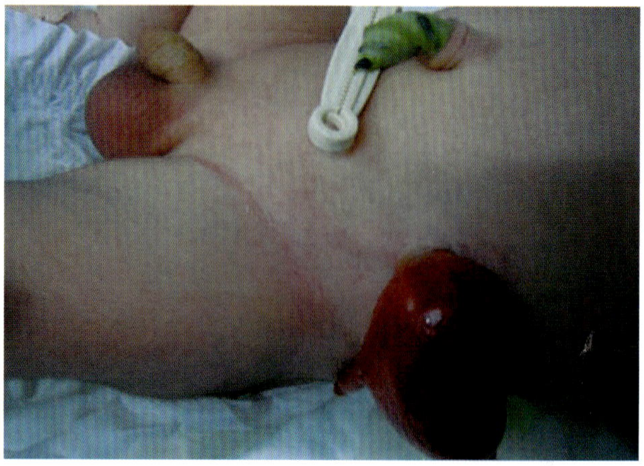

▲ 图 44–7 **PUV 分流婴儿的膀胱脱垂**

VAS 有限的成功率、并发症和该方法的真正的性质（不包括胎儿膀胱循环的姑息性分流术），以及最近的技术进步，产生了 ITVLA，这是一种治疗胎儿 PUV 的新建议。在这种情况下，需要对母体和胎儿进行麻醉。胎儿膀胱通过内镜进入，该内镜在母亲的腹部连续穿过腹壁和子宫壁、胎儿腹壁和膀胱壁。一旦进入膀胱壁，然后使用内镜用激光顺行消融尿道瓣膜。ITVLA 前瞻性系列仍然很少见，但结果表明，胎儿存活率高于 50%、肺发育不全、减少羊水和膀胱解剖正常化、大约 3/4 的患儿出生后肾功能充足 [17–19]。ITVLA 的产科问题与 VAS 相同。该术示不存在导管移动 / 移位、阻塞、解剖外定位和医源性腹裂的风险。理论上，ITVLA 也有利于提供更生理性的膀胱发育。已经报道了严重的泌尿系统并发症（尿道瘘和狭窄）[19]。

三、产后管理

大多数 PUV 病例是在产前诊断出来的，并且双侧输尿管肾积水与产后超声显示逼尿肌增厚有关。在羊水过少和肾和（或）肺发育不全 / 功能不全的情况下，可能会出现波特面容特征。产前诊断为 LUTO 的男婴应在具备新生儿重症监护室（NICU）和儿童肾泌尿专科护理的医院分娩。肺功能不全可能与需要呼吸机相关，早产很常见。呼吸功能不全通常见于妊娠合并严重羊水过少而没有胎儿干预的情况。尝试给这些婴儿通气可能会导致气胸。

产前没有诊断的患儿中，该疾病最常见的表现是继发于尿路感染的围产期败血症。值得注意的是，患有尿路感染的新生儿不会出现大龄儿童中的典型体征。婴儿可能会出现败血症、发育迟缓和拒食，这些都是尿路感染的非特异性特征。

患有 PUV 的新生儿总是存在尿潴留、异常流量和排尿问题。人们不应该放弃这一诊断，即使婴儿似乎经常排尿，尽管通常有微弱的尿流和高排尿后残留 [20]。

婴儿的体格检查可能不引人注意。扩张的肾脏和膀胱可能是可触及的。由于膀胱壁增厚，即使是空膀胱也可能被触及。一些婴儿会出现继发于羊水过少（波特面容、马蹄足）或胎儿干预的问题。相关畸形并不常见。

任何出现双侧输尿管积水的男性新生儿都怀疑是 PUV。任何出现尿路感染 / 尿路脓毒症的男婴都应进行超声检查，如果存在输尿管肾积水和膀胱增厚，则应接受 PUV 的诊断。需要进行以下管理。

- 孩子出生后必须尽快接受确认性超声检查（图 44–8）。
- 任何怀疑患有 PUV 的男婴必须在出生后尽快进行导管插入术。不带球囊的导管是优选的，

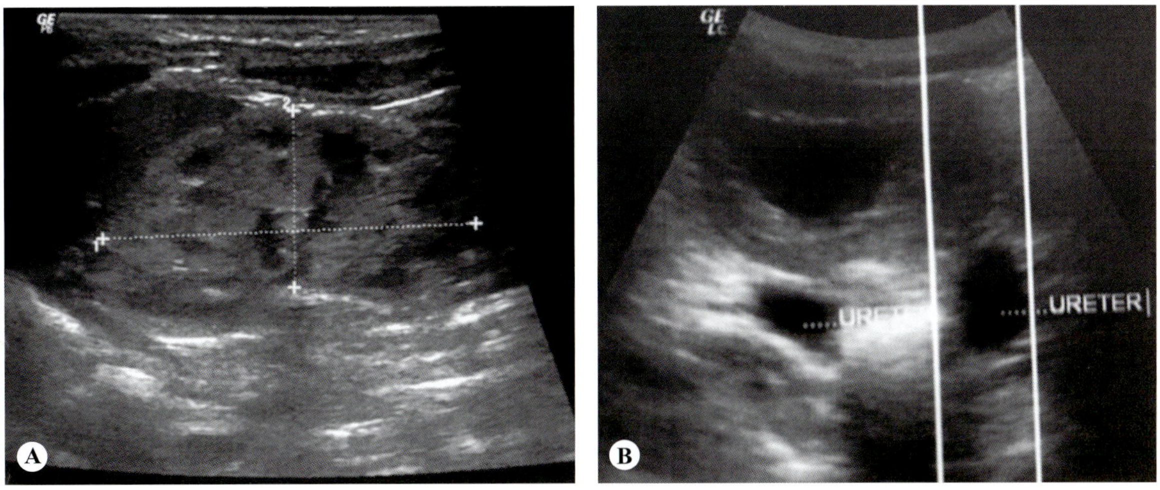

▲ 图 44-8 围产期超声（A. 高回声发育不良肾；B. 膀胱增厚和双侧输尿管扩张）

因为球囊会刺激三角区，并且与具有相同直径的非球囊导管相比，这些导管的引流效果更差。导管插入可能很困难，导管可能会卷曲并停在扩张的后尿道处。在这种情况下，Coudé 导管可能会有所帮助。也可以通过滑动导丝插入末端开口的导管（类似 Seldinger 的技术）。一些作者建议使用双 J 导管[21]，但它们需要通过导丝插入，如果不给孩子镇静剂和不使用内镜，这可能会很困难。大多数足月新生儿可以使用 5～6F 导管进行导尿。早产儿和年龄较小的婴儿可能需要更小的导管。不建议进行膀胱造口术，除非在特殊情况下，当没有其他方法可以进行导尿时。

• 引流后可能会发生梗阻性利尿，需要仔细补充和监测电解质。建议肾脏科会诊来管理此类患者。

• 必须连续跟踪导管插入后的血清肌酐值。应该记住，婴儿生命最初几天的肌酐部分反映了母亲的肌酐值。通常，在第 1 周，肌酐值相对高于正常值，并逐渐下降至正常的儿童期值。只有在第 1 周后，血清肌酐才能完全反映孩子的肾功能。需要保留的两个重要概念包括：①肌酐最低值，定义为最低测量的血清肌酐；②达到肌酐最低点的速度。一般来说，孩子越快达到肌酐最低点，预后越好。许多学者认为，第 1 年最低点>0.85mg/dl（>75μmol/L）预示着未来肾功能不良[22]。

• 如前所述，还应监测儿童的代谢状况，尤其是利尿，因为可能会发生梗阻后利尿。儿童可能出现严重多尿，可能达到>4ml/（kg・h）。需要静脉气体测定和酸中毒的评估 / 治疗，以及血清电解质评估。在没有代偿性摄入的情况下存在脱水风险。严重的 PUV 病例通常表现为远端肾单位功能障碍，并可能表现出假性醛固酮减少症（代谢性酸中毒、低钠血症和高钾血症）。

• PUV 的金标准诊断检查是排尿膀胱尿道造影，应在婴儿稳定后立即进行（图 44-9）。检查不仅显示瓣膜，还可诊断膀胱问题和继发性膀胱输尿管反流。最近有报道称，经会阴超声是一种很好的研究替代方法，其优点是无须将婴儿从 NICU 中取出即可实施，无痛且不存在感染风险，并且没有暴露于辐射。然而，也有缺点，如需要专业知识和明确展示尿道和膀胱解剖结构[23]。经会阴超声是唯一能够显示 PUV 本身的图像检查（图 44-10）。

治疗

1. 瓣膜消融

PUV 的治疗包括使用冷刀（首选）的内镜瓣膜消融（图 44-11）、使用 Bugbee 或钩形电极的电凝和激光电凝[24, 25]。应在 12、5、7 点钟位

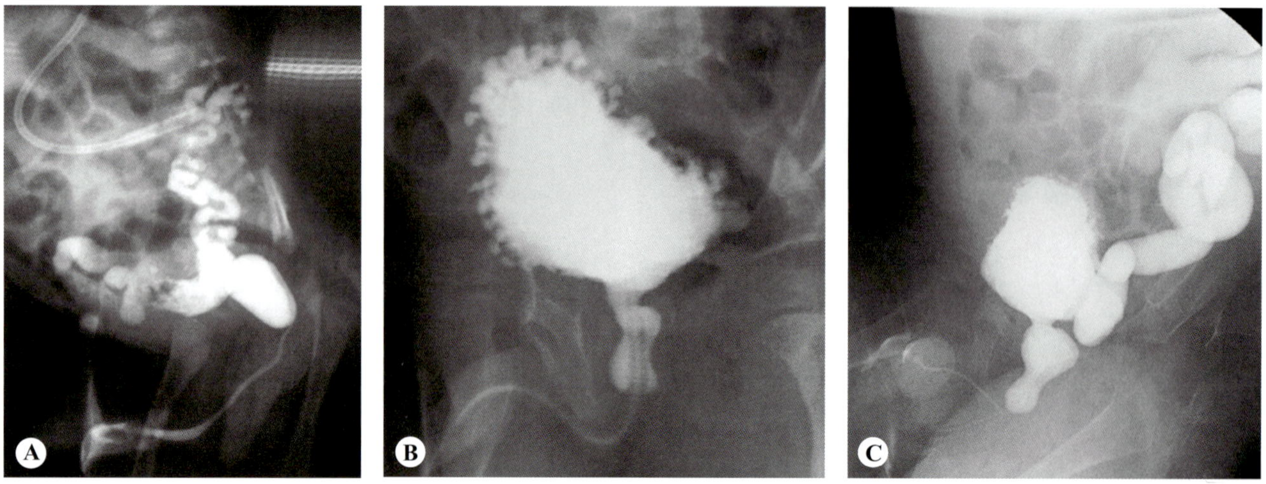

▲ 图 44-9　A. PUV，扩张的后尿道（比膀胱大）和双侧膀胱输尿管反流；B. 小梁膀胱和典型的后尿路扩张和无膀胱输尿管反流；C. 与发育不良的肾相关的 PUV 和左膀胱输尿管反流

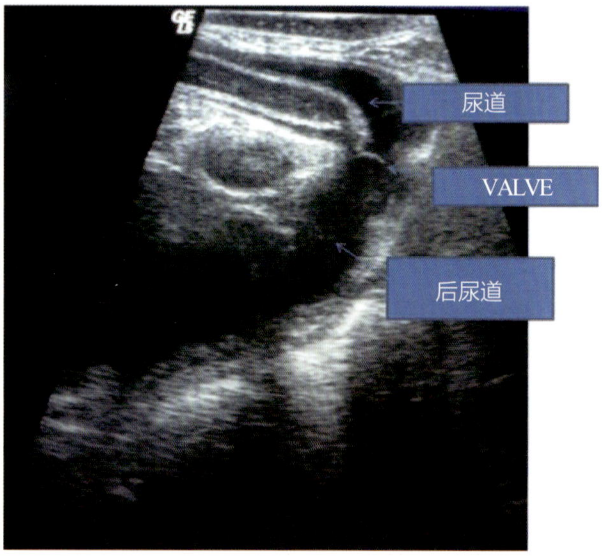

▲ 图 44-10　经会阴超声，显示后尿道瓣膜

置对瓣膜进行消融。应使用温热的冲洗液以避免婴儿体温过低。如果没有合适的内镜设备或患者出现麻醉的高风险，可以使用 Whitaker 钩（绝缘钩针）或 Fogarty 球囊导管对瓣膜进行强力消融，因为该手术可以在 NICU 进行经尿道麻醉[26]。包皮环切术应与消融术同时进行，因为该过程可最大限度地减少术后尿路感染的发生[1]。大多数作者建议在消融后进行排尿膀胱尿道造影，但如果婴儿排尿良好、肾积水减少且肌酐稳定，通常会推迟进行。

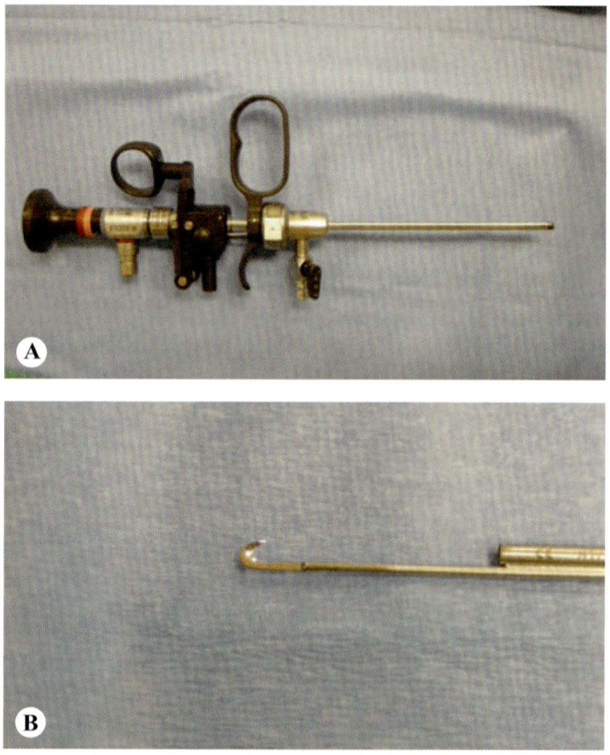

▲ 图 44-11　新生儿电切镜和钩冷刀：消融 PUV 的首选方式

2. 尿流改道

当缺乏足够的仪器或在非常小的婴儿（早产儿）具有小口径尿道而无法进行瓣膜消融时，应使用膀胱造口术。在这种情况下应该毫不犹豫地进行这一手术，因为小尿道的强力器械可能会对

其造成创伤并导致狭窄，这对婴儿来说是一个具有挑战性的问题。虽然被认为是一个简单的手术，但如果做得不好，膀胱造口术很容易出现狭窄。由于增厚的逼尿肌可防止脱垂，因此膀胱穹顶处的开口应较宽。

3. 高分流

高分流（高位输尿管造口术和肾盂造口术）的指征是有争议的，尽管在我们看来，它们在某些情况下是有益的。严重肾衰竭的患者可能受益于皮肤输尿管造口术，可以预防 UTI 和肾功能进一步恶化。经典地用于那些在足够的减压时间后肾功能没有恢复的患者，减压后仍持续严重扩张的患者减压，或者儿童在抗生素治疗和膀胱减压后出现无法治愈的尿路脓毒症。此外，有证据表明，虽然它不能阻止肾衰竭的进展，但这种情况发生得更慢，将透析或移植的需要向后推迟[27]。高分流意味着建造可能难以处理的造口，因为它们太高而无法被尿布保护，并且不能很好地适应尿袋。此外，他们可能会被社会污名化。此外，为了避免输尿管扭结或血供障碍，未来的复原手术可能具有挑战性。其他学者认为，对导管插入术和（或）膀胱造口术无反应的患者具有不可逆的肾脏损伤，这种损伤不会因高分流而得到改善。有时，由于增厚的逼尿肌对远端输尿管的“挤压”，可能会发生高位输尿管的持续扩张。在这种情况下，需要使用抗胆碱能药物进行初始治疗，但如果不成功，我们应该毫不犹豫地进行高位转流。一些学者建议使用 Sober Y 输尿管造口术（图 44-12）来避免膀胱功能障碍，但此过程要求更高（与肾盂成形术相同），这对于不稳定的尿毒症患者（通常是此类干预的候选者）可能存在问题。

尽管高分流存在各种争议和缺点，但一些患者，尤其是那些表现出严重肾损伤的患者，这些患者可能在婴儿期接受肾移植或生活在无法获得移植国家的儿童，需要特别考虑。对于这

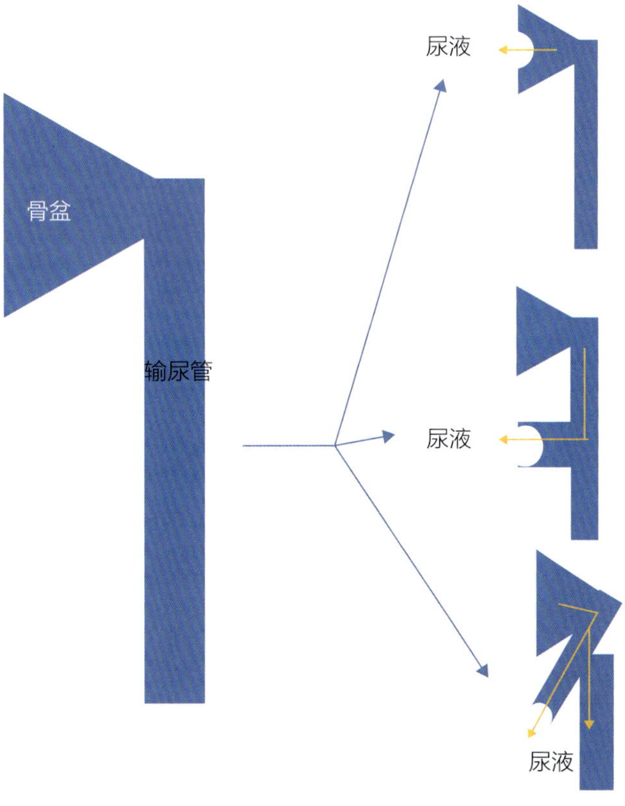

▲ 图 44-12 高分流的图解表示

些儿童来说，高位尿流改道似乎可以延长天然肾脏的寿命并推迟移植的需要[27]。瓣膜消融成功后，预计会出现尿动力学膀胱问题。继发性过度活跃、低顺应性低容量膀胱是出现 PUV 的幼儿的典型特征。多尿症使临床情况复杂化。膀胱功能亢进可以用口服抗胆碱能药治疗，一些群组已经证明从新生儿开始系统治疗是有利的[28]。人们应该抵制增加 PUV 膀胱的诱惑，因为大多数患者的膀胱最终会因为渐进性逼尿肌衰竭而自我扩大，通常发生在儿童期或青春期后期。

膀胱颈肥大也很常见，可以用 α 受体阻滞药治疗。可建议行膀胱颈切开。在这种情况下，医源性尿失禁的风险很难评估，因为尿失禁在这些儿童中很常见，原因是膀胱功能障碍和多尿。

膀胱输尿管反流存在于 30%～50% 的 PUV 病例中，大多数患者在治疗尿道梗阻和尿动力膀胱问题后得以解除。

大约 30% 的 PUV 患者出现肾衰竭。终末肾分布在各年龄组中，通常包括新生儿（表现出严重的产前羊水过少的病例）、幼儿（存活的新生儿期，尤其是多次 UTI 发作后）、学龄儿童（通常为 7—8 岁）和青春期后不久的年轻人和青春期后的成长。

膀胱尿动力问题。一个特殊的群体是出现所谓的 VURD 综合征（与同侧肾发育不良相关的单侧严重膀胱输尿管反流）的患者。一些作者认为，这种非功能性肾脏 – 输尿管系统是一种弹出机制，可保护其他功能性肾脏免受压力回流。尽管这一想法尚未得到证实，但不应切除这种非功能性系统，除非存在无法治疗的重复性尿路感染。扩张的输尿管和肾盂可在需要时用作尿路上皮膀胱增大术，以及单纯的同侧肾脏功能排除在外不是消融手术的理由。

大约 30% 的 PUV 患者出现肾衰竭。终末肾分布在年龄组中，通常是新生儿（表现出严重的产前羊水过少的病例）、幼儿（存活的新生儿期，尤其是多次 UTI 发作后）、学龄儿童（通常为 7—8 岁），以及青春期后不久和青春期后成长的年轻人。

参考文献

[1] Clayton DB, Brock JW III. Lower urinary tract obstruction on the fetus and neonate. Clin Perinatol. 2014;41:643-59.

[2] Misurac J. Chronic kidney disease in the neonate: etiologies, management and outcomes. Semin Fetal Neonatal Med. 2017;22:98-103.

[3] Young HH, Fronz WA, Baldwin JC. Congenital obstruction of the posterior urethra. J Urol. 1919;3:289-365.

[4] Dewan PA, Goh DG. Variable expression of the congenital obstructive posterior urethral membrane. Urology. 1995; 45(3): 507-9.

[5] Taghavi K, Sharpe C, Stringer MD. Fetal megacystis: a systematic review. J Pediatr Urol. 2017;13:7-15.

[6] Farrugia MK. Fetal bladder outlet obstruction: embryo pathology in utero intervention and outcome. J Pediatr Urol. 2016;12:296-303.

[7] Jayanthi VR, Khoury AE, McLorie GA, Agarwal SK. The nonneurogenic neurogenic bladder of early infancy. J Urol. 1997;158:1281-5.

[8] Odeh R, Noone D, Bowlin PR, Braga LH, Lorenzo AJ. Predicting risk of chronic kidney disease in infants and young children at diagnosis of posterior urethral valves: initial ultrasound kidney characteristics and validation of parenchymal area as forecasters of renal reserve. J Urol. 2016;196:862-8.

[9] Matsell DG, Yu S, Morrison SJ. Antenatal determinants of log-term kidney outcome in boys with posterior urethral valves. Fetal Diagn Ther. 2016;39:214-21.

[10] Bilgutay AN, Roth DR, Gonzalez ET Jr, Janzen N, Zhang W, Koh CJ, Gargollo P, Seth A. Posterior urethral valves: risk factors for progression of renal failure. J Pediatr Urol. 2016;12:e1-7.

[11] Pulido JE, Furth SL, Zderic SA, Canning DA, Tasian GE. Renal parenchymal area and risk of ESRD in boys with posterior urethral valves. Clin J Am Soc Nephrol. 2014;9:499-505.

[12] Mandelia A, Bajpai M, Agarwala S, Gupta AK, Kumar R, Ali A. The role of urinary TGF-β1, TNF-α, IL-6 and microalbuminuria for monitoring therapy in posterior urethral valves. Pediatr Nephrol. 2013;28:1992-2001.

[13] Faure A, Bouty A, Caruana G, Williams L, Burgess T, Wong MN, James PA, O'Brien M, Walker A, Bertram JF, Heloury Y. DNA copy number variants: a potentially useful predictor

of early onset renal failure in boys with posterior urethral valves. J Pediatr Urol. 2016;12:227.e1-7.
[14] Klein J, Lacroix C, Caubet C, Siwy J, Zurbig P, Dakna M, Muller F, Breuil B, Stalmach A, Mullen W, Mischak H, Bandin F, Monsarrat B, Bascands JL, Decramer S, Schanstra JP. Fetal urinary peptides to predict postnatal outcome of renal disease in fetuses with posterior urethral valves (PUV). Sci Transl Med. 2013;5:198ra106.
[15] Sarhan OM, Helmy TE, Alotay AA, Alghanbar MS, Nakshabandi ZM, Hafez AT. Dis antenatal diagnosis protect against chronic kidney disease in patients with posterior urethral valves? A multicenter study. Urology. 2013;82:1405-9.
[16] Ruano R, Sananes N, Sangi-Haghpeykar H, Hernandez-Ruano S, Moog R, Becmeur F, Zaloszyc A, Giron A, Morin B, Favre R. Fetal intervention for severe lower urinary tract obstruction: a multicenter case-control study comparing fetal cystoscopy with vesicoamniotic shunting. Ultrasound Obstet Gynecol. 2015;45:452-8.
[17] Sananes N, Cruz-Martinez R, Favre R, Ordorica-Flores R, Moog R, Zalosky A, Giron AM, Ruano R. Two-year outcomes after diagnostic and therapeutic fetal cystoscopy for lower urinary tract obstruction. Prenat Diagn. 2016;36:297-303.
[18] Martinez JM, Masoller N, Devlieger R, Passchyn E, Gomez O, Rodo J, Deprest JA, Gratacos E. Laser ablation of posterior urethral valves by fetal cystoscopy. Fetal Diagn Ther. 2015;37:267-73.
[19] Sananes N, Favre R, Koh CJ, Zalozyk A, Braun MC, Roth DR, Moog R, Becmeur F, Belfort MA, Ruano R. Urological fistulas after fetal cystoscopic laser ablation of posterior urethral valves: surgical technical aspects. Ultrasound Obstet Gynecol. 2015;45:183-9.
[20] Patti G, Naviglio S, Pennesi M, Gregori M, Moressa V, Ventura A. Normal voiding does not exclude posterior urethral valves. Arch Dis Child. 2013;98:634.
[21] Penna FJ, Bowlin P, Alyami F, Bagli DJ, Koyle MA, Lorenzo AJ. Novel strategy for temporary decompression of the lower urinary tract in neonates using a ureteral stent. J Urol. 2015;194:1086-90.
[22] Coleman R, King T, Nicoara CD, Bader M, McCarthy L, Chandran H, Parashar K. Nadir creatinine in posterior urethral valves: how high is low enough? J Pediatr Urol. 2015;11:356.e1-5.
[23] Jesus LE, Fazecas T, Ribeiro BG, Dekermacher S. Transperineal ultrasound as a tool to plan surgical strategies in pediatric urology: back to the future? Urology. 2017;104:175-8. https://doi.org/10.1016/j. urology. 2017. 02.030. [Epub ahead of print].
[24] Pagano MJ, van Batavia JP, Casale P. Laser ablation in the management of obstructive uropathy in neonates. J Endourol. 2015;29:611-4.
[25] Mandal S, Goel A, Kumar M, Singh MK, Singh V, Sankhwar SN, Singh BP, Dalela D. Use of Holmium: YAG laser in posterior urethral valves: another method of fulguration. J Pediatr Urol. 2013;9:2093-7.
[26] Soliman SM. Primary ablation of posterior urethral valves in low birth weight neonates by a visually guided fogarty embolectomy catheter. J Urol. 2009;181:2284-9.
[27] Jaureguizar E, Lopez-Pereira P, Martinez-Urrutia MJ, Espinosa L, Lobato R. Does neonatal pyeloureterostomy worsen bladder function on children with posterior urethral valves? J Urol. 2000;164:1031-3.
[28] Casey JT, Hagerty JA, Maizels M, Chaviano AH, Yerkes E, Linkgren BW, Kaplan WE, Meyer T, Cheng EY. Early administration of oxybutynin improves bladder function and clinical outcomes in newborns with posterior urethral valves. J Urol. 2012;188(4S):1516-20.

第 45 章　子宫阴道积液

Hydrometrocolpos

Devendra K. Gupta　Shilpa Sharma　Kashish Khanna　著
曹剑英　译

子宫阴道积液（hydrometrocolpos，HMC）是一种罕见的女性泌尿生殖系统疾病，子宫和阴道因阴道分泌物或尿液残留而严重扩张。它是由阴道分泌物过多和远端阴道梗阻引起的 [1, 2]。据报道，子宫阴道积液在活产新生儿的发病率是 1/16 000。随着产前超声（USG）和胎儿 MRI 的应用，产前诊断率明显提高。

子宫阴道积液在儿童中发病存在两个年龄高峰期，最初是在新生儿期，此时婴儿在母体激素水平较高的影响下出现阴道分泌物增多，第二个高峰期出现在青春期早期，随着雌激素的产生而发生。远端阴道梗阻主要是由于处女膜闭锁，其次是阴道横膈，较少见的原因是阴道远端 2/3 的阴道闭锁 [3, 4]。

一、定义

子宫阴道积液一词源自希腊语 hydro，意为水（液体）、体内管状结构（子宫）和阴道。子宫阴道积液是指子宫和阴道由于血液或脓液及其他液体无法排出而出现扩张 [1–4]。通常情况下，阴道比子宫膨胀得多。子宫及阴道中的血液或脓液的积聚分别称为子宫积液或子宫阴道积液。有时，只有阴道扩张，子宫不会因尿液、血液或脓液而扩张；因此可能被叫作阴道积液、阴道积血或阴道积脓。

二、发病机制

在胎儿发育的第 2 个月，副中肾管发育为平行于中肾管的管状内陷 [5]。尾端形成子宫和阴道，并在中线融合，与泌尿生殖窦（urogenital sinus，UGS）汇合。融合副中肾管的远端部分暂时被实心细胞索完全封闭，副中肾管结节的尾端成为处女膜 [6]。

副中肾管结节上皮层退化不全导致处女膜闭锁。处女膜上方融合的米勒管中的一部分实性细胞索持续存在，导致阴道闭锁。阴道横隔的产生来源于发展成上皮索的液泡在退化开始时不完全的黏合在一起 [1, 2, 4]。

子宫阴道积液中滞留的液体通常为浆液性或黏液状，伴有大量脱落上皮细胞和白细胞。积液导致的继发感染（通常是结肠微生物）通常是引起婴儿死亡的常见原因 [4]。子宫阴道积液根据其积液性质分为两类。

- 分泌型：由于宫颈腺体黏膜分泌的黏液性液体产生。
- 含尿型：由于尿液通过瓣膜流向阴道，尿液潴留在阴道内。

在子宫阴道积液发生之前，雌激素刺激和阴道闭锁两者必须共存。如果胎儿的生殖道受到母体激素的充分刺激，患有阴道闭锁的新生儿就会出现子宫阴道积液。如果母体激素水平较低，尽管存在阴道闭锁，则可能直到青春期才被发现，这可能是由于在大多数患者中，虽然子宫阴道积液是先天性的，但直到月经初潮时仍未见月经流出才会出现症状[2]。

三、产前诊断

子宫阴道积液的产前诊断可能与羊水过少有关。它最初可能被误诊为巨大膀胱[7]。超声心动图显示胎儿腹部有一个大的膀胱后低回声肿块。胎儿 MRI 有助于详细评估胎儿泌尿生殖系统异常[8]。同时合并后轴多指畸形的膀胱后囊肿的胎儿，被认为存在子宫阴道积液综合征。

四、分类

子宫阴道积液根据阻塞的类型和程度分为五种类型[1-3]。2/3 的病例与处女膜闭锁或 Ⅰ 型子宫阴道积液有关。表 45-1 总结了子宫阴道积液的分类。

五、临床表现

新生儿 / 早期表现：大约 80% 的病例出现在出生后前 3 个月。新生儿的典型表现是下腹部腹胀，同时可伴有下腹部肿块，这些症状通常是外科急症指征。有时，新生女婴也可能出现处女膜膨出和阴道口缺失[1-3, 9]。

婴儿通常由于子宫阴道积液中含有脓性物质导致严重腹胀和相关的败血症而发病。最开始上段阴道随着内容物的不断淤积而变得膨大扩张。子宫由于肌层较厚扩张不明显，但比正常子宫要大。肿块可能向上延伸至肋缘，并可能导致出现呼吸窘迫从而危及生命。

肿块太大，可能会导致压迫盆腔其他组织而引起梗阻症状从而导致尿潴留和便秘[10]。扩张的阴道可能会拉长尿道并使其成角，从而导致急性尿潴留。肾盂边缘的输尿管受压则会导致肾积水和输尿管积水。下腔静脉和髂血管等大血管受压会导致会阴、下肢和腹壁发绀、水肿和瘀斑，而直肠通常不受影响，但仍有个别子宫阴道积液患儿会出现便秘。

在会阴查体时，可以看到膨出的处女膜。这可能是由于处女膜闭锁或阴道横隔膨出所导致，直肠指检可以发现盆腔肿块在高位阴道闭锁或泌尿生殖窦畸形中，会阴处可以看到两个开口。而子宫阴道积液患儿在查体时，仅可以看到一个开口。在阴道闭锁中，扩张的上阴道从较小的骨盆中逃逸到更宽敞的腹腔，导致阴道口可能会向上缩回到骨盆中[1, 2]。

积液导致阴道扩张出现感染是此类婴儿发病率和死亡率较高的真实原因。大多数患有子宫阴道积液的新生儿会出现发热、全身感染、败血症以及呼吸窘迫。通过早期清除脓液得以改善患儿全身状况并能够使患儿得以存活。

晚期表现：在青春期，女孩可能会出现闭经、周期性腹痛，以及继发于月经初潮或子宫阴道积液发作而引起腹部肿块。在极少数情况下，处女膜中的小开口可能会出现白带。成年人可能会出现不孕不育的情况。

六、相关异常表现

患有子宫阴道积液的新生儿中有大约 50% 是死胎[1]。这可能是由于同时合并其他畸形和疾病。最常见和最严重的是泌尿生殖系统异常。子宫阴道积液可能是其他疾病的一部分表现（表 45-2）。

BBS 和 MKS 均为常染色体隐性遗传病综合征，包括新生儿期的子宫阴道积液和轴后多指畸形，同时合并这些疾病可能会导致对疾病的错误诊断。后期需重新评估对智力低下、肥胖和视网膜色素变性而导致的 BBS 的诊断。此外，子宫、卵巢、输卵管和肾脏异常在 BBS 中比在 MKS 中更常见。相比之下，MKS 未见上生殖道异常。

子宫阴道积液可能作为 VACTERL 综合征的一部分出现，也可能伴随一些染色体疾病出现。据报道，染色体 8q21.11—q24.13 的长臂缺失与 Ⅱ 型毛发 – 鼻 – 指（趾）综合征（Langer-Giedion 综合征）有关[13]。子宫阴道积液可能伴发的畸形包括副中肾管发育不全综合征、眼葡萄肿、严重

表 45-1　子宫阴道积液分型

类 型	名 称	亚 型	
Ⅰ	低位处女膜梗阻	处女膜不通	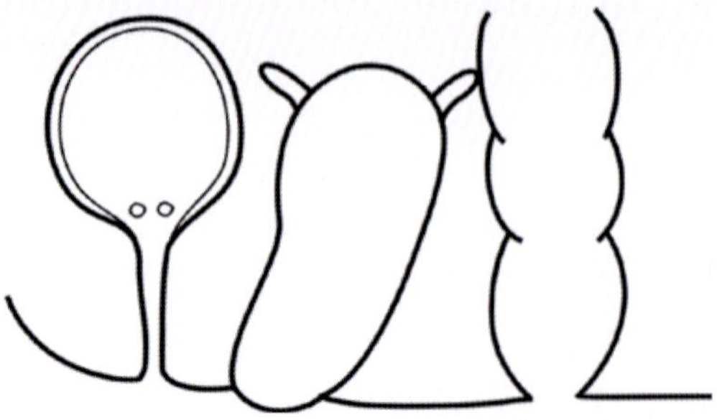
Ⅱ	中平面横膜或隔膜	A. 完全闭锁型 B. 有小孔作为通道型	A 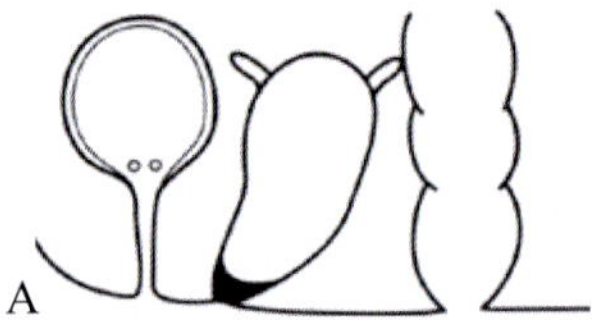 B 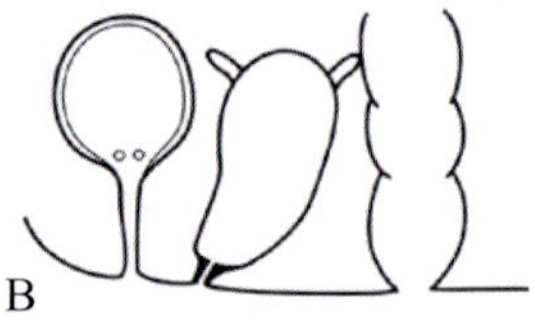
Ⅲ	高位闭锁伴阴道远端闭锁	A. 会阴正常型 B. 会阴部肿物型	A 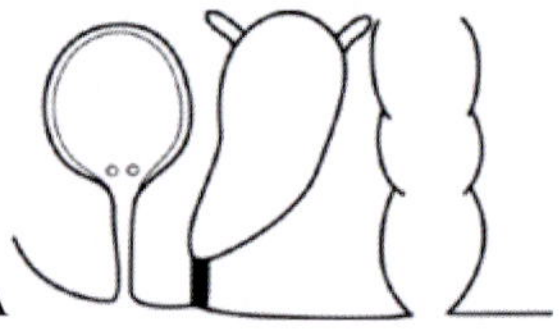 B 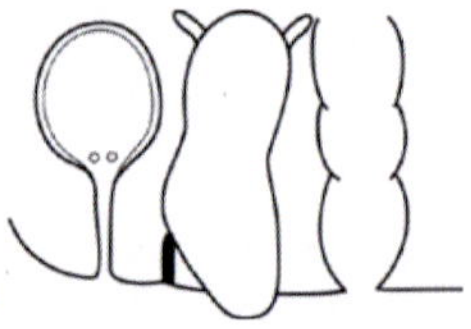
Ⅳ	阴道闭锁伴泌尿生殖窦持续存在		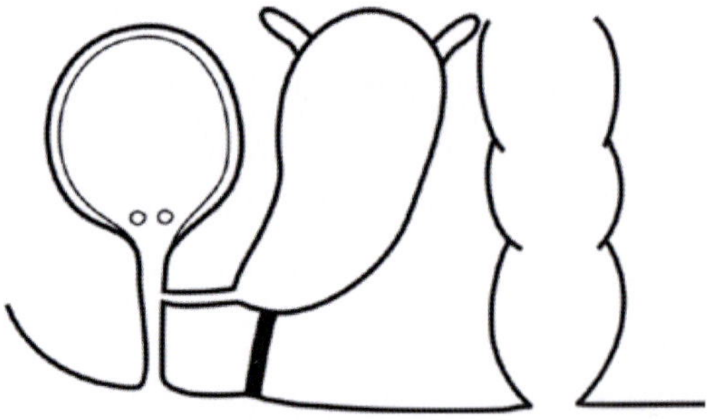
Ⅴ	阴道闭锁伴泄殖腔异常		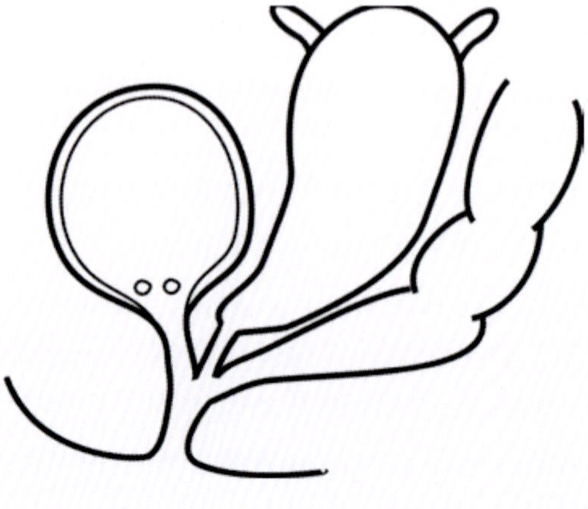

表 45–2 子宫阴道积液及相关异常和综合征

	先天性异常	
Ⅰ	泌尿生殖系统畸形	双角子宫、双阴道、双子宫及阴道重复畸形、双阴蒂、先天性尿道膜、双输尿管、输尿管狭窄、尿道闭锁、肾缺如、外生殖器模糊
Ⅱ	胃肠道	肛门直肠畸形、食管闭锁及气管食管瘘、十二指肠闭锁、食管裂孔旁疝、先天性无神经节细胞症
Ⅲ	心脏问题	先天性心脏病
Ⅳ	脊柱	脊椎节段性畸形
	综合征	
Ⅰ	McKusick-Kaufman 综合征	阴道闭锁 子宫阴道积液、多指畸形、胎儿水肿、先天性心脏病 [11, 12]
Ⅱ	Bardet-Biedl 综合征	与患有视网膜营养不良或视网膜色素变性、肥胖、肾病、精神障碍的 MKS 相同
Ⅲ	Ellis-van Creveld 综合征	软骨营养不良伴多指畸形
Ⅳ	Langer-Giedion 综合征	多发性外生骨疣、学习困难、身材矮小、特殊面容、小头畸形和骨骼异常

水肿、脊椎节段性畸形、肺发育不全、胼胝体发育不全和单脐动脉 [14]。

七、辅助检查

除了血常规和尿液常规检查外，还进行了其他辅助检查来明确诊断和伴发畸形，包括以下几项。

- X 线：腹部 X 线平片，可在下腹部和盆腔看到肿块，并可见将小肠挤压至上腹部。在不伴有消化道梗阻的处女膜闭锁的新生儿中，可能出现腹膜钙化同时伴有腹水 [15]。
- 骨骼 X 线平片和数字成像系统：诊断脊柱和四肢异常。
- 超声心动图：可以诊断阴道扩张和上尿路异常。经会阴超声心动图可以辅助测量阻塞阴道隔膜的厚度。导尿排空膀胱后的超声心动图检查可有助于诊断子宫阴道积液 [16, 17]。
- 逆行性尿道造影（retrograde genitourethrogram，RGU）、排尿性膀胱尿道造影（micturating cystourethrogram，MCU）和染色体检查：识别泌尿生殖窦与阴道的关系。
- 内镜检查：直观显示泄殖腔畸形和 UGS 患儿的解剖结构和公共通道（common channel，CC）的长度。
- 静脉尿路造影、CT 和 MRI：能够清晰显示解剖结构关系，从而帮助制定正确的手术方案（图 45–1）。
- 超声心动图：排除心脏异常。
- 肾图检查：排除相关肾脏异常。

八、治疗

子宫阴道积液的治疗依靠手术，通过系统治疗来控制感染来改善婴儿状态，从而能够耐受手术治疗。手术方式和手术时机取决于病情的严重程度、分型和出现症状时的年龄。新生儿期巨大子宫阴道积液提示早期手术干预，通常还伴有处女膜膨出、腹部肿块、尿路梗阻、便秘、败血症、脱水甚至呼吸窘迫。剖腹手术适用于阴道高位梗阻的患者及存在腹部并发症或相关异常的治疗。可能需要通过穿刺抽取感染液体或经腹置管引流或阴道切开术进行临时减压，以排出阴道内

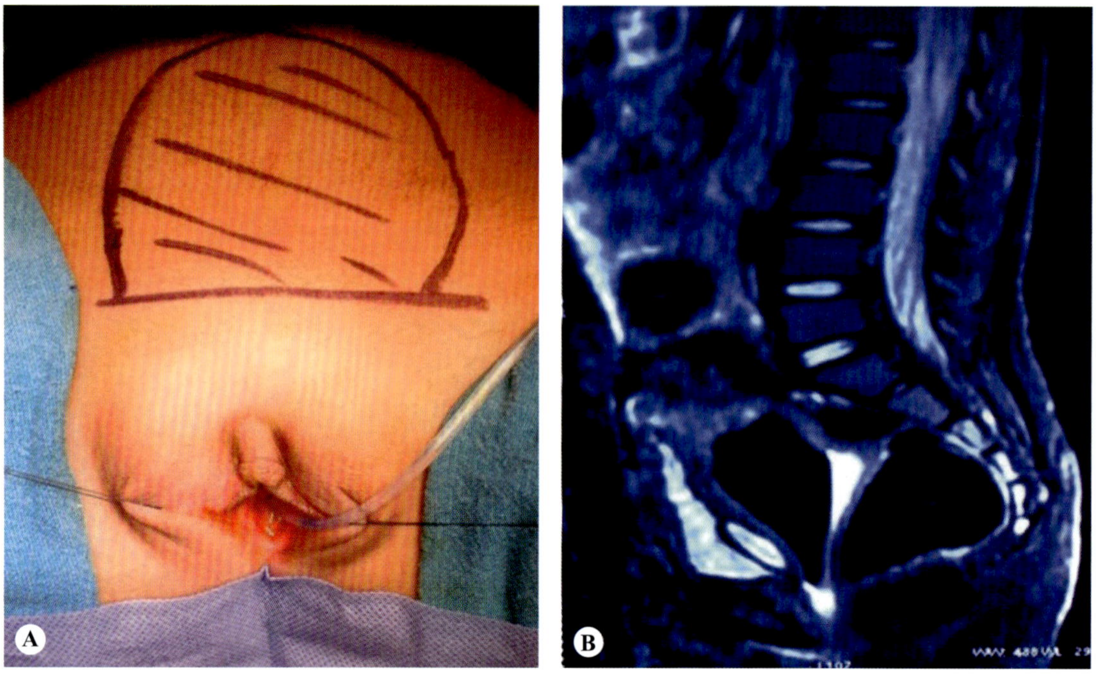

▲ 图 45-1 **A.1 例 6 月龄的女孩，腹部有巨大肿块，会阴部没有阴道口（阴道远端闭锁导致阴道积液）；B. MRI 提示阴道远端闭锁而导致双阴道并出现积液**

的感染物质。新生儿的早期引流有助于感染物质的排出，从而减少败血症的发生。在青春期前进行手术是为了让月经能够自然排出，为性生活建立正常通道，同时消除掉患者的社会心理歧视。

患儿出现并发症时需置入暖箱病给予全身评估，应用光谱抗生素、静脉补液等治疗；对于存在呼吸窘迫的患儿，应迅速置入鼻胃管进行胃肠减压，吸氧治疗；当出现尿潴留时可以留置 Foley 尿管引流尿液；当存在肠梗阻表现时可进行大肠灌肠治疗。如果患病新生儿存在巨大扩张的子宫阴道积液，可在进行矫治手术 24～48h 前，超声引导下通过穿刺阴道进行初步引流 [18]。或者，对于处女膜或阴道隔膜（Ⅰ型和Ⅱ型时）可以在超声引导下切开，甚至可以在有经验的情况下直接切开。超声引导下进行双侧肾造瘘术有助于快速缓解新生儿梗阻性尿路疾病。表 45-3 对不同分型的子宫阴道积液患儿的管理进行了总结。

九、手术选择

第一个要求是将积液尽早从封闭的空腔中排出。单纯引流手术对于Ⅰ型和Ⅱ型的子宫阴道积液患儿可起到较好的治疗效果，但多数病例远期需要进行长达数月的扩张治疗。然而，Ⅲ、Ⅳ和Ⅴ型子宫阴道积液的患者通常存在梗阻和感染，处理较为复杂，因此需早期先进行引流来排出感染物，后期进行根治治疗。手术方案的选取：①引流积液［处女膜切开术 / 处女膜切除术，阴道切开术（会阴 / 腹部）］；②经腹联合会阴阴道修复术；③全泌尿生殖道重建术（total urogenital mobilization，TUM）；④后矢状入路肛门直肠 – 阴道切除 – 尿道成形术（posterior sagittal anorecto-vagino-urethroplasty，PSARVUP）；⑤阴道置换术。

引流积液：在Ⅰ / Ⅱ型中，引流积液是最终的治疗方法。在所有其他类型中，在子宫积脓中，保留子宫进行引流是治疗的第一阶段。

处女膜切开术 / 处女膜切除术：处女膜闭锁或阴道横膈的婴儿可以在不麻醉的情况下切开膨出的膜。但是，如果处女膜较厚或患者是青少年，则最好进行切除。处女膜切开术可解决子宫

表 45-3　子宫阴道积液的临床管理

	Ⅰ型	Ⅱ型		Ⅲ型	Ⅳ型	Ⅴ型
诊断	处女膜闭锁	阴道横膈		阴道闭锁	泌尿生殖窦	泄殖腔
初步处理				阴道切开术（留置导管/皮瓣）		
亚型		A 型：低位闭锁/阴道膨出	B 型：有小孔型	下阴道发育不全	泌尿生殖系统/泄殖腔 共用通道长度<2.5cm	共用通道长度>2.5cm
治疗方案	处女膜切除术或处女膜切开术	十字形切口/切除后修复，术后扩张		经腹联合会阴阴道穿通术	TUM 或 PSARVUP	PSARVUP+阴道置换术

TUM. 全泌尿生殖道重建术；PSARVUP. 后矢状入路肛门直肠－阴道切除－尿道成形术

阴道积液引起的急性肾衰竭。所有患者均需要早期留置引流管，远期反复扩张[1]来保持切口的开放。

图 45-2 给出了处女膜切除术步骤和图示。

术前通过穿刺或超声进行评估闭锁处厚度。患儿取截石位，留置 Foley 尿管，处女膜中心置牵引线，穿刺抽液。刀片环形切开处女膜，切缘间断缝合，留置引流管。术后需常规引流 2～3 周。因操作简单可以在 NICU 进行床旁操作。在胎龄条件允许的情况下也可在手术室进行操作。术后需常规应用广谱抗生素 5～7 天。

阴道造口术：作为由于积液导致感染患儿的暂时引流处理，通常是Ⅲ、Ⅳ和Ⅴ型子宫阴道积液患儿并发感染时的第一阶段治疗。

- 会阴阴道造口术[1]（图 45-3）在Ⅱ型中通过会阴途径完成。
  - 当阴道横隔较低时（在阴道的下 1/3 和上 2/3 之间），并且会阴处可见膨出时。
  - 在一些患者中，可能会看到一个明确的阴道开口，可以通过手术扩大并在阴道内放置导管约 2 周后进行缝合，以建立引流。
- 经腹阴道造口术（图 45-4）。

(1) 阴道造口内引流：通过留置引流管方式解决，此方法缺点包括：感染、包裹、引流管不方便以及危险性而且需要定期更换导管。

(2) 管型阴道造口：采用 U 形皮瓣做一个自然腔道保证足够长的引流时间直至手术之前。而且远期进行二次手术前可以通过造影来了解解剖结构。

（一）经腹联合会阴阴道修复术[1, 2]

在少数Ⅱ型（阴道横隔）和大多数Ⅲ型（下阴道闭锁）病例中，在初次阴道切开和引流后，通过经腹联合会阴将阴道外展至会阴。正常的阴道上部被向下牵拉并与会阴缝合在一起。必要时可以采用巴罗带蒂皮瓣移植到阴道内壁，来代替 1～1.5cm 的阴道不足。一根硅胶导管从下方留置在阴道内，另一根导管从腹部放置在囊肿中引流积液（导管留置 1 周）。对于Ⅲ～Ⅴ型子宫阴道积液（阴道下 2/3 闭锁，泌尿生殖系统或普通泄殖腔闭锁），首选通过腹部途径进行阴道切开术。在伴有泄殖腔异常的Ⅴ型子宫阴道积液患儿中，在手术的第一阶段还需要同时进行右横结肠造口术。

（二）全泌尿生殖道重建术[1, 2]

在Ⅳ型患儿中，如果在内镜检查和造影检查中发现泌尿生殖系统的共同通道长度小于 2.5cm，则可以通过后矢状入路肛门直肠成形术途径断开阴道和尿道。阴道可外置于会阴，而泌尿生殖道可用作主要尿道。然而，在大多数病例中，子宫阴道积液患儿如果有感染病史，我们发现很难将

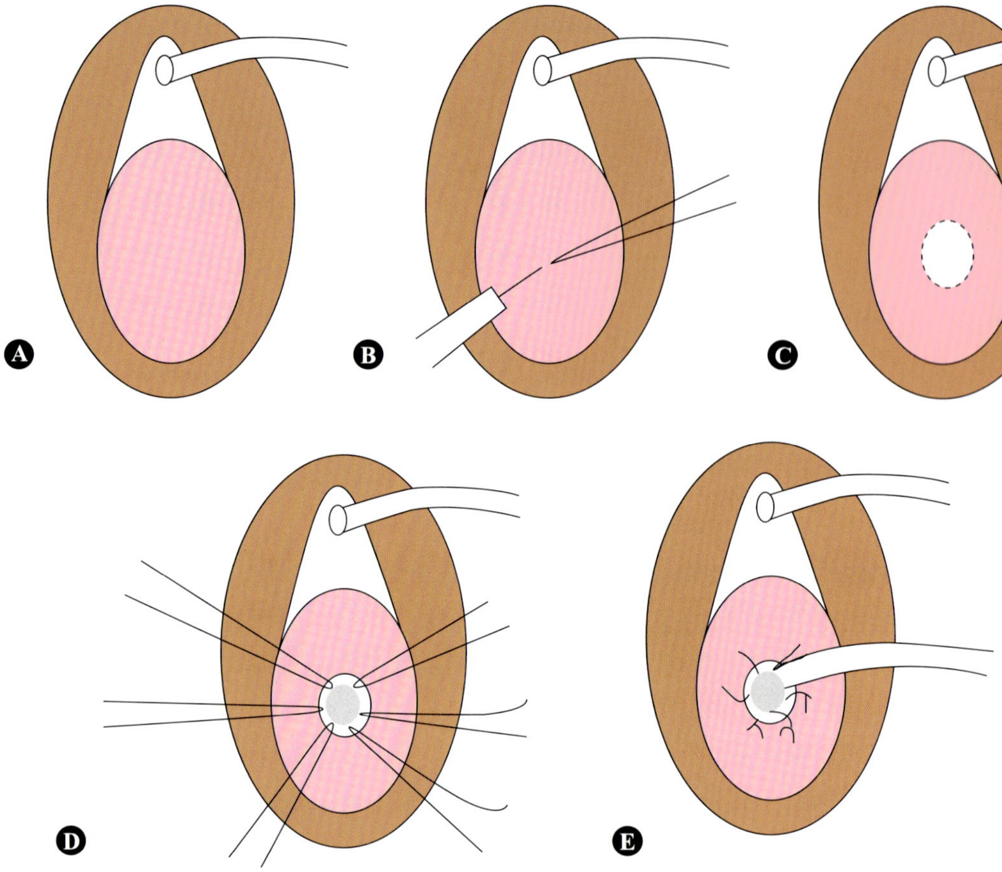

▲ 图 45-2 处女膜切除术步骤

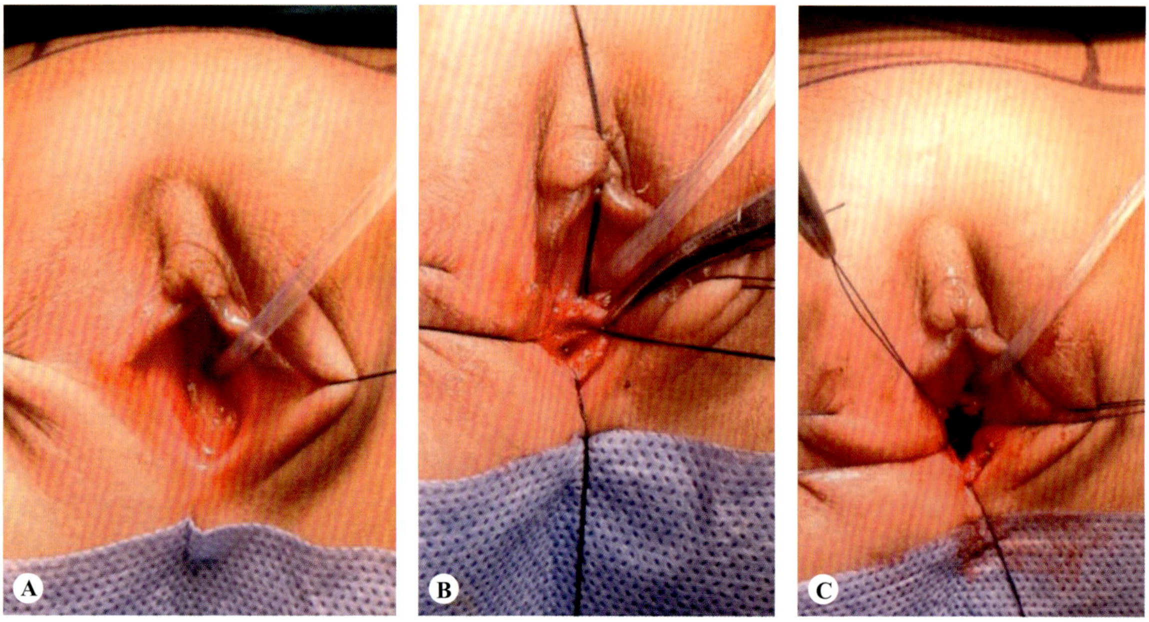

▲ 图 45-3 1 例因阴道横膈导致阴道积液的女孩的会阴阴道造口术

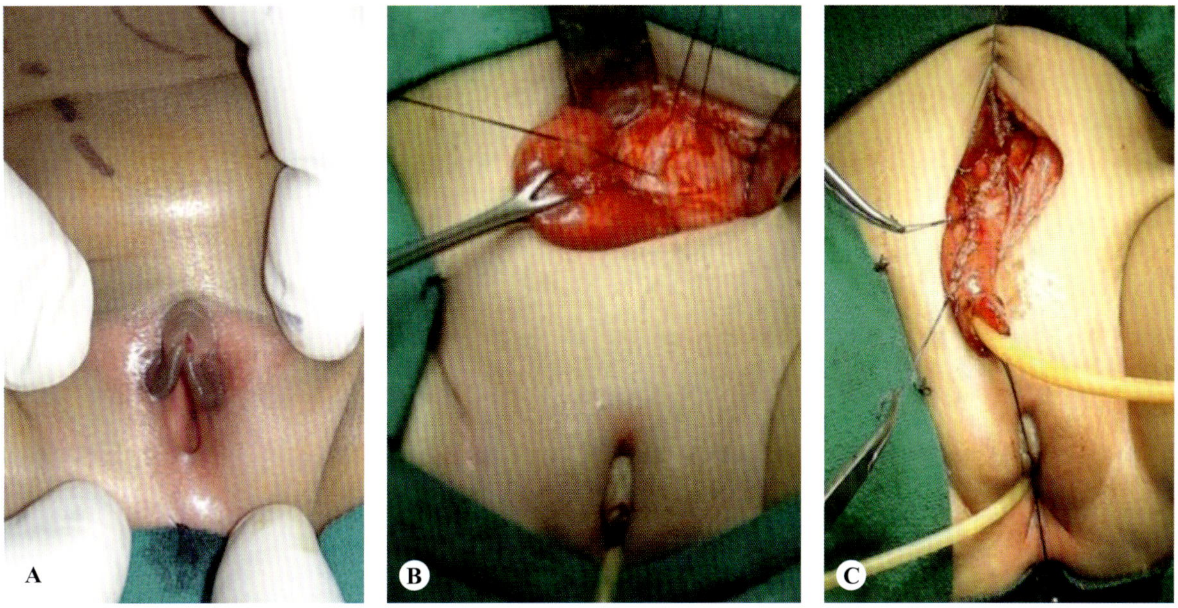

▲ 图 45-4　1 例患有泌尿生殖窦感染的子宫阴道积液同时伴有尿路梗阻和败血症的女孩的经腹阴道切开术

扩张的阴道通过牵拉下降并固定。UGS 也可以通过全泌尿生殖道重建术来将尿道和阴道都固定到会阴部。如果阴道口狭窄，可以通过在阴道后壁放置巴罗带蒂皮瓣来扩大阴道口。

（三）阴道置换和后矢状入路肛门直肠 – 阴道切除 – 尿道成形术 [1, 2]

对于共同通道长度超过 2.5cm 的泄殖腔畸形患者和伴有泄殖腔畸形的子宫阴道积液患者，需要进行阴道置换。首先可以通过后矢状入路肛门成型术入路，将直肠一分为二，并且从其原位置分离以直接从后面接近阴道。位于尿道和阴道之间的泌尿生殖系统的瘘管被分离并缝合修复，形成独立的阴道。在伴有感染的子宫阴道积液的患儿中，阴道壁非常厚，并且与盆腔组织粘连；几乎不可能通过后矢状路径将阴道外口拖至会阴。因此，需要阴道替代物来进行修补。

肠道代阴道阴道成形术适用于共同通道超过 2.5cm 的病例。乙状结肠襻或回肠用于阴道远端狭窄的患者的阴道重建，或者阴道在修复后缩回，则可以使用会阴皮瓣来修复远端阴道段。巴罗皮瓣是最常用的手术方式。采用倒置的 Y 形切口，Y 的垂直方向进入阴道口内后中线壁 1cm 左右。具有完整血液供应的 V 形会阴皮肤被充分游离。将其推进阴道并缝合到阴道口切口边缘。

许多外科医生已经在阴道模具上使用游离皮肤移植物、圆柱体或带有网状物的人工补片（Silastic 或 Gore-Tex），或者进行口腔黏膜移植以形成新阴道。在这些手术中，成型后的阴道回缩和移植物收缩出现狭窄很常见。手术专业知识和大量临床经验是进行这些手术的必要条件。已经发现，带皮瓣的阴道成形术容易收缩出现狭窄，需要反复扩张。在月经初潮或婚前进行时，结局更好。

对于伴有阴道异常和子宫阴道积液的泄殖腔畸形的患者，阴道转换手术也是阴道重建的一种选择。

十、预后和随访

定期随访以便于发现并发症，如阴道感染、回缩、输卵管移位、新阴道狭窄、黏膜脱垂和会阴反复出现分泌物，这些都很重要。直到结婚前可能需要进行阴道扩张，可使并发症出现概率降低。女孩可能会出现月经不调、子宫内膜异位症和不孕症。

参考文献

[1] Gupta DK, Shilpa S. Hydrometrocolpos. In: Puri P, Hoellworth M, editors. Pediatric surgery—diagnosis and management. Berlin: Springer; 2009. p. 957-66.
[2] Gupta DK. Hydrometrocolpos, in Edition. Ed. Prem Puri published by Newborn surgery 2nd CRC Press, New York 2003. 875-882.
[3] Gupta DK, Lal A. Hydrometrocolpos in the newborn. In: Gupta DK, editor. Textbook of neonatal surgery. Delhi: Modern Publishers; 2000. p. 518-20.
[4] Spencer R, Levy DM. Hydrometrocolpos. Ann Surg. 1962;155:558-71.
[5] Koff AK. Development of the vagina in the human fetus. In: Contributions to embryology No. 140, Carnegie Institute of Washington 1933;24:61.
[6] Patten BM. Human embryology. Philadelphia: The Blakiston Company; 1946.
[7] Hassan M, Saba E. Prenatal ultrasonographic diagnosis of hydrometrocolpos. J Med Ultrasound. 2010;18(2):81-4.
[8] McKusick V, Bauer BL, Koop CE, Scott RB. Hydrometrocolpos as a simply inherited malformation. JAMA. 1964;189:813-6.
[9] Hayashi S, Sago H, Kashima K, Kitano Y, Kuroda T, Honna T, et al. Prenatal diagnosis of fetal hydrometrocolpos secondary to a cloacal anomaly by magnetic resonance imaging. Ultrasound Obstet Gynecol. 2005;26:577-9.
[10] Vitale V, Cigliano B, Vallone G. Imperforate hymen causing congenital hydrometrocolpos. J Ultrasound. 2013;16:37-9.
[11] Tilahun B, Woldegebriel F, Wolde Z, Tadele H. Hydrometrocolpos presenting as a huge abdominal swelling and obstructive uropathy in a 4 day old newborn: a diagnostic challenge. Ethiop J Health Sci. 2016;26:89-91.
[12] Rohatgi M, Gupta DK, Luthra M. Neonatal Hydrometrocolpos associated with McKusick Kaufman Syndrome. Indian J Pediatr. 1989; 56:438-41.
[13] McLoughlin TG, Shanklin DR. Pathology of Laurence-Moon-Bardet-Biedl syndrome. J Pathol Bacteriol. 1967;93:65-79.
[14] Martin H, Reed MD, Griscome T. Hydrometrocolpos in infancy. Am J Roentgenol. 1973;118:1-13.
[15] Hu M, Methratta S. An unusual case of neonatal peritoneal calcifications associated with hydrometrocolpos. Pediatr Radiol. 2001;31:742-4.
[16] Cramer B, Green J, Harnett J, et al. Sonographic and urographic correlation in Bardet-Biedl syndrome (formerly Laurence-Moon-Biedl syndrome). Urol Radiol. 1988;10:176-80.
[17] Banerjee AK, Clarke O, MacDonald LM. Sonographic detection of neonatal hydrometrocolpos. Br J Radiol. 1992;65(771):268.
[18] Rohatgi M, Luthra M, Gupta DK, Bhargava S. An unusual presentation of neonatal hydrometrocolpos with review of pathogenesis and management. Pediatr Surg Int. 1987;2:372-6.

第 46 章　不同的性分化

Different Sexual Development (DSD)

Maria Marcela Bailez　著
肖元宏　译

每 4500 例婴儿中就有近 1 例出生时外生殖器异常。

通常生后立即发现畸形，然后是一连串事件，首先是向准父母告知生殖器异常，然后是耗时的诊断评估。

性别不明的患者大多出现在新生儿期，需要一个多学科团队，包括一名儿童外科医生 / 泌尿外科医生，在彻底的遗传、解剖学、功能和社会经济检查后尽快确定抚养性别。

DSD 被定义为染色体、性腺或解剖等性别发育不典型的先天性疾病 [1, 2]。

根据双性障碍管理共识声明，DSD 患者的最佳临床管理应包括以下内容：①在新生儿专家评估之前必须避免性别分配；②评估和长期管理必须在拥有经验丰富的多学科团队的中心进行；③所有个人都应接受性别分配；④与患者和家属的公开沟通是必不可少的，并且鼓励参与决策；⑤应尊重患者和家属的关切，并严格保密。

现代管理层认为 DSD 决策是多方面的，涉及许多不同的因素（不排除其他因素），包括病因、生育能力和最可能的性别结果 [3]。

一、概述和诊断

外生殖器检查包括性腺触诊和会阴检查，两者都是选择诊断程序顺序，以达到病因诊断的关键。

需要观察阴茎的两个面，寻找尿道口，确定其定位和朝向。通过腹股沟和会阴部触诊寻找性腺是另一个诊断关键。

每个患者都需要个体化考虑。

传统上，根据性腺结构将 DSD 患者分为 3 组。

- 存在两个轮廓分明的卵巢，外生殖器模棱两可或男性（女性假两性畸形，现在称为过度男性化的 XX 女性），这些患者的核型为 46, XX。外生殖器男性化是由在子宫内暴露于高水平的雄激素所致，而她们有女性内生殖器。先天性肾上腺增生（congenital adrenal hyperplasia，CAH）是该组中最常见的疾病，占所有模棱两可病例的 50%～80%，具体取决于所分析的人群。最常见的酶缺陷是 21- 羟化酶缺乏。21- 羟化酶缺乏症的发生率为 1/（15 000～40 000）新生儿。其他缺陷是 11- 羟化酶（高血压）和 3-β- 旧脱氢酶或芳香酶。
- 存在两个轮廓分明的睾丸，外生殖器不明确或女性外生殖器（男性假两性畸形，现在称为未成熟的 XY 男性），这些患者的核型为 46, XY。外生殖器的模糊是由男性胎儿的男性化雄激素作用失败所致。这可能是由于雄激素合成或生物反应失败。该组包括罕见的睾酮生物合成缺陷、5α- 还原酶缺陷（将睾酮转化为二氢睾酮的酶）和部分雄激素不敏感综合征（雄激素受体部分缺陷）。重要的是，要认识到具有 46, XY 核型和睾丸发育不全的患者有时在文献中被包括在这一组。

- 存在不完全分化的性腺或并存的卵巢和睾丸组织与不明确或女性外生殖器。这是一个异质组，具有一个共同因素，即性腺分化的结构缺陷，有或没有染色体改变。该组包括混合性性腺发育不全、睾丸发育不全和真两性畸形（现在称为卵睾性发育障碍）的患者。

进行 hCG 测试或用睾酮或局部 DHT 进行适当的刺激试验后，可以估计模棱两可的生殖器男性化的可能性。这可以通过证明阴茎尺寸的增加或间接通过雄激素敏感循环物质（SHBG）的剂量来估计。如果患者组织对雄激素的男性化作用表现出敏感性，其数值就会变小。

分子生物学技术是用于评估组织对雄激素敏感性的灵敏度和特异度，但并不总是可用的。

只有性腺异常（G_3）患者的诊断才需要组织学检查。

新生儿期除性腺活检或切除外，不进行其他手术。大多数重建手术虽然应提早完成，但不建议在出生后第 1 个月进行。

过去几年实践的发展倾向于推迟手术。性别分配并不意味着一定要进行手术干预。每种情况都需要根据自己的情况来考虑。保护组织，特别是性腺组织，以及保持整个身体的完整性是需要关心和获得更高优先级的方面。

手术的作用在于：①性腺治疗；②女性化生殖器成形术；③对发育不全的儿童进行尿道 / 阴茎重建。

二、外科医生的角色

外科医生在跨学科小组中扮演着重要的初始角色，一个机构有义务照顾这些复杂的患者。其不仅需要注意最好的手术技术以获得更好的功能结果，而且还需要管理要提供给父母和家人的适当信息（在小组有意识地讨论之后）。使用不恰当的词语和错误信息可能会导致不可逆转的后果。我们认为，外科医生在与家人联系之前必须非常了解并积极参与术前检查。

三、性腺治疗

性腺发育异常（如性腺发育不全）的特定 DSD 患者需要进行性腺组织学检查（活检或性腺切除术）。

Y 染色体的存在与生殖细胞肿瘤如性腺母细胞瘤的较高风险相关。

性腺活检必须沿性腺的纵轴进行，因为卵巢和睾丸组织都可以在性腺的两极发现（图 46–1）。卵睾发育不全的患者可能有一个卵巢（O）和睾丸（T）、双侧卵睾（OT），以及一个卵巢和卵睾（图 46–2）。

DSD 的手术治疗还应考虑增加生育机会的选择。可以使用变焦镜头分离卵睾的卵巢成分并去除睾丸组织，但必须牢记这些性腺需要密切关注。

识别出条索样性腺的大多数 45/0 46, XY 性腺发育不全的患者，则无须事先活检，将其连同周围的腹膜和同侧性腺管一起切除（图 46–3）。这个性腺必须被切除，避免之前的活检，因为它有 25%～50% 的机会发展成性腺母细胞瘤和（或）无性细胞瘤，并且在手术时有可能已经发生原位肿瘤。它通常与腹内或腹股沟发育不全的睾丸有关，在女性性别分配的患者中同时切除。尽管对侧性腺（发育不全的睾丸）有相同的恶性风险，但它可能会被活检并保存在男性性别分配患者的阴囊，因为这种性腺是有功能的。

在 TSPY（睾丸特异性蛋白 Y 编码）阳性性腺发育不全和腹腔内性腺部分雄激素不敏感（PAIS）中发现的肿瘤风险最高，而在卵睾和完全雄激素不敏感中发现的风险最低（5%）（CAIS）。

为了分析我们治疗的 DSD 患者的性腺谱并

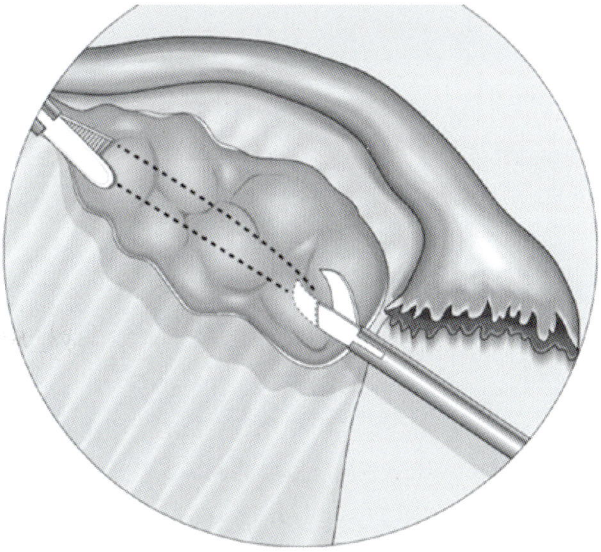

▲ 图 46-1 性腺活检方案

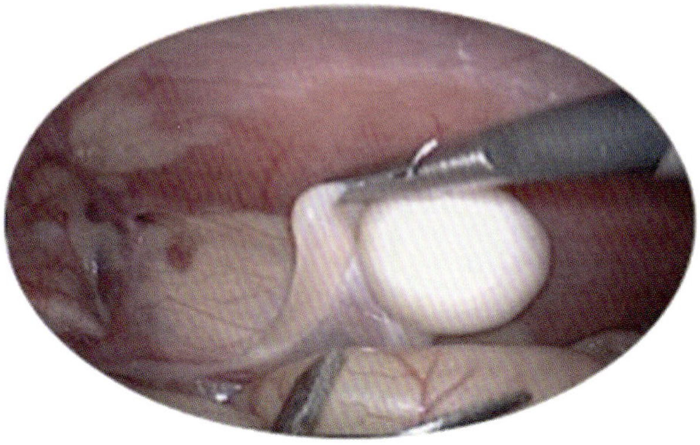

▲ 图 46-2 卵睾术中视图

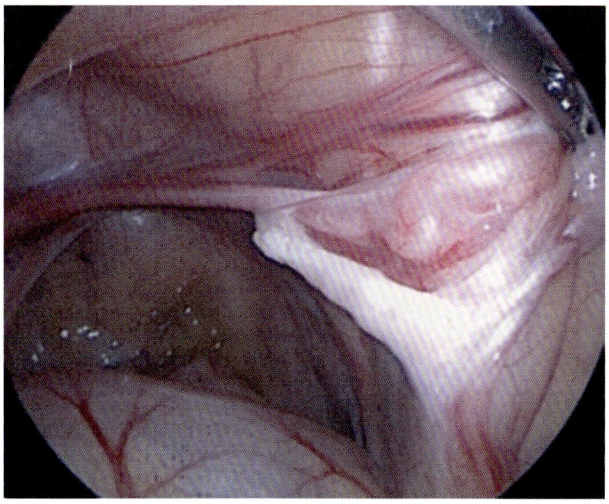

▲ 图 46-3 条索样腺术中观察

评估生殖细胞肿瘤的发生率，我们对接受性腺手术的 DSD 患者进行了一项前瞻性和观察性研究。分析了年龄、性别分配、外部男性化（external masculinization，EMS）程度、核型、分子分析、手术方法和性腺病理学。

患者分为 3 组：染色体发育不全（G_1）、46，XX 性腺发育不全（G_2）和 46,XY 性腺发育不全（G_3）（表 46–1）。

超过一半的性腺在腹腔内，并使用 3mm 或 5mm 器械进行腹腔镜治疗。去除所有条索样性腺，避免之前的活检。我们总是等待活检的结果，以免切除典型条索以外的其他性腺。

共分析了 94 例患者，平均年龄为 56.42 月龄（范围为 2—216 月龄）（图 46–4）。

（一）G_1

平均年龄为 105 月龄（2—216 月龄）的 48 名患者（19 名患有特纳综合征）被纳入 G_1 期。核型为 45, X0/46, XY 占 87.5%。男性在 19 人中被分配，平均 7.26EMS（1～10）。完成了 89 个性腺的组织学分析，确定了 52 个条索样性腺、32 个发育不全的睾丸和 5 个卵睾。在四名患者中发现了六种生殖细胞肿瘤。

（二）G_2

平均年龄为 27.6 月龄（2—180 月龄）的 15 名患者被纳入 G_2 期。男性被分配到 6 人，平均 EMS 为 6.82（范围为 4～8.5）。分析了 29 个性腺，包括 10 个卵睾、15 个发育不全的睾丸和 4 个卵巢。在 1 例 6 月龄的双侧卵睾患者中发现了双侧性腺母细胞瘤。

（三）G_3

G_3 中 31 例患者的平均年龄为 69.71 月龄（5—192 月龄）。其中 5 人具有 *SF-1 NR5A* 突变，6 人为 *WT1*，6 人为完全雄激素不敏感综合征，3 人为部分雄激素不敏感综合征。在两个姐妹中发现了 *SRY*（p.MET64VAL）基因的新突变。男性被分配到 10 人中，平均 EMS 为 4.52（范围为 1～10）。分析了 59 个性腺，确定了 41 个发育不全的睾丸、10 个条索样性腺和 8 个睾丸。在 5 例

表 46-1　分析的 DSD 分类

染色体 DSD	46, XY DSD	46, XX DSD
45,X0 和变体（特纳）	性腺疾病	性腺发育障碍
47,XXY 及其变体（Klinefelter）	部分 / 完全发育不全	
		性腺发育不全
45,X0/46, XY（嵌合体）	DSD 卵睾	卵睾 DSD
46,XX/46, XY（嵌合体）	睾丸退化	睾丸 DSD
	雄激素生物合成或作用障碍	性腺外雄激素过多
	AR（雄激素受体）突变	先天性肾上腺增生（*21OHD*）
	其他	
	畸形	其他酶缺乏
	低促性腺激素性腺功能减退	母体雄激素
		其他
		畸形

分组	性腺数量	条索样性腺	卵睾	发育不全睾丸	睾丸	卵巢	肿瘤
1	**89**	**52**	**5**	**32**			**6** 8,3 %
2			**10**	**15**		**4**	**1** 6,6%
3	**59**	**10**		**41**	**8**		**8** 16 %

▲ 图 46-4　结果总结

患者（16%）中发现了 8 个 GCT（7 名见于条索样性腺，1 名见于发育不全的睾丸）。

我们得出结论，性腺发育不全的 DSD 患者具有广泛的变异性。性腺母细胞瘤的发病率在 46, XY 患者中不可忽略，甚至在 46, XX，G_1、G_2 和 G_3 期 GCT 的发生率分别为 8.3%、6.6% 和 16%（图 46-4）。必须对这些患者进行早期组织学分析和监测。据我们所知，这是第一份关于早期卵睾双侧性腺母细胞瘤的报道。

基于腹腔镜更好的可视化和更快地进入腹腔，虽然我们过去常常安排同时进行性腺和生殖器手术，并取得了良好的结果，但实际上，我们更愿意在进行明确的组织学检查之前，避免切除除经典条索样性腺外的任何性腺，并推迟生殖器手术。

对于 45, X0/46, XY 性腺发育不全的患者，可以在腹腔镜检查之前指定性别。这是基于功能和心理社会基础，结合核型分析、hCG 测试和父母访谈的结果。

我们从未在这些患者中发现功能性卵巢组织。

卵睾发育不全的患者没有这样的经典模式，并且确定的组织学通常是性别分配所必需的。虽然最常见的核型是46, XX和最常见的性腺组合卵巢/卵睾，但每个病例都是独特的，应根据个体情况进行治疗。有时，性腺和性腺导管的宏观特点、冰冻切片活检的结果强烈支持对已经进行了性别安排的患者进行性腺切除术。在这些需要二次盆腔探查的患者中，腹腔镜方法有一个优势，特别是因为他们中的许多人具有潜在的生育能力。

腹腔镜检查的另一个作用是切除作为男性抚养的患者的米勒管结构、前列腺囊和睾丸固定术。对于有症状的前列腺囊患者，最好通过腹腔镜进行切除，以增加保持输精管连续性的机会。

可触及性腺的患者可能需要腹股沟入路。大多数情况下，我们仍然更喜欢腹腔镜方法，因为它不仅可以更好地观察潜在的米勒管结构，而且还可以在去除性腺时治疗未闭的鞘状突，从而获得更好的美容效果。此外，这些患者中的大多数具有不对称的性腺，其中一个在腹腔内。我们为具有对称可触及性腺的XY患者保留腹股沟入路，通过相关的疝囊引入镜头，以排除米勒管结构的存在。

如今，CAIS患者的睾丸切除术被推迟至自发性乳房发育后，后者是由于青春期雄激素外周转化为雌激素而引发的。

参考文献

[1] Lee PA, Houk CP, Faisal Ahmed S, IA Hughes, in collaboration with the participants in the International Consensus Conference on Intersex organized by the Lawson Wilkins Pediatric Endocrine Society and the European Society for Pediatric Endocrinology Department of Pediatrics, Penn State College of Medicine, Hershey: Consensus Statement on Management of Intersex Disorders. Pediatrics. 2006;118: 488-500.

[2] Grumbach MM, Hughes IA, Conte FA. Disorders of sex differentiation In: Larsen PR, Kronenberg HM, Melmed S, Polonsky KS, editors. Williams textbook of endocrinology. 10th ed. Heidelberg: Saunders; 2003. p. 842-1002.

[3] Lee PA, Nordenström A, Houk CP, Faisal Ahmed S, Auchus R, Baratz A, Baratz Dalke K, Liao L-M, Lin-Su K, Looijenga 3rd LHJ, Mazur T, Meyer-Bahlburg HFL, Mouriquand P, Quigley CA, Sandberg DE, Vilain E, Witchel S, and the Global DSD Update Consortium.

第 47 章　先天性男性外生殖器异常

Congenital Anomalies of the External Male Genitalia

Francesco Di Lorenzo　Neil Di Salvo　Mario Lima　著
肖元宏　译

本章旨在描述男性外生殖器（阴茎、阴囊和睾丸）的主要先天性疾病，以使读者能够迅速识别新生儿的此类畸形，这对制定手术计划至关重要，有助于减轻父母的焦虑。讲解矫正手术技术不是本章的目的。因此，我们将讲解这些异常的解剖学概况、病因、初步评估和治疗时机。无论何种先天性异常，男性生殖器胚胎发育的基础知识对于理解其病因非常重要。

Y 染色体的存在，尤其是“性特异性”区域，即由一对基因组成的性别决定区（sex-determining region，SRY），促进未分化的性腺转化为睾丸。

外生殖器分化的生化刺激发生在妊娠 9～14 周，由胎儿睾丸组织的间质细胞产生的睾酮推动该过程。

在孕早期，这些细胞由胎盘 hCG 诱导。在妊娠前 3 个月之后，在妊娠的其余时间，胎儿睾酮分泌是通过胎儿脑垂体产生 LH 活化来维持的。下丘脑 – 垂体 – 睾丸轴一直持续到生命的前 4 个月。在整个这段时期，无论是在产前还是在产后，外生殖器都在继续生长。青春期上述轴的第二次重新激活将再次促进阴茎、阴囊和睾丸的生长和变化。

外生殖器起源的未分化原始胎儿结构本质上是三个：生殖结节、生殖皱襞和阴唇阴皱襞。生殖结节形成男性的阴茎头和女性的阴蒂；生殖褶皱将自头尾方向逐渐闭合，从而成为阴茎干，近端尿道被包裹在内侧；阴唇阴囊皱襞在男性和女性中分别分化为阴囊和大阴唇。

从这个简短的描述中，很容易理解胎儿下丘脑、垂体和睾丸间质细胞的功能。

一、阴茎发育不全（Aphallia）

阴囊和睾丸正常的男性个体，没有阴茎、会阴（肛门直肠）尿道口，没有染色体和内分泌异常，是最罕见、最严重的泌尿生殖道畸形之一。这种病理每 100 万～300 万活新生儿中的发生 1 个，文献中仅报道了少数病例。这种疾病是尾部退化的非典型表现，是胚胎期阴茎发育时生殖结节和生殖皱襞错误形成的结果（图 47–1）。

根据尿道口相对于肛门括约肌的定位，我们可以区分以下类型（图 47–2）。

- 括约肌后（尿道肛门瘘）60%。
- 括约肌前（前列腺直肠瘘）22%。
- 尿道闭锁（膀胱直肠瘘）12%。

在其余情况下，尿道终止于阴囊前面或甚至在耻骨联合上方结束。

超过一半的病例，阴茎发育不全同时伴有其他畸形：泌尿生殖系统（54%），如尿道瓣膜或闭锁、隐睾、膀胱输尿管反流、囊性肾发育不良和马蹄肾；消化系统，如食管和十二指肠闭锁、肛

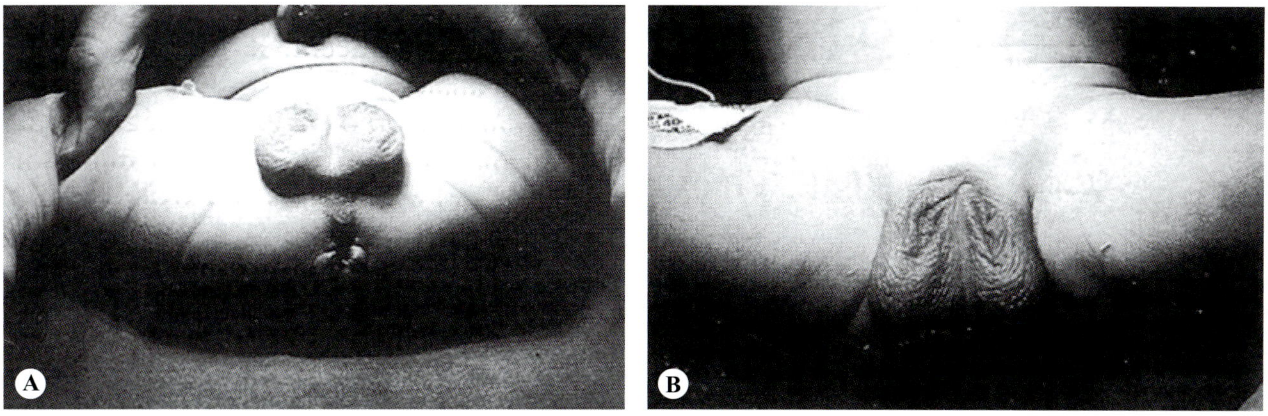

▲ 图 47-1 阴茎发育不全患者

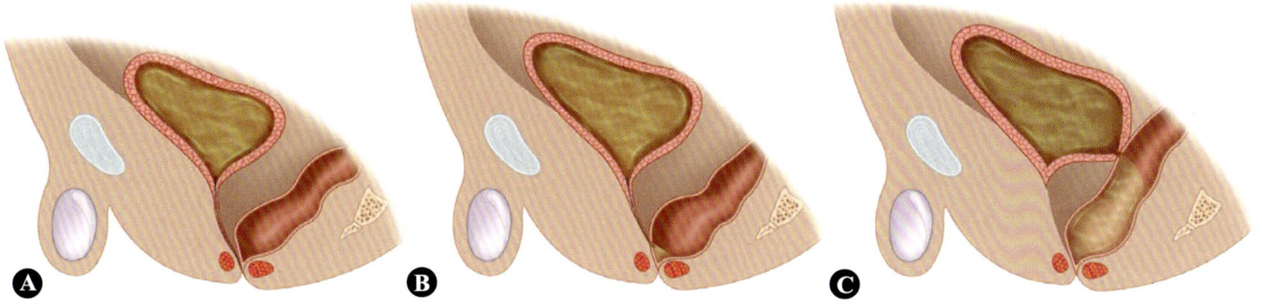

▲ 图 47-2 A. 括约肌后阴茎发育不全（尿道肛瘘）；B. 括约肌前阴茎发育不全（前列腺直肠瘘）；C. 尿道闭锁（膀胱直肠瘘）

门直肠畸形和先天性巨结肠；Scheletric（海豹肢症和椎骨异常）和心血管畸形。

预后水平上，尿道外口相对于肛门位置越靠近近端，相关畸形越严重，因此并发症发病率和死亡率越高。例如，在尿道非常短的情况下，膀胱颈结构通常可能缺失甚至完全缺失，从而导致失禁功能障碍。临床水平上，受真性阴茎发育不全影响的患者呈现规则的染色体模式和正常的阴囊和睾丸，其内分泌功能被保留。常见的发现是肛门附近存在皮肤附属物。

在大多数情况下，诊断简单而明显；然而，阴茎埋藏、阴茎子宫内截肢和严重的后尿道下裂有时会与这种病理相混淆。

过去，所有受阴茎发育不全影响的儿童都被外科手术重新设定了性别；这是由于功能性阴茎和尿道的手术重建困难。常规的标准方法是去除男性性腺并创建功能性女性生殖器和尿路。通过使用结肠段创建新阴道来完成重建。最近，人们对这种方法产生了一些疑问，因为人们越来越意识到睾丸激素会在大脑上留下印记，这会随着孩子的成熟而导致严重的社会心理问题。因此，不给孩子重新分配性别的选择现在被认为是一种选择。在这些情况下，应进行下尿路和阴茎的早期重建。不过，在这两种情况下，都应提供涉及多学科团队的长期咨询，包括行为医学专家、内分泌学家、心理学家、泌尿外科专家和社会工作者。

二、小阴茎

小阴茎被定义为形态正常的阴茎，只是其长度比阴囊中存在睾丸的年龄参考值低 2.5 个标准差（SD），并不会导致性别混淆。雄激素的低刺激是阴茎发育不良的原因。在发病机制的基础上，基本上有两种情况可以导致这种情况。

• 下丘脑垂体轴功能异常，随后睾丸间质细胞诱导不足，睾酮生成低。

• 外周对睾酮不敏感。

大多数受小阴茎影响的患者在用 GnRH 进行外源性刺激后能够产生 LH、FSH 和睾酮，这证明了垂体和睾丸的完整功能。此外，这些患者的阴茎对睾酮的局部和全身给药都有反应。由此可以明显看出，问题位于下丘脑。然而，由于中枢病变可能与多种激素缺陷有关，这些缺陷可能会导致灾难性影响，因此一旦确定小阴茎的诊断，应立即咨询儿科内分泌专家，对患儿进行垂体前叶和睾丸功能测试。如果诊断出睾丸衰竭，并且触摸不到睾丸（生殖器模糊），应进行腹腔镜检查以确定腹部是否存在睾丸组织。

全身性药物治疗必须在出生后第 1 年早期进行，以取得令人满意的结果，尽管用睾酮的激素刺激治疗时间是有争议的。

或者，可以局部使用 3% 的睾酮乳膏；然而，经皮吸收变化性大，并且剂量尚未精确定义。

三、隐匿性阴茎

儿童隐匿性阴茎是一种相对罕见的病变。它可以被定义为阴茎干皮肤的先天性缺陷，通常与包皮过紧（包茎）有关，有时导致尿液扩张包皮形成“水库”，仍称为包皮囊袋。即使在儿童中，先天性隐匿性阴茎与后天性隐匿性阴茎是分开的，后者一般发生在过早的包皮环切术后。一些作者将这种情况称为阴茎受困。这种情况可以使父母和儿科患者产生严重的心理问题。可能会出现功能障碍，如反复发作的尿路感染、龟头炎或排尿困难。手术矫正很困难，结果很难令人满意。

排尿困难、反复感染或父母、患者的主观需求似乎是手术干预主要指征。虽然 3 月龄儿童就可以安全地进行手术干预，但等孩子开始学会行走以后，耻骨前脂肪垫较前明显变薄，此时进行手术较为合适。在 12—24 月龄，以及在入学年龄之前，手术时机都是合理的。

四、阴茎重复（双阴茎）和分裂阴茎

阴茎重复或双阴茎是另一种罕见的畸形（每 500 万新生儿中有 1 人）。尽管有人提出生殖结节不完全融合，最合理的假设是耻骨结节从妊娠第 5 周开始进行早期分裂。在临床上，它可以以不同的形式出现，从阴茎头的简单重复到整个阴茎的完全重复，常伴有尿道 – 膀胱重复（图 47–3）。复杂的外翻尿道上裂中，有明显的双阴茎。然而，将这些情况称为“阴茎分裂”更为合适，因为两个海绵体可以很好地区分开，并拥有各自半个阴茎头。

这种疾病的治疗需要对泌尿生殖道进行精确的术前评估。外科医生在选择要保留的阴茎时，必须考虑两个阴茎的形态和勃起功能。

五、阴囊发育不全

先天性阴囊发育不全（congenital scrotal agenesis，CSA）是一种极为罕见的先天性异常（图 47–4）。它与男性核型有关。双侧睾丸处于隐

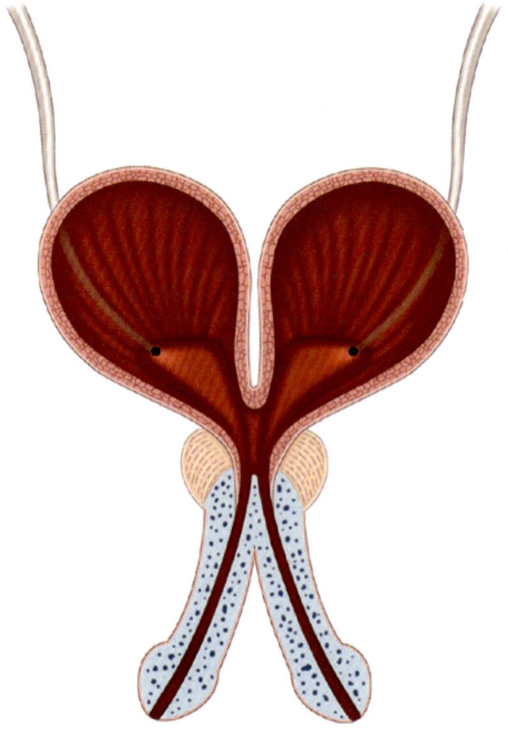

▲ 图 47–3 完全重复的阴茎与并发的尿道 – 膀胱重复

睾或异位位置，包括阴茎在内的外部雄激素依赖性结构正常。对这种情况的一个可能解释是原发性阴囊发育停滞，对 CSA 最可能的解释是阴唇阴囊褶没有发育完全。体格检查应探查睾丸的存在和位置，并诊断其他先天性异常，包括面部发育异常、发育迟缓和认知障碍、眼球震颤、弯曲指、心脏间隔缺损、肛门前移和马蹄足。可以通过各种技术尝试对阴囊进行手术重建。对于阴囊发育不全的婴儿，重要的是不要对孩子进行包皮环切术，因为包皮极其宝贵，可用于阴囊重建。

六、阴囊转位

在阴囊转位中，阴茎基部位于两个阴囊半囊的高位愈合点下方（图 47–5）。它经常与近端型尿道下裂和其他先天性异常有关，尤其是上尿路，还有消化系统和心血管系统，有时极其严重，威胁生命。从临床角度看，阴囊转位可以表现为完全或轻微形式（如阴囊分裂），其中尿道不经常受累。

手术矫正包括通过旋转和推进皮瓣移动两个半囊并将它们重新定位在阴茎下方，或者可以在中心线上建立阴茎隧道。一般来说，建议推迟最终的尿道成形术于阴囊矫正后。

七、阴囊分裂

这是由于沿着阴囊中隔的生殖器皱襞未融合造成的。它通常与严重形式的尿道下裂（阴囊和会阴部）和生殖器模糊有关。它很少表现为孤立的畸形。通过在缺失的中隔下方旋转前皮瓣并与两个半囊缝合，来完成手术矫正（图 47–6）。

八、异位阴囊

该病可以是单侧、双侧，完全或不完全的。异位阴囊可见于许多部位，从腹股沟管上移至臀部，内移至下肢。

胚胎学认为，异位阴囊的发育是由阴囊发育缺陷所致，还认为是阴唇阴囊褶的异常迁移或分裂导致的。建议进行仔细的体格检查以定位睾丸并完善上尿路超声检查，以诊断可能相关的泌尿系统畸形。

半囊中的睾丸可以是正常或萎缩的。如已经萎缩，必须在手术矫正时将其切除。手术的时间通常在 6 月龄—3 岁，基本上取决于是否存在未降睾丸，如有必要需要同时进行睾丸固定术。

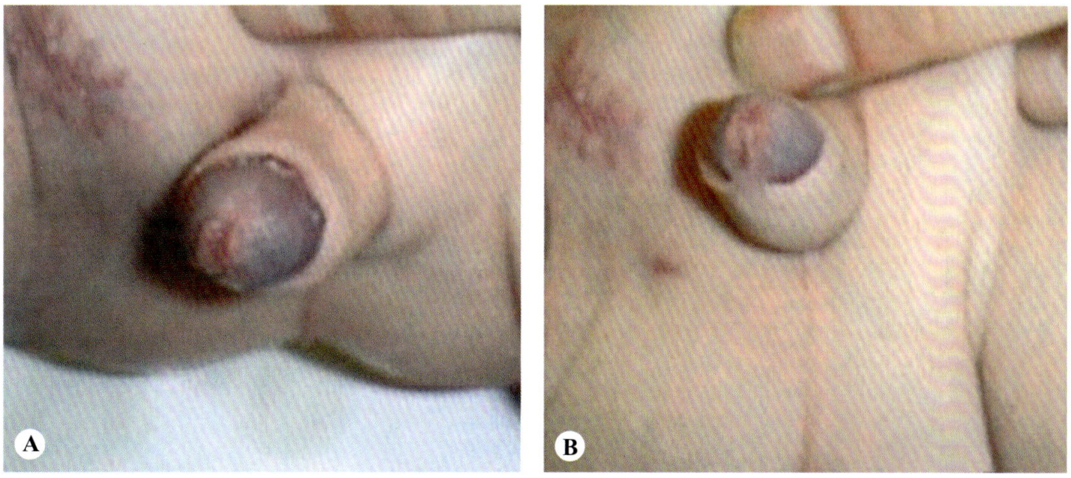

▲ 图 47–4 一名阴囊发育不全患者

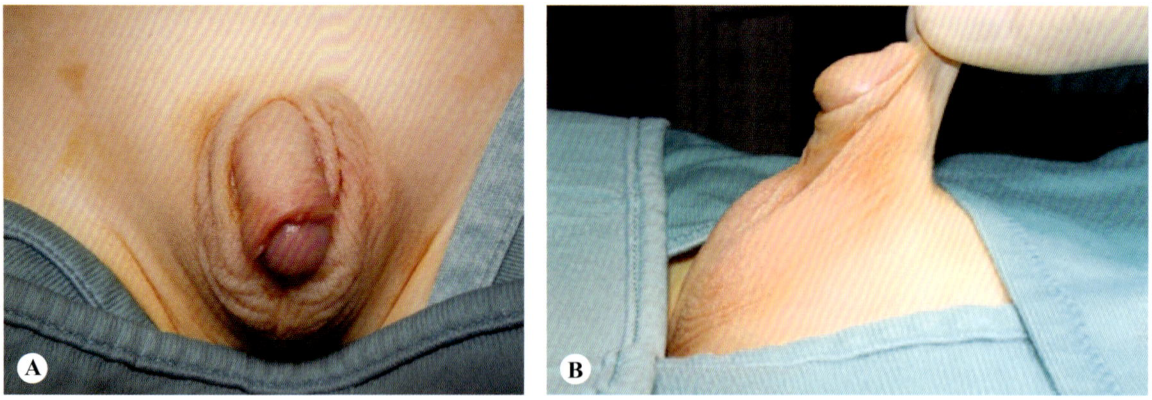

▲ 图 47-5　阴囊转位。患者还出现近端型尿道下裂

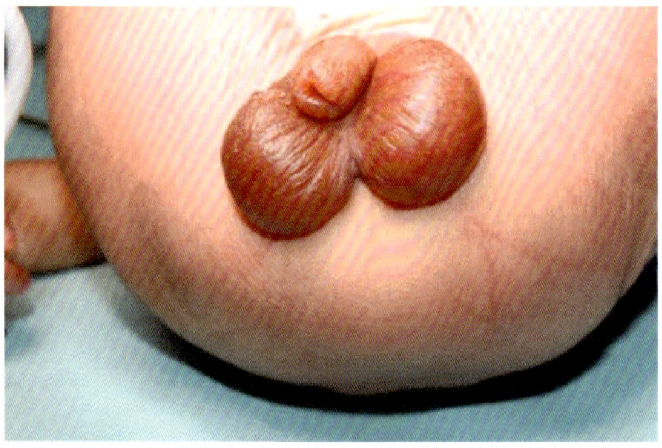

◀ 图 47-6　阴囊分裂患儿。受分裂阴囊影响，在这种特殊情况下，他还出现了尿道狭窄闭锁和高位肛门直肠畸形（袋结肠）

参考文献

[1] Dòmini R, De Castro R. Chirurgia delle malformazioni urinarie e genitali. Padova: Piccin Editore; 1998.
[2] Gearhart JG, Rink RC, PDE M. Pediatric urology. Philadelphia: Saunders Elseviers; 2010.
[3] Janoff DM, Skoog SJ. Congenital scrotal agenesis: description of a rare anomaly and management strategies. J Urol. 2005;173:589-91.
[4] Lima M, Manzoni G, editors. Pediatric urology: contemporary strategies from fetal life to adolescence. Milan: Springer; 2015.

第九篇　神经系统

Nervous System

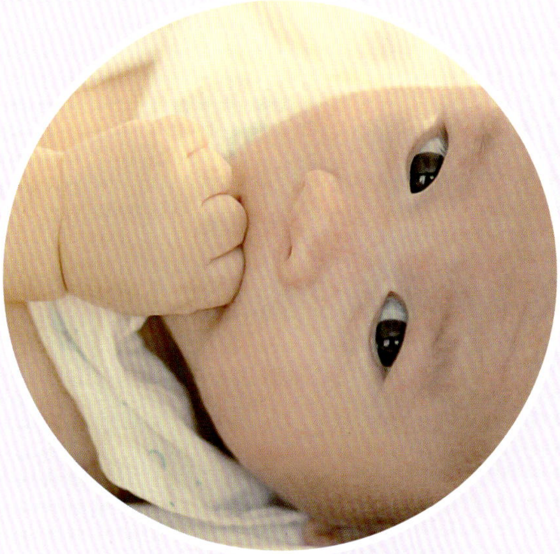

第 48 章　中枢神经系统畸形的手术治疗

Surgical Treatment of Central Nervous System Malformations

Mirko Scagnet　Federico Mussa　Flavio Giordano　Regina Mura　Elena Arcovio　Massimiliano Sanzo
Pier Arturo Donati　Barbara Spacca　Manuela Grandoni　Giuseppe Oliveri　Lorenzo Genitori　著
张洪钿　梁　明　张鹏飞　译

中枢神经系统畸形的手术治疗是神经外科医生面临的一大挑战。放射成像技术和外科设备的发展，以及对此类疾病知识的提高，使外科医生为患者和家庭提供最佳结果和生活质量治疗的机会大大增加。例如，神经内镜从根本上改变了许多脑脊液相关疾病的手术方法，在某些情况下，有机会以微创和更接近生理的方式治愈脑积水。可吸收钉板等新型生物材料改变了颅面疾病手术治疗的可能性。经鼻内镜入路（endoscopic endonasal approach，EEA）从根本上改变了处理颅底病变的方法；通过经鼻内镜方法，可以到达颅底所有的地方。

本章的作者打算根据他们的经验和回顾相关文献（表 48-1）来描述当前 CNS 畸形手术治疗的技术发展。

表 48-1　1996—2016 年我们实施的儿童 CNS 畸形的外科手术

术　式	*n*	%
神经内镜	1444	25.15
分流	2086	36.2
颅缝早闭修复	1415	24.6
脑膨出切除术	83	1.4
Chiari Ⅰ型畸形的颅后窝减压	434	7.5
视力障碍手术	293	5.1
胎儿手术	3	0.05

一、脑积水和脑脊液相关疾病：病因和治疗

导水管狭窄相关脑积水：脑脊液（cerebrospinal fluid，CSF）从两个成对且对称的侧脑室通过 Monro 孔流向位于中线并未成对的第三脑室，然后流向第四脑室。连接第三脑室和第四脑室的狭窄通道是 Sylvius 导水管。

导水管狭窄是先天性脑积水的最常见原因，但狭窄可出现在新生儿期甚至青春期后期。男女比例为 2∶1。导水管狭窄可以是先天性或后天性的，其发病率占所有先天性脑积水患者的 50% 左右，在所有脑积水患儿中导水管狭窄发病率占 15%～20%。

（一）胚胎学

Sylvius 导水管在妊娠第 6 周左右发育。在胚胎学上，大脑最初是一个管状结构。随着大脑的生长，内管仍然是一系列相互连接的空腔，称为脑室。

在神经发育结束时，脑室系统在第 12 阶

段（妊娠 26～30 天）关闭；在第 15 阶段（妊娠 35～38 天），大脑半球随着侧脑室的扩大、第三脑室和 Monro 孔的形成而外翻发育。

在第 20 阶段（妊娠 51～53 天），脉络丛发育出分泌性上皮细胞；软脑膜开始形成潜在的蛛网膜下腔，第四脑室顶打开。由于这一时期相邻结构（中脑、四叠体和大脑脚）的生长，Sylvius 导水管变窄。

（二）解剖学

导水管是一个狭窄的不规则通道，位于中脑背侧，在后方的后连合和顶盖，以及前方的动眼神经、滑车核、内侧纵束和红核之间。其宽度通常为 0.2～1.8mm，平均长度为 11mm。这就解释了为什么它被认为是 CSF 通路的关键点。

在实验研究中，Jacobson 注意到通过导水管的 CSF 层流非常重要，并且通过其特殊的形状来确保它的流通性。因此，其形状的改变将改变流速和流动模式。

出于这个原因，严重狭窄会导致颅内压（increased intracranial pressure，ICP）升高得到了解释，并且它解释了为什么导水管腔形状的变化会导致轻微的狭窄，从而可能导致重要的流量改变和随后的进一步损伤导水管腔，以及幕上脑室和幕下脑室之间生理压力梯度的建立。

（三）分类

从解剖学的角度来看，导水管狭窄可以定义为内在（原发性）或外在（继发性）。引起梗阻的原因有多种，但形态学上的鉴别通常是不可能的。

可能的病因包括以下情况。

- 发育：分叉，变窄，横膈。
- 遗传：Bickers 和 Adams 综合征是一种 X 连锁隐性染色体异常，约占男性脑积水的 7%。其特点是导水管狭窄、智力低下、拇指内收和痉挛性截瘫。至于所有 X 连锁隐性疾病，只有男性受到影响，但疾病是通过家庭的女性传播的。除了 X 连锁遗传之外，在两性都受到影响的家庭中还发现了一种常染色体隐性遗传模式。脑积水也可能存在于影响 8、9、13、15、18 或 21 号染色体的许多主要和次要染色体畸变中。
- 畸形：颅后窝和天幕切迹、脊柱的囊肿。
- 导水管狭窄起源于原发性或继发性的畸形。
- 化学：台盼蓝、水杨酸、铜酮，如果母亲在妊娠期间服用，妊娠早期维生素 B 和叶酸缺乏症和新生儿维生素 A 缺乏症。
- 传染性：由细菌或病毒性宫内或产后感染引起的导水管神经胶质增生（50%）（弓形虫病、巨细胞病毒、梅毒、流变病毒、副黏病毒、虫媒病毒、流感）。
- 血管：Galen 静脉瘤，早产儿和新生儿及成人的颅内出血。
- 肿瘤：（极为罕见）颅后窝、脑干和松果体区肿瘤。
- 有时是隐性遗传的。
- 发育性狭窄：发育性狭窄占新生儿脑积水病因的 10%。新生儿发病率为 0.5～1/1000。
- 导水管发育不全（完全或部分）：其中小室管膜巢代表神经板异常内折叠的结果。这是非常罕见的。
- 导水管分叉：其中导水管分为两个或多个不规则通道，这些通道可以是盲的、独立或相互连通的。
- 导水管梗阻：由于在导水管下口形成室管膜隔膜而导致导水管闭塞。
- 导水管狭窄：在没有室管膜衬里的导水管“裸露区域”的发生胶质增生使管腔变窄。

（四）诊断

产前超声检查、宫内 MRI、产后头颅超声、头部 CT 和 MR 是检测导水管狭窄的诊断工具。

1. 胎儿诊断

早期产前诊断仍然是一个诊断挑战，因为脑室扩大或脑积水的诊断可能要到妊娠 18 周才能变得明显。导水管狭窄通常在妊娠中期或晚期诊断。

胎儿脑积水的产前检测传统上依赖于脑室的超声测量。最有用的测量是横向脑室宽度，通常为 4～8mm，正常上限为 10mm。测量的实用性是基于脑室很容易识别的事实，并且测量数值在妊娠 15～35 周几乎是恒定的。产前超声数据还包括双顶叶直径、第三脑室大小、侧脑室与第三脑室之间的比率、额顶叶皮质的厚度。

胎儿脑室扩大的发现需要及时评估，首先要排除其他异常。

对于那些在堕胎法定限制之前被诊断出的患者，迫切需要完成检查，以便让父母知情并做出决定。回顾母体妊娠史以了解以前的结果、早期药物暴露和意外疾病，并回顾家族史以了解 X 连锁脑积水和神经管畸形。

单纯超声评估可能会遗漏重要的异常，这将影响结果，因此超快胎儿 MRI 已被开发为产前神经影像学更精确的解剖学方式。射频脉冲或磁场对母亲或胎儿没有明显的风险。因此，理想情况下，由经验丰富的儿童神经放射科医生进行 MRI 扫描并进行解释，以排除任何其他 CNS 异常。

进行羊膜穿刺术对病毒培养、染色体分析和 AFP 水平进行检测。

2. 产后诊断

在 CT 检查中，当在梗阻上端的侧脑室和第三脑室扩大，而第四脑室相对较小时，应怀疑导水管阻塞。

T_1 和 T_2 序列的 MRI 检查，具有 3mm 厚的连续中线矢状切面将揭示导水管狭窄的存在及其病因。

在导水管水平，由脑脊液流动脉冲产生的“流空”信号在 T_2 图像中与脑室 CSF 相比显得信号更低。这被认为是导水管通畅的最重要的放射学标志。

值得注意的是，如果导水管形状改变，流速的增加可能会导致空洞信号，在 MRI 检查中误诊为导水管通畅。

研究 CSF 通路的另一种更可靠的方法是脑脊液电影 MRI。

（五）预后

脑积水的产前检测促进了产科护理，但给家庭带来了不确定性，也给为父母提供胎儿咨询的团队带来了挑战。

很明显，胎儿脑室扩张并伴有相关异常表现，往往提示预后较差。在与感染、染色体异常和严重的中枢神经系统和颅外异常相关的脑室扩大的情况下，预后不良可能会影响家庭继续妊娠的决定。然而，单纯的胎儿脑积水的结果是可以改变的。

已发表的导水管狭窄新生儿研究指出了不同的结局，24%～86% 的病例发育正常。导水管狭窄的预后取决于以下因素：脑室扩大的程度、妊娠期何时变得明显，以及随着时间的推移而进展。但是，无法以负担得起的方式预测婴儿是否会智力障碍，以及到何种程度。患有导水管狭窄的胎儿具有良好的存活率，因为它们通常没有相关的异常。男性 X 连锁脑积水通常预后较差。

产前因素，如脑室扩张进展、皮质变薄到<1.5cm 的程度，以及在子宫内持续时间超过 4 周，导致预后更差。另外，轻度孤立性脑室扩大小于 12mm 的患者预后良好。

二、蛛网膜囊肿

蛛网膜囊肿是蛛网膜下腔中脑脊液的集合。它们是相对封闭的空间，内部和整个蛛网膜下腔之间的循环非常差。

蛛网膜下腔和脑池的解剖结构由 Vesalius 于 1555 年首次描述，Yasargil 对其进行了详尽的描述（基底池的显微外科解剖，1984，Georg Thieme Verlag Vol Ⅰ）。

许多蛛网膜下腔的脑池可以被认为是解剖学上不同的隔室。正常发育后，脑脊液从一个隔室到另一个隔室通过各种尺寸的小梁状多孔连续交换。这些孔和脑脊液交换通路会因为某些因素（感染、出血等）部分或全部阻塞。

在颅内和脊柱空间的不同区域可以观察到各种囊性病变。

（一）侧裂囊肿

它们是位于颞区的空洞。它们可能占据很大

的比例，并且可能延伸到整个半球。我们描述了 3 种形式（Galassi,et al.Surg Neurol 17:363–9, 1982）。

- 内部囊肿（颞叶内侧）。它是一个小的双凸囊肿，位于颞极前方。通常认为不存在占位效应。
- 颞叶内部和外部。它们通常涉及外侧裂的近端和中间段。可能对脑室结构和（或）脑神经有占位效应。
- 巨大的近乎半球形的囊肿。它们涉及整个外侧裂，中线结构通常明显移位。

手术指征取决于颅内压升高和（或）脑神经受压的迹象。如果体积巨大，必须考虑手术治疗。

如果癫痫发作是唯一的迹象，那么手术指征是有争议的。

推荐的方法是打通囊肿和脑池空间的脑脊液循环。

在某些情况下，特别是在非常年幼的婴儿中，临时分流手术可能是有效的。造瘘可以通过显微外科技术和神经内镜进行。

（二）鞍上囊肿

它们是位于鞍上空间的空腔。它们可能是蛛网膜囊肿或像错构瘤这样的神经上皮样囊肿。

体征与脑积水或性早熟等内分泌功能障碍有关。

在年龄较大的儿童或成人中，可能难以识别颅内压（ICP）升高的迹象。例如，癫痫发作、脂肪血症或动脉血压升高可能掩盖颅内压升高的真实状态。

几乎所有鞍上囊肿病例都必须进行手术。

现在的黄金标准是内镜方法，将囊肿和脑室和脑池打通。

（三）大脑凸面囊肿

它们是大脑表面的体积较小的空腔，主要位于顶叶的外表面，很少位于内侧。

体征与脑回和脑沟的局部占位效应有关。

癫痫发作很频繁。患者常描述出现局灶性头痛。

根据囊肿的体积和频繁的癫痫来作为手术指征是存在争议的。

显微外科造瘘是首选技术。

（四）纵裂囊肿

它们是涉及大脑、胼胝体和连合纤维的复杂畸形。

它们可能与脑积水有关。在新生儿期，经常观察到 ICP 升高的迹象。

手术指征取决于是否发生脑积水。通过分流囊肿临时转移脑脊液是最好的办法。

其次，可在内镜下将囊肿造瘘与脑室相通后移除分流管。

（五）透明隔、髓帆和四叠体囊肿

这些囊肿很少有占位效应并扰乱脑脊液循环。

手术指征相当罕见。四叠体囊肿可能会干扰脑脊液循环。

四叠体池囊肿压迫导水管引起轻度脑积水。脑室镜下第三脑室底造瘘术在不接近囊肿的情况下解决了脑积水。在某些情况下，通过脑室在内镜下对囊肿进行造瘘手术也是可行的。

（六）颅后窝囊肿

Dandy-Walker 综合征必须从颅后窝的蛛网膜囊肿中排除。

所谓的 Dandy-Walker 变异也必须排除在外。

Blake 囊是指小脑后部因脉络膜囊性外翻而形成的囊，没有小脑蚓部发育不全。

颅后窝囊肿很少有症状。

即使是非常巨大的小脑后囊肿也很少影响脑脊液动力学。

在某些情况下，颅后窝过度拥挤，小脑上囊肿可能会导致小脑扁桃体疝，从而出现症状。同样，小脑后囊肿或

Blake 囊可能会向下推挤导致小脑延髓池阻塞并出现症状。

在这些情况下，使颅后窝体积减小的一些骨性结构异常也会导致出现症状。

显微外科造瘘（小脑上或脑桥小脑角囊肿）和内镜方法（小脑后囊肿）是解决这些问题的最

佳技术。

（七）脊柱囊肿

蛛网膜囊肿可能位于椎管的不同水平。

它们的体积很小，但它们可能在短期之内增大，对脊髓和（或）神经根压迫产生占位效应，并在短时间内出现症状。

脊柱侧弯可能是一个明显的迹象。

这些囊肿看上去是真正的蛛网膜囊肿，但在组织学检查中经常发现他们的基底来源于软脊膜，因此也称之为软脊膜囊肿。

如果存在神经系统体征，则必须通过椎板切开术和显微外科手术进行囊肿造瘘。

三、脑积水和脑脊液相关疾病的管理

神经内镜

得益于光纤技术的进步，在 20 世纪初神经内镜开始出现，并在过去 20 年间重新定义了神经外科手术方式。除了从根本上改变脑积水的神经外科治疗方法外，如今神经内镜手术是对位于第三脑室和侧脑室的病变，如蛛网膜囊肿、胶样囊肿等，以及脑内病变的另一种有效治疗方式。

此外，神经内镜可以进行活检，有时还可以切除脑室内和脑室旁肿瘤，包括血管畸形和下丘脑错构瘤（hypothalamic hamartoma，HH），目前也用于罕见类型脑积水的治疗。

在儿科年龄，脑积水的发病率高，与几乎所有脑部病变相关或孤立存在，使神经内镜成为多模式治疗的有效和合适的工具。

首先，内镜第三脑室造瘘术（endoscopic third ventriculostomy，ETV）目前被公认为儿童和婴儿阻塞性脑积水的金标准治疗方法，在许多已发表的系列研究中，总体成功率在 65%～85% 范围内，具体取决于手术机构，患者的年龄、失败的定义、脑积水的病因、手术适应证和随访期限。

1 岁以上儿童导水管狭窄导致的阻塞性脑积水，98% 的患者在 ETV 手术后无须分流。

ETV 仍然是一种有争议的脑积水治疗选择，在有脊髓脊膜膨出（myelomeningocele，MMC）病史的儿科患者中失败率很高。在某些情况下，ETV 的成功率接近 50%。该术式应推迟到患者 1 个月后再考虑实施。在圣路易斯胎儿照护研究所，接受胎儿 MMC 修复的患者的总体 ETV 成功率为 11/24（45.8%）。患者年龄小（年龄小于 6 个月）和孕晚期（胎龄 23 周以后）进行 MMC 修复是 ETV 失败的预测因素 [1]。年龄 6 个月以上的患者，分流手术失败后接收 ETV 手术后有较好的成功率（约 80%）[2]。

Dandy-Walker 畸形中的 ETV 可以成为减少脑积水的有效手段，是推荐的治疗方法 [3]。

Chiari Ⅰ型畸形中的脑积水是一个已知的具有复杂病因的实体，这是一个备受争议的问题。然而，在 Chiari Ⅰ型畸形中使用 ETV 正在普及，主要是因为它会减少对 CSF 流动和吸收的生理途径的阻碍 [4]。

ETV 可能被认为是多形成因素且与复杂颅缝早闭相关的脑积水的首选治疗方法。脑积水应在颅骨成形术之前处理，ETV 比分流术明显减少了颅骨生长障碍和感染风险，但据报道，其长期成功率为 60%。因此，由于这些患者的 ETV 失败率很高，因此必须进行密切的临床监测 [5, 6]。

ETV 在肿瘤性脑积水中的作用是主要的。在一系列文献报道中，发现 ETV 的成功率为 70%～90%，并被推荐为此类病例中脑积水的理想治疗方法 [7]。伴有脑积水的颅后窝肿瘤必须首先用 ETV 治疗，几天后直接切除肿瘤。在我们的系列研究中，后颅窝病变导致的脑积水 ETV 成功率为 78.5%。

松果体区肿瘤的 ETV 被认为是主要的干预线，其优点不仅在于缓解脑积水，而且为活检和脑脊液分析提供便利，以便于早期发现肿瘤种植和播散（如果有）[8]。

在婴儿中，神经内镜检查减少了脑脊液分流手术的次数。

早产儿出血后脑积水也可以通过神经内镜而不是传统技术进行治疗。

事实上，在所有阻塞性脑积水病例（第四脑

室出口阻塞、囊肿、Chiari 畸形、复杂性颅缝早闭）中，ETV 可能被视为首选治疗方法[5]。在分流失败的情况下，可以提出 ETV 代替脑室腹腔分流翻修，实现 82% 的儿童无分流成功率[9]。国际婴儿脑积水研究小组发表的初步结果使我们的理解有了显著提高；这项对 ETV 和婴儿（<24 月龄）分流成功率的前瞻性、多中心比较表明，与 ETV 相比，分流术的成功率更高（6 月龄时为 66% vs. 88%），略高于 ETV 成功率的（57%）预测。

即使在患有裂隙脑室综合征的分流儿童中，ETV 也可被视为一种替代选择[10]。

1. 内镜

小儿神经内镜可以改善脑室内导管放置技术。

Storz™ 生产的 9.5F 刚性神经内镜在儿科神经外科中非常有用且用途广泛。尽管外径尺寸非常小，但感谢特殊的微小光学元件，使得 3Fr 的内镜也可以拥有和大通道内镜一样的视野。因此，可以进行与大型内镜相同的操作。皮层造瘘口越小，创伤更小。在脑室内操作过程中，室管膜静脉损伤的风险更低。

此外，在特殊的手术情况下，如狭窄的 Monro 孔或僵硬的小脑室，该仪器可避免对邻近结构造成伤害。在第三脑室，如果中间肿块很大，造口更容易定位，也可以穿透脚间池。

2. 第三脑室造瘘术

第三脑室造瘘术定义为打开第三脑室底使其与基底池相通，从而将脑脊液循环从导水管和第四脑室转移的一种标准化技术。它用于因畸形的导水管狭窄（导水管闭锁、四叠体蛛网膜囊肿）和肿瘤（颅后窝、松果体或脑干肿瘤、顶盖错构瘤）导致的阻塞性脑积水，也用于因出血或感染导致导水管流动障碍的情况。

在所有情况下，手术技术都是标准化的。我们使用 9.5F 30° 的 Storz™ 硬性神经内镜，以及外径为 3.2mm 的 Fogarty 球囊导管。全身麻醉下，患者仰卧位，头部微屈，冠状缝前 5mm 钻孔。在婴儿中，进入通道是在前囟的前外侧边缘进行的。

在打开硬脑膜和蛛网膜后，内镜在直视下被“徒手”植入。在操作过程中，带有内芯的造瘘鞘管阻止了脑组织在植入过程中进入内镜。到达侧脑室后，在透明隔前静脉与丘脑纹状体静脉吻合形成的静脉角汇合处识别 Monro 孔。内镜穿过 Monro 孔到达第三脑室。造瘘在前部灰结节和后部的乳头体之间形成的三角形中进行，尽可能靠近鞍背以避免损伤基底动脉（图 48-1）。第三脑室底部的开口用电凝形成 1mm 瘘口，然后插入 Fogarty 球囊导管，打入 0.2ml 盐水溶液使瘘口进一步扩大，然后退回到第三脑室（图 48-2）。无须使用镊子或钝性分离技术。在第三脑室底造瘘后，神经内镜通过造瘘口进入脚间池，在辨别基底动脉之后，打开两层 Liliequist 膜到达桥前池，然后收回内镜（图 48-3）。必要时仔细手动进行灌洗，不需要使用连续灌洗。整个过程始终以“徒手”方式进行，平均耗时 30min。

3. 隔造瘘术

在单个脑室扩张的脑积水或两个脑室都扩张的脑积水的情况下，隔造瘘术包括透明隔造瘘（图 48-4）。它也适用于开放多囊性脑积水脑室内

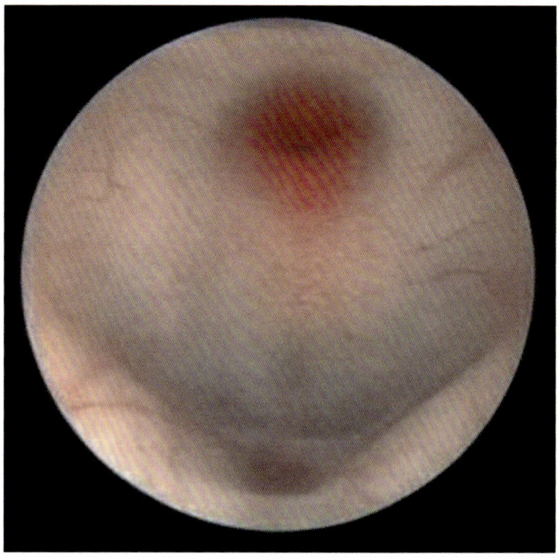

▲ 图 48-1 第三脑室底的内镜视图，灰结节和乳头体可见

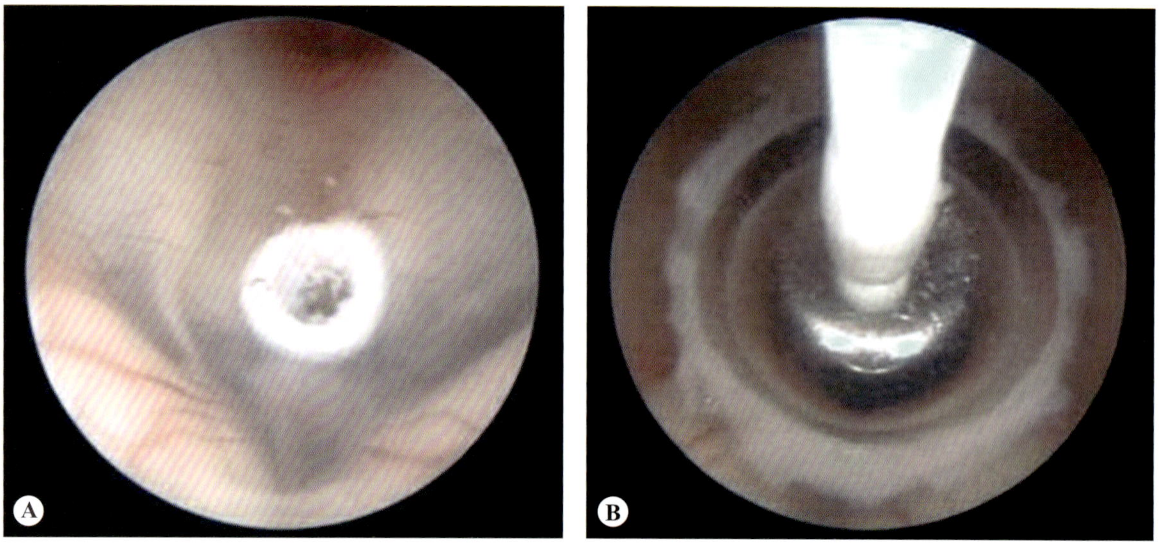

▲ 图 48-2 内镜视图

A. 凝结器打开地板；B. Fogarty 导管的球囊通过造口充气

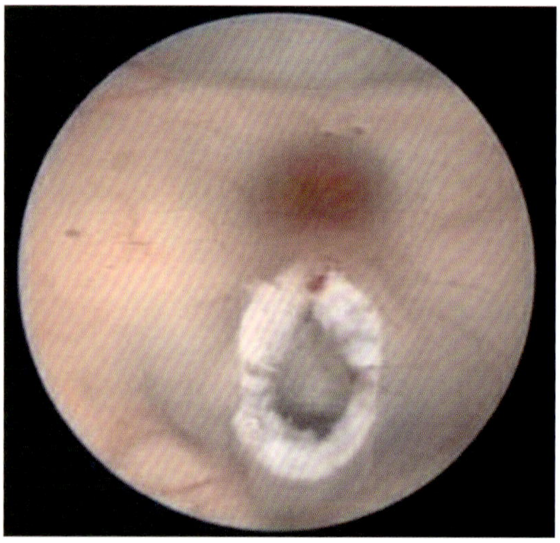

▲ 图 48-3 内镜视图：造口在第三脑室和脚踝间池之间开放

的病理性隔膜[11]。神经内镜对多房性脑积水的治疗可减少颅内脑室 – 腹腔管的数量。

为进行透明隔造瘘术，需在冠状缝前开颅以实现垂直而非平行进入透明隔。

4. 蛛网膜囊肿造瘘

该技术旨在打开脑脊液池和（或）脑室腔内的囊肿壁。例如，侧裂囊肿可以与视神经、颈内动脉和环池相通（图 48-5）。鞍上池囊肿可以造瘘进入脚间池，而大脑半球间囊肿打开进入侧脑室腔[11]。颅后窝囊肿（小脑后、脑桥角、小脑上）可以造瘘进入小脑脑池或脑桥脑池和髓周脑池空间。

在对内镜造瘘治疗四叠体池囊肿的回顾性研究中，平均有 88.5% 的患者达到完全或部分临床缓解[12–14]；鞍上囊肿为 89.7%，颅后窝为 83.3%，与开颅囊肿切除术和囊肿分流术的结果相似，分别为 86% 和 90%[15–19]。

外侧裂蛛网膜囊肿的最佳手术治疗已被讨论过，但仍有争议。显微外科方法的成功率为 88%，而内镜技术的成功率为 70%。根据我们的经验，40 例颅中窝蛛网膜囊肿内镜造瘘手术中，92.5% 的患者临床疗效满意，72.5% 的患者囊肿缩小或完全消失，10% 的患者（n=4）发生内镜造瘘失败，需要再次手术治疗，一个患者采用囊肿 – 腹腔分流术，三个患者再次行内镜造瘘手术[20]。

皮质和纵裂区的蛛网膜囊肿最好通过开颅直接囊肿造瘘治疗。

如果内镜手术失败，应首先考虑再次内镜和通过开颅直接显微手术打开囊肿；囊肿 – 腹腔分流术是最后选择的手术方式。

5. 导管放置

在存在虚拟脑室或具有多个分隔的脑室的情

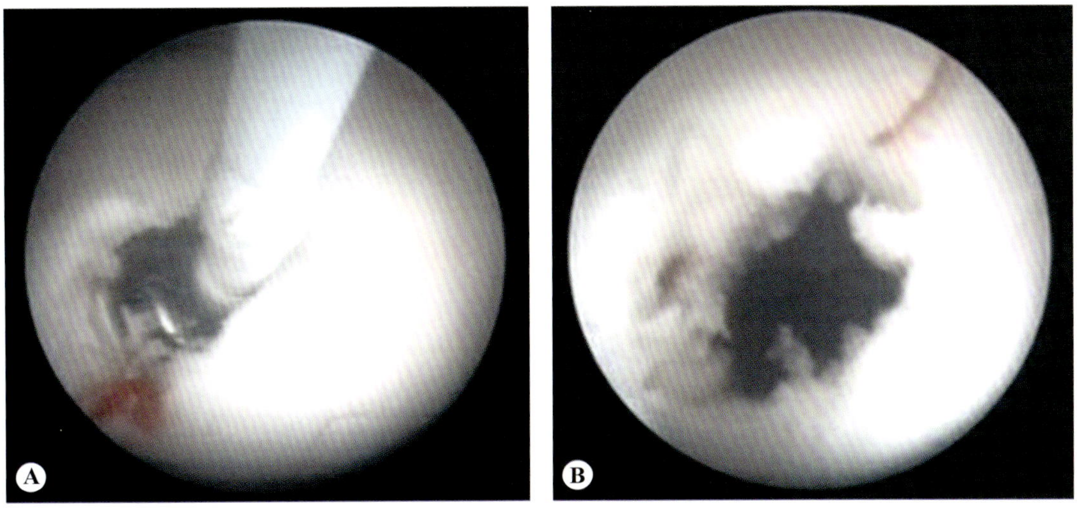

▲ 图 48-4　内镜视图

A. Fogarty 球囊被推过透明隔膜；B. 两个侧脑室之间的透明隔开口

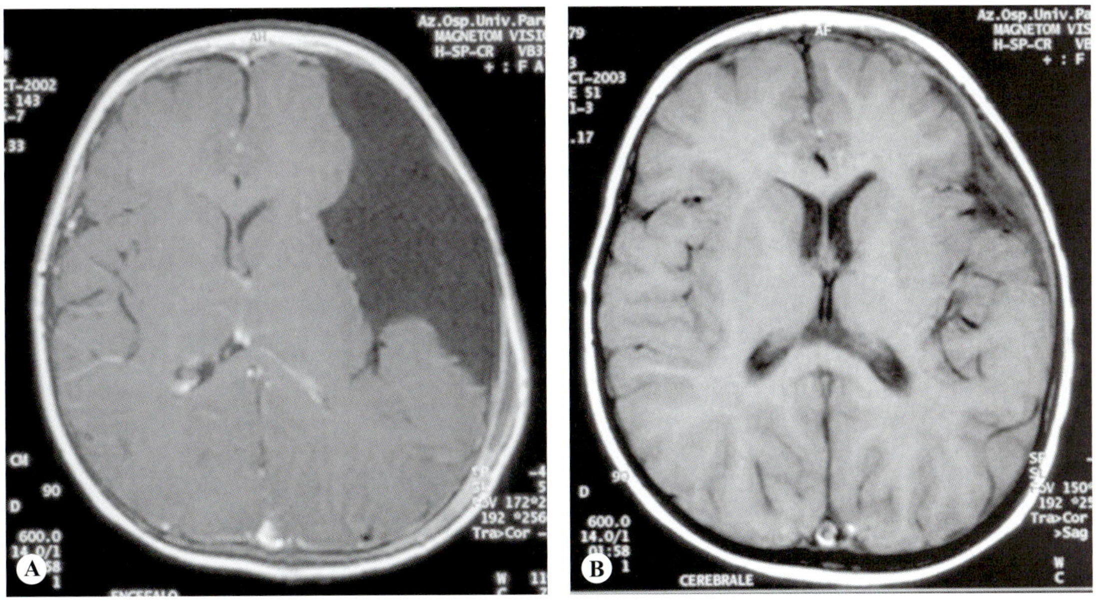

▲ 图 48-5　MRI 轴向视图

A. 侧裂区巨大的蛛网膜囊肿，中线结构受压；B. MRI 轴向视图：术后（内镜入路）。注意囊肿几乎完全消失

况下，神经内镜检查可以引导将导管放置在选定的位置，还可以将其与 Ommaya 储液器连接，用于 CSF 分流和（或）药物输送[11]。

6. 计算机辅助的神经内镜技术

神经导航可辅助神经内镜用于小型或虚拟脑脊液通路的手术，以及治疗深部囊性病变。

7. 功能性神经外科

神经内镜检查可用于以消除下丘脑错构瘤（HH）诱发的癫痫（图 48-6）。HH 是一种罕见的非肿瘤性先天性畸形，由下丘脑下部密切相关，表现为痴笑样癫痫发作、性早熟和认知问题。最近的报道表明，内镜下切除 HH 似乎比其他方式更安全、更有效[21, 22]。在大多数情况下，建议使用导航辅助，因为这些患者的侧脑室和第三脑室大小正常。

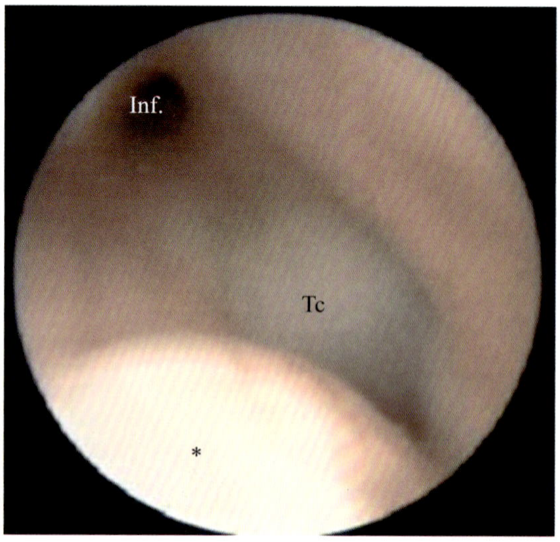

▲ 图 48-6 下丘脑错构瘤的内镜视图（星）。灰结节（Tc），漏斗隐窝（Inf.）

四、分流手术

10 世纪，Abu Al-Kassim Khalaf Ibn Abbas Al Zaharawi（936—1013）在 Al-Andalous 的 Abulcassis 中首次详细描述了脑积水儿童颅内浅表脑脊液的排空方法。

1893 年，第一个永久性脑室蛛网膜下腔 – 帽状腱膜下分流术由 Mikulicz 描述，他提出同时进行脑室造口术和引流脑脊液到脑室外压力低的腔内。

1898—1925 年，发明了腰大池腹腔和脑室腹腔、脑室静脉、脑室胸膜腔和脑室输尿管分流术，但在大多数情况下，由于植入材料不足，失败率很高。

人工脑脊液瓣膜由 Ingrham 于 1948 年提出，麻省理工学院的 Bush 于 1949 年与 Matson 合作，Nulsen 和 Spitz 同样在费城提出。在 20 世纪 50 年代，Spitz-Holter 分流器的开发对脑积水的手术产生了巨大影响。

在第一代简单的压差阀无法在所有身体位置按照生理方式排空脑脊液之后，开发了第二代可调压、自动调节、防虹吸和抗重力阀。

许多分流系统还具有一个灵活的冲洗室（储液囊），它可以与阀门安装在同一单元内，也可以是单独的单元，具体取决于分流系统的设计。这个冲洗小室有几个重要目的。它允许使用针头和注射器从分流管中获取脑脊液样本，并注入脑室内以测试分流管是否通畅。该储液囊还允许分流管以“冲洗”或泵的形式工作。只需按压覆盖在储液囊表面的皮肤即可完成冲洗。

假设“最好的分流是无分流”，大龄多中心试验都没有表明任何分流系统都比另一种更有效。

目前至少有多 127 种不同的设计可用，但其中大部分只是模仿。

（一）CSF 分流阀

1. 差压预置阀

这些阀门分为四大类：狭缝阀、斜接阀、隔膜阀和球头锥阀。这些系统具有预定义的操作压力，具有三个或五个性能级别，从非常低到高不等。当脑室内压力上升到预先校准的压力以上时，差压阀打开，允许脑脊液流出；当压力下降到阀的关闭压力以下时，差压阀关闭。差压预置阀的局限性在于，当压差增加（即站立位的直立压力）时，流量会增加，从而导致过度排水并发症。

2. 防虹吸装置

这些设备由 Portnoy 等开发。1973 年，为了对抗过度排水的并发症。该装置被植入阀门下方，并对通过皮肤传输的大气压力做出反应，事实上，这要归功于当分流管内的压力低于大气压力时减少脑脊液流量的小的压力传感器。问题是，如果它被瘢痕组织包裹，就无法感知大气压力。

3. 可调压阀门

这些阀门具有可调节的球弹簧机构，并作为差动装置运行，其优点是一旦通过带有磁铁的外部装置植入皮肤，就可以改变阀门的工作压力。

与预校准阀门相比，一些作者没有报道这些设备的更高功效和安全率。其他作者认为，这种类型的分流是优越的，因为“……人们无法提前知道哪种情况会变得复杂……”。

4. 流量调节阀

在这些阀门中，通过装置的 CSF 流量随 CSF 压力的变化而变化。为了保持 CSF 流速恒定，机械阻力随着压力梯度的增加而增加。

总之，所描述的阀门类型中没有一种似乎最适合小儿脑积水的初始治疗。

（二）分流手术技术

尤其是在儿童中，脑室 – 腹腔途径优于脑室心房途径，因为它更容易放置，并且并发症发病率更低。

已经进行了许多研究来评估分流术后脑积水病变的预防和可逆性。

在实验模型中，已经证明，在早期分流后，对灰质（神经元大小减少、定向障碍、树突退化）和白质（脑室周围水肿、轴突损伤、脱髓鞘、神经胶质增生）和脑代谢的许多损害可以部分恢复。

1. 脑室外引流

脑室内出血、细菌感染或脑肿瘤手术后发生脑积水风险较高时，可能需要短期脑室外引流装置。

2. 脑室腹腔分流术

这是最流行的分流术式。脑室导管通过枕部或额部钻孔放置并连接到阀门。远端导管置于腹腔内。

优点：①分流感染的发病率较低；②远端引流管放置长一些以适应患者生长的可能性。

缺点：腹膜粘连或感染。

据报道，经额角留置导管癫痫发作的风险似乎更高，为 5.5%。3 年后风险率降至 1.1%。

3. 脑室腹腔分流手术流程

建议在手术前一晚洗头，手术前使用碘溶液。没有证明剃头会减少污染，所以我们不剃头。在全身麻醉下，患者仰卧，头部向手术的对侧旋转。颈部伸展和抬起，下方垫有手术巾，使头部和腹部之间的线平直，以方便建立皮下隧道。

铺单之前应选择并标记头部和腹部切口的部位。用碘溶液仔细行皮肤准备（5min）后，患者必须完全用手术布单覆盖，头部和腹部之间的小皮肤通道除外。将黏性塑料无菌贴膜盖在显露的皮肤上以避免与皮肤表面接触。皮肤切口必须足够，并且阀门不能置于颅骨切口表面。

导管可经额角或枕角插入侧脑室；但从哪个位置进入还有争议。一些作者报道说“……通过额叶区域插入的脑室引流管起效时间明显长于经顶叶的手术”。

额部钻孔位置必须位于中线旁 2.5～3cm。在瞳孔中线上，距冠状缝前部 1cm，顶部钻孔位置距离枕外隆突约 7cm。钻孔尺寸必须与植入装置相适应，可使用麻花钻进行。

腹腔通过使用套管针或内镜经小切口进入。我们更喜欢小开腹手术，腹部切口在脐旁区域横向进行。从腹部切口开始，应在两个皮肤切口之间进行隧道化，尤其是在计划植入预组装系统的情况下。隧道器械不能通过太深或太浅，以避免胸部或颅后窝损伤和皮肤撕裂。

腹腔引流管和储液囊就位后，用小号脑穿针和低功率单极打开硬脑膜；硬脑膜切口应与脑室导管直径相同，以免脑脊液漏出，软脑膜用双极钳烧灼。

导管植入路径根据外部标志确定。从额部入路，导管垂直于颅骨插入，对准内眦投影进行穿刺。从枕骨钻孔，目标将是前额的中央。

在将导管连接到阀门之前，直角导向器允许导管弯曲和稳定。一旦 CSF 从远端导管的尖端流出，就应该将其插入腹腔。

软组织应分两层闭合，边缘小心贴合。

4. 脑室 – 心房分流术

这是一种不太常用的手术，只适用于高风险病例（感染、败血症、肺栓塞、肺心病、肾炎和死亡）。分流手术要求更高，因为远端导管插入面部横静脉或颈静脉，远端导管的长度是恒定的，不能适应孩子的成长。

5. 脑室心房分流手术流程

建议在手术室准备透视。患者体位、皮肤准备和颅脑手术及脑室腹腔分流手术相同。

除了钻孔和胸骨切迹之间的皮肤部分外，其余部位用手术单覆盖。在乳突和胸骨切迹之间的颈部斜性切开皮肤。分离颈阔肌后，可以识别胸锁乳突肌（sternocleidomastoid，SCM）的后缘和颈外静脉。在SCM肌肉下方进行深度解剖，可以识别颈内静脉和面总静脉；它们都位于颈动脉的外侧。一旦面部静脉被分离并放置止血啥和血管吊带，就对其进行穿刺，在透视控制下将导管穿过颈静脉，直到其尖端放置于颈静脉上方右心房中。心房导管定位好后，将其修剪到适当的长度并最终连接到阀门。

（三）分流并发症

脑脊液分流手术是失败率最高的神经外科手术。大多数并发症发生在术后6个月～1年内，需要翻修分流管。

分流功能障碍的主要原因如下。

- 梗阻。
- 感染。
- 机械问题（迁移、断开、错位）。
- 其他并发症。

阻塞可能发生在分流装置的任何组件中。脑室导管可能被脉络丛组织或脑室壁阻塞。血细胞、细菌蛋白和其他组织碎片也可能阻塞脑室导管和（或）瓣膜。此外，腹腔导管的尖端可能会被环、被腹部脂肪组织和其他腹部病变阻塞。

分流感染通常是由儿童自身的细菌引起。最常见的微生物是表皮葡萄球菌，它通常存在于儿童皮肤表面、汗腺和皮肤深处的毛囊中。这些感染最有可能发生在手术后1个月，有时甚至在放置分流管后长达6个月后发生[23]。

机械和其他并发症也有报道。分流管是非常持久的系统，尽管它们的硬件可能会随着孩子的成长而脱离，并迁移到最初放置它们的体腔中。即使分流装置可能过度或低排CSF，阀门本身也很少因机械故障而损坏。过度引流可能导致裂隙脑室综合征和（或）硬膜下积液，在这些患者中，可能需要颅顶扩张和（或）颞肌下减压以实现脑室再扩张。

1. 术前期

评估患者时应考虑到一般医疗状况和最终存在的皮肤问题。不建议剃头，应使用聚维酮碘清洗皮肤。

2. 分流手术流程

分流程序应安排在清晨，在其他操作之前。新生儿和婴儿优先于大龄儿童，一天内分流手术不应超过4次。分流手术的最佳时长为20～40min，这就是需要有经验的神经外科医生执行该手术的原因。

为了降低感染风险，手术团队应仅由外科医生、助手、麻醉师和巡回护士组成。

必须注意分流管的选择，设备的无菌包装应在植入前的最后一刻打开。不建议在不需要时测试阀门。

预防性静脉注射抗生素、第二代头孢菌素，应在皮肤切开前30min给药。

为尽量减少通过远端导管时与患者皮肤的接触，只应实施两个皮肤切口。细致的止血和术中使用抗生素清洗对于防止细菌生长很重要。皮肤切口不应覆盖在阀门表面，因此必须仔细放置阀门并最好进行良好的软组织闭合。

3. 术后管理

必须注意头部位置，以避免阀门受到压力，尤其是在早产儿和新生儿中。在住院期间，第一次分流手术大约需要4天，分流翻修需要2天，患者需要洗2次头[23]。

五、颅面畸形的修复

颅缝早闭的手术治疗旨在纠正畸形的颅骨形状，停止代偿性生长，并通过改善外观使生理功能正常化。这可以通过限制颅骨生长的“动态化”和异常定向生长向量的重定向来实现，但并不总是完全。

在一些仅影响颅穹窿的颅缝早闭中，简单而广泛的颅缝切开术可使颅骨被动重塑，特别是在出生后的前2个月，利用释放的生长方向向量，最终结果是良好的颅骨扩张和美容矫正。

在同时涉及穹窿和颅底的其他颅缝早闭（如短头畸形、三角头畸形和大多数斜头畸形）中，需要通过将穹窿区域置于所需位置并重塑眼眶的形状、方向和角度来进行主动重塑。

这种矫正的最佳时间是在出生后的4～6个月。

另外，复杂颅面畸形（例如，Crouzon、Apart、Pfeiffer综合征及三叶草颅骨综合征）的治疗以多步骤手术为特征。最初的前颅骨和眶嵴重塑与颅前窝的扩张和体积增加旨在解决颅内高压，管理呼吸和喂养问题，保护大脑生长和视觉功能。当枕部区域显得非常平坦时，同时并存Chiari Ⅰ型畸形，枕骨大孔合并枕前开口，此时需要颅后窝颅骨扩大修复[24]。

第二步针对中面部提升，在生命的第4年左右进行。在严重的中面部后缩的情况下，导致学龄前的心理问题，可以通过机械装置进行早期上颌牵引，这些装置提供面部畸形的渐进性推进和矫正以及随后的鼻气道扩大。

这个手术流程是明确的，或者可以让孩子为随后使用Le Fort Ⅲ技术的程序化提升中面部做好准备。

随后，当达到完全生长时，可以通过鼻整形术和眼角固定术完成治疗。

（一）术前评估

早期手术矫正对于实现最佳功能和美容效果极为重要，获得最佳美容效果的机会随着儿童年龄的增长而降低，尤其是在12个月后。不幸的是，刚出生几个月的幼儿的特点是“三重不稳定”（需求量大、供应不足、控制机制不足），因此需要进行必要且准确的临床检查以检测伴随的病理（如心肺系统、凝血障碍等）并减少麻醉和手术风险。

（二）外科手术

1. 颅骨切除术和颅缝切除术

该技术仅适用于出生后前几个月的婴儿，其颅骨畸形仅限于舟状颅。手术的目标是释放与过早融合的缝合线相对应的定向生长向量，以允许大脑的正常生长。

与沿冠状缝和人字缝线的条形开颅相关的顶部颅骨切除术肯定优于颅缝切除术，以避免早熟后再骨化。当婴儿学会走路时，骨骼缺陷将在第1年年底关闭。

这种技术的优势在于可以更早地进行矫正和更小的皮肤切口（线性或S形顶点切口），减少失血；缺点表现为延迟的美容效果。

后斜头畸形是一种不太常见的颅缝早闭，通常需要与更常见的位置性斜头畸形进行鉴别诊断。后侧位置性斜头畸形对“位置疗法”有反应，或者通过使用塑造颅骨的外部矫形器来解决。

手术治疗仅适用于真正的人字缝早闭，通过进行扇形或径向截骨术来重塑穹窿。

2. 颅骨穹窿重塑

当需要对舟状头畸形立即进行过速的美容修复，会采用更具侵入性的手术。

许多作者推荐Marchac和Renier多节段技术，该技术可以很好地重塑颅骨和扩大体积。在这些情况下，在舟状头畸形中，我们更喜欢Jane在1986年描述的“pi手术流程”。它完成了舟状颅令人满意和立即的主动重塑（图48-7）。

3. 额眶推进和重塑

这种技术首先由Tessier描述，随后由Marchac修改，以各种方式用于三角头畸形、斜头畸形（图48-8）、短头畸形和尖头畸形，以扩大颅前窝和重塑额骨和眶杆。

该手术的特点是双冠状切开皮肤，将头皮皮瓣向前提起直至眶缘，抬高颅骨，分离颞肌和骨膜，直至显露眶腔上部和额颧突，然后勾画出双额骨瓣，包括在冠状缝和眶缘上方约2.5cm的水平线之间。

额眶束带被整体移除，避免打开眶周脑膨出，沿眶顶、额颧缝、蝶骨小翼、额鼻缝内侧上方和颞骨进行多次截骨术。此时，注意观察硬脑膜是否撕裂，如果撕裂要及时修补好。对眶杆内板挤压弯曲或用一些工具使眶杆弯曲，达到重新塑型的目的，并以新的方向和角度重新定位。使

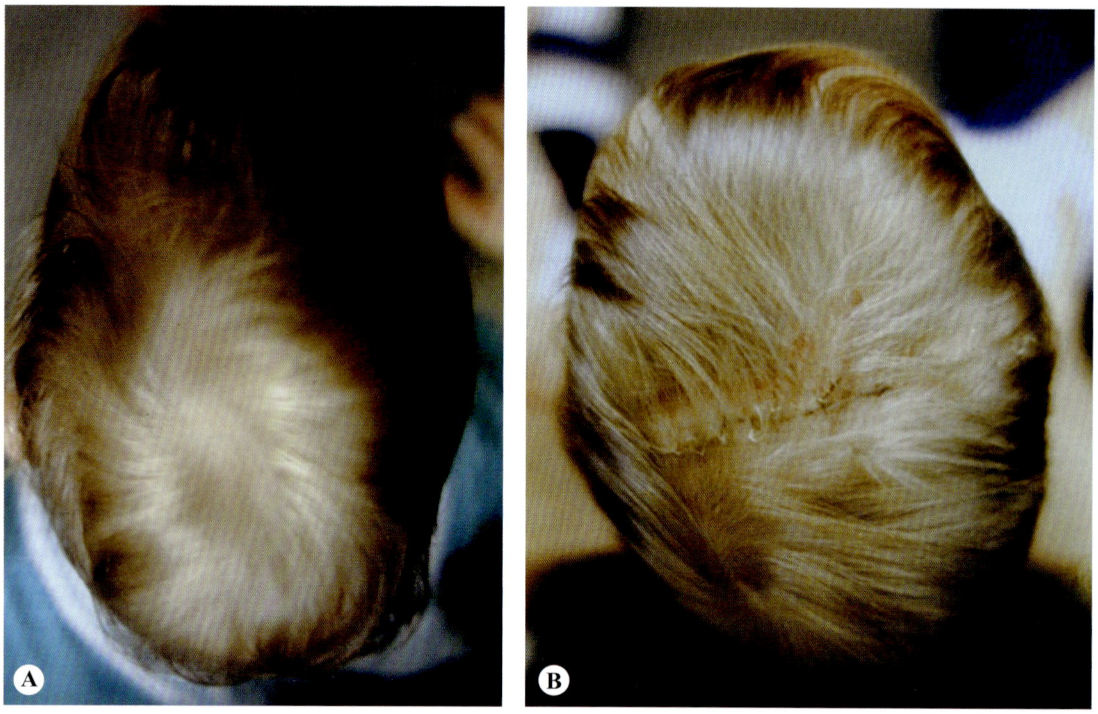

▲ 图 48-7 **Scaphocefaly**

A. 术前俯视图；B. 颅顶重塑后的术后外观

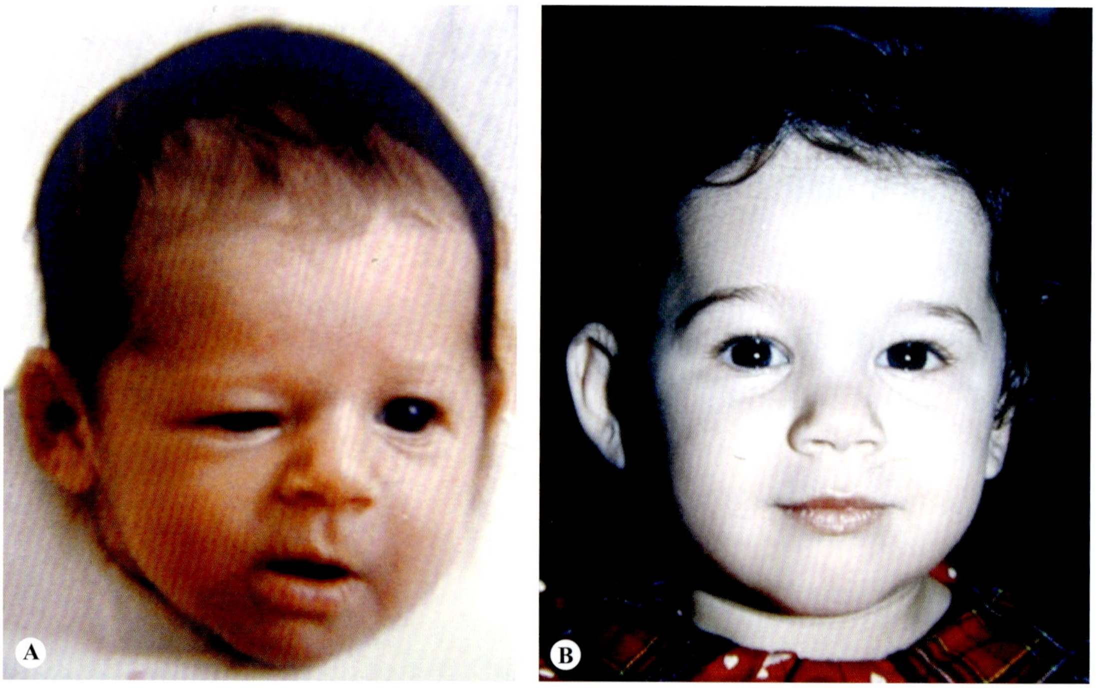

▲ 图 48-8 右前斜头畸形

A. 术前视图，注意面部骨质侧弯畸形；B. 术后（3 年），注意颅面颅骨的对称性用生物可吸收乳酸聚合物板可以实现良好的稳定性，特别是在短头畸形（图 48-9）中。在其重新轮廓之后，额骨被重新定位并确保连接到眶杆，或让它自由地“漂浮”在额叶上。颞骨缺损由颞肌前移和旋转填充。然后骨表面被覆盖

骨膜和头皮层层闭合。

斜头畸形的治疗也可以通过仅在患侧推进和重塑眶杆来进行。

六、新的微创手术技术用于治疗颅缝早闭

1890 年，Lannelongue 发表了第一个颅骨狭窄症的矫正措施。从第一次手术开始，已经出现了许多其他手术技术。

得益于对这些疾病的病因学知识的增加，颅缝再造并不能认为是一个小手术，它不能被认为是单纯的颅缝再造术，而是一个高品质的重塑手术[25]。此外，新的神经影像学技术（TC、TC-3D 和 MRI）为颅缝早闭的发病机制研究起到了巨大的帮助作用。过去 10 年关于颅缝早闭的手术治疗出现了新的转变，回归到微创手术[26]。目标是通过降低手术并发症同时获得相同的结果。

这种理念在弹簧介导的手术中达到了顶峰，通过移除早闭的颅缝并放置动态扩张器，几个月的时间就能达到我们预期的效果。

自 2007 年以来，我们的神经外科部门引入了动态金属扩张器（瑞典 Claus Lauritzen 博士于 1997 年引入的技术），以允许越来越多的微创干预。这种新技术涉及切除病理性愈合的颅缝和随后的动态金属扩张器放置。这种手术的弱点是要去除这种扩张器；因此，患者需要在全身麻醉下进行第二次手术[27]。

为避免这种情况，动态扩张器 2009 采用可吸收材料（聚乳酸和聚乙醇酸）制成。完全吸收的时间估计为 18 个月。

2009 年 1 月—2017 年 3 月，总共有 890 例患者使用这种微创技术进行了手术。497 例患者为男性，393 例患者为女性。患者的年龄为 1—31 月龄，平均年龄是 9.1 月龄。以下手术效果良好：505 例患者只行颅缝切除术（27 例采用内镜技术），30 例患者颅缝切除术 + 金属弹簧置入，以及 355 例患者颅缝切除术 + 可吸收弹簧置入。

颅缝切除术 + 可吸收弹簧置入治疗的颅缝早闭范围包括（图 48-10）：①舟状颅畸形 19 例；

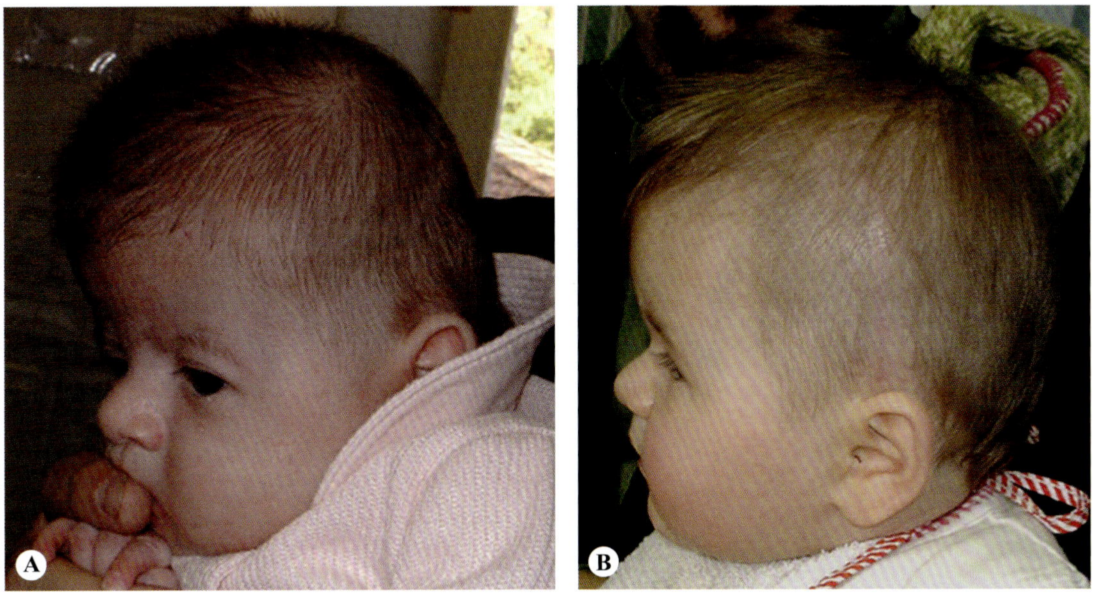

▲ 图 48-9　短头畸形

A. 术前视图；B. 使用生物可吸收板和螺钉进行前眶前移后的术后视图

②斜头畸形 156 例；③三角头畸形 70 例；④短头畸形 38 例；⑤颅骨增厚 9 例；⑥多条颅缝早闭 51 例；⑦ Crouzon 综合征 7 例；⑧ Pfeiffer 综合征 2 例；⑨ Saethre-Chotzen 综合征 1 例；⑩头骨的三叶草叶形状。

平均住院时间为 5.8 天（范围 2～12 天）。手术时间为 53min（范围为 35～13min）。

正如我们强调的并发症，有 3 名患有 3 种不同疾病(Pfeiffer 综合征、硬头畸形和前斜头畸形）的患者出现了金属弹簧移位的情况。手术过程出现了问题，包括将金属弹簧钩固定在闭合器上。

与传统技术相比，突出的好处是减少失血（从 190ml 到 20ml），从而减少术中输血的需求，此外还减少了术后镇痛和住院天数的减少，同时降低了个体患者的成本。

由外科医生和家人组成的团队评估美学和功能结果。这些可以聚类如下。

• 优秀（80%）：颅面对称、颅骨形状和大小正常化，以及令团队满意的美学效果。

• 良好（13.4%）：大多数人可以接受的美容效果，但不理想，通常继发于轻微不对称。

• 不足（5.7%）：存在明显的不对称或颅骨形状 / 大小不可接受。

总之，弹簧辅助手术在选定的情况下可以很好地扩展颅骨的选定区域，同时扩展到颅骨的不同区域。

在最简单的颅缝早闭中，建议使用可吸收弹簧的微创手术，而在更复杂的可吸收弹簧病例中，建议采用更多步骤的微创手术（图 48-10 至图 48-13）。

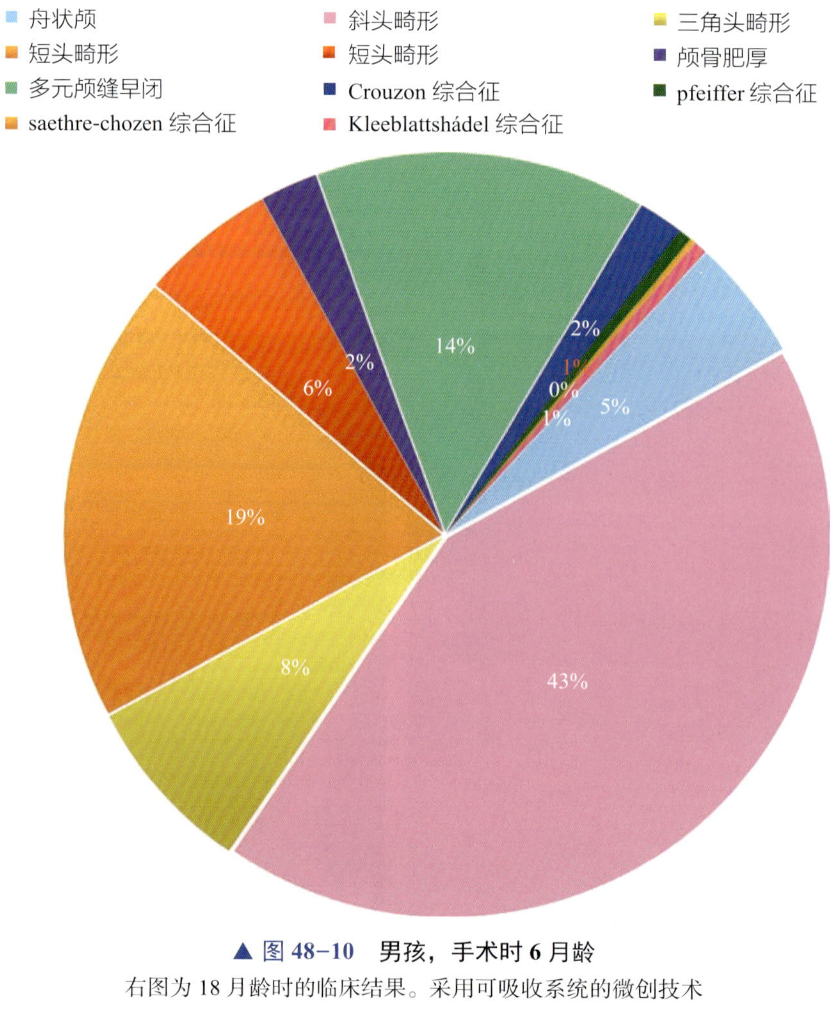

▲ 图 48-10　男孩，手术时 6 月龄

右图为 18 月龄时的临床结果。采用可吸收系统的微创技术

七、脑膨出切除术

（一）脑膜脑膨出

第一个问题是患有脑膨出的新生儿是否需要治疗。事实上，所有脑膜膨出都应该闭合，因为它们通常不包含大脑结构。此外，大脑膜脑膨出伴有大量脑结构（有时超过正常脑的整个体积）并伴有畸形，由于预后不良，必须与患者父母讨论是否手术。要考虑的预后因素是脑膨出的大小、重要脑组织的数量、小头畸形和相关的脑积水。在这些影响因素中，由于脑积水和其他脑畸形的发生率较高，导致神经系统预后较差。手术

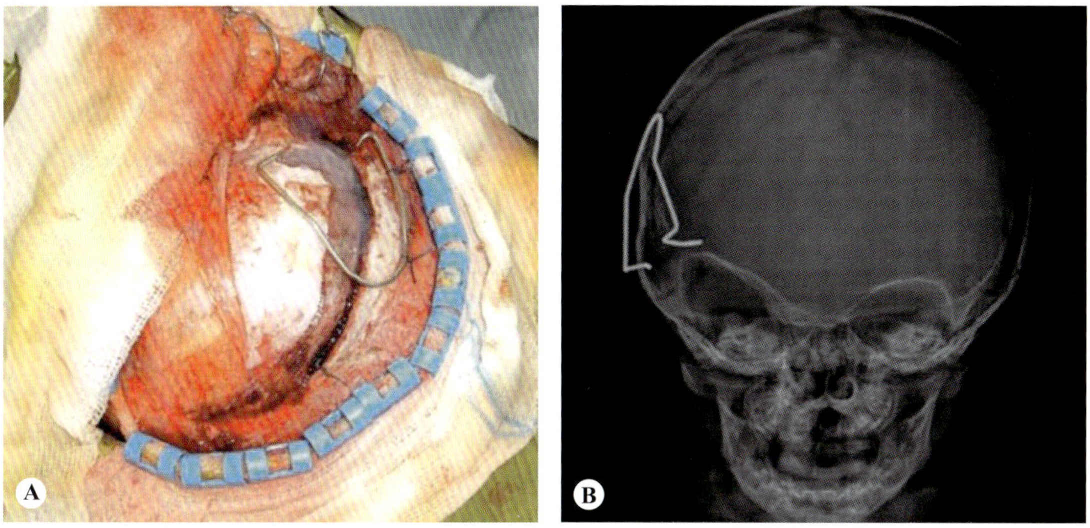

▲ 图 48-11　颅缝切开＋可吸收扩张器治疗颅缝早闭

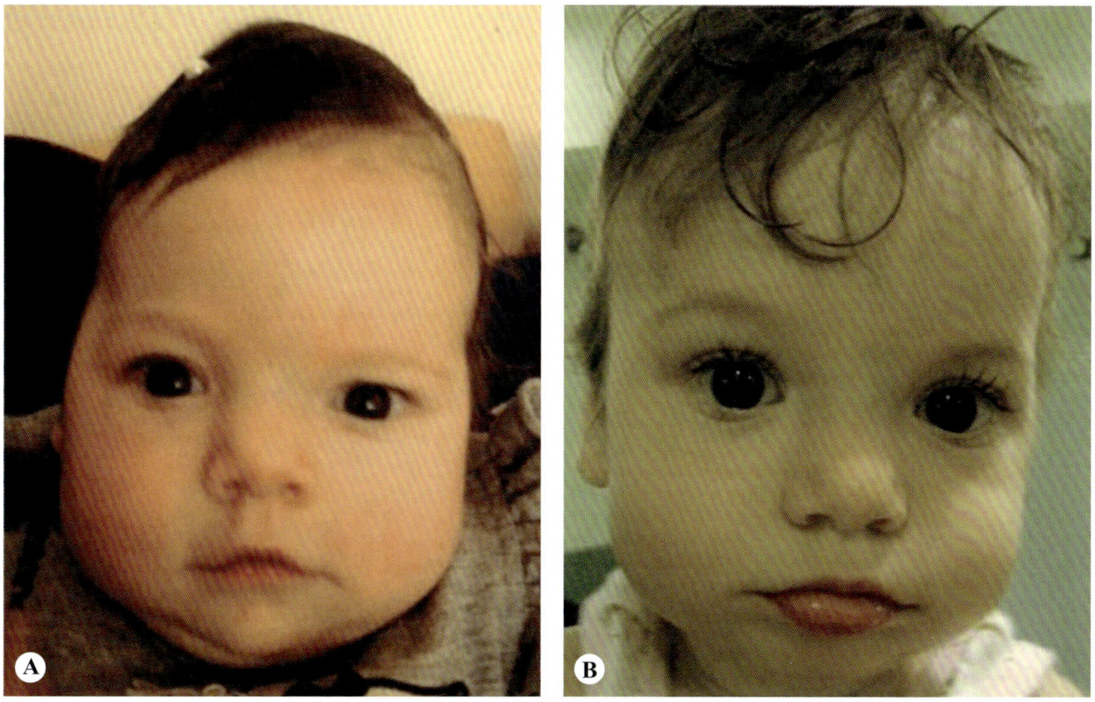

▲ 图 48-12　右侧斜头畸形

微创骨缝切开术和金属动态扩张器的放置

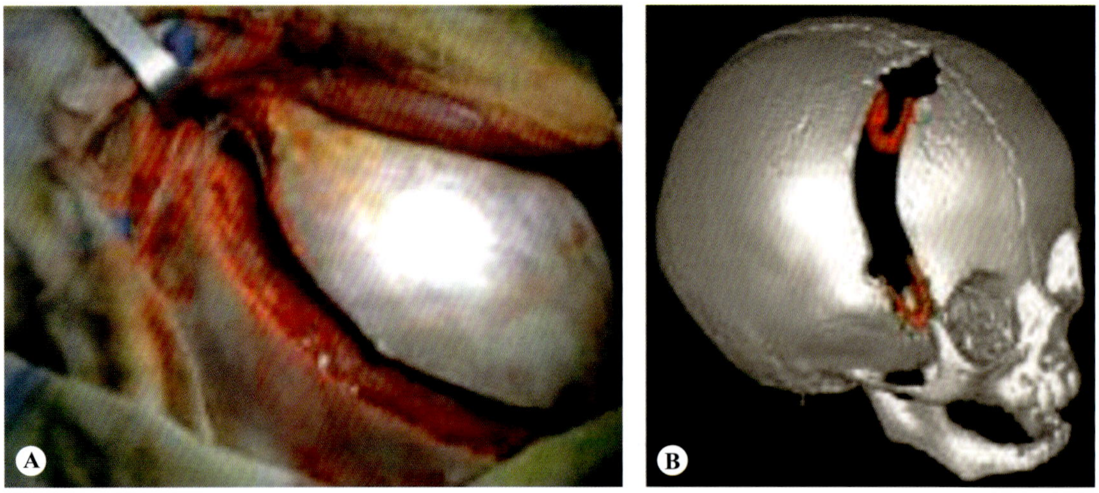

▲ 图 48-13　女孩，手术时 6 月龄

18 月龄时微创技术的临床结果

的目标是去除发育异常组织的囊，保留功能性神经结构，并用非发育异常的皮肤闭合畸形。

在术后早期，癫痫发作，可能发生脑脊液积聚、脑积水和感染。癫痫发作是由于发育不良和致癫痫的脑结构的存在。通常会观察到脑脊液积聚到手术部位。这种“死角”应通过压缩敷料来避免：这种现象创造了一个“第五”脑室，增加了术后脑积水的风险。脑膜膨出比脑膜膨出更容易发生脑积水，这是由于脑膜脑膨出失去了脑脊液积聚的代偿空间，同时容易并发不易察觉的感染。为防止脑积水进行性加重时，需要进行脑室腹腔分流手术。此外，为预防脑脊液在切口下聚集，可以放置伤口引流管，更利于伤口愈合。对于存在脑脊液感染的脑积水，可以进行脑室外引流。

（二）颅穹窿脑膨出

手术的目标是美容而不试图去除所有颅内容物。皮肤切口适合覆盖整个囊，颅骨缺损用自体骨修复。

（三）额筛或前部脑膨出

脑膨出将通过前额双额骨瓣通过硬膜外下路切除其全部内容物。开颅手术是在颅前窝底上方制作，有时包括额眶截骨术，以便在手术中更好地解剖囊。在囊切除和用不可吸收缝合线密封硬脑膜后，用带蒂的自体骨膜瓣进行颅底成形术以封闭骨缺损。可能会发生脑脊液漏［鼻漏和（或）脑脊液“流泪”］，并可能通过腰椎外引流避免脑膜炎的风险。

（四）基底脑膨出

由于高发病率、永久性损伤和死亡率，尤其是在新生儿期和婴儿期，经蝶、蝶骨内和经筛窦脑膨出的手术治疗仍然存在争议。手术的目的是减少脱垂的脑膨出，以减少对重要结构的牵引，保持其功能，并通过修复骨缺损获得水密性硬脑膜闭合。

仍然存在的最重要的问题是经颅与颅外手术的路径。正如许多作者所描述，通过双额骨瓣的经颅经基底动脉途径的死亡率和发病率较高，尤其是在年轻患者中。另外，由于这些病变逐渐扩大，最好及早手术，以防止对突出的脑组织进一步损伤，保护视力，避免进行性呼吸窘迫。有时，在模仿鼻息肉切除手术处理脑膨出后出现脑脊液漏或出血的患者可能需要紧急修复。

因此，如今即使在婴儿期，颅外入路也是首选，尤其是在出现进行性和危及生命的症状的情况下。可以采用不同的方法，包括经腭、经鼻-经上颌、经鼻-经蝶或组合方法。在经腭入路中，通过悬雍垂和软腭的旁正中劈开及硬腭的部分截骨术，可以很容易地观察和解剖脑膨出。

经鼻蝶入路使用众所周知的垂体手术技术进入蝶窦；这种最新的手术技术具有高度创新性，可到达颅底的所有部位。在所有这些技术中，共同的原则不是试图将整个膨出放入颅骨内，而只是减少它延伸到鼻腔和上咽的程度，以停止对重要结构的牵引。膨出的囊切除的组织闭合是通过应用多层氧化纤维素和纤维蛋白胶来完成的，骨缺损可用自体骨粉、鼻中隔软骨、自体鼻甲骨，有时也可使用其他异体骨化诱导剂封闭。如文献报道的越来越多的病例所述，可以通过内镜鼻腔方法进行修复。

（五）其他形式的颅骨畸形：闭锁性脑膨出

在膨出周围以菱形方式进行水平皮肤切口。在非重要位置去除发育不良的皮肤。颅内部分（如果存在）必须留在原位。通过管状化骨膜来闭合颅骨缺损，然后用自体骨粉覆盖。皮肤用不可吸收的缝线缝合。

（六）头皮先天缺陷

较小的病变可以保守治疗，等待自发愈合和上皮形成。较大的病变必须使用转移皮瓣修复，有时通过植入皮肤扩张器预先准备好。为防止头皮大量缺失、脑组织干燥和损伤，要保持术区湿润。

八、Chiari Ⅰ型畸形

（一）外科病理学

Chiari 畸形是指小脑扁桃体和小脑下叶内侧部分在枕骨大孔平面以下不同程度的突出。

目前，Chiari Ⅰ型异常的特征是小脑扁桃体超过枕骨大孔下方 5mm[28]。

除了扁桃体疝出，Chiari Ⅰ型畸形的标志是枕大池闭塞和颈髓交界处 CSF 流量减少或缺失[29]。

Chiari Ⅰ型患者出现临床症状的病理生理学基础是在枕骨大孔水平的颅骨和脊髓隔室之间出现异常压力梯度[30]。因此，在这个水平上会产生一个间歇性的力矢量，导致发育中的组织通过枕骨大孔逐渐向下运动。如果这种渐进现象发生在小脑扁桃体完全发育后，压力梯度会导致扁桃体突出并开始脊髓空洞，即脊髓空洞症的形成[31]。

尽管已经提出了几种假设来解释其发病机制，但没有一个单一的发病机制理论。最被接受的理论认为，这种畸形是中胚层缺陷导致颅后窝过小和神经结构过度拥挤的结果。

事实上，几项形态测量研究表明，Chiari 畸形患者的颅后窝体积小于正常人[32]。

在 Chiari Ⅰ型患者中，颅后窝的体积缩小了23%，大约 76% 的患者描述了其他颅后窝畸形[33]，包括枕骨发育不良、扁桃体畸形、寰椎枕骨化、颈椎融合、Klippel-Feil 综合征（即颈椎完全融合和骨化）、颅底内陷、枕上长度缩短、天幕斜度增加、斜坡长度减少、齿状突后屈[34]。

多种其他临床病症和综合征也与之相关。最常见的相关疾病是 1 型神经纤维瘤病[35, 36]和生长激素缺乏症[35, 36]。识别 Chiari 畸形和相关异常的典型方面（包括空洞、脑积水和颅椎异常）的最佳方法绝对是 MRI。现在通常使用枕骨大孔的 CSF 动态研究来确定 CSF 流动障碍的严重程度。脑脊液流动障碍的程度已被证明与临床症状的严重程度和发展相关。

脊髓空洞症或脊髓积水表现为对应脊柱节段的进行性空洞，在 30%～76% 的病例中与 Chiari Ⅰ型畸形相关。

脊髓空洞最常见的部位是下颈脊髓，其次是颈胸交界处和上胸段。Holocord 脊髓空洞症约占病例的 20%，而延髓空洞症为 1%～17%[37]。根据我们的经验，36% 的病例存在脊髓空洞症：长柄空洞症，4%；颈段，35%；背侧，15%；颈背，27%；腰－骶段，2%；全脊髓，17%。

脊髓空洞症的不良反应是脊柱侧弯，25%～50% 的受试者在骨骼成熟前出现 Chiari Ⅰ异常[38]。与 Chiari 畸形相关的脊柱空洞的生理病理学解释依赖于枕骨大孔水平的 CSF 压力的异常梯度。空洞的形成似乎是由于枕骨大孔处 CSF 流动受阻，这增加了脊髓蛛网膜下腔的收缩期脉搏波，将 CSF 通过解剖学上连续的血管周围和间质空间吸入脊髓中央管[39]。

根据我们的经验，10% 的 Chiari Ⅰ异常病例与脑积水有关[34]。脑积液不相通，似乎是由第四脑室出口（Magendie 孔和 Luschka 孔）狭窄所致。其后果是枕大池被小脑扁桃体压迫。将 Chiari Ⅰ与这种类型的脑积水相关联的机制是双重的。由于存在扩大的第四脑室，脑积水的存在进一步促进了小脑扁桃体疝出。另一方面，扁桃体疝出本身可能是 Magendie 孔变窄导致脑积水的原因。在 9%Chiari Ⅰ型患者中，脑积水和脊髓空洞症并存[40]。

（二）颅后窝 ChiariⅠ型畸形减压

1988 年，美国神经外科医师协会（American Association of Neurological Surgeons，AANS）宣布，对于 Chiari Ⅰ型患者，在出现脑干功能障碍迹象的情况下必须进行颅后窝减压，如果出现轻微症状和头痛则需要斟酌，无症状患者不建议实施减压[41]。对治疗 Chiari Ⅰ型畸形目前普遍的共识是，小脑扁桃体下垂至少 5mm 至枕骨大孔并伴有相应的症状。在临界病例（下垂 0～5mm）中，必须根据每个患者的临床情况评估手术适应证。在存在脊髓空洞症的情况下，即使在扁桃体下降受限的情况下也必须进行手术，以避免进一步扩大和临床症状的恶化[42]。手术的目标是恢复正常的 CSF 循环，从而通过在枕骨大孔水平减压小脑下和颈髓区域来重建颅内和脊髓内蛛网膜下腔之间的压力平衡[43]。

患者取俯卧位，颈部略屈曲，以便术中观察枕骨大孔。正中垂直切口，切口下方至 C_3 水平。沿白线进行肌肉和筋膜的剥离。必须特别注意避免从 C_2 水平（半棘肌和多裂肌）剥离肌肉，以防止颈椎不稳定并减少术后颈部疼痛。然后，进行枕下颅骨切除术。

去骨瓣的大小从 2cm × 2cm 到 3.5cm × 3.5cm 不等。

C_1 后弓切除大约 2.5cm。没有必要将颅骨切除术横向延伸以降低手术风险。一个致密、纤维状和紧绷的寰枕筋膜导致硬膜内受压和蛛网膜粘连。

几种被提倡用于颅后窝减压的技术包括单纯颅后窝骨质减压、去除硬膜外层和寰枕筋膜[44]、硬膜内蛛网膜外硬膜切开术（有或无硬膜成形术）、在下疝的小脑扁桃体外围蛛网膜内瘢痕和粘连的松解术[29]，在保留软脑膜和蛛网膜的完整性同时对下疝的小脑扁桃体进行电凝收缩[45]，对于胶质含量较高通过简单电凝不能奏效的情况下[46]，采用软脑膜下切除小脑扁桃体，以及打开 Magendie 孔、闩部和髓帆[47]。

颅后窝减压术治疗 Chiari Ⅰ型畸形的手术过程中，采用或是不采用硬膜成形术是有争议的。

可能的手术并发症包括椎动脉损伤、急性脑积水、小脑下垂、假性脑膜膨出、脑脊液漏、硬膜下积液、颈椎不稳定和危及生命的脑干功能障碍[42]。

事实上，硬膜内技术与 15%～25% 的并发症风险增加相关[48]，包括伤口感染、脑脊液漏、假性脑膜膨出、脑膜炎和与硬脑膜移植相关的并发症。硬膜外松解硬化带和打开外硬膜层的颅后窝减压提供了一种微创减压技术，并发症风险降低 2%～6%[48]。

由 Zerah[49] 和 Genitori[50] 等作者发表的许多系列文章都强调了这种技术的良好结果，该技术不会出现频繁的并发症，其特点是住院时间较短，因为与以硬脑膜开口为特征的手术方式相比，硬膜外技术在减少脊髓空洞症和改善其继发性影响（如脊柱侧弯）方面都很好（图 48-14）。无论如何，如果临床和（或）放射学 Chiari Ⅰ型畸形复发或脊髓空洞扩大，都必须考虑硬脑膜扩大减张缝合[50]。

一些神经外科医生采用了这种技术，但需要注意的是，可能会增加再次手术的风险（12.6% vs. 2.1%）。

在我们对 434 例患者的研究中（2000—2015 年），使用最小化减压技术的并发症发生率为 1.9%，使用硬膜内技术的并发症发生率为 33%。

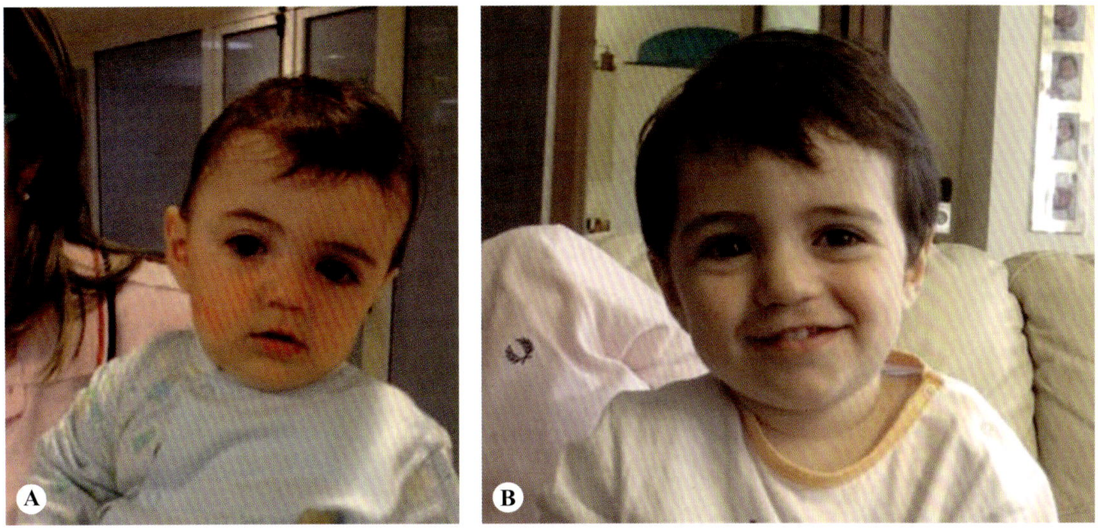

▲ 图 48-14　微创颅缝切除技术与扩大修补放置可吸收材料。左侧，斜头畸形

此外，根据我们的经验，硬膜外技术后的再手术率为 6.5%。

根据正在进行的研究，手术的目的是临床改善（61.5%～93%）。

根据一些研究，最合适的治疗选择是使用硬脑膜塑形联合颅后窝减压，因为它可以带来更好的临床结果。

事实上，对于脊髓空洞症的改善，据报道，在硬脑膜塑形联合颅后窝减压后达到 91.5%，而没有硬脑膜开口的技术达到 65.7%，尽管减压相关硬膜塑形的并发症发生率较高，最高至 40%。

Milhorat 和 Bolognese[51] 提出了通过术中彩色多普勒超声（color Doppler ultrasonography，CDU）进行术中控制，便于精确的判断术中颅后窝骨减压和 C_1 椎板切除术的程度，以及是否需要额外的步骤，如硬脑膜扩大成形术和小脑扁桃体的烧灼或切除。在第一个手术步骤中，CDU 可以更好地区分所有颅后窝结构，包括异常血管解剖、不对称疝和神经移位；这降低了手术并发症的风险，特别是在有大量脑膜瘢痕的再次手术患者中[51]。在颅后窝减压结束时，CDU 用于通过测量 CSF 流速和查看 CSF 流动方向来判断 CSF 循环和搏动是否恢复。获得的最佳 CSF 流量具有 3～5cm/s 的峰值速度、双向运动，以及表现出动脉、静脉和随呼吸变化的波形[51]。

在最近的一项研究中，Aaron 等通过使用术中 MRI 发现手术对脑脊液流量带来的变化。

过去，在存在脊髓空洞症的情况下，一些作者建议在第四脑室和蛛网膜下腔放置分流[53]，而另外一些外科医生则主张通过脊髓切开放置分流[54]。即使描述了在脊髓腔内插入分流管后导致脊髓损伤，也有人建议通过小分流管进行中央管 – 蛛网膜下腔分流[55]。由于与蛛网膜下腔相比压差更高，因此提倡使用中央管 – 腹腔或胸膜腔分流术[56]。使用的导管为 K 形或 T 形，直径 2mm。手术技术包括将导管锚定到硬脑膜，并将其末端放入计划的腔中。即使通常不使用阀门装置以调节脑脊液引流，也必须对其进行评估[43]。导管远端的隧道化技术与脑积水分流手术中描述的相同。一些技术报道描述了在先前治疗失败后通过经皮抽吸脊髓空洞腔来治疗 Chiari 畸形的可能性[57]。

至于相关的脑积水，大多数作者同意这是由于第四脑室、导水管或蛛网膜池出口水平的颅后窝内脑脊液循环受阻的结果。目前的趋势是先治疗脑积水，然后跟随临床症状再调整[58]。即使脑积水得到解决，如果出现 Chiari 畸形症状，也应考虑颅后窝手术。首选手术是内镜第三脑室造瘘术[5]。根据我们的经验，所有患者都表现出与颅内压升高相关的症状迅速消退。

九、脊髓脊膜膨出修复（脊柱裂）

建议剖宫产以减少对畸形的局部创伤，并防止羊水与脊髓脊膜膨出囊接触，尤其是在其破裂时。羊水对神经组织有毒，有研究报道了无菌性脑室炎的病例。必须使用薄纱保护畸形并保持湿润。

出生时必须采取一些预防措施以避免体温过低、血容量不足和低血糖。必须进行完整的诊断检查，以评估新生儿的神经系统状况和相关问题（脑畸形、脑积水、泌尿系统和骨科损伤）。

必须在最初的 48h 内进行手术，以避免感染性脑膜炎、败血症和需要修复的基板的继发性损伤。72h 后的延迟修复都会将这种风险增加到 37%，而提前修复并发症的情况为 7%。新生儿脑膜炎是一种严重的并发症，因为它会影响智力发育。

新生儿采取头低足高的俯卧位，以减少脑脊液渗漏；使用保温装置。常规消毒剂（避免使用聚维酮碘）。

手术的目标是根据众所周知的胚胎生理病理学识别所有解剖平面，重建基板，闭合硬脊膜覆盖物，以及闭合筋膜和皮肤。

第一步是在手术显微镜的控制下在硬脊膜上皮连接处切开和解剖神经基板。基板和下面的硬脊膜之间的蛛网膜粘连被溶解。任何其他相关异常都将被识别并最终移除（即皮样和表皮样囊肿、脂肪瘤等）。必须去除所有残留的表皮和真皮成分，以避免将来形成皮样或脂肪瘤。在这个阶段，基板用不可吸附的缝合线（尼龙 5-0）管状化，必须保护脊神经根。尽可能解剖脊膜层以覆盖新的脊髓，旨在将其保持在脑脊液中，以避免二次束缚。有时使用自体皮瓣（骨膜、阔筋膜）或更多的使用人工生物相容性材料（如 PTFE）进行硬膜成形术。在严重的后凸畸形的情况下，第一次手术时需要进行后凸畸形切除术，以便于缺损的封闭。在手术结束时，准备肌筋膜层覆盖硬脊膜，并在使用不可吸收缝线（尼龙 3-0）进行最终闭合之前切除过度和发育不良的皮肤。远离缺损的筋膜侧向切口松解可能有助于获得无张力闭合。在大缺损的情况下，即使旋转皮瓣由于缺血而不能经常发挥作用，腰骶部肌肉组织也可用于制作皮瓣以覆盖畸形。由于腹膜后和肺结构受损的风险，背阔肌的深层解剖可能是危险的。

在术后早期，必须对新生儿进行严格的监护。推荐的位置是头低足高的仰卧位或侧卧位，以保护伤口免受尿液和粪便污染。定期测量头围和超声扫描以排除脑积水对于有脑积水征象或出现脑脊液漏时，需要进行脑室腹腔分流术。

内镜第三脑室造瘘术在分流后仍然存在功能障碍患儿脑积水的再次治疗中取得了良好的效果。

如果存在以下四项 Griebel 标准中的至少一项，则应考虑对 Chiari Ⅱ型畸形进行手术：①持续喘鸣伴呼吸困难；②复发性吸入性肺炎；③心动过缓或呼吸暂停；④发绀。手术技术包括广泛打开枕骨大孔及 C_1 后弓切除术，然后使用自体或人造材料进行硬膜扩大成形术。然而，这个程序只有在脑积水得到良好治疗的情况下才是合理的；事实上，Chiari Ⅱ型畸形可能由于分流功能障碍而失代偿[55]。

手术死亡率接近于零，而术后并发症可能很严重。最常见的是伴有脑脊液漏的伤口裂开，其次是局部感染（1%～1.5%）、新生儿败血症、与分流和颅后窝手术相关的所有其他并发症。

十、脊髓拴系技术

（一）脂肪瘤

终丝脂肪瘤：手术方法从中线皮肤切口开始；切开皮下，直到筋膜显露。然后，从椎板解剖椎旁肌肉，并进行 1～2 级椎板切开术。手术显微镜的使用对于执行下一个手术步骤是必要的。硬脊膜打开并悬吊。在这一点上，头低足高的俯卧位可以避免 CSF 的丢失，并保持手术区域没有 CSF 干扰。识别、凝固和离断终丝。通常在这一步之后，终丝的近端会显著升高。用 5–0 Prolene 缝合线缝合硬脊膜。纤维蛋白胶和氧化纤维素附着于硬脊膜上便于止血。小心地重新复位椎板以使其处于正常位置并用 Vycril 2–0 缝合。筋膜关闭。皮下组织和皮肤用可吸收缝线缝合。

Usami 等 [59] 描述了 174 例接受终丝脂肪瘤切除治疗的患者。他们发现，在 2.1 年的随访期内，50% 的患者症状有所改善；85 例无症状患者中有 1 例病情恶化（泌尿系统缺陷）。9 例患者在手术后出现并发症，包括 8 例暂时性和 1 例永久性并发症。

1994—2015 年，我们收治了 115 例终丝脂肪瘤患者，其中女性 52 例，男性 64 例，平均手术年龄 2.5 岁。35 例（30.4%）有皮肤病灶，24 例（20.8%）终丝脂肪瘤与肛门直肠畸形有关。52 例患者（45.2%）在诊断时出现症状。2 例先行终丝外切，无改善后行终丝切开。10 例患者（19.2%）的症状得到改善，无任何与手术相关的临床症状恶化的出现。所有患者采用头低足高的俯卧位 3 天，然后逐步活动以避免脑脊液漏的风险。在我们的系列研究中，4 例脑脊液漏的患者，其中 3 例采用卧床休息和加压药物进行保守治疗得以治愈。末端终丝切断的手术治疗是一种安全的手术，并发症发生率低。

尾部脂肪瘤（图 48–15）：手术方法从中线皮肤切口开始。筋膜显露在外。将椎旁肌肉从椎板中分离出来，在脊柱裂区域非常小心地解剖，以免穿透硬脊膜。

如果存在硬脊膜，则在病变进入区上方进行二级椎板切开术。手术显微镜的使用对于执行下一个手术步骤是必要的。硬脊膜打开并悬吊。通过在圆锥和脂肪瘤之间确定的过渡区来区分脂肪瘤和神经，从而解除束缚。通常，在脂肪瘤切除后，圆锥会显著收缩。使用 5–0 Gore-Tex 连续缝合线用 Gore-Tex 贴片封闭硬脑膜，以避免终丝与瘢痕和硬脊膜重新粘连。将椎板小心复位在正常位置。

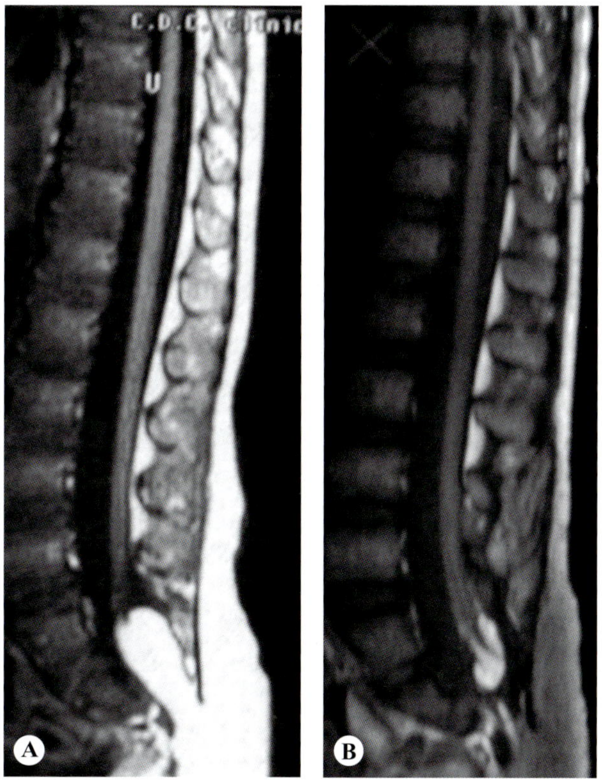

▲ **图 48–15　MRI（矢状图），组织错乱的状态**
A. 尾部脂肪瘤，术前视图；B. 术后视图，注意脊髓的不连续

我们治疗了 18 例尾部脂肪瘤患者，其中男性 10 例，女性 8 例，平均年龄 10 岁。8 例患者出现皮肤病灶，在 4 个脂肪瘤与肛门直肠畸形有关。14 例患者在诊断时（77.7%）存在泌尿系统或运动障碍或两者兼有。在最后一次随访中，无症状患者均未出现缺陷；4 例有症状的患者表现出临床改善（28.5%），8 例临床状态不变（57.1%），2 例恶化。

脊髓脊膜膨出（图 48–16）：初始手术方法与其他类型相同。在硬脊膜水平，识别脂肪瘤包膜中的“正常硬脊膜”可能很重要。脂肪瘤可以使用 CO– 激光或超声吸引刀（CO-laser or ultrasonic aspirator，CUSA）进行解剖和减瘤（MzLone，1986）。没有必要尝试将脂肪瘤减少至到显露脊髓，因为切除多少与预后关系不大。必须仔细解剖脂肪瘤和脊髓之间的界面。在确定后，可以切断终丝。在这种情况下，束缚来自浅表层面。神经根是水平的，不能从脂肪瘤的侧面解放出来。

Pang 等[60, 61]主张对脂肪瘤进行全切除或近全切除并重建基板，以确保更好的长期结果。他描述了 4.1% 病例的临床恶化和低并发症发生率（0.7%CSF 渗漏和 1.1% 的伤口并发症）。2010 年，他们比较了分别接受全部或部分切除术的两组患者，发现在短期随访中，结果相似。在无症状患者中，第一组 98% 和第二组 94% 没有出现神经损伤。在有症状的患者中，94% 的总切除术得到改善或稳定，而部分切除术为 95%。16 年全切除的无进展生存率为 82.8%，10 年部分切除的无进展生存率为 34.6%。

在我院接受手术治疗的 96 例脂肪脊髓脊膜膨出患者中，女性 62 例，男性 34 例，中位年龄 4 岁。其中 74 个被归类为过渡性脂肪瘤，22 个被归类为背侧脂肪瘤。77 例患者出现皮肤异常，如皮下脂肪瘤或其他皮肤病灶。19 例患者（14 名移行性脂肪瘤和 5 例背侧脂肪瘤）存在神经功能障碍，31 例患者出现泌尿系统功能障碍（24 例移行性脂肪瘤和 7 例背侧脂肪瘤）。在 6 例中，拉力障碍与肛门直肠畸形有关。除 1 例患者外，所有患者都接受了部分切除脂肪瘤。末次随访时，19 例患者临床状态有所改善（过渡组 17 例，背侧组 2 例）。2 例患者表现出泌尿系统缺陷，但没有任何放射学迹象。接受脂肪瘤全部切除的患者病情恶化；3 例患者在第一次手术治疗后 4 年和 6 年后需要再次手术以重新固定。并发症为脑脊液漏 9 例，保守治疗 2 例，局部伤口裂开感染 7 例。

（二）粘连、条带、终丝增粗和脊髓纵裂

脊髓纵裂（图 48-17）：根据放射学评估计划手术方法。手术的目的是松解脊髓，技术因 SCM 的两种类型而异。在 Ⅰ 型 SCM 中，骨软骨骨刺必须移除，并注意脐带和硬脊膜之间的紧密粘连。皮肤切口位于病变上方和下方延伸的中线。从棘突正常的地方开始，从椎旁肌肉解剖椎板。在正常区域开始进行最小限度的椎板切除术，以避免发生脊柱侧弯的风险。在骨膜下分离隔膜后，骨刺逐渐显露和移除，避免横向移动，这可能会伤害相邻的半索。两个硬脊膜囊逐渐显露，硬脊膜通过围绕硬脊膜裂口的切口打开，并向每个肢体延伸。必须逐渐切断内侧和硬脊膜囊之间的粘连。硬脊膜的闭合是通过 Gore-Tex 贴片中的硬脊膜成形术进行的。在 Ⅱ 型 SCM 中，程序更简单。硬脊膜管是单根的，中隔的两条半束带可能有三个不同的位置：第一种有完整的纤维隔膜穿过中间的隔膜并固定在硬脊膜的腹侧和背侧，第二种类型的隔膜仅腹侧固定在硬脊膜上，第三种类型的隔膜固定在背侧（Pang，Neurosurgery 3：451–500，1992）。

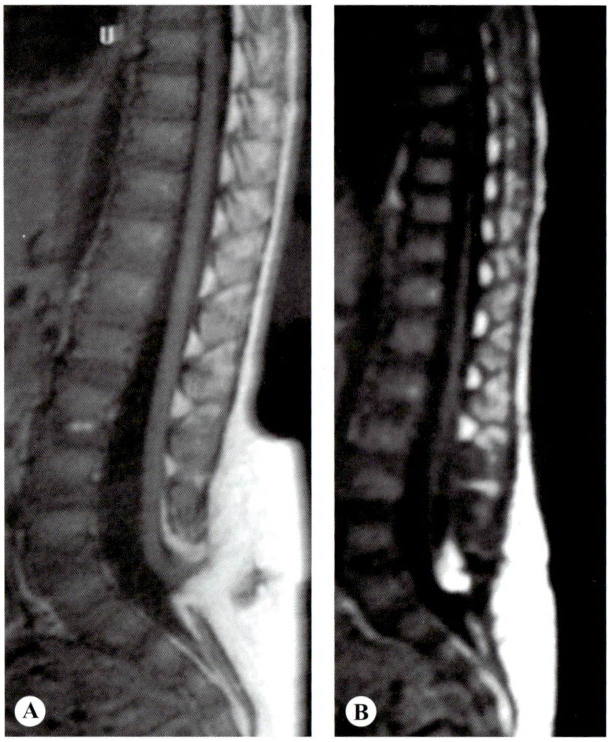

▲ 图 48-16　MRI（矢状面），术前组织交错的状态
A. 脂肪脊髓脊膜膨出，术前视图；B. 术后视图，脂肪瘤尚未完全切除，但脊髓已被松解

手术的目的是切断粘连并去除打开硬脊膜的隔膜。在隔膜位于腹部的情况下，必须轻轻旋转半侧脊髓以允许从隔膜本身切断。在所有情况下，硬脊膜都必须完整封闭。

脊髓纵裂患者应检查其他脊髓和脊椎异常。如 Selcuki 等所述，MRI 无法检测到终丝异常[62, 63]，手术失败可能与第一次手术时未离断终丝有关[64]。

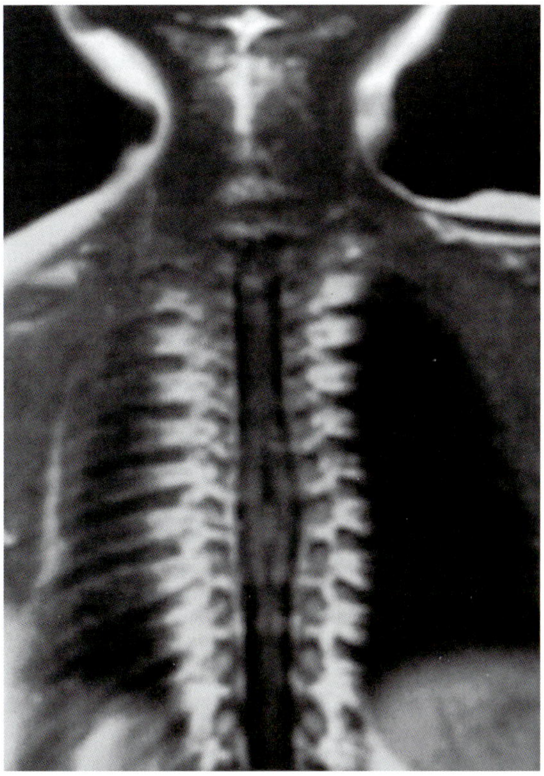

▲ 图 48-17　**MRI**（冠状面）
发育不良状态：脊髓空洞症。注意分叉线畸形

我们治疗了 9 例脊髓纵裂患者，包括 7 例女性和 2 例男性，平均年龄为 3 岁。除 1 位外，其他所有患者的诊断均在妊娠期间完成。4 例患者出现皮肤病灶。在 5 例病例中通过 MRI 检测到其他的脊髓病变（1 个尾部脂肪瘤、1 个真皮窦、1 个脊膜膨出、2 个终丝脂肪瘤）。2 例患者的手术过程如前所述；1 例患者的尾部脂肪瘤被切除，6 例患者仅进行了终丝切断。末次随访时，1 例患者术前临床状况恶化，未再进行其他处理。

（三）皮窦（图 48-18）

沿着真皮窦道周围切开皮肤。分离下方皮下组织，直到它穿透下方的肌肉筋膜的位置上。在进行椎板切开术时，我们会尽一切努力保护管道，或者在管道进入硬脊膜时保持高于和低于窦道的水平。那么硬脊膜从头端向尾端打开，当发现束带穿透硬脊膜时，在束带周围做两个切口。此时，将束带被分割并移除。应在手术显微镜下放大去除皮样囊肿和脂肪瘤等相关病变。

Radmanesh 等 [65] 描述了 35 例真皮窦手术并

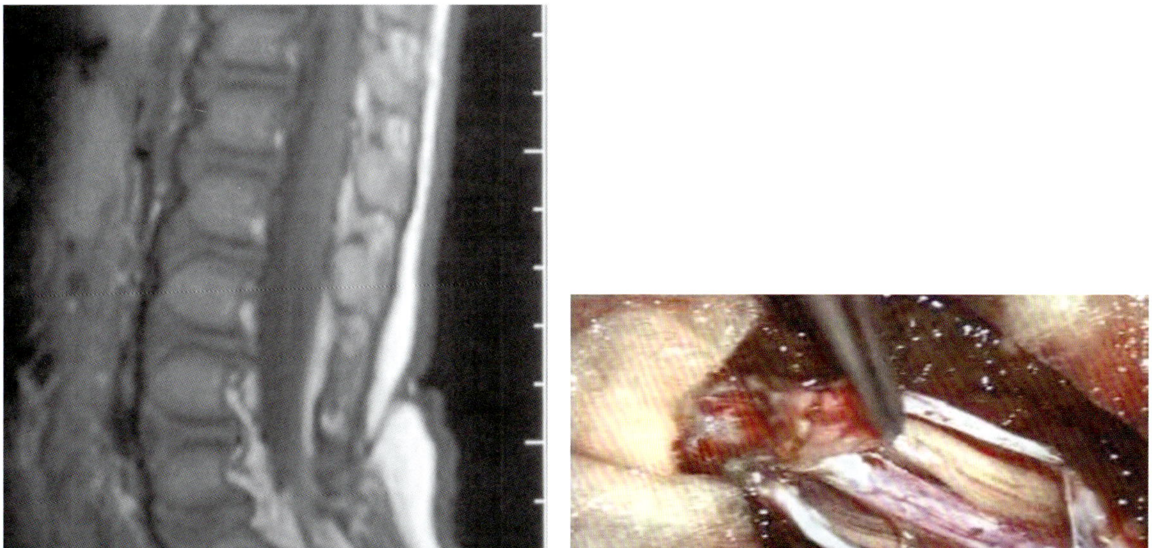

▲ 图 48-18　**A. MRI**（矢状视图），皮窦和皮道；**B.** 术中观，注意牵拉脊髓的束带

得出结论，早期诊断和完全切除皮窦对于避免临床缺陷的发展至关重要。

我们治疗了 55 例脊柱性真皮窦患者，其中女性 31 例，男性 24 例，平均年龄 4 岁。其中 4 例曾在其他机构实施手术。43 例出现皮肤异常，14 例患者出现神经和（或）泌尿系统损伤（25%）。6 例患者在诊断时存在感染迹象。5 例真皮窦与终丝脂肪化有关，18 例与脂肪瘤有关，1 例有隐性脊柱裂。末次随访时，50 例患者临床状态稳定，4 例好转。1 例接受切除移行性脂肪瘤的患者表现出临床恶化（图 48-19）。

十一、胎儿手术

胎儿手术代表了一种多学科的方法来治疗在子宫内诊断出的一些 CNS 畸形和肿瘤[66]。如今，这些新技术主要处理产前脑积水和脊髓脊膜膨出[67]，并且是可行的，这要归功于产科外科医生、麻醉师和神经外科医生之间的全面合作[68]。必须通过胎儿 MRI 进行产前成像以获得对畸形的完整和精确的评估[69]。

（一）产前脑积水

真正胎儿脑积水的发生率为（1～4）：1000[70]。在 70% 的病例中，其他 CNS 异常相关（前脑全畸形、Dandy-Walker 复合体、脊柱裂、胼胝体发育不全等），并且在 7%～15% 的胎儿中同时存在全身畸形[10]。在 3%～10% 的病例中，已筛查出不同的染色体病，涉及染色体 1、6、9、13、18、21、22 或 X。

胎儿脑积水可能是由于脑室梗阻（先天性肿瘤、脑室内出血）、CNS 发育不良或获得性宫内损伤（感染、出血）[71]。孤立性胎儿脑积水的最常见原因是导水管狭窄[70]。

在先天性脑积水前瞻性分类（Perspective Classification of Congenital Hydrocephalus，PCCH）中，Oi 等根据诊断的胎龄将产前脑积水分为四个阶段[69]。第二阶段（22～31 周）对应宫内保

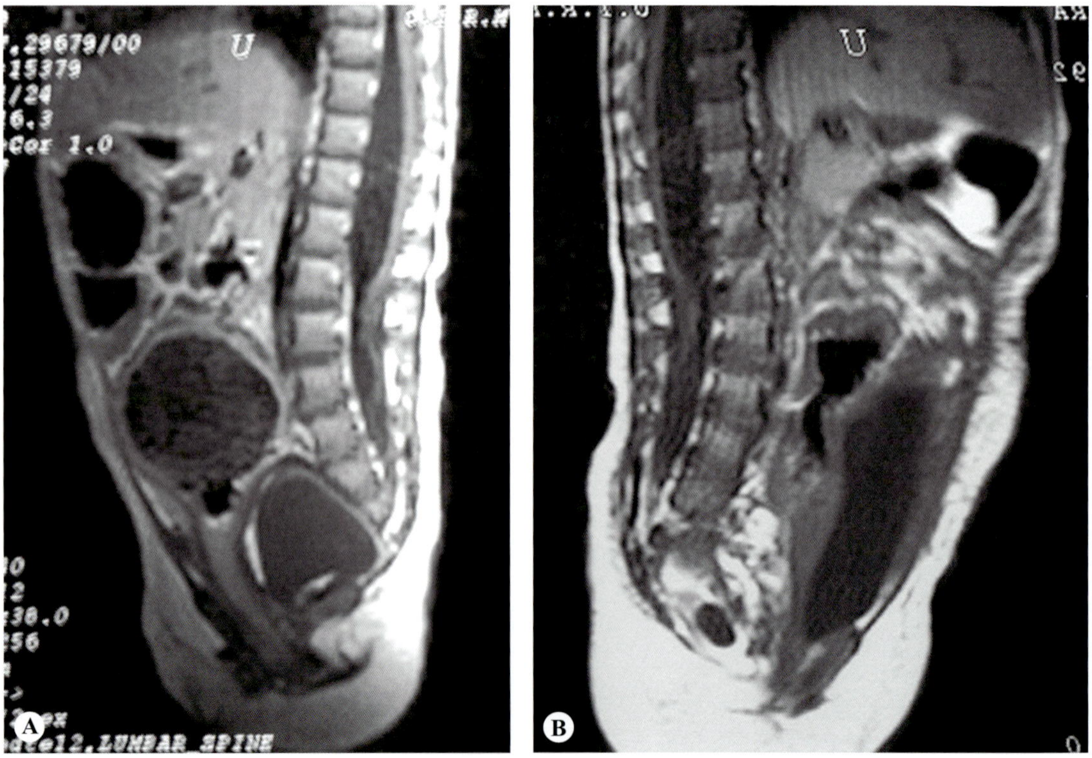

▲ 图 48-19 MRI（矢状视图），术前的状态

A. 神经肠源性囊肿；B. 经前路切除囊肿的术后外观

存期；在此阶段，如果脑积水进行性发展，出生后对中枢神经系统的损害可能是不可逆转的。胎龄22—31周，胎儿肺还未完全发育，需要保留在子宫内，显然脑积水发病越早，对发育中的中枢神经系统的损害越大；因此，从运动和认知角度来看，治疗越早，效果就越好[72]。因此，Ⅱ期脑积水适合进行产前手术治疗[73]。仅在脑积水与其他全身和（或）脑部畸形无关的情况下才建议进行手术，因为此类患者的手术结果更好[70]。根据国际胎儿手术登记处的指南[74]，进行胎儿手术的理想人选应该是在妊娠28周之前和皮层厚度变薄之前，并且诊断为非X连锁、导水管狭窄的孤立性脑积水。脑室宽度超过1.5cm；脑积水必须是中度至重度，并且与MRI上的其他胎儿脑部异常无关。它的进展已被记录在案通过定期超声扫描，必须通过羊膜穿刺术排除感染和遗传异常。事实上，患有与另一种CNS畸形（如Dandy-Walker复合体、X连锁脑积水等）相关的脑积水的胎儿在胎儿手术后并未显示出智力结果的改善[71]。在多畸形脑积水的情况下，应向家人建议终止妊娠。如果脑积水稳定或消退，孩子将在足月分娩，然后进行治疗[71]。

过去，反复进行脑室穿刺以获得临时控制，直到可以分娩[75]，即使这种技术涉及更高的胎儿感染、出血和脑穿通畸形风险[70]。今天，胎儿脑脊液分流手术是首选，旨在暂时缓解颅内压，同时等待尽可能早的分娩在更好的一般条件下进行最终治疗[71]。Clewell等提出了脑室－羊膜腔分流术[76]，这种分流技术受到并发症的高发生率的阻碍，如导管阻塞、装置迁移到羊膜腔和感染[70]。此外，胎儿脑积水是高压但被较高的宫内压包围，这阻碍了其正常功能[77]。在这个病理基础上，Oi提出使用胎儿脑室－母体腹膜分流术[78]。Bruner引入了一种新型的脑室－羊膜分流术来改善固定引流管[79]。通常，此类分流装置的要求包括安全且简单的插入技术、有效的头皮固定和防止羊水脑室内反流的单向阀(Von Koch等，2003)。正如Cavalheiro等所建议的那样[70]，内镜第三脑室造瘘术可考虑用于单纯导水管狭窄导致的脑积水。

（二）脊髓脊膜膨出

大量临床和实验证据表明，妊娠期间胎儿的神经功能恶化和“两种打击”有关。其中一种打击是胚胎脊髓畸形[80]。一些报道记录了脊柱裂胎儿在17～20周之前下肢完全正常的运动，随后在妊娠晚期出现完全的瘫痪[81]。这种恶化似乎是由于神经组织暴露于胎粪和羊水[82]，以及在胎儿运动期间从子宫壁直接损伤基板[83]。随着妊娠22周后肾脏成熟后胎儿尿量增加，羊水变得更加低渗，因此更具毒性[84]。此外，有证据表明，Chiari Ⅱ型异常也是由于基板连续CSF渗漏而获得的，这导致进行性小脑下垂[85]。这些发现构成了子宫内脊髓脊膜膨出修复的病理生理学背景[80]。

1997—2003年，200多个胎儿进行了手术，结果显示胎儿发生临床改善，但母亲早产和子宫裂开的风险增加，胎儿死亡或早产的风险增加[67]。

第一个病例是Copeland等通过内镜技术治疗的[86]，是在妊娠22～24周使用4mm硬性内镜进行的。首先，母亲在全身麻醉和硬膜外麻醉下进行开腹手术，露出妊娠子宫。然后，通过三个孔进入母体子宫（一个用于内镜，两个用于器械的手术通道）。由于羊水浑浊，羊水被持续冲洗直到胎儿完全暴露，然后用二氧化碳代替羊水以维持周围的子宫内压。胎儿定位后，由于无法使用标准的皮肤缝合线，因此用母体厚层皮肤移植物覆盖基板。所有重建均由氧化纤维素和纤维蛋白胶密封[87, 88]。手术结果并不令人满意，因为胎儿发病率和死亡率、产妇发病率都很高，在Tulipan和Bruner[87, 88]治疗的4例病例中，出现羊膜炎、羊膜渗漏、子宫裂开、胎盘早剥、早产和1例死亡。此外，由于皮肤移植物的寿命很短[86]，因此这种技术只是姑息性而非治愈性的。

因此，基于实验模型开发了开放式宫内修复技术，该模型表明大多数继发性损伤发生在妊娠中晚期[89]。母亲在妊娠28～30周在全身麻醉加硬膜外麻醉下进行剖宫产；这种麻醉剂组合似乎可以降低不必要的子宫收缩发生率，也可以对胎儿进行镇静[90]。通过 Pfannenstiel 切口将子宫取出并通过超声扫描定位胎儿和胎盘后，将 Tulipan-Bruner 套管针插入子宫[87, 88]以抽取大部分羊水，并保存在温注射器中。在子宫中切开一个 5cm 的切口，将胎儿置于子宫切口中间的基板上。使用标准的神经外科技术闭合脊髓脊膜膨出，使用不可吸收的尼龙 7-0 缝合线用于基板管状化，使用尼龙 5-0 缝合用于皮肤[90]。在整个过程中，通过超声和连续电子胎儿监护来监测胎儿心跳。子宫用可吸附缝合线分层闭合，羊水被替换，有时用盐水溶液替换，直到其膨胀变得与术前状态相似，以降低子宫收缩的风险[90]。以标准方式关闭腹壁，继续监测胎儿。母亲服用宫缩抑制药（吲哚美辛、特布他林）。在术后期间，定期监测母亲和胎儿直至剖宫产分娩，通常计划在妊娠 34～35 周进行；只有在羊膜漏失控或过早宫缩的情况下才提前分娩，在所有情况下都试图平衡子宫切开术和医源性胎儿未成熟的风险[90]。在 Tulipan 及其同事进行的 50 例系列手术中，手术发病率较低，包括子宫收缩、胎盘早剥和羊水漏；子宫裂开伴胎儿脱垂进入腹膜腔最为严重。只有一种情况发生了早产。子宫内的手术死亡率仅涉及一个胎儿[90]，在其他研究中，即使是极早产[91]，围产期死亡率也仅约为 6%。

保胎治疗可能对母亲产生不良反应，如心动过速、发热、呼吸困难和肺水肿[90]。新生儿可能在基板修复部位出现局部裂开，这通常采取保守治疗[90]。最令人鼓舞的手术结果是 Chiari Ⅱ型和脑积水的发生率较低[90]。胎儿手术后 Chiari Ⅱ型异常仅占 16%，而不是描述的 95%[92–94]。其他研究表明，胎儿手术可以逆转而不是预防小脑下垂，术后 3 周的胎儿 MRI 已充分记录这些结构的上升[95]。

Chiari Ⅱ型异常的解决将脑积水的发生率从 90% 降低到 42.7%[67]，这是由于在第四脑室出口水平恢复了 CSF 通路[96]。

尽管有许多相矛盾的实验和临床研究[80]，但 Tulipan 的系列报道并没有显示出任何神经系统改善，因为新生儿表现出与缺陷水平完全对应的神经系统损伤[90]。

在某些情况下，已经描述了由于表皮样囊肿导致的继发性晚期脊髓拴系，需要进一步治疗[97]。

2003—2010 年，3 个不同的机构（费城儿童医院、范德比尔特医科大学、加州大学洛杉矶分校）开展了一项多中心随机对照试验，即脊髓脊膜膨出（Management of Myelomeningocele Study，MOMS）管理的研究[98]。选择标准如下：单胎妊娠，有小脑下疝的证据，随机化的胎龄为 19.0～25.9 周；T_1 和 S_1 之间的缺陷水平，正常染色体类型，美国出生，母亲年龄至少 18 岁。排除与脊髓脊膜膨出无关的异常、早产风险、体重指数超过 35 和手术禁忌证的胎儿（即子宫切除术）。MOMS 试验包括 183 例女性，该计划提前终止，因为在妊娠 26 周之前接受宫内修复的结局更好。在 12 个月时，产前组的脑室腹腔分流率少于产后组（40%vs.82%），并且这些婴儿在 30 月龄时表现出更好的运动和认知改善的结果。12 个月后小脑下疝和 30 个月时行走也有改善。

Tulipan 等[99]更新了完整试验的 1 年结果，并证实了产前手术对减少分流术的益处（产前组分流术为 44%，产后组为 84%）。他们确定了脑室大小是分流依赖性脑积水的术前预测指标：筛查时脑室≥15mm 的胎儿分流相关获益。

在过去几年中，甚至在接受胎儿手术修复的患者中也提出了内镜第三脑室造瘘术作为分流术的替代方法。Elbabaa 等[1]描述了 60 例胎儿脊髓脊膜膨出修复并分析了与 ETV 失败相关的因素。成功的手术与子宫内＜4mm 的脑室大小和手术修复后＜15mm 的脑室大小有关，而失败与年龄＜6 月龄和＞25 周龄的修复有关。

Brock 等[15]评估了 56 例接受产前手术的患者和 59 例在 30 月龄时接受产后治疗的患者的

泌尿系统结果。他们没有发现两组之间没有差异（产前组清洁间歇导尿率为 38%，产后组为 51%）。然而，他们发现较少的膀胱小梁和开放的膀胱颈减少，其意义尚不清楚。

参考文献

[1] Elbabaa SK, Gildehaus AM, Pierson MJ, Albers JA, Vlastos EJ. First 60 fetal in-utero myelomeningocele repairs at Saint Louis Fetal Care Institute in the post-MOMS trial era: hydrocephalus treatment outcomes (endoscopic third ventriculostomy versus ventriculo-peritoneal shunt). Childs Nerv Syst. 2017;33(7):1157-68.

[2] Teo C, Jones R. Management of hydrocephalus by endoscopic third ventriculostomy in patients with myelomeningocele. Pediatr Neurosurg. 1996;25:57-63.; ; discussion 63.

[3] Hu CF, Fan HC, Chang CF, Wang CC, Chen SJ. Successful treatment of Dandy-Walker syndrome by endoscopic third ventriculostomy in a 6-month-old girl with progressive hydrocephalus: a case report and literature review. Pediatr Neonatol. 2011;52:42-5.

[4] Di Rocco C, Frassanito P, Massimi L, Peraio S. Hydrocephalus and Chiari type I malformation. Childs Nerv Syst. 2011;27:1653-64.

[5] Decq P, Le Guerinel C, Sol JC, Brugieres P, Djindjian M, Nguyen JP. Chiari I malformation: a rare cause of noncommunicating hydrocephalus treated by third ventriculostomy. J Neurosurg. 2001;95:783-90.

[6] Di Rocco F, Jucá CE, Arnaud E, Renier D, Sainte-Rose C. The role of endoscopic third ventriculostomy in the treatment of hydrocephalus associated with faciocraniosynostosis. J Neurosurg Pediatr. 2010;6:17-22.

[7] Tamburrini G, Pettorini BL, Massimi L, Caldarelli M, Di Rocco C. Endoscopic third ventriculostomy: the best option in the treatment of persistent hydrocephalus after posterior cranial fossa tumour removal? Childs Nerv Syst. 2008;24:1405-12.

[8] Morgenstern PF, Souweidane MM. Pineal region tumors: simultaneous endoscopic third ventriculostomy and tumor biopsy. World Neurosurg. 2013;79(2 Suppl):S18.e9-e13.

[9] Boschert J, Hellwig D, Krauss JK. Endoscopic third ventriculostomy for shunt dysfunction in occlusive hydrocephalus: long-term follow up and review. J Neurosurg. 2003 May;98(5):1032-9.

[10] Chervenak FA, Isaacson NG, Hobbiens JC, Berkowitz RL. Outcome of fetal ventriculomegaly. Lancet. 1985;2:179-81.

[11] Oi S, Abbott R. Loculated ventricles and isolated compartments in hydrocephalus: their pathophysiology and the efficacy of neuroendocopic surgery. Neurosurg Clin North Am. 2004;15:77-87.

[12] Erşahin Y, Kesikçi H. Endoscopic management of quadrigeminal arachnoid cysts. Childs Nerv Syst. 2009; 25:569-76.

[13] Gangemi M, Maiuri F, Colella G, Magro F. Endoscopic treatment of quadrigeminal cistern arachnoid cysts. Minim Invasive Neurosurg. 2005;48:289-92.

[14] Gui S, Bai J, Wang X, Zong X, Li C, Cao L, Zhang Y. Assessment of endoscopic treatment for quadrigeminal cistern arachnoid cysts: A 7-year experience with 28 cases. Childs Nerv Syst. 2016 Apr;32(4):647-54.

[15] Hopf NJ, Perneczky A. Endoscopic neurosurgery and endoscope- assisted microneurosurgery for the treatment of intracranial cysts. Neurosurgery. 1998;43:1330-7.

[16] Jallo GI, Woo HH, Meshki C, Epstein FJ, Wisoff JH. Arachnoid cysts of the cerebellopontine angle: diagnosis and surgery. Neurosurgery. 1997;40:31-8.

[17] Kim MH. The role of endoscopic fenestration procedures for cerebral arachnoid cysts. J Korean Med Sci. 1999;14:443-7.

[18] Samii M, Carvalho GA, Schuhmann MU, Matthies C. Arachnoid cysts of the posterior fossa. Surg Neurol. 1999;51:376-82.

[19] Schroeder HWS, Gaab MR, Niendorf WR. Neuroendoscopic approach to arachnoid cysts. J Neurosurg. 1996;85:293-8.

[20] Spacca B, Kandasamy J, Mallucci CL, Genitori L. Endoscopic treatment of middle fossa arachnoid cysts: a series of 40 patients treated endoscopically in two centres. Childs Nerv Syst. 2010;26:163-72.

[21] Choi JU, Yang KH, Kim TG, Chang JH, Chang JW, Lee BI, et al. Endoscopic disconnection for hypothalamic hamartoma with intractable seizure. Report of four cases. J Neurosurg. 2004;100(5 Suppl):506-11.

[22] Rekate HL, Feiz-Erfan I, Ng YT, Gonzalez LF, Kerrigan JF. Endoscopic surgery for hypothalamic hamartomas causing medically refractory gelastic epilepsy. Childs Nerv Syst. 2006;22:874-80.

[23] Choux M, Genitori L, Lang D, Lena G. Shunt implantation: reducing the incidence of shunt infection. J Neurosurg. 1992;77:875-80.

[24] Cinalli G, Chumas P, Arnaud E, et al. Occipital remodelling and sub occipital decompression in severe carniosynostosis associated with tonsillar herniation. Neurosurgery. 1998;42:66-73.

[25] Jimenez DF, Barone CM. Multiple-suture nonsyndromic craniosynostosis: early and effective management using endoscopic techniques. J Neurosurg Pediatr. 2010;5:223-31.

[26] Barone CM, Jimenez DF. Endoscopic craniectomy for early correction of craniosynostosis. Plast Reconstr Surg. 1999;104:1965-73. discussion 1974-5.

[27] Davis C, Windh P, Lauritzen CG. Spring expansion is in uenced by cranial biomechanics. J Craniofac Surg. 2010;21:843-6.

[28] Aboulezz AO, Sartor K, Geyer CA, Gado MH. Position of cerebellar tonsils in the normal population and in patients with Chiari malformation: a quantitative approach to MR imaging. J Compot Assist Tomogr. 1985;9:1033-6.
[29] Dyste GN, Menezes AH. Presentation and management of pediatric Chiari malformatios without myelodiplasia. Neurosurgery. 1988;23:589-97.
[30] Pillay PK, Awad IA, Little JR, Hahn JF. Symptomatic Chiari malformation in adults: a new classifications based on magnetic resonance imaging with clinical and prognostic significance. Neurosurgery. 1991;28:639-45.
[31] Williams B. Syringomyelia. Neurosurg Clin N Am. 1990;1:653-85.
[32] Nishikawa M, Sakamoto H, Hakuba A, Nakanishi N, Inoue Y. Pathogenesis of chiari malformation: a morphometric study of the posterior cranial fossa. J Neurosurg. 1997; 86:40-7.
[33] Vega A, Quintana F, Berciano J. Basichondrocranium anomalies in adult Chiari type I malformation: a morphometric study. J Neurol Sci. 1990;99:137-45.
[34] Milhorat TH, Chou MW, Trinidad EM, Kula RW, Mandell M, Wolpert C, Speer MC. Chiari I malformation redefined: clinical and radiographic findings for 364 symptomatic patients. Neurosurgery. 1999;44:1005-17.
[35] Rozzelle CJ. Clinical presentation of pediatric Chiari I malformation. In: Tubbs RS, Oakes WJ, editors. The Chiari malformation. New York: Springer; 2013. p. 247-53.
[36] Tubbs RS, Becckman J, Naftel RP, et al. Institutional experience with 500 cases of surgically treated pediatric Chiari malformation Type I. J Neurosurg Pediatr. 2011;7(3):248-56.
[37] Tubbs RS, Bailey M, Barrow WC, Loukas M, Shoja MM, Oakes WJ. Moprhometricanalysis of the craniocervical juncture in children with Chiari I malformation and concomitant syringobulbia. Childs Nerv Syst. 2009;25: 689-92.
[38] Bertrand SL, Drvaric DM, Roberts JM. Scoliosis in syringomyelia. Orthopedics. 1989;12:335-7.
[39] Milhorat TH, Capocelli AL Jr, Anzil AP, Kotzen RM, Milhorat RN. Pathological basis of spinal cord cavitation in syringomyelia: Analysis of 105 autopsy cases. J Neurosurg. 1995;82:802-12.
[40] Metellus P, Dufour H, Levrier O, Grisoli F. Endoscopic third ventriculostomy for treatment of noncommunicating syringomyelia associated with a Chiari I malformation and hydrocephalus: case report and pathophysiological considerations. Neurosurgery. 2002;51:500-4.
[41] Haines SJ, Berger M. Current treatment of Chiari malformations types I and II: a survey of the Pediatric Section of the American Association of Neurological Surgeons. Neurosurgery. 1991;28:353-7.
[42] Tubbs RS, McGirt MJ, Oakes WJ. Surgical experience in 130 pediatric patients with Chiari I malformations. J Neurosurg. 2003;99:291-6.
[43] Batzdorff U. Chiari I malformation with syringomyelia: evaluation of surgical therapy by magnetic resonance imaging. J Neurosurg. 1988;68:726-30.
[44] Isu T, Sasaki H, Takamura H, Kobayashi N. Foramen magnum decompression with removal of the outer layer of the dura as treatment for syringomyelia occurring with chiari I malformation. Neurosurgery. 1993;33:845-9.
[45] Oakes WJ. Chiari malformations, hydromyelia and syringomyelia. In: Wilkins RH, Rengachary SS, editors. Neurosurgery. New York: McGraw-Hill; 1985. p. 2102-24.
[46] Fisher EG. Posterior fossa decompression for Chiari I deformity, including resection of the cerebellar tonsils. Childs Nerv Syst. 1995;11:625-9.
[47] Filizzolo F, Versari P, D'Aliberti G, Arena O, Scotti G, Mariani C. Foramen magnum decompression versus terminal ventriculostomy for the treatment of syringomyelia. Acta Neurochir. 1988;93:96-9.
[48] Kennedy BC, Kelly KM, Phan MQ, Bruce SS, McDowell MM, Anderson RCE, Feldstein NA. Outcomes after suboccipital decompression without dural opening in children with Chiari malformation Type I. J Neurosurg Pediatr. 2015;16:150-8.
[49] Zerah M. Syringomyelia in children. Neurochirurgie. 1999;45. (Suppl I:37-57.
[50] Genitori L, Peretta P, Nurisso C, Macinante L, Mussa F. Chiari type I anomalies in children and adolescents: minimally invasive management in a series of 53 cases. Childs Nerv Syst. 2000;16:707-18.
[51] Milhorat TH, Bolognese PA. Tailored Operative Technique for Chiari type I malformation using intraoperative color doppler ultrasonography. Neurosurgery. 2003;53:899-906.
[52] Bond AE, Jane JA Sr, Liu KC, Oldfield EH. Changes in cerebrospinal fluid flow assessed using intraoperative MRI during posterior fossa decompression for Chiari malformation. J Neurosurg. 2015;122:1068-75.
[53] Menezes AH, Van Gilder JC, Graf CJ, Mc Donnell DE. Craniocervical abnormalities. A comprehensive surgical approach. J Neurosurg. 1980;53:444-55.
[54] Rhoton AL Jr. Microsurgery of Arnold Chiari malformation in adults with and without hydromyelia. J Neurosurg. 1976;45:473-83.
[55] Isu T, Iwasaki Y, Akino M, Abe H. Syringo-subarachnoid shunt for syringomielia associated with Chiari malformation (type I). Acta Neurochir. 1990;107:152-60.
[56] Barbaro NM, Wilson CB, Gutin PH, Edwards MSB. Surgical treatment of syringomyelia. Favorable results with syringoperitoneal shunting. J Neurosurg. 1982;61:531-8.
[57] Batzdorff U. Syringomyelia, Chiari malformation and hydromyelia. In: Youmans JR, editor. Neurological surgery, vol. 2. Philadelphia: Saunders; 1996. p. 1090-109.
[58] Grabb P, Mapstone T, Oakes WJ. Ventral brainstem compression in pediatric and young adult patients with Chiari I malformations. Neurosurgery. 1999;44:520-8.
[59] Usami K, Lallemant P, Roujeau T, James S, Beccaria K, Levy R, Di Rocco F, Sainte-Rose C, Zerah M. Spinal lipoma of the filum terminale: review of 174 consecutive patients. Childs Nerv Syst. 2016;32(7):1265-7.
[60] Pang D. Total resection of complex spinal cord lipomas:

how, why, and when to operate? Neurol Med Chir (Tokyo). 2015;55(9):695-721.
[61] Pang D, Zovickian J, Wong ST, Hou YJ, Moes GS. Surgical treatment of complex spinal cord lipomas. Childs Nerv Syst. 2013;29(9):1485-513.
[62] Selçuki M, Vatansever S, Inan S, Erdemli E, Bağdatoğlu C, Polat A. Is a filum terminale with a normal appearance really normal? Childs Nerv Syst. 2003;19(1):3-10.
[63] Selçuki M, Coşkun K. Management of tight filum terminale syndrome with special emphasis on normal level conus medullaris (NLCM). Surg Neurol. 1998;50(4):318-22; discussion 322.
[64] Selçuki M, Umur AS, Duransoy YK, Ozdemir S, Selcuki D. Inappropriate surgical interventions for midline fusion defects cause secondary tethered cord symptoms: implications for natural history report of four cases. Childs Nerv Syst. 2012;28(10):1755-60. Epub 2012 Feb 17. Review
[65] Radmanesh F, Nejat F, El Khashab M. Dermal sinus tract of the spine. Childs Nerv Syst. 2010;26(3):349-5.
[66] Flake AW, Harrison MR. Fetal surgery. Annu Rev Med. 1995;46:67-78.
[67] Sutton LN, Adzick NS, Johnson MP. Fetal surgery for myelomeningocele. Childs Nerv Syst. 2003;19:587-91.
[68] Hendrick MH, Longaker MT, Harrison MR. A fetal surgery primer for plastic surgeons. Plast Reconstr Surg. 1998;101:1709-29.
[69] Oi S, Honda Y, Hidaka M, et al. Intrauterine high-resolution magnetic resonance imaging in fetal hydrocephalus and prenatal estimation of postnatal outcomes with “perspective classification”. J Neurosurg. 1998;88:685-94.
[70] Cavalheiro S, Moron AF, Zymberg ST, Dastoli P. Fetal hydrocephalus-prenatal treatment. Childs Nerv Syst. 2003;19:561-73.
[71] Von Koch C, Gupta N, Sutton LN, Sun PP. In utero surgery for hydrocephalus. Childs Nerv Syst. 2003;19:574-86.
[72] Weller RO, Shulman K. Infantile hydrocephalus: clinical, histological, and ultrastructural studyof brain damage. J Neurosurg. 1972;36:255-65.
[73] Oi S. Fetal surgery for congenital CNS anomalies. In: Pediatric neurosurgery: surgery of the developing nervous system. 2001. p. 1274-80.
[74] Harrison MR, et al. Fetal treatment. N Engl J Med. 1982;307:1651-2.
[75] Birnholz JC, Frigoletto FD. Antenatal treatment of hydrocephalus. N Engl J Med. 1981;304:1021-3.
[76] Clewell WH, Johnson ML, Meier RP, et al. A surgical approach to the treatment of fetal hydrocephalus. N Engl J Med. 1982;306:1320-5.
[77] Oi S, Matsumoto S, Katayama K, et al. Pathophysiology and postnatal outcome of fetal hydrocephalus. Childs Nerv Syst. 1990;6:338-45.
[78] Oi S, Yamada H, Matsumoto S (1989). Prenatal shunt procedure for fetal hydrocephalus: animal experimental model-pressure dynamics of intrauterine hydrocephalus and fetus ventricular-mater peritoneale (FV-MP).. Shoni No Noshinkei 14: 21 cited in Oi S (2001) ... (vedi Ped Neurosurgery libro)
[79] Bruner JP, Tulipan N, Davis GH. Open fetal surgery for nonlethal malformations. Infert Reprod Med Clin N Am. 2001;12:829-40.
[80] Heffez DS, Aryanpur J, Hutchins GM, Freeman JM. The paralysis associated with myelomeningocele. Clinical and experimental data implicating a preventable spinal cord injury. Neurosurgery. 1990;26:987-92.
[81] Korenromp M, Van Good J, Bruinese H, Driek R. Early fetal movements in myelomeningocele. Lancet. 1986;1:917-8.
[82] Dreweck M, Bruner J, Whetsell WO, Tulipan N. Quantitative analysis of the toxicicty of human amniotic fluid to cultured rat spinal cord. Pediatr Neurosurg. 1997;27:190-3.
[83] Hutchins G, Meuli M, Meuli-Simmen C, Jordan M, Heffez D, Blakemore K. Acquired spinal cord injury in human fetuses with myelomeningocele. Pediatr Pathol Lab Med. 1996;16:701-2.
[84] Lind T, Kendall A, Hyten FE. The role of the fetus in the formation of amniotic fluid. Br J Obstet Gynaecol. 1972;79:289-98.
[85] Paek B, Farmer D, Wilkinson C, et al. Hindbrain herniation develops in surgically created myelomeningocele but is absent after repair in fetal lambs. Am J Obstet Gynecol. 2000;183:1119-23.
[86] Copeland ML, Bruner JP, Whetsell WO, Tulipan N. A model for in utero endoscopic treatment of myelomeningocele. Neurosurgery. 1993;33:542-4.
[87] Bruner JP, Bohem FH, Tulipan N. The Tulipan-Bruner trocar for uterine entry during fetal surgery. Am J Obstet Gynecol. 1999a;181:1188-91.
[88] Bruner JP, Richards WO, Tulipan NB, Arney T. Endoscopic coverage of fetal myelomeningocele in utero. Am J Obstet Gynecol. 1999b;180:153-8.
[89] Tulipan N, Bruner JP. Myelomeningocele repair in utero. A report of three cases. Pediatr Neurosurg. 1998;28:177-80.
[90] Tulipan N, Bruner JP. Intrauterine myelomeningocele repair. In: Mc Lone J (ed) Pediatric neurosurgery. 2001. p. 1281-1293.
[91] Johnson M, Sutton L, Rintoul N, et al. Fetal myelomeningocele repair: short term clinical outcomes. Am J Obstet Gynecol. 2003;
[92] Tulipan N, Bruner JP, Hernanz-Shulman M, et al. Effect of intrauterine myelomeningocele repair on central nervous system structure and function. Pediatr Neurosurg. 1999a;31:183-8.
[93] Tulipan N, Hernanz-Schulman M, Bruner JP. Reduced hindbrain herniation after intrauterine myelomeningocele repais. A report of four cases. Pediatr Neurosurg. 1999b;29:274-8.
[94] Tulipan N, Hernanz-Schulman M, Lowe L, Bruner JP. Intrauterine myelomeningocele repair reverses preexisting hindbrain herniation. Pediatr Neurosurg. 1999c;31:137-42.
[95] Sutton LN, Adzick N, Bilaniuk L, Johnson M, Crombleholme T, Flake A. Improvement in hindbrain herniation demonstrated by serial fetal magnetic resonance

imaging following fetal surgery for myelomeningocele. JAMA. 1999;282:1826-31.
[96] Babcook CJ, Goldstein RB, Barth RA, et al. Prevalence of ventriculomegaly in association with myelomeningocele. Correlation with gestational age and severity of posterior fossa deformity. Radiology. 1994;190:703-7.
[97] Mazzola C, Albright A, Sutton L, Tuite G, Hamilton R, Pollack I. Dermoid inclusion cysts and early spinal cord tethering after fetal surgery for myelomeningocele. N Engl J Med. 2002;347:256-9.
[98] Adzick NS, Thom EA, Spong CY, Brock JW 3rd, Burrows PK, Johnson MP, Howell LJ, Farrell JA, Dabrowiak ME, Sutton LN, Gupta N, Tulipan NB, D'Alton ME, Farmer DL, Investigators MOMS. A randomized trial of prenatal versus postnatal repair of myelomeningocele. N Engl J Med. 2011;364:993-1004.
[99] Tulipan N, Wellons JC 3rd, Thom EA, Gupta N, Sutton LN, Burrows PK, Farmer D, Walsh W, Johnson MP, Rand L, Tolivaisa S, D'alton ME, Adzick NS, MOMS Investigators. Prenatal surgery for myelomeningocele and the need for cerebrospinal fluid shunt placement. J Neurosurg Pediatr. 2015;16(6):613-20.

第 49 章　中枢神经系统先天性肿瘤
Central Nervous System Congenital Tumors

Barbara Spacca　Iacopo Sardi　Annamaria Buccoliero　Regina Mura　Milena Guidi　Chiara Caporalini
Flavio Giordano　Leonardo Bussolin　Massimiliano Sanzo　Lorenzo Genitori　著
张洪钿　梁　明　王宪强　刘长青　译

中枢神经系统肿瘤是儿童期最常见的实体肿瘤[1]。在 15 岁后，其在普通人群中的发病率逐渐降低，并且是老年人不常见的肿瘤类型之一[1]。

中枢神经系统肿瘤流行病学的全面分析表明，年龄差异不仅对患病人数及其发病率有影响，还对组织学和总体生存率产生重要影响[1]。在儿童中，毛细胞星形细胞瘤、生殖细胞肿瘤和胚胎肿瘤比成人更常见，而垂体腺瘤、脑膜瘤及脊髓和脑神经等肿瘤，情况则恰恰相反[1]。

得益于收集大量数据的国际和国家登记处，使得更多的观察成为可能。其中，我们可以参考美国中央脑肿瘤登记处（Central Brain Tumor Registry of the United States，CBTRUS）、国际癌症登记协会［International Association of Cancer Registries，IARC（www.iacr.com.fr）］，以及通过意大利儿科血液学协会（Associazione Italiana Ematologia Oncologia Pediatrica-Italian Association for Pediatric Hematology，AIEOP）获得的数据。这些数据，尤其是收集自不同国家的数据，很难进行分析，而且如果我们尝试评估儿童中特定组的中枢神经系统肿瘤与先天性肿瘤的数据时，难度会增加。这是因为它们的罕见性和定义本身。先天性中枢神经系统肿瘤最初被定义是在儿童出生后 60 天内诊断出的肿瘤[2, 3]。后来，如果先天性肿瘤在出生时就已经明显，则被定义为绝对先天性；如果诊断是在出生后第 1 周内做出的，则很可能是先天性的；如果诊断是在出生后的前 4 周内做出的，则可能是先天性的[4]。然而，随后在医学文献中，中枢神经系统先天性肿瘤的定义再次扩展，并被视为在 2 月龄以下的婴儿中诊断出的肿瘤[5]，在不同的病例系列和许多个案报道中，将在 2 岁内被诊断的肿瘤与先天性肿瘤一起讨论[6–8]。这是因为诊断、临床表现、患者管理问题、手术并发症、肿瘤治疗的局限性都是相似的。此外，我们还必须考虑到婴儿的神经元和白质并不完全成熟。因此，脑肿瘤的临床表现可能会延迟，因为婴儿无法抱怨或表现出特定的神经系统体征和（或）症状，诊断通常只能在出现颅内压增高症状时才能达到，往往与生长期限不明的巨大肿瘤有关。

显然，先天性中枢神经系统肿瘤的定义是复杂的，如果我们考虑到某些类型的肿瘤，如畸胎瘤或颅咽管瘤，它们明确被认为起源于子宫，但它们的诊断，尤其是颅咽管瘤，很少在围产期获得[9]。

先天性中枢神经系统肿瘤的发病率很难确定。如果我们严格将先天性 CNS 肿瘤定义为在出生后最初 4 周内诊断出的那些，那么合理的评估可能是儿童所有 CNS 肿瘤的 0.5%～1.5%[2, 5, 10–15]。如果我们查看癌症登记处的数据，我们无法获得仅涉及这一小群的数据，但我们可以观察到 CNS 肿瘤的发病率在 1 岁后有所增加，然后在青少年后下降（www.iacr.com.fr）[1]。

来自 IACR 的数据表明，在西方国家（美国和欧洲）1 岁以下儿童中枢神经系统肿瘤的年发病率为每百万儿童 30～40 例。但是，如果我们分析来自同一登记处的不同国家和大洲的相同数据，结果可能会大不相同。在南美洲，如在洪都拉斯，先天性中枢神经系统肿瘤的发病率可能仅为 1.8 例，但在智利可能会高达 35.5 例。在国家登记处也可以观察到重要的差异，这些数据区分不同地区、不同人口种族或不同时间范围。新西兰的年发病率总体为 22.9 例，但如果只考虑毛利人口的数据，同一数据下降到每年百万 1 岁以下儿童的 6.2 例。在法国卢瓦尔 - 大西洋和旺代地区，年发病率为 14.7 例；而在吉伦特地区，这一数值升至每年 73 例。在意大利的皮埃蒙特地区，在 1990—1999 年期间，诊断出 6 例新病例；而在同一地区，在 2000—2011 年期间有 23 例。在欧洲，中位数被认为在每年 30～40 例新病例，但在挪威，这一数值为 79.4 例，而在马耳他为 11.8 例。

这些数据的综合并不足以得出结论，但可以推测，在发生先天性中枢神经系统肿瘤的风险方面，可能存在多种保护因素和风险因素，这些因素可能涉及遗传、环境和种族等方面。

一、风险因素

中枢神经系统肿瘤的病因仍然大部分未知。许多遗传综合征与 CNS 肿瘤的发展风险有关。据粗略估计，在儿童期诊断出的这些肿瘤中约有 5% 与已知的遗传综合征有关[16]。其中，我们可以识别不同的疾病，首先是所谓的神经系统错构瘤。

结节性硬化症（tuberous sclerosis complex，TCS）是一种显性遗传疾病，包括 *TCS1* 或 *TCS2* 突变，导致细胞异常分化和增殖，特别是在大脑、皮肤、肾脏和心脏中，由错构瘤蛋白和结节蛋白功能异常所致。高达 14% 的儿童期患者出现室管膜下巨细胞星形细胞瘤（subependymal giant cell astrocytoma，SEGA），SEGA 通常生长在侧脑室的前部，可导致脑脊液流动受阻，从而导致脑积水和颅内压增高（图 49–1）[17]。

神经纤维瘤病（neurofibromatosis，NF）1 型和 2 型分别是由于染色体 17q11.2 和 22q11.2 上的突变而导致的显性遗传疾病。NF1 患者中高达 15% 的病例[18] 更易患上由星形胶质细胞起源的肿瘤性疾病，表现为毛细胞星形细胞瘤，尤其是沿着视觉通路或脑干中。儿童期较少见的是丛状神经纤维瘤。

在儿童患者中，更罕见的是 von Hippel Lindau 病，这是一种与发展成血管母细胞瘤风险相关的显性遗传疾病。最常见的位置是小脑，但它们可以沿着轴向发展，多处病变也并不罕见[19]。

许多其他遗传综合征与发生 CNS 肿瘤的高风险有关。我们在表 49–1 中列出了它们。

除了已知与发生 CNS 肿瘤的风险相关的遗传综合征外，许多研究旨在尝试了解特定因素的暴露是否会增加发生 CNS 肿瘤的风险，以及未包含在已知遗传综合征中的基因突变是否可以发挥同样的作用。在分析受先天性肿瘤影响的患者的此类参数时，研究集中在相对较短的时间跨度内的暴露，从受孕开始，到后代肿瘤的诊断结束。然而，这样的分析是复杂的，大多数是回顾性研究，并且是基于访谈的。因此，它们受到许多偏倚的影响。

关于可能在妊娠期间或之后不久发生的已知遗传综合征之外的基因突变的研究，其根源可以追溯到已知的癌症风险因素，这些因素会诱导 DNA 变化，并且如果母亲暴露于这些风险因素，则可能对正常胎儿发育产生影响，导致所谓的先天性畸形。许多研究报道称，与未受肿瘤影响的普通儿科人群及其兄弟姐妹相比，患有肿瘤的儿童更有可能患有相关的先天性畸形[20, 21]。可以认

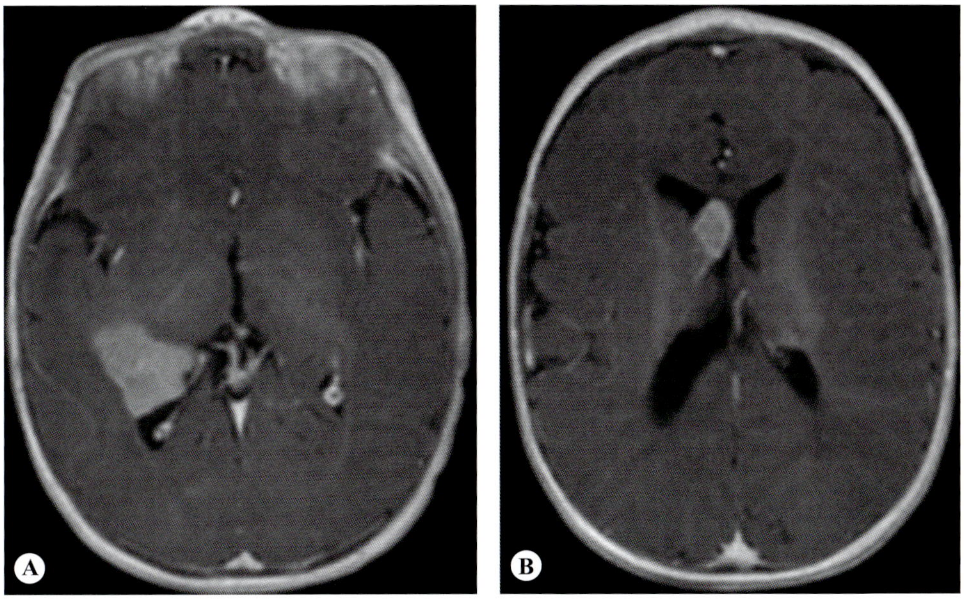

▲ 图 49-1　**FB，5 月龄，男孩，*TSC2* 突变**

该患者出现两处室管膜下巨细胞星形细胞瘤，一处位于右侧前部脑室，还有一个不太常见，在右侧脑室的枕角

为，如果在妊娠期间活跃的某种因素具有致畸作用，可能会导致负责畸形或肿瘤的基因突变，甚至在同一患者中同时出现。根据 Mann 的观察，患有癌症的儿童中发现的过多畸形可能表明，在 20 例中，有 1 例或多例产前事件可能导致畸形和肿瘤 [20]。

人们普遍认为，在胎儿期，暴露于电离辐射可能会导致肿瘤，包括 CNS 肿瘤和先天性 CNS 肿瘤 [22, 23]。据估计，如果胚胎或胎儿暴露于 0.2Gy 的电离辐射，畸形的风险会增加 1 倍，这是根据对啮齿动物的研究推断得出的 [23]，即使剂量低至 10mSv（相当于 1cGy=0.01Gy），也会增加胎儿在儿童时期患癌症的风险 [24]。对于在子宫内发育过程中暴露于电离辐射的儿童，每接受 1cGy 辐射的一般风险估计为 0.06%[25]。对日本人群暴露于该因素的研究表明，与出生后暴露于该因素的孩子相比，子宫内暴露于电离辐射似乎增加了患实体肿瘤的风险，而后者患血癌的风险更高 [24]。

各种物质和一般条件已被研究作为导致暴露父母所生儿童实体肿瘤的可能原因。高出生体重（＞4kg）被分析为与儿童中枢神经系统癌症风险相关的可能因素，但不同研究的结果并不相同，一些作者报道了风险增加，尤其是星形细胞瘤和胚胎肿瘤 [26, 27]，而其他研究则报道风险没有增加 [28]。

母亲在妊娠期间通过饮食（腌肉、水）摄入过多亚硝酸盐与儿童脑肿瘤的风险增加有关 [29, 30]，但不同的研究报道显示并没有明确的关联 [30–32]。父母在围产期期间暴露于电磁场被认为是后代发生脑肿瘤的可能风险 [33]，但这仍然是一个有争议的问题，正在进行调查研究。

对于父母的职业暴露或暴露于不同可能的环境因素，也可以得出类似的结论 [34–37]。另一方面，在考虑 CNS 肿瘤的保护因素时，妊娠早期蔬菜、水果、叶酸和维生素 C 的摄入与 PNET 风险的保护作用有关 [32]。

二、临床注意事项

即使包括的患者不仅限于 2 月龄以下的儿童，还包括 12 月龄以下的儿童，先天性中枢神经系统肿瘤也有一些增加其侵袭性的特殊性，尽管从

表 49-1　与 CNS 肿瘤相关的最常见的已知遗传综合征					
综合征	基　因	染色体	神经系统	皮　肤	其他组织
1 型神经纤维瘤病	*NF-1*	17q11	神经纤维瘤，恶性周围神经鞘瘤，视神经胶质瘤，星形细胞瘤	咖啡牛奶斑，腋窝雀斑	虹膜错构瘤，骨病变，嗜铬细胞瘤，白血病
2 型神经纤维瘤病	*NF-2*	22q12	双侧前庭神经鞘瘤，周围神经鞘瘤，脑膜瘤，脑膜血管瘤，脊髓室管膜瘤，星形细胞瘤，胶质错构瘤，脑钙化	—	晶状体混浊，视网膜错构瘤
von Hippel-Lindau	*VHL*	3p25	血管母细胞瘤	—	视网膜血管母细胞瘤，肾细胞癌，嗜铬细胞瘤，内脏囊肿
结节性硬化症	*TSC1* *TSC2*	9p34 16p13	室管膜下巨细胞星形细胞瘤，皮质发育不良	皮肤血管纤维瘤（“皮脂腺瘤”），皮肤斑纹，甲下纤维瘤	心脏横纹肌瘤，十二指肠和小肠腺瘤性息肉，肺和肾囊肿，淋巴管平滑肌瘤病，肾血管平滑肌脂肪瘤
Li-Fraumeni	*TP53*	17p13	星形细胞瘤，原始神经外胚层肿瘤	—	乳腺癌，骨和软组织肉瘤，肾上腺皮质癌，白血病
Cowden	*PTEN*	10q23	小脑发育不良神经节细胞瘤（Lhermitte-Duclos），巨脑畸形	多发性毛细血管瘤，纤维瘤	结肠错构瘤性息肉，甲状腺肿瘤，乳腺癌
Turcot	*APC* *hMLH1* *hPSM2*	5q21 3p21 7p22	髓母细胞瘤	咖啡牛奶斑	结直肠息肉
痣样基底细胞癌综合征（Gorlin）	*PTCH*	9q31	髓母细胞瘤	多个基底细胞癌，手掌和足底小坑	颌骨囊肿，卵巢纤维瘤，骨骼异常
横纹肌瘤易感性综合征	*INI1*	22q11.2	非典型畸胎样 / 横纹肌样肿瘤	—	肾和肾外恶性横纹肌瘤

组织学的角度来看，它们可能是良性的。因此，对它们的诊断和治疗可能相当困难。

首先要考虑的是，对于 CNS 肿瘤，不仅仅是先天性 CNS 肿瘤，“良性”一词是相对的，因为根据其位置并不总是可能完全切除它们。在我们所讨论的年幼患者的特定情况下，存在许多问题使这种情况更加复杂。

先天性中枢神经系统肿瘤的临床表现和诊断通常是由于颅内压增高的体征和症状而发生[2, 6, 7]，而不是神经系统体征和（或）症状。原因可能与至少两种机制有关，这些机制赋予婴儿在没有临床证据的情况下抵消肿瘤生长的能力。第一种机制是婴幼儿神经元和白质的不完全成熟[8, 38]。因此，当神经元组的特化活动尚未确定时生长的肿瘤可能会导致神经元的重组。这些神经元本身控制的活动没有明显的神经系统后遗症。只有当肿瘤达到产生显著神经元丢失的体积时，才会出现特定的神经系统体征 / 症状。第二种机制与颅骨的可塑性及未闭合的骨缝和囟门有关。颅骨可以生长和变形以容纳不断生长的肿瘤（图 49-2）。

根据文献报道，最常见的临床表现是颅内高压，如巨颅症、囟门膨出、烦躁易怒和发育迟缓，占求医问诊和随后诊断原因的 42%～65%[6, 21, 38]。较少见的是癫痫发作、脑神经麻痹和局灶性神经系统症状[6, 7, 21, 38]。在我们回顾性研究的 94 例 1 岁以下诊断为 CNS 肿瘤的患者中，对 86 例患者的临床表现有记录，其中 43 例（50%）出现与颅内高压相关的体征和（或）症状。

如前所述，颅骨的可塑性和神经可塑性与神经系统的不成熟相结合，使得婴儿较长时间地抵消肿瘤的生长，远远超过年龄较大的儿童和成人。这不仅与“晚期”诊断有关，还涉及更多可能的考虑因素。诊断时肿瘤已经达到相当大的尺寸并不罕见。它们通常被归类为巨大肿瘤，或者在诊断时累及多个脑叶（图 49-3 和图 49-4）。Asai 等[39]在他们的系列研究中报道了平均肿瘤直径为 4.6cm。Buetow 等[2]描述了 45 例先天性肿瘤中有 18 例在诊断时肿瘤体积超过整个脑体积的 1/3 以上。这样巨大的肿瘤并不总是可以完全手术切除，患者在就诊时可能会出现一般状况和神经系统的突然恶化。一定数量的患者入院时格拉斯哥昏迷评分较差。在 Oi 等的系列研究中[21]，66 例患者（21.5%）出现意识障碍；在 Di Rocco 等的系列研究中[38]，4% 的患者出现意识障碍；在 Buetow 等的系列研究中[2]，45 例患者中有 1 例在就诊时昏睡；Lang 等[7]描述了 16 例患者中有 1 例在就诊时昏睡。在我们的系列研究中，86 例患者中有 7 例（8.2%）出现意识水平恶化。

另一个需要考虑的因素是，由于颅骨可塑性和神经不成熟 / 可塑性，肿瘤可能在生命的最初几周内发展，但仅在以后才在临床上变得明显。这一观察结果挑战了 Solitaire 和 Krigman[4] 的严格定义，该定义仅考虑了在生命的前 4 周内诊断出的先天性肿瘤。

与儿童脑肿瘤生长部位的总体流行病学相比，12 月龄以下儿童中枢神经系统肿瘤的发生部

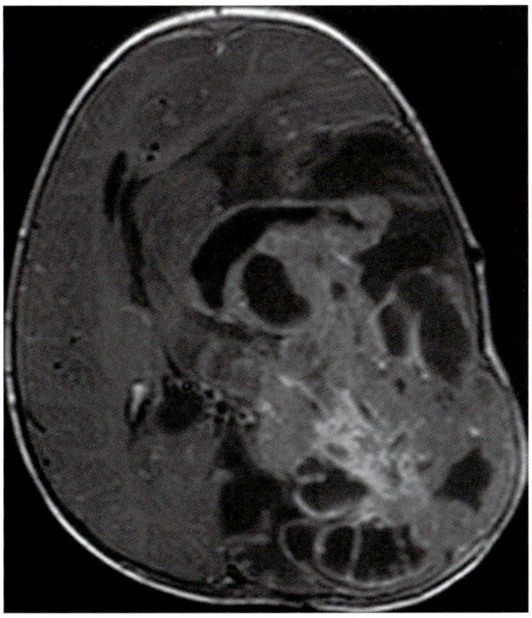

▲ **图 49-2 NR，8 月龄女孩，脉络丛肿瘤**

肿瘤从侧脑室生长并完全改变了正常的大脑。在其生长过程中，肿瘤会诱发巨颅症，并使颅骨变形和变薄

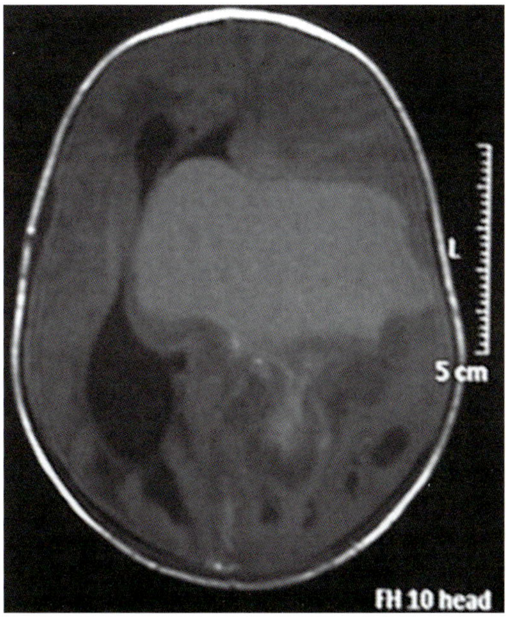

▲ **图 49-3 LL，1 月龄女孩，表现为巨颅症和头围增加**

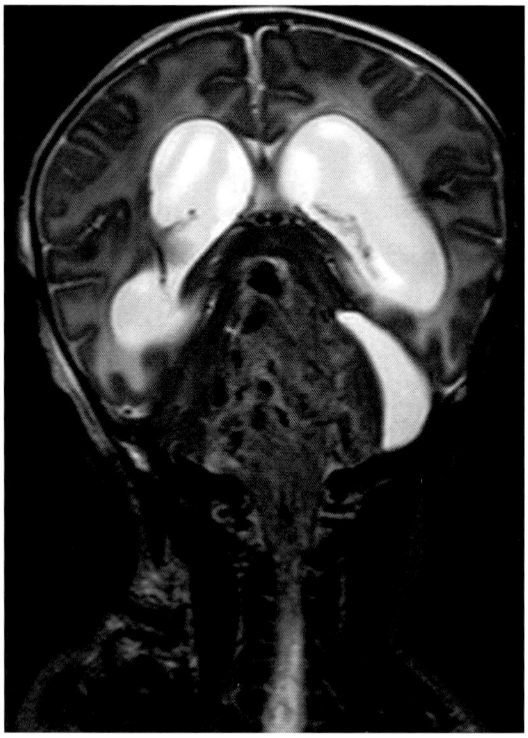

▲ 图 49-4 **DPC，1 月龄男孩，因意识水平下降而到急诊室就诊**

位存在显著差异。这些患者更常见地出现幕上肿瘤而不是幕下肿瘤。肿瘤位于幕上位置的占病例的 60%～70%[2, 7, 21, 38]。在我们的系列研究中，94 例患者中有 56 例（59.5%）患有幕上肿瘤。

脑积水是这些患者的常见问题，无论是在诊断时还是在治疗过程中。它通常与肿瘤引起的 CFS 流动阻塞有关，并且可能因囊性成分的出现而复杂化（图 49-5 至图 49-7）。许多患者需要更多专门用于治疗脑积水的外科手术。Buetow 等描述了 45 例患者中有 21 例在诊断时已经出现脑积水[2]。在我们的系列研究中，86 例患者中有 21 例（24.4%）在诊断时已经存在脑积水，并且在 94 例患者中，首次手术治疗中有 39 例（41.4%）是针对脑脊液或肿瘤囊性成分的引流手术。

孕期超声和 MRI 的广泛使用当然导致了一些在胎儿期诊断出 CNS 肿瘤的病例[9, 14, 40–45]。大多数报道讨论是在妊娠晚期观察到的病变[9, 41, 43, 44]。在我们的系列研究中，86 例患者中有 3 例（3.5%）在子宫内就接受了诊断（图 49-8）。许多报道描

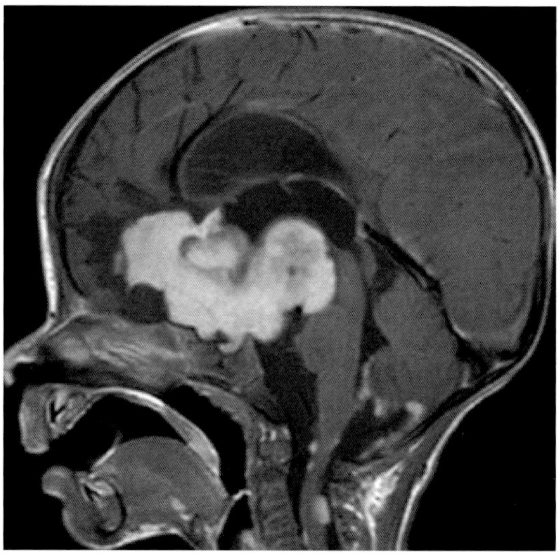

▲ 图 49-5 **EA，7 月龄的男孩，出现巨颅症和罗素综合征**

述了胎儿期诊断的畸胎瘤[40, 44]。与其他组织学类型相比，如 Kageji 等描述的颅咽管瘤，胎儿期诊断相对较少见[9]。在我们的系列研究中，通过胎儿扫描诊断的 3 例病例中，2 例为 PNET，1 例为胶质神经元肿瘤。

胎儿超声的广泛使用可能增加了关于先天性肿瘤如何及何时发展的讨论。在我们的系列研究中，我们观察到 1 例 2 月龄女孩因巨颅症被送入急诊，此前她在出生前接受了连续的胎儿超声检查，因为母亲在高危妊娠服务中进行随访，之前的流产与已确认的遗传疾病有关。最后一次胎儿超声是在出生前 10 天进行的，报道描述了正常的脑胎儿形态，没有任何异常的证据：正常的中线结构、正常的脑部超声和正常的人体测量参数。患者因巨颅症（1 个月内头围增加 6cm）和囟门膨出而被儿科医生紧急送入医院。入院时，患者呈现如图 49-9 所示的病变。她接受了脑脊液分流的紧急手术，但在入院 6h 后呼吸停止。通过活检获得的组织学结果显示为多形性胶质母细胞瘤。

三、组织学

Holt 于 1917 年报道了首例先天性颅内肿瘤，

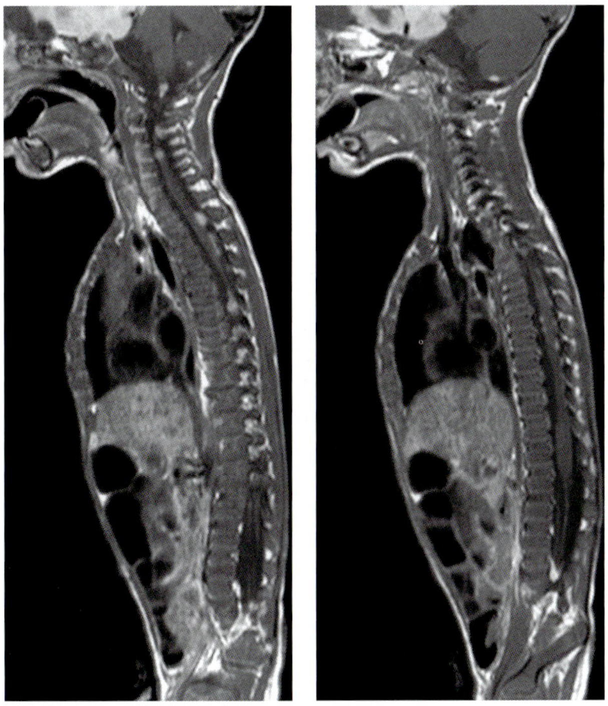

▲ 图 49-6　图 49-5 同一患儿
在诊断时的 MRI 显示，他患有视交叉肿瘤，伴有脑积水和多处脊柱转移。组织学：高级别胶质瘤

描述了 1 例 2 周龄婴儿的胶质肉瘤[46]。随后的报道表明，先天性脑肿瘤的组织病理学类型多种多样。每种组织型的比例在不同系列研究中有所不同。事实上，围绕这一人群的文献主要由个案报道或小型病例系列研究组成，只有少数最近的论文提供了文献综述。Larouche 等发表了一篇文献综述，包括 1200 多名患者的多个系列研究，并证实了显著的组织学异质性[47]。

在胎儿期和出生后的第 1 年内出现的组织类型与年龄较大的儿童和成人中发生的组织型显著不同。畸胎瘤是围产期先天性脑肿瘤中最常见的类型，约占胎儿和新生儿期检测到的所有 CNS 肿瘤的 30%[48]。其他肿瘤亚型包括星形细胞瘤（低级别和高级别星形细胞瘤）、胚胎性肿瘤和脉络丛肿瘤。较少见的组织学类型包括胶质神经元肿瘤、颅咽管瘤和室管膜瘤[49]。

（一）畸胎瘤

畸胎瘤是最常见的先天性中枢神经系统肿瘤。它通常沿着身体的中线位置发生，从尾骨（最常见的部位）延伸到松果体。其次是头部和颈部。颅内病变通常发生在松果体区。畸胎瘤是一种由三个胚层（外胚层、内胚层和中胚层）的组织构成的生殖细胞肿瘤。外胚层成分，尤其是神经组织，是胎儿病例的主要特征[49]。畸胎瘤在组织学上分为成熟型或未成熟型。成熟畸胎瘤完全由完全分化成熟的组织组成，如皮肤和皮肤附件、脂肪组织、神经组织、肌肉、软骨、骨骼或

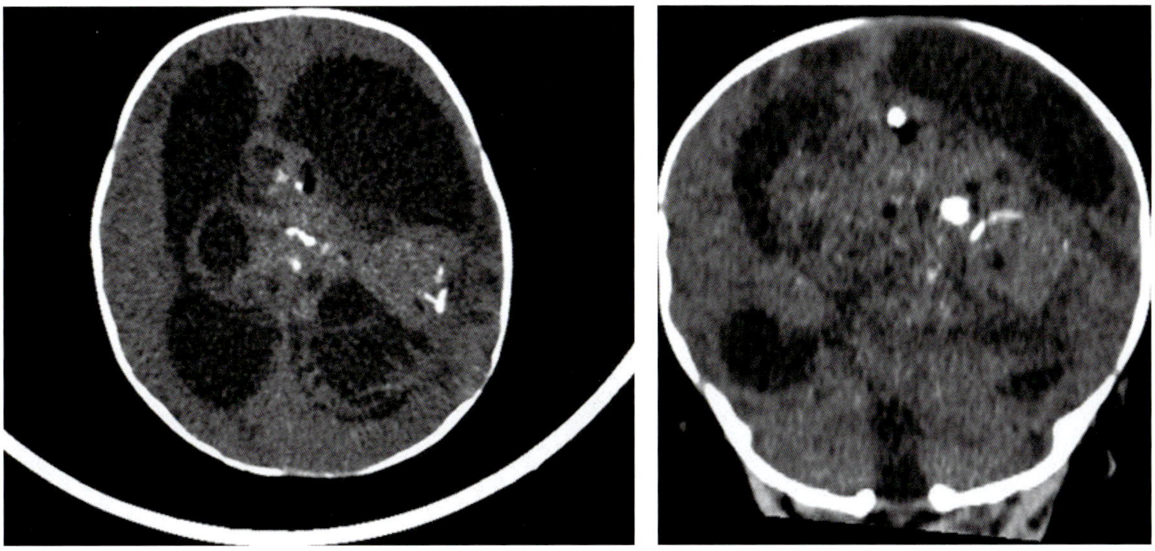

▲ 图 49-7　2 月龄的男孩，出现巨颅症
就诊时 CT 发现一个巨大的幕上肿瘤，具有实性和囊性成分以及相关的脑积水。组织学：未成熟畸胎瘤

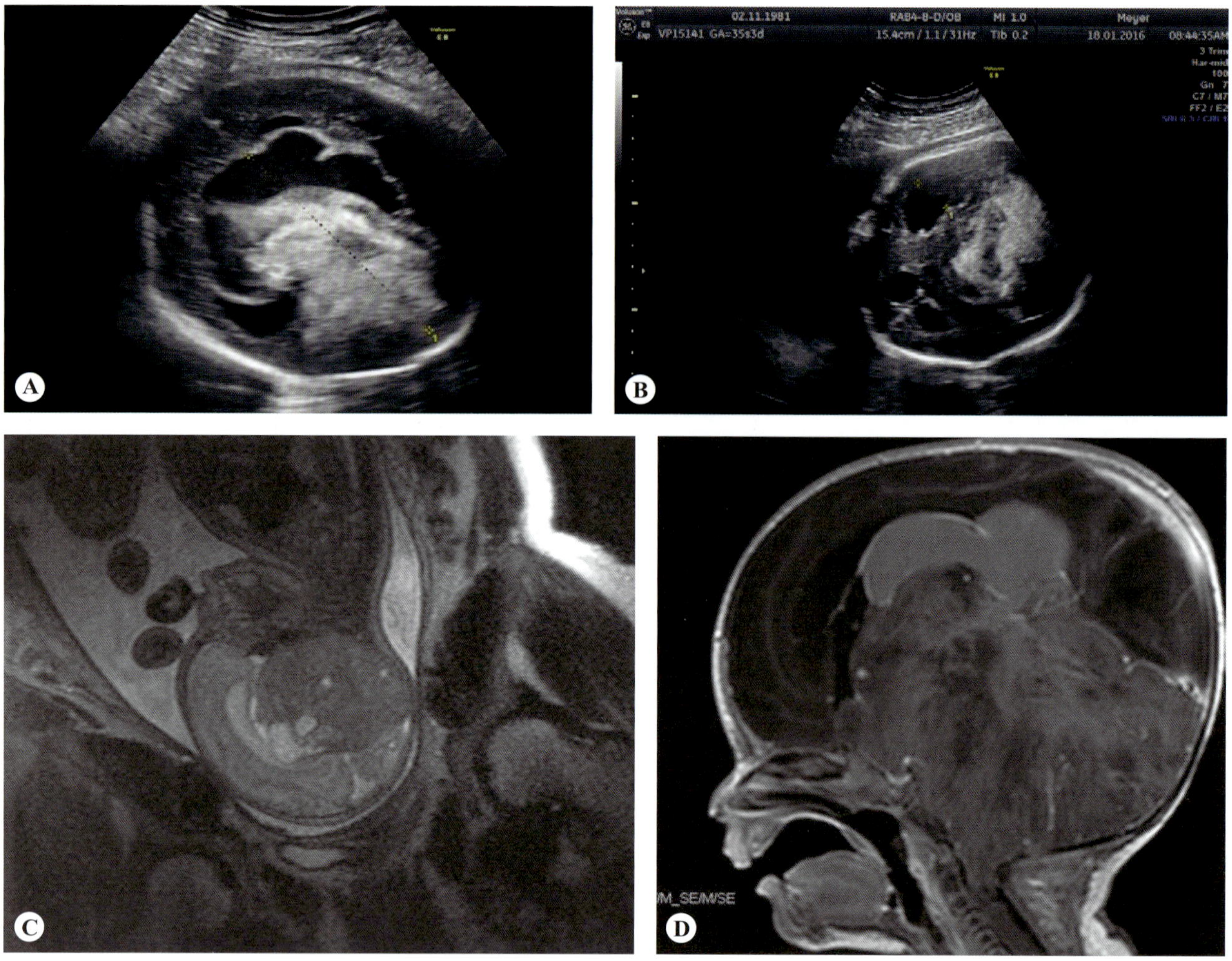

▲ 图 49-8 A 和 B. MFG，妊娠 35 周超声显示巨大的颅后窝肿瘤伴阻塞性脑积水（引自 Dr.Roberto Biagiotti）；C. 胎儿 MRI；D. 出生时的 MRI。组织学：原始神经外胚层肿瘤

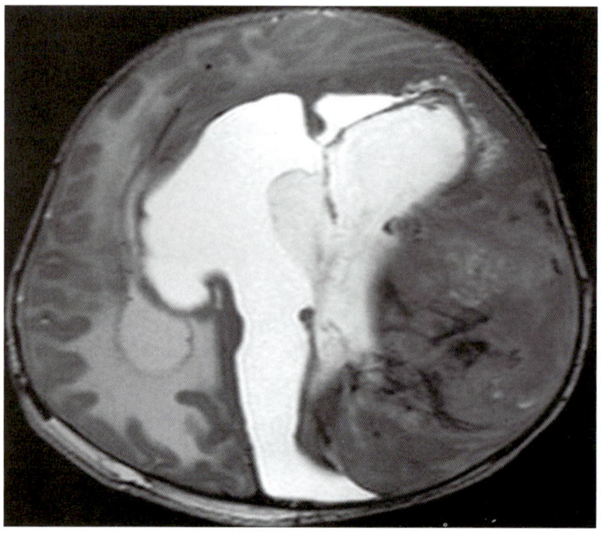

▲ 图 49-9 AT，2 月龄的女婴
组织学：多形性胶质母细胞瘤；Mib-1：85%

腺体；而未成熟畸胎瘤还含有类似于胎儿组织的不完全分化成分。未成熟成分通常是类似于神经管的原始神经外胚层结构（图 49-10）[50]。

（二）星形细胞瘤

星形细胞瘤是继畸胎瘤之后发病率第二高的先天性脑肿瘤，占所有先天性脑肿瘤的 20%～45%[51]。它们可以呈现不同程度的分化，并可分为低级别肿瘤和高级别肿瘤。

低级别胶质瘤主要由毛细胞星形细胞瘤为代表，SEGA 较少见，根据世界卫生组织（World Health Organization，WHO）[50] 中枢神经系统肿瘤分类均为 I 级肿瘤。通常，它们界限清楚，只有很窄的边缘浸润到周围组织中。

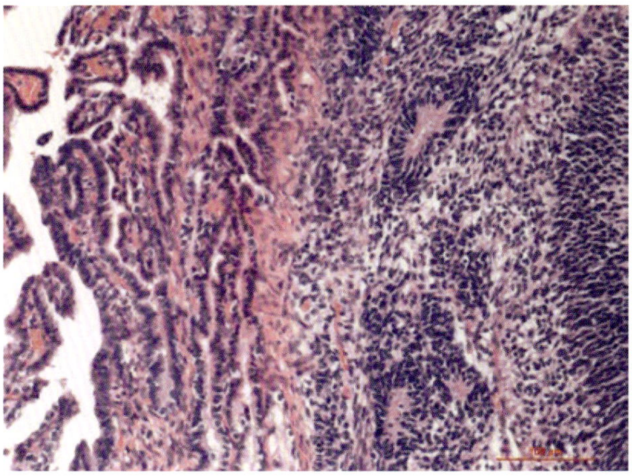

▲ 图 49-10　未成熟畸胎瘤
成熟（左侧可见脉络丛）和未成熟（右侧可见神经管状结构）组织，HE 染色，20×

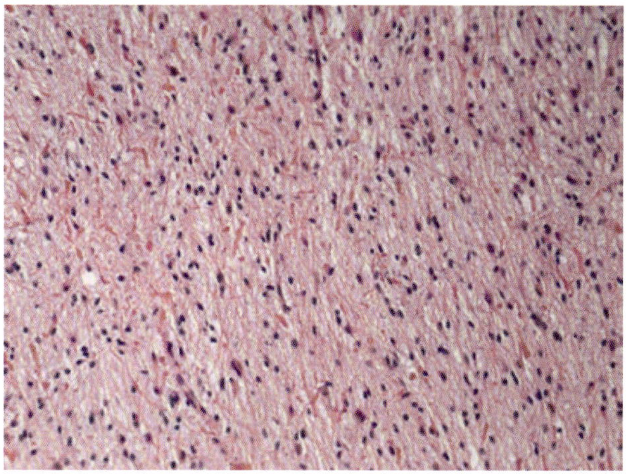

▲ 图 49-11　毛细胞星形细胞瘤
小双极细胞和 Rosenthal 纤维（细长的嗜酸性结构），HE 染色，20×

毛细胞星形细胞瘤可以是散发的，也可以发生在携带 NF1 突变的患者中。NF1 中的大多数毛细胞星形细胞瘤位于视通路内，并且具有双侧生长的特点[52]。毛细胞型星形细胞瘤通常在显微镜下呈双相模式，致密区域由小的双极和星状细胞组成，松散区域由多极细胞和微囊组成。通常观察到 Rosenthal 纤维和嗜酸性粒状体，特别是在致密区域（图 49-11）。有丝分裂并不常见，但有时儿童早期的毛细胞星形细胞瘤可能表现出形态侵袭性特征，并被误诊为高级别肿瘤[53, 54]。

已经描述了一种称为毛细胞型星形细胞瘤的变体，称为毛细胞黏液样星形细胞瘤。其最典型的形态特征是嵌在黏液样背景中的以血管为中心的星形胶质细胞增生。最初的报道表明，毛细胞黏液样星形细胞瘤通常影响婴儿和幼儿，起源于下丘脑 / 视交叉区域，预后较差[55]。然而，随后的一些研究提供了证据，表明这些肿瘤可能在生命后期发生，在下丘脑 / 交叉区域以外的区域，并且具有良性行为[56]。

围产期有少数 SEGA 病例报道为散发性肿瘤或与结节性硬化症（tuberous sclerosis complex，TSC）相关[57, 58]。SEGA 是良性的生长缓慢的肿瘤，通常出现在侧脑室壁上。SEGA 的组织发生是有争议的，较早的研究表明具有星形胶质细胞的性质，而最近的一些报道表明具有混合的胶质神经元性质。事实上，SEGA 由三种类型的细胞组成，它们可以以不同的比例存在：小 / 梭形细胞、胚细胞样细胞和神经节样细胞（图 49-12）。这三种类型的细胞可能在免疫组织化学和超微结构水平上显示神经胶质和（或）神经元特征（图 49-12）[59]。在一些罕见的情况下，可能会观察到核多形性和有丝分裂活性增加[50]。

与年龄较大的儿童相比，高级别星形细胞瘤、间变性星形细胞瘤和胶质母细胞瘤在胎儿和新生儿中更常见[51]。间变性星形细胞瘤是 WHO Ⅲ级弥漫性浸润性病变，具有核异型性、细胞密度增加和较高的增殖活性。在当前的 WHO 中枢神经系统肿瘤的分类中，根据有无 IDH1 或 IDH2 基因突变，将间变性星形细胞瘤进一步分为两类：IDH 突变型间变性星形细胞瘤（预后较好）和 IDH 野生型间变性星形细胞瘤（预后较差）[50]。儿童星形细胞瘤，无论是低级别还是高级别，大多数情况下都不携带这些突变[60]。然而，据我们所知，迄今为止，在英语医学文献中尚未发表有关先天性间变性星形细胞瘤中 IDH 基因突变的公开信息。

在 Isaacs 的系列研究中，胶质母细胞瘤（WHO Ⅳ级）约占所有胎儿期星形细胞瘤的一

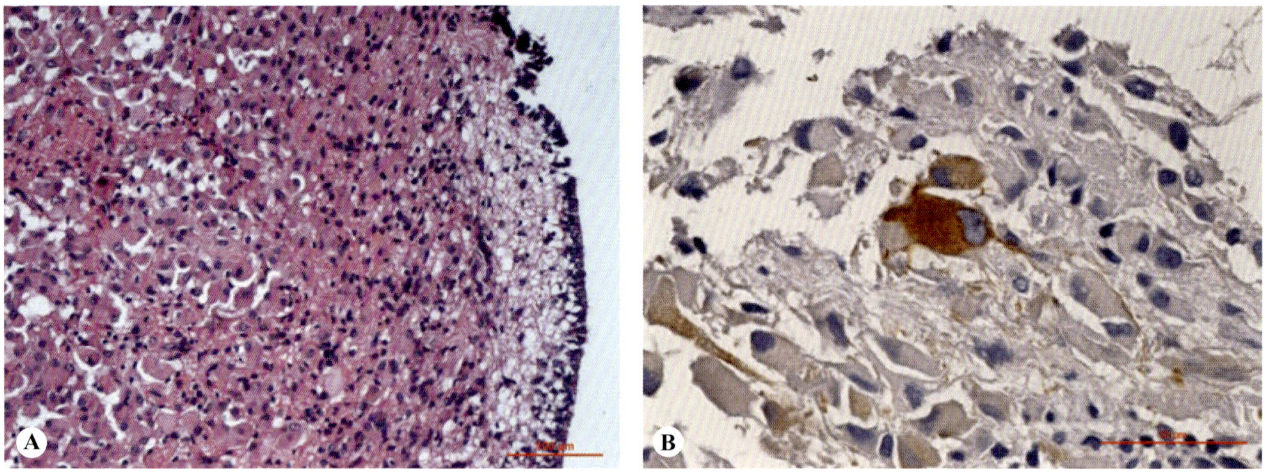

▲ 图 49-12 室管膜下巨细胞星形细胞瘤

A. 主要的生殖细胞的室管膜下增殖（薄的室管膜内层在右侧明显）细胞，HE 染色，20×；B. 免疫组化显示的神经节样细胞，神经丝，60×

半[45]。它们在显微镜下以细胞增多为特征，具有明显的多形性、剧烈的有丝分裂活动、微血管增生和栅栏状坏死[50]（图 49-13）。胎儿和新生儿胶质母细胞瘤在遗传上与成人病例有所不同，并且已知的遗传缺陷发生频率较低[61]。

在最新版 WHO 分类中引入了一种新的星形细胞肿瘤实体，称为弥漫性中线胶质瘤 H3 K27M 突变体[50]。弥漫性中线胶质瘤 H3 K27M 突变体是一种浸润性中线高级别（WHO Ⅳ级）脑肿瘤，在儿童中占主导地位。尽管目前有治疗方法，但这种肿瘤的预后很差（2 年生存率<10%）[50]。据我们所知，尚未在英语医学文献中报道过先天性病例。

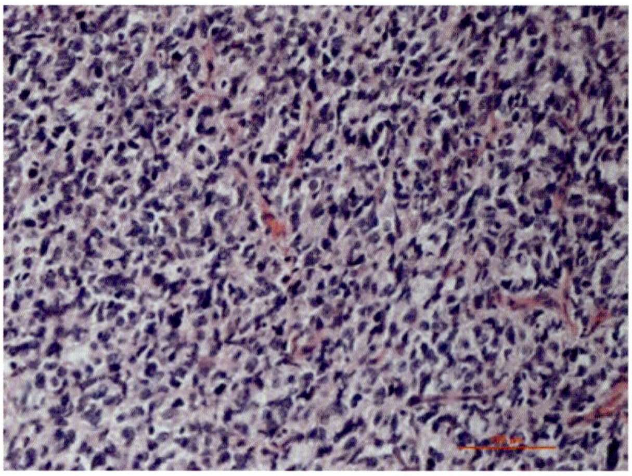

▲ 图 49-13 胶质母细胞瘤

细胞过多和多形性，HE 染色，20×

（三）脉络丛肿瘤

脉络丛肿瘤包括乳头状瘤（WHO Ⅰ级）、非典型乳头状瘤（WHO Ⅱ级）和癌（WHO Ⅲ级）[50]。它们起源于脉络丛上皮，因此主要位于脑室系统内，特别是正常脉络丛组织所在的侧脑室。脉络丛肿瘤偶发或在极少数情况下与熟悉的综合征相关，特别是 Aicardi 和 Li-Fraumeni 综合征[50]。脉络丛乳头状瘤占所有 15 岁以下儿童脑肿瘤的 2%～4%，占出生后第 1 年发生的脑肿瘤的 10%～20%[62]。这些肿瘤是良性的，组织学上以单层均一的立方柱状上皮细胞中呈乳头状生长模式为特征，细胞核位于基底部呈圆形或椭圆形。有丝分裂活性确实或非常低。非典型脉络丛乳头状瘤是一种罕见的新引入的实体肿瘤，具有介于乳头状瘤和癌之间的特征。其主要的镜下特征是有丝分裂活性增加（图 49-14），从临床角度来看，它们具有更高的复发风险。然而，有证据表明，高有丝分裂计数对成人和 3 岁以上的儿童具有很大的预后价值，但对年幼的儿童并非如此[63]。脉络丛癌是明显恶性的上皮肿瘤，具有频繁的有丝分裂、细胞密度增加、核多形性和坏死区。具有这些形态特征的病变占出生后第 1 年发生的肿瘤

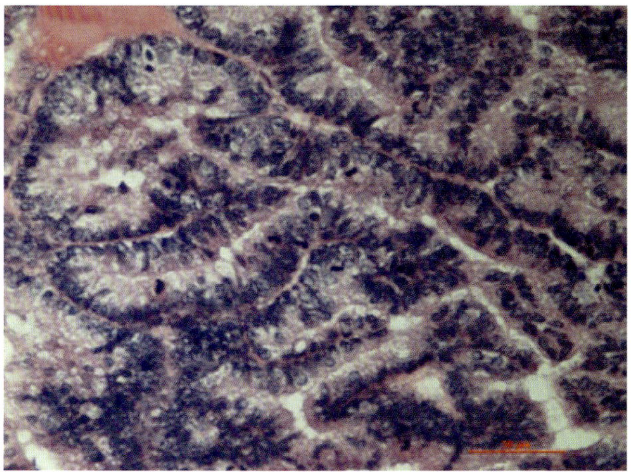

▲ 图 49–14 非典型脉络丛乳头状瘤

具有乳头状结构的柱状和有丝分裂活性肿瘤细胞，HE 染色，40×

的 14%[50, 62]。

（四）胚胎性肿瘤

胚胎性肿瘤是一种高度恶性的肿瘤[50]。作为一组肿瘤，在大多数系列研究中，它们在围产期的发病率仅次于畸胎瘤、星形细胞瘤和脉络丛肿瘤[13, 64]。WHO 将胚胎性肿瘤分类为髓母细胞瘤、具有多层玫瑰花结伴 C19MC 改变的胚胎肿瘤、髓上皮瘤、中枢神经系统神经母细胞瘤和神经节神经母细胞瘤、未另行指定的胚胎性肿瘤和非典型畸胎样 / 横纹肌样肿瘤[50]。在当前 WHO 对中枢神经系统肿瘤的分类中，中枢神经系统原始神经外胚层肿瘤（primitive neuroectodermal tumor，PNET）和幕上 PNET 已从诊断词典中删除[50]。事实上，Sturm 等最近对 323 例 CNS-PNET 患者进行了综合基因组分析，结果表明，在被诊断为 PNET 的肿瘤中，有一部分肿瘤的分子谱与其他各种明确定义的 CNS 肿瘤实体无法区分，而另一部分肿瘤具有特殊的分子特征。这些观察表明存在四种新的基因定义为："伴有 FOXR2 激活的 CNS 神经母细胞瘤（CNS NB-FOXR2）"，"伴有 CIC 改变的 CNS 尤因肉瘤家族肿瘤（CNS EFT-CIC）"，"伴有 MN1 改变的 CNS 高级别神经上皮肿瘤（CNS HGNET-MN1）"，"伴有 BCOR 改变的 CNS 高级别神经上皮肿瘤（CNS HGNET-BCOR）"[65]。

髓母细胞瘤是最常见的中枢神经系统胚胎性肿瘤。虽然它约占儿童 CNS 肿瘤的 25%，但先天性肿瘤很少见[66]。在显微镜下，髓母细胞瘤是由小圆形未分化细胞组成的小脑肿瘤，具有轻度至中度核多形性和高有丝分裂计数（图 49–15）。在髓母细胞瘤的四种组织学变异型（经典型、促纤维增生 / 结节型、广泛结节型和大细胞 / 间变性型）中，具有广泛结节的髓母细胞瘤是 2 岁以下儿童中最常见的类型[67]。这种类型的识别很重要，因为其预后可能会非常好[68]。在最新的 WHO 分类中，髓母细胞瘤不仅根据其组织病理学特征，而且根据其分子特征进行分类[50]。分子特征分类区分了四个主要组，包括 WNT 激活的 MB（10%）、SHH 激活的 MB（30%）、3MB 组（20%）和 4MB 组（40%），均为非 WNT/ 非 SHH[50]。

Lefkowitz 等于 1987 年首次描述了非典型畸胎样 / 横纹肌样肿瘤[69]。它们占所有儿科脑肿瘤的 1%～2%，具有高度侵袭性，通常存在于 2 岁以下的儿童中，并且可能是先天性的。非典型畸胎样 / 横纹肌样肿瘤是由分化不良的细胞组成的胚胎性肿瘤，通常包括未成熟的横纹肌细胞、具

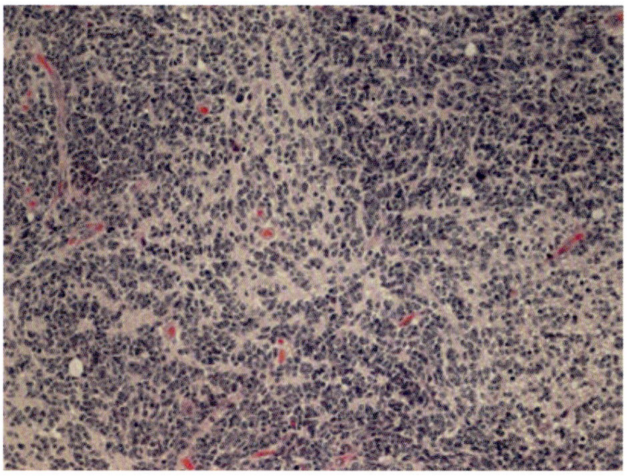

▲ 图 49–15 髓母细胞瘤

小圆形未分化细胞，在许多区域呈现玫瑰花结组织（Homer Wright 玫瑰花结由围绕包含神经细胞的中心区域的肿瘤细胞光环组成），HE 染色，20×

有泡状核的大肿瘤细胞、突出的核仁、适量的细胞质和苍白的细胞质内横纹肌包涵体（图 49–16）。*SMARCB1* 基因（或很少是 *SMARCA4* 基因）突变导致 INI1 蛋白表达丧失，是这种肿瘤的标志[50]。*SMARCB1* 基因突变决定了横纹肌易感综合征，其中受影响的患者易患肾脏和肾外横纹肌样肿瘤，特别是各种 CNS 肿瘤，包括脉络丛癌、PNET 和一部分髓母细胞瘤[50]。

（五）胶质神经元肿瘤

1. 神经节胶质瘤

神经节胶质瘤是一种罕见、分化良好且通常为低级别（WHO Ⅰ级）的胶质神经元肿瘤，由肿瘤性神经胶质细胞和发育不良的神经节细胞组成（图 49–17）[50]。就诊年龄可以为 2 月龄—70 岁不等。新生儿的肿瘤诊断非常罕见，文献中只有少数病例有所报道[70, 71]。其中大多数肿瘤发生于颞叶（70%），但中枢神经系统的任何部位都可能受累。这些肿瘤中最常见的基因改变是 *BRAF V600E* 突变，发生在 20%～60% 的调查病例中[50]。

2. 促纤维增生性婴儿星形细胞瘤 / 神经节胶质瘤

促纤维增生性婴儿星形细胞瘤 / 神经节胶质瘤（desmoplastic infantile astrocytoma/ganglioglioma，DIA/DIG）是良性肿瘤（WHO Ⅰ级）[50]，几乎只在婴儿中发现[72, 73]。它们的发病率只能根据机构的研究估计，范围为 0.3%～15.8%[73, 74]。宏观上，这些肿瘤的外观是巨大的幕上囊性病变，伴有实性附壁结节。多叶受累较常见。组织学上，它们由显著的胶原基质和仅限于肿瘤星形胶质细胞（DIA）或星形胶质细胞的神经上皮群及不同程度的成熟神经元成分（DIG）组成[50]。

3. 颅咽管瘤

颅咽管瘤占所有儿童颅内肿瘤的 5%～11%，但很少发生在围产期。总体而言，颅咽管瘤占所有在胎儿期和新生儿期诊断为肿瘤的 5.6%[49]。它们是鞍区的良性上皮肿瘤（WHO Ⅰ级），可能来源于 Rathke 囊上皮的胚胎残余物[50]。颅咽管瘤有两种临床病理学变异，具有不同的基因型和表型[50]。在大约 95% 的病例中，牙釉质型颅咽管瘤显示 *CTNNB1* 突变和 β– 连环蛋白的异常核表达。乳头状颅咽管瘤几乎只发生在成人中，并且在 80%～95% 的病例中存在 *BRAF V600E* 突变。牙釉质型颅咽管瘤特征性为实性和囊性，由分化良好的上皮组成，基底呈条索状、小叶状和结节状旋涡状排列。鳞状血影细胞、角蛋白珠、微囊区、钙化、淋巴细胞和巨细胞浸润的无核巢也是典型的。在周围的大脑中通常观察到具有 Rosenthal 纤维的毛细胞胶质增生（图 49–18）。乳头状颅咽管瘤几乎只影响成人，很少是囊性的，并且主要位于第三脑室区域。组织学上，它

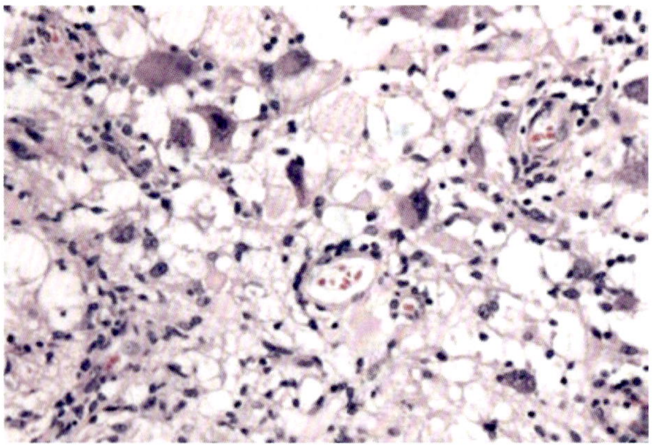

▲ 图 49–16　非典型畸胎样 / 横纹肌样肿瘤

具有明显核仁和高有丝分裂活性的大肿瘤细胞（图中央明显有丝分裂），HE 染色，60×

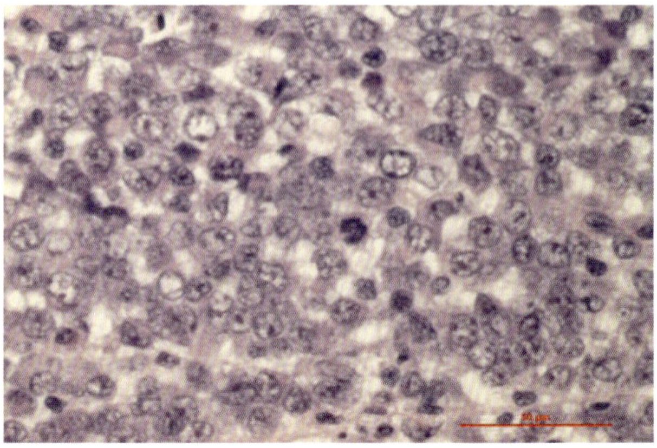

▲ 图 49–17　神经节胶质瘤

肿瘤性细长神经胶质细胞与肿瘤性神经节细胞和淋巴细胞结合，HE 染色，20×

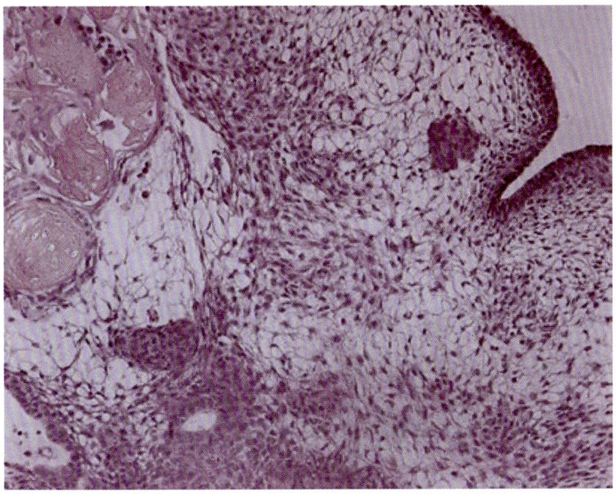

▲ 图 49-18　颅咽管瘤
分化良好的上皮（左下、右上）、星状细胞和鳞状血影（左上），HE 染色，20×

的特点是纤维血管核心衬有鳞状上皮[50]。

（六）室管膜瘤

室管膜瘤属于罕见的先天性脑肿瘤。先天性室管膜瘤可能在胎儿或新生儿时期出现，但更常见于出生后的第 1 年[75-77]。室管膜瘤是 WHO Ⅱ级或Ⅲ级局限性胶质瘤，由单形小细胞组成，在纤维基质中，排列成室管膜玫瑰花结（真）和假菊形团，伴有血管周围无核区。几乎所有室管膜瘤中都可以发现假菊形团，而只有少数病例存在室管膜玫瑰花结[50]。

（七）鉴别诊断

除肿瘤外，其他先天性疾病也可以表现出肿瘤样的临床表现。肿瘤样肿块并不少见，应包括在先天性脑肿瘤的鉴别诊断中。最常见的病变是自发性颅内出血和先天性畸形，尤其是巨大的皮脂腺异位。凝血因子缺乏或血管畸形时可发生颅内出血[78, 79]。巨大的皮质皮脂腺异位是所谓的神经元迁移障碍的一部分，它表现为发育不良灰质的块状结节状聚集物，可能取代大脑叶甚至半球的大部分[80]。

四、治疗

先天性脑肿瘤的治疗在基本原则上与老年患者脑肿瘤的治疗没有本质上的区别，包括手术治疗和药物治疗。尽管如此，其与治疗年龄较大的脑肿瘤儿童相比有很大不同，因此必须分开考虑。

因为年幼的孩子有特定的要求，所以可以使用的治疗手段比在年龄较大的儿童和成人要少，如化疗和放疗，这可能对他们的发育产生不利的影响。一般来说，建议不要对 3 岁以下的儿童使用放射治疗[81]。首要的处理方法显然是手术治疗，完整的手术切除是获得最佳生存机会的关键，但这通常很难实现。肿瘤的尺寸往往很大，而且年幼的孩子可能无法承受激进的手术方法。因此，手术治疗可能无法进行。

此外，如前所述，在医学文献中报道的相对较少的病例系列中存在大量不同的组织学类型。因此，这对患者的治疗当然也是一项挑战。

手术治疗

1. 麻醉和手术体位

手术时首先要考虑的因素是麻醉和头部的位置。1 岁以下儿童的头部和身体之间的尺寸明显不成比例；他们提供少量血液，每千克体重 60～80ml，并且免疫和内分泌系统尚未发育成熟无法应对手术压力。

儿童的体温在手术过程中往往会降低。麻醉时，机体代谢活动减少，体温降低。同时，在儿童中，与身体整体尺寸相比，头部的比例比成人大，会产生更为显著的体温下降。首先，建议在可以提高房间温度的手术室对婴儿和年幼的儿童进行手术，其次，使用预热的溶液进行静脉输液并使用在手术过程中可加热的一次性外套和床垫。

在体位方面，还要考虑到孩子头部很小，但同时，在婴儿和年幼的儿童中，头部占据了身体的 2/3。在婴儿中，建议避免某些姿势，如坐姿。头部的正确摆放非常重要，因为它可以在手术过程中减少许多可能出现的并发症。在追求“完美”体位的同时，关键是尽量选择一种能够预防脑部塌陷的体位。脑部塌陷是一种并发症，几乎每次对年幼婴儿的大脑进行切除手术后都会出现这种并发症。头部体位的摆放是一个具有挑战性和复杂性的过程，需要外科医生和麻醉师之间的密切合作，以考虑并帮助预防手术过程中可能出现的并发症。由于婴儿的颅骨较薄，使用头钉固定容易导致骨折的风险，马蹄形头部固定器通常比头钉固定器更为适用。一旦定位头部满足了外科医生和麻醉师的需求，就需要在身体压力增加的部位放置足够的防压疮材料，以降低压疮的风险，因为婴儿的皮肤非常娇嫩。

2. 出血风险

只有在手术室内有足够的血液、血小板和血浆可供输血时，才能开始手术。患有脑肿瘤的幼儿常常处于颅内压增高的情况下，这可能与较高的出血风险相关，即使在手术的最初阶段，当外科医生处理皮肤和骨骼时也可能出血。因此，如果入院时脑脊液流动受到干扰，首选治疗应该是脑脊液分流（脑室腹腔分流术或脑室外引流）或神经内镜手术。这些“小型”外科手术可以重新平衡颅内压，并有助于减少颅内压力和脑组织的变形，改善生活功能，以及患者的一般和神经系统状况。如果肿瘤具有明显的囊性成分，同样的考虑也是可取的。当手术可以减小囊肿的大小和颅内压时，建议首先对囊性成分进行手术处理。最后，根据细胞学 / 组织学的结果，以及患者的一般和神经系统状况，决定是否继续进行肿瘤的切除手术。如果在切除手术之前解决这些问题（颅内压、变形和脑实质压缩），预期的结果首先是减少出血，其次是更符合生理解剖结构。

婴儿的少量失血可能会导致主要参数发生显著变化。外科医生要尽可能减少失血，并且麻醉师从手术一开始就要确保适当和及时地补充液体和血液，这一点非常重要。肿瘤通常很大，尤其是恶性时，其具有丰富的血管纹理，因此出血风险很高。在进行手术时，前述建议更为重要。如果在开颅切除手术中出血过多和（或）生命体征过于紧张，立即停止切除并追求良好的止血非常重要，使用止血材料补充切除肿瘤留下的空腔体积；如果认为切除不充分，可以在患者一般情况改善后几天重新安排手术。在处理年幼的儿童的大脑肿瘤时，采用多步骤手术往往能够在最终肿瘤切除和发病率 / 死亡率方面获得更好的结果。

在我们对 94 个先天性肿瘤系列手术中，一名体重 2.5kg 的婴儿在手术中因无法控制的出血而死亡。组织学检查显示为多形性胶质母细胞瘤。

3. 脑塌陷

我们之前强调过，先天性脑肿瘤的体积可能很大，特别是与正常大脑的体积相比。因此，在根治性切除期之后，残留的正常脑组织会塌陷。这可能导致神经功能障碍，即使在远离肿瘤的区域也可能出现。神经问题的主要原因在于神经纤维和神经束沿着大脑塌陷路径形成的异常角度。因此，在切除过程中必须让大脑逐渐恢复正常形状，首先要通过适当的静脉输液支持，然后进行特定的操作。可以暂时使用各种有用的设备来替代肿瘤所在位置的体积损失。Fogarty 气球或 Foley 导管等器械可以通过大脑皮质放入肿瘤切除后获得的空腔，并在大脑尽可能扩张的时间内保持充气状态（图 49-19）。

手术后需要特别注意尽量保持头部的中立位置，以减少头部运动导致脑组织的被动运动。

4. 仪器

当然，神经外科手术室的标准设备必须得到保证，其中包括手术显微镜。神经导航系统可能会有帮助，因为通常首选非刚性固定，所以最好选择磁性导航系统。从这个角度来看，重要的是要考虑到，在肿瘤切除期间和之后，特别是当肿瘤较大时，大脑结构可能会发生显著变化，这会降低神经导航的准确性。

使用术中超声可减少这种准确性的损失。

在婴儿中使用术中监测不如对年龄较大的儿童有用。这至少有两个原因。第一个是之前说过，在年幼的孩子中，神经元和白质成熟不完全。因此，术中检测可能不可靠。第二个原因是，有时在婴儿中，肿瘤的尺寸非常大，以至于

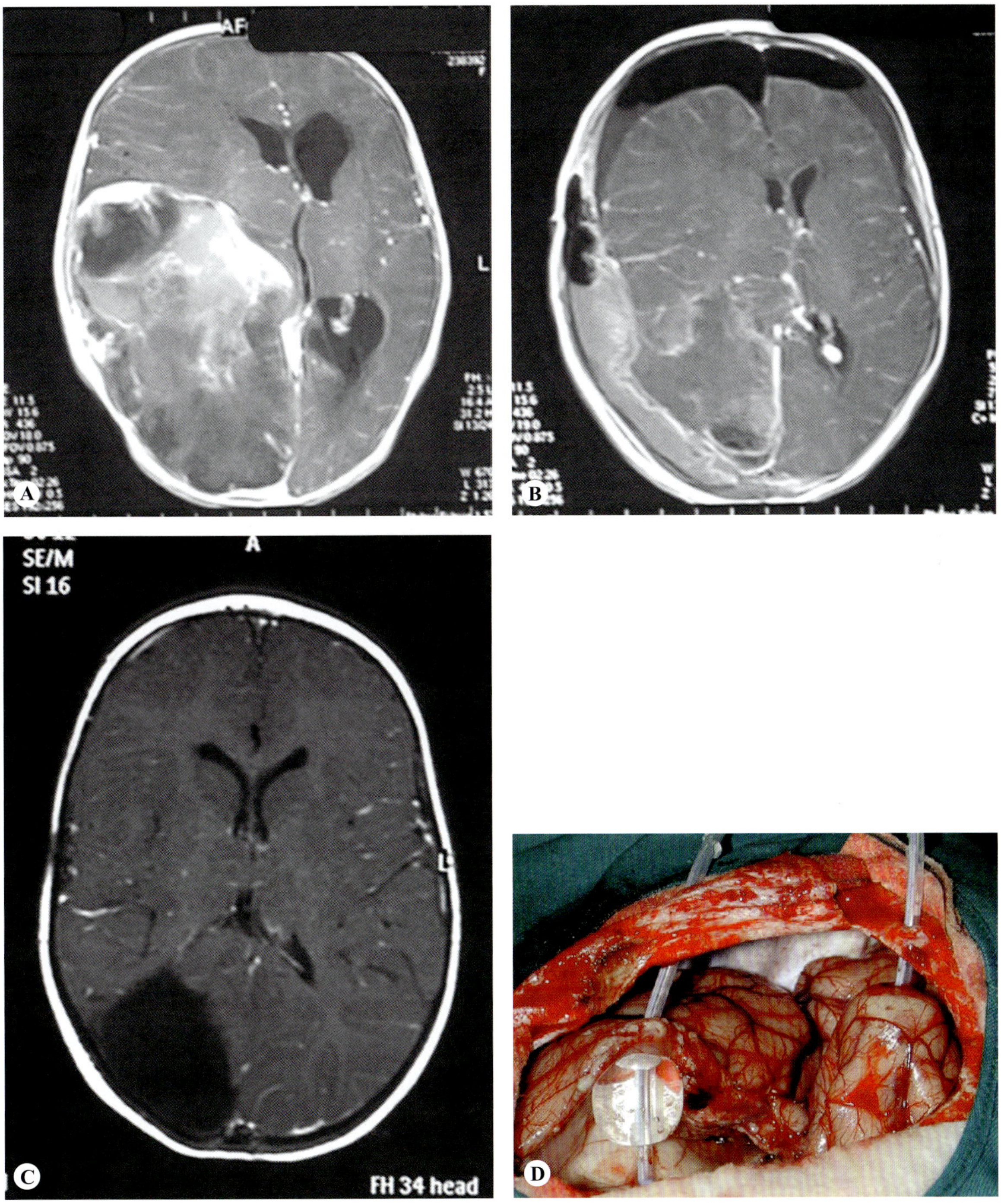

▲ **图 49-19　JB，2 月龄的女孩，表现为囟门鼓胀和意识水平降低**

A. 术前演示时的 MRI；B. 总手术切除后的 MRI，脑塌陷明显，硬膜下积聚明显，中线扭曲结构；C. 手术后 2 年的 MRI，根据手术时的 WHO 分类，肿瘤被诊断为 PNET；D. 使用 Fogarty 球囊逐渐减少脑塌陷的术中图像

完全改变了大脑的正常结构和解剖，因此也导致了术中监测的不可靠。

5. 药物治疗

最常见的病理状况包括畸胎瘤、低级别和高级别星形细胞瘤、颅咽管瘤、脉络丛和胚胎肿瘤。较少见的疾病包括室管膜瘤、生殖细胞瘤、恶性神经鞘瘤和恶性脑膜瘤 [82, 83]。

除了组织学类型之外，由于年龄及对神经外

科支持和新生儿重症监护病房的需求，先天性中枢神经系统肿瘤的预后通常很差。一些恶性组织类型开始于胎儿时期未诊断出的大规模损伤。出于所有这些原因及不良预后，许多儿科肿瘤中心选择不进行治疗。

作为罕见疾病，由于缺乏对先天性中枢神经系统肿瘤婴儿的遗传模式的作用和支持治疗管理的清晰认识，其治疗方法尚未标准化。因此，对于先天性恶性脑肿瘤的治疗，目前尚无国际共识的统一治疗方法。

预后因素包括术后是否存在残留、组织学和是否有转移。

对于12月龄以下的儿童，治疗包括手术和辅助化疗，以避免或推迟放射治疗。众所周知，年幼的大脑易患放射治疗引起的认知缺陷和脑白质病，并且这种影响在放射治疗后很长一段时间内持续存在，因此婴儿使用放射治疗存在年龄限制。然而，对于非常年幼的儿童来说，理想的方法仍然是进行术后化疗，这可以在一半的病例中获得良好的结果[84-86]。畸胎瘤和颅咽管瘤只需要手术切除，目的是完全切除肿瘤。畸胎瘤不仅是颅内主要的生殖细胞先天性脑肿瘤，而且在几项主要研究中也是新生儿最常见的脑肿瘤[87, 88]。畸胎瘤可以起源于中枢神经系统的多个部位，包括松果体、下丘脑区、鞍上区和大脑半球，并且它们可以侵蚀颅骨并延伸到眼眶、口腔或颈部。颅内畸胎瘤通常是大的囊性肿瘤，其实体区域取代了大部分脑组织[89]。肿瘤越大和诊断时胎龄越小预后越差。它们是所有围产期脑肿瘤患者生存率最低一种，这可能是由于诊断时疾病已经进展到晚期[51]。除影像学外，对β-hCG和AFP等标志物的研究有助于获得更确切的术前诊断，尤其是对于未成熟/成熟畸胎瘤和生殖细胞瘤。一般来说，具有高水平β-hCG或AFP且已证实存在肿瘤的儿童被认为患有恶性疾病[90]。

颅咽管瘤是最常见的儿童鞍区肿瘤，但很少发生在围产期[91]。它们被认为是良性肿瘤，但当发生在胎儿和新生儿中时，它们通常预后不良[50, 92]。手术是这些肿瘤的主要治疗方法，也因为术后治疗可能会对这些患者造成一些不良反应[93]。

星形细胞瘤在发病率上紧随畸胎瘤，占所有先天性病变的18%～47%，并且它们呈现出从良性肿瘤到恶性肿瘤的不同程度的分化[51]。

胎儿星形细胞瘤在大体和组织学特征、起源部位和临床表现方面不同于儿童人群，特别是小脑毛细胞星形细胞瘤在胎儿组中明显缺失。先天性星形细胞瘤通常是累及大脑半球、丘脑或视神经的实体肿块[49]。

此外，视通路毛细胞星形细胞瘤（Ⅰ级）与1型神经纤维瘤病（NF-1）之间存在高度关联，在某些系列研究中接近50%[94]。在先天性视神经胶质瘤中，手术切除范围、残留肿瘤的存在、照射与生存时间或残留残疾程度之间没有相关性。视路星形细胞瘤在本质上被认为是良性的，因为它们的自然病程可以随着长时间的休眠而演变，并且偶尔会出现自发消退；因此，治疗应尽可能保守。不推荐放射治疗，尤其是在NF-1患者中，因为存在恶化的高风险[94]。有趣的是，结节性硬化症患者在围产期会发展成低级别星形细胞瘤（室管膜下巨细胞星形细胞瘤）[57]。

间变性星形细胞瘤（WHO Ⅲ级）可能发生在胎儿和新生儿中。据报道，患有间变性星形细胞瘤的儿童比患有胶质母细胞瘤的儿童预后更好。1/3的星形细胞瘤是多形性胶质母细胞瘤（WHO Ⅳ级）。在婴儿中，它们通常来自大脑半球和基底核。胶质母细胞瘤涉及出血和感染的高风险。出血（肿瘤内）可能是围产期最初的影像学表现[95]。

星形细胞瘤新生儿的总生存率仍然较低。Isaacs的Meta分析报道称，总体而言，只有1/3（47例中的16例）患者存活，6例（13%）死产。与患有高级别星形细胞瘤（间变性星形细胞瘤或多形性胶质母细胞瘤；14%）的婴儿相比，诊断为低级别星形细胞瘤的婴儿显示出更高的存活率（37%）。15例胶质母细胞瘤患者中只有2例（13%）

存活[96]。低生存率可能是由于在3月龄以下的婴儿中使用的化疗方案的成功率有限[65]，以及由于放射治疗对未成熟的大脑和骨骼的生长和发育产生有害影响，因此无法对未成熟的大脑进行放射治疗[51]。

PNET一词适用于一组中枢和周围神经系统，以及软组织的小细胞恶性肿瘤。PNET已从当前的WHO中枢神经系统肿瘤分类中删除[50]。过去被诊断为CNS-PNET的肿瘤主要发生在儿童年龄组，其特征是能够沿神经元、星形细胞、肌肉室管膜和黑色素细胞系分化[51]。诊断为脑PNET的所有肿瘤中有1/4发生在2岁之前，并具有高度侵袭性，在整个CSF通路中广泛转移并侵入脑膜和脊髓[83]。

在几个围产期系列研究中，髓母细胞瘤的发病率仅次于畸胎瘤、星形细胞瘤和脉络丛肿瘤[51]。在诊断时，这些肿瘤可能以转移性病灶为初始表现，这在这个年龄组的脑肿瘤中是不常见的[97]。已经描述了髓母细胞瘤患者的先天性异常（如肛门闭锁、脐膨出、脊髓脊膜膨出、腭裂、小脑发育不全、硬脑膜动静脉畸形和颅骨畸形）[51]。

Gorlin综合征患者发生髓母细胞瘤的风险增加，发生率为1%～2%[98]。此外，髓母细胞瘤与肾脏横纹肌瘤之间存在显著关联[99]。已在髓母细胞瘤患者中描述了17p部分染色体缺失的情况[100]。

髓母细胞瘤起源于小脑蚓部并向第四脑室和邻近的小脑半球生长。随后，出现梗阻性脑积水和沿脑脊髓轴的肿瘤种植[51]。肿瘤进入血流并在CSF中转移，很少转移到CNS以外的器官，主要转移到肝、肺和骨髓，有时转移到淋巴结[97, 101]。患有髓母细胞瘤的婴儿的治疗是困难的，因为对婴儿大脑的照射会带来智力、骨骼和内分泌后遗症方面的高风险[102]。

新生儿髓母细胞瘤的预后总体上较差。婴儿的预后明显比年龄较大的儿童差，尽管化疗似乎可以改善预后[103]。Isaacs报道说，19例髓母细胞瘤新生儿中只有1例在辅助治疗后存活[51]。高度恶性的AT/RT在生物学和组织学上与肾脏、软组织和其他部位的横纹肌样肿瘤相似[104, 105]。这些侵袭性肿瘤的主要起源部位是颅后窝，特别是小脑，但大脑半球和脑干也是其他原发部位[106]。AT/RT与22号单体相关[107]。AT/RT经常被误诊为PNET或髓母细胞瘤，因为70%的AT/RT有时包含与经典PNET/髓母细胞瘤无法区分的组织学特征[108]。因此，区分这两种疾病很重要，因为AT/RT的预后很差，需要通过手术和辅助治疗（如放疗和自体骨髓移植的大剂量化疗）进行根治性和积极治疗[109]。

脉络丛癌大约1/3的病例在出生后的第1年被诊断出来[110]。大多数脉络丛癌发生在侧脑室。它们可以在整个脑脊髓蛛网膜下腔中播散。该特征可能在诊断时已经存在，并且无论在何种情况下，如果存在播散，会使预后恶化[111]。脉络丛肿瘤是所有先天性脑肿瘤中存活率最高的肿瘤之一（33例患者的存活率为73%）[51]。

主要治疗方法仍然是全手术切除[112]，但目前在患有这种恶性肿瘤的患者中使用化学疗法已经取得了一些令人鼓舞的结果，比年龄较大的儿童和成人取得了更好的结果[51]。

先天性脑肿瘤的死亡率很高，并且每个中心都没有提到可以帮助治疗这些癌症的具体指南。此外，目前没有针对每种组织学亚型的区分方案。

总的来说，欧洲和美国的临床研究都证明了高剂量化疗（high-dose chemotherapy，HDCT）和自体干细胞移植（autologous stem cell rescue，ASCR）对大多数年轻的恶性脑肿瘤患者的疗效。

在过去的几十年中，存活率随着治疗方式的变化而变化。芝加哥儿童纪念医院关于1967—1980年期间接受治疗的341例婴儿的报道显示，只有18例患者（恶性神经胶质瘤或髓母细胞瘤）接受了放射治疗。任何使用亚硝基脲和长春新碱联合治疗的儿童的疾病都没有达到缓解。1年、3年和5年的存活率被证实分别为46%、30%和

22%。他们得出结论，对于有疾病证据的恶性肿瘤，建议进行术后放射治疗。然而，对12月龄以下婴儿使用全脑和脊髓照射应当谨慎[113]。考虑到使用放射疗法（全脑超过5000rad），他们在总体存活率方面获得了更好的结果。Jooma等报道了100名在出生后第1年出现颅内肿瘤症状的婴儿，39名患者接受了放疗。累积平均生存期为27个月，良好切除后增加到37个月。手术死亡率为30%。接受放疗的患者的5年生存率为43%。不良反应与放疗无关；然而，存活12个月的患者中有60%表现出中度或重度残疾[75]。

一些治疗方法可以通过先天性恶性胶质瘤的单一报道进行评估。一名诊断为胶质肉瘤的2月龄婴儿接受了次全切除术和每月化疗（包括长春新碱、卡莫司汀、丙卡巴肼、阿糖胞苷、顺铂和环磷酰胺），在11个月的随访中未见肿瘤进展[114]。对两例先天性胶质母细胞瘤患者进行了部分切除。一名患者在手术后接受了由依托泊苷、长春新碱、顺铂和环磷酰胺组成的化疗，患者完成了化疗，并且在神经功能缺损最小，没有疾病证据的情况下存活。第二名患者出于宗教原因省略了辅助化疗。目前，该儿童在手术后2年仍然存活，神经功能缺损最小，并且没有证据表明他患有恶性肿瘤[86]。一名多形性胶质母细胞瘤患者根据儿童癌症组（Children's Cancer Group，CCG）9921方案接受了手术和辅助化疗，包括卡铂、依托泊苷、异环磷酰胺和长春新碱。患者在23月龄时仍然存活[115]。一名患有先天性胶质母细胞瘤的女孩接受了手术、辅助化疗和放射治疗。手术后3年的MRI扫描未显示肿瘤复发的证据[116]。最后，一名患有先天性恶性脑膜瘤的儿童根据3岁以下恶性脑肿瘤儿童的CCG方案（CCG9921，方案A：顺铂、依托泊苷、长春新碱和环磷酰胺）接受手术和化疗治疗，依然存活。14月龄时MRI检查未见复发[116, 117]。

Di Rocco及其同事报道了一个对886名出生后第1年接受治疗的脑肿瘤儿童的多中心国际系谱分析。仅129例接受了放疗，119名婴儿接受了化疗（未说明治疗类型）。这些患者中有53.4%仍然存活（886人中有473人）。他们证明，大约一半的先天性脑肿瘤患者可以通过化疗存活，而接受全脑放疗的婴儿在长期内往往会出现更大的缺陷[38]。

一项研究描述了对从不同国家收集的307例婴儿脑肿瘤的统计分析。51.1%的患者只接受了手术治疗。共有110名婴儿接受了放疗，只有37名婴儿接受了化疗。3年总生存率仅为35.5%，5年后生存率为26.1%[21]。

对3岁以下儿童，无论肿瘤组织学如何，意大利建议进行4个周期的诱导化疗，包括甲氨蝶呤250mg/kg加长春新碱0.04mg/kg、依托泊苷80mg/kg、环磷酰胺135mg/kg加长春新碱0.04mg/kg和卡铂25mg/kg。必须收集外周血干细胞进行抢救治疗。强化和巩固阶段包括两种大剂量化疗方案：清髓剂量的噻替帕［10mg/（kg·d），持续3天］，然后是ASCR。第二种预处理方案还包括卡铂［16mg/（kg·d），持续2天］和噻替哌[118, 119]。

AT/RT和脉络丛癌等肿瘤可以接受甲氨蝶呤联合全身化疗鞘内治疗[119]。

在诱导期后（4个周期的化疗和HDCT加ASCR之前），进行脑和脊柱MRI以评估是否存在肉眼可见的实质性或软脑膜转移。骨髓检查和脑脊液细胞学检查是在治疗开始前寻找转移性疾病的初步评估的一部分。对于大多数胚胎肿瘤，如髓母细胞瘤和AT/RT，这是必须的[84-86, 120]。

总之，对于这个年龄组来说，化疗仍然是一种广为接受且耐受性良好的辅助治疗。对肿瘤未完全切除或完全切除的恶性肿瘤，化疗已被证明是有益的辅助治疗。只有患有不可切除的恶性CNS肿瘤或对化疗反应不佳的患者才可能需要接受放疗或新辅助化疗[121]。

值得注意的是，从临床观察和实验动物数据来看，未成熟的大脑更容易受到辐射。据报道，放射治疗会出现智力或生长迟缓、迟发性垂体功能减退、闭塞性神经血管并发症及第二次恶性肿瘤的风险[122]。实际上，为了避免儿童患者出现这些无法忍受的不良反应，质子治疗可能会提供最大的益处[123]。有几个关于质子治疗低级别胶质瘤、肉瘤或其他儿童肿瘤的小型系列文章，均报道出现质子治疗相较于光子治疗的超强耐受性[124]。

我们对先天性脑肿瘤的了解仍然有限，尚未确定标准、有效和广为接受的新生儿脑肿瘤最佳治疗方案。

我们要实现的目标是通过更好地了解临床行为和遗传特征来改善这些癌症的管理和预后。

一些先天性脑瘤的流行病学研究虽然已经记录了几个原因，但寻找发展脑肿瘤的致病因素仍在继续。当然，原发性脑肿瘤和几种遗传综合征之间的关联已经得到认可[116]。在这些肿瘤易感性综合征中，个体遗传了肿瘤抑制基因中的种系突变。当肿瘤抑制因子的剩余拷贝发生突变或沉默时，就会产生具有生长优势的细胞。由于肿瘤发生需要细胞中多个突变的积累，所以这些个体由于所有细胞都携带初始突变而增加了肿瘤风险[125]。此外，这些综合征可能是由新生突变（“原发性”）引起的。因此，阐明这些肿瘤的临床和分子机制至关重要[126]。

五、临床系列

我们进行了一项回顾性评估，使用一个查询检索了我们神经外科记录的所有患者的电子数据库。该查询要求寻找诊断中带有“肿瘤”一词，并且在我们中心首次记录和（或）诊断时年龄不超过365日龄的患者。在过去的20年里，在资深作者（Lorenzo Genitori）的照顾下，有94例1岁以下的患者因CNS肿瘤而入院，这些肿瘤在他们年龄<365日龄时被诊断出来。其中，我们选取了83例患者，因为11例患者入院是因为脊柱肿瘤。其中，25例患者（30.1%）被正确定义为先天性（2月龄前诊断），58例（69.9%）的诊断年龄为2—12月龄。由于缺乏数据，13例患者被排除在外（1例患者年龄<2月龄，12例患者年龄>2月龄）。综合考虑，70例患者包括47例男孩和23例女孩（男/女2∶1），其中52例（74.2%）出现幕上肿瘤。其中15例观察到脑室内肿瘤(21.4%；诊断时<2月龄的患者组有3例，诊断时>2月龄的患者组有12例）。

在31例患者（44.2%）中，与颅内压增高相关的临床体征/症状是最常见的首发症状，并被视为寻求医疗建议的原因。有17例患者(24.3%）报告了脑积水和巨颅症。值得注意的是，入院时已有5例患者（7.1%）的意识水平降低。

在我们的94例患者中，主要的组织型是星形细胞瘤（37%）、胚胎性肿瘤（24%）、混合神经元–胶质瘤（18%）和脉络丛肿瘤（16%）。畸胎瘤、室管膜瘤和松果体母细胞瘤不太常见（分别为4%、1%和1%），这与大多数关于先天性CNS肿瘤的相关医学文献不一致，畸胎瘤通常被称为最常见的组织学类型。

组织型发病率的差异可能取决于许多因素，如病例数、考虑的年龄范围和研究发表的年份。关于先天性肿瘤的医学文献很少，不足以评估每种组织型的确切发病率。一方面，一些组织型的发病率与年龄有关。特别是，颅内畸胎瘤更常在胎儿发育期和新生儿中被诊断出来。因此，考虑到这个年龄范围的研究可能会报道这些肿瘤的发病率更高[127]。此外，较早的研究没有考虑近年来描述的肿瘤（如AT/RT和非典型脉络丛乳头状瘤）。在另一方面，一些组织学不再包括在当前的WHO CNS肿瘤分类中，因此将在未来的医学文献中消失，但在过去发表的研究（即PNET）中当然会提到。

根据我们的经验，低级别和高级别病变在星形细胞瘤中平均分布。最常见的低级别星形细胞瘤是毛细胞星形细胞瘤，而最常见的高级别星形细胞瘤是胶质母细胞瘤。在我们的系列研究中，胚胎性肿瘤是第二常见的诊断。我们以相同的频率诊断出PNET（PNET现在已从诊断词典中删除）和AT/RT，然后是髓母细胞瘤。在大多数情况下，混合性神经元–胶质瘤是神经节胶质瘤。我们的系列研究还包括两种促纤维增生性婴儿神经节胶质瘤，一种具有黑色素分化区域，另一种具有异常高的有丝分裂指数。在脉络丛肿瘤组中，最常见的病变是脉络丛乳头状瘤，其次是非典型脉络丛乳头状瘤和癌（1 例）。我们在少数病例中观察到先天性畸胎瘤，可能是考虑到所涵盖的年龄范围的结果。我们所有的畸胎瘤患儿在诊断时都不到 2 月龄。室管膜瘤和松果体母细胞瘤是我们系列研究中诊断出的最罕见的先天性肿瘤。

所有确诊患者都进行了手术治疗，减少 / 去除肿瘤，以及控制脑积水。在分析的 70 例患者系列中，33 例患者的首次手术方法是处理脑积水和(或)肿瘤的囊性成分和(或)获得肿瘤活检(11 例患者)。37 例患者直接进行了开颅手术。多例患者接受了多步骤手术治疗，旨在首先控制颅内压，然后切除肿瘤。如有必要，可为患者提供多步手术以切除肿瘤。

采用这种手术策略，有 31 例患者进行了多次肿瘤切除手术。有 4 例患者，其中 2 例<2 月龄诊断，另外 2 例>2 月龄诊断，进行了 4 次开颅和肿瘤切除手术。

其中一名出生时确诊的患者在手术中死亡。该患者出现大量出血，随后心搏骤停，扫描显示右侧大脑半球病变，经检测证实为多形性胶质母细胞瘤。

平均随访时间为 53 个月（最短 1 个月，最长 18 年）。在最后一次随访中，20 例患者(28.6%)死亡[2 月龄以下诊断组中 11 例(44%)，2 月龄以上诊断组中 9 名(20%)]，22 例(31.4%)仍然存活但有疾病证据［6 例在<2 月龄时被诊断（24%），16 例在被诊断时>2 月龄（35.6%)]，28 例（40%）在脑部和脊柱 MRI 上没有发现疾病证据时存活［2 月龄以下诊断的组中有 8 例(32%)，2 月龄时诊断的组中有 20 例(44. 4%)]。表 49-2 和表 49-3 总结了分析中包括的 70 例患者的相关临床数据。

六、结论

患有中枢神经系统肿瘤的 12 月龄以下儿童的死亡率仍然很高。根据我们的经验，严格先天

表 49-2　我们系列中 25 名在 2 月龄以下被诊断患有脑肿瘤的患者的基本临床要素总结

	AT/RT	脉络丛肿瘤	胶质神经元	HGG	LGG	髓母细胞瘤	PNET	成熟畸胎瘤	未成熟畸胎瘤	其他	全部
男性	2	1	2	2		1		1	3	3	15
女性	1		1	2			3		1	2	10
幕上		1	3	4		1	2		3	3	17
幕下	3							1	1	2	7
幕上 – 幕下							1				1
增加的 IIC	2		2	2		1	1		2	1	11
癫痫发作											
AWD			2						1	3	6
NED			1	1			2	1	2	1	8
DOD	3	1		3		1	1		1	1	11
合计	3	1	3	4	–	1	3	1	4	5	25

表 49-3 我们系列中 45 名诊断为脑肿瘤超过 2 月龄的患者的基本临床要素总结

	AT/RT	脉络丛肿瘤	胶质神经元	HGG	LGG	髓母细胞瘤	PNET	成熟畸胎瘤	未成熟畸胎瘤	其 他	全 部
男性	1	5	3	4	12	1	2			4	32
女性		2	3	1	3	1				3	13
幕上	1	7	4	5	11		1			6	35
幕下			1		3	2				1	7
幕上－幕下			1		1		1				3
增加的 IIC	1	5	1	2	6	2	2			1	20
AWD			2	2	7	1				4	16
NED		6	4		6	1	1			2	20
DOD	1	1		3	2		1			1	9
合计	1	7	6	5	15	2	2			7	45

性（2 月龄前诊断）和 2 月龄以上诊断的儿童之间存在不同死亡率的界限。由于与手术相关的风险较高，尤其是出血风险，所以治疗具有挑战性，并且由于辅助治疗与不可接受的不良反应相关而受到限制。采用多步手术控制颅内高压并逐步切除肿瘤可以推迟治疗并提高生存率。从观察到的死亡率改善来看，这可能与对这些肿瘤的手术理解更好及手术器械的改进有关。化疗的作用在大多数情况下仍在研究之中，但在一些小系列研究中，它似乎可以提高总体生存率并降低死亡率。

参考文献

[1] Ostrom QT, Gittleman H, Xu J, Kromer C, Wolinsky Y, Kruchko C, Barnholtz-Sloan JS. CBTRUS statistical report: primary brain and other central nercous system tumors diagnosed in the United States in 2009-2013. Neuro-Oncology. 2016;18(Suppl. 5):v1-v75.

[2] Buetow PC, Smirniotopoulos JG, Done S. Congenital brain tumors: a review of 45 cases. AJR. 1990; 155:587-93.

[3] Ainstein LH, Boldery E, Naffziger H. A case report and survey of brain tumors during neonatal period. J Neurosurg. 1951;8:315-9.

[4] Solitaire GB, Krigman MR. Congenital intracranial neoplasm. A case report and review of the literature. J Neuropathol Exp Neurol. 1964;23:280-92.

[5] Wakai S, Arai T, Nagai M. Congenital brain tumors. Surg Neurol. 1984;21:597-609.

[6] Souweidane MM. Brain tumors in the first two years of life. In: Albright AL, Pollack IF, Adelson PD, editors. Principles and practice of pediatric neurosurgery, vol. 28. 2nd ed. New York: Thieme; 2008. p. 489-510.

[7] Lang SS, Beslow LA, Gabel B, Judkins AR, Fisher MJ, Sutton LN, Storm PB, Heuer G. Surgical treatment of brain tumors in infants less than 6 months of age and literature review. World Neurosurg. 2012;78(1-2):137-44.

[8] Chung SK, Wang KC, Nam DH, Cho BK. Brain tumor in the first year of life: a single institution study. J Korean Med Sci. 1998;13(1):65-70.

[9] Kageji T, Miyamoto T, Kotani Y, Bando Y, Mizobuchi Y, Nakajima K, Nagahiro S. Congenital craniopharyngioma treated by radical surgery: case report and review of the literature. Childs Nerv Syst. 2017;33(2):357-62.

[10] Jellinger J, Sunder-Plassmann M. Connatal intracranial tumors. Neuropediatrics. 1973;4:46-63.
[11] Sato O, Tamura A, Sano K. Brain tumors of eariy infants. Childs Nerv Syst. 1975;1:121-5.
[12] Bodian M, Lawson D. Intracranial neoplastic diseases of childhood: a description of their natural history based on clinicopathological study of 129 cases. Br J Surg. 1953;40:368-92.
[13] Radkowski MA, Naidich TP, Tomita T, Byrd SE, McLone DG. Neonatal brain tumors: CT & MR findings. J Comput Assist Tomogr. 1988;2(1):10-20.
[14] Doren M, Tercanli S, Gullotta F, Holzgreve W. Prenatal diagnosis of a highly indifferentiated brain tumor. A case report and review of the literature. Prenat Diagn. 1997;17(10):967-71.
[15] Janisch W, Haas JF, Schreiber D, Gerlach H. Primary central nervous system tumors in stillborns and infants: epidemiological considerations. J Neuro-Oncol. 1984;2: 113-6.
[16] McKinney PA. Central nervous system tumors in children: epidemiology and risk factors. Bioelectromagnetics. 2005;26(suppl 7):S60-8.
[17] Roach ES, Sparagana SP. Diagnosis of tuberous sclerosis complex. J Child Neurol. 2004;19(9):643-9.
[18] Listernick R. Optic pathway tumors in children: the effect of neurofibromatosis type 1 on clinical manifestation and natural history. J Pediatr. 1995;127(5):718-22.
[19] Frantzen C, Klasson TD, Links TP, Giles RH. Von Hippel-Lindau syndrome. In: Pagon RA, Adam MP, Ardinger HH, Wallace SE, Amemiya A, LJH B, Bird TD, Ledbetter N, Mefford HC, RJH S, Stephens K, editors. Gene reviews. Seattle (WA): University of Washington, Seattle; 2015.
[20] Mann JR, Dodd HE, Draper GJ, waterhouse JAH, Birch JM, Cartwright RA, Hartley AL, McKinney PA, Stiller CA. Congenital abnormalities in children with cancer and their relatives: results from a case-control study (IRESCC). Br J Cancer. 1993;68:357-63.
[21] Oi S, Matsumoto S, Choi JU, Kang JK, Wong T, Wang C, Chan TST. Brain tumors diagnosed in the first year of life in five Far-eastern countries. Statistical analysis of 307 cases. Childs Nerv Syst. 1990;6:79-85.
[22] Brent RL. Carcinogenic risk of prenatal ionizing radiation. Semin Fetal Neonatal Med. 2014;19(3):203-13.
[23] Streffer C. Health impacts of large releases of radionuclides: biological effects of prenatal irradiation. Ciba Found Symp. 1997;203:155-64.
[24] Wakefors R, Little MP. Risk coefficients for childhood cancer after intrauterine irradiation: a review. Int J Radiat Biol. 2003;79(5):293-309.
[25] Pantelis E, Antypas C, Frassanito MC, Sideri L, Salvara K, Lekas L, Athanasiou O, Piperis M, Salvaras N, Romanelli P. Radiation dose to the fetus during Cyberknife radiosurgery for a brain tumor in pregnancy. Phys Med. 2016;32:237-41.
[26] Quach P, El Sherif R, Gomew J, Krewski D. A systematic review of the risk factors associated with the onset and progression of primary brain tumours. Neurotoxicology. 2017;61:214-32.
[27] Georgiakis MK, Kalagirou EI, Liaskas A, Karalexi MA, Papathoma P, Ladopoulou K, Kantzanou M, Tsivgoulis G, NARECHEM-BT Working Group. Petridou ET: anthropometrics at birth and risk of a primary central nervous system tumour: a systematic review and meta-analysis. Eur J Cancer. 2017;75:117-31.
[28] Bailey HD, Rios P, Lacour B, Guerrini-Rousseau L, Bertozzi AI, Leblond P, Faure-Conter C, Pellier I, Freycon C, Michon J, Puget S, Ducassou S, Orsi L, Clavel J. Factors related to pregnancy and birth and the risk of childhood brain tumors: the ESTELLE and ESCALE studies (SFCE, France). Int J Cancer. 2017;15:1757-69.
[29] Pogoda JM, Preston-Martin S. Maternal cured meat consumption during pregnancy and risk of pediatric brain tumor in offspring: potentially harmful levels of intake. Public Health Nutr. 2001;4(2):183-9.
[30] Mueller BA, Searles Nielsen S, Preston-Martin S, Holly EA, Cordier S, Filippini G, Peris-Bonet R, Choi NW. Household water source and the risk of childhood brain tumors: results of the SEARCH International brain tumor study. Int J Epidemiol. 2004;33(6):1209-16.
[31] Cardy AH, Little J, Kean-Cowdin R, Lijinsky W, Choi NW, Cordier S, Filippini G, Holly EA, Lubin F, McCredie M, Mueller BA, Peris-Bonet R, Arslan A, Preston-Martin S. Maternal medication use and the risk of brain tumors in the offspring: the SEARCH international case-control study. Int J Cancer. 2006;118(5):1302-8.
[32] Robison LL, Buckley JD, Bunin G. Assessment of environmental and genetic factors in the etiology of childhood cancers: the Childrens Cancer Group epidemiology program. Environ Health Perspect. 1995; 103(Suppl 6): 111-6.
[33] Preston-Martin S. Epidemiological studies of perinatal carcinogenesis. IARC Sci Publ. 1989;96:289-314.
[34] Huoi C, Olsson A, Lightfoot T, Roman E, Clavel J, Lacour B, Kaatsch P, Kromhout H, Vermeulen R, Peters S, Bailey HD, Schuz J. Parental occupational exposure and risk of childhood central nervous system tumors: a pooled analysis of case-control studies from Germany, France, and the UK. Cancer Causes Control. 2014;25(2):1603-13.
[35] Cordier S, Monfort C, Filippini G, Preston-Martin S, Lubin F, Mueller BA, Holly EA, Peris-Bonet R, McCredie M, Choi W, Little J, Arslan A. Parental exposure to polycyclic aromatic hydrocarbons and the risk of childhood brain tumors: the SEARCH international brain tumor study. Am J Epidemiol. 2004;159(12):1109-16.
[36] Efird JT, Holly EA, Cordier S, Mueller BA, Lubin F,

Filippini G, Peris-Bonet R, McCredie M, Arslan A, Bracci P. Beauty product-related exposure and childhood brain tumors in seven countries: results from the SEARCH international brain tumor study. J Neurooncol. 2005;72(2):133-47.
[37] Keegan TJ, Bunch KJ, Vincent TJ, King JC, O'Neill KA, Kendall GM, MacCarthy A, Fear NT, MFG M. Case-control study of paternal occupation and social class with risk of childhood central nervous system tumors in Great Britain, 1962, 2006. Br J Cancer. 2013;108:1907-14.
[38] Di Rocco C, Iannelli A, Ceddia A. Intracranial tumor of the first year of life. A cooperative survey of the 1986-1987 Education Committee of the ISPN. Childs Nerv Syst. 1991;7:150-3.
[39] Asai A, Hoffman HJ, Hendrick EB, Humphreys RP, Becker LE. Primary intracranial neoplsm in the first year of life. Childs Nerv Syst. 1989;5:230-3.
[40] Thawani JP, Randazzo MJ, Singh N, Pisapia JM, Abdullah KG, Storm PB. Management of giant cervical teratoma with intracranial extension diagnosed in utero. J Neurol Surg Rep. 2016;77:e118-20.
[41] Sun L, Wu Q, Yan P, Li J, Ye J, Zhi W, Liu Y, Zhang P. Prenatal diagnosis and genetic discoveries of an intracranial mixed neuronal-glial tumor. Medicine. 2016;95(45):e5378.
[42] Lee DY, Kin YM, Yoo SJ, Cho BK, Chi JG, Kim IO, Wang KC. Congenital glioblastoma diagnosed by fetal sonography. Childs Nerv Syst. 1999;15:197-201.
[43] Dalsin M, Sodrè Silva RS, Galdino Chaves JP, Hehn Oliveira F, Martins Antunes AC, Modesti Vedolin L. Intracranial extra-axial hemangioma in a newborn: a case report and literature review. Surg Neurol Int. 2016;7:s314-6.
[44] Robles Fradejas M, Gonzalo Garzia I, De Las Casas Qiuspe AC, Martin Garcia A, Garcia Higuera MI, Rodriguez Minguelez M, Martinez-Guisasola J. Fetal intracranial immature teratoma: presentation of a case and systematic review of the literature. J Matern Fetal Neonatal Med. 2017;30(10):1139-46.
[45] Isaacs H Jr. Perinatal (fetal and neonatal) astrocytoma: a review. Childs Nerv Syst. 2016;32(11):2085-96.
[46] Holt LE. Gliosarcoma in an infant of seven weeks, resembling hydrocephalus. Am J Dis Child. 1917;14:219-21.
[47] Larouche V, Huang A, Bartels U, Bouffet E. Tumors of the central nervous system in the first year of life. Pediatr Blood Cancer. 2007;49:1074-82.
[48] Sugimoto M, Kurishima C, Masutani S, Tamura M, Senzaki H. Congenital brain tumor within the first 2 months of life. Pediatr Neonatol. 2015;56:369-75.
[49] Severino M, Schwartz ES, Thurnher MM, Rydland J, Nikas I, Rossi A. Congenital tumors of the central nervous system. Neuroradiology. 2010;52:531-48.
[50] Louis DN, Ohgaki H, Wiestler OD, Cavenee WK. WHO classification of tumours of the central nervous system. 5th ed. Lyon: IARC Press; 2016.
[51] Isaacs H Jr. Perinatal brain tumours: a review of 250 cases. Pediatr Neurol. 2002;27:249-61.
[52] Campian J, Gutman DH. CNS tumors in neurofibromatosis. J Clin Oncol. 2017;35(21):2378-85.
[53] Burger PC, Scheithauer BW. Tumors of the central nervous system. Atlas of tumor pathology, 4th series, fascicle 7. Washington, DC: Armed Forces Institute of Pathology; 2007.
[54] Fouladi M, Hunt DL, Pollack IF, Dueckers G, Burger PC, Becker LE, Yates AJ, Gilles FH, Davis RL, Boyett JM, Finlay JL. Outcome of children with centrally reviewed low-grade gliomas treated with chemotherapy with or without radiotherapy on Children's Cancer Group high-grade glioma study CCG-945. Cancer. 2003;98(6):1243-52.
[55] Tihan T, Fischer PG, Kepner JL, Godfraind C, McComb RD, Goldthwaite PT, Burger PC. Pediatric astrocytomas with monomorphous pilomyxoid features and a less favorable outcome. J Neuropathol Exp Neurol. 1999;58:1061-8.
[56] Buccoliero AM, Gheri CF, Maio V, Castiglione F, Garbini F, Sanzo M, Taddei A, Genitori L, Taddei GL. Occipital pilomyoid astrocytoma in a 14-year-old girl. Case report. Clin Neuropathol. 2008;27:373-7.
[57] Raju GP, Urion DK, Sahin M. Neonatal subependymal giant cell astrocytoma: new case and review of literature. Pediatr Neurol. 2007;36(2):128-31.
[58] Hussain N, Curran A, Pilling D, Malluci CL, Ladusans EJ, Alfirevic Z, Pizer B. Congenital subependymal giant cell astrocytoma diagnosed on fetal MRI. Arch Dis Child. 2006;91(6):520.
[59] Buccoliero AM, Franchi A, Castiglione F, Gheri CF, Mussa F, Giordano F, Genitori L, Taddei GL. Subependymal giant cell astrocytoma (SEGA): is it an astrocytoma? Morphological, immunohistochemical and ultrastructural study. Neuropathology. 2009;29:25-30.
[60] Buccoliero AM, Castiglione F, Rossi degl'Innocenti D, Gheri CF, Genitori L, Taddei GL. IDH1 mutation in pediatric gliomas: has it a diagnostic or prognostic value? Fetal Pediatr Pathol. 2012;31:278-82.
[61] Brat DJ, Shehata BM, Castellano-Sanchez AA, Hawkins C, Yost RB, Greco C, Mazewski C, Janss A, Ohgaki H, Perry A. Congenital glioblastoma: a clinicopathologic and genetic analysis. Brain Pathol. 2007;17(3):276-81.
[62] Cannon DM, Mohindra P, Gondi V, Kruser TJ, Kozak KR. Choroid plexus tumor epidemiology and outcomes: implications for surgical and radiotherapeutic management. J Neuro-Oncol. 2015;121(1):151-7.
[63] Thomas C, Ruland V, Kordes U, Hartung S, Capper D, Pietsch T, Gerß J, Wolff JE, Paulus W, Hasselblatt M. Pediatric atypical choroid plexus papilloma reconsidered: increased mitotic activity is prognostic only in older children. Acta Neuropathol. 2015;129:925-7.

[64] Isaacs H. Fetal brain tumors: a review of 154 cases. Am J Perinatol. 2009;26:453-66.
[65] Sturm D, et al. New brain tumor entities emerge from molecular classification of CNS-PNETs. Cell. 2016;164:1060-72.
[66] Kayama T, Yoshimoto T, Shimizu H, Sakurai Y. Neonatal medulloblastoma. J Neuro-Oncol. 1993;15:157-63.
[67] Garrè ML, Cama A, Bagnasco F, Morana G, Giangaspero F, Brisigotti M, Gambini C, Forni M, Rossi A, Haupt R, Nozza P, Barra S, Piatelli G, Viglizzo G, Capra V, Bruno W, Pastorino L, Massimino M, Tumolo M, Fidani P, Dallorso S, Schumacher RF, Milanaccio C, Pietsch T. Medulloblastoma variants: age-dependent occurrence and relation to Gorlin syndrome—a new clinical perspective. Clin Cancer Res. 2009;15:2463-71.
[68] Giangaspero F, Perilongo G, Fondelli MP, Brisigotti M, Carollo C, Burnelli R, Burger PC, Garrè ML. Medulloblastoma with extensive nodularity: a variant with favorable prognosis. J Neurosurg. 1999;91:971-7.
[69] Lefkowitz IB, Rorke LB, Packer RJ. Atypical teratoid tumor of infancy: definition of an entity. Ann Neurol. 1987;22: 448-9.
[70] Karthikeyan G, Subburam P, Ravishankar SS. Congenital ganglioglioma. Indian J Pediatr. 2002;69:269-70.
[71] Price DB, Miller LJ, Drexler S, Schneider SJ. Congenital ganglioglioma: report of a case with an unusual imaging appearance. Pediatr Radiol. 1997;27:748-9.
[72] Tamburrini G, Colosimo C Jr, Giangaspero F, Riccardi R, Di Rocco C. Desmoplastic infantile ganglioglioma. Childs Nerv Syst. 2003;19:292-7.
[73] VandenBerg SR. Desmoplastic infantile ganglioglioma and desmoplastic cerebral astrocytoma of infancy. Brain Pathol. 1993;3:275-81.
[74] Zuccaro G, Taratuto AL, Monges J. Intracranial neoplasms during the first year of life. Surg Neurol. 1986;26(1):29-36.
[75] Jooma R, Hayward RD, Grant DN. Intracranial neoplasms during the first year of life: analysis of one hundred consecutive cases. Neurosurgery. 1984;14:31-41.
[76] Rickert CH, Probst-Cousin S, Gullotta F. Primary intracranial neoplasms of infancy and early childhood. Childs Nerv Syst. 1997;13:507-13.
[77] Brown K, Mapstone TB, Oakes WJ. A modern analysis of intracranial tumors of infancy. Pediatr Neurosurg. 1997;26:25-32.
[78] Eventov-Friedman S, Klinger G, Shinwell ES. Third trimester fetal intracranial hemorrhage owing to vitamin K deficiency associated with hyperemesis gravidarum. J Pediatr Hematol Oncol. 2009;31(12):985-8.
[79] Crespin M, Alhenc-Gelas M, Grangé G, Fallet-Bianco C, Fontenay M. Fetal intracerebral hemorrhage in familial thrombophilia. Pediatr Neurol. 2009;41:291-3.
[80] Novegno F, Battaglia D, Chieffo D, Frassanito P, Leoni C, Tamburrini G, Massimi L, Tartaglione T, Di Rocco C, Guzzetta F. Giant subcortical heterotopia involving the temporo-parieto-occipital region: a challenging cause of drug-resistant epilepsy. Epilepsy Res. 2009;87:88-94.
[81] Haddad SF, Menezes AH, Bell WE, Godersky JC, Afifi AK, Bale JF. Brain tumor occurring before 1 year of age: retrospective review of 22 cases in an 11-year period (1977-1987). Neurosurgery. 1991;29(1):8-13.
[82] Hwang SW, Su JM, Jea A. Diagnosis and management of brain and spinal cord tumors in the neonate. Semin Fetal Neonatal Med. 2012;17(4):202-6.
[83] Campbell AN, Chan HS, O'Brien A, Smith CR, Becker LE. Malignant tumours in the neonate. Arch Dis Child. 1987;62:19-23.
[84] Heckel S, Favre R, Gasser B, Crhistmann D. Prenatal diagnosis of a congenital astrocytoma: a case report and literature review. Ultrasound Obstet Gynecol. 1995;5:63-6.
[85] Massimino M, Gandola L, Luksch R, Spreafico F, Riva D, Solero C, Giangaspero F, Locatelli F, Podda M, Bozzi F, Pignoli E, Collini P, Cefalo G, Zecca M, Casanova M, Ferrari A, Terenziani M, Meazza C, Polastri D, Scaramuzza D, Ravagnani F, Fossati-Bellani F. Sequential chemotherapy, high-dose thiotepa, circulating progenitor cell rescue, and radiotherapy for childhood high-grade glioma. Neuro-Oncology. 2005;7:41-8.
[86] Winters JL, Wilson D, Davis DG. Congenital glioblastoma multiforme: a report of three cases and a review of the literature. J Neurol Sci. 2001;188:13-9.
[87] Alagappan A, Shattuck KE, Rowe T, Hawkins H. Massive intracranial immature teratoma with extracranial extension into oral cavity, nose, and neck. Fetal Diagn Ther. 1998; 13: 321-4.
[88] Werb P, Scurry J, Ostor A, Fortune D, Attwood H. Survey of congenital tumors in perinatal necropsies. Pathology. 1992;24:247-53.
[89] Storr U, Rupprecht T, Bornemann A, Ries M, Beinder E, Bowing B, Harms D. Congenital intracerebral teratoma: a rare differential diagnosis in newborn hydrocephalus. Pediatr Radiol. 1997;27:262-4.
[90] Gobel U, Calaminus G, Engert J, Kaatsch P, Gadner H, Bokkerink JP, Hass RJ, Waag K, Blohm ME, Dippert S, Teske C, Harms D. Teratomas in infancy and childhood. Med Pediatr Oncol. 1998;31(1):8-11.
[91] Vazquez E, Castellote A, Mayolas N, Carreras E, Peiro JL, Enriquez G. Congenital tumours involving the head, neck and central nervous system. Pediatr Radiol. 2009;39: 1158-72.
[92] Kultursay N, Gelal F, Mutluer S, Senrecper S, Oziz E, Oral R. Antenatally diagnosed neonatal craniopharyngioma. J Perinatol. 1995;15:426-8.
[93] Muller-Scholden J, Lehrnbecher T, Muller HL, Bensch J, Hengen RH, Sorensen N, Stockhausen HB. Radical surgery

in a neonate with craniopharyngioma. Pediatr Neurosurg. 2000;33:265-9.
[94] Borit A, Richardson EP Jr. The biological and clinical behaviour of pilocytic astrocytomas of the optic pathways. Brain. 1982;105:161-7.
[95] Volpe JJ. Brain tumors and vein malformations. In: Volpe JJ, editor. Neurology of the newborn. 3rd ed. Philadelphia: WB Saunders; 1995. p. 795-807.
[96] Geyer JR, Finlay JL, Boyett JM, Wisoff J, Yates A, Mao L, Packer RJ. Survival of infants with malignant astrocytomas. A report from Childrens Cancer Group. Cancer. 1995; 75(4): 1045-50.
[97] Mitchell CS, Wood BP, Shimada H. Neonatal disseminated primitive neuroectodermal tumor. Am J Roentgenol. 1994;162:1160.
[98] Evans DGR, Farndon PA, Burnell H, Gattamaneni HR, Birch JM. The incidence of Gorlin syndrome in 173 consecutive cases of medulloblastoma. Br J Cancer. 1991;64:959-61.
[99] Bonnin JM, Rubinstein LJ, Palmer NF, Beckwith JB. The association of embryonal tumors originating in the kidney and in the brain. A report of seven cases. Cancer. 1984;54(10):2137-46.
[100] Aldosari N, Rasheed BK, McLendon RE, Friedman HS, Bigner DD, Bigner SH. Characterization of chromosome 17 abnormalities in medulloblastomas. Acta Neuropathol (Berl). 2000;99(4):345-51.
[101] McComb JG, Davis RL, Isaacs H Jr. Extraneural metastatic medulloblastoma in childhood. Neurosurgery. 1981; 9:548-51.
[102] Miller PD, Albright AL. Posterior dural arteriovenous malformation and medulloblastoma in an infant: case report. Neurosurgery. 1993;32:126-30.
[103] Whelan HT, Krouwer HG, Schmidt MH, Reichert KW, Kovnar EH. Current therapy and new perspectives in the treatment of medulloblastoma. Pediatr Neurol. 1998;18:103-15.
[104] Biggs PJ, Garen PD, Powers JM, Garvin AJ. Malignant rhabdoid tumor of the central nervous system. Hum Pathol. 1987;18:332-7.
[105] Weeks DA, Beckwith JB, Mierau GW, Luckey DW. Rhabdoid tumor of the kidney: a report of 11 cases from the National Wilms' Tumor Study Pathology Center. Am J Surg Pathol. 1989;13:439-58.
[106] Fernandez C, Bouvier C, Sevenet N, Liprandi A, Coze C, Lena G, Figarella-Branger D. Congenital disseminated malignant rhabdoid tumor and cerebellar tumor mimicking medulloblastoma in monozygotic twins: pathologic and molecular diagnosis. Am J Surg Pathol. 2002;26:266-70.
[107] Biegel JA, Rorke LB, Packer RJ, Emanuel BS. Monosomy 22 in rhabdoid or atypical tumors of the brain. J Neurosurg. 1990;73:710-4.
[108] Taggard DA, Menezes AH. Three choroid plexus papillomas in a patient with Aicardi syndrome. A case report. Pediatr Neurosurg. 2000;33:219-23.
[109] Ho DM, Hsu CY, Wong TT, Ting LT, Chiang H. Atypical teratoid/rhabdoid tumor of the central nervous system: a comparative study with primitive neuroectodermal tumor/ medulloblastoma. Acta Neuropathol. 2000;99(5):482-8.
[110] Paulus W, Janisch W. Clinicopathologic correlations in epithelial choroid plexus neoplasms: a study of 52 cases. Acta Neuropathol. 1990;80:635-41.
[111] Gianella-Borradori A, Zeltzer PM, Bodey B, Nelson M, Britton H, Marlin A. Choroid plexus tumors in childhood: response to chemotherapy, and immunophenotypic profile using a panel of monoclonal antibodies. Cancer. 1992;69:809-16.
[112] Adra AM, Mejides AA, Salman FA, Landy HJ, Helfgott AW. Prenatal sonographic diagnosis of a third ventricle choroid plexus papilloma. Prenat Diagn. 1994;14:865-7.
[113] Raimondi AJ, Tomita T. Brain tumors during the first year of life. Childs Brain. 1983;10:193-207.
[114] Chadduck WM, Gollin SM, Gray BA, Norris JS, Araoz CA, Tryka AF. Gliosarcoma with chromosome abnormalities in a neonate exposed to heptachlor. Neurosurgery. 1987;21(4):557-9.
[115] Seker A, Ozek MM. Congenital glioblastoma multiforme. Case report and review of the literature. J Neurosurg. 2006;105(6 Suppl):473-9.
[116] Mazewski CM, Hudgins RJ, Reisner A, Russell GJ. Neonatal brain tumors: a review. Semin Perinatol. 1999;23(4):286-98.
[117] Stival A, Lucchesi M, Farina S, Buccoliero AM, Castiglione F, Genitori L, de Martino M, Sardi I. An infant with hyperalertness, hyperkinesis, and failure to thrive: a rare diencephalic syndrome due to thalamic anaplastic astrocytoma. BMC Cancer. 2015;15:616.
[118] Milano GM, Cerri C, Ferruzzi V, Capolsini I, Mastrodicasa E, Genitori L, Aversa F. Congenital glioblastoma. Pediatr Blood Cancer. 2009;53(1):2137-46.
[119] Packer RJ, Perilongo G, Johnson D, Sutton LN, Vezina G, Zimmerman RA, Ryan J, Reaman G, Schut L. Choroid plexus carcinoma of childhood. Cancer. 1992;69(2):580-5.
[120] Shih CS, Hale GA, Gronewold L, Tong X, Laningham FH, Gilger EA, Srivastava DK, Kun LE, Gajjar A, Fouladi M. Highdose chemotherapy with autologous stem cell rescue for children with recurrent malignant brain tumors. Cancer. 2008;112:1345-53.
[121] Rivera-Luna R, Medina-Sanson A, Leal-Leal C, Tantoja-Guillen F, Zapata-Tarrés M, Cardenas-Cardos R, Barrera-Gomez R, Rueda-Franco F. Brain tumors in children under 1 year of age: emphasis on the relationship of prognostic factors. Childs Nerv Syst. 2003;19(5-6):311-4.
[122] Bognar L. Brain tumors during the first year of life. Ann N

Y Acad Sci. 1997;824:148-55.
[123] Combs SE. Does proton therapy have a future in CNS tumors? Curr Treat Options Neurol. 2017;19(3):12.
[124] McAllister B, Archambeau JO, Nguyen MC, Slater JD, Loredo L, Schulte R, Alvarez O, Bedros AA, Kaleita T, Moyers M, Miller D, Slater JM. Proton therapy for pediatric cranial tumors: preliminary report on treatment and disease-related morbidities. Int J Radiat Oncol Biol Phys. 1997;39(2):455-60.
[125] Reilly KM. Brain tumor susceptibility: the role of genetic factors and uses of mouse models to unravel risk. Brain Pathol. 2009;19(1):12-131.
[126] Blumenthal DT, Cannon-Albright LA. Familiality in brain tumors. Neurology. 2008;71(13):1015-20.
[127] Schlembach D, Bornemann A, Rupprecht T, Beinder E. Fetal intracranial tumors detected by ultrasound: a report of two cases and review of the literature. Ultrasound Obstet Gynecol. 1999;14:407-18.

第十篇 其 他

Miscellaneous

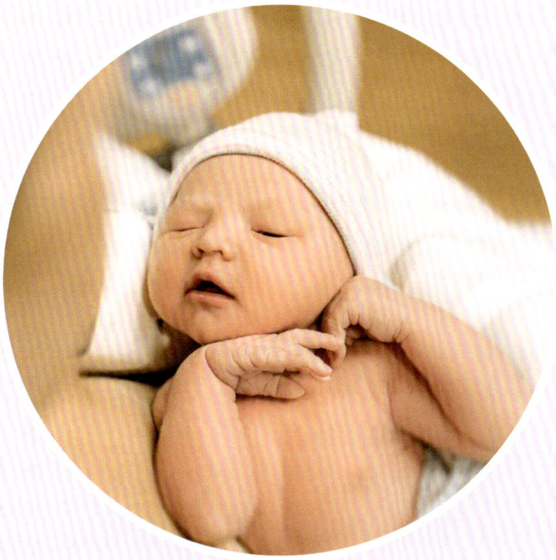

第 50 章　儿童血管异常性疾病

Vascular Anomalies in Children

Oumama El Ezzi　Anthony de Buys Roessingh　著

成　伟　卫　任　王宪强　译

血管异常性疾病是一种罕见病，但是在儿童中却十分常见。对血管肿瘤和血管畸形的鉴别是其根本。

血管肿瘤是一种增殖性病变，是由血管内皮细胞的加速转化所致。血管畸形是由胚胎发育期间，血管组织先天结构异常所致。血管畸形按照其主要的异常血管成分比例，分为静脉畸形（70%）、淋巴管畸形（15%）、毛细血管畸形（10%）、动静脉畸形（5%）及复合畸形。我们通常也将其简单分为低流量或高流量血管畸形。

十分感谢 Mulliken 和 Glowacki 两位专家在 1982 年[1]，以及国际血管畸形研究学会（International society for the study of vascular anomalies，ISSVA）在 1996 年[2]对血管畸形的分类所做出的贡献，让我们对血管畸形的认识极大程度地建立起来。ISSVA 分类法于 2014 年，在澳大利亚墨尔本进行了比较大规模的修订[3]。

血管畸形的诊断主要依靠病史和临床检查。如果不确定或者当考虑进行治疗时，可以在镇静或麻醉状态下，进行超声检查、多普勒血流测定及 MRI 检查。上述检查能够明确病变的性质和范围。如果仍然不能确诊，就需要进行活检和组织病理学检查。

大多数血管畸形不需要治疗。但当有治疗需求时，都是比较复杂的，需要多学科的方法来施治。因此，正确地诊断是合理治疗的起点。

一、血管肿瘤

绝大多数血管肿瘤是良性的，其中 95% 是婴幼儿血管瘤。

（一）血管瘤

血管瘤主要分为两种类型：婴幼儿血管瘤和先天性血管瘤。其他类型的相对比较少见。它们是一类血管增殖性病变，主要是由于血管内皮细胞的加速转化造成的。

1. 婴幼儿血管瘤

婴幼儿血管瘤（infantile hemangioma，IH）是婴幼儿中最常见的良性血管肿瘤，在 1 岁以下的婴幼儿中比例约为 10%[1]。在早产儿和女孩中发病率更高[4]。

60% 婴幼儿血管瘤发生在面颈部，其他部位多见于躯干部和四肢。IH 多在出生后几周出现，而后在婴幼儿早期快速生长，直至 1 岁左右。在这一时期过后，会出现几个月的稳定期，若干年后会自行消退[5]。IH 可以完全消退或部分消退，消退后的皮肤可发生萎缩和毛细血管扩张（图 50–1）。约 80% 是孤立性病变。然而，如果出现多发性血管瘤（全身>5 处），通常会合并内脏病变，多为肝脏和胃肠道血管瘤。对于此类患儿，建议行腹部超声检查[6]。

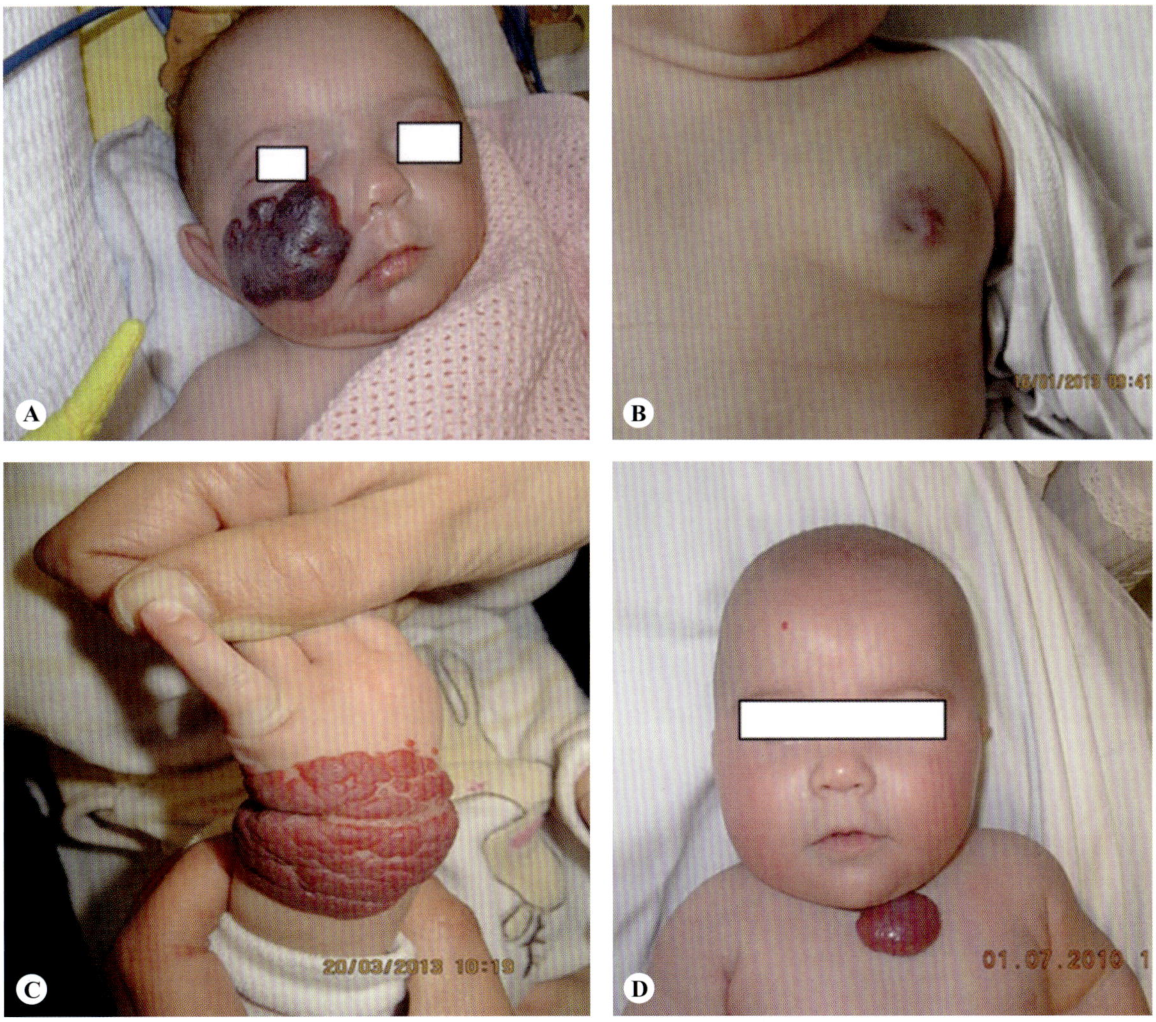

▲ 图 50-1　皮下型和混合型婴幼儿血管瘤

某些特殊部位的血管瘤，应该引起更为广泛的关注，并进行详细的临床评估。在面部或头皮有大面积血管瘤的婴幼儿，可能有 PHACES 综合征的风险：颅后窝畸形、血管瘤、动脉系统疾病、心脏畸形 / 主动脉缩窄、眼部异常、胸骨裂和（或）脐上裂[7]（图 50-2）。此类患儿需要进行头部、颈部、胸部的影像学检查，以及眼部和皮肤的检查[8]。

位于腰骶部、会阴部或者下肢的 IH，可能是 LUMBAR 综合征的部分临床表现：下半身 IH 及其他皮肤缺陷、泌尿生殖系统畸形和溃疡、脊髓疾病、骨骼畸形、直肠肛门畸形、动脉系统畸形、肾脏畸形。此类患儿也需要进一步检查[9]（图 50-3）。

眶周血管瘤可能会造成视力损害，出现弱视或者屈光不正。对此类患儿非常有必要做 MRI 来评估病变程度[10]（图 50-4）。

肛门和会阴部的血管瘤，在受到外界刺激后，可能会发展成溃疡。在这种情况下，除了全身治疗之外，还可以局部应用海藻酸钠或 2% 伊红水胶体。

鼻尖部血管瘤也称为“大鼻子（cyrano）血管瘤”，可以长得非常大。此种类型的血管瘤可能会严重影响外观，或造成功能方面的损害，如溃疡形成、鼻腔堵塞、视野缺损等。这种病变还会影响鼻子的发育[11]。目前鼻尖血管瘤的治疗仍

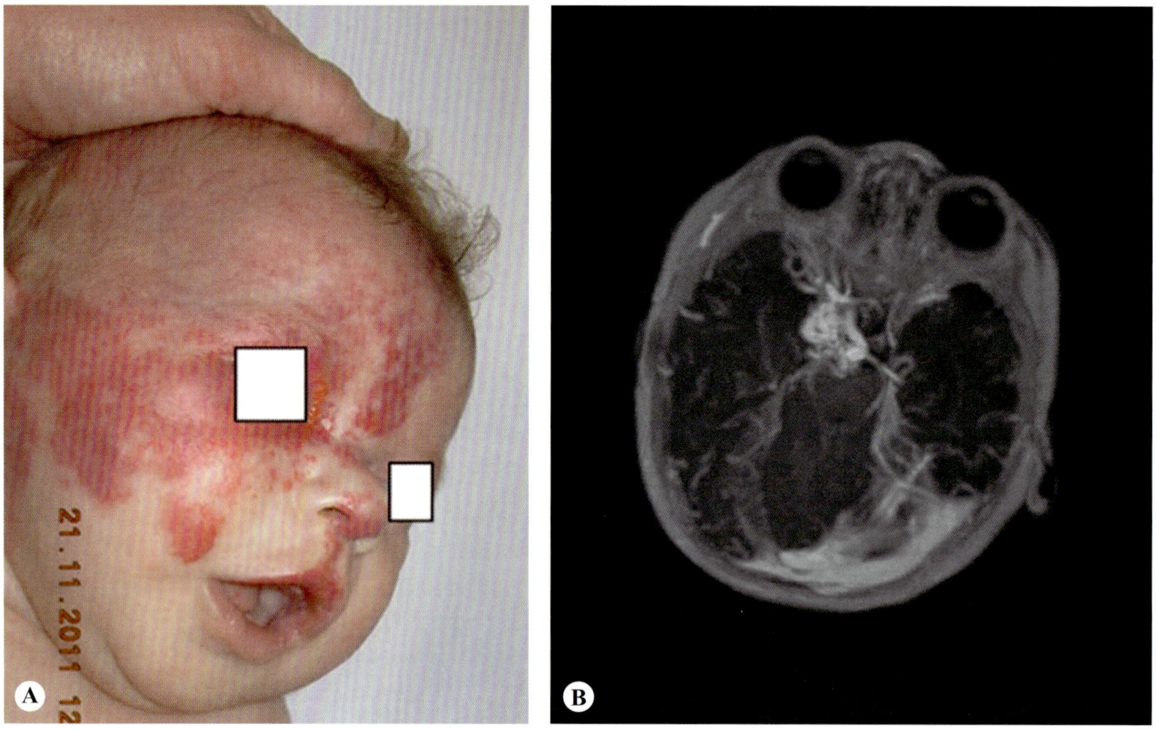

▲ 图 50-2 **PHACE 综合征：额叶巨脑回和 Willis 环复杂畸形**

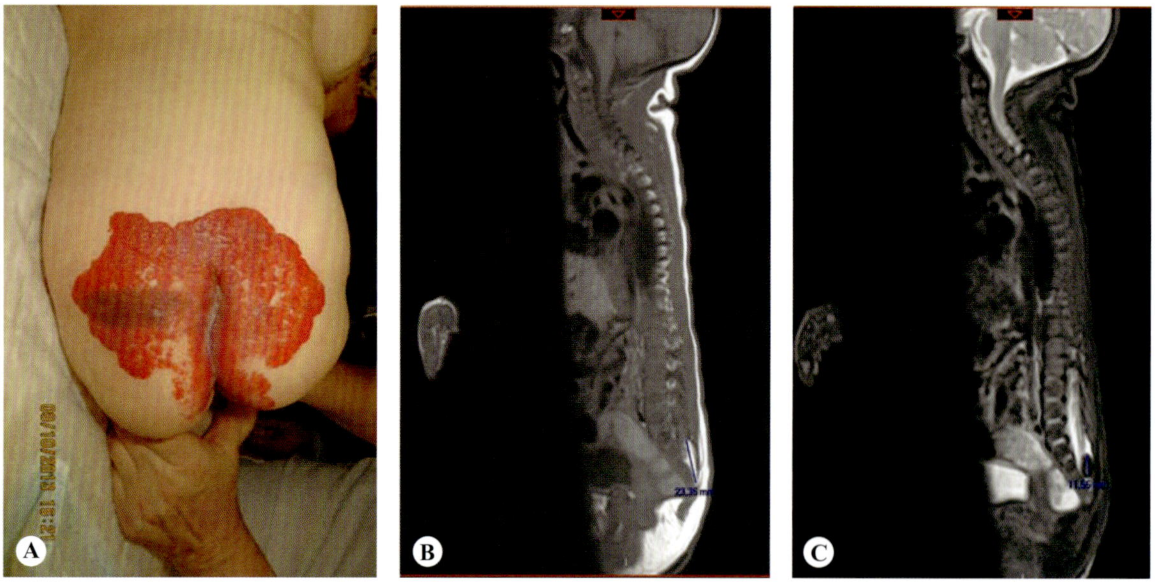

▲ 图 50-3 **LUMBAR 综合征：骶区血管瘤，硬膜内脂肪瘤，S_2 节段骨髓固定**

存在争议，后期外科手术也是有必要的，主要是去除残留的瘢痕组织，并修复鼻尖的外观。

绝大多数婴幼儿血管瘤不需要治疗。处于增殖期的血管瘤，有一部分可能会阻塞气道，造成患儿功能和心理障碍。这部分患儿需要进行治疗。此类患儿约占所有婴幼儿血管瘤患儿的 10%[12]。

普萘洛尔是一类非选择性 β 受体拮抗药，是此类疾病的一线治疗药物 [13]。其作用机制主要是收缩血管，抑制新生血管形成，促进血管内皮细胞凋亡等 [14]。常用剂量是按照 1～3mg/（kg·d），

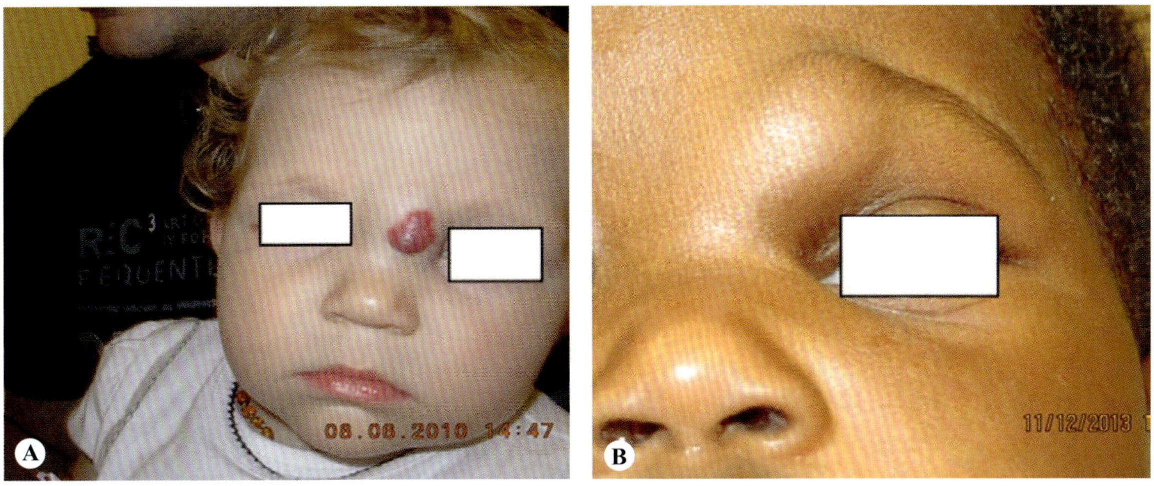

▲ 图 50–4　眶周血管瘤

每天分 2～3 次给予，直至患儿 1 岁左右。根据我们的经验，在开始给予普萘洛尔之前，需要对患儿的血糖水平和肾功能进行监测，由心内科医生进行心脏超声和心电图检查。在首次给予普萘洛尔的 4h 内，每隔 30min，测量患儿的血压和心律。起始 24h 内的剂量按照 1mg/（kg·d）给予，自第 2 天开始，按照 2mg/（kg·d）给予。患儿门诊随诊仍按照这个剂量给予。有心脏畸形及呼吸系统疾病（如支气管炎或哮喘）的患儿，是应用普萘洛尔的禁忌。

在患儿每次随访时，要监测其临床表现、体重、心率、血压，普萘洛尔的剂量要根据患儿体重的变化，每隔 8 周调整 1 次 [12]。

这种治疗方法是安全且有效的，不良反应极少见。普萘洛尔令人担心的不良反应主要有心动过缓、低血压、气道痉挛和低血糖 [15]。

相对而言，需行外科手术的指征很少。手术治疗仅用于部分面部病变，以及血管瘤消退后残留后遗症的患儿。脉冲染料激光可以减轻皮肤表面由残留毛细血管扩张所致的色素脱失，对于溃疡性的血管瘤也能起到更好的控制作用 [16]。

2. 先天性血管瘤

先天性血管瘤（congenital hemangioma，CH）与婴幼儿血管瘤有着十分明确的区别，前者在患儿出生后即出现，也就是说先天性血管瘤在患儿出生时即发育完全。根据其演变过程，可以将 CH 分为两种类型：快速消退型先天性血管瘤（rapidly involuting congenital hemangiomas，RICH）和不消退型先天性血管瘤（non-involuting congenital hemangiomas，NICH）。RICH 会 在患儿 14 月龄之前完全消退，而 NICH 不会自行消退，会随着患儿年龄增长而不断生长 [17, 18]。RICH 的外观表现为体积较大的粉色或紫色浸润性肿块，周围有白晕。而 NICH 体积比较小 [19, 20]（图 50–5）。RICH 患儿有时会出现中度或一过性凝血功能异常。如果合并急性心功能不全，需要紧急栓塞瘤体组织，来减少动静脉的分流 [20]。

与 IH 不同的是，RICH 和 NICH 的瘤体组织都不会表达 GLUT-1，这是一种参与人体葡萄糖转运的蛋白质 [21]。

（二）丛状血管瘤 / 卡波西血管内皮瘤

这两种疾病可能是同一类型的血管肿瘤的不同表现形式，主要表现为快速生长，位于肢体和躯干皮肤或软组织的肿瘤。此类血管肿瘤起源于血管内皮细胞，呈现局部侵袭性生长，并具有较强增殖能力。其还可合并 Kasabach-Merritt 现象，表现为严重的血小板减少、溶血性贫血及弥散性血管内凝血（disseminated intravascular coagulation，DIC），可能会造成危及生命的大出血 [22, 23]（图 50–6）。

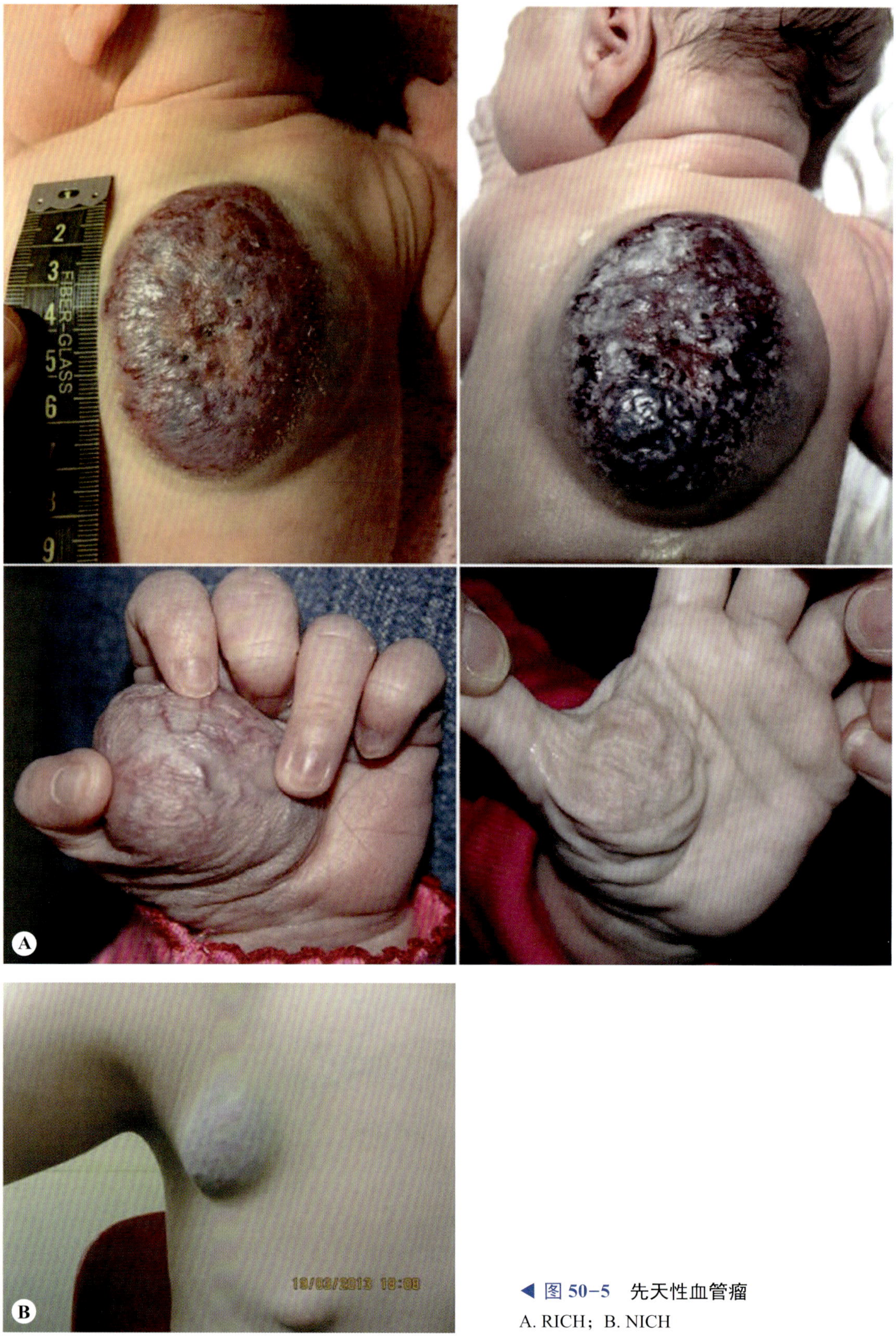

◀ 图 50-5　先天性血管瘤

A. RICH；B. NICH

二、血管畸形

血管畸形在人群中发病率约为5%。其病因是胚胎时期血管的发育异常，病理特点是成熟发育的内皮管道缺乏血管平滑肌[24]。血管畸形在患儿出生时临床表现可能不明显。它们会随着患儿生长发育而成比例地生长，并不会自然消退。根据畸形血管成分的不同，以及血流速度的不同，将其分成若干亚类。低流量的血管畸形主要包括毛细血管畸形、静脉畸形和淋巴管畸形。高流量的血管畸形主要是指动静脉畸形，还有一些是复合血管畸形。

（一）低流量血管畸形

1. 毛细血管畸形

毛细血管畸形（capillary malformations，CM）是皮肤的先天性血管畸形，其特点是真皮层扩张的毛细血管和毛细血管后小静脉，也称之为葡萄酒色斑（port-wine stains，PWS），在新生儿中的发病率约为0.4%，男女发病率相同。约有83%的病例，发生在头颈部[24]。它主要是直径10～150μm的毛细血管扩张造成的。CM在患儿出生时即存在，直径在患儿一生中不会发生变化。CM的颜色会逐渐加深，由红色变为深紫色。随着时间推移，CM会侵犯黏膜组织，导致组织肥大或结节形成，尤其是在嘴唇部位十分明显。

根据部位的不同，PWS可能提示存在某种特定的综合征，主要是Sturge-Weber综合征（Sturge-Weber syndrome，SWS）。SWS的特点是中枢神经系统和眼部畸形，伴有眼部（V_1）和下颌部（V_2）三叉神经走形区域的PWS。SWS的形成是由于神经管头部附近区域的血管丛退化不良。此区域是形成面部皮肤的区域。血管组织的残留会导致在软脑膜、面部、同侧眼部等区域形成血管瘤[25]（图50–7）。

在某些病例，患儿可能出现神经系统的问题，如癫痫、认知障碍及智力发育迟缓。患儿癫痫症状第一次发作在1岁以内者占75%，在2岁之前发作者占90%。可以进行MRI检查来诊断

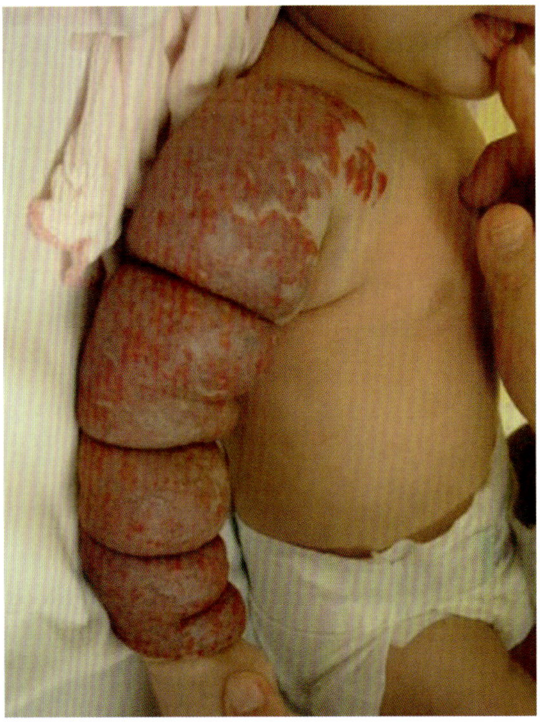

▲ 图50–6　卡波西血管内皮瘤

SWS。MRI可以显示软脑膜血管畸形，从而确定诊断。通常我们建议在患儿满1岁时再进行MRI检查，因为此时结构性的改变才会更加清晰。早期的诊断和治疗能减少癫痫的发生。青光眼是SWS患儿中一个比较严重的眼部并发症。SWS患儿中有30%～70%会发生青光眼。在患儿出生时青光眼并不常见。在患儿满1岁前，应每3个月请眼科医生进行评估，以后可以每年进行一次评估。有40%～50%的SWS患儿会出现脉络膜血管瘤[26]。

毛细血管畸形在额头、眼睑、鼻部、颈部等区域很常见。他们通常被称之为单纯性斑痣、鲑鱼斑、天使之吻或鹳咬印。病变通常会在患儿1—2岁时自行褪色。这类病变不需要进一步检查，来排除可能潜在的其他血管畸形[27]。

对于毛细血管畸形的标准治疗方法是进行脉冲染料激光（pulsed dye laser，PDL）。其作用机制是通过波长595nm激光，对血管产生光热分解作用。这个作用会阻断小血管的微循环，从而使血管瘤的颜色变浅，变得不那么明显。

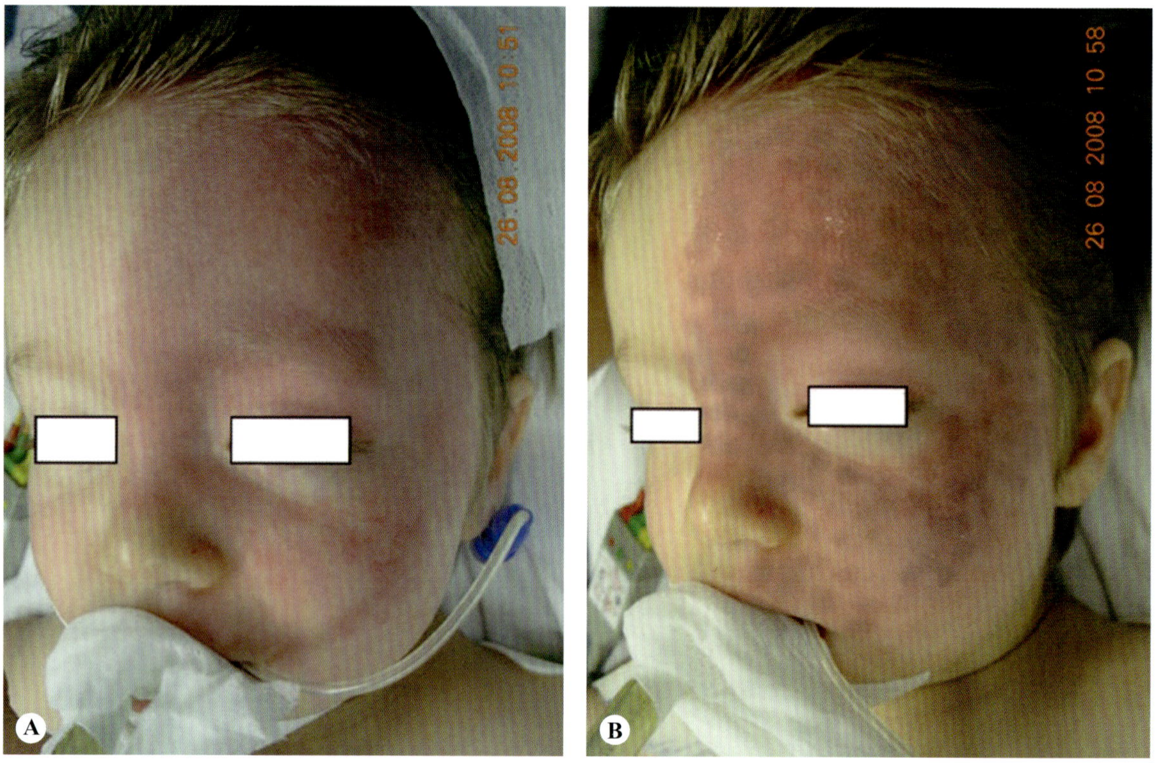

▲ 图 50–7　**Sturge-Weber 综合征，PWS 在进行激光治疗前后的表现**

对于标准的临床操作，为了取得较好的疗效，并覆盖整个病变区域，激光治疗必须重复几次，每次治疗间隔 6～8 周。激光治疗可以在全麻下进行，治疗过程中需为患儿佩戴金属眼镜，避免视网膜损伤。可以对一些参数进行调整，如激光通量（J/cm^2）、激光束的直径（mm）、脉冲的时长（ms）、皮肤降温、每次治疗的间隔时间等[27]。

自患儿 6 月龄后开始治疗，会取得比较好的临床效果[20]。

对于表现为肥厚型的患儿，通常会累及唇部和眼睑，可以进行减容手术、面部美容性皮肤移植。有些情况下，随着患儿年龄增长，会需要进行皮瓣重建。

毛细血管扩张症是一类比较少见的累及毛细血管的血管畸形。主要特征是表皮的毛细血管永久性扩张。此类疾病是先天性的，与遗传性出血性毛细血管扩张症（hereditary hemorrhagic telangiectasia，HHT）或 Rendu-Osler-Weber 综合征（一种常染色体显性遗传性的血管畸形，可发生多个黏膜系统和内脏血管的病变）相关联。扩张的毛细血管就像蜘蛛一样，呈现红色的斑块，直径 1～4mm。如果毛细血管扩张是后天获得的，提示有肝功能不全的可能。

最后一个类型是血管角质瘤，它是一类实性的角化过度的丘疹或斑块，表面呈疣状，深红色或蓝黑色。可通过脉冲染料激光进行治疗。Nd：YAG 激光治疗效果良好[28]（图 50–8）。

2. 淋巴管畸形

淋巴管畸形（lymphatic malformation，LM）是一类良性、低流量的血管畸形，由扩张的淋巴管和淋巴囊组成，在新生婴儿中的发病率是 1/（200～4000），无显著性别差异。LM 可发生在身体的任何部位，但是大部分（48%～75%）位于面颈部，有 20%～42% 位于肢体[29]。LM 可能表现为突然出现的肿块，同时伴有皮肤蓝色改变，这也提示存在囊内出血。LM 可以累及内脏、骨骼和软组织。评估 LM 的影像学检查方法主要

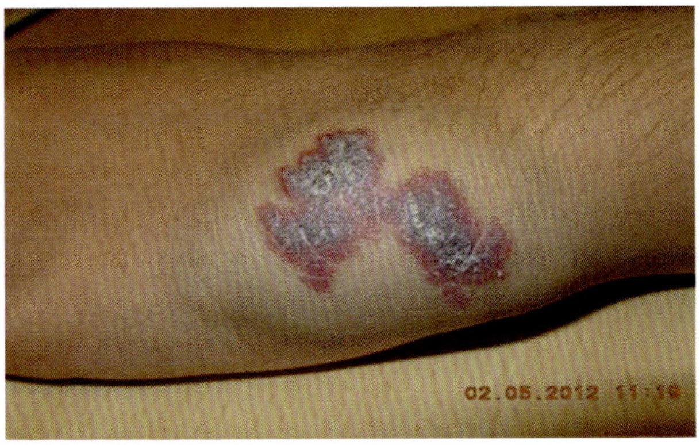

▲ **图 50–8**　腕关节处的血管角质瘤

是超声和 MRI。

根据大小可以将 LM 分为微囊型（直径＜2cm）或大囊型（直径＞2cm），也可以是混合型（图 50–9）。在体格检查方面，大囊型病变是较柔软的实性皮下组织包块，表面皮肤正常。其超声影像学表现为可压缩、无回声囊性包块，有特定的分隔，多普勒无血流信号。微囊型通常表现为充满淋巴液的小囊泡。其超声影像学表现为细小的强回声实性小囊[24]（图 50–10）。

治疗指征要根据患儿的年龄、肿块部位、大小、病变的类型，以及有可能影响功能的症状，如肿胀、出血、反复感染、吞咽困难、呼吸窘迫、合并需要进行整形手术的畸形等。严重的淋巴管畸形可能需要进行硬化治疗或手术治疗。

经皮硬化治疗是治疗 LM 的一线方法，对于大囊型 LM 有较好的疗效。目前有多种硬化剂可以选择，如多西环素、博来霉素、无水乙醇、必妥碘、OK-432（冻干链球菌）及酒精玉米蛋白溶液。在影像引导下，压迫病变淋巴管畸形囊腔，将硬化剂直接注射到病变组织中。硬化治疗的目的是引起淋巴管内皮细胞的炎症反应，最终使其体积减小。此类手术一般在全麻下进行。手术并发症主要包括硬化剂局部外渗、皮肤坏死、蜂窝织炎、压迫气道和神经等周围组织[30, 31]。硬化治疗的手术风险比外科手术低。完整切除淋巴管畸形的组织是具有挑战性的，因为其距离重要的组织结构比较近。

激光治疗和射频消融是其他可以选择的治疗方法，特别是对于微囊型 LM。

3. 静脉畸形

静脉畸形（venous malformation，VM）是最常见的先天性血管畸形[32]。其组织病理学特征为迂曲扩张的静脉管腔，血管周细胞数量较少，与正常的血管内皮细胞分界清晰[33]。

在 VM 和皮肤黏膜型静脉畸形中可以发现 *TIE2* 基因[34]。

VM 的患病率约为 1%，发病率约为 1/10 000。约有 40% 的病变发生在头部和颈部，40% 的病变位于肢体，20% 的病变位于躯干部[35]。

有些静脉畸形在患儿出生时即存在，在儿童时期生长不引人注意，但是进入青春期后，在激素变化的影响下，会迅速增长。VM 的临床表现是蓝色，柔软的可压缩性肿块。在患儿行 Valsalva 动作时，或改变体位时，静脉畸形组织可以再次被血液填充而扩张。静脉畸形组织不会触及搏动或震颤。就像 LM 一样，VM 可以分布在皮肤表层组织，或皮下组织，也可以呈现弥漫性肌肉骨骼浸润，或侵犯关节腔，造成患儿功能损害，影响外观（图 50–11）。

虽然 VM 通常没有症状，但是其并发症，如疼痛、炎症反应、局部血管内凝血，还可以反复发生血栓。

位于颞肌咬肌 MV 可以向下颌、颊部、咽喉部位延伸，导致呼吸困难和吞咽困难。嘴唇和面颊部的 MV 可能会导致牙齿咬合方面的问题。

影像学检查可以选择超声多普勒。其表现为低流速、可压缩的病变，没有流空现象，偶尔会发现血栓或静脉石[36, 37]。

治疗方面主要包括压力治疗和疼痛的管理。压力治疗可以帮助患儿减轻疼痛和肿胀，特别是位于肢体的 VM[20]。

对于大多数的 VM 来说，不需要进行进一步的干预。但是如果病情需要，可以进行经皮硬化治疗或手术治疗。就像治疗 LM 一样，硬化治疗包括穿刺畸形组织，以及在射线引导下将硬化剂

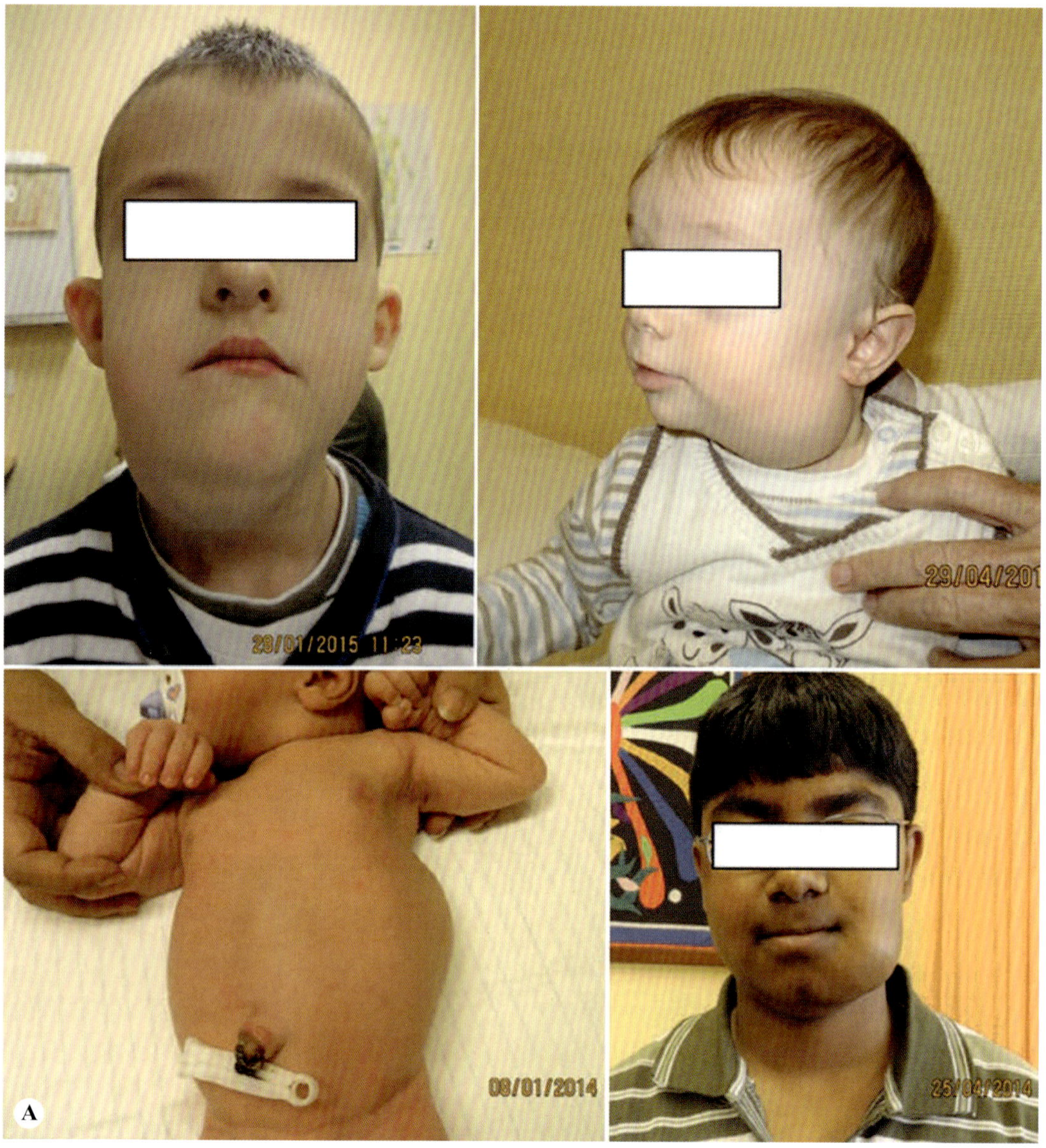

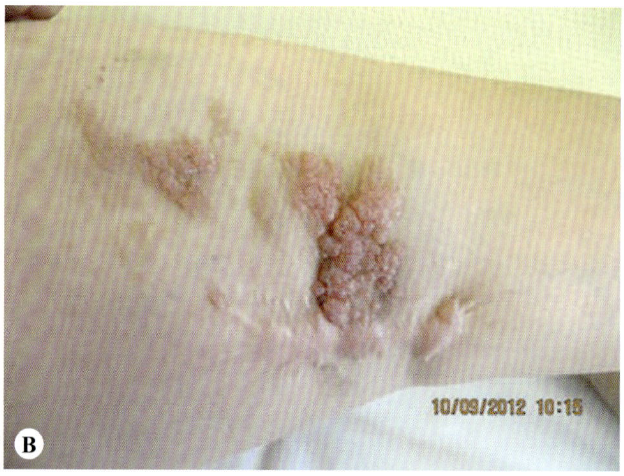

▲ 图 50-9 淋巴管畸形

A. 大囊型；B. 微囊型

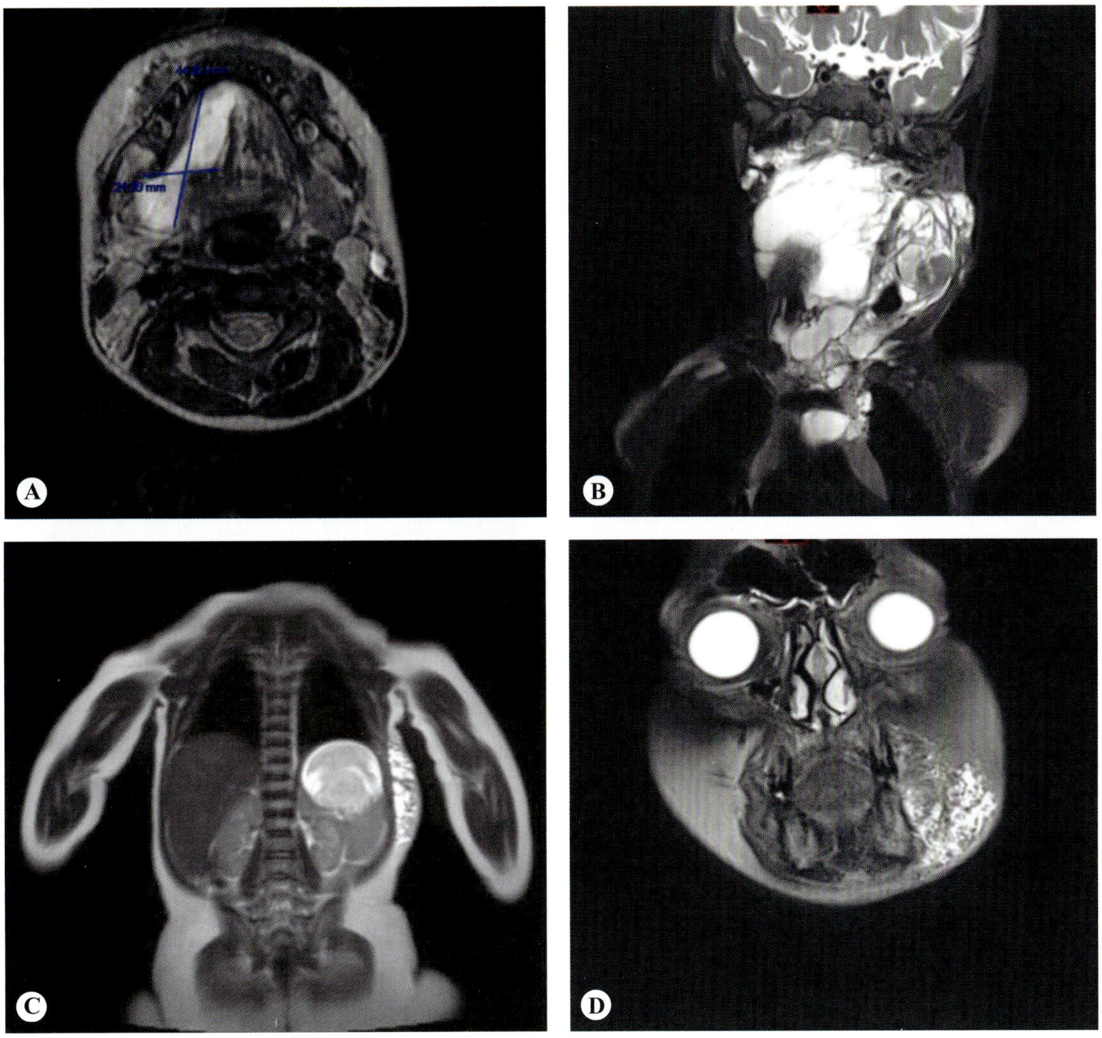

▲ 图 50-10　淋巴管畸形，MRI 检查

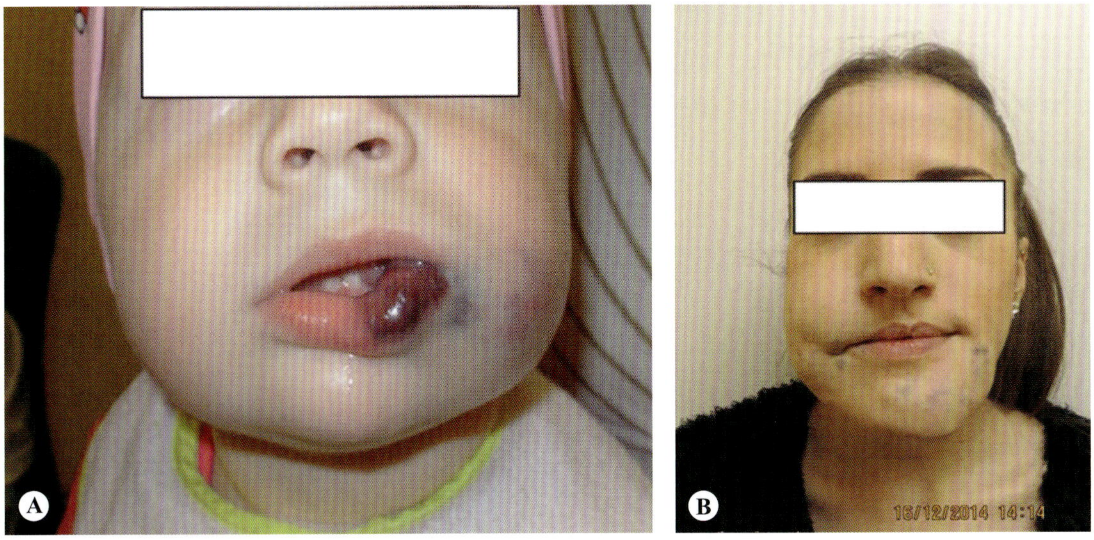

▲ 图 50-11　静脉畸形

注入血管畸形管腔内。硬化疗法通常会作为静脉畸形的基础治疗，或者在外科手术之前缩小病变的体积。外科手术主要用在处理边界清楚或体积较小的病变组织，但是对于减小弥漫性病变或者美容手术所造成的残留病变，作用比较有限。

位于上呼吸道和消化道的静脉畸形可以通过980nm二极管腔内激光治疗。此种方法可以明显减轻吞咽困难和睡眠暂停的症状[38]。

静脉畸形可以是独立发生的，也可能是某种综合征的一部分，如蓝色橡皮疱痣综合征（blue rubber bleb naevus，BRBN），其特点是全身多发的皮肤和内脏静脉畸形，特别是在消化道出现静脉畸形。皮肤的病变呈蓝色，出现凸起的包块，在皮肤表面弥漫分布，特别是在手掌和脚底，随患儿年龄不断增长。消化道的静脉畸形是消化道慢性出血或大出血的原因之一，由此也决定着患儿的预后。手术方法主要是进行内镜下畸形血管烧灼，有些病例需进行小肠切除。

治疗方法有赖于多学科的协作，包括内科治疗、介入治疗和手术治疗[39, 40]。

静脉畸形偶尔也会以血管球瘤的形式表现出来，呈现褐色、质地柔软的静脉结节，组织学上表现为平滑肌细胞样的血管球细胞。

从本质上来讲，颅骨膜血窦（sinus pericranii，SP）虽然不是静脉畸形，但是也应该对其有所了解。SP是一类罕见的先天性或后天获得性的病变，其特点是颅外静脉和颅内静脉，通过板障静脉相互交通。外观上表现为皮下肿块，随着头部的体位变化呈现蓝色或红色斑点的颜色变化，或者在距离中线较近的头皮部位出现脱发。可行MRI检查，表现为扩张的血管结构，通过颅顶相互交通。SP可以出现比较严重的并发症，包括血栓形成及大出血。出于美容或者预防并发症的考量，可予治疗。传统手术、腔内治疗，以及经皮注射均有报道[41]。

（二）高流量血管畸形

动静脉畸形

动静脉畸形（arteriovenous malformations，AVM）是一种先天性的血管畸形，是由动脉和静脉之间通过毛细血管床的直接连接造成的。血管发生扩张，静脉动脉化，静脉压增高。AVM的特点是有血管巢，复杂的供血动脉和引流静脉网络[42]。AVM在人群中的发病率是0.1%。临床上AVM表现为温度增高的皮肤或皮下肿物，与毛细血管畸形有些相似，可触及震颤，可以造成疼痛，溃疡或出血。

AVM在出生时即出现，在儿童期可能处于静止状态，在青春期或发生创伤的时候，可能刺激其生长，而出现症状[43]。AVM会不断进展，并具有侵袭性和破坏性。可以通过Schobinger分期对AVM的进展情况进行描述[44]（表50-1）。

通过超声多普勒检查、MRI及动脉造影，可以明确AVM的诊断。其表现为一个高流量的血管畸形，有动静脉的分流和动脉化的静脉血管[45]。

AVM是最具挑战性的病变，并发症的发生率和复发率均很高。目前尚没有单一且有效的治疗方法，通常需要多种治疗方法综合使用。治疗目的是消除血管巢。目前对于AVM的治疗主要

表50-1　动静脉畸形的Schobinger分期

	分　期	特　点
Ⅰ	静止期	皮肤颜色变化，呈现粉色/蓝色，温度增高
Ⅱ	扩张期	可闻及杂音，可触及搏动和震颤
Ⅲ	破坏期	溃疡，出血，感染
Ⅳ	代偿期	充血性心力衰竭

是通过超选栓塞供血动脉和血管巢，后期如果有必要，可以手术切除。单纯栓塞可能不足以完全解决问题，可能会造成早期血管再通，由于刺激新生血管和侧支循环的生成使 AVM 的血供更为复杂。栓塞术通常用于不能做外科手术的 AVM，主要目的是缓解患儿的症状（图 50–12）。也可以在外科手术前应用栓塞术，来减少术中出血的发生[46, 47]。手术可导致致命性大出血的风险，如果切除不完全，会有比较高的复发率。因此手术仅用于对边界清楚病变的处理。

（三）复合血管畸形

有一些患儿表现为混合性的血管畸形。这些患儿通常会合并比较严重的并发症，治疗起来也会非常复杂。

1. Klippel-Trenaunay 综合征

Klippel-Trenaunay 综合征（Klippel-Trenaunay syndrome，KTS）的特点是患肢合并毛细血管畸形、骨和（或）软组织过度增长、浅静脉或深静脉系统发育畸形。由于毛细血管畸形的存在，患侧皮肤可以见到出血性血管角质瘤。黏膜下静脉曲张向盆腔蔓延，可以导致直肠出血，但这种情况极为少见[25]（图 50–13）。

2. Parkes Weber 综合征

Parkes Weber 综合征(Parkes Weber syndrome，PWS）的特点是出现大面积皮肤毛细血管畸形，继发动静脉分流，骨和软组织肥大。其病因是由于 RASA1 基因突变，位点在 5q14.3[48, 49]（图 50–14）。肢体的肥大可能非常严重，导致患儿在出生后早期即出现肢体双侧不对称。建议骨科随诊。

3. Wyburn Mason 综合征

这是一类罕见病，其特点是中枢神经系统动静脉畸形，合并视网膜和面部上半部分的葡萄酒色斑。

此种综合征可以导致癫痫发作、蛛网膜下腔出血、局灶性神经系统缺损。这些在患儿出生时即存在，随着患儿年龄增长，病情会加重。治疗方法主要是控制症状和支持治疗[28]。

4. Cobb 综合征

Cobb 综合征是一类罕见的同质异构性疾病，其特点是有一种脊髓血管畸形，同时合并不同类型的皮肤血管畸形。

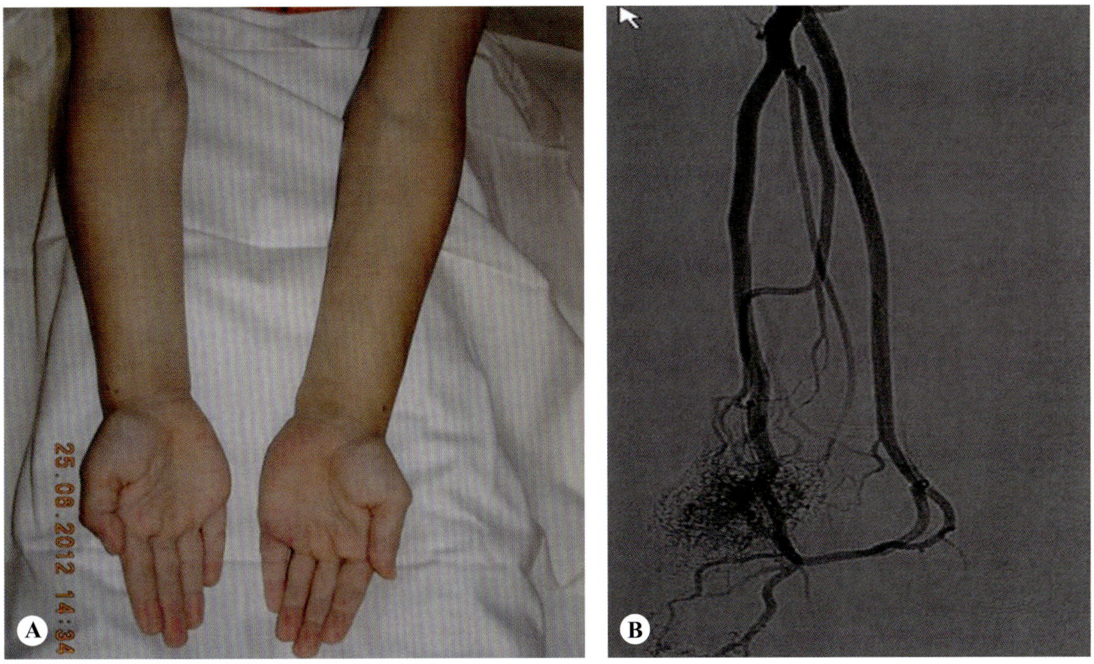

▲ 图 50–12　血管造影显示动静脉畸形和血管巢

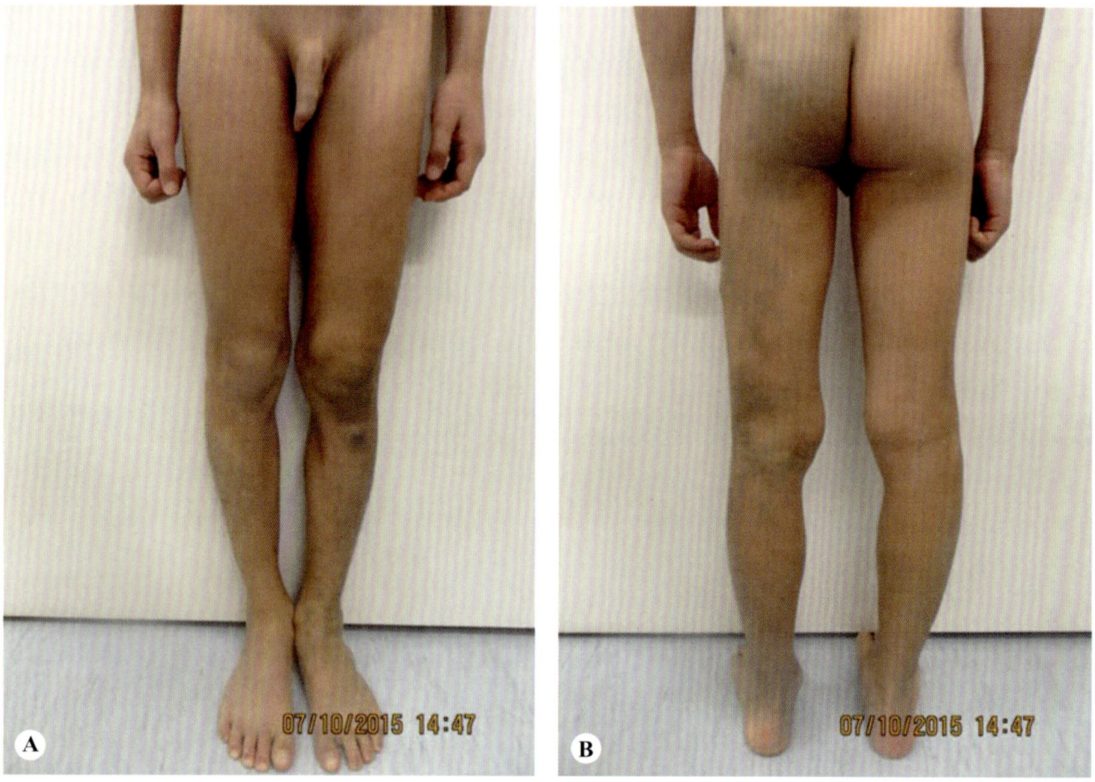

▲ 图 50-13　**Klippel-Trenaunay 综合征**

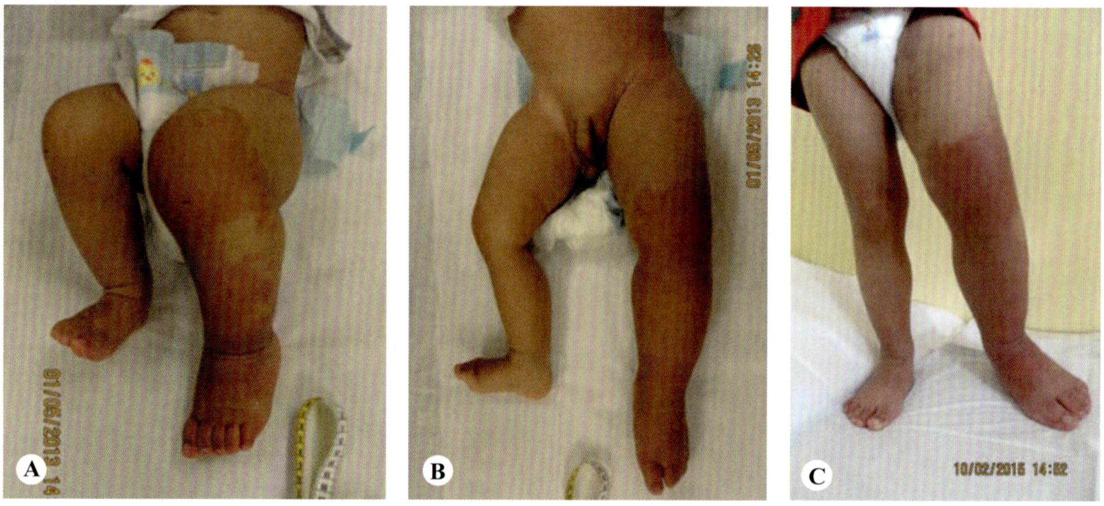

▲ 图 50-14　**Parkes Weber 综合征**

患儿可能长期没有症状，但是其可以出现畸形脊髓出血，进而导致神经系统病变的发生。

影像学检查，特别是脊髓 MRI 检查发现脊髓血管畸形，同时合并躯干部位的血管瘤，即可做出诊断。目前的治疗方法主要是栓塞和（或）外科手术治疗[50]。

三、结论

血管畸形是一类罕见疾病，其临床症状多样化，具有不同的生物学行为。它们可以导致严重的功能障碍和外观损害。

至关重要的是区分血管肿瘤和血管畸形。

ISSVA 分型是一个非常有价值的工具，可以更好地理解血管畸形的病理学特征，还能让我们使用通用的科学语言来进行临床实践（表 50–2）。

对血管畸形进行良好管理的关键在于精确诊断，充分研判，以及适合的治疗。

治疗方法的选择包括：如患儿无症状，选择保守治疗；如有必要，可选择介入手术、激光治疗，以及开放手术。往往血管畸形是需要多学科团队综合性治疗。

负责细胞生长和存活的哺乳动物雷帕霉素靶点（mammalian target of rapamycin，mTOR）通路及 mTOR 抑制药西罗莫司，已然成为治疗复杂血管畸形新的希望[51]。

致谢

感谢 Annette Wagnière 对于英文文稿的审阅。

表 50–2　简明血管畸形 ISSVA 分型

血管肿瘤
- 婴幼儿血管瘤
- 先天性血管瘤
  - 快速消退型先天性血管瘤
  - 不消退型先天性血管瘤
- 卡波西血管内皮瘤
- 其他类型

血管畸形
- 低流量血管畸形
  - 静脉畸形
  - 淋巴管畸形
  - 毛细血管畸形
- 高流量血管畸形
  - 动静脉畸形 / 瘘
- 复合型复杂血管畸形

ISSVA. 国际血管畸形研究学会

参考文献

[1] Mulliken JB, Glowacki PD. Hemangiomas and vascular malformations in infants and children: a classification based on endothelial characteristics. Plast Reconstr Surg. 1982;69(3):412-20.
[2] Wassef M, Blei F, Adams D, Alomari A, Baselga E, Berenstein A, et al. Vascular anomalies classification: recommendations from the International society for the study of vascular anomalies. Pediatrics. 2015;136(1):203-14.
[3] www.issva.org.
[4] Amir J, Metzker A, Krickler R, Reisner SH. Strawberry haemangioma in preterm infants. Pediatr Dermatol. 1986;3:331-2.
[5] Drolet BA, Esterly NB, Frieden IJ. Hemangioma in children. N Engl J Med. 1999;341:173-81.
[6] Dompmartin A, Boon LM, Labbe D. Infantile hemangiomas: differential diagnosis and associated anomalies. Ann Chir Plast Esthet. 2006;51(4-5):300-9.
[7] Frieden IJ, Reese V, Cohen D. PHACE syndrome: the association of posterior fossa brain malformations, hemangiomas, arterial anomalies, coarctation of the aorta and cardiac defects, and eye abnormalities. Arch Dermatol. 1996;132(3):307-11.
[8] Metry D, Heyer G, Hess C, Garzon M, Haggstrom A, Frommelt P, et al. Consensus statement on diagnostic criteria for PHACE syndrome. Pediatrics. 2009;124(5):1447-56.
[9] Iacobas I, Burrows PE, Frieden IJ, Liang MG, Mulliken JB, Mancini AJ, et al. LUMBAR: association between cutaneous infantile hemangiomas of the lower body and regional congenital anomalies. J Pediatr. 2010;157(5):795-801.
[10] Millischer-Bellaïche AE, Enjolras O, André C, Bursztyn J, Kalifa G, Adamsbaum C. Eyelid hemangiomas in infants: contribution of MRI. J Radiol. 2004;85:2019-28.
[11] Eivazi B, Cremer HJ, Mangold C, Teymoortash A, Wiegand S, Werner JA. Hemangiomas of the nasal tip: an approach to a therapeutic challenge. Int J Pediatr Otorhinolaryngol. 2011;75:368-75.
[12] El Ezzi O, Hohlfeld J, de Buys Roessingh A. Propranolol in infantile haemangioma: simplifying pretreatment monitoring. Swiss Med Wkly. 2014;144:w13943.
[13] Léauté-Labrèze C, Hoeger P, Mazereeuw-Hautier J, Guibaud L, Baselga E, Posiunas G, et al. A randomized, controlled trial of oral propranolol in infantile hemangioma. N Engl J Med. 2015;372:735-46.
[14] Ji Y, Chen S, Xu C, Li L, Xiang B. The use of propranolol in the treatment of infantile haemangiomas: an update on potential mechanisms of action. Br J Dermatol.

2015;172(1):24-32.
[15] de Graaf M, Breur J, Raphaël MF, Vos M, Breugem CC, Pasmans S. Adverse effects of propranolol when used in the treatment of hemangiomas: a case series of 28 infantsJ Am Acad Dermatol. 2011;65:320-7.
[16] Rodríguez-Ruiza M, Telladoa MG, del Pozo Losadab J. Combination of pulsed dye laser and propranolol in the treatment of ulcerated infantile haemangioma. An Pediatr (Engl Ed). 2016;84(2):92-6.
[17] Boon LM, Enjolras O, Mulliken JB. Congenital hemangioma: evidence of accelerated involution. J Pediatr. 1996;128:329-35.
[18] Enjolras O, Mulliken JB, Boon LM, et al. Non involuting congenital hemangioma: a rare cutaneous vascular anomaly. Plast Reconstr Surg. 2001;107:1647-54.
[19] Marilyn G, Liang MD, Ilona J, Frieden MD. Infantile and congenital hemangiomas. Semin Pediatr Surg. 2014;23:162-7.
[20] Mahady K, Thust S, Berkeley R, Stuart S, Barnacle A, Robertson F, Mankad K. Vascular anomalies of the head and neck in children. Quant Imaging Med Surg. 2015;5(6):886-97.
[21] North PE, Waner M, Mizeracki A, Mihm MC Jr. GLUT 1: a newly discovered immunohistochemical marker for juvenile hemangiomas. Hum Pathol. 2000;31(1):11-22.
[22] Drolet BA, Trenor CC, Brandão LR, Chiu YE, Chun RH, Dasgupta R, et al. Consensusderived practice standards plan for complicated Kaposiform hemangioendothelioma. J Pediatr. 2013;163(1):285-91.
[23] Wong BL, Lee VN, Tikka T, Kim D, Dwivedi RC. Kaposiform haemangioendothelioma of the head and neck. Crit Rev Oncol Hematol. 2016 Aug;104:156-68.
[24] Alfageme Roldán F, Salgüero Fernández I, Zamanta Munoz Garza I, Roustán Gullóna G. Update on the use of ultrasound in vascular anomalies. Actas Dermosifiliogr. 2016;107(4):284-93.
[25] Shaikh SM, Goswami M, Singh S, Singh D. Sturge Weber syndrome. A case report. J Oral Biol Craniofac Res. 2015;5:53-6.
[26] Higueros E, Roe E, Granell E, Baselga E. Sturge-Weber Syndrome: a review. Actas Dermo-Sifiliogr (Engl Ed). 2017;108(5):407-17.
[27] Mermod T, El Ezzi O, Raffoul W, Erba P, de Buys Roessingh A. Assessment of the role of LASER-Doppler in the treatment of port-wine stains in infants. J Pediatr Surg. 2015;50:1388-92.
[28] Elluru RG, Azizkhan RG. Cervicofacial vascular anomalies. II. Vascular malformations. Semin Pediatr Surg. 2006;15:133-9.
[29] Defnet AM, Bagrodia N, Hernandez SL, et al. Pediatric lymphatic malformations: evolving understanding and therapeutic options. Pediatr Surg Int. 2016;32:425-33.
[30] Lerata J, Mounayerb C, Scomparina A, Orsela S, Bessedea JP, Aubrya K. Head and neck lymphatic malformation and treatment: clinical study of 23 cases. Eur Ann Otorhinolaryngol Head Neck Dis. 2016;133:393-6.
[31] Alomari AI, Karian VE, Lord DJ, et al. Percutaneous sclerotherapy for lymphatic malformations: a retrospective analysis of patient- evaluated improvement. J Vasc Interv Radiol. 2006;17:1639-48.
[32] Greene AK, Liu AS, Mulliken JB, et al. Vascular anomalies in 5,621 patients: guidelines for referral. J Pediatr Surg. 2011;46:1784-9.
[33] Xia HF, Ren JG, Zhu JY, Yu ZL, Zhang W, Sun YF, Zhao YF, Chen G. Downregulation of miR-145 in venous malformations: its association with disorganized vessels and sclerotherapy. Eur J Pharm Sci. 2017;100:126-31.
[34] Wouters V, et al. Hereditary cutaneomucosal venous malformations are caused by TIE2 mutations with widely variable hyper-phosphorylating effects. Eur J Hum Genet. 2010;18(4):414-20.
[35] Fowella C, Verea Linares C, Jones R, Nishikawad H, Monaghane A. Venous malformations of the head and neck: current concepts in management. Br J Oral Maxillofac Surg. 2017;55:3-9.
[36] Sepúlveda P, Zavala A, Zúñiga P. Factors associated with thrombotic complications in pediatric patients with vascular malformations. J Pediatr Surg. 2017;52:400-4.
[37] Tucci FM, De Vincentiis GC, Sitzia E, Giuzio L, Trozzi M, Bottero S. Head and neck vascular anomalies in children. Int J Pediatr Otorhinolaryngol. 2009;73:71-6.
[38] Simon F, Le Clerc N, Salvan D, Sauvaget E, Faucon B, Borsik M, Herman P, Bisdorff A. Diode endovascular laser treatment in venous malformations of the upper aerodigestive tract. J Craniomaxillofac Surg. 2016;44:533-7.
[39] Ballieux F, Boon LM, Vikkula M. Blue bleb rubber nevus syndrome. Handb Clin Neurol. 2015;132:223-30.
[40] Ramírez M, López Gutiérrez JC, Díaz M, Soto C, Miguel M, de la Torre Ramos CA, et al. Bean or blue rubber bleb nevus syndrome. Presentation of 6 patients. Cir Pediatr. 2010;23:241-4.3.
[41] Sheu M, Fauteux G, Chang H, Taylor W, Stopa E, Robinson-Bostom L. Sinus pericranii: dermatologic considerations and literature review. J Am Acad Dermatol. 2002;46:934-41.
[42] McMillan K, Dunphy L, Nishikawa H, Monaghan A. Experiences in managing arteriovenous malformations of the head and neck. Br J Oral Maxillofac Surg. 2016;54:643-7.
[43] Richter GT, Suen JY. Clinical course of arteriovenous malformations of the head and neck: a case series. Otolaryngol Head Neck Surg. 2010;142:184-90.
[44] Schöbinger R. In: Proceedings of International Society for the Study of vascular anomalies congress. 1994.
[45] Wassef M, Vanwijck R, Clapuyt P, Boon L, Magalon G. Vascular tumours and malformations, classification, pathology and imaging. Ann Chir Plast Esthet. 2006;51(4-5):263-81.

[46] Goldenberg DC, Hiraki PY, Caldas JG, Puglia P, Marques TM, Gemperli R. Surgical treatment of extracranial arteriovenous malformations after multiple embolizations: outcomes in a series of 31 patients. Plast Reconstr Surg. 2015;135:543-52.

[47] Vidal V, Jacquier A, Le Corroller T, Moulin G, Bartoli JM. Endovascular management of arteriovenous malformations. Ann Chir Plast Esthet. 2006;51(4-5):447-55.

[48] Boon LM, Mulliken JB, Vikkula M. RASA1: variable phenotype with capillary and arteriovenous malformations. Curr Opin Genet Dev. 2005;15(3):265-9.

[49] Eerola I, et al. Capillary malformation-arteriovenous malformation, a new clinical and genetic disorder caused by RASA1 mutations. Am J Hum Genet. 2003;73(6):1240-9.

[50] Tubridy Clark M, Brooks EL, Chong W, Pappas C. Fahey M. Cobb Syndrome: a case report and systematic review of the literature pediatric neurology. 2008;39:423-5.

[51] Dienstmann R, Rodon J, Serra V, Tabernero J. Picking the point of inhibition: a comparative review of PI3K/AKT/mTOR pathway inhibitors. Mol Cancer Ther. 2014;13:1021e31.

读书笔记